肠梗阻诊治及案例分析

名誉主编　李徐生

主　　编　唐晓勇　李　亮

科学出版社

北京

内 容 简 介

本书共 13 章，内容包括胃肠道的解剖与生理概要，肠梗阻的病理生理改变，肠梗阻发生的原因、分类、临床表现、诊断及治疗，肠梗阻患者的营养支持、监测治疗、并发症的防治以及典型与复杂病例介绍等。作者根据自己长期从事肠梗阻诊疗的临床研究经验，针对肠梗阻的特点和治疗中的实际问题，详细介绍了肠梗阻的特点，各种诊疗方法及技术，以及外科处理的其他问题，同时列举了 40 例典型与复杂病例，图文并茂，真实还原了这些患者的诊疗过程，十分珍贵。可供临床医学生、普外科医师、胃肠外科医师及进行肠梗阻诊疗研究的科研工作者参考。

图书在版编目（CIP）数据

肠梗阻诊治及案例分析 / 唐晓勇，李亮主编 . —北京：科学出版社，2023.4
ISBN 978-7-03-075356-4

Ⅰ.①肠…　Ⅱ.①唐…②李…　Ⅲ.①肠梗阻－诊疗　Ⅳ.① R574.2

中国国家版本馆 CIP 数据核字（2023）第 061514 号

责任编辑：高玉婷 / 责任校对：郭瑞芝
责任印制：赵　博 / 封面设计：龙　岩

科 学 出 版 社 出版
北京东黄城根北街 16 号
邮政编码：100717
http://www.sciencep.com

三河市春园印刷有限公司　印刷
科学出版社发行　各地新华书店经销

*

2023 年 4 月第　一　版　开本：880×1230　1/16
2023 年 4 月第一次印刷　印张：32
字数：1 030 000
定价：328.00 元
（如有印装质量问题，我社负责调换）

编者名单

名誉主编 李徐生

主　　编 唐晓勇　李　亮

副 主 编 赵永强　张有成　高　鹏　徐小东　王学军　汪佳明

编　　委 （以姓氏笔画为序）

王　越　甘肃省中医院

王学军　甘肃省中医院

牛少雄　甘肃省中医院

朱晓铭　甘肃省中医院

刘强光　甘肃省中医院

李　亮　甘肃省中医院

李青霞　甘肃省中医院

杨晓军　甘肃省人民医院

汪佳明　甘肃省中医院

张　磊　兰州大学第一医院

张有成　兰州大学第二医院

张德娟　甘肃省中医院

范瑞芳　联勤保障部队第九四〇医院

赵永强　甘肃省中医院

赵多明　甘肃省中医院

赵铁华　甘肃省中医院

俞永江　兰州大学第一医院

徐小东　兰州大学第二医院

高　鹏　甘肃省人民医院

唐晓勇　甘肃省中医院

韩晓鹏　甘肃省中心医院

谢文强　甘肃省中医院

主编简介

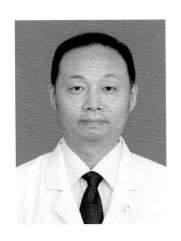

　　唐晓勇，甘肃省中医院普外科主任，主任医师。甘肃省优秀医师，第三届甘肃医师奖获得者，兼任中国医师协会外科医师分会疝和腹壁外科医师委员会委员，中国医师协会外科医师分会微创外科医师委员会委员，中国医疗保健国际交流促进会胃食管反流病学分会委员，中国中西医结合学会普通外科专业委员会委员，甘肃省康复医学会外科快速康复专业委员会主任委员，甘肃省医师协会普外医师分会副会长，甘肃省医师协会常委，甘肃省医学会第七届外科学专业委员会副主任委员，甘肃省中西医结合学会围手术期专业委员会副主任委员，甘肃省中西医结合学会普通外科专业委员会副主任委员，甘肃省医师协会普外医师分会疝和腹壁外科医师委员会主任委员，甘肃省医师协会肝胆胰脾外科专业委员会脾脏外科医师委员会主任委员，甘肃省卫生健康委员会——甘肃省肠梗阻专科联盟主任委员。从事普外临床20余年，专注于肠梗阻及相关疾病的研究，特别是在应用肠梗阻导管及腹腔镜技术治疗肠梗阻方面积累了丰富的经验，对肠梗阻的诊疗形成了独特的中西医结合诊疗模式，并形成一整套针对各种类型肠梗阻采取的综合治疗模式。率先在甘肃省使用肠梗阻导管治疗肠梗阻并取得成功，发起成立甘肃省肠梗阻专科联盟。获甘肃省皇甫谧中医药科技奖二等奖1项，三等奖多项，发表论文40篇，参编著作3部。

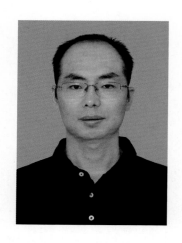

　　李亮，副主任医师，甘肃省中医院优秀医师，甘肃省普通外科青年优秀医师，兼任甘肃省康复医学会外科快速康复专业委员会常务委员及秘书，甘肃省医师协会肝胆胰脾外科专业委员会委员，甘肃省医师协会日间诊疗管理专业委员会委员，甘肃省医师协会普外医师分会临床营养专业委员会委员，甘肃省医师协会普外医师分会疝和腹壁外科医师委员会委员，甘肃省老年医学会普外微创专业委员会委员，甘肃省睡眠研究会睡眠医学转化工作委员会委员。长期从事普外科疾病的诊治工作，对肠梗阻及其相关疾病的诊疗进行了系统的研究。获得甘肃省皇甫谧中医药科技奖二等奖1项，三等奖2项，发表论文30篇，参编著作2部。

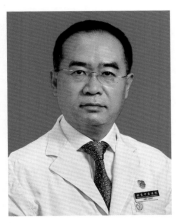

　　肠梗阻是临床外科的常见病和多发病，也是一直以来威胁人类健康的重要因素之一。虽然随着现代医学的进步与发展，不断出现了很多可以应用在肠梗阻治疗中的新的材料和手段，我们对肠梗阻的认识与治疗也已经得到了很大改善，并挽救了很多患者的生命，但由于肠梗阻本身具有发病原因多样性，临床表现多样性和治疗方法多样性的特点，不少复杂肠梗阻依然是目前外科治疗的难题，其治疗的方案、方法和措施直接关系到患者的治疗效果。面对复杂肠梗阻，如何选择合理有效的治疗方法依然困扰着临床外科医生，特别是广大的基层的临床外科医生。没有得到及时合理治疗的肠梗阻患者通常会病情加重，失去治疗机会甚至威胁生命，如何能够完全解决好肠梗阻的治疗问题依然还有很多路要走。

　　《肠梗阻诊治及案例分析》一书对肠梗阻的诊断与治疗进行了详细的阐述和病例分析，并针对性地对复杂肠梗阻提出了有建设性的治疗意见和方法，会对从事专业的外科医生有很大的帮助。值得从事专业外科医生阅读，成为临床外科医生面对复杂肠梗阻治疗时有力的工具。

路素平

首都医科大学附属北京中医医院大外科主任、肿瘤外科主任

国际腹壁造口外科联盟委员

国际内镜疝学会中国委员

大中华腔镜疝外科学院顾问

中国中西医结合学会普通外科专业委员会副主任委员

北京中西医结合学会肿瘤外科专业委员会主任委员

2023 年 3 月 25 日

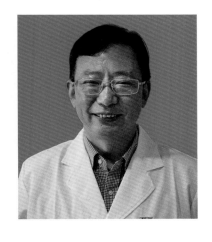

序 二

肠梗阻是普外科常见病与多发病，由于肠梗阻牵涉的器官多，病因复杂，临床表现多变，病理生理较易紊乱，疾病易反复等特点，严重威胁着患者的健康，也使我们外科医生，尤其是基层的外科医生处理具体问题时，犹豫、困惑。

肠梗阻是一个古老的疾病，其诊断和治疗随着科学技术的发展而进步。公元前（460—370年），医学之父希波克拉底就曾观察到肠梗阻患者有不思饮食、大量呕吐等表现。中国战国时代（公元前475—211年）的医学著作《灵枢·四时气》就有关于急性肠梗阻的记载。东汉末年张仲景《伤寒杂病论》将肠梗阻归类在阳明腑实证中，并对其病因、证型做出了具体的论述。1895年，伦琴发现了X线，1920年，产生了腹部X线平片对肠梗阻的诊断技术，以后，CT、MRI及胃肠镜广泛应用于临床，肠梗阻的病因、病机得到了进一步明确，治疗得到了广泛的发展。

胃肠减压是治疗肠梗阻的基本手段。最早经胃减压的导管应用可追溯到17世纪，插入的是钢制导管。1921年，Levin采用橡胶材质制作的胃十二指肠管是胃减压管最早的雏形；1934年，Miller和Abbott发明了米-阿氏管治疗肠梗阻；1953年，日本学者齐腾昊发表了肠梗阻导管治疗肠梗阻的病例，并正式命名为肠梗阻导管。1979年，日本库利艾特医疗株式会社（CREATE MEDIC株式会社）对其进行改良，并随材料的改变而使肠梗阻导管置入更易，显著减轻了患者的痛苦。

进入21世纪以来，随着国家经济的发展，临床医学得到了长足的进步。营养治疗的发展、抗生素的使用、电外科的进步及各种检查能力的提高，无疑对肠梗阻这一古老疾病的治疗有了巨大的推进作用。其中，对肠梗阻治疗具有革命性改变的技术是肠梗阻导管在临床中的使用，使得很多的肠梗阻患者得以救治并获得良好的治疗效果。

《肠梗阻诊治及案例分析》的作者，长年工作在临床第一线，经历了肠梗阻治疗从20世纪到21世纪的演变，科室引进肠梗阻导管治疗肠梗阻10余年，结合中医药在临床中的使用，提高了肠梗阻的治愈率，减少了复发率。在多年的治疗中，应用多种手段，将抗生素的使用、肠内肠外营养、快速康复、微创手术、损伤控制、中医中药及各种肠道减压技术等先进技术及理念，一一运用到肠梗阻的治疗中。针对反复粘连导致的肠梗阻、炎性肠病导致的肠梗阻、腹腔炎症导致的肠梗阻及恶性肿瘤导致的肠梗阻等棘手问题在书中做了阐述。

该书适用于临床医学生、普外科医师、胃肠外科医师及有志于肠梗阻治疗研究的临床医师，为其提供了丰富的知识和经验分享。通过该书阅读，读者可在肠梗阻治疗方面得以提高。

同济大学附属第十人民医院大外科主任、腹部外科疑难诊治中心主任
中华医学会外科学分会胃肠学组第一、第二届委员
中华医学会外科学分会结直肠肛门学组第三、第四届委员
国际结直肠癌协会中国分会主席
上海市疾病控制中心肿瘤外科和跨学科诊治专业委员会主任委员
2023年3月25日

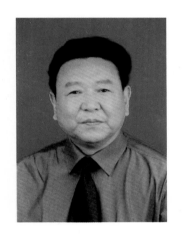

任何原因引起的肠腔内容物通过障碍，统称为肠梗阻，由于本病病因复杂，病情变化快，容易导致肠绞窄、肠坏死和全身性病理生理紊乱等严重后果，需要早期处理，一旦处置不利则严重影响患者生命健康，因此，重视对肠梗阻的防治研究，提高其总体疗效，既是广大医务工作者须迫切解决的难题，又具有很重要的社会现实意义。

近20年来，随着医学的发展和临床新技术、新方法的应用，肠梗阻的基础研究和临床诊治水平获得了长足的进步，如肠屏障功能、重症感染及多器官功能障碍综合征的研究都已进入分子生物学研究水平。肠梗阻的影像学诊断、实验室检查、营养治疗和综合治疗（如肠梗阻导管、腹腔镜技术等的应用），又显著提高了该病的诊治水平，手术时机和手术方式的选择和疗效比较也有了新的认识和发展，这些新的理念及技术更进一步推动了肠梗阻的最终治疗。所有这些新认识、新成就汇总成一本专著，进行总结并供广大外科医生，尤其是中青年外科医生参阅学习，显得非常必要。

唐晓勇教授有鉴于此，决定编写这本《肠梗阻诊治及案例分析》。唐晓勇教授是甘肃省著名的胃肠外科专家，长期在临床和科研第一线工作，积累了丰富的经验，在肠梗阻诊治研究上造诣很深、颇有建树，由他主编并邀请了甘肃省长期从事胃肠外科工作的专家编写的这本专著，众各家之长，荟萃精华，内容全面、充实、新颖且理论联系实际，基础与临床并重，全面系统地概括了当今国内外肠梗阻诊疗方面所有的进展和成果，尤其是结合自己的临床工作，呈现了40例肠梗阻病例，总结诊疗经验，对广大普外科医生学习和临床工作来说，这无疑是一本极有参考价值的读物。

我热烈祝贺该书的出版问世，并热忱地推荐给广大外科医生，特别是从事胃肠外科的中青年医生。

普外科主任医师、教授

兰州大学第二医院原业务副院长

第九届中国医师奖获得者

甘肃省优秀专家

中国医师协会外科医师分会第一、二届常委

甘肃省医师协会外科医师分会名誉会长

甘肃省腹腔镜外科学术领头人

"恩德思"国际内镜奖获得者

2023年3月25日

前 言

肠梗阻在诊断、治疗上经历了漫长的历史发展过程，随着社会的进步和高科技的发展，人们对肠梗阻的诊治积累了丰富的经验，但仍存在一些棘手的问题至今难以解决，目前，尚无统一的诊疗指南及方案对肠梗阻进行诊治。

本书着眼于肠梗阻诊断与治疗的难点进行阐述，参考了10余年来发表的具有代表性的文献，结合临床经典案例分析进行描述，从解剖生理、病因、病理生理、分类、临床表现、诊断、治疗、营养支持、监测治疗等多方面进行总体描述，考虑到不同章节之间的连续性，尽量承上启下，互相衔接，最后可相互协调构成一个整体。

每一章在编撰过程中，引用了大量最新的基础及临床研究理念和结论，同时，还引用了各学会发表的诊疗指南，紧扣学术前沿；此外，对近年所重点关注的营养、重症监护、肠梗阻导管、肠道支架等问题进行了详细的阐述，力争对肠梗阻诊疗具有引导性和标准性，以提升本书的参考价值。

由于肠梗阻病因复杂、病情变化快，每一例患者所面对的困难不尽相同，故选择了40例经典案例进行描述，对现病史、全身查体、辅助检查、诊疗经过、诊疗思路进行了阐述，并配有相应图片，图文并茂，更具有说服性，而此40例病案基本囊括了临床常见的成人肠梗阻，对临床诊疗具有非常高的参考价值。

本书以目前公认的肠梗阻诊疗原则和久经考验的诊疗方案为基础，确定了肠梗阻诊疗的方法，避开因个人习惯所采用的诊疗模式，每章后逐一列出了参考文献。

本书适用于临床医学生、普外科医师、胃肠外科医师及有志于进行肠梗阻诊疗研究的科研工作者，为其提供了丰富的知识和经验分享，希望更多的读者能够从中获益，为祖国医学事业的发展做出贡献！

本书付梓出版之际，特别感谢路夷平教授、尹路教授、李徐生教授为本书作序，感谢编者的辛勤付出，感谢科学出版社对我们工作的大力支持，感谢同事们一起无私提供的帮助，感谢亲人和朋友们的支持，也感谢多年来关心、帮助甘肃省中医院普外科发展的各位领导、同仁！鉴于编者水平有限，书中若有不足之处，敬请读者给予批评指正。

2023 年 2 月 27 日

目　录

第一章

胃肠道的解剖与生理概要

第一节 胃的解剖与生理

一、胃的解剖

胃是消化管各部分中最膨大的部分，上连食管，下续十二指肠。成人胃的容量约1500ml。胃除了具有容纳食物和分泌胃液的作用外，还有内分泌功能。

（一）胃的形态和分部

胃的形态受性别、年龄、体位、体型和胃的充盈状态等多种因素影响。胃在完全空虚时略呈管状，高度充盈时可呈球囊形。

胃有两壁（前壁和后壁）、两弯（大弯和小弯）和两口（入口和出口）。胃的入口称贲门，连通食管腹部，较固定。贲门的左侧，食管末端左缘与胃底所形成的锐角称贲门切迹。出口称幽门，续十二指肠上部。由于幽门括约肌的存在，在幽门表面，有一缩窄的环形沟，幽门前静脉通常横过幽门前方，是手术中确定幽门的标志。胃前壁与肝的脏面、腹前壁等相贴，胃后壁构成网膜囊前壁的一部分。胃的上缘凹陷，称胃小弯，凹向右上方，有肝胃韧带附着，比较固定，其最低点弯度明显的折转处称角切迹。下缘隆凸，称胃大弯，大部分凸向左下方。

通常将胃分为贲门、胃底、胃体和幽门4个部分。贲门部是指贲门附近区域，界限不明确。胃底为贲门平面以上，凸向左上方，临床有时称为胃穹窿，内含吞咽时进入的空气，约50ml，腹部X线片可见此气泡。自胃底向下至角切迹处的中间部分称胃体。角切迹至幽门之间的部分称幽门部，临床上也称"胃窦"，该部又借胃大弯处不明显的中间沟，分为左侧膨大的幽门窦和右侧呈管状的幽门管两部分；幽门窦通常位于胃的最低部，胃溃疡和胃癌多发生于其附近的胃小弯处；幽门管长2～3cm（图1-1）。

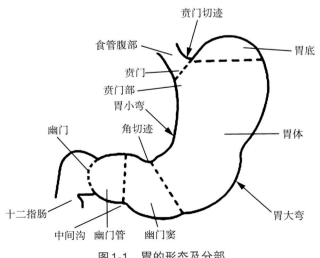

图1-1 胃的形态及分部

（二）胃的位置与毗邻

1.位置　胃中度充盈时，大部分位于左季肋区，小部分位于腹上区。贲门位于第11胸椎体左侧，幽门位于第1腰椎下缘右侧，此即所谓的"幽门平面"。胃的位置常因体位、呼吸及胃内容物的多少而变化。胃的贲门较为固定，其余部分移动性较大。直立位时，幽门可下降至第3腰椎平面，胃大弯可降至脐或脐平面以下；仰卧位时胃的位置上移（图1-2）。

2.毗邻　胃的前壁右侧份邻接左半肝，左侧份上部紧邻膈，下部接触腹前壁，此部转移性大，通常称为胃前壁的游离区。胃后壁隔网膜囊与胰、左肾上腺、左肾、脾、横结肠及其系膜相毗邻，这些器官共同形成胃床（图1-3）。

3.韧带　胃通过韧带与邻近器官相联系。胃小弯及十二指肠第一段与肝之间有肝胃韧带和肝十二指肠韧带。贲门及胃底、胃体后壁有胃膈韧带与膈肌相连，此韧带为一腹膜皱襞，其内常有胃后动、静脉通过。在肝胃韧带的后方胃小弯较高处有胃胰韧带，其内有胃左动、静脉及迷走神经后干的腹腔支。胃大弯与横结肠之间有胃结肠韧带，属大网膜一部分。大网膜由前后两层腹膜构成，但二者已相互愈着，不易再分离。胃大弯上部与脾之间称胃脾韧带，其中有胃短动、静脉。

（1）肝胃韧带与肝十二指肠韧带：肝胃韧带连接肝左叶下横沟和胃小弯，肝十二指肠韧带连接肝门与十二指肠，共同构成小网膜，为双层腹膜结构。肝十二指肠韧带中含胆总管、肝动脉和门静脉。

（2）胃结肠韧带：连接胃和横结肠，向下延伸为大网膜，为4层腹膜结构。大网膜后层与横结肠系膜的上层相连，在横结肠肝区与脾区处，二者之间相连较松，容易解剖分离；而在中间，两者相连较紧，解剖胃结肠韧带时，注意避免伤及横结肠系膜中的结肠中动脉。

（3）胃膈韧带：由胃大弯上部胃底连接膈肌，

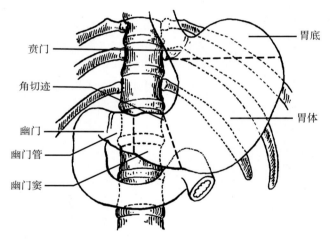

图1-2　胃的大体解剖

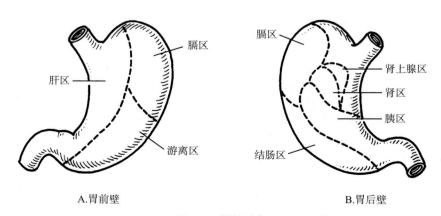

A.胃前壁　　　　　　　　　　B.胃后壁

图1-3　胃的毗邻

全胃切除术时，游离胃贲门及食管下段需切断此韧带。

（4）胃胰韧带：胃窦部后壁连接胰头颈部的腹膜皱襞，此外，胃小弯贲门处至胰腺的腹膜皱襞，其内有胃左静脉。在门静脉高压时，血液可经胃左静脉至食管静脉、奇静脉流入上腔静脉，可发生食管胃底静脉曲张。

（三）胃壁的结构

胃壁共分4层，自内向外依次为黏膜层、黏膜下层、肌层和浆膜层。临床上常将胃壁的4层一起称为全层，将肌层和浆膜层合称为浆肌层。

1.黏膜层　即胃壁的最内层，它由表层上皮、黏膜、肌和肌间组织构成，厚0.5～0.7mm。黏膜肌由两束平滑肌纤维组成。表层上皮下面为腺体和固有膜，含有结缔组织基质、浆细胞、淋巴细胞、少数嗜酸细胞、肥大细胞，以及神经和血管。用胃镜观察胃黏膜呈橘红色，并且有闪光。在空腹时，黏膜形成许多皱襞，其中在胃小弯处有4～5条沿胃纵轴排列的皱襞，称为胃道。当胃被食物充满后，皱襞即变为低平或全部消失。胃黏膜被许多纵横沟分成若干小块，称为胃区。每区有许多小窝，称为胃小凹，胃腺即开口于胃小凹的底部，胃约有300多万个胃小凹，一个胃小凹底部有3～5条胃腺共同开口。临床上，胃黏膜皱襞的改变，常表示有病变的发生。分泌胃液的腺体有3种，即贲门腺、胃底腺和幽门腺。胃腺是胃黏膜上皮向结缔组织中深入凹陷而形成的。它由功能不同的细胞构成。胃小弯、幽门部的黏膜较平滑，神经分布丰富，是酸性食糜必经之路，易受机械损伤及胃酸消化酶的作用，所以易发生溃疡（图1-4）。

构成胃腺的细胞类型：

（1）壁细胞：分泌盐酸和抗贫血因子，主要在胃底和胃体；少量在幽门窦近侧。

（2）黏液细胞：分泌碱性黏液。

（3）主细胞：分泌胃蛋白酶原和凝乳酶原，主要在胃底或胃体。

（4）内分泌细胞：G细胞分泌促胃液素，D细胞分泌生长抑素，EC细胞释放5-羟色胺呈嗜银或嗜银染色。

（5）未分化细胞。

角切迹是胃窦体部交界处的解剖标志，其组织学分界与解剖学不一致，并因年龄而异。组织学分界常位于角切迹的近侧，随着年龄增长可高达贲门处，此处抗酸能力差，是胃溃疡的好发部位。幽门窦切除时胃小弯切除线应达贲门下，才能将分泌促胃液素的幽门窦黏膜完全切除。

2.黏膜下层　由疏松结缔组织和弹性纤维组成，起缓冲作用。当胃扩张或蠕动时，黏膜可伴随这种活动而伸展或移位；此层含有较大的血管、神经丛和淋巴管。胃黏膜炎或黏膜癌时可经黏膜下层扩散。

3.肌层　胃壁的肌层很发达，由3层平滑肌构

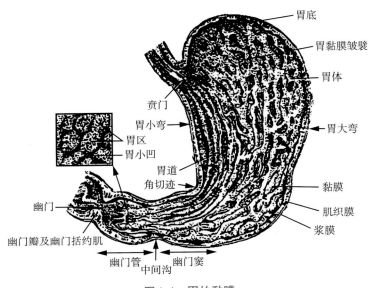

图1-4　胃的黏膜

成。外层为纵行肌，以大弯和小弯部分较发达；中层为环形肌，在贲门和幽门处变得很厚，形成贲门括约肌和幽门括约肌；内层为斜行肌，由贲门左侧沿胃底向胃体方向进行，以下渐渐分散变薄，以至不见。在环形肌与纵行肌之间，含有肌层神经丛。胃的各种生理运动主要靠肌层来完成（图1-5）。

4.浆膜层　胃壁的浆膜层是胃的外膜，实际上是腹膜覆盖在胃表面的部分；其覆盖主要是在胃的前上面和后下面，并在胃小弯和胃大弯处分别组成小网膜和大网膜。

（四）胃的血管

1.动脉　胃是胃肠道中血供最丰富的器官，来自腹腔干及其分支。沿胃大、小弯形成两个动脉弓，再由弓上发出许多分支到胃前、后壁，在胃壁内进一步分支，吻合成网（图1-6）。

（1）胃左动脉：起于腹腔干，是腹腔干的最小分支，也是胃的最大动脉。向左上方经胃胰皱襞深面达贲门附近，转向前下，在肝胃韧带内循胃小弯右下行，终支多与胃右动脉吻合。胃左动脉向上发出食管支与贲门支，然后向下沿胃小弯在肝胃韧带中分支到胃前、后壁，在角切迹处与胃右动脉相吻合，形成胃小弯动脉弓，在行胃大部切除术时常在第1、2胃壁分支间切断胃小弯。

有15%～20%的肝左动脉可起自胃左动脉（临床称为"迷走肝左动脉"），与左迷走神经肝支一起，到达肝，偶尔这是肝左叶的唯一动脉血流。于根部结扎胃左动脉，可导致急性左肝坏死，手术时应注意。

（2）胃右动脉：起源自肝固有动脉，也可起于肝固有动脉左支、肝总动脉或胃十二指肠动脉，行走至幽门上缘，转向左上，在肝胃韧带中沿胃小弯走行，从左向右，沿途分支至胃前、后壁，到角切迹处与胃左动脉吻合。

（3）胃网膜左动脉：起于脾动脉末端或脾支，从脾门经脾胃韧带进入大网膜前叶两层腹膜间，沿胃大弯右行，有分支到胃前、后壁及大网膜，分布于胃体部大弯侧左下部，与胃网膜右动脉吻合，形成胃大弯动脉弓。胃大部切除术常从其第1胃壁支与胃短动脉间在胃大弯侧切断胃壁。

（4）胃网膜右动脉：起自胃十二指肠动脉，在大网膜前叶两层腹膜间沿胃大弯左行，沿途分支到胃前、后壁及大网膜，与胃网膜左动脉相吻合，分布至胃大弯左半部分。

（5）胃短动脉：起于脾动脉末端或其分支，一般有3～5支，经胃脾韧带至胃底前、后壁。

（6）胃后动脉：系脾动脉分支，出现率约为72%，一般有1～2支，起于脾动脉或其上极支，上行于网膜囊后壁腹膜后方，经胃膈韧带至胃后壁，分布于胃体后壁的上部。

（7）左膈下动脉：由腹主动脉分出，沿胃膈韧带，分布于胃底上部和贲门。胃大部切除术后左膈下动脉对残胃血供有一定作用。胃的动脉间有广泛吻合支，如结扎胃左动脉、胃右动脉、胃网膜左动脉及胃网膜右动脉这4条动脉中的任何3条，只要胃大弯、胃小弯动脉弓未受损，胃仍能得到良好血供。

2.静脉　胃的静脉与各同名动脉伴行，均汇入肝门静脉系统。远端脾肾静脉吻合术能有效地为胃

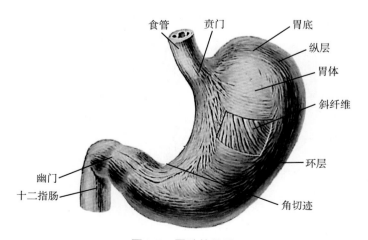

图1-5　胃壁的肌层

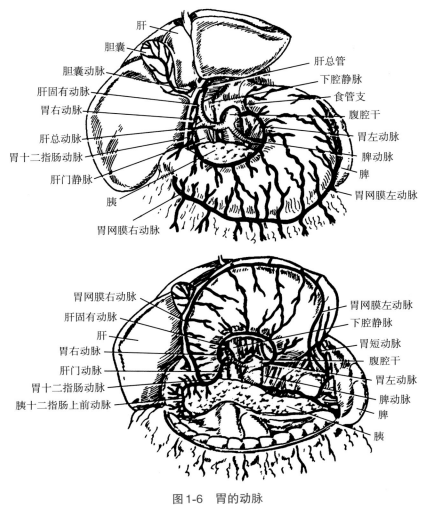

肝
胆囊
胆囊动脉
肝固有动脉
胃右动脉
肝总动脉
胃十二指肠动脉
肝门静脉
胰
胃网膜右动脉

肝总管
下腔静脉
食管支
腹腔干
胃左动脉
脾动脉
脾
胃网膜左动脉

胃网膜右动脉
肝固有动脉
肝
胃右动脉
肝门动脉
胃十二指肠动脉
胰十二指肠上前动脉

胃网膜左动脉
下腔静脉
胃短动脉
腹腔干
胃左动脉
脾动脉
脾
胰

图1-6　胃的动脉

食管静脉曲张减压，足以证明胃内广泛的静脉吻合网络。

（1）胃左静脉：又称胃冠状静脉，沿胃小弯左行，至贲门处转向右下，汇入肝门静脉或脾静脉。

（2）胃右静脉：沿胃小弯右行，注入肝门静脉，途中收纳幽门前静脉，幽门前静脉位于幽门与十二指肠交界处前面上行进入门静脉，幽门前静脉是辨认幽门的标志。

（3）胃网膜右静脉：沿胃大弯右行，注入肠系膜上静脉。

（4）胃网膜左静脉：沿胃大弯左行，注入脾静脉。

（5）胃短静脉：来自胃底，经胃脾韧带注入脾静脉。

此外，多数人还有胃后静脉，由胃底后壁经胃膈韧带和网膜囊后壁腹膜后方，注入脾静脉。

（五）胃的淋巴及其引流

胃壁各层具有丰富的毛细淋巴管，起始于胃黏膜的固有层。在黏膜下层，肌层和浆膜下层内交织成网，分别流入各胃周淋巴结，最后均纳入腹腔淋巴结而达胸导管。

1.胃的区域淋巴结　淋巴结是机体重要的免疫器官。各种损伤和刺激常引起淋巴结内的淋巴细胞和组织细胞反应性增生，使淋巴结肿大，称为淋巴结反应性增生；其原因较多，包括细菌、病毒、毒物、代谢的毒性产物、变性的组织成分及异物等，都可成为抗原或致敏原刺激淋巴组织引起反应。淋巴结肿大的程度不等，有时可达10cm。胃周围存在大量淋巴结，根据它们距胃的距离，可分为3站16组（表1-1）。第一站为胃旁淋巴结；第二站为胃左动脉旁、肝总动脉旁、腹腔动脉旁、脾门、脾动脉旁；第三站为肝十二指肠韧带内、胰后、肠系膜上动脉旁、结肠中动脉旁、腹主动脉旁。胃淋巴管与胃动脉相平行，因此，胃周淋巴结分布与相应动脉有关。

表1-1 胃区域与远处淋巴结分组标准		
区域淋巴结		
第1组（No.1）		贲门右淋巴结
第2组（No.2）		贲门左淋巴结
第3组（No.3）		小弯淋巴结
第4组（No.4）	第4sa组（No.4sa）	大弯淋巴结左组（沿胃短动脉）
	第4sb组（No.4sb）	大弯淋巴结左组（沿胃网膜左动脉）
	第4d组（No.4d）	大弯淋巴结左组（沿胃网膜右动脉）
第5组（No.5）		幽门上淋巴结
第6组（No.6）		幽门下淋巴结
第7组（No.7）		胃左动脉淋巴结
第8组（No.8）	第8a组（No.8a）	肝总动脉前上部淋巴结
	第8b组（No.8b）	肝总动脉后部淋巴结
第9组（No.1）		腹腔动脉周围淋巴结
第10组（No.1）		脾门淋巴结
第11组（No.11）	第11p组（No.11p）	脾动脉近端淋巴结
	第11d组（No.11d）	脾动脉远端淋巴结
第12组（No.12）	第12a组（No.12a）	肝十二指肠韧带淋巴结（沿肝动脉）
	第12b组（No.12b）	肝十二指肠韧带淋巴结（沿胆管）
	第12p组（No.12p）	肝十二指肠韧带淋巴结（沿门静脉）
远处（非区域）淋巴结		
第13组（No.13）		胰头后淋巴结
第14组（No.14）	第14v组（No.14v）	沿肠系膜上静脉淋巴结
	第14a组（No.14a）	沿肠系膜上动脉淋巴结
第15组（No.15）		结肠中动脉周围淋巴结
第16组（No.16）	第16a1组（No.16a1）	腹主动脉周围淋巴结a1
	第16a2组（No.16a2）	腹主动脉周围淋巴结a2
	第16b1组（No.16b1）	腹主动脉周围淋巴结b1
	第16b2组（No.16b2）	腹主动脉周围淋巴结b2
第17组（No.17）		胰头前淋巴结
第18组（No.18）		胰下淋巴结
第19组（No.19）		膈下淋巴结
第20组（No.20）		食管裂孔淋巴结
第110组（No.110）		胸部下食管旁淋巴结
第111组（No.111）		膈上淋巴结
第112组（No.112）		后纵隔淋巴结

2.胃的淋巴引流　胃各部淋巴回流虽大致有一定方向，但因胃壁内淋巴管有广泛吻合，故几乎任何转移性的胃癌，皆可侵及胃其他部位相应的淋巴结（图1-7）。

（1）胃左淋巴结区：在贲门部、胃小弯左半和胃底的右半侧前后壁，分别注入贲门旁淋巴结、胃上淋巴结，最后至腹腔淋巴结。

（2）胃右淋巴结区：在胃幽门部、胃小弯右半的前后壁，引流入幽门上淋巴结，由此经肝总动脉淋巴结，最后流入腹腔淋巴结。

（3）胃网膜左淋巴结区：在胃底左半侧和胃大弯左半分别流入胃左下淋巴结，脾门淋巴结及胰脾淋巴结，然后进入腹腔淋巴结。

（4）胃网膜右淋巴结区：在胃大弯右半及幽门部，引流入胃幽门下淋巴结，然后沿肝总动脉淋巴结，进入腹腔淋巴结。

（5）幽门上、下淋巴结区：在幽门上、下方，收集胃幽门部的淋巴，幽门下淋巴结还收集胃网膜右淋巴结及十二指肠上部和胰头的淋巴。幽门上、下淋巴结的输出管汇入腹腔淋巴结。

（6）脾淋巴结：在脾门附近，收纳胃底部和胃网膜左淋巴结的淋巴，通过沿胰上缘脾动脉分布的胰上淋巴结汇入腹腔淋巴结。

根据胃淋巴的流向，将胃周淋巴分为4组（图1-8）：①腹腔淋巴结群，主要沿胃左动脉分布，收集胃小弯上部的淋巴液；②幽门上淋巴结群，沿胃右动脉分布，收集胃小弯下部的淋巴液；③幽门下淋巴结群，沿胃网膜右动脉分布，收集胃大弯右侧的淋巴液；④胰脾淋巴结群，沿脾动脉分布，收集胃大弯上部的淋巴液。

胃的淋巴管与邻近器官亦有广泛联系，故胃癌细胞可向邻近器官转移；另外，还可通过食管的淋巴管和胸导管末段逆流至锁骨下淋巴结。因此，胃癌晚期可在左锁骨上窝触到肿大的淋巴结。

淋巴结转移一般从邻近原发灶处的淋巴结区开始，而后由近及远依次转向下一站，有时胃任何部位的癌肿可转移至胃周任何一组淋巴结，约有30%的胃窦部癌可转移至脾淋巴结。

（六）胃的神经

1.副交感神经　胃的副交感神经来自迷走神经（图1-9），迷走神经核位于第四脑室基底经颈部颈动脉鞘进入纵隔，形成几个分支围绕食管，到膈食管裂孔上方融合成左、右迷走神经，于贲门处左迷走神经位前，约在食管中线附近浆膜深面，手术时需切开此处浆膜，才可显露。右迷走神经位后，于食管右后方下行。

前干在贲门前分为肝支和胃前支（前 Latarjet 神经），肝支在小网膜内右行入肝，胃前支伴胃左动脉在小网膜内距胃小弯约1cm处右行，一般发出4～6支到胃前壁，于角切迹处形成终末支称为鸦爪支，分布于幽门窦及幽门管前壁。后干在贲门背侧分为腹腔支和胃后支。腹腔支随胃左动脉起始段进入腹腔神经丛。

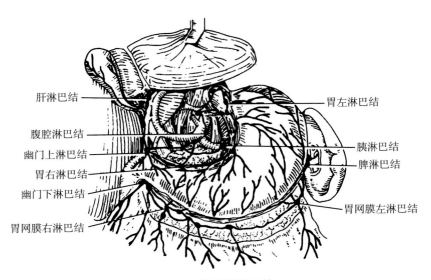

肝淋巴结

腹腔淋巴结

幽门上淋巴结

胃右淋巴结

幽门下淋巴结

胃网膜右淋巴结

胃左淋巴结

胰淋巴结

脾淋巴结

胃网膜左淋巴结

图1-7　胃周围淋巴结

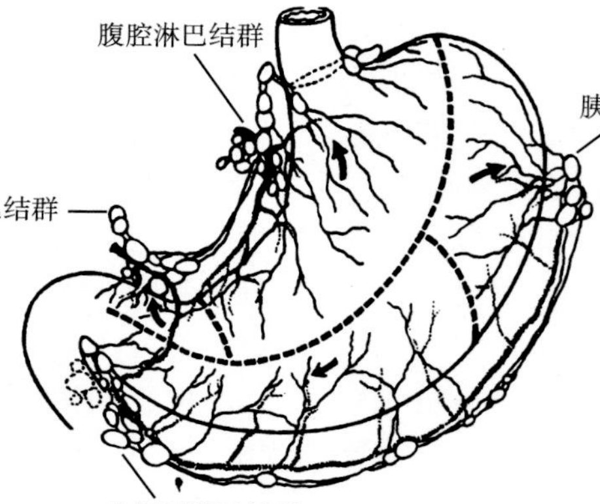

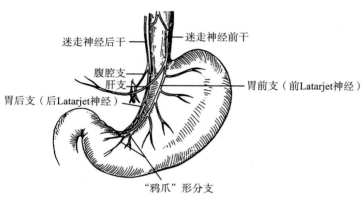

腹腔淋巴结群

胰脾淋巴结群

幽门上淋巴结群

幽门下淋巴结群

图1-8　胃的淋巴引流

迷走神经后干　　　迷走神经前干

腹腔支
肝支

胃后支（后Latarjet神经）　　　　　　　胃前支（前Latarjet神经）

"鸦爪"形分支

图1-9　胃的迷走神经

胃后支（后 Latarjet 神经）沿胃小弯走行，分支分布于胃后壁，其终末支也呈鸦爪状分布于幽门窦和幽门管后壁。后迷走神经有分支分布于胃底大弯侧称为 Grassi 神经或罪恶神经，壁细胞迷走神经切断术时，应予切断，以减少复发。

迷走神经大部分纤维为传入型，将刺激由肠传入脑，胃的牵拉感和饥饿感冲动，则由迷走神经传入延髓，手术过度牵拉，强烈刺激迷走神经可致心搏骤停。迷走神经各胃支在胃壁神经丛内换发节后纤维，支配胃腺和肌层，通过乙酰胆碱作为增强胃运动和促进胃酸与胃蛋白酶的分泌。

选择性迷走神经切断术是保留肝支和腹腔支的迷走神经切断术，壁细胞迷走神经切断术保留肝支、腹腔支和前后"鸦爪"形分支，仅切断支配壁细胞的胃前支和胃后支及其全部胃壁分支，减少胃酸分泌，达到治疗溃疡的目的，又可保留胃的排空功能及避免肝、胆、胰、肠功能障碍。

2.交感神经　胃交感神经节前纤维起自脊髓 $T_5 \sim T_{10}$，经交感神经至腹腔神经丛内腹腔神经节，节后纤维沿腹腔动脉系统分布于胃壁，其作用为抑制胃的分泌和蠕动，增强幽门括约肌的张力，并使胃的血管收缩。

壁细胞迷走神经切断术，必然切断胃小弯血供，不可能保全交感神经支配，胃的痛感冲动随交感神经，通过腹腔丛交感神经干进入。

二、胃的生理

胃具有运动和分泌两大功能，通过其接纳、储藏食物，将食物与胃液研磨、搅拌、混匀，初步消化，形成食糜并逐步分次排入十二指肠为其主要的生理功能。此外，胃黏膜还有吸收某些物质的功能。

（一）胃的运动

食物在胃内的储藏、混合、搅拌及有规律的排空，主要由胃的肌肉运动参与完成。胃的蠕动波起自胃体通过幽门，胃窦部肌层较厚，增强了远端胃的收缩能力，幽门发挥括约肌作用，调控食糜进入十二指肠。胃的电起搏点位于胃底近大弯侧的肌层，有规律地发出频率约为3次/分的脉冲信号（起搏电位），该信号沿胃的纵行肌层传向幽门。每次脉冲不是都引起肌肉蠕动收缩，但脉冲信号决定了胃蠕动收缩的最高频率。随起搏电位的到来，每次收缩都引起胃内层环形肌的去极化。食糜进入漏斗状的胃窦腔，胃窦的收缩蠕动较胃体更快而有力，每次蠕动后食糜进入十二指肠的量取决于蠕动的强度与幽门的开闭情况。幽门关闭时，食物在胃内往返运动；幽门开放时，每次胃的蠕动将5～15ml食糜送入十二指肠。

空胃腔的容量仅为50ml，但在容受性舒张状态下，可以承受1000ml而无胃内压增高。容受性舒张是迷走神经感觉纤维介导的主动过程。进食后的扩张刺激引发蠕动，若干因素影响到胃蠕动的强度、频率及胃排空的速度。胃的迷走反射加速胃蠕动，进食的量与质对于胃排空亦起调节作用，食物颗粒小因较少需研磨，比大颗粒食物排空快；十二指肠壁的受体能够感受食糜的渗透浓度与化学成分，当渗透压＞200mmol/L时迷走肠胃反射被激活，胃排空延迟；不少胃肠道激素能够对胃的运动进行精细调节，促胃液素能延迟胃排空。

（二）胃液分泌

胃腺分泌胃液，正常成人每日分泌量1500～2500ml，胃液是一种无色的酸性液，主要成分为胃酸、胃酶、电解质、黏液和水。壁细胞分泌盐酸，而非壁细胞的分泌成分类似细胞外液，略呈碱性，其中钠是主要的阳离子。胃液的酸度取决于上述两种成分的配合比例，并与分泌速度、胃黏膜血液流速有关。

胃液分泌分为基础分泌（或称消化间期分泌）和餐后分泌（即消化期分泌）。基础分泌是指不受食物刺激时的自然胃液分泌，分泌量较小且个体差异大，调节基础分泌的因素可能是迷走神经的兴奋程度和自发性小量促胃液素释放。食物是胃液分泌的自然刺激物，餐后胃液分泌量明显增加，参与餐后分泌的主要因素有乙酰胆碱、促胃液素和组胺。餐后分泌可分为下述3个时相。

（1）迷走相（头相）：食物经视觉、味觉、嗅觉等刺激兴奋神经中枢，兴奋经迷走神经下传至壁细胞、主细胞、黏液细胞，使其分泌胃酸、胃蛋白酶原和黏液；迷走神经兴奋还使G细胞分泌促胃液素、刺激胃黏膜肥大细胞分泌组胺，进而促进胃酸分泌。这一时相的作用时间较短，仅占消化期分泌酸量的20%～30%。

（2）胃相：指食物进入胃以后引起的胃酸分泌，包括食物对胃壁的物理刺激（扩张）引起的迷走长反射，以及食物成分对胃黏膜的化学刺激造成的胃壁内短碱反射通路。在胃相的胃酸分泌中，促胃液素介导的由食物成分刺激引起的胃酸分泌占主要部分，当胃窦部的pH＜2.5时促胃液素释放受抑制，pH达到1.5时，促胃液素的分泌完全停止，对胃酸及促胃液素分泌起负反馈调节作用。胃窦细胞分泌的生长抑素也抑制促胃液素的释放。如果手术使得正常的壁细胞黏膜与胃窦黏膜的关系改变，酸性胃液不流经生成促胃液素的部位，血中促胃液素可增加很多，促使胃酸分泌，伴明显酸刺激。

（3）肠相：指食物进入小肠后引起的胃酸分泌，占消化期胃酸分泌量的5%～10%。包括小肠膨胀及食物中某些化学成分刺激十二指肠和近端空肠产生肠促胃液素，促进胃酸分泌。进入小肠的酸性食糜能够刺激促胰液素、缩胆囊素、抑胃肽等的分泌。小肠内的脂肪能抑制促胃液素的产生，使胃液分泌减少。消化期胃酸分泌有着复杂而精确的调控机制，维持胃酸分泌的相对稳定。

第二节 小肠的解剖与生理

一、小肠的解剖

小肠上端起于胃幽门口，下端止于回盲瓣，是消化管中最长的一部分，在成人全长5～7m，按位置与形态，分为十二指肠、空肠和回肠3部分，由于空肠和回肠依肠系膜固定于后腹膜，因此，这两部分小肠又称系膜小肠。小肠是进行食物消化与吸收的重要器官，并有免疫和内分泌功能。

（一）十二指肠

1. 位置与形态 十二指肠介于胃与空肠之间，由于相当于十二个横指并列的长度而得名，全长约25cm。十二指肠是小肠中长度最短、管径最大、位置最深且最为固定的部分。十二指肠除始、末两端被腹膜包裹构成腹膜内位部分较为活动之外，其余大部分均为腹膜外位器官，被腹膜覆盖而固定于腹后壁。由于十二指肠既接收胃液，又接收胰液和胆汁，所以十二指肠的消化功能十分重要。十二指肠整体上呈"C"形，包绕胰头，可分为上部、降部、水平部和升部4部分（图1-10）。

（1）上部：又称十二指肠球部，长约5cm，平

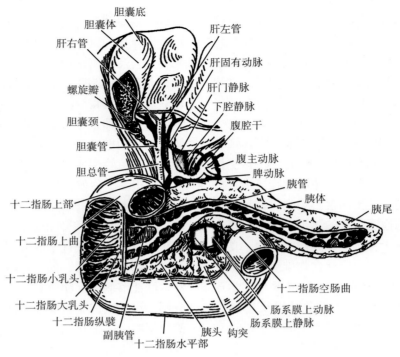

图1-10　胆道、十二指肠和胰

第1腰椎，起自胃的幽门，走向右后方，至肝门下方、胆囊颈的后下方，急转成为降部，转折处为十二指肠上曲。十二指肠球部近幽门约2.5cm的一段肠管，壁较薄，黏膜面较光滑，没有或甚少环状襞，此段称十二指肠球，是十二指肠溃疡的好发部位，但是十二指肠溃疡，经临床统计学分析，未见转变为癌症。

（2）降部：长7～8cm，由十二指肠上曲沿右肾内侧缘下降，至第3腰椎水平，弯向左侧，转折处为十二指肠下曲。降部左侧紧贴胰头，此部的黏膜有许多环状襞，其后内侧壁有胆总管沿其外面下行，致使黏膜呈略凸向肠腔的纵行隆起，称十二指肠纵襞。纵襞的下端为圆形隆起，称十二指肠大乳头，是胆总管和胰管的共同开口。胆总管和胰管在此处，组成肝胰壶腹。十二指肠大乳头附近有一壶瓣，可以关闭胆总管或胰管，引起相应疾病。大乳头稍上方，有时可见十二指肠小乳头，这是副胰管的开口之处。

（3）水平部：又称下部，长约10cm，自十二指肠下曲起始，向左横行至腹主动脉前方、第3腰椎体的左前方，至左侧续于升部（图1-11）。肠系膜上动脉与肠系膜上静脉紧贴此部前面下行。肠系

膜上动脉夹持的部分胰腺组织，称钩突。此处若病变，早期、中期症状不明显，晚期可表现为阻塞性黄疸，可危及生命。肠系膜上动脉可以压迫水平部，引起十二指肠梗阻，临床上称为肠系膜上动脉压迫综合征。

肠系膜上动脉压迫综合征是指肠系膜上动脉及其伴行的静脉压迫十二指肠水平部，引起十二指肠淤滞而间歇性发作的上腹痛、呕吐等上消化道梗阻的临床表现；该综合征通常发生在消瘦型人群，可能导致梗阻的因素：由神经性厌食症引起的急剧体重下降，迅速身高增长，或者是Treitz韧带的高位附着；本病好发于年轻人群，约3/4为10～39岁，60%是女性。

（4）升部：最短，长2～3cm，自第3腰椎左侧向上，到达第2腰椎左侧急转向前下方，形成十二指肠空肠曲，移行为空肠。十二指肠空肠曲的上后壁被一束由肌纤维和结缔组织构成的十二指肠悬肌固定于右膈脚上。此肌上部连于膈脚的部分为横纹肌，下部附着于十二指肠空肠曲的部分为平滑肌，并有结缔组织介入。十二指肠悬肌和包绕于其下段表面的腹膜皱襞共同构成十二指肠悬韧带，又称Treitz韧带，Treitz韧带是一个重要的解剖标志，

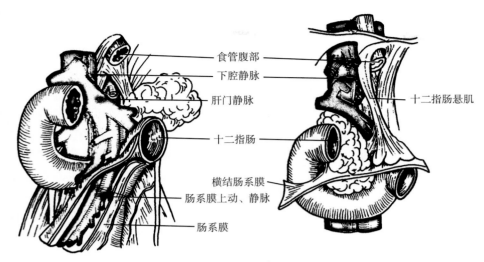

图1-11　十二指肠水平部的毗邻

手术时用以确定空肠的起点。

2.十二指肠的血管

（1）动脉：十二指肠的动脉主要来自胰十二指肠上前动脉、上后动脉和胰十二指肠下动脉。胰十二指肠上前动脉、上后动脉均起自胃十二指肠动脉，分别沿胰头前、后方靠近十二指肠下行。胰十二指肠下动脉起于肠系膜上动脉，分为前、后两支，分别上行与相应的胰十二指肠上前动脉、上后动脉相吻合，形成前、后动脉弓，从弓上发出分支营养十二指肠与胰头。此外，十二指肠上部还有胃十二指肠动脉发出的十二指肠上动脉、后动脉及胃网膜右动脉上行返支和胃右动脉的小支供给（图1-12）。

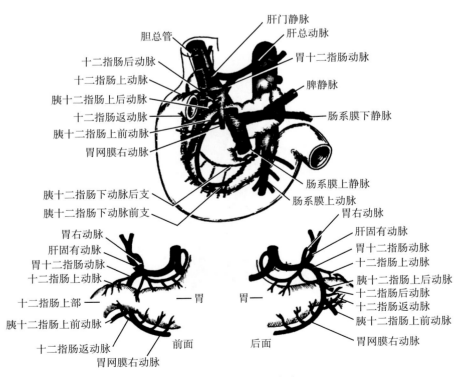

图1-12　十二指肠的动脉

（2）静脉：十二指肠静脉多与相应动脉伴行。十二指肠静脉汇入胰十二指肠上前静脉和上后静脉，前者经胃网膜右静脉，注入肠系膜上静脉，后者则于胆总管左侧直接汇入门静脉，故于此处手术显露胆总管时，应予以注意（图1-13）。

3.十二指肠的淋巴　主要回流至胰十二指肠前、后淋巴结。胰十二指肠前淋巴结位于十二指肠降部与胰腺之间的前面，其输出管汇入幽门下淋巴结。胰十二指肠后淋巴结位于降部与胰腺之间的后面，其输出管汇入肠系膜上淋巴结，十二指肠上部的部分淋巴管直接汇入幽门下淋巴结与肝淋巴结线路，而下部与深部的部分淋巴管直接汇入肠系膜上淋巴结。

4.十二指肠的神经　来源于肠系膜上丛、肝丛和腹腔神经丛。由交感神经纤维及来自迷走神经的副交感神经纤维共同组成，抑制或促进肠管的蠕动，管理括约肌的收缩与舒张。

（二）空肠与回肠

1.位置与形态　空肠和回肠上段起自十二指肠空肠曲，下端接续盲肠。小肠的长度随个体差异较大，长度为3～6m，在成人尸检中测定小肠的平均长度为5～6m。空肠与回肠一起被肠系膜悬系于腹后壁，合称系膜小肠，由系膜附着的边缘称系膜缘，相对缘称游离缘或对系膜缘。

空肠和回肠的形态结构不完全一致，但变化是逐渐发生的，因此，两者间无明显界限，其直径是上粗下细，其终部最窄，通常认为小肠近端的2/5为空肠，远端3/5为回肠。空肠在横结肠系膜下区，依小肠系膜而盘曲于腹腔内，呈游离活动的肠襻，主要位于左上腹与脐部；回肠附着的系膜在右下腹后壁，因此，其位于下腹与盆腔内。从外观看，空肠管径较粗，管壁较厚，血管较多，颜色较红，呈粉红色，肠壁内有散在的孤立淋巴结，肠黏膜皱襞较多；而回肠管径较细，管壁较薄，血管较少，颜色较浅，呈粉灰色，肠壁内有集合淋巴结，肠黏膜皱襞较少（图1-14）。

小肠的肠壁：小肠肠壁分为4层，即浆膜层（即脏腹膜）、肌层、黏膜下层和黏膜层。肌层又分为外层纵行肌和内层环形肌。肠黏膜的表面有大量肠绒毛，绒毛为肠上皮所覆盖，肠上皮由柱状细胞、杯状细胞和内分泌细胞所构成。柱状细胞又称吸收细胞，是主要的肠上皮功能细胞，具有吸收功能，约占肠上皮细胞总数的90%，在吸收细胞的游离面有大量密集的微绒毛，形成刷状缘。杯状细胞合成与分泌黏蛋白。在绒毛下固有层内有肠腺，为单直管状腺，其顶端开口于绒毛之间的黏膜表面。肠腺上皮的底部有帕内特细胞和未分化细胞，帕内特细胞分泌溶菌酶，未分化细胞可以增殖分化、修复上皮。肠上皮不断更新，每分钟有几千万个细胞脱落，但不断有新生细胞进入绒毛，每3～7天为一个更新周期。在固有膜的网状结缔组织间隙中有很多淋

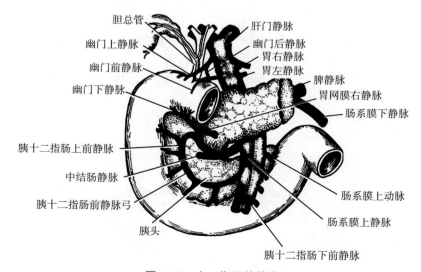

图1-13　十二指肠的静脉

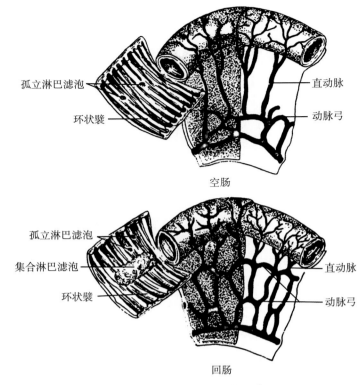

图 1-14　空肠和回肠结构形态

巴细胞，包括 T 淋巴细胞和 B 淋巴细胞，还有许多巨噬细胞和浆细胞，因此，小肠具有免疫功能。

在所有腹腔器官中，小肠所占的体积最大。因此，受伤的概率理应最多，但小肠具有弹性，各肠曲间的活动亦较自由，范围较大，可借以躲让外来的压力，以减少损伤。在腹部闭合性损伤时，小肠损伤较实质性器官损伤少；而在腹部开放性损伤中，肠损伤则约占 50%。小肠壁发生小的刺伤伤口时，可因小肠壁肌层收缩将小破口封闭，而无肠液外漏。若伤口大或黏膜外翻，则难以自行闭合。在闭合性损伤时，若肠管被压抵脊柱或骶骨，则损伤常较重，破损较大甚至近于横断。

小肠系膜：连接空肠与回肠的系膜称小肠系膜，由两层腹膜所组成，其中含有供给小肠的神经血管系统。其腹壁附着部或肠系膜根部从第 2 腰椎左侧往下伸至右侧，依次越过主动脉和下腔静脉、输尿管，止于右骶髂关节部位。系膜根部全长约 15cm，其内含有动、静脉，淋巴管和神经，由于系膜根短，小肠却很长，小肠系膜呈扇形结构，系膜动脉也呈放射状分布，因此，若肠系膜根部扭转即可导致肠管缺血而坏死。

2. 空肠、回肠的血管

（1）动脉：空肠、回肠的动脉来源于肠系膜上动脉。肠系膜上动脉平第 1 腰椎起于腹主动脉，向前下穿出胰颈下缘，跨十二指肠水平部前方，入肠系膜走向右下。此动脉向右分出胰十二指肠下动脉、中结肠动脉、右结肠动脉与回结肠动脉，向左分出 12～18 条空、回肠动脉，在肠系膜内放射状走向肠壁，途中分支吻合，形成动脉弓。空肠只有 1～2 级动脉弓，回肠弓数增多，可达 3～4 级，回肠最末段弓数复减又成单弓。末级弓发出直动脉分布于肠壁，直动脉间缺少吻合。肠切除吻合术时应做扇形切除，并将对系膜缘侧的肠壁稍多切除一些，以保证吻合口对系膜缘侧有充分血供，避免术后缺血坏死或愈合不良形成肠瘘（图 1-15）。

（2）静脉：空、回肠的静脉与动脉伴行，最后汇合成为肠系膜上静脉。在胰颈的后方与脾静脉汇合成门静脉而入肝。肠系膜上静脉损伤或发生栓塞时，也可导致小肠静脉充血、坏死和腹膜炎。

3. 空肠、回肠的淋巴　空肠、回肠的淋巴管起自小肠黏膜绒毛中心的中央乳糜管，在黏膜下层形成淋巴管丛，然后流入肠系膜淋巴结。小肠系膜淋巴结沿肠动脉及其动脉弓排列，其输出管注入肠系膜上动脉根部的肠系膜上淋巴结，最后，一部分注入肠腔淋巴结入乳糜池，另一部分入胸导管

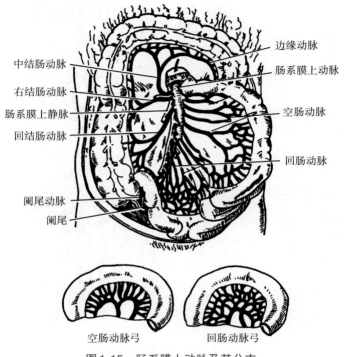

图1-15 肠系膜上动脉及其分支

（表1-2）。

4.空肠、回肠的神经 空肠、回肠由自主神经支配，交感神经的内脏神经以及部分迷走神经纤维在肠系膜上动脉壁的周围组成腹腔神经丛和肠系膜上神经丛，然后发出神经纤维至肠壁。交感神经兴奋使小肠蠕动减弱，血管收缩；迷走神经兴奋使小肠蠕动增强，肠腺分泌增加，并使回盲部括约肌松弛，小肠的痛觉由内脏神经的传入纤维传导。

二、小肠的生理

小肠的组织结构学特点为小肠的吸收创造了良好的条件，小肠的生理功能表现为小肠的运动、分泌、消化及吸收等方面，并且与药物代谢密切相关。

（一）小肠的运动功能

1.小肠运动的形式与作用 小肠的运动功能在消化吸收过程中起着重要的作用。

（1）紧张性收缩：指小肠平滑肌处于一定的紧张状态，是小肠进行其他各种运动的基础。紧张性收缩增强时，有利于小肠内容物的混合与推进；紧张性收缩减弱时，肠管扩张，肠内容物混合与推进减慢。

（2）分节运动：是以小肠壁环形肌收缩和舒张为主的节律性运动，而且在同一部位收缩与舒张交替出现。其作用：①将食糜与消化液充分混合，以便消化酶对食物进行消化；②使食糜与肠壁紧密接触，为吸收创造有利条件；③挤压肠壁促进血液和淋巴回流，以利于吸收。尽管分节运动在近端小肠较末端回肠频繁，但分节运动向前推进食糜的作用

表1-2 空肠和回肠的区别点		
	空肠	回肠
位置	左侧腹部	右侧下腹部及盆腔
肠腔	宽	窄
肠壁	厚	薄
黏膜环状皱襞	明显	不明显
肠系膜	薄，系膜血管明显可见	厚而富有脂肪，系膜血管不明显
肠系膜血管弓	较少，小直血管长而细	多细密，小直血管短而密
淋巴滤泡	很少，较小，成环状	多，较大，成片状
颜色	较红	较浅

不大。

（3）蠕动：意义在于使经过分节运动作用后的食糜向前推进，到达一个新的节段后再开始分节运动。小肠还有一种运行速度快、传播远的蠕动称为蠕动冲，它可将食糜从小肠始段一直推送到小肠末端，有时可至大肠。在十二指肠和回肠末端还可出现一种与蠕动方向相反的运动，称为逆蠕动，这种运动方式可使食糜在两段肠中往返运行，更有利于消化和吸收。

2.小肠运动的调节

（1）肠道内在神经丛的作用：当机械和化学刺激作用于肠壁感受器时，通过局部反射可引起小肠蠕动。小肠平滑肌的肌间神经丛中主要有两类神经元。一类神经元含腺苷酸环化酶激活肽、血管活性肠肽、一氧化氮合酶等，它们可以是中间神经元或抑制性运动神经元；另一类神经元含乙酰胆碱、P物质及速激肽等，它们可以是中间神经元或兴奋性运动神经元。这些神经元通过它们末梢释放的递质，调节小肠平滑肌的活动。

（2）交感神经和副交感神经的作用：一般来说交感神经兴奋产生抑制作用，而副交感神经兴奋能加强肠运动。

（3）体液因素的调节：小肠壁内神经丛和平滑肌对各种化学物质具有广泛的敏感性，除上述的一些递质外，还有一些胃肠肽类激素和胺，如促胃液素、缩胆囊素、5-羟色胺（5-hydroxytryptamine，5-HT）和脑啡肽等，可直接作用于平滑肌细胞上的受体或通过神经介导而调节平滑肌运动。

（二）小肠的分泌功能

小肠具有的分泌功能，主要指分泌小肠液。小肠的分泌功能主要是由小肠壁黏膜内的腺体完成的。小肠腺有2种，即十二指肠腺（即勃氏腺）和肠腺（即李氏腺），十二指肠腺分泌量较小，为碱性含黏蛋白的液体，主要是保护十二指肠的上皮不被胃酸侵蚀；肠腺分布在小肠的黏膜层内，为直管状腺，分泌液主要起消化作用，正常人每天分泌1～3L小肠液。小肠液的成分比较复杂，除水分外，主要含有多种消化酶、脱落的肠上皮细胞及微生物等。所含有的各种消化酶中，有肠激活酶、肽酶、淀粉酶、脂肪酶、麦芽糖酶、蔗糖酶和乳糖酶等，这些酶对于将各种营养成分进一步分解为最终可吸收的产物具有重要作用。

小肠液的分泌受多种因素的调节，其中食团及其消化产物对肠黏膜的局部刺激（包括机械性刺激和化学性刺激），可引起小肠液的分泌，这些刺激是通过肠壁内神经丛的局部反射而引起肠腺分泌的。小肠液的作用主要是进一步分解糖、脂肪、蛋白质，使它们成为可吸收的物质。大量的小肠液，可以稀释消化产物，使其渗透压下降，从而有利于吸收的进行。

（三）小肠的吸收功能

食物的主要吸收和消化场所在小肠，小肠黏膜形成许多环状皱襞，皱襞上有许多微绒毛，使小肠黏膜表面积增加600倍，达到200～250m^2，因此，小肠的吸收面积非常大；而小肠的吸收主要靠小肠绒毛，小肠绒毛的结构特殊，有利于吸收，绒毛内有毛细血管、毛细淋巴管、平滑肌纤维及神经纤维网，消化期间，小肠绒毛的节律性伸缩与摆动，可促进绒毛内的血液和淋巴流动。但小肠各个部位吸收的物质是不同的，糖、蛋白质、脂肪、矿物质和维生素（维生素B$_{12}$除外）大部分是在十二指肠及空肠被吸收；胆盐及维生素B$_{12}$主要由回肠吸收。就水分来说，回肠的吸收多于空肠，通常，每日流经小肠的液体（饮水即分泌液）约8L，而随粪便排出的水分才150ml，因此，绝大部分水分在小肠及大肠被吸收。小肠对水分的吸收主要通过渗透机制来实现，钠的主动吸收带动水分吸收是主要途径。此外，可通过滤过效应来吸收水分。

（四）小肠的内分泌功能

胃肠道的黏膜中有一系列内分泌细胞，这些内分泌细胞可以分泌胃肠激素，是一组具有调节作用的多肽。分布于小肠的大量内分泌细胞具有分泌激素的功能，它们能摄取胺的前体物，并使其脱羧而变成胺类产物，而且这些细胞的胞质内都含有内分泌颗粒，都能产生分子量小的肽类物质，因此，它们和胰腺的内分泌细胞同属于胺前体摄取和脱羧作用（amine precursor uptake and decarboxylation，APUD）细胞系统，这些细胞统称为胃肠胰内分泌细胞，现已知的肠道内分泌有5-HT肽类、生长抑素、促胃液素、胃动素、抑胃多肽、缩胆囊素、肠高血糖素、神经降压素等。这些激素具有调节消化道功能的作用，但它们的生理功能有的比较明确，有的尚不完全清楚。

1.促胃液素的作用　又称胃泌素，是一种重要的胃肠激素，它主要由G细胞分泌。G细胞是典型的开放型细胞，以胃窦部最多，其次分布于胃底、十二指肠和空肠等处。人胰岛的D细胞亦能分泌促胃液素。促胃液素能促进胃酸及胃蛋白酶原分泌，使胃窦收缩、胃和小肠黏膜生长及胃血流量增加。

2.促胰液素的作用　又称胰泌素，是第一种被发现的动物激素，为一种碱性多肽，由27个氨基酸残基组成，含11种不同氨基酸。产生促胰液素的细胞为"S"细胞，主要在十二指肠黏膜，少量分布在空肠、回肠和胃窦。促胰液素能促进胃蛋白酶原及胃黏液的分泌，促进胰胆系统、水分及电解质大量分泌，促进肠腺的分泌，促进肾对水、钠、钾的排泄，增加心排血量及内脏血流量，使脂肪和糖原分解加速。同时可以抑制促胃液素的分泌，因而减少胃酸分泌，抑制小肠运动，抑制肾对碳酸氢盐的重吸收。

3.缩胆囊素的作用　是由33个氨基酸组成的多肽激素，是由小肠黏膜I细胞释放的一种肽类激素。其主要作用是促进胰腺腺泡分泌各种消化酶，促胆囊收缩，排出胆汁，对水和HCO_3^-的促分泌作用较弱。缩胆囊素还可作用于迷走神经传入纤维，通过迷走反射刺激胰酶分泌。缩胆囊素通过激活磷脂酰基醇系统，在Ca^{2+}介导下对胰腺起作用。缩胆囊素与促胰液素具有协同作用。此外，缩胆囊素可作为中枢神经及外周神经的递质起调节作用。

4.抑胃肽的作用　是由43个氨基酸组成的直链肽，属于胰泌素和胰高血糖素族，是由小肠黏膜K细胞产生；抑胃肽在空肠中浓度最高，十二指肠及回肠中也有一定的分泌。它的生理作用：抑制胃酸分泌、抑制胃蛋白酶原分泌、刺激胰岛素释放、抑制胃的蠕动和排空、刺激小肠液的分泌、刺激生长抑素和胰高血糖素的分泌。

5.生长抑素的作用　即生长激素释放抑制素，是由116个氨基酸的大分子肽裂解而来的十四肽，是一种脑-肠肽，分布在脑和神经组织中的生长抑素可对神经激素、神经递质或神经调节物质起作用，如抑制生长激素及促甲状腺激素的释放。在胃肠道内的生长抑素，可抑制其他各种胃肠激素的分泌，抑制胃酸、胃蛋白酶、胰酶、胰碳酸氢盐和唾液淀粉酶的分泌，抑制胃肠和胆道运动，抑制小肠对糖、脂肪、氨基酸和Ca^{2+}等的吸收，减少内脏血流量。

6.肠高血糖素的作用　又名胰高血糖素样肽，为小肠中的一种或一类肽，是由小肠黏膜L细胞分泌，含有高血糖素的全部结构，与胰高血糖素前体相关；具有减慢食物在肠道的推进作用。

（五）小肠的免疫功能

20世纪80年代以后，对肠道免疫功能有了进一步的认识，认为小肠是人体最大的免疫器官，胃肠道是机体接触各种病原物质（如细菌、病毒、毒素、寄生虫、食物等）及药物的重要门户，具有重要的免疫功能。肠黏膜内含有丰富的淋巴组织，称为肠道相关淋巴组织。肠道相关淋巴组织能够针对从胃肠道来的病原物质产生免疫应答，从而构成消化系统的第一道免疫防御系统，即肠黏膜免疫系统。

1.肠道相关淋巴组织的组成　肠道相关淋巴组织是腹腔中胃肠道周围淋巴组织的总称，包括肠上皮细胞间、固有层的淋巴细胞、淋巴滤泡、集合淋巴结、肠系膜淋巴结等，在防止细菌黏附即细菌易位中起重要作用。

（1）集合淋巴组织：也称派尔集合淋巴结（Peyer Patch），位于小肠黏膜内，遍及整个小肠，但以回肠末端最多。人类出生时小肠约有100个淋巴集结，每个集结含5个或以上的淋巴滤泡。青春期淋巴集结增至225～300个，以后随着年龄的增长，其数目逐渐减少，到90岁时其数量减少至与出生时的数量相等。淋巴滤泡表面覆盖着一层含有M细胞的上皮，称为滤泡相关上皮细胞，是从隐窝的柱状上皮细胞分化而来，呈立方状，很少有杯状细胞，其中的M细胞呈扁平状，表面无微绒毛，具有胞饮功能，可将颗粒性抗原细菌和病毒等通过入胞作用转运入细胞内。淋巴滤泡的中心区主要为B淋巴细胞，包括前B早期和成熟的B细胞。在出生后，经抗原刺激后，淋巴滤泡演变为生发中心。在滤泡的周围及两个滤泡之间有丰富的T细胞，为淋巴集结的T细胞区。在其周围有很多高度内皮化的小静脉。T细胞区的细胞，主要为CD_3^+和CD_4^+细胞。在滤泡的顶部含有丰富的表达Ⅱ类主要组织相容性复合体（major histocompatibility complex，MHC）抗原的细胞，为树突状细胞和巨噬细胞，还有一些B细胞，均为抗原提呈细胞。

（2）上皮细胞内淋巴细胞：是位于小肠黏膜的上皮细胞之间的淋巴细胞，由于它面向肠腔内众多的抗原，底部又与黏膜下层相邻，所以可引发很强的免疫应答。绝大多数上皮细胞内淋巴细胞为

CD_3^+T细胞，其中75%为CD_8^+T细胞，5%～15%为CD_4^+T细胞。还有一定数量的K细胞和NK细胞。上皮细胞内淋巴细胞主要为CD_8^+T细胞，其功能包括细胞毒和抑制作用。

（3）黏膜固有层的淋巴细胞：为弥散性分布，含B细胞、T细胞、浆细胞、巨噬细胞、肥大细胞、少量中性粒细胞和嗜酸性粒细胞。黏膜固有层的B细胞主要为分泌IgA的B细胞，余者为分泌IgM的B细胞。固有层的T细胞，CD_4^+多于CD_8^+细胞，其比例与外周血的比例基本相同。CD_4^+细胞中，同时表达记忆细胞的表型CD45RO，表示曾被抗原刺激过，约50%的肠的CD_8^+细胞，具有溶细胞作用的标志CD28，其他CD_8^+的亚群带有抑制性作用的标志CD11。黏膜固有层的CD_4^+和CD_8^+均高度表达IL-2R，提示处于激活状态，同时还能合成IL-1α、IL-1β、IL-2、γ-IFN、IL-4和IL-5。

（4）肠腔内淋巴细胞：为T细胞和分泌IgA的B细胞。这些细胞转移到肠腔后对于宿主的防御和处置食物抗原是继续发挥作用，还是单纯反映细胞的周转，尚未定论。

2.肠道局部的免疫应答　肠淋巴组织接受肠道抗原刺激后产生局部免疫应答，此种免疫应答不引起或仅引起全身性免疫反应，而且，此种免疫应答主要局限在抗原刺激的肠段。

（1）抗体介导的免疫应答：小肠免疫最重要的作用之一是分泌IgA，人体内约60%的IgA是由肠道分泌的，而血清内的IgA仅占体内IgA总量的10%～15%，肠道分泌液内的IgA是以二聚体，即分泌性IgA（sIgA）的形式存在。sIgA是由两个分子的IgA（单体）通过分泌成分（secretory component，SC）和J链结合而成；SC为一种糖蛋白，分子量约为70kDa，是小肠上皮细胞侧膜和基底膜的跨膜蛋白，又称IgA受体。小肠黏膜下层的浆细胞分泌IgA后，与小肠上皮侧基膜表面的SC结合，通过入胞作用进入上皮细胞内，运载至上皮细胞表面，除了一小部分着膜的SC片段留在上皮细胞内，SC和2个分子IgA结合后分泌到小肠表面和肠腔，即是sIgA。J链是由B细胞和浆细胞制造的多肽，分子量约16kDa，是连接IgA二聚体或IgM五聚体的多肽蛋白。

sIgA的生物学意义：①阻抑细菌黏附，能与肠道病菌的抗原决定簇结合，阻断细菌表面的特异结合位点，并使细菌发生凝集，限制其活动能力，从

而阻止细菌黏附于肠黏膜表面。此外，sIgA与肠道抗原所形成的免疫复合物可刺激黏膜上皮的杯状细胞分泌大量黏液，冲刷黏附于上皮表面的病原微生物。②阻止病毒在肠道定居和复制，sIgA不需要补体参与就能中和肠道或呼吸道的病毒，使其不能吸附于易感细胞，从而阻止病毒在肠道定居和复制。③中和毒素，具有非常好的防御作用，可以特异性地中和霍乱弧菌毒素和大肠埃希菌毒素，阻遏其毒性作用。④免疫排除作用，sIgA能与肠道内的抗原结合，限制其吸收，从而防止产生食物变态反应或食物引起的病变。⑤溶菌作用，sIgA可从C_3旁路激活补体，发挥溶菌作用。

（2）细胞介导的免疫应答：在肠道局部免疫过程中，细胞介导的免疫反应主要包括3种形式。①T细胞介导的细胞毒作用：主要是细胞毒性T细胞（cytotoxic T cell，CTL），派尔集合淋巴结内还有CTL的前体细胞，受抗原刺激后，这些细胞可以增殖、分化，形成CTL。②抗体依赖性细胞介导的细胞毒性作用：主要是有K细胞的参与。③自发性细胞介导的细胞毒性作用：主要是自然杀伤细胞（natural killer cell，NK）介导。

第三节　大肠的解剖与生理

一、大肠的解剖

大肠是消化管最后的一段，长约1.5m，占全肠道的1/5～1/4，全程似方框围绕于空肠、回肠周围，起自右髂窝，终于肛门，可分为盲肠、阑尾、结肠、直肠和肛管5部分。大肠在外形上与小肠有明显的不同，除了口径较粗，肠壁较薄外，在解剖结构上还有以下特点。①结肠带：有3条，分别称为网膜带、系膜带和独立带。由肠壁的纵行肌增厚所形成，沿大肠的纵轴平行排列，3条结肠带均汇聚于阑尾根部，因此，沿结肠带向下追踪是寻找阑尾的可靠方法。②结肠袋：是由横沟隔开、向外膨出的囊状突起，是由于结肠带短于肠管的长度使肠管皱缩所形成。③肠脂垂：是沿结肠带两侧分布的许多小突起，由浆膜及其所包含的脂肪组织形成，在乙状结肠尤为明显（图1-16）。

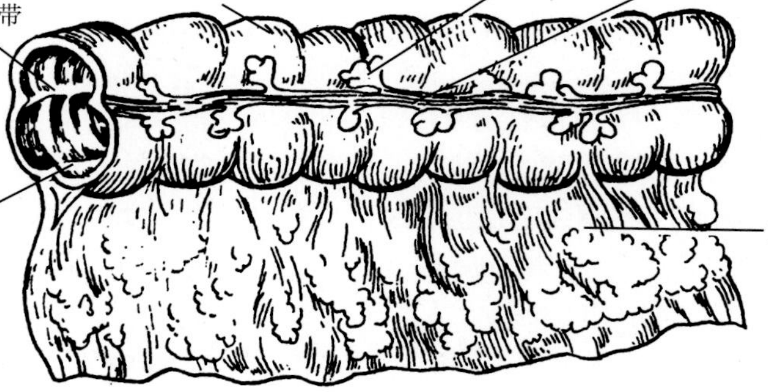

图 1-16 结肠的特征性结构（横结肠）

（一）大肠的分部

1.盲肠 为大肠的起始部，是大肠中最粗短的一段，长 6 ～ 8cm，直径约 6cm，左接回肠，上通升结肠。一般位于右髂窝内，且盲肠属于腹膜内位器官，其各面均有腹膜被覆，因无系膜或系膜比较短小，故其位置相对较固定，其体表投影在腹股沟韧带外侧半的上方，有极少数异位盲肠可高达髂嵴以上，也可低至骨盆内，甚至出现于腹腔左侧。盲肠左侧壁上有回肠的开口，回肠末端向盲肠的开口，称回盲口，此处肠壁内的环形肌增厚，并覆以黏膜而形成上、下两片半月形的皱襞称回盲瓣，具有括约肌样作用。回盲瓣有两个作用：一是阻止小肠内容物过快地流入大肠，以便食物在小肠内充分消化吸收；二是防止盲肠内容物反流回小肠。

回盲瓣的临床意义：首先，回盲瓣有限制小肠内容物快速排空的功能，因此，在临床上当某种原因需切除大量肠管时，对回盲部的切除需慎重；在短肠综合征的患者中若残留的肠管相等，是否保留回盲瓣对营养物的吸收效果不一样；其次，由于回盲瓣阻止结肠内容物反流，当发生结肠某一部位梗阻时，则会形成闭袢性肠梗阻；最后，因为回肠末端几乎成直角进入盲肠，当肠蠕动异常时，回肠会套入结肠腔内，成回肠结肠型肠套叠，是肠套叠中最多见的类型。

阑尾：在盲肠的后内壁伸出一条细长的阑尾，其末端游离，一般内腔与盲肠相通，它是盲肠末端在进化过程中退化形成的，阑尾一般长 5 ～ 7cm，偶有长达 20cm 或短至 1cm 者，成人阑尾直径多在 0.5 ～ 1cm，阑尾缺如者极为罕见。在回盲口下方约 2cm 处，有阑尾的开口，称为阑尾口。远端为盲端，多指向盆腔或盲肠后。阑尾的位置主要取决于盲肠的位置，因此，通常阑尾与盲肠一起位于右髂窝内，少数情况可随盲肠位置变化而出现异位阑尾，如高位阑尾、低位阑尾及左下腹阑尾等。尽管阑尾根部与盲肠的位置关系比较固定，但由于阑尾体和尖游动性较大，因此，阑尾在右髂窝内与回盲部的位置关系有多种，即可在盆位，回、盲肠后位，又可在盲肠下位及回肠前位（图 1-17）。阑尾根部的体表投影点通常在右髂前上棘与脐连线的中、外 1/3 交点处，称为麦氏点，以此点来进行查体，判断阑尾疾病非常有意义。

2.结肠 是介于盲肠与直肠之间的一段大肠，整体呈"M"形包绕于空、回肠周围。结肠分为升结肠、横结肠、降结肠和乙状结肠 4 部分。结肠的直径自起端 6cm，逐渐变细为乙状结肠末端的 2.5cm，这是结肠腔最狭窄的部位（图 1-18）。

（1）升结肠：起于盲肠，长约 15cm，沿腰方肌和右肾前方上升至肝右叶下方，转折向左前下方移行于横结肠，转折处的弯曲称结肠右曲（或称结肠肝曲）。升结肠属腹膜间位器官，无系膜，其后面借结缔组织贴附于腹后壁，位置固定。

（2）横结肠：起自结肠右曲，长约 50cm，止于左上腹的结肠左区（或称结肠脾曲），然后急转向下续于降结肠。横结肠完全被腹膜所覆盖，有完整的系膜，活动度较大，其中间部分可下垂至脐或低于脐平面。横结肠及其系膜将腹腔分为结肠上区和结肠下区，这是一道自然的屏障，能防止上、下两区发生相互感染。胃结肠韧带和大网膜附着于横结肠前方。

（3）降结肠：起自结肠脾曲，长约 25cm，沿左肾外侧缘和腰方肌前面下降，至左髂嵴处续于乙

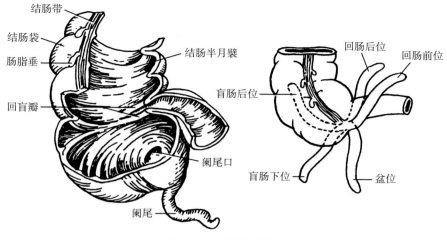

图 1-17　盲肠和阑尾

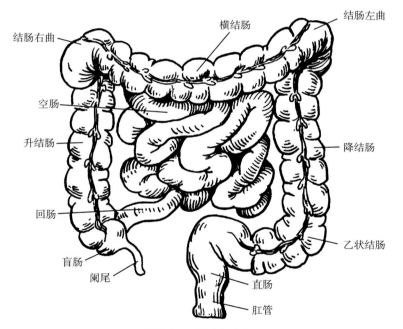

图 1-18　大肠与小肠

状结肠。降结肠与乙状结肠一样属于腹膜间位器官，无系膜，借结缔组织贴附于腹后壁，活动性很小。

（4）乙状结肠：长约40cm，在左髂嵴处起自降结肠后呈"乙"字形弯曲，至第3腰椎平面续于直肠。乙状结肠属腹膜内位器官，由乙状结肠系膜连于盆腔左后壁，活动度较大。乙状结肠分为固定段（髂段）和活动段（骨盆段），髂段位于髂窝内，

无系膜；骨盆段较长，由骨盆乙状结肠系膜悬于骨盆后壁，当系膜长时，这一段的活动度很大，因此，成为乙状结肠扭转的因素之一。先天性巨结肠症多见于乙状结肠，而其又是憩室和肿瘤等疾病的多发部位。

3.直肠　位于盆腔内，全长10～14cm，从第3骶椎平面贴骶、尾骨前面下行，穿盆膈终于肛管。直肠在矢状面上形成两个明显的弯曲：直肠骶

曲和直肠会阴曲。在冠状面上也有3个凸向侧方的弯曲，但不恒定，一般中间较大的一个凸向左侧，上、下两个凸向后侧。因此，当临床进行直肠镜、乙状结肠镜检查时，应注意这些弯曲部位，以免损伤肠壁。直肠上端与乙状结肠交接处管径较细，向下肠腔显著膨大称直肠壶腹。直肠内面有3个直肠横襞（又称Houston瓣），由黏膜及环形肌构成，具有阻挡粪便下移的作用。

4.肛管　上界为直肠穿过盆膈的平面，下界为肛门，长约4cm。肛管被肛门括约肌所包绕，平时处于收缩状态，有控制排便的作用。

（二）大肠的血管

1.动脉　盲肠、升结肠、横结肠的动脉血液来自肠系膜上动脉的分支，即回结肠动脉、右结肠动脉及中结肠动脉；降结肠、乙状结肠与直肠的血液则来自肠系膜下动脉的分支，即左结肠动脉、乙状结肠动脉及直肠上动脉所供给；肛管的血液则来自直肠下动脉（图1-19）。

（1）回结肠动脉：发自肠系膜上动脉右侧的最下一条分支。在盲肠附近分出盲肠前、后动脉，阑尾动脉，回肠支和升结肠支，分布到盲肠、阑尾、回肠末端和升结肠下1/3。

（2）右结肠动脉：从回结肠动脉上方发自肠系膜上动脉，在壁腹膜后方右行，跨过右睾丸（卵

巢）动、静脉和右侧输尿管，于升结肠内侧缘处分为升支和降支，升支与中结肠动脉的分支吻合；降支与回结肠动脉的升结肠支吻合。右结肠动脉有时与中结肠动脉共干，偶可缺如。

（3）中结肠动脉：在胰颈下缘发自肠系膜上动脉，之后进入横结肠系膜，在横结肠系膜偏右侧份内向下行，近结肠右曲分为左、右两支，供应横结肠（右支供应横结肠右侧1/3，左支供应横结肠左侧2/3），并分别与左、右结肠动脉吻合。

（4）左结肠动脉：可单独或与乙状结肠动脉共干发自肠系膜下动脉，距根部2～3cm处，在壁腹膜后左行，越左输尿管前方在降结肠旁分为升支和降支。升支沿左肾前达结肠左曲，进入横结肠系膜与中结肠动脉左支吻合；降支下行入乙状结肠系膜，与乙状结肠动脉升支吻合。

（5）乙状结肠动脉：起自肠系膜下动脉，可有1～3支，多为2支。发出后经壁腹膜后进入乙状结肠系膜内，其间越过左输尿管、左睾丸（卵巢）血管和左腰大肌前面，在乙状结肠系膜内分出升支和降支，与左结肠动脉降支有吻合。

（6）直肠上动脉：亦称痔上动脉。它来自肠系膜下动脉末段，起自乙状结肠动脉最下支，横过左髂总动脉，沿着直肠后壁中线向下入骶骨前凹，分左右两支，沿直肠两侧向下、向前至直肠下部，穿过肌层至黏膜下层分布在齿状线的肛柱内。

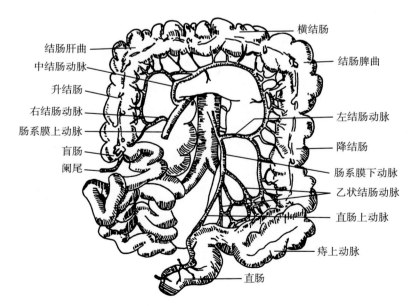

图1-19　大肠的动脉供应

（7）直肠下动脉：亦称痔下动脉、肛门动脉。它来自髂内动脉的阴部内动脉，在会阴部的两侧通过闭孔内肌上方的膜鞘（Alcock管），出鞘后经坐骨肛管间隙至肛提肌、外括约肌、内括约肌各肌层间隙，分布在肛管的皮下及黏膜下。

2.静脉 大肠的静脉与动脉基本伴行。结肠左曲以上静脉血分别经回结肠静脉、右结肠静脉及中结肠静脉汇入肠系膜上静脉；结肠左曲以下的静脉血经左结肠静脉、乙状结肠静脉汇入肠系膜下静脉，最后均汇入肝门静脉。肛管直肠静脉来自两个静脉丛——痔上丛和痔下丛。分别流入门静脉和下腔静脉。直肠上静脉丛位于齿状线黏膜下层里，静脉丛在直肠柱内呈囊状膨大，静脉丛汇合成5～6个集合静脉垂直上行，穿出直肠壁进入痔上静脉，经肠系膜下静脉入门静脉。痔下丛的上部进入直肠上静脉，痔下丛下部经直肠下静脉进入髂内静脉。

（三）大肠的淋巴

盲肠与阑尾根部的淋巴管常分为两组，前组经盲肠前方至回盲前淋巴结，其输出管汇入沿回结肠动脉排列的回结肠淋巴结；后组经盲肠后淋巴结至回结肠淋巴结。

结肠的淋巴结可分为4组：①结肠旁淋巴结，位于边缘动脉附近及动脉与肠壁之间；②结肠上淋巴结，位于肠壁肠脂垂内；③中间淋巴结，位于结肠动脉周围；④中央淋巴结，位于肠系膜上、下动脉的周围。结肠淋巴结的分布与动脉相似，右半结肠的淋巴大部汇入肠系膜上淋巴结，并与小肠的淋巴汇合，再注入腹主动脉旁的淋巴结；左半结肠的淋巴大部分汇入肠系膜下淋巴结，再注入腹主动脉旁淋巴结（图1-20）。

直肠肛管的淋巴引流以齿状线为界，分为上、下两组，上下两组淋巴之间均有交通。上组在齿状线以上，有3个引流方向，向上沿直肠上动脉到肠系膜下动脉根部的淋巴结；向两侧的淋巴在直肠侧韧带内与直肠中动脉并行，入髂内淋巴结；向下的淋巴在坐骨直肠间隙内与肛管动脉、阴部内动脉并行，入髂内淋巴结。下组在齿状线以下，有2个引流方向，向下外经会阴及大腿内侧皮下到达腹股沟淋巴结，然后经髂外淋巴入髂总淋巴结；向周围穿过坐骨直肠间隙沿闭孔动脉旁引流到髂内淋巴结。

（四）大肠的神经

结肠的神经支配在左、右侧有所不同。左半结肠由盆神经发出的副交感神经纤维和肠系膜下神经丛发出的交感神经纤维支配；右半结肠则由迷走神经发出的副交感神经纤维和肠系膜上神经丛发出的交感神经支配。

直肠交感神经主要来自骶前神经丛，该丛在腹主动脉分叉下方分为左、右两支，称为腹下神经（射精神经），分别向下在直肠侧韧带两旁与来自骶交感干的节后纤维和第2～4骶神经的副交感神经

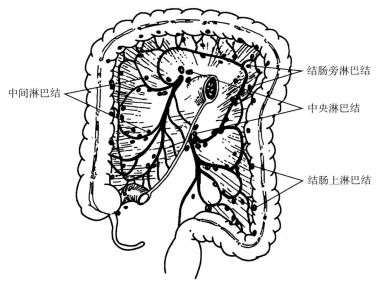

图1-20 结肠淋巴结的分布

形成盆神经丛。

二、大肠的生理

（一）大肠的运动

结肠运动有节段性和推进性收缩两种，节段性收缩主要将右半结肠内容物来回揉挤，以促进水分和盐类的吸收；推进性收缩则将粪便向远端推送。

（二）大肠的功能

1.结肠的功能　结肠的主要功能是吸收水分和储存粪便。除水分外，葡萄糖和无机盐也可在结肠内吸收，吸收功能以右半结肠为主（升结肠和部分的横结肠），可以吸收葡萄糖和氨基酸；左半结肠（降结肠和乙状结肠）的主要功能为储存粪便。粪便一般储存在乙状结肠内，平时结肠内无粪便，仅在排便前或排便时，才有粪便充盈。结肠黏膜分泌黏液，其作用为使黏膜润滑不致因粪便通过而受损伤。

2.直肠的功能　直肠有排便、吸收和分泌功能。可吸收少量的水、盐、葡萄糖和一部分药物，也能分泌黏液以利于排便。

3.肛管的功能　肛管功能仅是排泄粪便。

（三）大肠内的细菌

人体胃肠道中以大肠内的细菌数量多，粪便中的细菌占粪便固体总量的20%～30%，结肠内每克内容物含细菌数为10^9～10^{11}个。大肠内细菌种类很多，主要是厌氧菌。正常情况下，这些细菌能合成微量的维生素，如维生素K、维生素B等，同时，还能消化糖类和脂肪，对蛋白质起腐败作用。

第四节　肠屏障功能

肠屏障功能是肠道除了消化吸收功能外的最重要功能，其可有效阻挡肠道内寄生菌及其毒素向肠腔外组织和器官易位，防止肠腔内的抗原物质和促炎因子穿过肠壁进入机体，从而使内环境保持相对稳定并使机体的正常生命活动得以维持。肠屏障功能是肠道所具有的特定功能，是由肠上皮、分子与免疫等组成的复杂功能，肠道屏障在维护肠功能中扮演着重要的角色。正常情况下，肠管完整的屏障功能可使肠内细菌和内毒素局限于肠腔内而不会转

移到外周器官，当机体在遭受创伤时，黏膜通透性增高，肠屏障功能丧失，机体内环境的稳定性遭到破坏，为细菌易位提供基础。如肠梗阻发生时，肠管不断膨胀，肠壁变薄，肠腔压力升高，肠壁充血水肿，肠道血运障碍，肠壁失去活力，肠屏障功能丧失，通透性增加；肠内容物淤积，细菌繁殖，产生大量毒素，可直接透过肠壁进入机体，致使肠内细菌、内毒素易位至门静脉和淋巴系统，引起腹腔内感染或全身性感染。相反，肠屏障功能障碍又会加重梗阻的症状，肠道通透性增加、正常菌群失调、肠黏膜细胞凋亡增快，肠道失去了正常菌群的保护，肠道内大量细菌及内毒素透过破坏的肠黏膜被机体吸收，引起全身炎症反应综合征（SIRS）及多器官功能障碍综合征（MODS），甚至死亡。

肠屏障功能由机械屏障、化学屏障、生物屏障及免疫屏障组成。

1.机械屏障　又称黏膜屏障，由肠黏膜上皮细胞、上皮细胞侧面的细胞连接、上皮基膜及上皮表面的菌膜组成，具有防止肠腔的大分子物质向肠壁渗透、肠壁固有层的物质进入肠腔的作用。生理条件下黏膜上皮细胞的增生、迁移、覆盖是一种动态平衡，当黏膜受损时，细胞增生与迁移速度加快，以保证黏膜完整性。临床可以通过糖分子探针检测腺管细胞紧密连接的通透性；测定血浆中二胺氧化酶的活性变化能够在无创情况下反映肠道机械屏障功能损伤和修复情况；血浆D-乳酸水平与肠黏膜损伤评分值呈显著性正相关，可以作为反映肠道缺血再灌注损伤的有效标志物；病理学检查也可证实有肠黏膜损伤；这4种方法可检测肠黏膜机械屏障功能。

2.免疫屏障　小肠黏膜内含有许多淋巴滤泡，由网状组织和淋巴细胞构成，分为孤立淋巴滤泡和集合淋巴滤泡，统称为肠道相关淋巴组织（gut-associated lymphoid tissue，GALT）。GALT及肠黏膜表面的主要体液免疫成分sIgA共同构成免疫屏障。对黏膜表面的抗原具有摄取、处理、提呈作用；通过测量血清IgA和IgG水平、肠黏膜sIgA含量来检测肠免疫屏障。

3.化学屏障　由胃酸、胆汁、溶菌酶、黏多糖、水解酶等胃肠道的分泌物组成，具有灭活病原微生物作用；润滑作用可以保护肠黏膜免受物理化学损伤。当以上物质大量减少时，肠道的化学屏障功能出现障碍。

4.生物屏障　在人类和动物的消化道内栖居着

大量的细菌，正常情况下，机体与正常菌群之间保持着动态的平衡；而且，正常菌群之间也保持着相对衡定的比例关系，肠道常驻菌与宿主的微空间结构形成一个既相互依赖又相互作用的微生态系统，它们与肠道黏膜结合、黏附或嵌合，形成有一定规律的肠道菌群，即微生物屏障。生物屏障由厌氧菌、需氧菌与兼性厌氧菌组成，绝大多数都是厌氧菌，具有定植性、繁殖性、排他性，以防止外界菌侵入和定植；增强免疫和营养作用。血培养法培养出细菌可以明确生物屏障的破坏。当前已有研究应用聚合酶链反应（polymerase chain reaction，PCR）分子生物学方法进行血液检查。

　　总之，肠道屏障功能涉及微生态、免疫及分子生物学等诸多领域，是个相当复杂的领域。近年来，通过大量的动物实验和临床研究，在肠道屏障功能损伤的原因、发生发展过程及对机体的影响等方面取得了不少成绩，为肠屏障功能障碍的诊断和防治打下了基础，但也仅仅是一个轮廓性的了解，具体到参与其中的细胞、分子及相互间的作用等仍有许多不够明确之处，有待进一步深入地研究与探讨。

参 考 文 献

[1] 窦丹波，蔡淦. 胃运动功能的调节［J］. 世界华人消化杂志，1999，7（4）：353-354.

[2] 沈健，张建平. 胃肠膜解剖的历史、现状及未来展望［J］. 南京医科大学学报（自然科学版），2020，40（1）：1-3，9.

[3] 曹曙光，吴万春. 应激与小肠运动的研究进展［J］. 世界华人消化杂志，2003，11（12）：2005-2007.

[4] 王亚楠，李景南. 小肠吸收功能障碍性疾病诊治进展［J］. 中国实用内科杂志，2017，37（8）：760-763.

[5] 李晓波. 小肠吸收功能评价［J］. 诊断学理论与实践，2008，7（1）：114-116.

[6] 姚光弼. 小肠的免疫功能［J］. 中华消化杂志，1997，17（5）：289-291.

[7] 何桂珍. 肠屏障功能与细菌移位［J］. 协和医学杂志，2012，3（3）：260-264.

[8] 吴国豪. 肠道屏障功能［J］. 肠外与肠内营养，2004，11（1）：44-47.

[9] 张萌萌，姜宁，张爱忠. 肠道微生物对肠道屏障功能完整性的维护机制研究概括［J］. 微生物学通报，2020，47（3）：933-940.

第二章

肠梗阻发生的原因

产生肠梗阻的原因很多，手术、外伤、肿瘤、炎症、食物等都是常见的原因。肠梗阻的原因可概括为机械性和动力性两大类。在机械性方面，手术后、先天性或炎症后的肠粘连是常见的产生肠梗阻的病因。随着医疗技术及人们生活条件的改善，寄生虫（蛔虫）、粗糙食物形成的粪石、胆石等在肠腔内堵塞形成的肠梗阻逐渐减少；而随着老龄化时代的到来，肿瘤的发生率逐渐升高，尤其是肠道肿瘤所引起的肠梗阻在近年的临床中逐渐增多。在动力性方面，最常见的为发生在腹腔手术后、腹部创伤或急性弥漫性腹膜炎患者的麻痹性肠梗阻，而肠系膜血管堵塞导致的血运性及慢性铅中毒引起的痉挛性肠梗阻较为少见。

肠梗阻的病因随着年代的变迁、外科技术的发展、人类生活习惯及饮食结构的改变、疾病谱的变化，其发病情况与病因构成也在发生变化（表2-1），病因的不断变化，提高了临床诊治的难度。

表2-1 不同年代肠梗阻病因变化		
年代	病因	备注
20世纪50～60年代	嵌顿疝 肠粘连 肠套叠	肿瘤排名第7位
20世纪70年代	嵌顿疝 肠粘连 肠套叠	肿瘤排名第5位
20世纪80年代	肠粘连（30%～60%） 嵌顿疝（19%～27%） 肠道肿瘤	
20世纪90年代	肠粘连 嵌顿疝 肠道肿瘤	
21世纪	肠粘连 肠道肿瘤 嵌顿疝	

通常情况下，肠梗阻发病急、变化快、对患者的生理影响较重，临床诊治时需要及时做出诊断、处理，诊治延误可使病情加重，甚至出现肠坏死、腹膜炎等严重情况而威及生命。因此，要彻底弄清楚肠梗阻的病因非常重要，尤其在遇到小儿、高龄患者显得更为突出，正确的判读可以起到事半功倍的作用，这也为临床接诊患者时提供了非常好的诊疗思路。

产生肠梗阻的病因可综合如下。

1.机械性肠梗阻 多因肠道内、外或肠壁本身的各种器质性病变或其他因素使肠腔变小，肠腔内容物通过受阻所致，常见于肠粘连、肠扭转、肠套叠、粪石、腹腔内肿瘤等。机械性肠梗阻的病因可归纳为以下3类（表2-2）。

（1）肠壁内病变：这些病变通常是先天性的，或是炎症、新生物、创伤等引起的，包括先天性肠道闭锁、梅克尔憩室炎症、克罗恩病、腹腔结核、肿瘤、创伤后肠壁内血肿引起的瘢痕、肠套叠等疾病。

（2）肠壁外因素：先天性、手术后或炎症后的肠粘连是常见的产生肠梗阻的肠壁外病变。腹外疝引起的嵌顿也是产生肠梗阻的一个常见原因，尤其以腹股沟疝最为多见，其他如股疝、切口疝、造口旁疝等都是临床常见引起嵌顿的原因。先天性环状胰腺、腹膜包裹、小肠扭转也都可产生梗阻。肠壁外的肿瘤、局部软组织肿瘤转移、腹腔炎性肿块、脓肿、肠系膜上动脉压迫综合征等均可引起肠梗阻。

（3）肠腔内病变：相比之下，这一类病变较为少见，但在我国临床上仍可见到，特别是基层医院能遇到这类患者，如寄生虫（蛔虫）、粗糙食物形成的粪石、胆结石等在肠腔内堵塞导致梗阻。

2.动力性肠梗阻 是指由于神经抑制或毒素刺激导致的肠壁肌肉运动功能紊乱，肠蠕动减弱或丧

表2-2　成人急性肠梗阻的病因

肠壁内病变	肠壁外因素	肠腔内病变
1.先天性	1.粘连	1.胆结石
（1）转位不良	（1）手术后	2.粪石
（2）梅克尔憩室	（2）先天性	3.毛发团
（3）肠管重复畸形	（3）炎症后	4.异物
（4）囊状	2.疝	5.寄生虫（蛔虫、绦虫）
2.炎症性	（1）腹外（壁）疝	
（1）感染性	（2）腹内疝	
1）结核	（3）手术后	
2）放线菌病	1）切口疝	
3）憩室炎	2）造口旁疝	
（2）克罗恩病	3）切口裂开	
（3）嗜伊红肉芽肿	4）肠系膜缺损内疝	
3.新生物	3.先天性	
（1）原发性肿瘤	（1）环状胰腺	
1）良性	（2）扭转	
2）恶性	（3）卵黄管未闭	
（2）转移性肿瘤	（4）腹膜包囊	
（3）波伊茨-耶格（Peutz-Jeghers）综合征	4.肿瘤	
4.创伤性	（1）癌症	
（1）血肿	（2）肠外肿瘤	
（2）缺血性狭窄	（3）软组织肿瘤复发（腹膜后、肠系膜）	
5.其他	5.炎症	
（1）肠套叠	（1）腹腔内脓肿	
（2）子宫内膜异位症	（2）淀粉样腹膜炎	
（3）放射性肠炎	（3）脾组织植入	
（4）放射后狭窄	6.其他	
（5）应用抗凝药后肠壁血肿	（1）肠系膜上动脉压迫综合征	
	（2）腹膜透析或腹腔化疗引起的硬化性腹膜炎	

失，肠内容物通过受阻而产生的梗阻。动力性肠梗阻可分为麻痹性与痉挛性两类。麻痹性肠梗阻较为常见，发生在腹腔手术后、腹部创伤或急性弥漫性腹膜炎患者，由于严重的神经、体液与代谢（低钾血症、低氯血症、甲状腺功能减退）改变导致。痉挛性较为少见，可在急性肠炎、肠道功能紊乱或慢性铅中毒患者中发生（表2-3）。

3.血运性肠梗阻　也可归纳在动力性肠梗阻之中，是肠系膜血管发生血栓形成或栓子栓塞，从而有肠血管堵塞，循环障碍，肠蠕动功能丧失，肠内容物停止运行而出现肠麻痹现象，但血运性肠梗阻发展迅速，可继发肠坏死，在处理上与肠麻痹截然不同。

4.原因不明的假性肠梗阻　假性肠梗阻可将其归纳为动力性肠梗阻之中，但假性肠梗阻与麻痹性肠梗阻不同，它无明显的病因可查，临床具有肠梗阻的症状和体征，但无肠内外机械性肠梗阻因素存在，是无肠腔阻塞的一种综合征。其可发生在任何年龄，女性多于男性，有家族史。主要表现为慢性或反复出现的恶心、呕吐、腹痛、腹胀、腹泻，甚至脂肪泻，体检时可发现腹胀、肠鸣音减弱或正

表2-3　麻痹性肠梗阻的原因				
反射性（神经源性）	代谢性	药物性	感染	假性肠梗阻
1.手术后（生理性肠麻痹）	1.低钾血症	1.抗胆碱能药物	1.全身性脓毒症	1.特异性全身性疾病
2.脊椎损伤	2.尿毒症	2.自主神经阻滞剂	2.肺炎	2.巨结肠症
3.腹膜后刺激	3.电解质紊乱	3.抗组胺药物	3.腹膜炎	3.原因不明
（1）手术创伤	4.黏液性水肿	4.精神类药物	4.带状疱疹	
（2）血肿	5.糖尿病性昏迷	苯噻嗪	5.类圆线虫	
（3）输尿管绞痛	6.甲状旁腺功能减低	氟哌啶醇	6.破伤风	
（4）感染		三环类抗抑郁药	7.小肠多发性憩室（细菌过度繁殖）	
		5.阿片类药物	8.空回肠短路	
		6.可乐定		
		7.乙醇		
		8.菌类毒素		
		9.儿茶酚胺		
		10.长春新碱		

常，腹部X线片不显示有机械性肠梗阻时出现的肠胀气与气-液平面。

第一节　先天性因素

先天性因素导致的肠梗阻多见于小儿，发生原因多与胚胎发育期的发育异常有关，最常见的病因为肠道闭锁、狭窄，肠旋转异常，肠内容物的正常运送受阻，导致部分或完全不能通过，引起全身性生理功能紊乱，是新生儿急腹症的主要原因，也是围生期婴儿死亡的重要原因之一。

（一）先天性肠道闭锁

先天性肠道闭锁是新生儿期最常见的消化道畸形之一（图2-1），是引起新生儿肠梗阻的重要原因，约1/3的新生儿肠梗阻由肠道闭锁引起，是最严重的消化道畸形之一，发生率约2.23/10 000，近年来呈增长趋势，男女发病率接近。目前该病发病机制尚未完全明确，可能与胚胎发育期肠管空化不全、血液循环障碍、神经发育异常、炎症、免疫机制等有关；患者可表现为一处或多处肠管发生闭锁，肠闭锁可发生于肠道的任何部位，按发生率高低依次为小肠、十二指肠、结肠。临床上主要表现

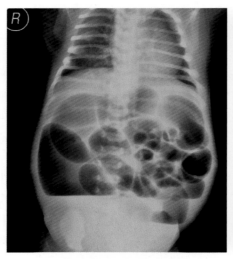

气-液平面（回肠闭锁）

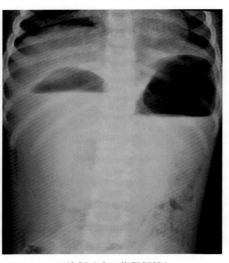

双泡征（十二指肠闭锁）

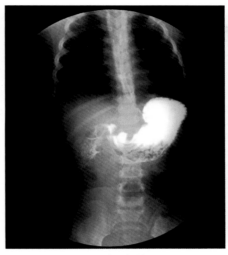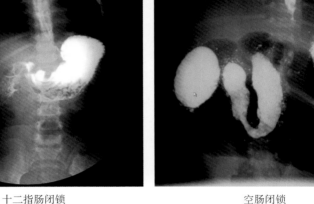

十二指肠闭锁　　　　　　　　　　　　　空肠闭锁

图2-1　先天性肠道闭锁腹部X线表现

为母亲羊水多、胆汁性呕吐、腹胀，以及出生后患儿无正常胎粪排出。

（二）先天性肠旋转异常

先天性肠旋转异常是指在胚胎期（第6～10周）肠发育过程中以肠系膜上动脉为轴心的旋转发生肠不旋转、肠旋转不良及肠逆向旋转等旋转不完全或异常，使肠道位置发生变异和肠系膜附着不全，从而引起肠梗阻或肠扭转（图2-2）。肠旋转不良是小儿常见的肠道畸形之一，男性多见。其发病率为0.17%～0.20%，64%～90%的先天性肠旋转不良患者在新生儿期即已发病，成人肠旋转不良较

为罕见。患儿多表现为上消化道梗阻特征，如反复呕吐、饮食差，常导致营养不良，体重、身高等发育落后于同龄儿童。

（三）先天性肠系膜裂孔疝

先天性肠系膜裂孔疝是肠管通过先天性的小肠系膜或结肠系膜裂孔而形成的腹内疝。本病在临床很少见，占肠梗阻的1%～2%，占先天性疝的5%～10%。本病约30%见于儿童，一般缺乏应具有的疝囊，因此，它并不是真正的疝。本病病因不清，多考虑是胚胎发育过程中脏腹膜与后腹膜的壁腹膜融合不完全而造成的肠系膜缺损，在进食、体

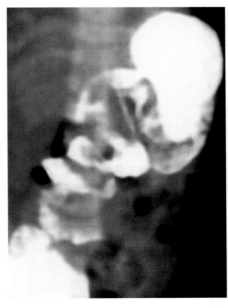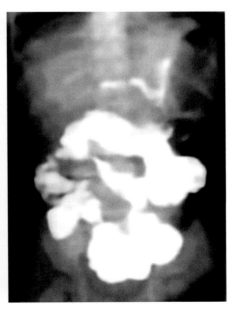

图2-2　肠旋转不良腹部X线表现

十二指肠悬韧带位于中腹部，空肠近端螺旋状向右下腹走行，回盲部位于右上腹

位改变、运动、腹泻等外因或病理条件作用下，腹腔压力发生改变，腹腔游离性器官如小肠、乙状结肠等可能进入横结肠系膜裂孔形成内疝。本病临床表现不典型，但多以饱餐后、剧烈运动后出现腹痛为特点，在剖腹探查或腹腔镜探查下才能确诊，因此，临床诊治非常困难。

第二节　手　术

在现代医学的发展史中，外科手术已然成为疾病治疗的重要方法，甚至是唯一方法，外科手术常起到立竿见影的效果，手术本身是有创操作，在为我们治疗疾病的同时，也会引起一些负面的问题。如脑瘤手术后引起的癫痫发作，而在腹部手术中，最常见的问题就是腹腔粘连，严重的腹腔粘连会引起肠梗阻，手术后粘连引起的肠梗阻占粘连性肠梗阻的80%以上。另外，腹部手术后胃肠功能不能快速恢复，其亦会引起肠梗阻，如术后早期炎性肠梗阻、麻痹性肠梗阻等。

（一）粘连性肠梗阻

粘连性肠梗阻为腹部手术后最常见的肠梗阻类型，约80%的粘连性肠梗阻与腹部手术有关。粘连的产生是机体创伤、缺血、感染、异物所做出的炎性反应。研究发现，纤维蛋白原溶解和释放间的平衡被破坏是诱发术后粘连性肠梗阻的根本原因，肠粘连的发生与腹膜受损程度、污染程度呈正相关。胃肠道术后产生的粗糙面可诱发肠道粘连发生，术后感染可以诱发机体炎症反应应答，炎症因子的大量合成与分泌会影响间皮细胞纤维蛋白原的溶解和释放，造成纤维蛋白沉积，诱发肠粘连。因此，许多情况下，腹腔内均可发生粘连，但有粘连不一定有肠梗阻，仅在粘连引起的肠管不通畅时才会发生肠梗阻。

（二）术后麻痹性肠梗阻

术后早期的麻痹性肠梗阻是指术后肠蠕动受损、肠动力缺乏导致的肠梗阻，多见于腹部手术后，与麻醉、创伤、手术操作、血液或脓肿刺激腹膜等有关。发生原因包括腹部手术或创伤、腹膜后血肿、脊髓损伤、输尿管绞痛等。梗阻的程度和时间与手术性质、时间长短、对肠管刺激及腹腔污染程度等因素有直接关系。患者主要表现为肠蠕动减

少或消失，没有排气和排便，病变部位可局限于胃、小肠或结肠，也可累及整个胃肠道；随着时间的延长，消化液和气体在腔内的积聚，患者逐渐出现腹胀和腹痛，但腹痛多为胀痛。肠麻痹具有自限性，一旦产生肠麻痹的原因得到解除，肠麻痹症状也将逐步得到缓解。部分代谢性因素或肠道本身的功能性病变，如肠道神经节病变可能加重梗阻的程度或延长持续时间，因此，肠麻痹的诊断不应该由于持续时间长而受到怀疑。

（三）术后早期炎性肠梗阻

术后早期炎性肠梗阻（early postoperative inflammatory small bowel obstruction，EPISBO）是由于剖腹手术后，创伤、炎症等各种因素导致的肠壁水肿、渗出而形成的一种机械性、动力性同时存在的肠梗阻；约占腹部手术后肠梗阻的20%。EPISBO的发病因素尚未明了，但目前认为，手术广泛分离导致的肠管粘连、长时间的肠管暴露、肠管手术及腹腔内积血、积液等引起的腹腔内无菌性炎症、肠系膜血运减少等因素均为导致EPISBO的主要原因。因此。EPISBO主要发生于手术操作范围广、腹腔内创面大、创伤重、炎性渗出多、肠管浆膜面广泛受损或坏死组织残留，特别是曾多次经历手术的病例。本病常在术后3～7天发病，有91%的病例发生于术后2周内；术后肠蠕动曾经一度恢复，并有排气、排便，部分患者已恢复饮食后出现恶心、呕吐等肠梗阻症状为疾病的特点。临床表现以腹胀为主，腹痛相对较轻或无腹痛，部分患者有少量肛门排气。腹部膨隆，呈对称性，但腹胀程度不如机械性或麻痹性肠梗阻严重，腹部触诊有不均匀的柔韧感，最显著的部位通常是梗阻最重的部位，多位于脐周或切口下方；通常触不到明显的肠袢或包块。患者可伴有腹膜炎体征、低热和白细胞计数增高，但通常无高热。

（四）机械性或血运性肠梗阻

术后早期也可以出现机械性或血运性肠梗阻，但因为术后早期致密牢固的粘连尚未形成，索带牵拉、压迫等原因造成梗阻的可能性不大，所以，梗阻多与手术操作不当有关，如肠吻合不当导致吻合口狭窄或梗阻、引流管跨过肠管表面导致肠管直接受压而引起梗阻、肠切除肠吻合后导致的腹腔裂隙关闭不严而引起内疝，甚至在肠吻合时由于吻合口两端肠腔管径相差过大而在端端吻合术后出现肠套

叠等都是引起术后机械性肠梗阻的重要原因。手术者操作不慎是导致血运性肠梗阻的重要因素，如手术中将大部分或全部肠管托出腹腔外，而在还纳时忽视了肠管的位置问题，导致肠系膜扭转；腹部小切口手术时由于不能清楚看到肠管在腹腔内的摆放位置而在探查或将肠管还纳腹腔时误将肠系膜扭转等，因此，不能因为患者在术后早期就不考虑机械性或血运性肠梗阻的可能，只要症状、体征符合机械性肠梗阻的临床表现，仍应积极治疗，避免出现肠绞窄。

第三节　肿　瘤

随着医疗条件的改善和人民物质生活水平的提高，肿瘤的发生率在逐年升高，肿瘤的治疗一直是医学的难题，除了肿瘤自身所引起的病理变化外，肿瘤还会引起周围组织的变化，尤其是恶性肿瘤的转移性对患者来说是致命的，同时也增加了临床医师治疗的难度。文献报道，肿瘤并发肠梗阻的发生率为5%～43%。小肠梗阻发生率为50%～61%，大肠梗阻的发生率为33%～37%。肿瘤引起的肠梗阻包括肠腔外肿瘤压迫导致的肠梗阻、肠腔内肿瘤堵塞肠管引起的肠梗阻及恶性肠梗阻三类。

（一）肠腔外肿瘤压迫导致的肠梗阻

肠腔外肿瘤压迫导致的肠梗阻是指腹腔、盆腔或腹壁肿瘤压迫消化道引起的肠道梗阻。梗阻部位可发生在消化道的任何位置。压迫肠道导致梗阻的肿瘤可以是良性，也可以是恶性。肿瘤压迫消化道导致肠内容物无法顺利通过，进而引起恶心、呕吐，肛门停止排气、排便等肠梗阻症状，祛除病因后梗阻会很快解除。当然，对于恶性肿瘤或良性肿瘤恶性生长的肿瘤，原发肿瘤会侵犯肠壁，导致肠壁肿瘤的发生，这需要在诊断时进行细致鉴别。

（二）肠腔内肿瘤堵塞肠管引起的肠梗阻

肠腔内肿瘤堵塞肠管引起的肠梗阻是指肠腔内良性肿瘤或恶性肿瘤堵塞消化道，肠内容物无法顺利通过而引起的一系列症状，抑或是肿瘤浸润肠系膜、肠道肌肉、腹腔及肠道神经丛，导致肠运动障碍。儿童胃肠道原发性肿瘤较成人少见，而儿童恶性肿瘤的发生率较成人更是罕见，且发病隐匿，因此，儿童消化道恶性肿瘤常容易被忽视。虽然儿童恶性肿瘤发生率低，但其表现却以肠梗阻为多见，因此，临床以肠梗阻接诊者多见。在老年人群中，结直肠肿瘤是导致肿瘤性肠梗阻的主要原因，有文献报道，所有老年人低位肠梗阻中结直肠肿瘤引起的梗阻占73.8%。可见，消化道肿瘤引起的肠梗阻可发生在任何年龄段，这点要严格牢记，以避免误诊、漏诊的情况发生。几乎所有的小肠恶性肿瘤患者均或多或少、或轻或重地伴有肠梗阻症状发生，其最为常见的原因是小肠恶性肿瘤自身的阻塞和肿瘤压迫所致，众所周知，小肠的肠腔较为狭窄，肠道壁缺乏纤维组织，肠管柔软，这样就极其容易被肠道内生长的肿瘤所阻塞，或者肿瘤压迫肠管而导致局部梗阻发生；此外，由于小肠系膜具有丰富的淋巴系统，极容易在早期发生淋巴结转移，部分淋巴结转移可以相互融合，形成较大的淋巴结团块，从而产生外压性肠道梗阻。小肠良性肿瘤导致的肠梗阻主要因肿瘤堵塞肠管，或肿瘤引起肠套叠而发病，笔者曾经对一例小肠梗阻患者进行手术时发现，位于回肠远端的小肠良性肿瘤从回盲瓣进入盲肠，使得部分小肠形成套叠，故而引起肠梗阻。随着肿瘤筛查及早期诊断的普及，结直肠肿瘤合并肠梗阻的发生率呈下降趋势。从肿瘤部位来看，左半结肠合并梗阻的风险明显高于右半结肠及直肠，且结肠肿瘤梗阻好发于结肠脾曲。

（三）恶性肠梗阻

恶性肠梗阻（malignant bowel obstruction，MBO）是指原发性或转移性恶性肿瘤造成的肠道梗阻，是晚期癌症患者的常见并发症。广泛的概念包括恶性肿瘤占位直接引起的机械性肠梗阻和肿瘤相关功能性肠梗阻两种。MBO可以是单一部位梗阻，也可以是多部位梗阻。肠道内液体分泌-吸收平衡破坏是MBO的关键性病理生理变化。急性腹痛是MBO最突出的症状，呈阵发性绞痛，常伴恶心、呕吐、腹胀，晚期可出现肠鸣音减弱，蠕动消失的情况，并出现贫血、低蛋白血症、恶病质等症状。MBO按病因可分为癌性和非癌性两大类。最常见并发肠梗阻的原发肿瘤为卵巢癌（5.5%～51%）、结直肠癌（10%～28%）和胃癌（30%～40%），卵巢癌并发MBO占癌性小肠梗阻的50%，占癌性大肠梗阻的37%。由于我国胃癌发病率居消化道肿瘤的首位，胃癌并发MBO的比例可能更高。

1.癌性肠梗阻 癌症侵犯、播散（小肠梗阻常见）和原发肿瘤（结肠梗阻常见）是造成机械性肠梗阻的主要原因。恶性肿瘤导致的机械性肠梗阻可能合并炎性水肿、便秘、肿瘤及治疗所致的纤维化、恶病质或电解质紊乱、肠道动力异常、肠道分泌降低、肠道菌群失调及药物不良反应等因素。

2.非癌性肠梗阻 术后或放疗后出现肠粘连、肠道狭窄、低钾血症、腹内疝、年老体弱者粪便嵌顿等。非癌性原因所致的MBO发生率占MBO的3%～48%，也是功能性肠梗阻常见的病因。

第四节 疝

在肠梗阻病因中，疝引起的肠梗阻一直都占据非常重要的地位，是引起肠梗阻前三位的病因，约占肠梗阻的10%。临床上嵌顿疝是导致闭袢性肠梗阻与绞窄性肠梗阻最常见的原因，对于考虑诊断肠梗阻的患者需要首先探寻是否有合并疝的临床证据。嵌顿疝分为腹内疝嵌顿和腹外疝嵌顿两种。

（一）腹内疝

腹内疝是指腹内容物、肠管通过腹腔内先天性形成的脏腹膜的孔道、囊袋，或手术造成的孔道、间隙形成的疝。腹内疝引起的肠梗阻临床少见，约占肠梗阻的2%。腹内疝的临床表现不典型，可以表现为长年的腹部不适、胀痛或隐痛，有时与饱餐或体位改变有关，也可表现为慢性肠梗阻的症状。腹内疝可分为先天性及后天性两种（表2-4）。

1.先天性腹内疝 多是在胚胎发育过程中，中肠的旋转与固定不正常导致内疝。腹腔内的一些腹膜隐窝或裂孔有肠系膜裂孔、十二指肠旁隐窝、回结肠隐窝、小网膜孔等。这些隐窝或裂孔过大或未闭而出现肠管进入裂孔或隐窝，进而导致嵌顿。十二指肠旁疝是隐窝疝中最常见的一类，其次为盲肠旁疝、乙状结肠间疝，小网膜孔疝在临床中并不多见。肠系膜裂孔疝分为先天性及后天性，先天性肠系膜裂孔疝因病程长，起病隐匿而首诊误诊率高，一旦急性发作，其出现肠绞窄及坏死比例高，须急诊手术治疗；后天性系膜裂孔疝多与胃肠道手术对系膜裂孔的处理方式相关，其发生与初次手术的时间及手术类型密切相关。

2.手术后腹内疝 主要因手术时肠系膜裂孔关

闭不严或未关闭而形成孔道、间隙，使得肠管进入而导致的梗阻。腹腔镜右半结肠手术如不关闭肠系膜裂孔，会形成肠系膜裂孔疝；胃空肠吻合术后，上提的空肠袢与后腹膜间可形成间隙；这些裂孔及术后粘连所形成的间隙都可以形成内疝。需要注意的是，这些疝均无疝囊，属于假疝。

表2-4 内疝的种类及发病率

内疝种类	发病率
十二指肠旁疝	53%
直肠旁疝	6%～13%
乙状结肠间疝	6%
小网膜孔疝	8%
阔韧带疝	4%～7%
肠系膜裂孔疝	5%～10%
大网膜疝	1%～4%
胃空肠吻合口后疝	少见
其他医源性原因所致内疝	少见

（二）腹外疝

腹外疝是指腹腔内脏或组织连同壁腹膜，通过腹壁或盆壁薄弱点突出至体表而形成。在疝门相对狭小而周围组织较为坚韧时，如腹内压突然增高，被强行挤入疝囊的内脏因疝囊颈的弹性收缩在疝门处被卡住而不能回纳，这种情况称为嵌顿疝。腹股沟斜疝、股疝和脐疝容易发生嵌顿性疝，腹股沟直疝发生嵌顿者临床相对较少见。如嵌顿的内容物为小肠，则产生急性肠梗阻症状。嵌顿性疝的主要病理特征是肠腔受压梗阻，但其供应的动静脉血运尚未受阻。嵌顿性疝可造成嵌顿的近端与远端肠袢内腔同时的完全性梗阻，所以属于闭袢性肠梗阻。随着时间的推移，嵌顿的肠管在疝门处受压情况越来越重，最终使其动脉血供受阻，导致缺血性坏死，至此，嵌顿性疝转化为绞窄性疝。绞窄性肠梗阻如处理不及时，则会出现化脓性腹膜炎或肠瘘，甚者导致患者死亡。临床诊断腹外疝嵌顿并不难，腹壁疝突然突出并肿大，伴有明显疼痛，不能回纳，疝块处变硬，皮温较对侧稍高，有明显压痛，如并发梗阻，则出现剧烈的阵发性腹痛，伴有恶心、呕吐，排气、排便停止，肠鸣音亢进，之后则出现腹胀症状。

第五节　肠　堵　塞

由于肠腔内容物堵塞肠腔而引起的肠梗阻。随着生活质量的提高，肠堵塞的发病率逐渐下降，但在我国，尤其在农村偏远地区并不罕见。肠堵塞是一种单纯性机械性肠梗阻，常见原因是胆石、粪石、寄生虫、吞食的异物、毛粪石、植物粪石、药物等。

（一）胆石堵塞

国外文献报道，胆石引起的肠堵塞可占肠梗阻的1%～2%，且多为老年女性，但在我国较为少见。胆石堵塞的患者先有胆囊结石疾病，但仅有30%～60%的患者有胆绞痛病史；胆囊的浆膜与胃及十二指肠、横结肠粘连，当结石嵌顿于胆囊颈部时，胆囊壁炎症、水肿，静脉血回流受阻，血液供应障碍，在胆囊内压力继续增高情况下，胆囊壁发生坏疽、穿透，并使与其紧贴着的肠壁发生血管栓塞而破溃，结果胆囊便与胃肠道沟通，形成内瘘，胆囊内容物排入胃肠道，胆囊得以减压的同时，结石进入肠道，体积小的从粪便排出，如体积较大，一般直径超过2.5cm可造成堵塞，也有多数体积小结石聚集在一起或以结石为中心，肠内其他物质附着在其上逐渐增大造成堵塞。因回肠是肠管中最窄的部位，梗阻位置一般在回肠，占60%～80%，其次梗阻位置在空肠。胆石堵塞的症状是强烈的肠绞痛，胆结石下行时，疼痛可缓解，当有引起肠强烈蠕动时又可引起腹痛。本病临床症状不一，初期诊断困难，易延误诊治，造成不良后果，严重时甚至危及生命。胆石堵塞导致肠梗阻的非手术治疗效果极差；手术切开小肠取出结石解决梗阻是治疗该病唯一有效的措施。

（二）肠蛔虫堵塞

肠道蛔虫症是我国常见的一种寄生虫病，多见于2～10岁的农村儿童。蛔虫感染引起的肠梗阻是小儿蛔虫感染最重要的并发症；肠蛔虫堵塞是由于蛔虫在肠道中大量繁殖，蛔虫扭集成团，通过产生毒素和机械刺激，引起肠管痉挛、狭窄，从而导致梗阻。一般为部分性梗阻，临床表现为阵发性绞痛，伴有呕吐，腹部一般无明显膨胀，腹软，通常可触及可变形的包块，随肠管的收缩而变僵硬，腹部常无明显压痛，肠鸣音一般正常，偶尔亢进。蛔虫团可引起肠壁压迫坏死，有时可诱发肠套叠或穿孔而出现腹膜炎的症状。临床症状和体征可明确诊断。治疗可先采取非手术治疗：禁食、输液、温盐水灌肠、药物驱虫；如经非手术治疗，症状不缓解或出现腹膜刺激症状时，应手术治疗。

（三）粪石梗阻

1. 粪石堵塞　常见于瘫痪、重病等身体虚弱无力排便的患者，也可见于习惯性便秘的患者，积存的粪便变干成团块状堵塞在结肠造成肠梗阻。在采用以牛奶为主要成分的管饲饮食的患者则更容易有粪便堵塞的现象；患者出现腹胀，伴阵发性腹痛；查体时可沿左侧结肠摸到粪块，直肠指检可触及填满直肠肠腔的干硬粪块。在这类患者中，症状可反复出现，因此，应及时清除直肠内积存的粪便，以防粪便堵塞，如有症状发生时，可采用反复灌肠软化粪便加以清洗，必要时可用器械或手指将干涸的粪块取出。

2. 胎粪性肠梗阻　为发生在新生儿的一种粪石堵塞，新生儿期胎粪引起的肠梗阻包括胎粪性肠梗阻和胎粪栓综合征。

（1）胎粪性肠梗阻：特点是极度黏稠的富含蛋白质的胎粪阻塞肠腔引起的回肠末端肠梗阻，常是纤维囊性病的肠道表现之一，纤维囊性病患者有10%～15%的首发症状为胎粪性肠梗阻；纤维囊性病在我国虽然少见，但却是西方国家引起新生儿肠梗阻的主要原因之一，因此，在美国等西方国家，新生儿胎粪性肠梗阻是常规监测纤维囊性病的指征之一；在我国，因纤维囊性病及胎粪性肠梗阻很少，因此，缺乏完善的检测体系，许多纤维囊性病导致的胎粪性肠梗阻常由于对该病的认识不足而得不到正确的诊断和治疗。

（2）胎粪栓综合征：常见于早产低体重儿，因胎粪黏稠、排出困难导致低位不全性肠梗阻，其梗阻部位在结肠，很少合并纤维囊性病等全身性系统性病变，没有明确的遗传学基础。因胎粪性肠梗阻发病率低，多表现为腹胀，无排便，腹部X线示肠梗阻，结肠造影提示细小结肠，故术前多诊断为肠闭锁或结肠性神经节细胞缺失症而行手术探查，有些术中、术后仍无法和结肠性神经节细胞缺失症或类缘病相鉴别，直至关瘘后排便正常才敢确诊。

（四）植物性粪石肠梗阻

植物性粪石通常是指由不易消化的植物性纤维、含鞣酸或果胶的蔬果与胃酸相互作用形成的凝胶样肠内容物，并可裹挟其他食物残渣形成较大粪石团块，当此类植物性粪石嵌顿于小肠某一节段时，即可出现典型的肠梗阻临床症状。本病以胃内粪石多见；最常见容易形成植物性粪石的蔬果为柿子、山楂及黑枣。若此类粪石运行到小肠某节段狭窄处，即容易引起小肠梗阻。因此，在诊断胃肠道植物性粪石时，应注意询问特殊饮食史。有文献报道，空腹或饮酒后食用柿子、山楂更容易形成植物性粪石，因此，对胃肠功能低下者，特别是胃大部切除史者，进食生山楂、柿子应视为禁忌。

（五）其他

进食过多粗糙的籽类食物（如石榴籽），经常服用氢氧化铝凝胶、考来烯胺、吞服钡剂、异食癖（吞食长发）等，均可产生不能消化的团块，出现肠堵塞的症状。一般表现为单纯性肠梗阻，可先行非手术治疗，必要时可剖腹探查、切开肠管取出异物。

第六节　功能性肠梗阻

功能性肠梗阻在临床上常称为肠麻痹，患者有腹胀，肠蠕动消失或减少，不排气、排便等现象，但无机械性肠梗阻，是临床常见的一种情况，尤其在腹部外科患者中常有产生，可累及整个胃肠道，也可局限在胃、部分小肠或结肠。很多原因都可产生肠麻痹，概括起来可分为五类（表2-5）。

本病多由肠道神经病变和（或）肌病引起的肠道运动功能障碍引起，一开始即有腹痛症状，但无机械性肠梗阻具有的腹部绞痛，肠鸣音消失或是细碎的声音或细微的泼水声。本病具有自限性，一旦引起肠麻痹的原因得以解除，肠麻痹的症状也将得到解除；因此，本病的治疗主要是对症支持治疗，而积极寻找引起肠麻痹的原因并加以处理是主要治疗措施。

第七节　血运性肠梗阻

血运性肠梗阻是由于肠系膜动静脉血管阻塞（栓塞或血栓形成）导致肠壁血运障碍发生的麻痹性肠梗阻，属于绞窄性肠梗阻的范畴，但其后果较一般的绞窄性肠梗阻更为严重，临床较少见，死亡率可高达70%～90%。

1. 肠系膜动脉栓塞　多由于心脏血栓脱落而使肠系膜动脉发生栓塞，肠系膜上动脉较肠系膜下动脉多见。肠系膜动脉发生栓塞后先出现小肠缺血性痉挛，以后产生水肿，随后静脉发生栓塞，肠壁的毛细血管充血甚至发生破裂、出血，继而产生肠坏死或肠穿孔。肠系膜动脉栓塞引起的血运性肠梗阻早期表现为Bergan三联症。肠系膜上动脉血栓形成多见于老年动脉硬化、高血压伴慢性肠缺血的患者，腹痛骤然发作，持续加重，使用镇痛药或解痉剂不缓解，此时腹部多无固定压痛，肠鸣音活跃或亢进，形成症状体征不符的表现，易误诊为急性阑尾炎、胰腺炎及消化道穿孔等其他疾病。

2. 肠系膜静脉栓塞　多继发于门静脉系统所属

表2-5　肠麻痹的分类及常见原因

反射性（神经性）	代谢性	药物性	感染	假性肠梗阻
1.手术后（生理性肠麻痹）	1.低钾血症	1.抗胆碱能药物	1.全身性感染	1.急性结肠假性肠梗阻
2.脊髓损伤	2.尿毒症	2.自主神经阻滞剂	2.肺炎	2.慢性小肠假性肠梗阻
3.腹膜后刺激	3.电解质严重紊乱	3.抗组胺药物	3.腹膜炎	
（1）手术后创伤	4.甲状旁腺功能减退	4.精神治疗药物	4.带状疱疹	
（2）血肿		5.阿片类药物	5.破伤风	
（3）输尿管绞痛		6.菌类毒素	6.小肠憩室炎	
（4）感染		7.儿茶酚胺	7.空回肠短路吻合	
		8.长春新碱		

的内脏感染所致的血栓性静脉炎，另外，肠系膜静脉血管内膜损伤及肝硬化门静脉高压症行脾切除术导致门静脉血流缓慢、血液呈高凝状态等也是常见诱因。一般起病较缓，临床表现为非典型的腹部隐痛、恶心、呕吐等症状；而一旦静脉血栓延伸累及病变血管旁的侧支血管及肠管的直小血管，则可导致血运性绞窄性肠梗阻，此时病情迅速恶化，出现弥漫性腹膜炎、血性腹水。

增强CT对本病有很好的诊断价值（图2-3），但选择性肠系膜血管造影是诊断肠系膜血管阻塞的最可靠方法，不但可以准确判断阻塞的部位，同时还可经导管注入扩血管及溶栓药物，尽早治疗。

第八节　外伤性因素

外伤性因素引起的肠梗阻多由于腹部闭合性损伤导致，任何引起腹部损伤的因素都有可能引起肠梗阻。近年来，随着交通事故、工伤事故的逐渐增多，腹部闭合性损伤的发生也在逐渐增加，其导致的外伤性肠梗阻也逐步受到人们的重视。当人体遭受来自外力的创伤后，可引起腹壁损伤、肠管挫伤或破裂、腹膜后血肿、肠系膜挫裂伤、肠管血肿等，均可导致外伤性肠梗阻。因创伤的性质、部位和程度不同，临床表现也不相同，因没有特异性的临床表现和辅助检

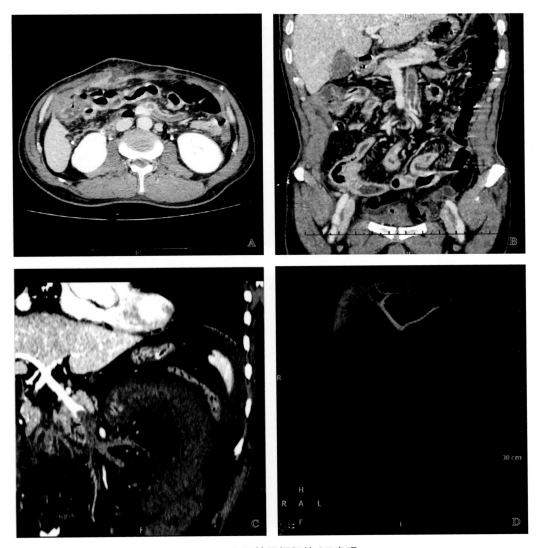

图2-3　血运性肠梗阻的CT表现

A.增强CT显示肠系膜上动脉重度狭窄，空肠动脉栓塞；B.冠状面显示肠系膜上动脉主干充盈缺损，管腔重度狭窄，肠管扩张积气；C.肠系膜血管造影重建显示肠系膜上静脉内充盈缺损，肠系膜上静脉及空回肠静脉广泛栓塞；D.容积成像显示肠系膜上静脉及空回肠静脉不能正常显示

查手段，通常不能做出及时的诊断，常在遭受损伤24～48小时后，才表现为腹痛、腹胀、恶心、肛门停止排气、无排便、肠鸣音减弱或消失，甚至伴有呕吐，呕吐物为胃内容物。腹部X线片或CT检查，可见肠管明显扩张及多个气-液平面。

（一）十二指肠壁内血肿

十二指肠血肿并肠梗阻是十二指肠损伤中一种少见类型。当右上腹直接受力时，十二指肠因后方脊柱相抵易产生剪力损伤和（或）腹部钝伤时，幽门正处于关闭状态，在幽门和韧带间突然产生“闭袢现象”，使十二指肠腔内压显著升高或受到捻挫，导致肠壁内血管破裂出血形成血肿。十二指肠壁内血肿形成后，因黏膜、浆膜完整，不出现明显腹膜炎或内出血症状，临床表现无特异性或仅以腹痛为主，由于损伤部位位于腹膜后，患者感知力差，血肿有逐渐增大过程，因而有延迟就诊现象，可于受伤数日后出现腹痛、呕吐大量胆汁样物等高位肠梗阻表现。十二指肠壁内血肿为良性的临床过程，一般不会引起致命的出血，以非手术治疗为主。

（二）肠壁损伤

闭合性腹部损伤发生时，由于肠管受挤、碾挫、撕裂，可造成肠壁损伤，也可发生腹膜的损伤，可出现浆膜破裂、浆肌层破裂、穿孔、裂伤、肠壁间血肿等类型。损伤的肠壁及腹膜在自行修复过程中，局部产生炎性渗出，肠系膜纤维组织增生，炎性细胞浸润引起腹膜粘连，肠壁在自然修复过程中，常引起环周性的局限性肠壁增厚，瘢痕挛缩性病变，导致肠腔狭窄，故而引起梗阻。肠壁损伤引起的梗阻是一个渐进性加重的过程，因此，临床症状不明显，常表现为间断性腹痛、腹胀、呕吐、肛门停止排气排便等症状。本病临床诊断相对较困难，因此，询问病史非常重要，腹部外伤史在本病的诊断中占据非常重要的地位，而大多数肠壁损伤引起的肠梗阻是需要手术治疗的，肠切除肠吻合术是非常好的选择。

（三）肠破裂

外伤性肠破裂引起的肠梗阻临床少见，容易被误诊，其早期误诊率多在10%以上，死亡率可高达15%。外伤性肠破裂引起的肠梗阻可发生在小肠，也可发生于大肠。发生在大肠者其临床诊断更加困难，如骨盆骨折引起的肠破裂，常被原发疾病所掩盖，很多患者都出现感染性休克而死亡。导致误诊的原因有以下几方面：①肠破裂口小，外溢的肠内容物少，破裂口被肠内容物堵塞或大网膜覆盖，在早期腹膜刺激征及气腹征表现可能不明显，腹腔穿刺也常为阴性，容易导致漏诊或误诊；②较重的肠壁挫伤，因血肿或不全撕裂，致发生迟发性肠破裂；③合并腹壁软组织挫伤或其他器官损伤，被其他症状所掩盖，从而导致重点诊疗方向被迁移。可见，本病在诊治时十分困难，临床应引起足够重视，及时剖腹探查，避免出现严重并发症很重要。笔者曾对两例骨盆骨折后的肠梗阻患者进行诊治，当梗阻出现后随即发生感染性休克，均在剖腹探查后才发现肠破裂，经乙状结肠造口、腹腔冲洗引流后挽救了患者生命。

（四）外伤性腹壁疝及膈疝

外伤性腹壁疝及膈疝引起的肠梗阻在临床非常少见，因此，临床容易误诊。

1.外伤性腹壁疝　本病主要是由于腹部在遭受较小钝器撞击时，由于肋弓的弹性支撑，局部腹壁在极短时间内强烈内陷，超过腹壁肌肉的伸缩极限而致断裂。此时，局部皮肤由于伸缩性较肌肉好而保持完整。腹壁裂口存在导致肠管嵌入其内，以小肠嵌入为多。腹壁疝发生梗阻时会出现突然的急性腹痛、呕吐等症状，综合考虑外伤史，一般可以做出诊断。尤其是腹部CT可以明确看到腹壁缺损或中断，以及疝出的肠管。

2.外伤性膈疝　膈疝分为先天性及后天性，而后天性较为常见的是创伤性。有文献统计，创伤性膈疝病因中，腹部钝性创伤及胸部开放性创伤是最常见的原因。虽然膈肌损伤的发生率在0.4%～3.0%，却有较高的死亡率。由于膈肌的生理特性，存在胸腹腔压力的差异，加上伤后通常很难自行愈合，当增加腹压时，就容易导致腹腔器官（如胃、横结肠、部分小肠）经膈肌的破损处疝出而形成膈疝，进一步发展则会出现肠梗阻。本病发病率很低，尤其对于外伤者。临床一旦确认膈疝，应及时手术治疗，修补膈肌缺损，避免出现一系列严重的并发症。

第九节　肠　扭　转

肠扭转是常见的一种肠梗阻类型，是一段肠

管、甚至几乎全部小肠及其系膜沿系膜轴顺时针方向或逆时针方向扭转360°～720°，因此，既有肠管的梗阻，更有肠系膜血管的扭折不通，血液循环中断，受其供应的肠管将迅速发生坏死、穿孔和腹膜炎，是肠梗阻中病情凶险，发展迅速的一类，如未能得到及时处理，死亡率很高。肠扭转可分为原发性和继发性两类。原发性肠扭转的病因不明，亦无解剖异常，可能与饱餐后，肠腔内有较多的尚未消化的内容物，当有体位改变明显的运动时，小肠因有重量下垂而不能随之同步旋转有关。继发性肠扭转是因解剖改变，出现一固定点形成肠袢扭转的轴心。例如，乙状结肠冗长的患者，乙状结肠内积存大量干涸的粪便，当出现剧烈运动时，就会发生乙状结肠扭转。肠扭转是闭袢性肠梗阻加绞窄性肠梗阻，发病急且发展迅速，起病时腹痛剧烈，腹胀明显，即刻出现休克，症状继续发展逐渐加重，且无间歇期。肠扭转的好发部位是小肠、乙状结肠和盲肠（图2-4～图2-7）。当怀疑有乙状结肠或盲肠扭转，而尚无腹膜炎症状时，可考虑应用钡灌肠以明确诊断，也可使用结肠镜检查与复位。当然，早期的手术可明显降低肠扭转的死亡率，更可减少小肠扭转、坏死，以及大量切除后的短肠综合征。

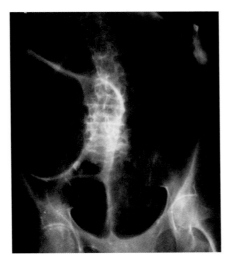

图2-6 乙状结肠扭转X线表现

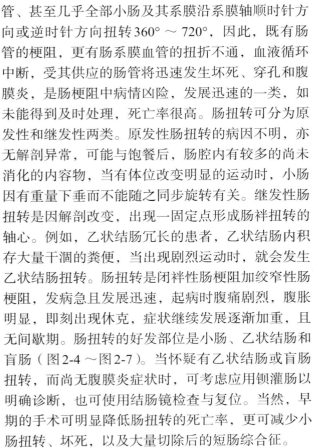

图2-4 乙状结肠扭转肠管缺血状态

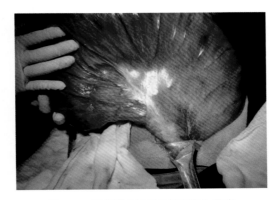

图2-7 盲肠扭转X线表现

第十节 炎性疾病

（一）腹腔化脓性感染

腹腔化脓性感染常发生于继发性腹膜炎的患者，由于腹腔感染，导致腹膜损伤，腹腔粘连形成，导致粘连性肠梗阻的发生。发生继发性腹膜炎的常见原因：腹腔器官的急性炎症，如急性阑尾炎、急性胆囊炎及急性出血性坏死性胰腺炎引起的化学性腹膜炎继发感染等。引起腹膜炎的细菌多为消化道的常驻细菌，最常见的为大肠埃希菌，其次为粪链球菌、肠球菌、变形杆菌、铜绿假单胞菌及厌氧菌等，故多为混合感染，葡萄球菌是手术污染引起腹膜炎的主要病原菌。年轻体壮者，抗病能力

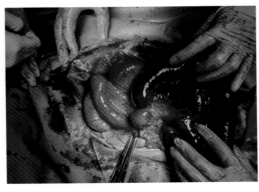

图2-5 小肠扭转引起的肠管缺血状态

强，如致病菌毒力弱，病变损害轻，则可局限化而成为局限性腹膜炎；年老体弱，病变严重，进入腹腔的细菌或胃肠液多或治疗不当，在抗病能力低弱情况下感染可迅速扩散，以致形成持续性弥漫性腹膜炎，前者趋于自愈或形成局限性脓肿，可经手术引流，抗生素等治疗而被清除，或通过机体的修补过程而被吸收代以纤维化，最终引起壁腹膜、肠袢、网膜之间的粘连，有形成机械性肠梗阻的后患。后者多趋于恶化，继续产生大量脓液，肠管浸在脓性渗液中，呈充血水肿，蠕动减少，甚至停止，形成麻痹性肠梗阻，如治疗不当则导致死亡。

（二）特异性感染（结核性肠梗阻）

结核性肠梗阻为结核杆菌蔓延至腹腔，结核病灶侵袭腹腔组织，腹膜水肿、渗液，渗出液中含有大量纤维蛋白，沉积于肠系膜、肠管之间，使肠管与肠管、肠管与腹膜间形成广泛粘连而导致粘连性肠梗阻。结核性肠梗阻常表现为慢性不全性肠梗阻，属于机械性肠梗阻的范畴，又是其特殊类型的肠梗阻。治疗应以抗结核治疗为基础，解除梗阻、恢复肠道功能为治疗的核心。近年来，结核病在我国有复燃的倾向，尤其在贫困、农牧地区，结核病常被发现，因此，本病应值得大家关注。

（三）炎性肠病

炎性肠病（inflammatory bowel disease，IBD）是一种病因尚不十分清楚的慢性、非特异性肠道炎症性疾病，包括克罗恩病（Crohn's disease，CD）和溃疡性结肠炎（ulcerative colitis，UC），以CD发病率高。其中UC常以脓血便等症状多见，在肠管上病变呈连续性，且常累及直肠，内镜下所见溃疡较浅；而CD通常表现为腹泻，病变具有节段性，内镜下黏膜可见纵行溃疡及鹅卵石样特征性外观。IBD的病因尚未明了，目前认为是一种自身免疫性疾病。IBD在病程中可出现梗阻、出血、肠瘘等并发症，需外科处理。

1. CD　是累及消化道的慢性、反复发作和非特异性的透壁性炎症，病变呈节段性分布，可累及消化道任何部位，以末端回肠最为常见。CD的发病因素尚未明确，可能与环境、感染、遗传及免疫因素有关。在CD由于慢性反复发作的炎症修复过程中过度产生细胞外基质成分，可导致肠壁增厚、肠腔狭窄并最终引起肠梗阻。CD合并肠梗阻是临床工作中经常遇到的问题，其兼具CD和肠梗阻的疾病特点，诊疗相对复杂。CD活动期，可因肠壁炎性水肿引起肠腔狭窄，产生梗阻症状，经药物或肠内营养诱导疾病缓解后，梗阻症状通常伴随肠壁炎性反应消退而缓解，不需要手术治疗。随着病程延长，慢性肠道炎性反应会导致肠壁纤维化、肠壁增厚、僵硬，形成不可逆的肠腔狭窄，此时药物治疗无法逆转纤维化狭窄，手术治疗无可替代。

2. UC　是结直肠非特异性炎症性疾病。其病理特点是以结直肠黏膜形成广泛溃疡，多数直肠开始向近端发展，可累及全结肠。较深的溃疡会引起出血和穿孔，纤维组织增生可导致肠壁增厚、肠腔狭窄引起肠梗阻。UC患者经氨基水杨酸制剂（如美沙拉嗪）治疗后病情可得到控制，伴有肠梗阻、肠穿孔时应采取手术治疗。

第十一节　放射损伤

放射性肠损伤是腹部和盆腔恶性肿瘤接受放射治疗后引起的小肠和结直肠的损伤。肠梗阻是放射性肠损伤的主要并发症之一，放射性肠损伤并发小肠梗阻在临床上较少见，仅占全部小肠梗阻的0.5%。放射损伤导致的主要病理改变为间质纤维化和进行性闭塞性血管炎。血管炎导致终末小动脉狭窄和闭塞，微静脉和小静脉也因管腔被泡沫细胞和纤维斑阻塞而发生闭锁，弹性纤维和蛋白原性血栓将阻塞细小脉管，导致肠管缺血，上述变化是慢性放射性肠损伤临床出现肠狭窄、梗阻、穿孔和内瘘的病理学基础。术中可发现慢性放射性肠炎的病变肠管呈灰白色，肠壁显著增厚，浆膜微血管扩张，肠管缩短，管壁质地脆弱，系膜增厚挛缩，肠袢相互粘连或与腹壁及盆腔粘连，粘连严重时肠管之间的界限消失，外观犹如一整块灰白的组织，膀胱、盆腔器官、直肠与粘连于盆腔的小肠之间无明显间隙，形似"冰冻骨盆"。因此，慢性放射性肠损伤引起的肠梗阻不仅有肠管粘连成角，更有肠管纤维化、增厚和狭窄，故本病基本上开始表现为不完全性肠梗阻，经过非手术治疗大都可以缓解；但大部分患者症状逐渐加重，最终需外科手术治疗。

第十二节　其　　他

小儿肠套叠、子宫内膜异位症、憩室炎等疾

病都是导致肠梗阻的原因，甚至所有造成腹膜炎的致病因素都有可能发展成肠梗阻；而临床中常有异物滞留于腹腔内（如手术时遗留纱布、手套上的滑石粉等）都可引起肠梗阻，因此，肠梗阻的病因繁多，形成机制也非常复杂。

　　肠梗阻发生的原因多样，除上述因素外，尚与全身情况密切相关，如内稳态严重失衡、营养不良、免疫功能障碍及脓毒血症等因素，亦有其他器官疾病引起肠功能障碍导致肠梗阻者，应当强调，肠梗阻的发生是有些客观条件所造成的，但仍有不少病例经过努力是可以避免的。因此，要求临床医师在工作中认真负责，理论上刻苦钻研，技术上精益求精，努力降低肠梗阻的发生率。

参 考 文 献

[1] 吴孟超，吴在德. 黄家驷外科学［M］. 7版. 北京：人民卫生出版社，2008：1371-1501.

[2] 陈孝平，汪建平，赵继宗. 外科学［M］. 9版. 北京：人民卫生出版社，2018：337-408.

[3] 胡建昆，张维汉. 急性肠梗阻发病现状及病因分析［J］. 中国实用外科杂志，2019，39（12）：1269-1272.

[4] CHEN XZ, WEI T, JIANG K, et al. Etiological factors and mortality of acute intestinal obstruction：a review of 705 cases［J］. J Chin Integr Med，2008，10（6）：1010-1016.

[5] 姚璐，龚昱达，张波，等. 急性肠梗阻的病因及治疗分析［J］. 中华普通外科杂志，2019，34（3）：196-199.

[6] 胡继康，袁晖，李占元. 急性肠梗阻843例病因分析［J］. 实用外科杂志，1998，8（7）：361-362.

[7] 姚大为，向丽. 先天性肠闭锁的病因研究进展［J］. 山东医药，2017，57（35）：96-98.

[8] 胡丽丽，李辛子，何长江，等. 婴儿结肠狭窄的临床及影像学特点［J］. 天津医药，2017，45（12）：1286-1288.

[9] 康利民，李莉，米荣，等. 92例先天性肠旋转不良不同影像学检查方法的特点［J］. 中华围产医学杂志，2016，19（5）：385-389.

[10] 吴秀丽，岳荷利，李欠云. 成人先天性肠旋转不良伴慢性粘连性肠梗阻1例［J］. 浙江临床医学，2015，17（4）：623.

[11] 汪静，牛维益. 先天性肠旋转不良症82例临床分析［J］. 中国误诊学杂志，2002，2（4）：507-509.

[12] 张玉敏，姜宝霞. 先天性肠旋转不良16例报告［J］. 职业与健康，2006，22（16）：1299.

[13] 柴雪娥. 先天性肠旋转不良的X线诊断［J］. 临床小儿外科杂志，2008，7（3）：65-66.

[14] 陈吴兴，纪建松，张恒，等. 螺旋CT对小儿先天性肠旋转不良的诊断价值［J］. 中华消化外科杂志，2017，16（9）：945-948.

[15] 李江琳，段文飞，石明亮，等. 成人先天性肠系膜裂孔疝的诊断与治疗［J］. 中华消化外科杂志，2017，16（9）：945-948.

[16] 魏元明. 先天性肠系膜裂孔疝［J］. 中国普通外科杂志，2001，10（6）：569-570.

[17] 宣晓琪，魏明发，张文. 先天性肠系膜裂孔疝的诊断和治疗［J］. 实用儿科临床杂志，2007，22（23）：1798-1799.

[18] 陈道达，陈剑英，卢建华. 先天性肠系膜裂孔疝的诊断与外科治疗［J］. 中国医师进修杂志，2009，32（增刊）：10-11.

[19] 朱维铭. 腹部手术后肠梗阻的处理［J］. 中国实用外科杂志，2003，23（8）：459-461.

[20] 朱维铭. 胃肠手术后肠梗阻的防范与处理［J］. 中华胃肠外科杂志，2016，19（4）：376-378.

[21] 罗小凤. 老年患者行腹部手术后发生粘连性肠梗阻的危险因素及其治疗方法［J］. 中国老年学杂志，2015，35（13）：3679-3681.

[22] 于林枫，朱安龙. 术后麻痹性肠梗阻的发病机制及防治策略［J］. 医学综述，2019，25（23）：4716-4725.

[23] 古应超，于健春. 术后麻痹性肠梗阻的治疗进展［J］. 基础医学与临床，2011，31（12）：1400-1401.

[24] 张群，于健春，康维明. 术后早期炎性肠梗阻［J］. 中华普通外科杂志，2011，26（2）：174-175.

[25] 黎介寿. 认识术后早期炎症性肠梗阻的特性［J］. 中国实用外科杂志，1998，18（7）：387-388.

[26] 朱维铭，李宁. 术后早期炎性肠梗阻的诊治［J］. 中国实用外科杂志，2000，20（8）：456-458.

[27] 李幼生，黎介寿. 再论术后早期炎性肠梗阻［J］. 中国实用外科杂志，2006，26（1）：38-39.

[28] 任建安，李宁. 深入认识术后炎性肠梗阻［J］. 中国实用外科杂志，2009，29（4）：285-286.

[29] 黎介寿.《认识术后早期炎症性肠梗阻的特性》一文发表10年感悟［J］. 中国实用外科杂志，2009，29（4）：283-284.

[30] 李幼生，李民，李宁，等. 术后早期炎性肠梗阻疗效的长期随访分析［J］. 中国实用外科杂志，2010，30（4）：291-293.

[31] 李克巍. 肠道肿瘤致肠梗阻40例诊治分析［J］. 临床医药文献电子杂志，2020，7（21）：77.

[32] 李松江，李铁良. 肠道肿瘤致肠梗阻28例诊治分析［J］. 中华实用诊断与治疗杂志，2013，27（7）：717-718.

[33] 余克驰，冯杰雄，魏明发，等. 儿童原发性胃肠道肿瘤外科诊治探讨［J］. 中华小儿外科杂志，2015，36（1）：36-39.

[34] 饶本强，石汉平. 癌性肠梗阻：技术、情感和希望的博弈［J/CD］. 肿瘤代谢与营养电子杂志，2017，

4（2）：136-143.

［35］陈永兵，于恺英，饶本强，等．癌性肠梗阻内科治疗的6字方针［J/CD］．肿瘤代谢与营养电子杂志，2020，7（2）：141-144.

［36］田宋君，李中明，卢开刚．胆石堵塞导致肠梗阻诊治分析［J］．中国医药，2011，6（13）：31-32.

［37］曲林涛，徐希春，程永远．植物性粪石所致小肠梗阻的MRI表现特征［J］．中华放射学杂志，2013，47（1）：85-86.

［38］高兴利．植物粪石性急性小肠梗阻7例［J］．中国煤炭工业医学杂志，2008，11（10）：1524.

［39］张志波，王练，黄英．新生儿胎粪性肠梗阻诊治体会［J］．中国当代儿科杂志，2008，10（2）：253-255.

［40］熊晓峰，鲁巍，邢福中，等．新生儿单纯性胎粪性肠梗阻临床诊治：单中心10年经验回顾［J］．中华实用儿科临床杂志，2019，34（11）：818-822.

［41］裴洪岗，李苏伊，毛建雄，等．胎粪性肠梗阻诊治经验［J］．中华小儿外科杂志，2013，34（1）：30-33.

［42］陈希琦，朱勇，周永坤．手术治疗植物性粪石小肠梗阻2例［J］．中国中西医结合外科杂志，2018，24（5）：649-651.

［43］孙卫国，张学东，史振玉．手术治疗小儿重症蛔虫性肠梗阻32例分析［J］．中国寄生虫病防治杂志，2003，16（1）：插页7.

［44］章玉民．肠道蛔虫引发肠梗阻1例［J］．中国实用乡村医生杂志，2010，17（8）：33.

［45］李玉虹，吴宁．石榴籽堵塞性肠梗阻18例分析［J］．西北国防医学杂志，2004，25（6）：404.

［46］王震宇，朱健美，王辉，等．血运障碍性肠梗阻9例临床分析［J］．中华医学杂志，2002，82（14）：996.

［47］周立绥，张小明，黄小华，等．CT诊断结核性血运性肠梗阻1例报道［J］．川北医学院学报，2010，25（1）：68-69.

［48］杜晓辉，李荣，梁发启．急性血运性肠梗阻的诊治（附35例报告）［J］．中国现代医学杂志，2006，16（5）：765-766，769.

［49］钱帮伟，赵振国，谢秀海，等．急性血运性肠梗阻的CT表现［J］．实用放射学杂志，2013，29（2）：225-227.

［50］杨文革，刘志华，张献义，等．以肠梗阻为主要表现的外伤性肠破裂三例诊治体会［J］．腹部外科，2002，15（6）：359.

［51］王勇，汤绍涛，李金朋．小儿外伤性十二指肠血肿并肠梗阻13例［J］．临床小儿外科杂志，2014，13（5）；430-446.

［52］韩真，牛小平，何池义．超声内镜穿刺治疗外伤性十二指肠壁内血肿致十二指肠梗阻二例［J］．中华消化内镜杂志，2010，27（6）：312-313.

［53］吉喆，尉继伟，李玉坤．外伤后迟发性肠梗阻2例［J］．中国肛肠病杂志，2002，22（4）：36.

［54］蔡晓军．外伤后小肠挛缩性梗阻2例［J］．武警医学，2016，27（8）：844-846.

［55］司呈泉，宿广峰，刘海南．外伤性肠梗阻89例分析［J］．中国肛肠病杂志，2007，27（8）：31-32.

［56］丰惠，刘燕．外伤性白线疝继发绞榨性肠梗阻1例［J］．西南军医，2013，15（4）：479.

［57］徐利民，扬荣萍，李祥志．外伤性腹壁疝致肠梗阻7例报告［J］．四川医学，2002，23（2）：209.

［58］马秉录．外伤致迟发性膈疝漏误诊的教训［J］．临床误诊误治，2007，20（11）：25.

［59］樊庆，路夷平，尹刚，等．陈旧性外伤性膈肌破裂致膈疝并发肠梗阻一例［J/CD］．中华疝和腹壁外科杂志（电子版），2011，5（1）：121-122.

［60］刘玉圣，董蒨，江布先，等．闭合性腹部外伤后肠管瘢痕愈合致肠梗阻1例［J］．临床小儿外科杂志，2010，9（5）：397.

［61］谢颖，朱维铭，李宁，等．克罗恩病并发不全性肠梗阻的肠内营养治疗［J］．中华胃肠外科杂志，2012，13（12）：891-894.

［62］郭振，曹磊，龚剑峰，等．临床路径在克罗恩病合并肠梗阻诊疗中的应用［J］．中华胃肠外科杂志，2017，20（1）：53-57.

［63］王革非．克罗恩病并发肠梗阻的诊断与治疗［J］．肠外与肠内营养，2019，26（1）：1-5.

［64］杨丽，杨瑜明．溃疡性结肠炎和克罗恩病临床特征分析［J］．胃肠病学，2013，18（3）：172-174.

［65］颜伟，黄兴，肖志刚，等．溃疡性结肠炎伴不全肠梗阻并严重感染的诊治分析［J］．医学临床研究，2016，33（1）：57-59.

［66］王远，程西奎，卢军，等．溃疡性结肠炎的外科治疗16例分析［J］．中华普通外科杂志，2006，21（2）：125-127.

［67］黄美惠，张志谦，耿学斯．溃疡性结肠炎的外科治疗进展［J］．中国现代普通外科进展，2020，23（1）：78-81.

［68］陆薇，蔡威．儿科慢性假性肠梗阻研究进展［J］．中华小儿外科杂志，2016，37（7）：556-558.

［69］孟凡冬，张澍田．慢性假性肠梗阻的研究进展［J］．胃肠病学，2012，17（6）：372-275.

［70］郭驰波，张霆，卢建跃，等．慢性放射性小肠炎致肠梗阻的外科治疗［J］．临床军医杂志，2012，40（1）：233-234.

［71］李宁，朱维铭，任建安，等．慢性放射性肠炎并发肠梗阻的治疗［J］．中华胃肠外科杂志，2007，10（6）：515-517.

［72］李宁，龚剑峰．慢性放射性肠损伤的营养支持治疗［J］．中华胃肠外科杂志，2014，17（10）：951-954.

［73］李幼生，李宁，李元新，等．慢性放射性肠损伤的外科治疗［J］．中华医学杂志，2012，92（2）：91-93.

［74］王磊，马腾辉，刘志航，等．慢性放射性肠损伤的规范化诊治［J］．中华胃肠外科杂志，2019，22（11）：

1021-1026.

［75］王磊，秦启元，黄斌杰. 慢性放射性肠病的外科治疗［J］. 中华胃肠外科杂志，2017，20（11）：1231-1235.

［76］王剑，李幼生，姚丹，等. 腹腔镜治疗放射性肠损伤12例［J］. 中华胃肠外科杂志，2013，16（5）：455-458.

［77］万文军，程晓明，李华. 放射性小肠炎并肠梗阻九例治疗体会［J］. 临床外科杂志，2013，21（1）：66-67.

［78］张亮，龚剑峰，倪玲，等. 放射性肠炎合并肠梗阻行病变肠管切除术后远期随访分析［J］. 中华外科杂志，2014，52（2）：94-98.

［79］李明，曹建平，张学光. 放射性肠损伤发病机制研究进展［J］. 中华放射医学与防护杂志，2012，32（4）：439-443.

第三章

肠梗阻的病理生理改变

肠梗阻可引起局部和全身的病理和生理变化，慢性不完全性肠梗阻的局部主要改变是梗阻近端肠壁肥厚和肠腔膨胀，远端肠管变细、肠壁变薄。继发于肠管疾病的病理性肠梗阻，梗阻部位还具有原发疾病的改变，如结核、克罗恩病等。营养不良及营养不良引起器官与代谢改变是全身主要改变。急性肠梗阻随梗阻的类型及梗阻的程度而有不同的改变，概括起来，主要有肠膨胀、体液丢失和电解质紊乱、酸碱失衡、感染、脓毒血症及器官功能障碍。

第一节　肠道屏障功能障碍

肠道屏障功能是肠道所具有的特定功能，是由肠上皮、分子与免疫等组成的复杂功能，可防止肠道内细菌、细菌产物逸至肠道外进入机体。肠道屏障在维护肠功能中扮演着重要的角色，由机械屏障、化学屏障、生物屏障及免疫屏障组成。肠道屏障功能障碍是指在手术、创伤、放化疗、严重感染、饥饿等应激状态下或长期肠外营养情况下，引起肠道黏膜结构和功能损害，肠通透性增加，肠道菌群失调，进而引起肠道细菌和（或）内毒素易位，并可诱发和（或）加重全身炎症反应综合征（SIRS）、多器官功能障碍综合征（MODS）而危及生命。因此，肠道被认为是机体应激时的中心器官之一，当前，对危重症患者临床上更多注意的则是肠道屏障功能，对危重症患者监测肠道屏障功能具有重要的临床意义。

肠梗阻对受累肠道的影响不仅涉及肌力动力学异常变化，而且随梗阻时间的延长，对肠道的血运、离子平衡、酶学及代谢的不良影响会逐渐加重，并因此影响超微结构发生变化，形态学上的异常变化又会加重肠道平滑肌的损伤，最终导致肠道防御屏障功能减弱而导致肠道屏障功能障碍。正常情况下，肠管完整的屏障功能可使肠内细菌和内毒素局限于肠腔内而不会转移到外周器官；当机体在遭受创伤时，黏膜通透性增高，肠屏障功能丧失，机体内环境的稳定性遭到破坏，为细菌易位提供基础。肠梗阻发生时，肠管不断膨胀，肠壁变薄，肠腔压力升高，肠壁充血水肿，肠道血运障碍，肠壁失去活力，肠屏障功能丧失，通透性增加；肠内容物淤积，细菌繁殖，产生大量毒素，可直接透过肠壁进入机体，致使肠内细菌、内毒素易位至门静脉和淋巴系统，引起腹腔内感染或全身性感染。相反，肠道屏障功能障碍又会加重梗阻的症状，肠道通透性增加、正常菌群失调、肠黏膜细胞凋亡增快，肠道失去了正常菌群的保护，肠道内大量细菌及内毒素透过破坏的肠黏膜被机体吸收，引起SIRS及MODS，甚至死亡。

一、肠梗阻时肠道机械屏障的变化

肠道机械屏障由肠道黏膜上皮细胞、细胞间紧密连接等构成，能有效阻止细菌穿透黏膜进入深部组织，肠道黏膜上皮的完整性及正常的再生能力是肠黏膜屏障的结构基础。肠梗阻时，由于肠腔压力升高，局部肠组织缺血缺氧，使细胞膜的通透性增高，钠、钙等离子和水进入细胞增多，无氧酵解增强导致细胞内酸中毒，使得粗面内质网损伤，蛋白质的合成亦减少；上述变化进一步损伤溶酶体膜，导致各种水解酶的激活或释放增多，更加重细胞内其他结构的损伤，从而引起黏膜上皮脱落、绒毛坏死、黏膜下水肿、上皮细胞膜及细胞间连接断裂及炎性细胞浸润等病理变化。肠黏膜上皮损伤导致肠道机械屏障的破坏，影响肠黏膜上皮的物质转运，肠通透性增加，引起肠腔内细菌及内毒素易位，引起全身炎症反应。

二、肠梗阻时肠道免疫屏障的变化

肠道是人体接触外界抗原最广泛的部位，是人体最大的黏膜免疫系统，所含的淋巴细胞数量远高于其他淋巴组织。因此，肠道免疫屏障对抵御细菌和毒素及维持内环境的稳定发挥着重要作用。肠道免疫屏障作用主要与肠道相关淋巴组织（gut-associated lymphoid tissue，GALT）有关，后者主要指分布于肠道的集合淋巴小结，即Peyer结。肠梗阻发生后，肠道排空出现障碍，细菌过度增殖，尤其是作为过路菌的革兰氏阴性杆菌等条件致病菌出现大量逆行过度繁殖，代谢产物使肠道内环境恶化，加之梗阻造成的化学屏障改变，肠道内环境渐进性紊乱，常驻菌遭到破坏；这些都对GALT造成损害，受有害菌及毒素影响，大量淋巴细胞凋亡。此外，当肠梗阻发生后，机体停止进食，出现急性营养不良，肠道自身得不到营养供应，而淋巴细胞能量代谢旺盛，缺乏能量供应则严重影响其细胞更新、分化及蛋白合成，可表现为淋巴细胞数量减少、亚群比例的失调和产生的免疫球蛋白缺乏，从而造成肠道免疫功能的下降。

三、肠梗阻时肠道生物屏障的变化

生物屏障由微生物群和上皮细胞的代谢成分，如蛋白质、多糖、DNA、RNA、脂质和磷脂等组成。肠道作为人体最大的细菌库，寄居着约10^{14}个微生物细胞，多达500种，约占人身体所有细胞总量的90%。人体肠道菌群根据数量可分为主要菌群（或称优势菌群）和次要菌群。优势菌群是对宿主发挥生理功能的菌群，在很大程度上影响着整个菌群的功能，决定着菌群对宿主的生理病理意义。次要菌群：有潜在致病性，大部分属于外籍菌群或过路菌群。肠梗阻发生后，肠道原驻菌对过路菌的抗定植力的积聚削弱，致病菌变为优势菌群，肠道内微生态平衡被彻底打破。由于肠梗阻发生后肠道机械排空障碍，并且"无效"蠕动更可能将低位的肠内容物提供逆流的机会，为大量增殖的致病菌向梗阻高位逆行生长提供了便利条件；另外，到梗阻后期，由于肠道已基本处于高度紧张、麻痹状态，肠腔内积液可以"无阻力"地逆流，造成肠腔内环境本身所具有的不同部位之间的环境差异缩小，加之致病菌大量增殖后产生的酸性代谢产物增加，表现为末段回肠pH酸性增加，优势菌群数量减少，次要菌群，尤其是过路菌群明显增加，加剧了菌群失调的

发生。随着细菌量急剧增多，肠腔内的游离内毒素水平也同样增多，这为细菌和内毒素易位提供了前提基础；随着梗阻时间延长，肠道屏障破坏逐渐加重，细菌和内毒素易位加快，导致血浆内毒素水平快速增高，大量细菌和毒素进入机体，导致SIRS及MODS的发生。

四、肠梗阻时肠道化学屏障的变化

化学屏障由胃肠道分泌的胃酸、胆汁、各种消化酶、溶菌酶、黏多糖、糖蛋白和糖脂等化学物质组成。胃酸能杀灭进入胃肠道的细菌，抑制细菌在胃肠道上皮的黏附和定植；溶菌酶能破坏细菌的细胞壁，使细菌裂解；黏液中含有的补体成分可增加溶菌酶及免疫球蛋白的抗菌作用；其中，肠道分泌的大量消化液可稀释毒素，冲洗清洁肠腔，使潜在的条件致病菌难以黏附到肠上皮上从而起到肠道保护作用。肠梗阻发生后，患者将处于长期禁食或全胃肠外营养状态，导致胃肠道处于无负荷状态，使得胃酸、胆汁、溶菌酶、黏多糖、水解酶等物质减少。肠梗阻患者将进行持续胃肠减压治疗，胃肠减压使大量消化液丢失，导致肠道化学屏障破坏，引起化学杀菌作用减弱，从而促进外籍菌的优势繁殖，更加重了生物屏障的破坏。

第二节　水和电解质紊乱

肠梗阻发生时，肠腔内积聚大量液体，这些液体来自胃肠的分泌，胆汁、胰液的分泌，以及摄入的水分和食物中的水分。整个消化道24小时内分泌液体在8000ml以上，但由小肠排到结肠的液体量却在1000ml以下，因此，可以想象小肠梗阻较结肠梗阻更易于引起液体的紊乱。梗阻部位越高，这种紊乱也越明显。肠道梗阻后，非但不能吸收分泌的液体，而且潴留在肠腔内的液体具有一定的刺激性，致肠黏膜炎变，渗出增加。若肠管高度膨胀引起静脉回流障碍，甚至出现血运障碍时，不仅有晶体液的丢失，而且有胶体液的丢失；不但有水与电解质的紊乱，而且有明显的渗透压的改变及酸碱平衡的失调。小肠梗阻时，丧失的多为碱性液，Na^+、K^+、HCO_3^-的丢失较Cl^-的丢失多，通常出现酸中毒。然而，在缺钾的情况下，H^+将移向细胞内，使细胞外液pH上升，酸性胃液的丢失也可能出现碱中毒。因此，患者最后酸碱度的情况决定于各种

因素的综合，并非固定不变。肠梗阻对液体的丢失虽然可从吸出的胃肠减压量来判断，但常不准确。呕吐量、留在肠腔内液体量，有时渗出到腹腔内的液体量均不易计算。体液平衡在肠梗阻的处理中仅是综合治疗中的一个环节，并不得占过多的比重，重点应放在疏通肠道本身，术前并不要求达到完全平衡，实际上也不可能，过多输液有时反而引起渗出增加，加重肠壁水肿。

一、正常人体液和电解质分布调节

（一）正常人体液和电解质分布

水是人体内含量最多的成分，体内的水和溶解在其中的物质构成了体液。体液中的各种无机盐、低分子有机化合物和蛋白质都是以离子状态存在的，称为电解质。人体的新陈代谢是在体液中进行的，体液的含量、分布、渗透压、pH及电解质含量必须维持正常，才能保证生命活动的正常进行。

1.体液的分布　正常成年男性的体液含量约占体重的60%，其中分布在细胞内的称为细胞内液（intracellular fluid，ICF），占体重的40%；分布在细胞外的称为细胞外液（extracellular fluid，ECF），占体重的20%；ECF中，血浆约占体重的5%，组织间液占体重的15%。体液的含量分布因年龄、性别和体型不同有很大差异。此外，脂肪比肌肉组织含水量少，肌肉含水75%～80%，脂肪含水10%～30%（表3-1）。

2.电解质在体液中的分布及含量　电解质在细胞内外分布和含量有明显差别。ECF中阳离子以Na^+为主，其次为Ca^{2+}及K^+；阴离子以Cl^-最多，HCO_3^-次之。ICF阳离子主要是K^+，阴离子主要是HPO_4^{2-}和蛋白质离子（表3-2）。

无论是ICF还是ECF，阳离子所带的正电荷和阴离子所带负电荷总数相等，因此，体液都呈电中性。

（二）人体每日水出入量

正常人每日水的摄入量和排出量处于动态平衡。一般情况，食物含水、代谢水、皮肤、呼吸道及粪便排水相对恒定，随着饮水量的增减、肾排水相应变化，但总的摄入与排出大致相等（表3-3）。

表3-1　体型对体液的影响

体型	体重（kg）	体液总量（%）	总含水量（L）	失水量（L）
肥胖	70	42.8	30	4
非肥胖	70	64.2	40	4

表3-2　体液中主要电解质含量

电解质		血浆		组织间液		细胞内液	
		mmol/L	mEq/L	mmol/L	mEq/L	mmol/L	mEq/L
阳离子	Na^+	142	142	145	145	10	10
	K^+	4	4	4	4	160	160
	Ca^{2+}	2.5	5	1.5	3	极微	极微
	Mg^{2+}	1.5	3	1	2	17.5	35
阳离子总量		150	154	151.5	154	187.5	205
阴离子	Cl^-	103	103	115	115	2	2
	HCO_3^-	27	27	30	30	8	8
	HPO_4^{2-}	1	2	1	2	70	140
	SO_2^{2-}	0.5	1	0.5	1	—	—
	有机酸	—	5	—	5	—	—
	蛋白质	—	16	—	1	—	55
阴离子总量		—	154	—	154	—	205

表3-3　正常成人每日水的摄入与排出

水的摄入		水的排出	
途径	量（ml）	途径	量（ml）
饮水	1000～1500	皮肤出汗及不感觉失水	450
食物含水	700～1200	呼吸道排出	400
内生水	300	粪便排出	150
		肾排出	1500
总量	2000～2500	总量	2000～2500

（三）电解质的平衡

1.钠的平衡　正常成人体内含钠量为58mmol/kg，40%在骨骼中储存，与骨骼基质结合，是不可交换的；50%存在于ECF、10%存在于ICF，是可以交换的。血清钠浓度为130～140mmol/L。成人每天所需的钠一般为4～6g，主要以摄入食盐补充机体所需的钠，每日膳食提供NaCl 5～15g；正常人每天摄入食盐以少于10g为宜，高血压患者以少于6g为宜；几乎全部由小肠吸收，钠主要由肾排出，日排出量一般为100～140mmol，随粪便排出不足10mg，汗液含钠量10～70mmol/L。各种肠道消化液富含$NaHCO_3$。大量出汗或严重腹泻若不注意盐的补充，可导致体钠的大量丢失。

体内钠离子的主要生理功能：①钠离子是ECF中最主要的电解质，对维持ECF的渗透压及容量具有重要作用；②影响细胞内外体液的分布；③参与维持酸碱平衡；④维持神经肌肉的兴奋性，参与动作电位的形成。

2.钾的平衡　正常成人体内钾含量为50～55mmol/kg，儿童约为40mmol/kg，成年男性略高于女性，男性为45～55mmol/kg，女性为32mmol/kg。体内钾主要存在于细胞内，约占总量的98%，浓度140～160mmol/L；其他存在于ECF，浓度为3.5～5.5mmol/L。钾在体内分布与器官的大小及其细胞的数量和质量有关，其中70%的体钾储存于肌肉、10%储存于皮肤、红细胞内有6%～7%、骨内约有6%、脑内约有4.5%、肝内约有4.0%。

钾的生理功能：①维持糖、蛋白质的正常代谢；②维持细胞内正常渗透压；③维持神经肌肉的应激性和正常功能；④维持心肌的正常功能；⑤维持细胞内外正常酸碱平衡和电离子平衡；⑥降低血压。

3.镁的平衡　镁在体内60%存在于骨骼中，其余大部分在骨骼肌及其他组织器官细胞内，ECF中仅有1%～2%，血清中镁的浓度为0.75～1.25mmol/L。镁的最重要络合物是叶绿素，叶绿素普遍存在于绿叶蔬菜中，所以，绿叶蔬菜是镁的一个重要来源。镁主要在空肠和回肠吸收，结肠也有部分吸收。吸收的镁大部分由肾排出，也有一部分从汗腺排出。

镁具有多种生理功能：①调节各种离子通道的电流，催化体内多种酶而参与ATP代谢；②抑制钾、钙通道；③维护骨骼生长和神经肌肉的兴奋性；④维护胃肠道和激素的功能。

4.钙的平衡　人体的钙含量为1～1.25kg，占体重1.5%～2%。每千克非脂肪组织中平均含钙20～25g。体内钙99%以上以羟磷灰石形式分布在骨骼和牙齿中，其余不足1%的钙以溶解状态分布在体液及软组织中。血钙指血清中所含的总钙量，成人正常浓度为2.25～2.75mmol/L。

钙的生理功能：①形成和维持骨骼和牙齿的结构；②维持肌肉和神经的正常活动；③参与血凝过程；④其他，钙在体内还参与调节或激活多种酶的活性作用，对细胞的吞噬、激素的分泌也有影响。

5.磷的平衡　正常人体内含磷600～700g，无脂肪组织约含磷12g/kg。人体内磷的86%以羟磷灰石形式存在于骨骼和牙齿中，其余散在分布于全身各组织及体液中，其中一半存在于肌肉组织。血液中磷以有机磷和无机磷两种形式存在，血磷通常是指血浆中的无机磷，成人正常浓度为1.1～1.3mmol/L。

磷的主要生理功能：①形成和维持骨骼、牙齿的结构；②维持细胞的正常生理功能；③调节细胞功能和酶的活性；④维持神经-肌肉兴奋性；⑤参与凝血过程。

（四）体内水交换及体液的渗透压

1.体内各部分体液间的水不断进行交换，其交换量保持平衡

（1）血浆和组织间液之间有毛细血管壁，除血浆蛋白质外，水和小分子溶质均可自由通过。因此，以血浆电解质代表细胞外液电解质，组织间液和血浆不同的是血浆中含有蛋白质、形成血浆胶体渗透压。

（2）组织间液和ICF之间存在着细胞膜，细胞膜对水和小分子溶质（如尿素）可自由通过。电解质虽然经常出入细胞，但其通过细胞膜并不自由，受多种因素制约，所以细胞内外离子成分差别很大。

（3）溶液的渗透压取决于溶质的分子或离子数目，体液内起渗透作用的溶质主要是电解质。细胞内、外的渗透压是相等的，当出现渗透压差别时，主要靠水的移动来维持细胞内、外液渗透压平衡。

2.体液的渗透压　无论是晶体液还是胶体液，其渗透压的大小取决于溶液中渗透活性颗粒的数目，而与颗粒的大小、电荷或质量无关。体液中起渗透作用大的溶质主要是电解质。ECF渗透压90%～95%来源于Na^+、Cl^-和HCO_3^-，其余5%～10%由Ca^{2+}、K^+、Mg^{2+}等离子及葡萄糖、氨基酸、尿素及蛋白质构成。由Na^+、K^+等晶体颗粒形成的渗透压称为晶体渗透压；而由蛋白质等大分子胶体颗粒形成的渗透压称为胶体渗透压。血浆总的渗透压是由血浆中所有电解质与非电解质溶质颗粒加在一起所表现出来的渗透效应。血浆渗透压的正常范围为280～310mOsm/kg，称为等渗；低于280mOsm/kg为低渗；高于310mOsm/kg为高渗。

（五）消化液在水、电解质平衡中的意义

人体由消化道摄入水和电解质。在食物消化过程中，消化道分泌大量消化液，成年人每日达8000ml，消化液完成消化功能后几乎全部重吸收。从表3-4可知，消化道各段分泌液所含电解质不同，胃液中主要含Cl^-，HCO_3^-为零呈酸性；小肠中胰液、胆汁、肠液主要含Na^+、HCO_3^-，为碱性。在疾病状态下，如呕吐、腹泻、引流等均会丢失大量消化液，导致水和电解质代谢紊乱。

（六）水和电解质平衡的调节

人体水和电解质平衡受神经和体液的调节，这种调节主要通过神经、激素控制水的摄入量和肾的排出量。

1.抗利尿激素（antidiuretic hormone，ADH）的调节　当ECF渗透压升高时，刺激下丘脑视上核渗透压感受器，使ADH分泌增加；当血容量下降时，对容量感受器刺激减弱，使ADH分泌增加。肾远曲小管和集合管重吸收水增多，ECF渗透压下降，容量增加。相反，当渗透压下降，血容量增多时，可出现上述相反机制，使ADH分泌减少，肾远曲小管和集合管重吸收水减少；渗透压回升，血容量减少。

2.渴觉中枢的作用　渴觉中枢位于下丘脑视上核侧面，它和渗透压感受器在空间上有部分重叠。渗透压感受器兴奋时，渴觉中枢也兴奋、产生渴感、机体主动饮水补充水的不足。ADH及渴感中枢对血浆渗透压极为敏感，血浆渗透压偏离正常1%～2%就能引起明显的ADH释放。血容量变化等非渗透性刺激，虽然也能通过容量感受器及压力感受器而影响ADH的分泌，但血容量要有5%～10%较大幅度的减少才能刺激渴感和ADH释放。

3.醛固酮的作用　醛固酮是调节ECF容量和电解质的激素，醛固酮的分泌，是通过肾素-血管紧

表3-4　胃肠道分泌消化液量及各成分浓度

消化液	容量（ml）	Na^+（mmol/L）	K^+（mmol/L）	Cl^-（mmol/L）	HCO_3^-（mmol/L）
唾液	1500（500～2000）	10（2～20）	26（20～30）	10（8～18）	30
胃液	1500（100～4000）	60（9～116）	10（0～32）	130（8～154）	—
十二指肠液	100～2000	140	5	80	—
小肠液	3000（100～9000）	140（80～150）	5（2～8）	104（43～137）	30
结肠	—	60	30	40	
胰液	100～800	140（113～185）	5（3～7）	75（54～95）	115
胆汁	50～800	145（131～164）	5（3～12）	100（89～180）	

注：（　）内表示范围

张素系统实现的。当ECF容量下降时，刺激肾小球旁细胞分泌肾素，激活肾素-血管紧张素-醛固酮系统，醛固酮分泌增加，使肾重吸收钠增加，进而引起水重吸收增加，ECF容量增多；相反，ECF容量下降。血钠浓度降低，血钾浓度升高同样刺激肾上腺皮质，使醛固酮分泌增加。

4.心房钠尿肽（atrial natriuretic peptide，ANP）和水通道蛋白（aquaporin，AQP）的调节　ANP是一组主要由心房肌细胞产生的多肽，主要通过减少肾素分泌，抑制醛固酮的分泌，对抗血管紧张素的缩血管效应及拮抗醛固酮的保钠作用等影响水和钠平衡。AQP是一组构成水通道、与水通透有关的细胞膜转运蛋白。

二、水、钠代谢紊乱

（一）水、钠代谢紊乱的分类

水、钠代谢紊乱是临床上最常见的水和电解质紊乱，常导致体液容量和渗透压改变。患者钠和水得失的量超过一定程度，会影响体液容量平衡，导致ECF过量或不足。若患者钠和水的得失比例与血浆基本相当，血钠浓度不会改变；若患者钠和水的得失比例与其血浆中的比例差别大，血钠浓度会改变，发生低钠血症或高钠血症。

渗透压平衡紊乱与体液中溶质的浓度有关，即使仅丢失或仅补充水也会导致ECF中渗透活性颗粒浓度改变。低渗通常由于水过量或缺失引起；高渗则因水短缺或钠过量所致。大多数病例两方面的原因兼而有之，在绝大多数病例低渗与低钠血症有关，而高渗则与高钠血症有关。糖尿病引起的高血糖（高渗但不高钠）是一个例外。

水、钠代谢紊乱通常同时或相继发生，并且相互影响，关系密切，通常一起讨论，应同时考虑体液容量和渗透压（血钠浓度）的改变，两者的变化可有多种组合（表3-5）。

水、钠代谢紊乱有多种分类方法，分类时一般是在以血钠浓度或ECF容量的高低为主线进行划分的基础上，再参考另一参数进一步区分。

（二）体液容量紊乱

1.体液容量不足　又称为缺水，是指体液容量的明显减少。按ECF的渗透压不同可分为3种类型。以失水为主者，称为高渗（原发）性缺水；以失钠为主者，称为低渗（继发）性缺水；水、钠各按其在血浆中的含量成比例丢失者，称为等渗性缺水（表3-6）。

（1）高渗性缺水：即高渗性体液容量不足。ECF减少合并高钠血症，特点是失水多于失钠，体液容量减少的同时，血钠浓度 > 150mmol/L（150mEq/L）、血浆渗透压 > 310mOsm /L，ECF量和ICF量都减少，又称低容量性高钠血症。

高渗性缺水除一部分可由等渗性缺水转变而来外，主要是由于机体与外环境水、钠交换的动态平衡紊乱，水的入不敷出比钠更为严重。常见原因：①摄入水分不足；②水丧失过多；③呕吐、腹泻及消化道引流等导致等渗或含钠低的消化液丢失；④中枢性或肾性尿崩症时均可经肾排出大量低渗性尿液，使用大量脱水剂如甘露醇、葡萄糖等高渗溶液，以及昏迷患者鼻饲浓缩的高蛋白饮食，均可因为溶质性利尿而导致失水；⑤任何原因引起的过度通气，可经呼吸道黏膜不显性蒸发增加，丢失不含电解质的水分。

上述原因在渴感正常的人，当可以得到水喝和能够喝水的情况下，很少引起高渗性缺水，因为在水分丧失的早期，血浆渗透压稍有增高时，就会刺激口渴中枢，在喝水后，血浆渗透压即可恢复；因

表3-5　水、钠代谢紊乱的分类

体液容量	血钠浓度（渗透压）		
	降低	正常	增高
减少	低容量性低钠血症（低渗性缺失）	等渗性体液容量减少（等渗性缺水）	低容量性高钠血症（高渗性缺水）
正常	等容量性低钠血症（肾性失钠等）	正常	等容量性高钠血症（原发性高钠血症等）
增多	高容量性低钠血症（稀释性低钠血症）	等渗性体液容量增多（高容量血症、水肿）	高容量性高钠血症（高渗盐水快速扩容过量）

表3-6 3种缺水的比较

项目	高渗性缺水	低渗性缺水	等渗性缺水
发病原理	水摄入不足或丧失过多	体液丧失而单纯补水	水和钠等比例丧失而未予补充
发病原因	细胞外液高渗，细胞内液丧失为主	细胞外液低渗，细胞外液丧失为主	细胞外液等渗，以后高渗，细胞内外液均有丧失
表现和影响	口渴、尿少、脑细胞脱水	脱水体征、休克、脑细胞水肿	口渴、尿少、脱水体征、休克
实验室检查			
血钠浓度	＞150mmol/L	＜130mmol/L	130～150mmol/L
尿钠	有	减少或无	减少，但有
治疗	补充水分为主	补充生理盐水或3%氯化钠溶液	补充偏低渗的氯化钠溶液

此，只有在下述情况下才会发生明显的高渗性缺水：①水源断绝；②不能或不会饮水；③渴感障碍；在临床实践中，高渗性脱水的原因常是综合性的，如婴幼儿腹泻时高渗性脱水的原因除了丢失肠液、入水不足外，还有发热出汗、呼吸增快等因素引起的失水过多。

根据缺水程度可将高渗性缺水分为三度。①轻度：除口渴外，无其他症状，缺水量相当于体重的2%～4%；②中度：表现有严重口渴、乏力、尿少、唇舌干燥、皮肤失去弹性、眼窝下陷、烦躁不安、肌张力增高、腱反射亢进等，缺水量相当于体重的4%～6%；③重度：除上述症状外，出现躁狂、幻觉、错乱、谵妄、抽搐、昏迷甚至死亡，缺水严重者有心动过速、体温上升、血压下降等症状，缺水量超过体重的6%。

（2）低渗性缺水：即低渗性体液容量不足。细胞外液减少合并低血钠，特点是失钠多于失水，血钠浓度＜130mmol/L（130mEq/L），血浆渗透压280mOsm/L。又称低容量性低钠血症。

低渗性缺水主要是机体与外环境水、钠交换的动态平衡紊乱，钠的入不敷出比水更严重，钠的丢失超过水的丢失。常见原因：①大量消化液丢失而只补充水分，这是最常见的原因；②液体在第三间隙集聚；③长期连续应用排钠性利尿药；④经皮肤丢失。可见，低渗性缺水的发生，通常与措施不当（失钠后只补水而不补充钠）有关，这一点应当引起充分的注意；但是，也必须指出，即使没有这些不适当的措施，大量体液丢失本身也可以使有些患者发生低渗性缺水。这是因为大量体液丢失所致的ECF容量的显著减少，可通过对容量感受器的刺激而引起ADH分泌增多，结果使肾重吸收水分增加，因而引起ECF低渗。

根据缺钠程度和临床症状，可将低渗性缺水分为三度。①轻度：血钠浓度在135mmol/L以下。患者常感疲乏、头晕（直立时可发生昏倒）、手足麻木、尿中Na$^+$减少。②中度：血钠浓度在130mmol/L以下。除有上述症状外，尚有厌食、恶心、呕吐、视物模糊、收缩压轻度降低、起立时昏倒、尿少（尿中几乎不含钠和氯）、心率加快、脉搏细弱、皮肤弹性减弱、面容消瘦等表现。③重度：血钠浓度在120mmol/L以下。患者神志不清，肌痉挛性抽搐，腱反射减弱或消失，出现木僵、呼吸困难甚至昏迷，常发生低血容量性休克。

（3）等渗性缺水：即等渗性体液容量不足。ECF减少而血钠浓度正常，其特点是水钠成比例丢失时，血容量减少但血清Na$^+$浓度和血浆渗透压仍在正常范围内。即血钠浓度仍维持在130～150mmol/L，渗透压仍保持在280～310mOsm/L。

任何等渗性液体大量丢失所造成的血容量减少，短时间内均属等渗性缺水。常见原因：①消化液急性丧失；②体液丧失在感染区或软组织内；③大量抽胸腔积液、腹水，大面积烧伤等。等渗性缺水如不及时处置，患者可以通过不显性蒸发或呼吸等途径不断丢失水分而转变成高渗性缺水。如果补充过多低渗性液体则可转变为低渗性缺水和低钠血症。

（4）缺水的治疗：治疗缺水的目的首先是恢复正常血容量，并处理可能并发的酸碱失衡或电解质紊乱；必须积极控制导致血容量减少的基本原因，如出血、呕吐、腹泻等。

轻度缺水，若不是胃肠功能紊乱所引起，通过增加盐和水的摄入就足以纠正。

若缺水比较明显，则需静脉补液。所需补液的量较难精确决定，可从病史、出入量、体重记录等方面估算体液丢失和需要补充的液体量。补液中水

（5%葡萄糖溶液）盐（NaCl、NaHCO₃溶液等）的应用因缺水类型的不同而异。

等渗性缺水一般可先给予等张盐水扩充血容量，血压一旦恢复应该用半张盐水，以提供较多的水，使之易于进入细胞内，有助于排除代谢废物。

高渗性缺水者应给予5%葡萄糖溶液；严重者可静脉注射2.5%或3%葡萄糖溶液；应当注意，高渗性缺水时血钠浓度高，但患者仍有钠丢失，故还应补充一定量的含钠溶液，以免发生ECF低渗。

低渗性缺水仅伴轻度低钠血症，可口服或静脉滴注生理盐水。低钠血症比较严重（血钠浓度低于120mmol/L）可给予高渗盐水，使血钠浓度达120mmol/L左右以脱离危险。但应用高渗盐水时要避免血钠水平提升太快，以免造成心、脑损伤。

2.体液容量过多　钠和水潴留于体内则导致体液容量过多，常见于充血性心力衰竭、肝硬化、肾病综合征、肾衰竭、皮质醇治疗、饥饿或营养不良，以及医源性快速输入生理盐水等。一般来说，体液容量的扩大通常继发于体内钠总量的增多，后者进一步导致水潴留。因潴留于体内的钠和水的比例不同，血钠浓度可能偏离正常，体液容量过多也有等渗、低渗和高渗之分。临床主要包括水中毒和水肿。水中毒是指水潴留使体液量明显增多，血清Na⁺浓度＜130mmol/L，血浆渗透压＜280mmol/L，但体钠总量正常或增多，故又称为高容量性低钠血症。水肿是指过多液体在组织间隙或体腔内聚集。

（1）病因：当ADH分泌过多或肾排水功能低下的患者输入过多的水分时，则可引起水在体内潴留，并伴有包括低钠血症在内的一系列症状和体征，即出现所谓水中毒。因此，水中毒常发生于以下情况：①急性肾衰竭，各种原因所致的ADH分泌过多；②持续性大量饮水或精神性饮水过量，静脉输入不含盐或含盐量少的液体过多、过快，超过肾排水能力。全身性水肿原因多见于充血性心力衰竭、肾病综合征、肾炎、干燥疾病，也见于营养不良和某些内分泌疾病。局限性水肿常见于器官组织局部炎症、静脉或淋巴管阻塞等情况。

（2）临床表现：急性水中毒发病急骤，水过多所致脑细胞肿胀可造成颅内压增高，引起一系列神经、精神症状，如头痛、嗜睡、躁动、精神紊乱、定向力失常、谵妄，甚至昏迷，若发生脑疝则出现相应的神经定位体征。慢性水中毒症状通常被原发疾病的症状所掩盖，可有软弱无力、恶心、呕吐、嗜睡等。体重明显增加，皮肤苍白而湿润。

皮下水肿是水肿重要的临床特征，当皮下组织过多液体积聚时，皮肤肿胀、弹性差，用手指按压时可出现凹陷，称为凹陷性水肿。

（3）治疗：原发病防治十分重要，防止引起水中毒的原因。轻症患者在停止或限制水摄入后即可自行恢复；对于重症急性水中毒患者，则应立即静脉内输注甘露醇、山梨醇等渗性利尿药或呋塞米等强效利尿药以减轻脑细胞水肿和促进体内水分的排出。3%～5%高渗氯化钠溶液静脉滴注可迅速缓解体液的低渗状态，但须密切注意，因Na⁺过多可使ECF容量增大而加重心脏负荷。

体液容量过多对机体的影响是显而易见的，尤其对老年患者和伴有心肺功能异常的患者，肠梗阻时发生体液容量过多的情况主要在于纠正水和电解质紊乱时入量过多，因此，在临床治疗时一定要把握治疗液体的量，合理计算，才能收到好的效果。

三、电解质紊乱

（一）钾代谢紊乱

钾代谢紊乱主要是指细胞外液中K⁺浓度的异常变化，包括低钾血症和高钾血症。血清钾浓度的正常值为3.5～5.5mmol/L，通常比血浆钾浓度高0.3～0.5mmol/L，主要与凝血过程中血小板释放一定的钾有关。血钾浓度基本上能反映体内钾的总体水平。但在病理情况下，两者之间并不一定呈平行关系。

1.低钾血症与缺钾　血清钾浓度低于3.5mmol/L称为低钾血症。低钾血症时，机体的含钾总量不一定减少，细胞外钾离子向细胞内转移时，情况即如此。但是，在大多数情况下，低钾血症的患者也伴有体钾总量的减少——缺钾。低钾血症与缺钾，不一定同时发生。低钾血症可由钾摄入少、进入细胞增多或机体丧失钾增多引起。

（1）病因：①钾摄入减少；②钾排出过多：如呕吐、腹泻、大量使用利尿药、大量出汗；③细胞外钾离子向细胞内转移；④钡中毒、粗制生棉油中毒等。

肠梗阻或手术后胃肠减压常丢失大量消化液。在消化液中，尤其是胃液含有较多的钾，这是肠梗阻患者发生低钾血症的主要原因。在进行肠外营养时，同时给予较大剂量的胰岛素，钾离子移入细胞内，也可造成低钾血症。

（2）临床表现：最早的临床表现是肌无力，先是四肢软弱无力，之后可延及躯干和呼吸肌；还可有软瘫、腱反射减退或消失。患者常出现肠麻痹表现；心血管方面主要表现为窦性心动过速、传导阻滞和节律异常。

（3）治疗：轻度低钾可鼓励其进食含钾丰富的食物，如橘子、香蕉、咖啡等，或以口服氯化钾为佳。无法进食患者需经静脉补给，补钾量可参照血钾浓度降低程度，每天补钾40～80mmol/L不等。以每克氯化钾相当于13.4mmol/L钾计算，每天补氯化钾3～6g。静脉补钾有浓度及速度的限制，通常浓度为每升液体中含钾量不宜超过40mmol（相当于补氯化钾3g），溶液应缓慢滴注，输注速度应控制在20mmol/h以下。如果含钾溶液输入过快，血清钾浓度可能在短期内快速增高，将有致命的危险。

2.高钾血症　血钾浓度高于5.5mmol/L称为高钾血症。理论上，体内钾过多可引起细胞内钾离子含量增高，但细胞内钾离子过多通常不具有实质性临床意义。

（1）病因：高钾血症可由钾摄入过多、排出受阻和跨细胞异常引起。①进入体内钾太多；②肾排钾功能减退；③细胞内钾离子的移出，如溶血、组织损伤（挤压综合征）及酸中毒等。

（2）临床表现：高钾血症时肌肉轻度震颤，手足感觉异常，肢体软弱无力，腱反射减退或消失，甚至出现延缓性麻痹。高钾血症可引起窦性心动过缓、房室传导阻滞或快速性心律失常，最危险的是心室颤动或心搏骤停。

（3）治疗：应立即停用一切含钾药物或溶液。轻度高钾血症去除引发高钾血症的原因，积极治疗原发病，并限制高钾饮食，多能自行缓解。重症高钾血症应采取紧急措施降低血钾以保护心脏：①对抗钾的心肌毒性作用，即可在心电图监测下缓慢静脉注射10%葡萄糖酸钙10～20ml以提高血钙；5%NaHCO$_3$溶液250ml静脉滴注，既可增加血容量而稀释血清钾，又能促进钾离子移入细胞内或由尿排出，同时还有助于酸中毒的治疗；10U胰岛素加入10%葡萄糖溶液300～500ml中静脉滴注，持续1小时通常可以降低血钾0.5～1.2mmol/L。②降低血钾，其最有效的措施为血液透析或腹膜透析排出过多的钾；亦可用利尿药，如呋塞米40～100mg或噻嗪类利尿药，可促使钾从肾排出。

（二）镁代谢紊乱

镁代谢紊乱包括镁缺乏和镁过剩，主要是指细胞外液中镁浓度的变化，包括低镁血症和高镁血症。

1.低镁血症　血清镁浓度＜0.75mmol/L时称为低镁血症。

（1）病因：镁的获得来源主要是食物，而镁的排泄主要靠肾，因此，胃肠道摄入含镁的食物过少及肾排泄过多都是造成低镁血症的主要原因。常见引起低镁血症的病因：①镁摄入不足，如长期禁食、厌食、恶心、经静脉输注无镁的肠外营养液等，可引起镁摄入不足；②吸收障碍，如广泛小肠切除、吸收不良综合征、胃肠道瘘等，可导致吸收不良，但少量镁仍随尿排出，故可发生低镁血症；③大量应用利尿药；④高钙血症；⑤糖尿病酮症酸中毒、甲状腺功能亢进及严重甲状旁腺功能减退均使肾小管对镁重吸收减少。

（2）临床表现：血清镁浓度与机体镁缺乏不一定平行，即镁缺乏时血清镁浓度不一定降低，有时低镁血症常有眩晕、共济失调、手足徐动症、肌无力和肌萎缩，因此，凡有诱因且有症状者，应疑有镁缺乏。低镁血症时，神经-肌肉和中枢神经系统应激性增高；常出现心动过速；镁和血压高低呈负相关，因此，低镁血症常导致高血压，亦可加速动脉粥样硬化的形成；严重缺镁可引起心肌细胞代谢障碍和冠状血管痉挛，从而导致心肌坏死，因此，认为心肌含镁降低是心肌梗死患者易发生猝死的一个因素。

（3）治疗：主要是防治原发病，无症状低镁血症患者可以通过口服补充镁剂加以纠正，当口服吸收障碍者或严重低镁血症患者应静脉补充镁。对于有症状性的低镁血症或严重低镁血症患者，临床上可用25%硫酸镁溶液5～10ml加入5%葡萄糖溶液中缓慢静脉滴注。此外，在纠正低镁血症时，应纠正低血钙、低血钾、低血磷及碱中毒等其他电解质紊乱。

2.高镁血症　血清镁浓度＞1.25mmol/L时称为高镁血症。除少数医源性因素导致进入体内镁过多外，大多是因肾功能障碍引起排泄减少所致。此外，大量静脉应用镁制剂，若不注意监测，也可发生严重高镁血症。若合并肾功能障碍，肾的调节作用严重削弱，则容易发生高镁血症。

（1）病因：①肾衰竭是最常见的病因，当肾衰竭到少尿或无尿期时则容易导致高镁血症；②摄入过多（如使用抗酸剂）或经其他途径进入体内过多（如肌内注射硫酸镁等）；③严重脱水伴少尿时，镁随尿排出减少；④肾上腺皮质功能减退、甲状腺功能减退时，肾排镁障碍；⑤分解代谢亢进疾病，如糖尿病酮症酸中毒等其他电解质紊乱。

（2）临床表现：高镁血症的临床表现与血清镁浓度升高的幅度及速度有关，短时间内迅速升高者临床症状较重，一般早期表现为食欲缺乏、恶心、呕吐、皮肤潮红、头痛、头晕等，因缺乏特异性，容易忽视，当血清镁浓度达 $2 \sim 4mmol/L$，可出现神经-肌肉及循环系统的明显改变；可抑制内脏平滑肌功能，常表现为嗳气、呕吐、便秘和尿潴留等；对心血管的影响主要表现为抑制房室和心室内传导，降低心肌兴奋性，心电图检查表现为传导性阻滞和心动过缓，严重时出现血压下降、甚至心搏骤停。

（3）治疗：防治原发病，改善肾功能，肾功能正常的轻度高镁血症不需要特殊治疗，因为肾可以快速清除镁，且镁的半衰期仅为1天。有明显心血管症状患者应立即静脉注射钙剂，可用10%葡萄糖酸钙（或氯化钙）溶液 $10 \sim 20ml$ 缓慢注射，可以对抗镁对心脏和肌肉的抑制；也可在充分扩容时应用利尿药以利镁排出。若治疗不佳则采用透析疗法清除镁，血液透析是治疗肾衰竭伴高镁血症的有效方法。

（三）钙、磷代谢紊乱

钙和磷是人体内含量最丰富的无机元素。体内钙磷均由食物供给。血浆中钙、磷浓度关系密切，正常时，二者的乘积为 $30 \sim 40mg^2/dl^2$。若大于 $40mg^2/dl^2$，则钙磷以骨盐形式沉积于骨组织；若小于 $35mg^2/dl^2$，则骨骼钙化障碍，甚至骨盐溶解。体内钙磷代谢，主要由甲状旁腺激素（parathyroid hormone，PTH）、1,25-$(OH)_2D_3$ 和降钙素3种激素作用于肾、骨骼和小肠3个靶器官调节。

1.低钙血症 当血清蛋白浓度正常时，总血钙浓度低于2.2mmol/L，或血清游离钙浓度低于1mmol/L，称为低钙血症。

（1）病因

1）维生素D缺乏：食物中维生素D摄入缺少或光照不足；梗阻性黄疸、慢性腹泻、脂肪泻等影响肠道吸收，肝硬化或肾衰竭等导致维生素D羟化障碍。

2）甲状旁腺功能减退：常见于甲状腺或甲状旁腺手术及颈部恶性肿瘤术后、放疗后、浸润性疾病如血色病、肝豆状核变性、转移性肿瘤等。

3）慢性肾衰竭：使肠道钙吸收减少，阻碍骨内钙的动员，并加速了钙从肾排泄而造成血钙进一步降低。

4）急性胰腺炎时机体对PTH的反应性下降，胰腺高血糖素分泌亢进，胰腺炎症或坏死释放出的脂肪酶与钙结合成钙皂影响肠道吸收。

（2）临床表现：低钙血症经常没有明显的临床症状。临床症状的轻重与血钙浓度降低的程度不完全一致，而与血钙浓度降低的速度、持续时间有关。低钙血症的临床表现主要与神经肌肉的兴奋性增高有关，严重时可导致喉痉挛、气管痉挛、癫痫发作甚至呼吸暂停；精神症状表现为烦躁不安、抑郁及认知能力减退；低钙血症对心血管的影响主要为心脏传导阻滞等心律失常，严重时可出现心室颤动、心力衰竭；低钙时可出现骨骼疼痛、病理性骨折、骨骼畸形等。

（3）治疗：有症状和体征的低钙血症患者应予治疗，血钙下降的程度和速度决定纠正低钙血症的快慢。若总血钙浓度小于7.5mg/dl（1.875mmol/L），无论有无症状均应进行治疗。一般采用10%葡萄糖酸钙10ml（含 Ca^{2+} 90mg）稀释后静脉注射（大于10分钟），注射后立即起作用，必要时可重复使用以控制症状。若症状性低钙血症反复发作，可在 $6 \sim 8$ 小时静脉滴注 $10 \sim 15mg/kg$ 的 Ca^{2+}。氯化钙亦可使用，但对静脉刺激大。Ca^{2+} 浓度不应大于200mg/100ml，防止外渗，以免造成对静脉和软组织的刺激。若患者伴有低镁血症，必须同时予以纠正。慢性低钙血症首先要治疗原发病，可以给予口服钙和维生素D制剂（营养性维生素D或活性维生素D）。口服钙制剂包括葡萄糖酸钙、枸橼酸钙和碳酸钙，根据低钙血症情况选择应用，一般每天可服 $1 \sim 2g$，鱼肝油内富含维生素D，可促进钙从肠道吸收，价廉，但作用较慢，一旦作用发生可持续较久，应经常监测血钙浓度调整用量。值得注意的是，血钙浓度一般纠正到正常低值即可，纠正到正常偏高值可导致高钙尿症，易发生尿路结石。

2.高钙血症 是指血清离子钙浓度的异常升高。当进入细胞外液的钙（肠、骨）超过了排出的钙（肠、肾）则发生高钙血症，总血钙浓度高于2.75mmol/L，或血清游离钙大于1.25mmol/L时称为高钙血症。

（1）病因：临床影响离子钙的因素主要是血清白蛋白浓度及酸碱度。①白血病、多发性骨髓瘤等恶性肿瘤或恶性肿瘤骨转移，这些肿瘤细胞可分泌破骨细胞激活因子，这种多肽因子能激活破骨细胞。肾癌、胰腺癌、肺癌等即使未发生骨转移亦可引起高钙血症，这与前列腺素（尤其是 PGE_2）的增多导致溶骨作用有关。②甲状旁腺功能亢进：常见于甲状旁腺腺瘤或增生，PTH 过多，促进溶骨、肾重吸收钙和维生素 D 活化，引起高钙血症。③维生素 D 中毒：长期大量服用维生素 D 可造成维生素 D 中毒，导致高钙高磷血症。

（2）临床表现：高钙血症的临床表现与血钙浓度升高幅度和速度有关，症状表现在消化系统、运动系统、神经系统、泌尿系统等。在消化系统则表现为食欲缺乏、恶心、呕吐、腹痛、便秘，重者发生麻痹性肠梗阻。钙可刺激促胃液素和胃酸分泌，故高钙血症者易发生消化性溃疡。钙异位沉积于胰腺管，且钙刺激胰酶大量分泌，故可引发急性胰腺炎。

高血钙危象：是血钙增高至 4mmol/L 以上时，表现为多饮、多尿、严重脱水、循环衰竭、氮质血症。若不及时抢救，患者可死于肾衰竭和循环衰竭。少数严重的病例可有神经系统的表现，包括嗜睡、乏力和反射减弱。心电图 Q-T 间期缩短提示高钙血症。急性高钙血症可出现明显的血压升高。胃肠道表现包括无力性便秘和厌食，在严重病例可有恶心和呕吐，不同原因的高钙血症都可伴随急性胰腺炎。

（3）治疗：应根据血钙浓度升高的程度采取不同的治疗对策，治疗包括病因治疗和降低血钙浓度治疗，甲状旁腺功能亢进者手术切除腺瘤或增生的腺体组织可彻底治愈。

1）轻度高钙血症：是指血钙浓度在 2.75～3.0mmol/L。此症可采用钙受体协同剂 R-568。此药抑制 PTH 分泌，抑制的程度与剂量相关。轻度高钙血症患者应避免使用所有的利尿药，噻嗪类利尿药应禁用。

2）中度高钙血症：血钙浓度在 3.0～3.4mmol/L。除治疗引起高钙血症的原发性疾病外，可静脉滴注生理盐水扩容，使患者轻度"水化"；如果欲使血钙浓度下降快些，可用袢利尿药（但禁用噻嗪类利尿药）；如果血钙浓度下降不理想，可再加用双膦酸盐口服。

3）重度高钙血症：血钙浓度在 3.75mmol/L（13.5mg/dl）以上，即高钙危象。治疗方法包括扩充血容量、增加尿钙排泄、减少骨的重吸收及治疗原发性疾病。

4）急性高钙血症发作治疗：静脉补液以增加细胞外容积，随后用排钠利尿药，但有肾功能不足、充血性心力衰竭的患者为禁忌；静脉磷酸盐治疗，可以使血浆钙浓度快速下降，但可以引起肾衰竭，因此，甚少应用；降钙素及肾上腺皮质激素、细胞毒性药物（如光辉霉素）及双膦酸盐等均可纠正高钙血症，但要避免引起并发症。高钙浓度降低后，再针对病因治疗。

5）慢性高钙血症治疗：应该针对病因进行治疗，此外，应控制饮食中的钙含量；药物方面可以考虑口服双膦酸盐，但肾功能不全的患者禁用；也可以使用皮质激素治疗，对恶性肿瘤引起的高钙血症有效，但长期应用有副作用。

3.低磷血症 血清无机磷浓度小于 0.8mmol/L 称为低磷血症。

（1）病因：低磷血症一般见于由肠道进入细胞外液的磷减少、经肠道造成的肾排出的磷增多和（或）磷向细胞内液转移。①摄入减少：如饥饿、剧烈吐泻、1,25$(OH)_2D_3$ 不足、吸收不良综合征或过量应用结合磷的抗酸药可导致磷摄入减少；②排出增多：急性酒精中毒、甲状旁腺功能亢进症、维生素 D 抵抗性佝偻病、代谢性酸中毒、糖尿病、糖皮质激素和利尿药等；③磷向细胞内转移：是低磷血症最常见的原因，见于应用促进合成代谢的胰岛素、雄性激素和糖类（静脉注射葡萄糖、果糖、甘油）、营养恢复综合征、呼吸性碱中毒。

（2）临床表现：轻者无症状，重者可有肌无力、感觉异常、鸭态步、骨痛、佝偻病、病理性骨折，易激惹、精神错乱、抽搐、昏迷。严重缺磷亦可导致充血性心力衰竭和中枢神经系统功能紊乱，表现为过度兴奋、软弱无力、感觉异常、反应迟钝、癫痫发作及昏迷。

（3）治疗：主要是针对病因治疗，轻度无症状的低磷血症无须特别处理，或每日口服补充磷 1～2g，分次给予；严重低磷血症或症状明显者，需要静脉补充磷，当血清磷浓度＜0.3mmol/L 时，每日静脉补充磷酸盐的量为 0.3mmol/kg，在 24 小时内给予；血磷浓度在 0.3～0.6mmol/L 时，一般每日静脉补充 50～60mmol 磷酸盐安全且有效。

4.高磷血症 血清磷浓度成人大于 1.6mmol/L，儿童大于 1.9mmol/L，称高磷血症。

（1）病因

1）急、慢性肾功能不全：是高磷血症最常见原因。

2）骨中的磷释放增加：常见于某些继发性甲状旁腺功能亢进，也可见于甲状旁腺功能低下。

3）磷进入细胞外液增多：应用含磷缓泻剂或灌肠剂，维生素D中毒，磷进入细胞外液增多；此外，磷从细胞内移到细胞外，也可致细胞外液磷增多，见于急性酸中毒、骨骼破坏、高热、恶性肿瘤（化疗）等。

（2）临床表现：高磷血症没有特异的临床症状，急性高磷血症增加钙磷沉淀风险，从而导致软组织及肾钙化，引起肾衰竭。高磷血症继发低钙血症，患者可因为低钙引起抽搐、心律失常、低血压等临床症状。

（3）治疗：治疗原发病，降低肠吸收磷的量，必要时使用透析疗法。除对原发病做防治外，无症状或肾功能正常的高磷血症无须特殊治疗，过量的磷可以通过肾排出。急性肾衰竭或伴明显高磷血症者，可通过血液透析治疗清除过多的血磷。慢性高磷血症的治疗包括限制食物中磷的摄入，口服钙盐、氢氧化铝等。

四、肠梗阻患者水和电解质紊乱的治疗

水和电解质紊乱治疗的目的是维持体液的正常容量和体液成分的正常范围。肠梗阻患者引起的水和电解质紊乱的处理相较于其他系统疾病引起者更难，因肠梗阻患者不能经口进食，且消化液的丢失时刻未间断，其治疗完全要靠静脉给予，因此，水、电解质及生命体征的监测非常重要。肠梗阻患者防治水和电解质紊乱的基本原则：①需要监测患者的水、电解质及酸碱平衡情况并及时调节静脉输液。②需保持每日出入水量平衡，患者入水量应根据其尿量情况进行调整，如患者的入水量等于前一天的尿量加500ml液体；对于发热患者，体温每增高1℃，则增加300ml液体。根据电解质监测情况，补充钾、钠离子。③无法进行出入量监测的肠梗阻患者，可进行中心静脉压监测，则根据中心静脉压控制补液速度及补液量，将中心静脉压保持在$4 \sim 12cmH_2O$。④对于老年人，心、肺功能异常，要严格控制入量，量出为入，避免发生充血性心力衰竭及肺水肿。⑤对于严重营养不良、长期饥饿的患者，要严格控制补液速度，禁止大量输入葡萄糖溶液，要遵循"先少后多、先慢后快、先盐后糖、多菜少饭、逐步过渡"的原则，以免发生再喂养综合征，以致发生急性呼吸、循环衰竭而死亡。因此，对于肠梗阻患者，需要进行严密的监测，并对各种生理功能改变做出正确的解释。

对于肠梗阻患者，水和电解质紊乱及一些其他因素应综合考虑。随着对内环境和重症监护技术的完善，肠梗阻患者死于水和电解质紊乱的情况日趋减少。目前，随着临床检验技术及诊疗水平的进步，对于水和电解质紊乱的诊断已不成问题，有经验的外科医师可根据临床表现和检验结果对患者的情况做出正确判断，如是否存在脱水、休克、过度通气等，但对第三间隙的液体丢失则难以判断，需具有丰富临床经验的医师仔细观察。当诊断明确，治疗又是另一问题，肠梗阻患者的水、电解质紊乱处理须考虑：原发病、梗阻位置、是否有并发症、年龄、容积、张力、酸碱度、特殊的电解质、营养及其他治疗的干预等，不应将这些因素孤立开，应强调一并处理。

（一）治疗步骤

1.解除病因　在及时诊断和积极治疗原发病的同时，要防治并发症和控制水、电解质的继续丢失；如幽门梗阻患者可放置小肠营养管，在吸引胃液的同时可以经过小肠接头打入营养液或吸引出胃液，最大限度地减轻水和电解质紊乱的发生。

2.补充血容量　临床上，体液代谢和酸碱平衡紊乱常混合存在，在治疗上应有一个大体的先后程序。首先是补充血容量，如血容量不足，不仅缺氧无法纠正，肾功能因缺血而不能恢复，代谢产物无法排出，酸中毒无法纠正，体液代谢失调也无从调节。因此，补充血容量是突破这一相互影响、互为因果的关键。

3.纠正酸碱平衡紊乱　轻度的代谢性酸中毒或碱中毒，在补充血容量的输液中可以得到纠正；但严重的酸中毒或碱中毒，则需要根据血气分析和氯的测定值采取针对性的措施。对危重或紧急手术的患者，术前必须纠正酸碱平衡紊乱，至少是部分纠正，从而使手术能安全进行。

4.补充电解质　在纠正血容量和酸碱平衡紊乱的同时，也能纠正缺水、缺Na^+、缺Cl^-的情况；如电解质化验检查报告Na^+、Cl^-还缺乏，再予补充。补充电解质时，应先补给当日需要量和额外丢失量，然后逐渐补充已丧失量。

5.营养素　值得强调的是，在肠梗阻患者的水、电解质情况不明的情况下，给予全静脉营养是

不适合的，因其可加重水和电解质紊乱。因此，应该先纠正水和电解质紊乱，待水和电解质紊乱初步纠正时再逐步行全量营养支持。

（二）具体方法

常用的各种补液的液体所含电解质量见表3-7。临床上有足够的品种以满足外科患者的输液要求。在特定的情况下，正确选择输液可纠正异常而使肾负担减轻。

一般情况下，静脉补液的量由3部分组成，即生理需要量、继续损失量和累积损失量。

1.补充生理需要量　不能进食的患者，每日仍有液体和电解质的排出，每日应补充当日生理需要量，包括水2000～2500ml（30～40ml/kg），葡萄糖150～200g，氯化钠4～6g，氯化钾3～4g。因肠梗阻患者禁食时间长，还应适当补充Ca^{2+}、P^{2-}、Mg^{2+}等矿物质。

2.补充继续损失量　继续损失量应参照昨日额外丧失量补充。肠梗阻患者昨日额外丧失量：①胃肠道的额外丧失量，包括胃肠减压的吸引量及呕吐量；②内在性失水；③发热、出汗、气管切开蒸发等。

胃肠道不同部位的消化液，有不同的电解质含量（表3-4）。因此，可以依照梗阻部位的不同而选择相应的液体来补充，这样相较笼统选择液体更有针对性（表3-8）。例如，小肠液内Na^+、Cl^-近乎相等，呈偏碱性，可用5%葡萄糖氯化钠注射液、5%葡萄糖注射液和1.25%碳酸氢钠注射液按70%、20%、10%的比例进行补给；小肠梗阻时，胆汁和胰液的丧失也同时存在，因此，丧失量的2/3用5%葡萄糖注射液，1/3用1.25%的碳酸氢钠注射液进行补给；此外，每丧失掉1000ml胃肠液，应补给氯化钾1～2g。

内在性失水并不引起体重减轻，因此，对这

表3-7　常用各种补液的液体所含电解质量（mmol/L）

溶液	阳离子					阴离子		
	Na^+	K^+	Ca^{2+}	Mg^{2+}	NH_4^+	Cl^-	HCO_3^-	HPO_4^{2-}
乳酸林格液	130	4	1.4			109	28*	
0.9%氯化钠	154					154		
1.87%乳酸钠	167						167*	
11.2%乳酸钠	1000						1000*	
3%氯化钠	513					513		
5%氯化钠	855					855		
0.9%氯化铵					168	168		
21.4%氯化铵					400	400		

注：*以乳酸盐的方式存在于溶液中，可转变为重碳酸盐。

表3-8　消化液丧失时等量补液配制比例　　（单位：%）

丧失的消化液	5%葡萄糖氯化钠注射液	5%葡萄糖注射液	1.25%碳酸氢钠注射液
胃液			
普通患者	67	33	
十二指肠溃疡患者	100		
低胃酸患者	50	50	
小肠液	70	20	10
胆汁和胰液	67		33
胰液	50		50

部分丧失量不能用体重的变化来计量，只有结合病情，再具体估计丧失量。补液量是否妥当，除根据补液后临床病情改善的程度外，还应测定每小时尿量、尿比重和尿电解质及尿氯化物。一般补液时，建议能保证尿量在40ml/h为宜，尿比重1.020～1.010，24小时尿内氯化物总量在4g以上，则表明情况良好，不致有严重缺水和氯化物缺乏。

对于发热、大量出汗和已做气管切开的患者，应增加其补给量：一般体温每升高1℃，从皮肤丧失低渗体液2～5ml/kg，因此，需额外补液5ml/（kg·d）。当体温上升到40℃时，每日需多补液600～1000ml。对显性出汗患者，如中度出汗时，丧失体液为500～1000ml，其中含钠1.25～2.50g；大量出汗时丧失体液1000～1500ml，含钠2.5～3.8g。气管切开的患者，每日从呼吸蒸发的水分比正常多2～3倍，相当于800～1200ml，可用5%葡萄糖注射液补充。

3.补充累积损失量　病情失衡量可根据临床表现和实验室检查进行分析，明确缺水、缺钠的程度，有无酸中毒等。按缺水程度补充，每丧失体重的1%，补充400～500ml液体来计算。在临床应用时，要注意人体具有强大的调节能力，失衡量不可一次补足；一般当日先补给一半量，其余量在第2～3日根据当时情况分次补给。

4.临床补液原则　先盐后糖、先晶后胶、先快后慢、见尿补钾。

（1）补液顺序：①先用等渗盐水或平衡盐溶液扩充血容量，使尿量增加，以恢复机体的调节能力；②尿量增多后如有酸中毒表现，可按每次提高CO_2CP 10%的方法补碱性溶液，同时注意补钾、钙；③扩容后血容量不足时，需补给一定量的胶体液（全血、血浆、右旋糖酐等）；④补液量较多时，各类液体要交替输入。

（2）补液速度：①病情重者开始要快，可在最初8小时补给全天补液量的1/2，待病情好转，速度要减慢。②对心肺功能不好或某些不能输快的药物（如高渗盐水、钾盐）要控制速度。

（3）补液注意事项：①积极治疗原发病。②通过观察治疗效果，可随时调整补液计划，如尿量每小时有30～50ml，说明补液是恰当的；尿量在30ml以下，应加快输液；如尿量过多，则减慢输液速度。③注意心肺情况，如发现患者心率加快、呼吸急促、咳嗽、肺部有湿啰音，应立即停止或减慢输液速度。④注意有无寒战、发热等输液反应，发现后立即停止输液，并进行相应的处理和密切观察。⑤有条件时，对大量补液的患者可用中心静脉压和心电图监测。

对于肠梗阻患者的补液，一定要综合考虑到如下几个方面：年龄、是否合并其他疾病（如心、肺、肾等）、肠梗阻病因、是否合并严重的呕吐或其他导致酸碱平衡紊乱的症状等；而且补液建议能够监测中心静脉压和尿量，它们才是对补液最有指导意义的。如果患者没有基础疾病，每日的总入液量应在3000ml左右，其中2000ml为补液大袋，只需要使用10%葡萄糖溶液和5%葡萄糖氯化钠注射液、水溶性维生素及氯化钾即可，每日监测血常规、肝功能、肾功能、电解质，根据结果调整；如果患者有糖尿病，可以在监测血糖时给予胰岛素注射液，以1:5起，根据血糖调整（如不足，每日增加4个单位）；如无糖尿病，可不用胰岛素；如果梗阻病因考虑恶性肿瘤，建议使用全胃肠外营养，此时有无糖尿病，都要监测血糖并加用胰岛素。

总之，对于外科补液，尤其是特殊患者，如肠梗阻、肠瘘等，一定要根据患者的病情及化验指标有针对性地进行调整，还需要长期临床实践的摸索和总结。

（三）肠梗阻患者水和电解质紊乱处理的难点

1.钾的补充　肠梗阻患者由于无法正常进食，且呕吐较重，尤其是完全性肠梗阻、恶性肠梗阻患者，血清钾浓度相较于急性肠梗阻患者明显要低。即使一些肠梗阻患者血钾浓度无明显下降，但同样存在总体钾缺乏的情况，主要是血液浓缩导致电解质检查结果正常，因此，必须要重视肠梗阻患者钾的补充。

当有肠梗阻发生时，除了维持正常的钾平衡外，尚应补充额外丧失量，按丧失的上限补充量来补充是安全的，因为肾功能正常的患者可以靠肾排泄掉过多部分，一般情况下，每升消化液含钾10～20mmol，鼻胃管减压或幽门梗阻的消化液含钾10～15ml/L，故每天补充钾80mmol即可。对于高位小肠梗阻患者，每天丧失的消化液可达3～4L，其含钾量达50～70mmol，并且在肠绒毛腺体分泌黏液时也消耗了钾，故应增加钾的补充量。

另外，纯胃液的丢失，仅在幽门梗阻时发生，虽然其含钾量仅10～20mmol/L，但可造成酸碱平衡紊乱，致尿中丧失大量K^+，这种胃液丧失可用0.45% NaCl加40mmol/L的钾，按1:1补充丧失的胃液。必须强调，纯胃液丧失不同于鼻胃管的胃肠减压，而鼻胃管是全消化液的丧失，尤其是在使用小肠减压管或肠梗阻导管减压时。

治疗已有低钾血症的患者，补充时应包括每日需要量、昨日额外丧失量及累积损失量。对每日需要量和昨日额外丧失量可进行估算，对累积损失量尚无可靠的计算方法。目前，临床上常用下列方法估算，即血清钾轻度下降表明机体缺钾至少达100～200mmol，血清钾浓度极度下降表明机体缺钾达1000mmol；当已缺乏量较大时，欲在2～3天完全纠正是不太现实的，因规定的安全补钾速度是10mmol/h，也就是每天补钾不超过240mmol。对于一般的肠梗阻患者可按以下方法进行安全补钾：40mmol维持当日需要量，40～80mmol补充额外丧失量，120mmol纠正累积损失量；甚至在患者缺钾已有碱中毒和反常性酸性尿时，按每天240mmol来补充，可在很短时间内纠正，血钾浓度可升至正常。

合并有糖尿病酮症酸中毒的患者，也可以每小时补钾10mmol。如第1小时给1000ml无钾输液，后4小时的1000ml液体中加40mmol的钾，再4小时仍可补给40mmol钾。然而，因为这种情况下血钾浓度下降非常快，当血容量恢复，有尿时，补钾的安全范围就可大幅度增加，可达20mmol/L。

补钾途径以胃肠道最安全，但肠梗阻患者常无法进食，因此，直接进行口服补钾显然是不可取的。当寻找到梗阻原因，采用正确的减压策略，就可以口服补钾或管饲补钾，如十二指肠梗阻，可以放置肠梗阻导管，将肠梗阻导管越过Treitz韧带，就可以通过肠梗阻导管打入枸橼酸钾来管饲补钾，利用有效的空、回肠来进行钾的补充。当然，对于粘连成团，高位梗阻，肠梗阻导管无法达到梗阻部位的患者，管饲补钾也是不可取的。因此，静脉补钾就成为肠梗阻患者补钾的主要途径，静脉补钾分为外周静脉和中心静脉两条途径，中心静脉补钾优点较多，因其血流量大，可输入相对浓度较高的钾，如在心电监护下，输入速度可达40mmol/h或更高，且无输钾造成的外周静脉疼痛、静脉炎或栓塞等并发症。

以前强调在少尿、肾功能障碍、休克、严重缺氧和酸中毒纠正前，尽可能不补钾，以防高钾血症；对手术后的早期也不主张补钾。由于这些观点过于机械地被广大医务工作者所接受，以至于忽视了机体对钾的代谢能力和总体钾缺乏的程度。实际上，在上述几种情况下，血清钾似乎正常或偏高，但机体仍丧失了大量钾，细胞内仍处于严重缺钾状态，并因这些因素（肾衰竭除外）而进一步加重了细胞内缺钾，如做动态24小时尿钾测定，就可发现此时机体排出了大量的钾，故目前主张手术后早期可补钾，少尿、休克的患者如血清钾浓度低仍可补钾。

具体来说，1例患者1天能补多少钾，如何补钾，应根据患者的病情、化验结果和临床医生的经验来决定。

2. 血清白蛋白 肠梗阻患者因从肠道得不到足够的营养物质，加上原发病的消耗、手术创伤、感染等因素，尤其是恶性肠梗阻及慢性不完全性肠梗阻患者，表现为血清白蛋白浓度下降，而血浆渗透压主要取决于血清白蛋白的浓度。一般在用胶体液纠正血容量不足时，也同时维持了胶体渗透压，如果只注意迅速输入大量电解质溶液，则胶体渗透压很快下降，可引起组织水肿。因此，多项研究报告显示，对严重营养不良及炎性肠梗阻的患者输入人血白蛋白，可迅速增加血浆的胶体渗透压，减轻肠壁水肿，减少肠内外炎性渗出，加速肠功能的恢复，且输注人血白蛋白可以避免发生传染病的危险。白蛋白能提高血浆胶体渗透压，从而减少组织水肿，有利于细胞和器官功能的恢复。

人血白蛋白是一种小分子量、非糖基化、带负电荷的血清蛋白，具有物质结合、运输、抗氧化及酶活性等多种功能。生理情况下，白蛋白是细胞外液中含量最多的蛋白质，其中血浆白蛋白含量为35～50g/L，约占血浆总蛋白的60%，远高于组织间液中的蛋白含量。白蛋白主要在肝合成，但不在肝储存，由肝细胞直接分泌到窦状隙中进入血液循环，半衰期为18天，最终由肌肉、肝和肾等降解；人血白蛋白具有药物转运功能，具有协调维持血管内皮完整性、抗氧化、抗感染、器官保护、维持胶体渗透压及保护血细胞、调节凝血、作为氮源为损伤组织修复提供营养等作用。

当机体处于应激情况下，如创伤、感染、严重烧伤，肝将合成急性相蛋白，白蛋白合成随之减少，因此，在有创伤或感染的患者更应补充白蛋白。目前市售的人血白蛋白品种很多，一般是每瓶50ml，浓度为20%，维持胶体渗透压的功能，1g白蛋白可保留18ml水，每5g白蛋白保留循环内水分的能力约相当于100ml血浆或200ml全血的功能，从而增加循环血量和维持血浆渗透压的作用。

人血白蛋白来源较困难，费用昂贵，应用时要掌握好适应证，不可将其作为营养支持的氮源，一般每天补充15～20g即可。以提高血浆胶体渗透压为目的时，应将白蛋白稀释，缓慢静脉滴注；如以降低组织水肿为目的，则可直接静脉滴注，再辅以利尿药，则效果更好。随着重组蛋白技术的发展，白蛋白制剂将更为普及并广泛在危重症患者中得到应用。

第三节　酸碱失衡

机体的代谢活动必须在适宜的酸碱度体液内环境中才能正常进行。体液酸碱度的相对恒定，是维持内环境稳定的重要组成部分之一。正常生理状态下，血液的酸碱度（pH）通常维持在一个范围内，即动脉血pH稳定在7.35～7.45，平均值为7.40，呈弱碱性，变动范围很窄；这种维持体液相对稳定的过程，称为酸碱平衡。体内酸、碱产生过多或不足，引起血液pH改变，此状态称为酸碱失衡。维持基本的生命活动主要取决于体内精细的酸碱平衡或内环境稳定，即使是微小的失衡，也可能在很大程度上影响机体的代谢和重要器官的功能。

一、体液酸碱物质的来源

体液中酸性或碱性物质主要是细胞内物质在分解代谢过程中产生的，食物中也含有酸性或碱性物质，但量不多，在普通膳食条件下，产生酸性物质量远远超过碱性物质量。

（一）酸的来源

1. 挥发酸　机体在代谢过程中产生最多的酸性物质是碳酸（H_2CO_3）。H_2CO_3是体内唯一的挥发酸，糖、脂肪和蛋白质等物质在代谢过程中产生大量的CO_2，CO_2与水结合生成H_2CO_3，H_2CO_3可释放H^+，也可以形成CO_2气体，从肺排出体外，所以称为挥发酸。

$$CO_2 + H_2O \rightarrow H_2CO_3 \rightarrow H^+ + HCO_3^-$$

CO_2和水结合为H_2CO_3的可逆反应虽可自发进行，但主要是在碳酸酐酶的作用下进行的，碳酸酐酶主要存在于红细胞、肾小管上皮细胞、肺泡上皮细胞及胃黏膜细胞中。

组织细胞代谢产生的CO_2的量是相当可观的，

成人在安静状态下每天可产生300～400L，如果全部与水结合成H_2CO_3，并释放H^+，相当于每天产$H^+13～15mol$。在运动时随着代谢率的增加，CO_2生成量也显著增加，但通过肺的调节，可增加CO_2排出，这是酸碱的呼吸性调节。

2. 固定酸　是体内除H_2CO_3外所有酸性物质的总称，因不能由肺呼出，而只能通过肾由尿液排出故又称非挥发酸，也称之酸碱的肾性调节。机体产生的固定酸：含硫氨基酸分解代谢产生的硫酸；含磷有机物（磷蛋白、核苷酸、磷脂等）分解代谢产生的磷酸；糖酵解产生的乳酸；脂肪分解产生的乙酰乙酸、β-羟丁酸等。但是，人体每天生成的固定酸所解离产生的H^+与挥发酸相比要少得多。

（二）碱的来源

体内通过三大营养物质的分解代谢产生的碱性物质并不多，但人们摄入的蔬菜和水果中含有有机酸盐（如柠檬酸盐、苹果酸盐等），在体内经过生物氧化可生成碱性物质。体内代谢过程中也可产生碱性物质，如氨基酸脱氨基所产生的氨，这种氨经肝代谢后生成尿素，正常时并不是碱的主要来源，但酸中毒时，肾小管细胞泌氨可以中和原尿中的H^+。

二、酸碱平衡的调节

尽管机体不断生成和摄取酸碱性物质，但血液pH并不发生显著变化，这是由于体液中的缓冲系统可以减轻pH的显著变化，以及一系列的肺和肾调节的作用，保持了酸碱的稳定。机体对酸碱平衡的调节主要是由三大调节体系共同作用来完成的，即血液缓冲系统的缓冲，肺对酸碱平衡的调节和肾对酸碱平衡的调节。

（一）血液缓冲系统的缓冲作用

血液缓冲系统包括血浆缓冲系统和红细胞缓冲系统，都是由弱酸和其相对应的弱酸盐所组成，其中弱酸为酸性物质，对进入血液的碱起缓冲作用；弱酸盐为碱性物质，对进入血液的酸起缓冲作用。血浆缓冲系统由碳酸氢盐缓冲对（$NaHCO_3$/H_2CO_3）、磷酸氢盐缓冲对（Na_2HPO_4/NaH_2PO_4）和血浆蛋白缓冲对（$NaPr$/HPr）组成。红细胞缓冲对则由还原血红蛋白缓冲对（KHb/HHb）、氧合血红蛋白缓冲对（$KHbO_2$/$HHbO_2$）、磷酸氢盐缓冲对（K_2HPO_4/KH_2PO_4）和碳酸氢盐缓冲对（$KHCO_3$

H_2CO_3）等组成。碳酸氢盐缓冲对占血浆缓冲对含量的50%以上，血浆中50%以上的缓冲作用由它完成；当血浆中的酸性物质（如盐酸）过多时，由碳酸氢盐缓冲对中的碳酸氢钠对其缓冲（表3-9，表3-10）。经过缓冲系统缓冲后，强酸（盐酸）变成了弱酸（碳酸），固定酸变成了挥发酸，挥发酸分解成H_2O和CO_2，CO_2由肺呼出体外。因此，也有人称碳酸氢盐缓冲对为开放性缓冲对，其缓冲目的是使血液酸碱度维持稳定，减小pH变动。

表3-9　全血的5种缓冲系统

缓冲酸		缓冲碱
H_2CO_3	$\rightleftharpoons$	$HCO_3^- + H^+$
$H_2PO_4^-$	$\rightleftharpoons$	$HPO_4^{2-} + H^+$
HPr	$\rightleftharpoons$	$Pr + H^+$
HHb	$\rightleftharpoons$	$Hb + H^+$
$HHbO_2$	$\rightleftharpoons$	$HbO_2^- + H^+$

表3-10　全血中各缓冲体系的含量与分布

缓冲体系	占全血缓冲系（%）
HCO_3^-缓冲体系	53
血浆HCO_3^-	35
细胞内HCO_3^-	18
非HCO_3^-缓冲体系	47
HbO_2及Hb	35
磷酸盐	5
血浆蛋白	7

（二）肺在酸碱平衡中的调节作用

肺对酸碱平衡的调节是通过改变肺泡通气量来改变CO_2的排出量，并以此调节体内挥发酸H_2CO_3的浓度。这种调节受延髓呼吸中枢的控制，呼吸中枢通过整合中枢化学感受器和外周化学感受器传入的刺激信号，以改变呼吸频率和呼吸幅度的方式来改变肺泡通气量。肺对酸碱平衡的调节是非常迅速的，通常在数分钟内就开始发挥作用，并在很短时间内达到高峰。

（三）肾在酸碱平衡中的调节作用

肾对酸碱平衡的调节过程，实际上就是一个排酸保碱的过程，主要调节固定酸。肾对酸碱平衡的调节方式主要有4种：①近曲小管泌H^+、进行H^+-Na^+交换，对$NaHCO_3$进行重吸收；②远曲小管和集合管泌H^+、泌K^+进行H^+-Na^+交换和K^+-Na^+交换；③近曲小管的NH_4^+-Na^+交换与远曲小管泌NH_3；④小管液中磷酸盐的酸化（表3-11）。肾对酸碱平衡的调节较血液缓冲系统和肺的调节来说是一个比较缓慢的过程，通常要在数小时后才开始发挥作用，3～5天后才达到高峰。肾对酸碱平衡的调节作用一旦发挥，其作用强大且持久。

表3-11　肾小管离子转运体分布

转运体	存在部位	抑制剂
Na^+-H^+反向转运体	近端肾小管、髓袢升支粗端、远曲小管	阿米洛利
H^+-ATP酶	集合管、近端肾小管	巴菲罗霉素
H^+-K^+酶	集合管	
Cl^--HCO_3^-交换体	集合管	
Na^+-HCO_3^-同向转运体	近端肾小管、髓袢升支粗端	二硫酸、二苯乙烯

（四）组织细胞对酸碱平衡的调节作用

除了血液缓冲系统，肺和肾对酸碱平衡的调节以外，组织细胞对酸碱平衡也起一定的调节作用。组织细胞对酸碱平衡的调节作用主要是通过细胞内外离子交换方式进行的，如H^+-K^+交换、K^+-Na^+交换和H^+-Na^+交换等。例如，酸中毒时，细胞外液中的H^+向细胞内转移，使细胞外液中H^+浓度有所减少，为了维持电中性则细胞内液中的K^+向细胞外转移，使细胞外液中K^+浓度升高，故常导致高钾血症。

此外，肝可以通过合成尿素清除NH_3调节酸碱平衡，骨骼的钙盐分解有利于H^+的缓冲。

三、反映酸碱平衡的常用指标

反映酸碱平衡的常用指标：pH和H^+浓度、动脉血二氧化碳分压（arterial partial pressure of carbon dioxide，$PaCO_2$）、标准碳酸氢盐（standard bicarbonate，SB）、实际碳酸氢盐（actual bicarbonate，AB）、缓冲碱（buffer base，BB）、碱剩余（base excess，BB）、阴离子间隙（anion gap，AG）和二氧化碳结合力（carbondioxide combining power，CO_2CP）（表3-12）。

表3-12　反映酸碱平衡的常用指标

常用指标	概念	正常值	意义	备注
pH		$7.35 \sim 7.45$，平均 7.40	升高：失代偿性酸中毒 降低：失代偿性碱中毒 正常：代偿性酸碱中毒	
$PaCO_2$	血浆中物理溶解状态的二氧化碳分子所产生的张力	$33 \sim 46mmHg$ 平均$40mmHg$	升高：呼吸性酸中毒或代偿后的代谢性碱中毒 降低：呼吸性碱中毒或代偿后的代谢性酸中毒	
SB	全血在标准条件下（$PaCO_2 = 40mmHg$，温度38℃，血红蛋白氧饱和度为100%）测得的血浆的浓度	$22 \sim 27mmol/L$ 平均$24mmol/L$	升高：代谢性碱中毒或肾代偿后的呼吸性酸中毒 降低：代谢性酸中毒或肾代偿后的呼吸性碱中毒	
AB	隔绝空气的条件下，实际$PaCO_2$、体温和血氧饱和度条件下，测得的血浆的浓度	正常人AB和SB相等	SB↓，AB↓：代谢性酸中毒 SB↑，AB↑：代谢性碱中毒 SB：N，AB＞SB：CO_2潴留，呼吸性酸中毒 SB：N，AB＜SB：CO_2排出过多，呼吸性碱中毒	N：正常
BB	血液中一切具有缓冲作用的负离子（Hb^-、HbO_2、Pr^-和HPO_4^{2-}）的总和	$45 \sim 52mmol/L$ 平均$48mmol/L$	升高：代谢性碱中毒 降低：代谢性酸中毒	
BE	标准条件下，用酸或碱滴定全血标本至pH7.40时所需酸或碱的量	$-3.0 \sim +3.0$	BE负值↑：代谢性碱中毒 BE正值↑：代谢性酸中毒	酸滴定BE为正值 碱滴定BE为负值
AG	血浆中未测定阴离子与未测定阳离子的差值	(12 ± 2) mmol/L	AG↑：固定酸增多，如磷酸盐、硫酸盐潴留、乳酸堆积、酮体过多及水杨酸中毒、甲醇中毒等 AG↓：常见于低蛋白血症	
CO_2CP	血浆中的CO_2的含量	$23 \sim 31mmol/L$ 平均$27mmol/L$	升高：代谢性碱中毒或肾代偿后的呼吸性酸中毒 降低：代谢性酸中毒或肾代偿后的呼吸性碱中毒	操作误差大，现很少用

四、酸碱平衡紊乱

体内酸、碱产生过多或不足，引起血液pH改变，此状态称为酸碱平衡紊乱。酸碱平衡紊乱很多情况下是某些疾病或疾病过程的继发性变化，但酸碱平衡失调又会使得病情加重或更加复杂，甚至危及生命，因此，及时发现和正确处理通常是治疗成败的关键。

（一）代谢性酸中毒

代谢性酸中毒是指细胞外液H^+增加和（或）HCO_3^-丢失引起的pH下降，以血浆原发性HCO_3^-减少为特征，是临床上最常见的酸碱平衡紊乱类型。临床可分为AG增高型（血氯正常）和AG正常型

（血氯升高）两类。

1.原因

（1）AG增高型代谢性酸中毒（储酸性）：任何固定酸的血浆浓度增加，AG就增大，此时HCO_3^-浓度降低，Cl^-浓度无明显变化，即发生AG增大型正常血氯性酸中毒。可见，在AG增高型代谢性酸中毒时，$\Delta AG = \Delta [HCO_3^-]$。AG增高型代谢性酸中毒常见于乳酸酸中毒、酮症酸中毒、尿毒症性酸中毒及水杨酸中毒。

（2）AG正常型代谢性酸中毒：当血浆中HCO_3^-浓度原发性减少时，可引起代谢性酸中毒（失碱性代谢性酸中毒），同时血Cl^-浓度代偿性增高，AG无变化，称为AG正常型高血氯性酸中毒，在该型酸中毒时，$\Delta [HCO_3^-] = \Delta [Cl^-]$。AG正

常型代谢性酸中毒常见于消化道丢失 HCO_3^- 及尿液排出过多的 HCO_3^-。

2.临床表现 代谢性酸中毒主要引起心血管系统和中枢神经系统的功能障碍；严重酸中毒时，对运动系统也有一定的影响。

（1）心血管系统：严重代谢性酸中毒时可引起心律失常、心肌收缩力减弱及心血管系统对儿茶酚胺的反应性降低；可使血压下降，甚至发生休克。

（2）中枢神经系统：代谢性酸中毒时，中枢神经系统功能障碍主要表现为患者疲乏、肌肉软弱无力、感觉迟钝等抑制效应；严重者可导致意识障碍、嗜睡、昏迷等，最后可因呼吸中枢和血管运动中枢麻痹而死亡。

3.治疗 代谢性酸中毒治疗最重要的是针对原发病的治疗，机体具有较强调节酸碱平衡的能力，因此，只要能消除病因，再辅以补充液体以纠正缺水，较轻的代谢性酸中毒常可自行纠正，不必使用碱性药物。对于血浆 HCO_3^- 浓度低于 10mmol/L 的重症酸中毒患者，应立即输液和用碱剂治疗。常用的碱性药物是碳酸氢钠溶液，根据酸中毒严重程度，首次可静脉输注 5%NaHCO₃ 溶液 100～250ml，用后 2～4 小时复查动脉血气分析及血浆电解质浓度，根据测定结果再决定是否需继续给药及用量。5%NaHCO₃ 溶液为高渗液体，过快过多输入可导致高钠血症和高渗透压，应注意避免；此外，酸中毒纠正时容易导致低钾血症和低钙血症，出现相应的临床表现，应注意防治。

（二）呼吸性酸中毒

呼吸性酸中毒是指因 CO_2 呼出减少或 CO_2 吸入过多引起 pH 下降，以血浆 H_2CO_3 浓度原发性增高为特征。

1.病因 原因是 CO_2 排出障碍或 CO_2 吸入过多。临床上多以肺通气功能障碍所引起的 CO_2 排出障碍为主。①呼吸中枢抑制：如颅脑损伤、脑炎、麻醉药或镇静药过量等引起 CO_2 在体内潴留；②呼吸肌麻痹：严重的急性脊髓灰质炎、重症肌无力、有机磷中毒、严重低钾血症等致 CO_2 在体内潴留而发生呼吸性酸中毒；③呼吸道阻塞：严重的喉头水肿、痉挛及气管异物、大量分泌物等堵塞了呼吸道，均可引起肺泡通气功能障碍；④胸廓、胸腔疾病：严重气胸、大量胸腔积液、严重胸部创伤和某些胸廓畸形等，均可影响肺的通气功能而使 CO_2 在体内潴留；⑤肺部疾病：慢性阻塞性肺疾病是临

床上呼吸性酸中毒最常见的原因；⑥呼吸机使用不当，以及环境中 CO_2 浓度过高，CO_2 吸入过多。

急性呼吸性酸中毒主要靠细胞内外离子交换及细胞内缓冲系统代偿，但这种调节和代偿十分有限，常表现为失代偿状态。慢性呼吸性酸中毒时 $PaCO_2$ 和 H^+ 浓度持续升高，肾小管上皮细胞内碳酸酐酶和谷氨酰胺酶活性增高，肾小管上皮排泄 H^+ 和 NH_3^+ 及对 HCO_3^- 的重吸收增加。

2.临床表现 急性呼吸性酸中毒通常表现为呼吸困难、呼吸急促或呼吸抑制，以及明显的神经系统症状，起初可有头痛、视物模糊、烦躁不安、疲乏无力等；进一步发展则出现震颤、精神错乱、神志模糊、谵妄、嗜睡，甚至昏迷；脑缺氧可出现脑疝、脑水肿，甚至呼吸骤停；眼底检查可见视神经盘水肿；此外，pH 下降及高 CO_2 血症可引起外周血管扩张，导致心律失常、血压下降等。慢性呼吸性酸中毒患者大多数是因为慢性阻塞性肺疾病等引起，因此，临床上常以这些疾病相关表现为主，包括咳嗽、气促、呼吸困难、发绀等缺氧症状。

3.治疗 慢性呼吸性酸中毒患者应积极治疗原发病，慢性阻塞性肺疾病是引起呼吸性酸中毒最常见的原因，临床上应积极采取抗感染、解痉、祛痰等措施，以改善换气功能和减轻酸中毒程度；急性呼吸性酸中毒应迅速去除引起通气障碍的原因，改善通气功能，使蓄积的 CO_2 尽快排出；如呼吸停止、气道阻塞应做气管插管或气管切开和使用人工呼吸机改善通气；因吗啡导致的呼吸中枢抑制者可用纳洛酮静脉注射。

（三）代谢性碱中毒

代谢性碱中毒指由于细胞外液碱增多和（或）H^+ 丢失引起 pH 升高，以血浆 HCO_3^- 浓度原发性增高为特征。

1.病因 ①酸性物质丢失过多：常见于幽门梗阻、肠梗阻患者，此类患者常出现剧烈频繁呕吐及长期胃管引流，引起富含 HCl 的胃液大量丢失，使 H^+ 丢失过多。当胃液大量丢失后，进入十二指肠的 H^+ 减少，刺激胰腺向肠腔分泌 HCO_3^- 的作用减弱，造成血浆 HCO_3^- 潴留；与此同时，肠液中的 NaHCO₃ 因得不到 HCl 的中和而被吸收入血，也使血浆 HCO_3^- 增加，导致代谢性碱中毒。此外，胃液丢失使 K^+ 丢失，可致低钾血症，引起低钾性碱中毒；而胃液中的 Cl^- 大量丢失又可致低氯血症，引起低氯性碱中毒。②碱性物质摄入过多：

用$NaHCO_3$纠正代谢性酸中毒时，胃、十二指肠溃疡患者在服用过量的$NaHCO_3$时，大量输入库存血，则可使血浆HCO_3^-增加，发生代谢性碱中毒。③H^+向细胞内移动：低钾血症时，细胞内液的K^+向细胞外液转移，以部分补充细胞外液的K^+不足，为了维持电荷平衡，细胞外液的H^+则向细胞内转移，从而导致细胞外液的H^+减少引起代谢性碱中毒。此外，低钾血症时，肾小管上皮细胞向肾小管腔分泌K^+减少，而分泌H^+增加，即K^+-Na^+交换减少，H^+-Na^+交换增加，肾小管对$NaHCO_3$的重吸收加强，导致血浆HCO_3^-浓度增加，由于肾分泌H^+增多，尿液呈酸性，故称为反常性酸性尿。

呼吸对代谢性碱中毒的代偿反应较快，血浆H^+浓度下降使得呼吸中枢抑制，呼吸变浅变慢以减少CO_2排出，血浆H_2CO_3升高，使HCO_3^-/H_2CO_3的比值接近正常以降低血pH；肾的代偿较慢，肾小管上皮细胞的碳酸酐酶和谷氨酰胺酶活性降低，H^+和NH_3分泌减少，HCO_3^-重吸收减少，从而使血HCO_3^-减少。

2.临床表现　轻度代谢性碱中毒一般无明显症状，其临床表现通常被原发疾病所掩盖，缺乏典型的症状或体征；但在严重的代谢性碱中毒，则可出现以下的功能和代谢障碍。中枢神经系统的影响可有烦躁不安、谵妄、精神错乱等中枢神经系统兴奋性增高等表现，面部及肢体肌肉抽动、腱反射亢进及手足抽搐；碱中毒抑制呼吸中枢可导致呼吸变浅变慢，换气量减少；碱中毒还可引起各种心律失常、心脏传导阻滞、血压下降甚至心搏骤停。

3.治疗　首先应积极治疗原发病，去除能引起代谢性碱中毒的原因。轻症只需输入生理盐水或葡萄糖盐水即可得到纠正；对于严重的碱中毒可给予一定量的弱酸性药物或酸性药物，如可用盐酸的稀释液或盐酸精氨酸溶液来迅速排除过多HCO_3^-，可用0.1～0.2mol/L稀盐酸溶液，可将1mol/L盐酸100ml溶入0.9%NaCl或5%葡萄糖溶液1000ml中，经中心静脉导管缓慢滴入（25～50ml/h）。盐皮质激素过多的患者应尽量少用髓袢或噻嗪类利尿药，可给予碳酸酐酶抑制剂乙酰唑胺等治疗；失氯、失钾引起者，则需同时补充氯化钾促进碱中毒的纠正。

（四）呼吸性碱中毒

呼吸性碱中毒是指因通气过度使CO_2呼出过多，导致$PaCO_2$降低、pH升高，以血浆H_2CO_3浓度原发性降低为特征。

1.病因　过度通气是发生呼吸性碱中毒的基本机制。其原因如下：①中枢神经系统疾病，如脑血管意外、脑炎、脑外伤及脑肿瘤等，当它们刺激呼吸中枢可引起过度通气；癔症发作时可引起精神性通气过度；某些药物如水杨酸、氨等可直接刺激呼吸中枢使通气增强；人工呼吸机使用不当，常因通气量过大而发生急性呼吸性碱中毒。②机体代谢过盛如甲状腺功能亢进、高热、疼痛、创伤、革兰氏阳性杆菌败血症等由于机体代谢增强和体温升高可刺激呼吸中枢，致呼吸加深、加快，导致通气过度。③环境氧分压低、各种原因引起的低氧血症均可因为缺氧刺激引起呼吸运动增加，CO_2排出增多。

急性呼吸性碱中毒主要靠细胞内外离子交换及细胞内缓冲系统代偿，由于血浆H_2CO_3浓度降低而HCO_3^-浓度相对增高，H^+从细胞内移出至细胞外并与HCO_3^-结合，从而降低血浆HCO_3^-浓度；此外，细胞内其他缓冲系统也参与了代偿。慢性呼吸性碱中毒时才会发生肾的代偿调节，持续低碳酸血症时，肾小管上皮排泄H^+和NH_3减少，随尿排出却增多，使血浆中HCO_3^-代偿性降低。

2.临床表现　多数患者有呼吸急促、心率加快表现。碱中毒可促进神经肌肉兴奋性增高，表现为手、足和口周麻木，以及针刺感，肌震颤、手足抽搐等症状。此外，呼吸性碱中毒可有眩晕、神志淡漠、意识障碍等神经系统功能障碍表现，这除碱中毒对脑功能损伤外还与低碳酸血症引起脑血管收缩所致的脑血流量减少有关。危重患者发生急性呼吸性碱中毒常提示预后不良，或将发生急性呼吸窘迫综合征。

3.治疗　首先应防治原发病和去除引起通气过度的原因。急性呼吸性碱中毒可吸入5%CO_2的混合气体或用纸罩于患者口鼻，使其吸入自己呼出的气体，提高$PaCO_2$和H_2CO_3；对于精神性通气过度者，可酌情使用镇静药；有反复抽搐者，可静脉注射钙剂；有明显缺K^+者，应补充钾盐；缺氧症状明显者，可吸氧。

（五）混合型酸碱平衡紊乱

混合型酸碱平衡紊乱是指两种或两种以上原发性酸碱平衡紊乱同时并存。两种原发性酸碱平衡紊乱同时并存为双重性酸碱失衡，3种原发性酸碱平衡紊乱同时并存为三重性酸碱失衡。根据同时并存的原发性酸碱平衡紊乱的性质，双重性酸碱失衡又分成两类，即相加型酸碱失衡和相抵消型酸碱失衡。常见的双重性酸碱平衡紊乱：代谢性酸中毒合并呼吸性酸中毒、代谢性碱中毒合并呼吸性碱中毒、代谢性酸中毒合并呼吸性碱中毒、代谢性碱中毒合并呼吸性酸中毒、代谢性酸中毒合并代谢性碱中毒。常见的三重性酸碱失衡：代谢性酸中毒合并代谢性碱中毒和呼吸性酸中毒、代谢性酸中毒合并代谢性碱中毒和呼吸性碱中毒。这些混合性酸碱平衡紊乱通常是多种复杂的原因所致，必须充分了解、分析原发病情基础上，结合实验室检查进行综合分析才能做出正确的判断，制订相应的治疗措施（表3-13）。

表3-13　酸碱平衡紊乱的特点				
	代谢性酸中毒	呼吸性酸中毒	代谢性碱中毒	呼吸性碱中毒
原发性紊乱	$HCO_3^- \downarrow$	$PCO_2 \uparrow$	$HCO_3^- \uparrow$	$PCO_2 \downarrow$
适应性应答	$PCO_2 \downarrow$	$HCO_3^- \uparrow$	$PCO_2 \uparrow$	$HCO_3^- \downarrow$
pH	$\downarrow$	$\downarrow$	$\uparrow$	$\uparrow$
H^+浓度	$\uparrow$	$\uparrow$	$\downarrow$	$\downarrow$

第四节　营养不良

多数肠梗阻患者存在不同程度的营养不良，肠梗阻患者的营养不良是多方面因素造成的，也是肠梗阻患者最常见的病理生理改变。营养不良与疾病的恢复，以及术后并发症的关系已得到多项前瞻性研究证实。营养不良带来了机体的免疫力降低，易患一些其他疾病，如感染或多器官功能障碍，这些将互为因果，加重营养失调，最后因恶病质而死亡。改善肠梗阻患者的营养不良，可有效提高治愈率，减少术后并发症及缩短术后住院日。

由于肠腔内容物运行受阻，肠吸收功能及屏障功能障碍导致肠腔积气积液，水和电解质代谢紊乱，毒血症，严重者出现休克。肠梗阻在治疗时大多给予禁食水、胃肠减压等措施，从而影响机体经胃肠道摄取外源性营养物质。机体为了保持能量代谢平衡，就会动用体内的能源物质如肝糖原、脂肪、骨骼肌等供能；随着禁食时间的延长，机体会出现一系列营养不良的临床表现，在肠梗阻患者晚期和发生绞窄时尤其明显。当机体处于营养不良状态时，就会引起患者体液和细胞免疫功能障碍，增加宿主对感染的易感性，使原有病情加重；感染反过来导致分解代谢异常，进一步加剧营养不良。当肠梗阻患者非手术治疗不能缓解，而需手术治疗时，手术创伤所造成的应激又可产生高分解代谢，成比例地增加机体营养物质的消耗，导致免疫系统损伤，降低患者对手术的耐受性，增加了手术危险，妨碍了伤口愈合，提高了肠瘘的发生率。这种持续分解代谢状态供给不足时，进一步加速了宿主营养不良，形成恶性循环。如果我们早期给予适当的营养和代谢支持，从而保存机体组织，维护各器官正常功能，即可防止自身组织过多地自蚀性丢失。有报道主张，肠梗阻患者若禁食时间超过2天，即应给予营养治疗；这不仅使部分单纯性肠梗阻患者通过非手术治疗得到缓解，而且也为患者下一步的手术治疗赢得了时间，从而降低手术死亡率，减少术后并发症，促进术后恢复。

一、营养不良的原因

（一）食物摄入不足

患病时食欲缺乏，恶心、呕吐、吞咽困难，以及腹痛、肠梗阻、肠瘘等进食障碍，因长期采用流质等稀薄饮食或长期应用静脉营养来维持生命，都可造成营养物质摄入不足；尤其是肠梗阻患者常有胃肠道功能障碍，除了不能摄入足够的营养物质外，摄入后又不能消化吸收，加上静脉营养支持不够，常会导致饥饿性营养不良；而另有一部分肠梗阻患者在发生肠梗阻前就存在导致营养不良的疾病，如消化道肿瘤、炎性肠道疾病等。

（二）机体对营养的需要增加

一旦机体对营养素的利用较通常的速率加快而未增加摄入量时，即可产生营养缺乏。如肠梗阻患者发热、结核性肠梗阻、糖尿病、继发感染等都可使机体分解代谢加速，对营养需求较平时增加。

（三）营养素吸收障碍和丢失增加

胃肠道消化吸收障碍，如慢性肠炎、肠瘘、短肠综合征、肠梗阻等都显著影响食物中营养的吸收；而营养素的异常丢失可通过胃肠道、泌尿道或伤口引流而发生。如果丢失量不能由增加摄入来补充，则导致营养缺乏，最常见的是机体蛋白质的慢性丧失。消化道显性及隐性出血，可造成明显的蛋白质丧失；严重腹腔感染创面开放的渗出、窦道的慢性化脓及巨大的开放性伤口均能促成蛋白质营养不良；同时，由于感染可导致肿瘤坏死因子等细胞因子增加，直接影响白蛋白的合成；长期胃肠减压、消化液的大量丧失、反复的腹腔或胸腔穿刺，均能引起蛋白质的丧失；一个巨大的生长迅速的肿瘤，可剥夺机体的外源性及内源性营养物质，对机体来讲，也是丢失增加，可导致低蛋白血症。

（四）围手术期的营养失衡

手术是治疗肠梗阻的一个重要措施，多数情况下肠梗阻需要手术来解决；而在手术治疗前常经过非手术治疗的维持治疗，作为基础治疗的非手术治疗也在肠梗阻治疗中占据非常重要的地位，但长期禁食、胃肠减压、清洁灌肠、广谱抗生素的使用，可改变甚至消灭肠道的正常菌群，从而干扰肠道内细菌合成维生素K及有些复合维生素的吸收；当进行全身皮质激素疗法时，可典型地伴有钾不足、钠潴留及负氮平衡；利尿药的使用可引起水丧失，常伴有钾、钠和水溶性维生素缺乏；抗生素使用的另一并发症如食欲缺乏、呕吐及腹泻，也会使营养状态处于低水平。

全血失血100ml相当于丢失3g氮或19g蛋白质；手术中出血，是最明显可测的蛋白质丧失；然后更重要的是激素和一些细胞因子介导的机体反应，可丧失更多的蛋白质。复杂的胃部手术可丧失24g氮，复杂的肠梗阻手术（如结核性肠梗阻）可失血2000～3000ml，耗时达12小时甚至更长，丧失氮可超过100g。一般情况下，长时间手术时可发生水和电解质紊乱，但长时间手术对患者营养状态的影响通常短暂且易被纠正。

手术后早期，可持续产生蛋白质的分解代谢，尿中钾及氮排出明显增加。在创伤后期，进食蛋白质摄入较多，仍可出现负氮平衡，此种反应一般持续2～3天，其程度及时限需根据创伤的类型和范围而定，在复杂的大手术后可延续几周。同样程度的损伤后，营养不良患者丧失的氮较营养良好的患者丧失的氮少，这是因为机体从蛋白质储备所能动用的氮量和程度与内源性蛋白质总量有关。

二、机体对营养不良的代谢反应

（一）饥饿

饥饿是指食物供应受到限制以至于断绝，或食物摄入受到影响，进食困难至不能进食，从而使机体处于能量和营养素摄入不足或缺乏状态。机体完全得不到或完全无法摄入食物时称为全饥饿状态；能够得到或摄入部分食物，但又不能完全满足机体需要时称为不全饥饿状态。机体处于全饥饿或不全饥饿状态时，会产生一系列变化，如消瘦、低血糖、高血尿酮症、脱水、抵抗力下降、精神不振等表现，最终因并发症或耗竭导致死亡。

正常机体内由于具有能量物质的储备，短期内通过动用体内储备，加上合理的应变措施，在一定时间内不仅可以成功地维持机体生存，还可以保持一定的脑体功能。饥饿状态下，由于得不到外界足够的能量和营养素供应，机体必须通过分解自身组织来满足自身的能量和营养素需要。体内储备的能源物质主要包括糖原、脂肪和蛋白质，还有部分葡萄糖、三酰甘油、脂肪酸和氨基酸等。体内的糖原储备十分有限，以70kg体重的正常成年男性为例，其体内约有320g的糖原，其中100g储存于肝，200g储存于肌肉，另外的20g储存于外周血中。这些糖原氧化分解产生5.02MJ的能量，可以维持机体8～12小时的能量需要。但一般情况下，机体不分解或者很少分解肝和肌肉中的糖原，在缺氧或剧烈运动时才大量动用。体内的脂肪储备是饥饿时的主要能源物质，约15kg，氧化分解后产生的能量可以满足机体60天的能量需要。体内的蛋白质一般不作为能源物质，但饥饿后体内蛋白质也氧化分解产生能量，体内可分解的非结构性蛋白质约7kg，氧化分解后产生的能量可以满足机体14天的能量需要。饥饿时体内蛋白质的不断分解将严重影响机体的生理功能，若分解超过40%，将危及生命。体内一些矿物质和维生素的储备十分有限，如体内钾离子随着蛋白质的分解不断丢失，饥饿早期即可出现负钾平衡；维生素B_1在体内储存最少，饥饿后几天内就可能耗竭，2周内就可能出现缺乏症状。

全饥饿后的生理生化变化可分为4个阶段，开始1～4天为食物兴奋期，饥饿感特别强烈；以后进入酸中毒期，即内分解代谢加快，酸性代谢产物生成大量增加；约2周后为代偿期，此时主观上已无明显饥饿感,体内能量物质已被大量消耗;最后进入并发症或耗竭期,饥饿者如得不到有效救治将面临死亡。饥饿期间由于基础代谢率下降,机体的热量需要减少,同时由于蛋白质的分解,有新陈代谢活性的组织丧失,一些代谢活跃的细胞和组织结构与功能受到影响,如淋巴细胞及肠黏膜的功能障碍,导致免疫功能进一步下降和肠道细菌易位,使患者处于高代谢状态,加重了营养不良。

(二)蛋白质-能量营养不良

蛋白质-能量营养不良(protein-energy malnutrition, PEM)是一种发展较缓慢的营养缺乏病,主要由于蛋白质和能量摄入不足引起,常伴有其他营养素缺乏。临床上出现体重下降、消瘦、皮下脂肪消失或有水肿、精神萎靡、容易疲乏,全身免疫力低下,常并发各类感染,全身组织器官发生代谢和功能紊乱。

本病根据发病原因分为原发性和继发性。原发性PEM主要因食物中蛋白质和能量摄入不足,长期不能满足人体生理需要所致,大都发生在发展中国家,因经济落后,食物缺乏,战乱饥荒引起,各年龄段人群都可发生。继发性PEM则多为疾病所诱发。轻度的PEM主要表现为体重下降、消瘦、全身乏力、皮下脂肪减少和一些生化指标异常。严重的PEM分为水肿型、干瘦型及两种类型症状兼而有之的混合型。水肿型PEM或恶性营养不良主要因缺乏蛋白质为主,能量摄入尚能勉强满足需要,主要表现为水肿,严重时出现胸腔积液、腹水,多并发呼吸道、消化道等炎症。干瘦型PEM或消瘦型营养不良主要以能量缺乏为主,伴有蛋白质摄入不足,主要表现为明显消瘦,严重者出现"皮包骨"外观,常并发干眼病、腹泻,严重时出现脱水、酸中毒及电解质紊乱等。饥饿的最终结果是死亡,但大多数死亡的原因并不是由于体内的能源物质耗竭所致,而是由于体内电解质紊乱导致的心律失常、心力衰竭,或者是由于机体抵抗力下降而导致呼吸道、消化道感染,引发败血症所致。

(三)应激

应激或应激反应是指机体在受到各种强烈因素(应激原)刺激时所出现的非特异性全身反应。肠梗阻患者的营养不良除饥饿外,尚与感染、创伤等应激因素密切相关;应激反应虽然是机体的防御反应,但对机体也有不利一面。严重感染、创伤时,不利的一面就更为突出,致白蛋白及其他能源物质的过度消耗,使营养不良变得更为严重。

应激反应时,物质代谢的主要特点是高代谢率,分解代谢增加,合成代谢减少。基础代谢严重应激时,代谢率增高十分显著,机体处于分解代谢大于合成代谢状态,造成物质代谢的负平衡,因而患者出现消瘦、衰弱等。超高代谢主要与儿茶酚胺、肾上腺皮质激素分泌增加有关。

应激时,糖代谢主要表现为高血糖,甚至出现糖尿,称为应激性高血糖或应激性糖尿,是由于儿茶酚胺、胰高血糖素、糖皮质激素等分泌增加,促进糖原分解和糖异生,以及胰岛素相对不足和胰岛素抵抗使机体对葡萄糖的利用减少所致。随后,由于糖异生作用加强而得到补充。组织对葡萄糖的利用减少(但脑组织不受影响)。这些变化与应激的强度相平行,在严重创伤和烧伤时,这些变化可持续数周。

脂肪代谢应激时,由于儿茶酚胺、胰高血糖素等促进脂肪分解的激素分泌增多,使脂肪分解代谢加强,同时,组织对脂肪酸利用增加。严重创伤后,机体所消耗的能量有75%～95%来自脂肪的氧化。

蛋白质代谢应激时,由于肾上腺皮质激素分泌增加、胰岛素分泌减少,使蛋白质分解加强、合成减弱,尿素氮排出量增加,出现负氮平衡。

上述物质代谢的改变有利于机体在应激时产生更多的能量以应付紧急情况;如果持续时间过长,可造成机体消瘦、低蛋白血症、贫血、创口愈合慢等后果。

第五节　感　染

外科感染是指发生在创伤后或手术后的感染,或需要外科治疗的感染性疾病;占所有外科疾病的1/3～1/2,它是人类最古老的疾病之一,也是初期外科医生的主要工作内容。从19世纪60年代Louis Pasteur发现微生物和Joseph Lister创用抗菌术以防止伤口感染开始,近代外科对感染认识和处理至今已有150余年的历史,回顾这150余年,我们在控制外科感染方面取得了一个又一个划时代的进步,预防外科感染的方法、措施、药物丰富,诊断外科感染的手段不断创新,治疗外科感染的药物琳琅满目,许多当初束手无策的外科感染性疾病也已经有药可医，而当初认为必死无疑的外科感染性疾病也可医治好，我们在控制外科感染方面似乎已经取得了绝对优势；然而，事情远非我们想象的那样简单，迄今为止，外科感染非但没有销声匿迹，反而越来越复杂，越来越棘手，我们面临的挑战也越来越严峻。这一现象的发生，既是病原菌在不断恶化的环境下通过自身选择逐渐适应的结果，更与我们过分依赖广谱抗生素来治疗外科感染有关。

随着肠梗阻患者水、电解质紊乱及营养问题逐步得到解决，感染问题却为之突出，成为肠梗阻患者围手术期死亡的主要原因。术后切开部位感染及全身性感染已经成为小肠梗阻术后常见并发症，严重影响患者预后，而肠梗阻患者的感染细菌主要来自肠道，以大肠埃希菌为代表的革兰氏阴性菌为主，对机体造成的危害较大，治疗也较棘手；患者常出现革兰氏阴性菌感染的一系列病理生理改变，后期常发生多器官功能衰竭。营养不良降低了机体的免疫力，加重了感染，也使感染更难以控制。

一、感染的原因

肠梗阻时，肠内容物淤积，细菌繁殖，因而产生大量毒素，可直接透过肠壁进入腹腔，致使肠内细菌易位引起腹腔内感染与脓毒症，在低位肠梗阻或结肠梗阻时更明显，因肠腔内有较多的细菌，在梗阻未解除时，因静脉回流有障碍，肠内毒素被吸收较少，一旦梗阻被解除，血液循环恢复后毒素大量被吸收而出现脓毒症、中毒性休克；因此，肠腔内积存的肠内容物就是引起肠梗阻感染的始发因素。

（一）细菌因素

细菌在机体内积聚与生长是感染发展的先决条件，细菌的种类和数量对感染的出现与否有着显著的影响。有几种菌种其表面组成部分能通过抑制吞噬作用以表现出它们的致病性（如肺炎球菌和克雷伯菌的荚膜）；其他细菌，如肠道细菌，表面组成部分具有毒性，还有其他如梭状芽孢杆菌属和链球菌的某些菌株能产生强有力的外毒素。因而感染的发展有赖于细菌产生的毒素和它对抗吞噬作用及细胞内破坏的能力。研究健康人的创伤性伤口发现，细菌污染大于10^5细菌数常导致感染，而污染少于10^5细菌数，通常不出现感染。因此，正常的防御机制对防止感染是很重要的。

（二）吞噬细胞释放减少

任何有助于对污染区域吞噬细胞释放减少的情况都将促进感染的发生，这些情况在肠梗阻患者时常发生，包括：①肠壁血运障碍，血流量减少，可以在血管堵塞、低血容量性休克或应用血管活性药物后出现；②存在有失去生机的组织、异物、血肿和积液；③血管的反应性降低，可能在老年患者或接受大剂量类固醇治疗时发生；④吞噬细胞释放及产生都减少，见于肿瘤应用化疗或放疗时。

（三）异常血清因子

在任何损伤部位，都有血浆白蛋白渗出至该区域；其中包含的特异抗体及补体可能起到很强的调理素作用，有利于对污染细菌进行吞噬作用。肠梗阻能够引起体内免疫应答，导致炎症因子水平升高，而对于肿瘤性肠梗阻患者来说，肿瘤的发病在体内存在一定的免疫应答，所以，当发生相应疾病的时候，免疫机制启动，发生高免疫应答。当肠梗阻患者腹腔内感染严重，腹腔内存在明显的炎症反应，在抑制抗炎因子分泌的同时释放大量炎性因子，肠梗阻的病情程度与抗炎因子和炎性因子的动态水平密切相关，而当营养不良及许多免疫抑制剂使用后，一些患者则不产生相应的因子。

有几种物质因其具有一种抗补体的活性，将会促进感染的发展，其中有肝素、黏液素和血红蛋白，当这些物质中的任何一种与细菌一起投入到局部时，将增加对感染的易感性。补体系统的损害会使C_3补体活化作用减少或受到干扰，恰当的刺激后，亦能增加对感染的易感性。

（四）吞噬细胞功能失常

当有免疫缺陷、糖尿病酮症酸中毒、肾衰竭及某些恶性病时，摄食期白细胞功能失常，清除细菌、组织碎片、纤维分解小片和损伤细胞的能力随之下降。这种反常现象发生于严重创伤、营养不良和接受免疫抑制剂治疗的患者。在这种情况下，外周白细胞的吞噬作用常是正常或速度增加，属潜在生物学的重要性，是正常人中性粒细胞功能的周期性变化，这明显地被某些疾病、外伤或药物治疗所加重。

（五）其他因素

创伤应激时肠道细菌易位是近年来在外科领域

中渐被重视的一个新问题，也是危重症患者感染的一个重要因素。胃肠道长期以来被认为主要是起着营养物质的吸收和消化作用，然而最近资料表明，肠道在患者应激反应和危重症中起着远比此更大的作用。完整的肠黏膜屏障作用对于保护机体免受肠内常驻菌的侵入和毒素的大量进入是必需的。在严重应激状态下，肠黏膜屏障常受到损害。肠梗阻患者或严重创伤行肠外营养，由于肠道处于休息状态，可能持续地存在着由于胃肠道的渗透性增加，细菌易位，导致代谢亢进状态，甚至导致多器官功能障碍。大量研究表面，在肠外营养中增加肠黏膜组织特殊营养素谷氨酰胺，对保护肠黏膜的结构和功能是有益的。早期恢复肠道饮食是防止肠源性感染的关键。医源性感染和应用加强或持久的广谱抗生素治疗发生的二重感染在肠梗阻患者中时有发生，尤其是使用中心静脉输液的患者中，最常见的是静脉导管感染和真菌感染。

二、病理生理变化

感染的病理生理变化的本质为炎症。炎症是机体对于刺激的一种防御反应，表现为红、肿、热、痛和功能障碍。炎症，可以是感染引起的感染性炎症，也可以是由于感染引起的非感染性炎症。通常情况下，炎症是有益的，是人体的自动防御反应，但是有的时候，炎症也是有害的，如对人体自身组织的攻击、发生在透明组织的炎症等。急性炎症以发红、肿胀、疼痛等为主要症候，即以血管系统的反应为主所构成的炎症；局部血管扩张，血液缓慢，血浆及中性粒细胞等血液成分渗出到组织内，渗出主要是以静脉为中心，炎性细胞浸润以粒细胞为主。慢性炎症常以增生病变为主，其炎性细胞浸润则以巨噬细胞和淋巴细胞为主。当感染因素被去除时，吞噬细胞即可清除碎屑，这就进入了破坏相。如果没有组织丧失，此区可能恢复正常，即炎症可能消退。但有时可发生纤维化，如果有组织丧失，该部位即借助修复或再生才能恢复其完整性。

炎症病变主要在局部，但局部病变与整体又互为影响。在比较严重的炎症性疾病，特别是病原微生物在体内蔓延扩散时，常出现明显的全身性反应。

（一）发热

发热是感染性疾病的一个重要的临床表现，但并非其特有的表现，炎症、肿瘤和免疫介导的疾病都可引起发热。一定程度的体温升高，能使机体代谢增强，促进抗体的形成，增强吞噬细胞的吞噬功能和肝的屏障解毒功能，从而提高机体的防御功能，但发热超过了一定程度或长期发热，可影响机体的代谢过程，引起多系统，特别是中枢神经系统的功能紊乱。如果炎症病变十分严重，体温反而不升高，说明机体反应性差，抵抗力低下，是预后不良的征兆。

引起发热的主要原因：外源性致热原主要为微生物及其产物，如革兰氏阴性菌的脂多糖（即内毒素）、革兰氏阳性菌的脂肪酸、肽聚糖及其毒素。此外，免疫复合物、异性蛋白和药物等都能发挥内源性致热原的作用；内源性致热原主要为单核巨噬细胞产生的多肽类物质，如IL-1α、IL-1β、TNF-α、TNF-β、IFN-α、IL-6、IL-11、LIF和OSM等。

（二）慢性炎症

致炎因子持续存在并且损伤组织是发生慢性炎症的根本原因。各种器官的慢性炎症除从急性炎症转化而来外，还可以其他方式发生。急性炎症反复发作，而发作间期无明显症状也属慢性炎症，如慢性胆囊炎、慢性肾盂肾炎等。慢性炎症还可潜隐缓慢地逐渐发生，临床上开始并无急性炎症表现，常见于细胞内感染（如结核杆菌、病毒感染），这些病原体的毒力不强，但可引起免疫反应；或长期受不能降解却有潜在毒性物质的刺激（如硅肺）；或持续存在的、对抗自身组织的免疫反应即自身免疫性疾病（如类风湿关节炎）。

（1）炎症灶内主要是巨噬细胞、淋巴细胞和浆细胞浸润。单核吞噬细胞的浸润对慢性炎症十分重要；单核细胞从血管游出后转化为巨噬细胞，巨噬细胞还可被激活。激活的单核细胞分泌多种生物活性产物，是造成慢性炎症中的组织破坏和纤维化的重要介质。淋巴细胞和浆细胞在与免疫有关的炎症反应中的作用已很明确。应当指出，中性粒细胞通常是急性炎症的标志，但在一些慢性炎症，也可见到大量中性粒细胞浸润，并可形成脓液；反之，淋巴细胞浸润也并非总是慢性炎症的特征，在急性病毒感染如急性病毒性肝炎时，淋巴细胞则为炎症浸润的主要成分。单核细胞所产生的细胞因子可激活淋巴细胞，而激活的淋巴细胞可以产生炎症介质，也是造成慢性炎症持续的重要因素。

（2）成纤维细胞增生，有时小血管也增生，因此，慢性炎症反应常伴有明显的瘢痕形成，造成肠道等的狭窄和浆膜面粘连，这也是粘连性肠梗阻形成的一个重要原因。巨噬细胞衍生的可溶性因子可在活体内刺激血管新生。

（3）局部组织的某些特殊成分，如炎症灶的被覆上皮、腺上皮及其他实质细胞也可发生明显增生。

在结核性肠梗阻患者中，常可见结核性肉芽肿，结核性肉芽肿主要在炎症局部形成，主要由巨噬细胞增生构成的边界清晰的结节状病灶为特征的慢性炎症，称为慢性肉芽肿性炎症。结节较小，直径一般为 0.5 ～ 2.0mm；这是一种特殊类型的慢性炎症。不同的病因可以引起形态不同的肉芽肿，因此，病理学可根据典型的肉芽肿形态特点做出病因诊断。

（三）脓毒症

脓毒症常继发于严重的外科感染，是机体对感染的反应失调而导致危及生命的器官功能障碍。当脓毒症合并出现严重的循环障碍和细胞代谢紊乱时，成为脓毒症休克，其死亡风险与单纯脓毒症相比显著升高。脓毒症常继发于严重创伤后的感染和各种化脓性感染；机体免疫力低下者，一旦发生化脓性感染，也较易引发脓毒症；另外，一些潜在的感染途径也会引起脓毒症。肠梗阻患者发生脓毒症的主要原因就是肠源性感染，另外，长期静脉营养，中心静脉留置，很容易发生静脉导管感染，一旦形成感染灶，可不断向机体播散病菌和毒素，进而导致脓毒症。

脓毒症最常见的表现为发热，可伴寒战、心率加快、脉搏细速，呼吸急促或困难，神志改变（如淡漠、烦躁、谵妄、昏迷），肝脾大，还可出现皮疹。不同的病原菌引发的脓毒症有不同的临床特点，革兰氏阴性菌所致的脓毒症常继发于腹膜炎、腹腔感染、大面积烧伤感染等，一般比较严重，常出现低体温、低白细胞、低血压的表现，发生脓毒症休克者也较多。革兰氏阳性菌所致的脓毒症常继发于严重的痈、蜂窝织炎、骨关节化脓性感染等，多数为金黄色葡萄球菌所致，常伴高热、皮疹和转移性脓肿。厌氧菌与需氧菌掺杂形成混合感染，其所致的脓毒症常继发于各类脓肿、会阴部感染、口腔颌面部坏死性感染等，感染灶组织坏死明显，有特殊腐臭味。真菌所致的脓毒症常继发于长期使用广谱抗生素或免疫抑制剂，或长期留置静脉导管，

可出现结膜瘀斑、视网膜灶性絮样斑等栓塞表现。

发生脓毒症时凝血功能紊乱很常见，其中 30% ～ 50% 的患者会发生较严重的血管内凝血，从而导致弥散性血管内凝血（disseminated intravascular coagulation，DIC）。脓毒症患者最终死亡原因是 MOF，其机制包括导致微血管阻塞的广泛的纤维蛋白沉积；组织渗出物的增多产生大量的氧化作用；由于血小板活化因子、组胺、前列腺素等血管活性物质的作用导致微血管稳定性遭到破坏等。

（四）感染对机体的影响

感染可引起机体血液、心脏、肺、脑、肾、肝和肠道多器官的变化。

1. 血液的变化　白细胞作为机体防御感染的一部分，计数是增加的。这种白细胞计数增高可出现在感染发生的数小时内，是白细胞从储存的骨髓中释放的结果。某些感染，如伤寒，白细胞实际上是减少的，白细胞减少亦可能发生在骨髓受到明显抑制，不能快速产生足够白细胞去替代为战胜感染而损失的白细胞。

贫血可能出现于感染所致的出血，红细胞破坏，或骨髓受抑制。严重感染时可以导致广泛的血管内凝血，从而导致 DIC。纠正这种情况的最好方法是治疗基础疾病（感染）；只有血小板的减少而没有其他改变时，可能也是来自感染。

2. 心脏、肺和脑的变化　感染时可能有的心脏变化包括心率加快和心排血量增加或减少。虽然多数感染脉搏增快，但某些感染如伤寒可引起较之其发热严重程度相对较缓的脉率。血压可下降。在全身性感染，血管的广泛扩张可导致血压严重下降（感染性休克）。感染和发热通常引起机体呼吸加快，意味着更多的 CO_2 被从血中转运和由肺呼出，使得血更带酸性。肺的硬度可能增加，这将影响呼吸并导致 ARDS 的出现，胸部的呼吸肌也易于疲劳。无论微生物是否直接侵入大脑，严重感染时可出现大脑功能异常，老年人特别容易出现意识障碍，高热也能导致惊厥。

3. 肾、肝和肠道的变化　肾的变化可能从尿中微量的蛋白丢失到急性肾衰竭。由于心功能减弱，包括血压下降，或者由微生物对肾的直接损伤都可以引起肾病变。尽管微生物并不直接攻击肝，但可以改变肝功能，最常见的症状是因胆汁反流造成的黄疸（胆汁淤积性黄疸）。严重的感染可以引起上消化道应激性溃疡而导致出血，通常出血量不大，

但在少数人亦可出现大出血。

第六节　多器官功能障碍综合征

脓毒症和多器官功能衰竭（multiple organ failure，MOF）是肠梗阻患者最主要的死亡原因。脓毒症与严重感染、患者免疫力低下及营养不良有关，尚与创伤、休克、持续超代谢、介质的作用、细胞能量物缺乏和再灌注损伤等因素有关，是多器官功能障碍综合征（multiple organ dysfunction syndrome，MODS）的进一步发展。脓毒症和MOF可相互影响和转化，甚或同时出现，但临床上一般是先有脓毒症，也就是说机体受到严重损伤后，按生理、代谢变化，产生4个不同的反应期：休克、复苏、持续高代谢和MODS，MODS是脓毒症恶化的结果，如继续发展即进入到MOF。

一、MODS的定义

在严重创伤、严重感染、大手术、休克复苏过程或复苏后，短时间内同时或相继出现两个或两个以上系统、器官功能障碍，不能维持机体内环境稳定，称为MODS（表3-14）。

（一）病因

1.感染性因素　严重感染及其引起的脓毒症是MODS的主要原因，约70%的MODS由感染所致，而引起感染的病原菌主要是大肠埃希菌和铜绿假单胞菌。当然，不同年龄患者感染原因也有不同。但在临床上约50%的MODS患者并无明确的感染灶。

2.非感染性因素　包括免疫损伤、手术、外伤、休克等，均可以刺激机体产生炎症介质，发生炎症反应。休克晚期的常见并发症是MODS，当合并DIC时，MODS的发生率更高；严重感染和创伤引起MODS也常有休克的参与。

（二）发病过程与分型

MODS分为原发性和继发性两种。

1.原发性MODS（又称单相速发型MOF）指由原始病因直接引起两个以上器官功能障碍的MOF。如患者在休克复苏后12～36小时发生呼吸衰竭，继之发生肝、肾或凝血等器官或系统的功能障碍，病变的进程只有一个时相，故又称其为单相速发型MOF。

2.继发性MODS（又称双相迟发型MOF）指患者在原始病因作用后，经治疗，病情得到缓解，并相对稳定，但在数天后继发严重感染，即遭受"第二次打击"，在此基础上发生MODS。发病过程有两个时相，故又称为双相迟发型MOF。临床上典型的MOF多属此型。

二、MODS的发病机制

（一）炎症反应学说

MODS发病基础是全身炎症反应综合征（systemic inflammatory response syndrome，SIRS）。正常情况下，感染和组织损伤时，局部炎症反应对细菌清除和损伤组织修复，具有保护性作用。保护性

表3-14　MODS临床分期和特征

	第1阶段	第2阶段	第3阶段	第4阶段
一般情况	正常或轻度烦躁	急性病容，烦躁	一般情况差	濒死感
循环系统	容量需要增加	高动力状态，容量依赖	休克，心排血量下降，水肿	血管活性药物维持血压，水肿，SvO₂下降
呼吸系统	轻度呼吸性碱中毒	呼吸急促，呼吸性碱中毒，低氧血症	严重低氧血症，ARDS	高碳酸血症，气压伤
肾	少尿，利尿药反应差	肌酐清除率下降，轻度氮质血症	氮质血症，有血液透析指征	少尿，血液透析时循环不稳定
胃肠道	胃肠胀气	不能耐受食物	肠梗阻，应激性溃疡	腹泻，缺血性肠炎
肝	正常或轻度胆汁淤积	高胆红素血症，PT延长	临床黄疸	氨基转移酶升高，严重黄疸
代谢	高血糖，胰岛素需要量增加	高分解代谢	代谢性酸中毒，高血糖	骨骼肌萎缩，乳酸酸中毒
中枢神经系统	意识模糊	嗜睡	昏迷	昏迷
血液系统	正常或轻度异常	血小板降低，白细胞增多或减少	凝血功能异常	不能纠正的凝血障碍

炎症反应异常放大或失控时，对机体从保护性转变为损害性，导致自身组织细胞死亡和器官衰竭。感染、创伤等是机体炎症反应的促发因素，而机体炎症反应的失控，最终导致机体自身性破坏，是MODS的根本原因。

（二）缺血再灌注损伤和自由基学说

缺血再灌注损伤和自由基学说也是导致MODS的重要机制之一。MODS的自由基学说主要包括3个方面：①氧输送不足导致组织细胞直接的缺血缺氧性损害；②缺血再灌注促发自由基大量释放；③白细胞与内皮细胞的相互作用，导致组织和器官损伤，最终发生MODS。从根本上来看，自由基学说也是炎症反应学说的重要组成部分。

（三）肠道动力学说

肠道有可能是MODS患者菌血症的来源，此外，MODS患者菌血症的细菌通常与肠道菌群一致。在感染、创伤或休克时，即使没有细菌易位，肠道毒素的易位也将激活肠道及相关的免疫炎症细胞，导致大量炎症介质的释放，参与MODS的发病。因此，肠道是炎症细胞激活、炎症介质释放的重要场地之一，也是炎症反应的策源地之一。从这一点来看，肠道动力学说实际上是炎症反应学说的一部分。

（四）二次打击学说

MODS通常是多元性和序贯性损伤的结果，而不是单一打击的结果。当第一次打击强度足够大时，可直接强烈激活机体炎症反应，导致MODS，属于原发性MODS；但大多数MODS是多元性和序贯性损伤的结果，并不是单一打击的结果，这类MODS属于继发性MODS。危重患者的病情通常是复杂的，机体遭受打击次数可能是两次，也可能是多次。多次反复打击将使机体炎症反应放大和失控更易发生，使患者更易发生MODS。另外，不仅机体免疫系统参与多次打击导致MODS的病理生理过程，凝血、纤溶、补体、激肽等多个系统均参与或累及。

（五）细胞受损

1. 细胞代谢障碍　主要表现为高代谢、组织缺氧与能量代谢障碍。①高代谢主要发生在应激激素分泌增多和炎症细胞活化与炎症介质共同作用导致代谢率提高。持续过长的高代谢，消耗能量和分解

蛋白增强，高动力循环状态，促进MODS发生、发展。②组织缺氧与能量代谢障碍：MODS导致的组织器官持续性缺血缺氧、产生的大量自由基和内毒素等都会损伤细胞的线粒体等能量代谢结构，引起氧利用障碍、ATP生成减少。高代谢与能量代谢的不匹配引起"氧债"增加，引起缺氧及酸中毒的恶性循环，临床上表现为"氧供依赖"和"乳酸性酸中毒"。

2. 细胞凋亡　包括炎症细胞凋亡和器官实质细胞凋亡：在急性炎症反应中，炎症细胞存在着适时和自发性凋亡（诱导细胞凋亡），这样可以减轻炎症免疫反应，减轻或避免组织损伤，维持机体内环境稳定。但是，当凋亡过度或不足就可能造成炎症反应失控，导致MODS。在MODS时，最先是肺细胞凋亡；接着，小肠上皮细胞和浆细胞凋亡增加，浆细胞减少可直接削弱肠道局部的免疫功能，导致肠道细菌和内毒素易位；巨噬细胞因严重创伤、感染而吞噬能力下降，使凋亡的细胞得不到及时吞噬清除而发生继发性坏死，最终破裂，引起炎症扩散。

三、MODS对各器官功能的影响

（一）肺功能障碍

MODS患者常最先出现急性肺损伤（acute lung injury，ALI），在严重创伤和感染后24～72小时可出现肺功能衰竭。重症患者表现为急性呼吸窘迫综合征（acute respiratory distress syndrome，ARDS）。临床统计发生多系统器官功能衰竭（MSOF）患者肺功能衰竭发生率为83%～100%。肺功能障碍表现：①非心源性肺水肿；②呼吸功能变化：引起弥漫性肺泡萎陷，肺内分流量增加，肺泡通气血流比例失调和肺内分流量增加，共同造成进行性低氧血症；③肺循环功能变化：缺氧、酸中毒、内毒素、血管活性物质的作用引起肺小动脉痉挛收缩，而白细胞和血小板的黏附造成肺毛细血管网栓塞，引起肺循环阻力增高，使右心室后负荷加重，严重者可发生右心功能不全。

（二）肝功能障碍

肠梗阻患者常发生全身性感染，而全身性感染时肝常最早受累，细菌及毒素进入肝，直接或间接刺激库普弗细胞产生细胞因子造成损害。MODS时肝功能不全的发生率可高达95%。一般在创伤后5

天左右出现，8～10天达高峰，常由全身性感染引起。①肝灌注不足及微循环功能障碍：全身性感染引起肝血流再分布及门脉系统缓冲机制的受损使得血流灌注的肝窦面积减少，导致肝灌注不足；全身性感染可导致微循环缺血，诱发肝微循环功能障碍；此外，部分血管活性物质，如NO、H_2S的作用失衡也可直接引起肝脏窦内及窦外血流再分布。②肝细胞功能的损伤及炎症因子的作用：全身性感染时肝通过肝细胞、库普弗细胞及肝窦内皮细胞参与内毒素及细菌清除、解毒、代谢、合成免疫及凝血相关蛋白的过程。炎症因子的失衡会导致免疫应答和炎症反应过度放大，从而引起肝细胞变性、坏死。③肝胆转运代谢紊乱：全身性感染时能量及氧的缺乏可导致严重的肝胆转运代谢紊乱，内毒素和促炎症因子会通过改变胆汁酸转运体的转录和转录后基因表达引起胆汁流的直接损伤；同时，内毒素会严重改变肝细胞的细胞骨架，引起胆汁流的紊乱。

（三）肾功能障碍

肠梗阻患者常有少尿，大多数是由血容量不足导致的肾前性少尿。严重感染、创伤、休克等急性危重病早期，可出现功能性急性肾衰竭，但随着病情进展，可出现器质性急性肾衰竭。肾的严重损害可导致急性肾小管坏死，即肾性急性肾衰竭。其发生率仅次于肺和肝，占40%～50%。急性肾衰竭多发生在创伤的第5天后。在MODS的发生与发展过程中，损害因素通常是多源性的，肾在受到二次打击后肾功能急剧恶化，出现尿量改变、代谢紊乱和其他并发症的表现。

（四）胃肠道功能障碍

胃肠道功能障碍为胃肠道实质和（或）功能的损害，导致消化、吸收营养和（或）屏障功能发生障碍。胃肠功能障碍是肠梗阻最常见的并发症。在机体遭受创伤、休克、感染等重大打击时，循环功能不稳定的情况下，内脏血管通常出现选择性收缩以保证重要生命器官的血液灌注，出现胃肠道黏膜缺血性损伤。此外，胃肠黏膜含有丰富的黄嘌呤氧化酶系统，机体复苏时可出现超氧化物引起的再灌注损伤，胃肠道功能障碍的中心环节是肠黏膜屏障功能障碍和细菌易位。目前认为，胃肠黏膜屏障功能障碍和细菌易位是诱发脓毒血症的重要原因。因此，称胃肠道是MODS的"始动器"，甚至有学者

形象地把胃肠道比喻为人体内"没有引流的脓腔"，因此，胃肠功能障碍临床表现有中毒性肠麻痹、应激性溃疡、消化道出血等。

（五）循环功能障碍

MODS中的循环功能障碍主要是指患者器官功能障碍不但累及肺、心、肝、肾、胃肠道等主要器官，而且还出现微循环障碍等一系列休克的临床表现。MODS出现休克的主要原因为有效循环血量绝对或相对不足、血管张力下降、心脏舒缩功能障碍、血管内皮损伤等原因共同导致的结果。MODS患者出现循环功能障碍时，如不及时治疗，将使其器官功能进一步恶化，最终导致患者死亡。

MODS时体内释放PGI_2、组胺、缓激肽、NO等扩血管物质，导致外周血管阻力降低，也释放TXA_2和内皮素1等缩血管物质，由于舒缩血管物质分泌紊乱，表现为一方面短路血管大量开放产生低阻；另一方面是微循环闭塞而导致细胞营养受损，出现高排低阻型血流动力学表现，并且合并有外周氧利用障碍，混合静脉血氧饱和度升高、动静脉氧分压差降低和高乳酸血症；高心排量主要通过增加心率，但射血分数低于正常，高动力循环可贯穿整个病程。

（六）DIC

肠梗阻患者发生DIC的主要原因是严重感染和创伤，DIC既可是MODS的始因，也可是MODS的末期。DIC的病理生理变化有血液凝固性变化、微血栓形成、出血、休克、微血管病性贫血和器官功能障碍，以血液凝固性变化为特点。TNF-α、IL-1、血管通透性因子等均可活化凝血系统，但在SIRS的状态下，抗凝系统同时遭到破坏，TNF-α、IL-1可使纤溶酶原激活物质减少，抑制物质增多，从而降低纤溶活性，血液系统处于高凝状态，加上内皮细胞损伤，内膜下胶原暴露，容易导致微血栓形成。

（七）中枢神经系统障碍

肠梗阻患者的中枢神经系统功能障碍是继发于其他因素，脑组织自身并无病变。引起继发性脑病的主要病变为全身或脑缺血缺氧，如低血压、贫血、DIC、循环功能障碍、呼吸道阻塞及脓毒症，以后两者影响最大。此外，长期的肠外营养导致营养物质的缺乏亦会引起脑病，笔者在临床中发现，肠梗阻患者长期进行肠外营养导致B族维生素缺乏

会引起Wernicke脑病，患者常表现为精神障碍、眼肌麻痹和共济失调性步态，经肌内注射补充维生素B₁后逐渐恢复。中枢神经系统障碍主要表现为不同程度的神志改变和意识障碍。

四、MODS的预防和治疗

治疗MODS的方案均为非特异性，目前主要治疗包括病因治疗和器官功能支持。

（一）积极消除引起MODS的诱因和病因

控制原发病是MODS治疗的关键。如果患者处于休克状态，需要及时复苏，尽可能缩短休克时间；对于严重感染者，及时应用有效抗生素，积极引流感染灶；对于ICU患者应保护胃肠功能，防止细菌易位，通常选择性肠道去污技术对降低感染率可能有一定作用。早期也要处理液体负荷过多的问题，患者的液体负荷过多可增加MODS的病死率，利尿药、肾替代疗法可减少液体负荷。

（二）改善机体氧代谢，纠正组织缺氧

主要包括提高氧供、降低氧耗、提高组织细胞利用氧的能力。目前，提高氧供是改善组织缺氧最可行的手段，需具备3个条件：正常的血红蛋白含量，正常的心功能和有效循环血容量，通过氧疗使$SaO_2 > 90\%$。另外，可根据病情适当使用血管活性药物保证组织灌注。降低氧耗易被忽视，可通过镇静、降低体温等手段实现。

（三）呼吸支持

呼吸支持是提高氧输送和降低氧耗的重要手段之一。研究显示，肺过度充气会增加炎症反应，因此，临床通常采用肺保护通气策略，如急性呼吸衰竭和ARDS的患者应采用6ml/kg低潮气量机械通气。体外膜肺氧合（extracorporeal membrane oxygenation，ECMO）和体外二氧化碳清除（extracorporeal carbon dioxide removal，ECCO₂R）有助于肺组织修复，并减少呼吸机相关性肺损伤的影响，因此，体外气体交换可能是未来的趋势。

（四）代谢支持与调理

MODS的患者处于高度应激状态，导致机体出现以高分解代谢为特征的代谢紊乱。在治疗的初期，血糖水平并不稳定，高血糖增加单核细胞、CRP和炎症因子，降低免疫反应。因此，血糖控制

对于MODS患者很重要，建议对ICU患者进行程序化的血糖管理，血糖控制在215 mg/dl以下比严格控制在70～110 mg/dl能够减少低血糖的发生。早期营养对于肠道细菌和免疫平衡也很重要。肠内营养是最好的选择，如果患者不适合肠内营养，肠外营养也是重要的保证热量摄取和解除负氮平衡的选择。

许多治疗措施正在积极应用于MODS患者的治疗过程中。目前研究的主要治疗方向与疾病的发展过程有关，包括阻断炎症的激活、抑制炎症反应、增强机体抗炎的反应能力、调节免疫抑制、基因治疗等。

MODS是世界难题，血管麻痹性休克、毛细血管渗漏和全身炎症因子激活是MODS发生发展的关键环节。近年来，虽然MODS的病死率并未下降，但快速足够的扩容补液、恰当的营养支持、适当的抗生素应用和积极的呼吸管理对逆转MODS过程非常重要，针对MODS的病理生理过程的治疗措施及有效地防止并发症发生是阻断MODS进展的最大希望所在。对此，我们相信，预防MODS发生是最好的治疗措施。

参　考　文　献

[1] 黎介寿. 加强对肠屏障功能障碍的研究 [J]. 中华医学杂志，1999，79（8）：581-582.

[2] 吴孟超，吴在德. 黄家驷外科学 [M]. 7版. 北京：人民卫生出版社，2008：1485-1495.

[3] Fink MP, Delude RL. Epithelial barrier dysfunction: a unifying theme to explain the path-ogenesis of multiple organ dysfunction at the cellular level [J]. Crit Care Clin, 2005, 21 (2): 177-196.

[4] 闫谨，崔志清. 大承气汤颗粒对大鼠不完全性肠梗阻小肠上皮细胞的保护作用 [J]. 中药药理与临床，2010，26（4）：1-4.

[5] 侯娟，杨凤蕊，崔志清. 益气活血承气合剂对大鼠不全梗阻小肠黏膜上皮细胞的保护作用 [J]. 中国临床药理学与治疗学，2008，13（9）：976-980.

[6] 王为，周国华. 肠道相关淋巴样组织与肠道黏膜免疫 [J]. 实用医学杂志，2009，25（21）：3720-3731.

[7] Hollister EB, Gao C, Versalovic J. Compositional and functional features of the gastrointestinal microbiome and their effects on human health [J]. Gastroenterology, 2014, 146 (6): 1449-1458.

[8] Robinson CJ, Bohannan BJ, Young VB. From structure to function: the ecology of host-associated microbial communities[J]. Microbiol Mol Biol Rev, 2010, 74 (3):

453-476.

[9] Fooks LJ, Gibson GR. Probiotics as modulators of the gut flora [J]. Br J Nutr, 2002, 88（Suppl 1）: S39-S49.

[10] Baumgart DC, Dignass AU. Intestinal barrier function [J]. Curr Opin Clin Nutr Metab Care, 2002, 5（6）: 685-694.

[11] Swank GM, Deitch EA. Role of the gut in multiple organ failure: bacterial translocation and permeability changes [J]. World J Surg, 1996, 20（4）: 411-417.

[12] Vollaard EJ, Clasener HA. Colonization resistance [J]. Antimicrob Agents Chemother, 1994, 38（3）: 409-414.

[13] Lievin V, Peiffer l, Hudault S, et al. Bifidobacterium strains from resident infant human gastrointestinal microflora exert antimicrobial activity [J]. Gut, 2000, 47（5）: 646-652.

[14] Elmer GW, Surawiez CM, McFarland LV. Biotherapeutic agents. A neglected modality for the treatment and prevention of selected intestinal and vaginal infections [J]. JAMA, 1996, 275（11）: 870-876.

[15] 李永渝. 肠道屏障功能障碍的病理生理机制 [J]. 胃肠病学, 2006, 11（10）: 629-632.

[16] 汪欢, 侯晓华. 肠黏膜屏障、肠道菌群与肠道稳态 [J]. 临床消化病杂志, 2014, 26（3）: 135-136.

[17] Quinlan GJ, Martin GS, Evans TW. Albumin: biochemical properties and therapeutic potential [J]. Hepatology, 2005, 41（6）: 1211-1219.

[18] 肖尚杰, 杨文熠, 许露. 等. 微创手术与术后早期喂养在新生儿十二指肠梗阻加速康复中的应用 [J]. 临床小儿外科杂志, 2019, 18（4）: 272-276.

[19] 郑珊, 郑继翠. 新生儿十二指肠梗阻的诊断与治疗 [J]. 中华胃肠外科杂志, 2011, 14（10）: 749-750.

[20] 陈青江, 楼毅, 高志刚, 等. 新生儿先天性十二指肠梗阻 [J]. 中华小儿外科杂志, 2013, 34（10）: 746-749.

[21] 刘玲, 白强, 李超, 等. ERAS理念下多学科合作医疗模式在先天性十二指肠梗阻围手术期的应用 [J]. 中华小儿外科杂志, 2019, 40（12）: 1108-1112.

[22] 段红杰, 柴家科, 邓虎平. 人血白蛋白的功能及其在危重病治疗中的应用 [J]. 解放军医学杂志, 2012, 37（10）: 926-929.

[23] 徐红青, 陈霞, 黄敏燕. 临床药师对我院呼吸科人血白蛋白使用的干预效果评价 [J]. 中国药房, 2017, 28（32）: 4565-4569.

[24] Friedman AN, Fadem SZ. Reassessment of albumin as a nutritional marker in kidney disease [J]. J Am Soc Nephrol, 2010, 21（2）: 223-230.

[25] 安胜男, 任文静, 王慧冰, 等. 人血白蛋白临床使用的深入分析和探讨 [J]. 中国药物应用与监测, 2018, 15（6）: 356-359.

[26] 曾晶, 徐萍, 王清, 等. 8760例住院患者人血白蛋白临床使用分析与评价 [J]. 中国药房, 2017, 28（8）: 1027-1030.

[27] 杜娟, 赵秀莉, 刘琳. 我院肿瘤患者人血白蛋白临床应用分析 [J]. 中国药房, 2015, 26（20）: 2739-2741.

[28] 贾康, 王积良. 人血白蛋白辅助治疗术后早期炎性肠梗阻14例观察 [J]. 陕西医学杂志, 2006, 35（9）: 1223-1224.

[29] 张磊, 粟珊, 张茂. 人血白蛋白中氨浓度的测定 [J]. 四川医学, 2016, 37（10）: 1103-1105.

[30] 张亮, 龚剑峰, 倪玲, 等. 术前营养支持对慢性放射性肠炎并肠梗阻患者手术治疗效果的影响 [J]. 中华胃肠外科杂志, 2013, 16（4）: 340-344.

[31] 王秀荣, 陈伟, 刘杰, 等. 高龄不全肠梗阻合并营养不良患者的中西医结合治疗 [J]. 中国中西医结合外科杂志, 2011, 17（5）: 496-497.

[32] 王杰书. 营养支持对治疗肠梗阻的作用探讨 [J]. 职业与健康, 2001, 17（6）: 92-93.

[33] 胡元龙. 肠梗阻围手术期处理 [J]. 临床外科杂志, 2000, 8（2）: 7.

[34] 方桢. 吸收面积减少所致的吸收不良 [J]. 世界华人消化杂志, 2002, 10（12）: 1418-1420.

[35] 王苑本, 赵凯丰, 郑伟. 吸收不良综合征病因发病机制及分类 [J]. 世界华人消化杂志, 2002, 10（12）: 1415-1418.

[36] 李延青. 吸收不良综合征 [J]. 山东医药, 2001, 41（14）: 50-51.

[37] 彭念寅, 司良毅, 赵小兰, 等. 胃肠外营养支持对老年营养不良患者抗感染的疗效观察 [J]. 营养学报, 2003, 25（4）: 435-437.

[38] 李云龙, 王士祺, 赵青川, 等. 胃肠道肿瘤患者围手术期精准营养治疗 [J/CD]. 肿瘤代谢与营养电子杂志, 2017, 4（4）: 468-471.

[39] 王新颖. 外科危重患者的营养与代谢调控 [J]. 外科理论与实践, 2012, 17（2）: 102-104.

[40] 姜丽丽, 徐飞, 张来香, 等. 术前营养支持在慢性放射性肠炎合并肠梗阻临床手术中的应用效果 [J]. 中国食物与营养, 2018, 24（9）: 68-70.

[41] 赵丽艳, 张荣明. 术前营养支持对慢性放射性肠炎并肠梗阻患者手术效果的影响 [J]. 中国老年学杂志, 2014, 34（12）: 3449-3450.

[42] 伍晓汀, 赵小菲. 老年人肠梗阻的营养治疗 [J]. 大肠肛门病外科杂志, 2004, 10（1）: 9-10.

[43] 苏立民. 老年人肠梗阻的营养治疗 [J]. 齐齐哈尔医学院学报, 2008, 29（11）: 1367-1368.

[44] 关蕴良, 王永红, 李廷玉, 等. 饥荒造成的营养不良对成年后患代谢综合征的影响 [J]. 生命科学研究, 2009, 13（6）: 505-511.

［45］郭长江，杨继军. 饥饿与生存［J］. 解放军预防医学杂志，2003，21（2）：155-156.

［46］邢金平，来春林，刘晓红，等. 饥饿相关性营养不良20例临床分析［J］. 中国药物与临床，2010，10（10）：1109-1111.

［47］刘莉，穆敬平，陈悦，等. 肝硬化患者蛋白质-能量营养不良（PEM）的营养支持治疗［J］. 胃肠病学和肝病学杂志，2009，18（10）：955-957.

［48］朱维铭. 短肠综合征的治疗进展［J］. 中国实用外科杂志，2004，24（1）：20-22.

［49］龚海红. 蛋白质-能量营养不良［J］. 中国实用乡村医生杂志，2007，14（2）：51-53.

［50］雷秋成，王新颖. 蛋白质-能量营养不良与脑功能的关系［J］. 肠外与肠内营养，2015，22（3）：184-186，188.

［51］范小萍，鲍晓岑，李晓英，等. 蛋白质-能量营养不良的治疗体会［J］. 医药前沿，2013，33：18-19.

［52］邹志英，柏屏，倪元红，等. 癌性肠梗阻患者家庭肠外营养支持与护理［J］. 实用临床医药杂志，2005，9（6）：17-18.

［53］吕文才，张忠鲁. 外科感染：古老的疾病严峻的挑战［J］. 医学论坛，2006，27（11）：8-9，20.

［54］杨杰，马宏飞，肖开提·依不拉音，等. 经鼻肠梗阻导管置入术治疗急性肠梗阻伴晚期胃癌患者中远期疗效及对炎性因子影响［J］. 临床军医杂志，2020，48（4）：422-423.

［55］陈国宝，苏亦斌，陈德波，等. 结肠癌术后肠梗阻患者白介素-6、10及肿瘤坏死因子-α水平的变化［J］. 中国老年性杂志，2015，35（6）：1536-1537.

［56］屈振亮，杨春明. 血清C-反应蛋白、白细胞介素6和肿瘤坏死因子α在肠梗阻、肠穿孔患者的动态观测及临床意义［J］. 中国普通外科杂志，2000，9（4）：326-328.

［57］程学远，黄忠. 丙氨酰-谷氨酰胺强化肠外营养对结肠癌合并肠梗阻患者炎症反应及免疫功能的调节作用［J］. 中国现代医学杂志，2016，26（9）：110-113.

［58］许媛. 急性胃肠黏膜损伤：病理生理与治疗［J］. 中华重症医学电子杂志，2016，2（1）：16-20.

［59］杨洋，李良庆. 丙氨酰-谷氨酰胺强化肠外营养在结肠癌合并肠梗阻治疗中的应用［J］. 广东医学，2011，32（17）：2334-2335.

［60］傅培荣，孙运波，王惠芬. 肠外营养患者中心静脉导管相关血行性感染危险因素的前瞻性研究［J］. 中国全科医学，2013，16（1B）：181-183.

［61］高戈，冯拮，常志刚，等. 2012国际严重脓毒症及脓毒性休克诊疗指南［J］. 中华危重病急救医学，2013，25（8）：501-505.

［62］Rhodes A，Evans LE，Alhazzni W，et al. Surviving sepsis campaign：International guidelines for management of severe sepsis and septic shock，2016［J］. Crit Care Med，2017，45（3）：486-552.

［63］曾其毅，宋远斌，陈志江，等.《2012拯救脓毒症运动：严重脓毒症、脓毒症休克诊治指南》儿科部分解读［J］. 中华实用儿科临床杂志，2013，28（16）：1278-1280.

［64］刘丹，王晓红，张小彬，等. 脓毒症患者肠道菌群紊乱的临床研究［J］. 中华急诊医学杂志，2019，28（6）：736-742.

［65］刘伟，王晓红，杨晓军，等. 脓毒症患者肠屏障功能损伤及其相关因素［J］. 中华医学杂志，2016，96（44）：3568-3572.

［66］吴田田，姚咏明. 自噬在脓毒症中的病理生理意义及临床展望［J］. 中华医学杂志，2018，98（45）：3635-3638.

［67］Spanos A，Jhanji S，Vivian-Smith A，et al. Early microvascular changes in sepsis and severe sepsis［J］. Shock，2010，33（4）：387-391.

［68］Ayuse T，Brienza N，Revelly JP，et al. Alterations in liver hemodynamics in an intact porcine model of endotoxin shock［J］. Am J Physiol，1995，268（3 Pt 2）：H1106-H1114.

［69］Spapen H. Liver perfusion in sepsis，septic shock and multiorgan failure［J］. Anat Rec（Hoboken），2008，291（6）：714-720.

［70］Singer G，Stokes KY，Granger DN. Reactive oxygen and nitrogen species in sepsis-induced hepatic microvascular dysfunction［J］. Inflamm Res，2013，62（2）：155-164.

［71］Norris EJ，Larion S，Culberson CR，et al. Hydrogen sulfide differentially affects the hepatic vasculature in response to phenylephrine and endothelin 1 during endotoxemia［J］. Shock，2013，39（2）：168-175.

［72］Croner RS，Hoerer E，Kulu Y，et al. Hepatic platelet and leukocyte adherence during endotoxemia［J］. Crit Care，2006，10（1）：R15.

［73］Levi M，Van der Poll T. Inflammation and coagulation［J］. Crit Care Med，2010，38（2 Suppl）：S26-S34.

［74］Domenico ID，Zhang TY，Koening CL，et al. Hepcidin mediates transcriptional changes that modulate acute cytokine-induced inflammatory responses in mice［J］. J Clin Invest，2010，120（7）：2395-2405.

［75］马晓春. 应提高对脓毒症肝损伤的认识［J］. 中华危重病急救医学，2013，25（4）：198-200.

［76］许永春，李兆申，屠振兴. 重症急性胰腺炎肾功能障碍机制［J］. 中国实用内科杂志，2004，24（2）：120-121.

［77］陈雪萍，肖敏，曾跃红，等. 危重症患者胃肠道功能障碍评价研究进展［J］. 湖北医药学院学报，2012，31（6）：439-443.

［78］李晓芳. 严重烧伤后胃肠道功能障碍的机制和防治［J］. 世界华人消化杂志，2006，14（9）：888-893.

［79］陈友谊，孙备. 重症急性胰腺炎并胃肠道功能障碍

的研究进展 [J]. 中华胰腺病杂志，2013，13（2）：142-144.

[80] Fuchs M，Sanyal AJ. Sepsis and cholestasis [J]. Clin Liver Dis，2008，12（1）：151-172.

[81] Moseley RH. Sepsis and cholestasis [J]. Clin Liver Dis，2004，8（1）：83-94.

[82] 张曦文，谢剑锋，蔡施霞，等. 全身性感染相关肝功能障碍研究进展 [J]. 中华外科杂志，2014，52（6）：455-457.

[83] Dellinger RP，Levy MM，Rhodes A，et al. Surviving sepsis campaign：International guidelines for management of severe sepsis and septic shock，2012 [J]. Intensive Care Med，2013，39（2）：165-228.

[84] Cove ME，MacLaren G，Federspiel WJ，et al. Bench to bedside review：Extracorporeal carbon dioxide removal，past present and future [J]. Crit Care，2012，16（5）：232.

[85] Kandil SB，Miksa M，Faustino EV. Control of serum glucose concentration in critical illness [J]. Curr Opin Pediatr，2013，25（3）：297-303.

[86] 王勇强，姚芳超，王兵. 多器官功能障碍综合征 [J]. 中华急诊医学杂志，2015，24（8）：813-815.

[87] 陈敏英，管向东. 多器官功能障碍综合征的病理生理 [J]. 中国实用妇科与产科杂志，2002，18（6）：334-336.

[88] 林兴盛，石松菁. MODS循环功能障碍液体复苏治疗进展 [J/CD]. 创伤与急诊电子杂志，2013，1（2）：1-3.

第四章

肠梗阻的分类

肠梗阻是临床常见的外科急腹症，发病率高，病因复杂，由于它变化快，需要早期做出诊断、处理，诊治的延误可使病情加重，甚至出现肠坏死、腹膜炎而导致患者死亡。肠梗阻的治疗方法因梗阻类型的不同而有所变化，因此，详细的分类可以帮助临床医师理顺诊疗思维，并为临床治疗方案的制订提供基础。肠梗阻病因复杂，临床表现各异，肠梗阻的分类方法也不同，因此，本章将按梗阻原因、肠壁有无血运障碍、梗阻部位、梗阻程度及病程发展快慢等方面进行分类。这些分类又相互交错，梗阻也可以互相转化，要重视早期诊断，适时给予合理治疗。

第一节 按梗阻原因分类

根据病因不同，肠梗阻分为机械性肠梗阻、动力性肠梗阻及血运性肠梗阻三类。

（一）机械性肠梗阻

机械性肠梗阻是临床上最多见的类型，约占肠梗阻类型的90%；多因肠道内、肠道外或肠壁本身的各种器质性病变或其他因素使肠腔变小，肠腔内容物通过受阻所致，常见于肠粘连、肠扭转、肠套叠、粪块、腹腔内肿瘤等。机械性肠梗阻的病因可归纳为以下3类。

1.肠壁内病变 这些病变通常是先天性的，或是炎症、新生物，或是创伤引起的。先天性病变包括新生儿肠道闭锁、肠管旋转不良、梅克尔憩室等。在炎性疾病中包括克罗恩病、腹腔结核、放射性肠炎等，以克罗恩病最常见。而在结核高发区、西部贫困地区、牧区则结核性肠梗阻的发生率较高（图4-1）。此外，肠道肿瘤、肠道多发息肉也都可以引起梗阻。创伤后肠壁内血肿引起的瘢痕导致

肠腔狭窄、梗阻而产生急性肠梗阻。各种原因引起的肠套叠、肠腔狭窄都可引起肠管堵塞、梗阻（图4-2）。

2.肠壁外因素 先天性、手术后或炎症后的肠粘连是常见的产生肠梗阻的肠壁外病变（图

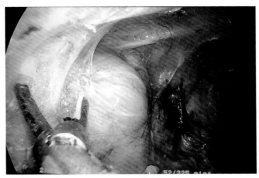

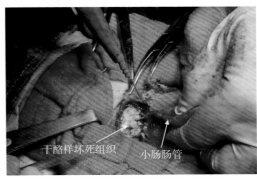

干酪样坏死组织　　小肠肠管

图4-1 结核性肠梗阻引起的腹腔粘连及干酪样坏死组织

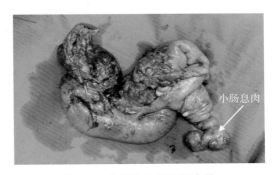

小肠息肉

图4-2 小肠息肉导致肠套叠

4-3～图4-6）。在我国，疝的发生率非常高，包括先天性疝及手术后形成的切口疝、造口旁疝（图4-7）等，而腹外疝引起的嵌顿也是产生肠梗阻的一个常见原因，尤其以腹股沟疝最为多见，其他如股疝、脐疝，以及一些少见的先天性疝，如闭孔疝、坐骨孔疝也可产生梗阻。手术后造成的间隙或缺口而导致的疝如胃肠吻合后，结肠造口后引起的造口旁疝，腹壁切口疝等都是临床常见引起嵌顿的原因，除此之外，外伤性膈肌破裂可造成小肠进入而形成疝与梗阻。先天性环状胰腺、腹膜包裹、小肠扭转也都可产生梗阻。肠壁外的肿瘤、局部软组织肿瘤转移、腹腔炎性肿块、脓肿、肠系膜上动脉压迫综合征等均可引起肠梗阻。

3. 肠腔内病变　相比之下，这一类病变较为少见，但在我国临床上仍可见到，特别是基层医院能遇到这类患者，如寄生虫（蛔虫）、粗糙食物形成的粪石、胆结石等在肠腔内堵塞导致梗阻（图4-8，图4-9）。在盛产柿子的地区可见到食用柿子导致柿石性肠梗阻的案例，且以季节性发作为主，以秋冬季发作者居多。

（二）动力性肠梗阻

动力性肠梗阻是指由于神经抑制或毒素刺激导致的肠壁肌肉运动功能紊乱，肠蠕动减弱或丧失，肠内容物通过受阻而产生的梗阻。可分为麻痹性与痉挛性两类。

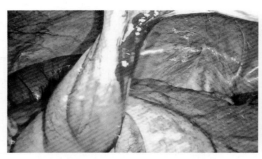
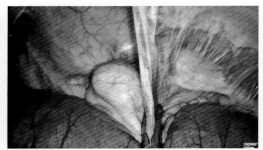

图4-3　手术造成的腹腔粘连、肠粘连

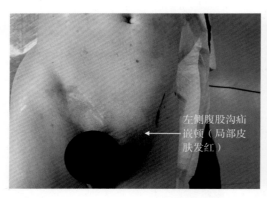
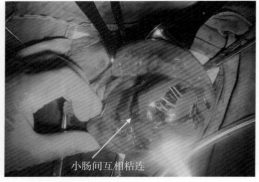

图4-4　左侧腹股沟疝嵌顿造成的小肠粘连

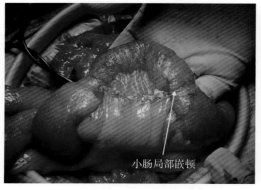
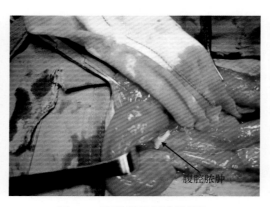

图4-5　小肠嵌顿导致肠管狭窄　　　　图4-6　腹腔脓肿导致肠梗阻

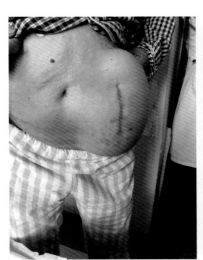
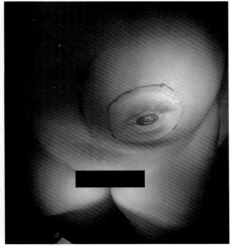

图4-7　切口疝及造口旁疝

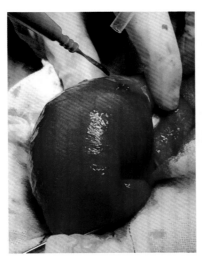
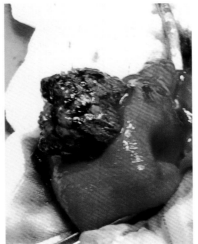

图4-8　柿石性肠梗阻导致肠管水肿，切开肠管后可见柿石

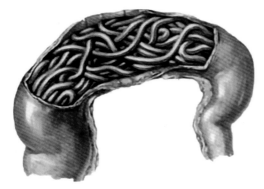
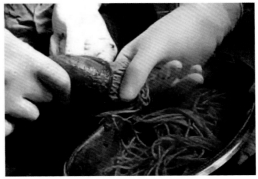

图4-9　肠道蛔虫引起肠道梗阻示意图及手术图

1.麻痹性肠梗阻　较为常见，常发生在腹腔手术后、腹部创伤或急性弥漫性腹膜炎患者，由于严重的神经、体液与代谢（低钾血症、低氯血症、甲状腺功能减退）改变导致。脊柱损伤或手术后均可导致肠腔积气积液的发生。

2.痉挛性肠梗阻　肠壁肌肉因痉挛性收缩而致肠内容物运行不畅称为痉挛性肠梗阻，多见于小肠。痉挛性肠梗阻临床较为少见，可在急性肠炎、肠道功能紊乱或慢性铅中毒患者中发生。本病亦可见于神经质的女性，以中年人居多。

（三）血运性肠梗阻

血运性肠梗阻也可归纳为动力性肠梗阻之中，是肠系膜血管发生血栓形成或栓子栓塞，从而有肠血管毒素，循环障碍，肠蠕动功能丧失，肠内容物停止运行出现肠麻痹现象，但血运性肠梗阻疾病发展迅速，可继发肠坏死，在处理上与肠麻痹截然不同。本病属于绞窄性肠梗阻的范畴，但其后果较一般的绞窄性肠梗阻更为严重，若不及时处理，会有很严重的后果，所以对本病应引起高度重视。血运性肠梗阻占各类肠梗阻的3%左右，其中75%的病例是由于肠系膜动脉栓塞（图4-10）或动脉硬化性狭窄伴血栓形成，其余25%的病例是由静脉血栓造成（图4-11）。肠系膜动脉栓塞多见于老年动脉硬化、高血压的患者；另外，肠系膜静脉血管内膜损伤及肝硬化门静脉高压症行脾切除术后的患者也容易并发肠系膜上静脉血栓。

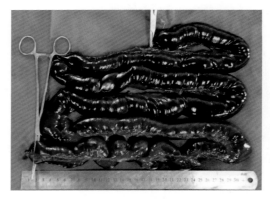

图4-10　肠系膜动脉血栓导致肠坏死

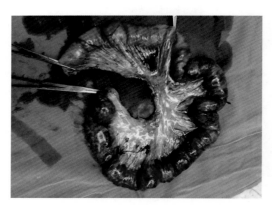

图4-11　肠系膜静脉栓塞导致肠坏死

（四）原因不明的假性肠梗阻

假性肠梗阻可将其归纳在动力性肠梗阻之中，但假性肠梗阻与麻痹性肠梗阻不同，它无明显的病因可查，临床具有肠梗阻的症状和体征，但无肠内外机械性肠梗阻因素存在，是无肠腔阻塞的一种综合征。其可发生于任何年龄，女性多于男性，有家族史。主要表现为慢性或反复出现的恶心、呕吐、腹痛、腹胀、腹泻甚至脂肪泻，体检时可发现腹胀、肠鸣音减弱或正常，腹部X线片不显示有机械性肠梗阻时出现的肠胀气与气液平面。

不明原因的假性肠梗阻可能是一种家族性疾病，因患者为散发病例，少数患者具有家族聚集性，但不明确是肠平滑肌还是肠壁内神经丛有异常。原因不明的假性肠梗阻分为原发性和继发性两种。

1. 原发性假性肠梗阻　常见于儿童，绝大多数原发性假性肠梗阻患者为散发病例，少数患者具有家族聚集性，而后者可分为常染色体显性（Ⅰ型）和常染色体隐性（Ⅱ型）两种。其病因包括肠神经元发育不成熟、数量减少、神经节炎症，或肠道肌层发育异常，或肠壁Cajal间质细胞发育异常等。

2. 继发性假性肠梗阻　假性肠梗阻也可继发于许多疾病，如神经系统疾病、内分泌系统疾病、代谢性疾病、自身免疫性疾病如系统性红斑狼疮等；此外，内环境紊乱、服用某些药物及免疫系统疾病也可引起假性肠梗阻。

第二节　按肠壁血运有无障碍分类

不论发病原因，而根据肠管血液循环有无障碍分类，可将肠梗阻分为单纯性肠梗阻和绞窄性肠梗阻。

一、单纯性肠梗阻

单纯性肠梗阻是指由各种原因引起的肠内容物不能通过肠管，但肠管血运是正常的肠梗阻，通常被认为是机械性肠梗阻的一个类型。肠腔堵塞、肠壁病变引起的狭窄或肿瘤压迫等一般都属于单纯性肠梗阻。神经性梗阻一般是单纯性的；机械性肠梗阻中，肠管本身病变、肠腔内堵塞及肠外压迫所致的梗阻通常为单纯性；粘连性肠梗阻一般也是单纯性的。单纯性肠梗阻只能表示某一特定病例在某一特定时段的病变情况，而不能说明病变的全过程。单纯性肠梗阻占急性肠梗阻的82%以上，常见病因为粘连及肿瘤（图4-12，图4-13）。

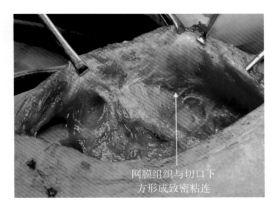

图 4-12 腹腔粘连导致肠梗阻

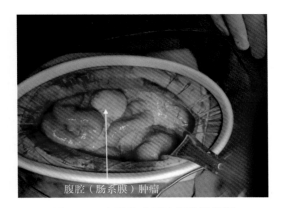

图 4-13 腹腔肿瘤压迫导致肠梗阻

二、绞窄性肠梗阻

绞窄性肠梗阻是肠壁血运发生障碍的肠梗阻，可因肠系膜血管受压、血栓形成或栓塞等引起。肠管血液循环障碍可导致肠壁坏死、穿孔，继发弥漫性腹膜炎和严重的脓毒血症，病情危重且进展较快，预后不良，应引起高度重视。绞窄性肠梗阻可由肠系膜血管病变直接引起，也可由机械性肠梗阻发展而来。嵌顿疝、肠扭转及肠套叠易发生梗阻肠段的血液循环障碍而称为绞窄性肠梗阻（图4-14，图4-15）。

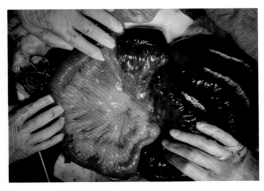

图 4-14 小肠肠系膜扭转导致肠壁血运障碍

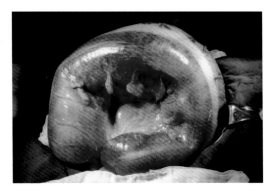

图 4-15 乙状结肠扭转导致肠管血运障碍

绞窄性肠梗阻在临床上比较常见，约占肠梗阻病例的24.9%，有甚者可达50%。国内报道误诊率为54%～70%，误诊将带来严重并发症，如肠坏死、肠穿孔、脓毒血症等，因此在诊断肠梗阻时应及早鉴别单纯性与绞窄性肠梗阻，以免发生严重并发症而导致患者死亡（表4-1）。

表4-1　单纯性肠梗阻与绞窄性肠梗阻鉴别		
鉴别要点	单纯性肠梗阻	绞窄性肠梗阻
全身情况	轻度脱水征	重病容，脱水明显
发病	渐起	发病急骤，易致休克
腹痛	阵发性，伴有肠鸣	持续、剧烈，无肠鸣
腹胀	均匀全腹胀	不对称，晚期出现麻痹性肠梗阻后表现为全腹胀
呕吐	高位频繁，胃肠减压后可缓解	出现早、频繁，胃肠减压后不缓解
呕吐物	胃肠液	可为血性液
触诊	无腹膜刺激征，可及肿胀肠袢	有腹膜刺激征，无肿物可及
肠鸣音	肠鸣音亢进，呈气过水声	不亢进，或消失
休克	无	中毒性休克，进行性加重
腹腔穿刺	阴性	可见血性液或炎性渗出液
血便	无	可有，尤其乙状结肠扭转或肠套叠时可频频血便
腹部立位X线片	有气-液平	有孤立、肿大肠袢

第三节　按梗阻部位分类

根据梗阻部位分为高位小肠梗阻、低位小肠梗阻和结肠梗阻（表4-2）。

梗阻部位	症　状	体　征	腹部立位X线片
	表4-2　梗阻部位的鉴别		
高位小肠	呕吐频繁、呕吐物主要为胃液、胆汁、腹胀、腹痛轻	腹胀较轻、偶见肠型，易脱水	上腹部有胀大的空肠袢，黏膜呈青鱼刺状
低位小肠	腹胀明显，呕吐发生较晚，呕吐物为有臭味的黄色糊状物（肠液），腹痛重	有肠型及阵发性蠕动波，腹胀较明显	全部小肠胀气，阶梯状平面布满全腹
结肠	腹胀中，呕吐较晚，呕吐粪便状物	腹胀重	部分结肠充气，可见结肠波
乙状结肠（扭转）	腹胀重，呕吐少，腹痛明显	下腹胀明显，可不对称	可见胀大的肠袢，起始于左下腹部，钡灌肠呈"杯状"

一、高位小肠梗阻

高位小肠梗阻是梗阻部位在十二指肠或空肠，导致肠内容物通过障碍的肠梗阻。其梗阻部位高，呕吐频繁，且发生较早，呕吐物多为胃及十二指肠内容物，呕吐后腹痛可缓解，腹胀不明显。高位小肠梗阻可因先天性疾病如环状胰腺、十二指肠闭锁、壶腹部癌、空肠上段肿瘤、胃十二指肠或上段空肠术后吻合口狭窄、肠管内异物、肠外压迫如粘连、肠系膜上动脉压迫综合征等引起。在新生儿肠梗阻中，发生高位小肠梗阻的发病率高，先天性疾病如十二指肠闭锁、环状胰腺、扭转不良为常见的病因。在成人，则以肿瘤、手术后粘连为主。

二、低位小肠梗阻

低位小肠梗阻一般指发生于远端回肠的梗阻。患者常出现阵发性腹部疼挛，呕吐物带有粪臭味，之后腹胀出现并扩散到整个腹部，停止排气排便，全身症状相对较轻，腹部膨隆，可见肠型及蠕动波。低位小肠梗阻以肿瘤、肠扭转、粘连、克罗恩病、腹腔结核、异物堵塞等引起。发生低位小肠梗阻的病因主要为手术后粘连，尤其是手术造成肠管炎性水肿，肠内容物无法正常运行、顺利通过肠道，这种病症在接受结直肠癌手术的患者中较为常见。患者发生早期低位小肠梗阻后，临床症状主要表现为恶心、呕吐、腹痛、腹胀及排便和排气困难，在发生梗阻的位置与近端的肠道之间连续积气，使患者肠道中的肠内容物难以排出。如果不能进行及时有效的治疗，容易造成肠道处的动脉血流受阻、肠穿孔甚至肠坏死，从而导致患者出现休克或感染等现象。小肠梗阻腹部立位X线片表现见图4-16。

三、结肠梗阻

大肠梗阻（包括盲肠、结肠梗阻及直肠梗阻）占肠梗阻的20%，以机械性肠梗阻多见。麻痹性者可见于一些假性结肠梗阻，病变多限于盲肠、升结肠和横结肠，发生原因较多，约50%的患者发生在外科手术后和创伤后恢复期，如剖宫产术后或泌尿系术后。结、直肠梗阻的具体原因中以癌肿最为常见，约占60%，肿瘤多发生于左半结肠，50%以上由乙状结肠及直肠上部的肿瘤引起（图4-17），多见于50岁以上的老年人。其次为肠扭转，约80%为乙状结肠扭转（图4-17），20%为盲肠扭转。其他还有炎性肠病及粪块、异物、钡剂堵塞、肠系膜血管阻塞、滑动性疝嵌顿等，粘连引起者很少见。由于回盲瓣的单向性，大肠梗阻常为闭袢性肠梗阻。

附：闭袢性肠梗阻

闭袢性肠梗阻是一种特殊类型的肠梗阻，它是指肠管两端受压、扭曲，中央肠管明显扩张，形成一个闭袢，病情发展迅速，肠管高度膨胀，容易发生肠壁血运障碍和穿孔，如肠扭转、内疝、结肠梗阻（病变与回盲瓣之间形成一个闭袢）等。有研究发现，导致结肠破裂的压力只需9.33～10.66kPa（70～80mmHg），比小肠破裂所需的压力小得多（16.00～30.66kPa，即120～230mmHg），并且闭袢性肠梗阻表现为恶性循环，肠扩张增加肠分泌，肠分泌进一步增加肠扩张，肠内压力上升致肠壁总血供下降，黏膜层血供下降尤其明显，临床表现为黏膜缺血性溃疡灶。当肠壁严重缺血、缺氧时，在细菌毒素的共同作用下，终致肠坏死、穿孔。另外，结肠梗阻的水、电解质失衡情况出现较晚或程度较轻，这是因为大部分消化液仍可经小肠吸收。

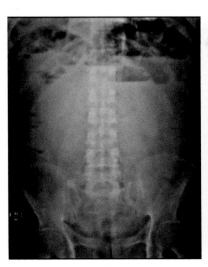
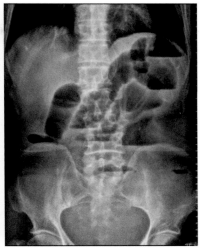

图 4-16 小肠梗阻腹部立位 X 线片表现（左：高位；右：低位）

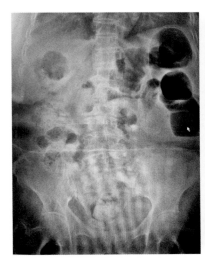
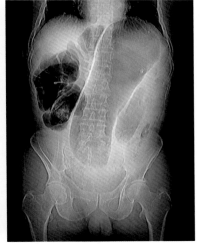

图 4-17 结肠梗阻腹部立位 X 线片表现（左：乙状结肠肿瘤；右：乙状结肠扭转）

第四节 按梗阻程度分类

肠梗阻按梗阻程度可分为不完全性肠梗阻和完全性肠梗阻（表 4-3）。

梗阻程度	症状	体征
表 4-3 肠梗阻程度的判断		
不完全性肠梗阻	可有少量排气，但排气后症状不缓解	结肠内可有气体
完全性肠梗阻	排气、排便停止，呕吐剧烈	结肠内无气体或有孤立扩张的肠袢

一、不完全性肠梗阻

不完全性肠梗阻是指肠腔内容物可部分通过梗阻点，属于单纯性肠梗阻，多是由于肠外原因引起，如粘连和粘连带的压迫、肠扭转、肠外肿瘤或腹腔包块的压迫，嵌顿疝或内疝肠梗阻。肠壁本身的原因，如先天性狭窄、肠管畸形、炎症、肿瘤、肠吻合术后、炎性肠梗阻、电解质紊乱导致的麻痹性肠梗阻都属于不完全性肠梗阻。不完全性肠梗阻的梗阻症状没有那么明显，腹部疼痛较轻，多为阵发性疼痛；腹胀感觉在高位梗阻中可以没有，低位或存在肠麻痹情况则会出现明显的腹胀；呕吐量少，梗阻位置高则呕吐症状出现早，梗阻位置低则呕吐出现晚，或仅有反射性恶心症状，没有呕吐；

肛门停止排气排便，不完全性肠梗阻患者一般多有自主排气、排便，只是量少。不完全性肠梗阻患者一旦出现阵发性腹部绞痛，停止排气排便，呕吐腹胀，肠型及肠鸣音亢进或血便等应考虑疾病转变为完全性肠梗阻，应引起注意。

二、完全性肠梗阻

完全性肠梗阻是指肠腔完全不通，导致肠内容物不能通过的肠梗阻。大多数完全性肠梗阻由不完全性肠梗阻转化而来。临床表现一般比较明显更加严重，临床表现为严重的腹痛、腹胀、呕吐、肛门停止排气排便，如不及时治疗则死亡率很高。发生于小肠的完全性肠梗阻多因手术后粘连、疝嵌顿、肠套叠、肠扭转、小肠异物等引起；而发生于大肠的完全性肠梗阻多因肿瘤所致，可发生于大肠的任何部位，尤以降结肠、乙状结肠及直肠肿瘤多见，患者多伴有营养不良、贫血等症，且有不同程度的水和电解质紊乱，需要急诊处理。完全性肠梗阻发生于新生儿，多因先天性畸形如新生儿肠道闭锁、环状胰腺等导致，儿童则以肠道蛔虫、肠扭转、疝嵌顿、肠套叠多见；成人则以腹腔结核、手术后粘连、疝嵌顿、肠道肿瘤多见，老年人多以肿瘤多见。

第五节　按病程发展快慢分类

肠梗阻按病程发展快慢可分为急性肠梗阻和慢性肠梗阻。

一、急性肠梗阻

急性肠梗阻是由肠腔内容物急性通过障碍引起，具有病情多变、病因复杂、发展迅速等特点，是临床常见急腹症，急性肠梗阻是急诊外科的第三位常见死亡原因，近20年内的发生率和死亡率未见有明显改善。患者主要表现为急性腹痛、腹胀、呕吐、排便困难等症状，如不及时治疗，患者会出现水和电解质紊乱，甚至出现休克、器官功能衰竭而严重威胁生命。急性肠梗阻中以肿瘤性肠梗阻、粘连性肠梗阻、疝嵌顿引起的肠梗阻为前三位病因。急性小肠梗阻约占急腹症患者的20%，病情通常发病急且进展快，易造成肠壁缺血、坏死和穿孔，进而出现急性弥漫性腹膜炎、电解质紊乱、感染性休克。急性小肠梗阻最常见原因分为粘连性和非粘连性，粘连性小肠梗阻是小肠梗阻的最常见类型，发生于腹部手术者；非粘连性小肠梗阻多见于嵌顿疝、食物团、粪石等。急性大肠梗阻者多因结直肠肿瘤导致的肿瘤性肠梗阻为主要病因，此外乙状结肠扭转、肠套叠为急性大肠梗阻的常见原因（表4-4）。

二、慢性肠梗阻

慢性肠梗阻是肠梗阻中最常见的一种，是因患者生病的时间较长，通常经过治疗还反复发作。慢性肠梗阻一般是不完全性肠梗阻，经对症治疗后可

表4-4　急性肠梗阻的病因及治疗原则

		病　因	肠管血运	梗阻部位	梗阻程度	发病缓急	治疗原则
机械性肠梗阻	肠壁因素	先天闭锁、狭窄	正常	高或低	完全或不完全	急	手术
		炎症	正常	低位多见	不全	缓	非手术，无效则手术
		肿瘤	正常	低位多见	不全	缓	手术
		瘢痕狭窄	正常	高或低	不全	缓	手术
		肠套叠	不正常	低位	完全	急	手术
		回肠憩室	不正常	低位	不完全	急	手术
	肠内原因	食物团块淤积粪石，蛔虫等	正常	低位	完全或不完全	急	手术
	肠外原因	炎症、肿瘤	正常	不定	完全	急或缓	炎症引起非手术为主，肿瘤则手术
		索条粘连	局部血运障碍	不定	完全	急	手术
		疝	局部血运障碍	不定	完全	急	手术
动力性肠梗阻（麻痹或痉挛）			正常	广泛	完全或不完全	急或缓	非手术
血运性肠梗阻（动脉或静脉阻塞）			血运障碍	不定	完全	急	大部分手术

快速缓解症状。当然，慢性肠梗阻可发展为完全性肠梗阻，并出现绞窄而导致肠坏死。慢性肠梗阻的症状有阵发性腹痛，伴恶心、呕吐、腹胀及停止排气排便等，以往有慢性梗阻症状和多次反复急性发作的病史。多数患者有腹腔手术、创伤、出血、异物、肿瘤治疗或炎性疾病史。梗阻早期多无明显改变，晚期可出现体液丢失的体征；亦有因长期慢性梗阻导致局部炎症，形成腹腔脓肿而出现局限性腹膜炎的情况。发生绞窄时可出现全身中毒症状及休克。患者可有腹胀，且腹胀多不对称，多数可见肠型及蠕动波，腹部压痛在早期多不明显，随病情发展可出现明显压痛，梗阻肠管较固定时可扪及压痛性包块。腹水增多或肠绞窄者可有腹膜刺激征或移动性浊音。

值得注意的是肠梗阻的病情变化迅猛，其类型可以转化，15% ~ 43%的单纯性机械性肠梗阻可发展为绞窄性肠梗阻，不完全性肠梗阻可发展为完全性肠梗阻，慢性肠梗阻也可演变为急性肠梗阻，因而，在治疗过程中应严密观察病情变化，进行必要的反复检查，及时掌握病情，采取正确的治疗方法，避免发生肠坏死、感染性休克等严重并发症。

参 考 文 献

［1］胡建昆，张维汉. 急性肠梗阻发病现状及病因分析［J］. 中国实用外科杂志，2019，39（12）：1269-1272.

［2］孙益红，汪学非. 重视急性肠梗阻诊断和治疗规范化［J］. 中国实用外科杂志，2019，39（12）：1265-1268.

［3］王学军，李亮，刘强光，等. 腹腔镜柿石性肠梗阻的手术治疗体会［J］. 中华普通外科杂志，2017，32（5）：447-448.

［4］杜晓辉，李荣，梁发启. 急性血运性肠梗阻的诊治（附35例报告）［J］. 中国现代医学杂志，2006，16（5）：765-769.

［5］赵茜茜，李中跃. 儿童慢性假性肠梗阻研究进展［J］. 中华实用儿科临床杂志，2017，32（7）：557-560.

［6］Angkathunyakul N, Treepongkaruna S, Molagol S, et al. Abnormal layering of muscularis propria as a cause of chronic intestinal pseudo-obstruction: A case report and literature review［J］. World J Gastroenterol, 2015, 21（22）: 7059-7064.

［7］Pérez de Arce E, Landskron G, Hirsch S, et al. Chronic Intestinal Pseudo-obstruction: clinical and manometric characteristics in the chilean population［J］. J Neurogastroenterol Motil, 2017, 23（2）: 273-280.

［8］楼征，黎介寿. 原发性慢性假性肠梗阻［J］. 肠外与肠内营养，2009，16（4）：250-252.

［9］王霞，许书添，胡伟新，等. 系统性红斑狼疮患者合并假性肠梗阻［J］. 肾脏病与透析肾移植杂志，2015，24（4）：313-318.

［10］吕云福. 肠梗阻的常见病因分类与治疗策略［J/CD］. 中华普外科手术学杂志（电子版），2011，5（3）：251-255.

［11］陈心足，魏涛，姜坤，等. 急性肠梗阻的病因学和病死率：705例回顾分析［J］. 中西医结合学报，2008，6（10）：1010-1016.

［12］胡靓，黄凌娜，郑毅雄. 急性单纯性粘连性肠梗阻的手术时机及其预测因子探讨［J］. 中华急诊医学杂志，2014，23（6）：704-706.

［13］梁艳君. 绞窄性肠梗阻临床诊治分析［J］. 中外医学研究，2011，9（8）：99-100.

［14］吕云福，李新秋，黄伟炜，等. 绞窄性肠梗阻诊断指标的分析［J］. 中华胃肠外科杂志，2007，10（6）：583-584.

［15］汪雄，张文斌. 腹腔镜左半结肠癌根治术术后高位肠梗阻一例［J］. 中国临床新医学，2017，10（8）：802-803.

［16］李建国，林志川，卢燕辉. 新生儿环状胰腺11例诊治分析［J］. 临床小儿外科杂志，2009，8（2）：39-40.

［17］段光琦，张敏管，肖浩. 新生儿高位肠梗阻术中经鼻置小肠管术后喂养五例报告［J］. 中华儿科杂志，2012，50（9）：705-707.

［18］侯钦猛，丁连安，崔建，等. X线引导下置入鼻肠管治疗胃切除术后高位肠梗阻六例分析［J］. 腹部外科，2013，26（1）：57-58.

［19］王林燕，薛佳金，陈益，等. 新生儿环状胰腺的临床诊治分析［J］. 浙江大学学报（医学版），2019，48（5）：481-486.

［20］Mainar A, De-Gregorio MA, Tejero E, et al. Acute colorectal obstruction: treatment with self expandable metallic stents before scheduled［J］. Radiology, 1999, 210（1）: 65.

［21］陈俊杰，赖亚栋，李东升，等. 肠道支架及肠梗阻导管治疗急性左半结直肠癌性梗阻的研究［J］. 中华消化内镜杂志，2016，33（4）：252-254.

［22］叶晓蔚，周波. 新生儿低位肠梗阻X线诊断及分析［J］. 中国新生儿科杂志，2010，25（6）：358-359.

［23］Soressa U, Mamo A, Hiko D, et al. Prevalence, causes and management outcome of intestinal obstruction in Adama Hospital, Ethiopia［J］. BMC Surg, 2016, 16（1）: 38.

［24］Anton-Păduraru DT, Bontea AM, Cernescu I, et al. Distal intestinal obstruction syndrome: a rare complication of cystic fibrosis in infants［J］. Minerva Pediatr, 2016, 68（6）: 498-500.

［25］方育，曹锋，李嘉，等. 粘连性小肠梗阻手术时机的探讨［J］. 中华普通外科杂志，2015，30（2）：108-

110.

［26］王会生，魏彬，康海立. 经鼻肠梗阻导管与经鼻胃管治疗结直肠癌术后早期低位小肠梗阻的疗效分析［J］. 癌症进展，2019，17（17）：2052-2054.

［27］王健，刘丽，孙盛梅，等. 肠梗阻导管治疗结直肠癌根治术后早期低位小肠梗阻综合征的临床疗效［J］. 医学与哲学，2016，37（9B）：45-47.

［28］赵美兰，张岩，夏忠民，等. 复方泛影葡胺在直肠癌Miles术后低位小肠梗阻治疗中的应用［J］. 医学与哲学，2016，37（2B）：53-55.

［29］高枫. 低位肠梗阻的诊治［J］. 中国实用外科杂志，2000，20（8）：461-462.

［30］张森. 癌性低位肠梗阻的诊断与治疗［J］. 广西医学，2005，27（9）：1316-1318.

［31］姚璐，龚昱达，张波，等. 急性肠梗阻的病因及治疗分析［J］. 中华普通外科杂志，2019，34（3）：196-199.

［32］陈心足，魏涛，姜坤，等. 急性肠梗阻的病因学和病死率：705例回顾分析［J］. 中西医结合学报，2008，6（10）：1010-1016.

［33］靳峰. 肠排列术治疗广泛性粘连性完全性肠梗阻分析［J］. 临床医学，2012，32（6）：61-62.

［34］李论，张克明，李谦. 大肠癌致完全性肠梗阻58例治疗体会［J］. 中国实用外科杂志，2011，31（S2）：63.

［35］马洪，于向阳，周振理. 大网膜裂孔疝致完全性肠梗阻1例报告［J］. 中国中西医结合外科杂志，2009，15（6）：669-670.

［36］李浩鹏. 完全性肠梗阻的手术治疗时机［J］. 中外医学研究，2012，10（33）：141-142.

［37］林英健，齐玲芝，于燕. 急性肠梗阻100例临床分析［J］. 中国老年学杂志，2011，31（11）：2115-2116.

［38］侯丁丁，王建方，秦春和，等. 87例急性小肠梗阻手术时机及术式探讨［J］. 中国研究型医院，2020，7（5）：49-52.

［39］赵昌，张宇星，陈超，等. 大肠癌并急性肠梗阻54例的治疗体会［J］. 中国急救医学，2015，35（12SI）：75-76.

［40］甫拉提·吐尼牙孜，阿美娜·艾合买提，艾克热木·玉素甫. 腹腔镜与传统开腹手术治疗急性肠梗阻的疗效对比［J］. 中国老年学杂志，2020，40（11）：2326-2328.

［41］庄志浩，欧阳秋伟，陶世明，等. 老年患者应用自膨式金属支架作为结肠癌急性恶性肠梗阻择期手术的临时处理手段的短期评价［J］. 岭南现代临床外科，2020，20（4）：421-424，430.

［42］王剑，毛琦，姚丹华，等. 腹腔镜手术治疗慢性粘连性肠梗阻的可行性分析［J］. 中华胃肠外科杂志，2016，19（4）：422-426.

第五章

肠梗阻的临床表现

肠梗阻病因复杂、多样，各种不同原因引起肠梗阻的临床表现有所区别，但肠内容物不能顺利通过肠腔是一致的，其共同的临床表现为腹痛、腹胀、呕吐和肛门停止排气排便。但由于肠梗阻的类型、原因、病理性质、梗阻部位和梗阻程度各不相同，其临床表现各有其特点。

第一节　症状与体征

一、症状

肠梗阻为临床常见的急腹症，其临床症状为腹痛、腹胀、呕吐和肛门停止排气排便，可概括为"胀、痛、吐、闭"四大症，但由于肠梗阻病因复杂，其四大症状的出现次序不尽相同。

（一）腹痛

腹痛是机械性肠梗阻最先出现的症状，是由于梗阻部位以上肠管内容物不能向下运动，肠管强烈蠕动所致。在发生蠕动之后，由于肠管肌过度疲劳而呈暂时性弛缓状态，腹痛也随之消失，故机械性肠梗阻的腹痛常呈阵发性绞痛，空肠或上段回肠梗阻，每3～5分钟发作1次；回肠末端或大肠梗阻，每6～9分钟发作1次，发作间歇期疼痛缓解；腹痛发作时，患者自觉有肠蠕动感，且有肠鸣音，呈高调金属音，可闻及气过水声，有时还可出现移动性包块、肠型和肠蠕动波。腹痛可呈全腹性或仅局限在腹部一侧。如果阵发性的腹痛转变为持续性的腹痛，则应该警惕可能是绞窄性肠梗阻的表现，若肠壁已发生缺血坏死则呈持续性剧烈腹痛。

单纯性肠梗阻时，腹痛有一逐渐加重，再由重减轻的过程。减轻可以是梗阻有所缓解，肠内容物可以通向远端肠管，但也有可能是由于梗阻完全，

肠管高度膨胀，腹腔内有炎性渗出或腹膜炎，肠管进入麻痹状态，这时，腹痛虽减轻，但全身症状加重，特别是中毒性症状明显；单纯性结肠梗阻的腹痛可以不明显，但在绞窄性肠梗阻或闭袢性肠梗阻时，也可有阵发性胀痛；高位小肠梗阻的腹痛相对不严重，但中段或低位小肠梗阻常伴随有剧烈的腹痛，位于脐周或定位不确切，每次腹痛持续数秒至数分钟；绞窄性肠梗阻由于有肠管缺血或肠系膜嵌闭，腹痛通常是持续性腹痛伴有阵发性加重，疼痛也较剧烈，绞窄性肠梗阻也常伴有休克及腹膜炎表现；麻痹性肠梗阻的肠壁肌呈瘫痪状态，无收缩性蠕动，因此，无阵发性腹痛，只有持续性胀痛或不适，听诊时肠鸣音减弱或消失。

（二）腹胀

腹胀常发生在腹痛之后，腹胀程度与梗阻部位有关，低位梗阻的腹胀较高位梗阻明显。梗阻发生时，常因肠管扩张而引起腹胀，一般发生在梗阻晚期。越是完全和部位低的梗阻，腹胀就越明显。有时梗阻虽然完全，但因为肠管储存功能的丧失，以及频繁的呕吐，也有可能不出现腹胀；这种情况可能会导致医师漏诊和误诊。

腹壁较薄的患者，常可显示梗阻部位的上部肠管膨胀出现肠型；高位肠梗阻患者腹胀不明显，但有时可见胃型；高位小肠梗阻常表现为上腹不适，尤其是上腹中部有饱胀感；低位小肠梗阻为全腹性胀气，以中腹部最为明显；低位结肠梗阻时，呈全腹性广泛的胀气；结肠梗阻时，如果回盲瓣关闭良好，梗阻以上肠袢可成闭袢，则腹周膨胀显著；绞窄性肠梗阻或肠扭转时，腹部呈不对称性膨胀，可以摸到膨大的肠袢。

（三）呕吐

呕吐是机械性肠梗阻的主要症状之一。梗阻发

生以后，患者因肠管的逆蠕动而发生呕吐。因梗阻部位不同，呕吐的频率和呕吐量也会有所不同。呕吐物刚开始是胃的内容物，然后是肠的内容物。高位小肠梗阻绞痛不重，但呕吐出现比较早、比较频繁，在早期为反射性呕吐，呕吐物主要为食物或胃液，其后呕吐物为胃液、十二指肠液和胆汁；低位小肠梗阻呕吐出现比较晚，呕吐量和次数也比较少，初期为胃内容物，静止期较长，后期由于肠内容物的滞留，细菌过度繁殖及分解肠内容物，呕吐物常具有粪臭味；结肠梗阻时，少有呕吐的现象，直至疾病晚期才会出现呕吐；呕吐物成棕褐色或血性，是肠管血运障碍的表现；麻痹性肠梗阻时，呕吐多呈溢出性。

（四）排气排便停止

完全性肠梗阻，肠内容物不能通过梗阻部位，梗阻以下的肠管处于空虚状态，临床表现为停止排气排便。在梗阻发生的早期，由于肠蠕动增加，梗阻部位以下积存的气体或粪便可以排出，当早期开始腹痛时即可出现排便排气现象，容易误认为肠道仍通畅，故在询问病史时，应了解在腹痛再次发作时是否仍有排便排气。因此，临床必须注意以下3种情况：①肠系膜血管栓塞或血栓形成，以及肠套叠患者可以排出血性黏液性便或果酱样粪便；②梗阻部位远端的肠内容物仍然可以由蠕动运送，在这些内容物排干净之前，即使是完全性肠梗阻的患者，也可以继续排气排便，在排干净原有的内容物之后，才不再排气排便；③患者为不完全性肠梗阻时，排气排便现象不会完全消失。

二、体征

单纯性肠梗阻早期，患者除在阵发性腹痛发作时出现痛苦表情外，生命体征等无明显变化。待发作时间较长，因呕吐、脱水常导致电解质紊乱，可出现唇干舌燥、眼窝内陷、皮肤弹性减退、脉搏虚弱等表现；绞窄性肠梗阻可出现全身中毒症状即休克。

腹部检查在诊断肠梗阻时具有非常重要的作用，可以判断梗阻部位、梗阻原因、梗阻性质，因此，缜密的腹部查体是减少误诊、漏诊的重要环节。

（一）腹部视诊

肠梗阻发生时，可观察到有不同程度的腹胀，机械性肠梗阻常可见到肠型和蠕动波，肠壁的肠蠕动多随腹痛发作而出现，肠型由梗阻近端肠袢胀气而形成，有助于判断梗阻的部位；对于既往有腹部手术史或外伤史的患者，常在腹部可见手术瘢痕，手术瘢痕下方常可见肠型；对于既往有腹壁疝的患者，腹部查体的范围应包括外阴，尤其对于老年女性患者在查体时更要注意闭孔疝的可能，避免对疝嵌顿引起肠梗阻的遗漏；对于一些特殊类型的肠梗阻，其腹部视诊有特殊表现，如肠扭转时腹胀多不对称；麻痹性肠梗阻则腹胀均匀；术后早期炎性肠梗阻常发生在腹部手术后1周左右，以腹胀为主要表现，且有新鲜的手术切口；晚期肿瘤性肠梗阻患者腹部呈恶病质表现，如并发肠瘘，可于腹部见到瘘口，有消化液流出（图5-1）。

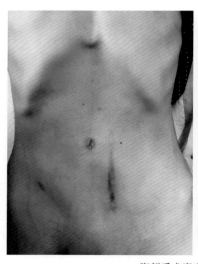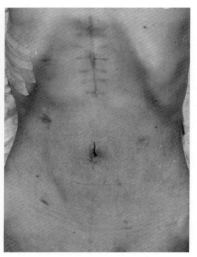

腹部手术瘢痕及腹部肠型

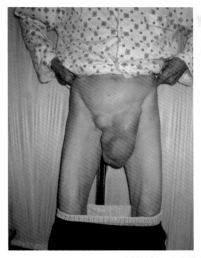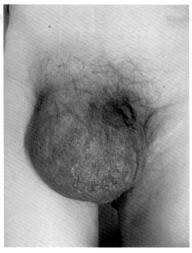

男性腹股沟疝嵌顿导致的肠梗阻

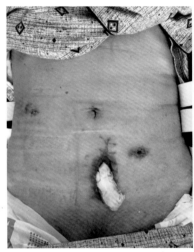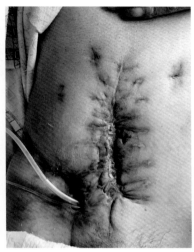

术后早期炎性肠梗阻的腹部表现　　　　肠梗阻并发肠瘘的腹壁表现

图5-1　各种肠梗阻患者腹部视诊表现

（二）腹部触诊

单纯性肠梗阻的腹部虽胀气，但腹壁柔软，按之有如充气的球囊，有时在梗阻的部位可有轻度压痛，特别是腹壁切口部位粘连引起的梗阻，压痛点较为明显，发生肠梗阻时常可触及各种形式的包块，如膨胀的肠袢、可变形的"香蕉"样的蛔虫团块、肠管收缩时明显舒张时不明显的"腊肠"样套叠的肠管、结肠肿瘤的肿块、腹外疝嵌顿形成的包块等；绞窄性肠梗阻时，可有固定压痛和腹膜刺激征，压痛的包块常为有绞窄的肠袢，如乙状结肠扭转时可于左下腹触及包块，压痛明显；结核性肠梗阻患者腹部无明显压痛，但腹壁有明显的揉面感；当梗阻上部肠管内积存的气体与液体较多时，稍加振动可听到振水声。

（三）腹部叩诊

肠梗阻患者腹部叩诊多呈鼓音。结肠胀气肝浊音界可缩小；绞窄性肠梗阻或肠穿孔时，腹腔有渗液，移动性浊音可呈阳性；有极少数肠梗阻或便秘患者腹部叩诊呈实音，笔者曾接诊一位柿石性肠梗阻的患者，因大量服用柿子，腹腔肠管内几乎全部为粪便，叩诊呈实音。

（四）腹部听诊

机械性肠梗阻的早期，肠鸣音亢进，有气过水声或高调金属音，当出现肠坏死或肠穿孔后肠鸣音减弱或消失；麻痹性肠梗阻或血运性肠梗阻的肠鸣音始终是减弱或消失。

主要几种类型肠梗阻的症状与体征见表5-1。

表5-1 主要几种类型肠梗阻的症状与体征

梗阻类型	腹痛	腹胀	呕吐	肠鸣音	压痛	体温
单纯性机械性肠梗阻						
高位小肠	++，绞痛，位于上中腹部	+	+++，持续，较早出现，胆汁性	增强	轻度，弥漫	<37.5℃
低位小肠	+++，绞痛，位于中腹部	+++，早期出现	++，较晚出现，粪臭味	增强，阵发加重	轻度，弥漫	<37.5℃
结肠	+++，绞痛，位于中下腹部	+++，较晚出现	+，晚期出现，粪臭味	通常增强	轻度，弥漫	<37.5℃
绞窄性肠梗阻	++++，持续，可能局限	++	+++，持续	不定，通常是减弱	明显，局限，腹壁叩痛	50%>37.5℃
麻痹性肠梗阻	+，弥散	++++，很早出现	+	减弱	轻度，弥漫	不发热
血运性肠梗阻	++++，持续，中腹与背部	+++，早期	+++	减弱或消失	明显，弥漫	通常>37.5℃

第二节 辅助检查

一、实验室检查

单纯性肠梗阻早期变化不明显，随着病情发展，由于失水和血液浓缩，白细胞计数、血红蛋白、血细胞比容都可增高，尿比重也增高；查血气分析和血清电解质Na⁺、K⁺、Cl⁻及尿素氮、肌酐的变化，可了解酸碱失衡、电解质紊乱和肾功能的状况。高位梗阻时，呕吐频繁，大量胃液丢失，可出现低钾、低氯与代谢性碱中毒；低位肠梗阻时，可有电解质普遍降低与代谢性酸中毒；腹胀明显，膈肌上升影响呼吸时，亦可出现低氧血症与呼吸性酸中毒及呼吸性碱中毒，可随患者原有肺部功能障碍而异。因此，动脉血气分析是一项重要的常规检查；当有绞窄性肠梗阻或腹膜炎时，血常规、血液生化测定指标等改变明显，如白细胞计数、中性粒细胞比率升高；对于重症腹腔感染患者，白细胞计数、血小板计数常呈下降趋势，应引起人们注意；尿量在肠梗阻早期可无明显变化，但在完全性肠梗阻患者中，如无适当的治疗，可出现尿量减少、尿比重增加甚至急性肾功能障碍；呕吐物和粪便检查有大量红细胞或隐血阳性，应考虑肠管有血运障碍。

近年来，降钙素原及C反应蛋白在临床中的应用逐渐增加，其作为感染指标用于评估全身感染时的意义更大。当发生肠梗阻时，肠道屏障功能障碍、肠壁通透性增加，使存在于肠腔内的细菌穿过肠壁进入血液（即发生细菌易位），通过血液到达机体其他部位引起SIRS，严重感染者甚至出现MODS。肠梗阻发生后常会引起血运障碍，尤其是发生绞窄性肠梗阻时肠道缺血非常明显，并且肠梗阻的类型可互相转换，单纯性可转换为绞窄性，绞窄可引起肠道缺血、坏死，因此近年来，临床常使用血浆D-二聚体及乳酸含量来评估肠道缺血情况，逐渐受到大家的重视。

（一）降钙素原

降钙素原（procalcitonin，PCT）是一种蛋白质，是无激素活性的降钙素前肽物质，也是调解体内钙浓度激素的前体。PCT在生理情况下主要由甲状腺的C细胞（又称滤泡旁细胞）合成，在健康人体内含量极少，血液中几乎不能被检测到（<0.05ng/ml）；当严重细菌、真菌、寄生虫感染，以及脓毒症和MODS时，它在血浆中的水平升高；自身免疫、过敏和病毒感染时PCT不会升高。PCT可作为细菌感染的标志物，亦可作为评估抗生素使用疗效的指标，PCT与机体感染的严重程度成正比。当发生严重细菌感染和脓毒症时，血清PCT异常升高，2小时即可检测到，6小时急剧上升，8～24小时维持高水平，2～3天后恢复正常，半衰期为22～29小时。

急性肠梗阻时，血清PCT浓度升高，且其升高的幅度与肠壁缺血坏死程度有关，其机制：①急性肠梗阻可破坏肠黏膜细胞间的紧密连接，损伤肠黏膜，引起肠道屏障功能障碍和肠道通透性增加，导致肠内细菌易位，可诱发炎症介质的释放和急性期反应，从而触发患者的免疫炎症防御机制，引起SIRS，进而导致血清PCT浓度升高。②肠梗阻发生时，肠管与其相应的系膜有不同程度的受压，进而影响相应肠壁的血运，加重肠道屏障功能损害，使肠道通透性增加，细菌易位加速；如梗阻未及时解除或起始时肠壁和系膜受压严重，肠管可发生缺血、坏死，形成绞窄性肠梗阻；当梗阻解除后，缺血肠管血运恢复，此时可发生缺血再灌注损伤，血清PCT浓度延迟恢复正常。

（二）C反应蛋白

C反应蛋白（C-reactive protein，CRP）是一种由肝合成的蛋白质，因能与肺炎球菌细胞壁C多糖结合而得名。CRP是一种急性时相反应蛋白，当机体受到感染或组织损伤时明显升高；CRP水平在正常人中是非常低的，机体发生炎症或组织损伤时，CRP迅速升高（正常水平的$100\sim1000$倍），在48小时左右达到峰值，其半衰期只有19小时。

当机体发生肠梗阻时，可累及肠道血管，引起内皮细胞、单核细胞、吞噬细胞病理性反应，诱发肝组织形成CRP，并经由门静脉汇入血液循环体系。肠梗阻患者肠黏膜屏障受损，加之肠道微循环障碍，肠道蠕动消失使细菌过度增殖和黏附，肠道内有害细菌大量增殖，肠道内细菌代谢释放内毒素，通过被动扩散或主动运输的形式由肠壁入血，因此，血浆内毒素能敏感地反映肠黏膜屏障功能，是肠梗阻临床判断观察肠黏膜屏障损害程度、评估肠源性感染和预后的客观指标。多项研究结果显示，肠梗阻患者血清CRP浓度与内毒素水平呈正相关，因此，CRP可作为肠梗阻患者监测体内感染的敏感指标。

（三）D-二聚体

D-二聚体（D-dimer，DD）属于纤维蛋白单体经活化因子ⅩⅢ交联后，再经纤溶酶水解所产生的一种特异性降解产物，具有极高的凝血活性反应，尤其在血栓成形的鉴别诊断方面具有极高的应用价值；DD水平升高说明体内存在高凝状态和继发性的纤维蛋白溶解亢进。正常人体DD正常值一般为$<0.3mg/L$或$<0.5mg/L$。

当发生绞窄性肠梗阻时，其肠系膜局部血管会发生栓塞或形成血栓，导致机体继发纤溶性变化，进而导致DD水平上升。血浆DD水平是肠坏死的一个独立的预后因子，对于接受手术治疗的急性肠梗阻患者，血浆DD水平的最佳截断值为$1.965mg/L$，可作为诊断肠坏死的一个指标，当截断值在$1.65mg/L$时可区分可逆性肠缺血及肠坏死，将DD与腹膜刺激征结合起来能产生一个可靠的阴性预测值，这有助于排除肠坏死的诊断，因此在肠梗阻中测定DD不仅可以判断肠绞窄及肠坏死，甚至有助于排除肠坏死。

（四）乳酸与D-乳酸

1.乳酸　在乳酸脱氢酶作用下由丙酮酸产生，是无氧代谢的终产物。高乳酸血症特征性地表现为乳酸浓度升高和血$pH<7.35$。当肠道有梗阻和内脏穿孔，尤其是绞窄时，可发生肠缺血、梗死而引起黏膜损伤及渗透性增加，使肠道内细菌易位至腹腔，导致腹腔感染，从而引起全身代谢亢进和无氧代谢增加，进而产生乳酸盐，造成高乳酸血症，实验室检测是评估高乳酸血症病理情况的重要标志。

大量研究表明，乳酸对诊断肠梗阻的特异性显著优于DD，且乳酸与病程的线性关系较DD明显；另外，低位肠梗阻患者血乳酸及DD水平均明显高于高位肠梗阻患者，因此临床上可以使用乳酸联合DD的检测方法来评估肠道缺血，对判断肠坏死的情况具有非常好的意义。

2.D-乳酸　属于肠道常驻菌群（大肠埃希菌、乳酸菌等）的一种代谢产物，肠黏膜受损、通透性增加时，它可进入血液，导致血液D-乳酸水平升高，而正常人体内的D-乳酸难以快速降解，因此，可利用该物质的血液浓度水平来对肠黏膜损伤进行评价。

无论是哪种类型的肠梗阻，随着梗阻时间的延长，D-乳酸水平在不断上升，相关研究表示，血清D-乳酸浓度在机体缺血45分钟后升高，再灌注2小时时达高峰，与小肠黏膜损伤评分呈正相关，因此，D-乳酸可以作为临床肠梗阻严重程度的评估指标或者作为手术干预的量化依据之一。

二、影像学检查

目前，临床上常用的诊断肠梗阻的影像学检查方法有腹部立位X线片、彩色多普勒超声及腹部CT，既往认为，诊断肠梗阻首选的检查方法为腹部立位X线片，但随着影像学技术的发展，3种影像学检查方法在临床中的应用逐渐持平。3种检查方法各有优缺点，因此联合使用可达到优势互补。近年来，腹部磁共振成像（magnetic resonance imaging，MRI）在肠梗阻诊断中的应用逐渐增多，且收到了很多好评，本处将分别讲述4种影像学检查方法在肠梗阻诊断中的应用。

（一）彩色多普勒超声检查

1.彩色多普勒超声的优势　超声成像系统是运用超声波的物理特性、成像原理及人体组织器官的特征和临床医学基础知识，通过观察人体组织、器官形态和功能变化的声像表现，探讨疾病的发生发展规律，从而达到诊断与治疗疾病的目的的仪器。具有高的软组织分辨力、高度的安全性、达到实时成像来观察运动的器官并节省检查时间、使用简便、费用较低、用途广泛等特点。

2.彩色多普勒超声在腹部的检查方法　在进行腹部彩色多普勒超声检查时体位选择仰卧位与侧卧位，以防止受到肠腔中气体的影响，应先仔细观察患者腹部情况，然后沿着扩张肠管探查，准确定位梗阻，并对周围区域做横切面、纵切面和斜切面观察，了解病变的具体情况。回盲瓣的显示是判断大、小肠梗阻的重要标志，空肠的环状皱襞密集较粗，而回肠则相对稀少，近末端更少，根据扩张小肠的位置及环状皱襞的多少，可确定小肠大致梗阻水平。肠梗阻的超声声像特征常表现为肠腔扩张，扩张的肠腔内积气积液，肠黏膜皱襞水肿、增厚及肠蠕动增加。

3.腹部超声在肠梗阻诊断中的应用　不同的梗阻原因所形成的超声声像图不同，且具有各自的特点。①肠套叠：边界清楚、轮廓规整的团块，横断面呈"同心圆"征，纵断面呈"套筒"征，中央有液体和气体回声。②肠道肿瘤梗阻：腹腔内可见形态不规则的低回声团块，其侵犯范围不定，大部分显示"假肾"征；亦可显示肿瘤合并套叠而形成"靶环"征；少部分患者只发现梗阻征象而未显示肿块或腹腔淋巴结肿大和肝转移。③腹股沟疝嵌顿：腹股沟部或阴囊内显示液气混杂性团块，在液体成分内可见食物残渣形成的点状高回声，亦可辨别腹股沟疝类别。④肠扭转、内疝：肠壁显著增厚，范围广，发病后短期内出现肠间积液，彩色多普勒血流显像（color Doppler flow imaging，CDFI）

显示血流减少或缺乏。⑤肠系膜静脉血栓形成并栓塞：肠系膜静脉栓塞者，肠壁显著增厚，CDFI显示肠壁血流无减少、静脉明显扩张，频谱多普勒可见高阻动脉血流。⑥十二指肠闭锁：梗阻以上十二指肠与胃扩张，呈"双液气泡"征，可见逆蠕动，梗阻远端肠管萎瘪，无气体回声（图5-2，图5-3）。⑦胃窦肿瘤梗阻：胃窦部胃壁不规则增厚，各层次结构消失，胃腔狭窄，呈"假肾"征，梗阻以上胃腔扩张，内容物增多，可与周围组织浸润及肿大淋巴结，如胰腺浸润，胃周、肝门淋巴结肿大和肝转移。⑧先天性幽门肌肥厚：幽门肌环形增厚，呈梭形或橄榄形，长度＞20mm，厚度＞4mm，且幽门管变细呈"等号"状，胃腔扩张。⑨麻痹性肠梗阻：表现为肠管扩张、肠蠕动减弱或消失，壁层结构不清，呈"面包圈"征，多普勒可直观发现肠系膜血管的血流情况。⑩肠坏死：坏死肠壁增厚，肠管内容物显著增多，肠蠕动消失，短期内肠间出现渗液，CDFI显示肠壁内血流稀少或消失；肠套叠坏死者还可见套鞘内液体积聚，套入部或周围肠系膜淋巴结肿大。⑪肠道粪石、异物阻塞：超声表现

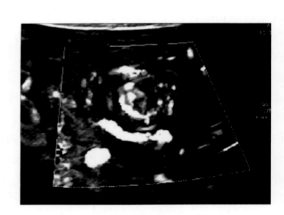

图5-2　环状胰腺导致的"漩涡"征

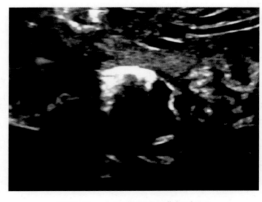

图5-3　十二指肠隔膜超声图

为圆弧形强回声团及后方的声影。其内未探及血流信号（图5-4），近侧肠管扩张、水肿。

腹部彩色多普勒超声诊断肠梗阻的标准：①图像显示肠管普遍性或局限性扩张，蠕动亢进或减弱、消失；②腹部肠管中有重叠的液性暗区，表现为动态或静态，局部肠壁变薄，肠管向外扩张，且其中存在液性暗区，能够发现气体反射；③梗阻以上的肠管出现扩张，内径超过3cm，通常情况下，内有大量积液和积气，且积气的形态不规则，积液为无声暗区；④当发现肠管黏膜皱襞水肿增厚时，一般于纵断面可见"琴键"征或"鱼骨"征（图5-5）；⑤部分粘连性梗阻者可见腹膜增厚或腹水征。

超声诊断肠梗阻敏感度可高达89%～96%，符合率达100%，另外应用彩色多普勒也可很好地观察肠系膜上动脉的血流速度。虽然超声诊断肠梗阻诊断率很高，但仍然会出现假阳性的情况，其主要原因：①位于大肠的小肿瘤常因小肠显著扩张占据全腹而漏诊，因此，应重视回盲瓣显示及双侧腋后线扫查，显示大肠，并追踪扩张大肠至梗阻段，可提高诊断率；②腹腔气体干扰严重，平卧时，腹腔气体位于腹壁下致使病变显示不良，此时若采用

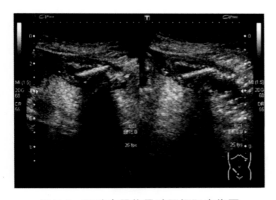

图5-4　肠腔内异物导致肠梗阻声像图

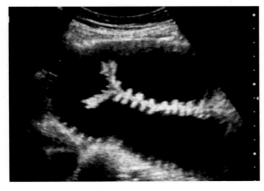

图5-5　"琴键"征或"鱼骨"征

加压、侧动探头方向扫查可避开气体，有助于病变的发现；③图像不典型，尤其是转移癌、肠粘连扭转，图像较复杂，易发生漏诊、误诊；④肿块位置，位于直肠的中下段肿瘤因位置较深和侵及周围器官组织而易漏诊；另外，位于结肠脾区的肿瘤因位置高、深，加之肺气干扰，亦易漏诊。应重视腋中线-腋后线达膈水平的扫查，有助于提高脾区肠腔肿瘤的诊断率。通过以上的方法进行详尽的检查，可明显提高肠梗阻病因诊断。

（二）腹部X线检查

医学上使用的X线检查是指所有使用X线对人体内部进行透视或者摄影的检查方法，其原理是利用X线的穿透作用，由光源的X线管球发出的X线，在穿透人体时，骨、水分（血液等）、软组织（肌肉）等吸收而减弱，利用这种吸收不同而摄取的浓淡不一的影像来进行疾病诊断。

1.透视与摄影　X线检查分为透视和摄影两种，应用荧光屏显像的检查方法一般称为透视，而应用X线胶片显像的方法称为摄影。透视的设备一般比较简单，操作比较方便，诊断比较迅速，费用比较经济，但缺少永久的记录，不易在以后分析对比；摄影方法较复杂，但记录清晰，且可长期保存。若将透视与摄影互相配合，取长补短，则可使X线检查发挥更大的效果，使X线诊断更为完善。

2.X线辐射对人体的危害　X线是一种具有高能量的粒子，X线光子在穿透人体时与人体的生物分子（如核酸、蛋白质等）发生碰撞，会使原子的外层电子脱离从而发生电离，生物分子的性质会因此而改变，细胞的功能及代谢亦遭到破坏，造成人体血细胞减少，出现皮疹，影响消化功能，出现呕吐等症状。电离辐射极易致癌，而X线正属于此类辐射。如果X线损伤了控制细胞复制的基因，就有可能使组织的新陈代谢发生变异，诱发肿瘤、贫血、白血病、遗传性疾病的发生，具有随机性效应。因此，在《国际放射防护委员会一九九○年建议书》（第60号出版物）中，提出了三项基本辐射防护的原则，即当化原则、最优化原则和限值化原则；而随着医用X线技术的不断发展，X线辐射剂量的不断下降，只要按照规定和需要进行检查并采取有效的防护措施，医疗辐射的危害是完全可以控制的。

3.X线检查在腹部的应用　腹部X线检查包括腹部X线片、静脉尿路造影、逆行肾盂造影、肾血

管造影等，通过这些检查，以观察受检者有无肾结石、胆囊结石等。其中腹部X线片除了可以确定受检者是否有胃肠道堵塞及梗阻部位，还能诊断消化道穿孔等疾病。需要注意，如果受检者出现腹痛、粪便带血、黏液便等，应该做钡灌肠造影检查；如果受检者出现上腹部疼痛、嗳气、反酸等症状时，应做胃肠钡剂造影检查。

对肠梗阻有帮助的X线检查是腹部立位X线片与钡灌肠。一般在肠梗阻发生4～6小时，X线检查即显示出肠腔内气体，摄片可见胀气肠袢和液平面。肠梗阻典型的X线表现是多个肠袢内含有气-液平面呈阶梯状（即阶梯状气-液平面）（图5-6），气-液平面因肠腔内既有胀气又有液体积留形成，只有患者直立位或侧卧位时才能显示，平卧位时不显示这一现象。肠梗阻部位不同，X线表现也各有特点：空肠黏膜的环状皱襞在肠腔充气时呈鱼骨刺样；结肠充气的肠袢是在梗阻以上的部位；小肠完全性肠梗阻时，结肠将不显示；回肠扩张的肠袢多，可见阶梯状液平面；结肠胀气位于腹部周边，显示结肠袋形；左侧结肠梗阻，右侧结肠将充气；低位结肠梗阻时，左半结肠可以有充气；如腹腔内已有较多渗液，直立位时尚能显示下腹、盆腔部的密度增高。

钡灌肠可用于疑有结肠梗阻的患者，如肠套叠、肠扭转及结肠肿瘤时，它可显示结肠梗阻的部位与性质，但在小肠梗阻时忌用胃肠造影的方法（尤其是吞钡试验），以免加重病情。

4.腹部X线检查在肠梗阻诊断中的应用　不同类型的肠梗阻有不同的X线表现特征（图5-7～图5-19）。①单纯性小肠梗阻：腹部立位X线片可见膨胀而弯曲的小肠袢，并有气-液平面形成，液面可多少不等，梗阻如果在上部空肠则液面较少，如在下部回肠则液面可达十几个；不同的致病因素，在影像学上有一定特征，如胆石性肠梗阻可能在梗阻处显示阳性结石或显示胆肠内瘘肠内气体反流所致的肝内胆管积气（图5-7）；蛔虫堵塞所致的肠梗阻可在小肠内显示有大量成团、成束的蛔虫存在。②绞窄性小肠梗阻：嵌顿的肠曲呈"C"字形或"咖啡豆"状，呈固定部位的X线表现；由于嵌顿的肠袢内充满液体，呈现软组织团块阴影，形成"假肿瘤"征象；阻塞的近侧肠管扩张，有液面形成，即"长液面"征；腹腔内有液体出现而形成"腹水"征。③乙状结肠扭转：闭袢性乙状结肠扭转结肠扩张明显，立位时可见两个较宽的液面，扩大的乙状结肠呈"马蹄"征，钡灌肠时完全梗阻的患者表现为钡剂充盈乙状结肠下部，向上逐步变细，并指向一侧，呈"鸟嘴"征；非闭袢性乙状结肠扭转梗阻不完全，可有少量钡剂进入扭转的肠袢，此时可见螺旋状变细的肠管，钡剂可继续前行，进入扩大的近侧肠管。④肠套叠：采用空气灌肠时，当套入部与X线垂直时，套入部表现为半月形、钳形或长柱状；当套入部与X线平行时，套入部则表现为球形、哑铃形；采用钡灌肠时，套入部在致密的钡柱中显示为充盈缺损区，钡柱前段呈典型的"杯口"状或球形缺损。

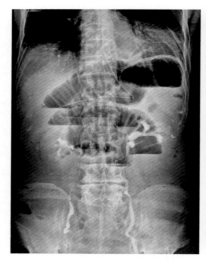
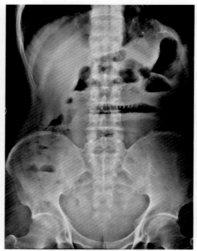

图5-6　腹部立位X线片显示的阶梯状气-液平面

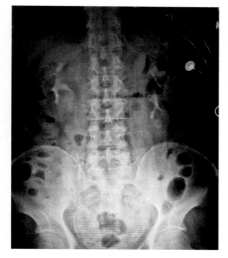

图5-7 胆石性肠梗阻腹部立位X线片表现

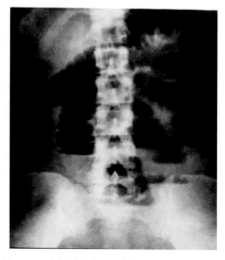

图5-8 单纯小肠梗阻腹部立位X线片表现

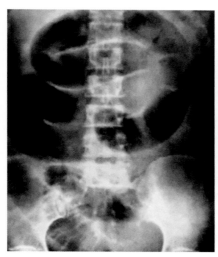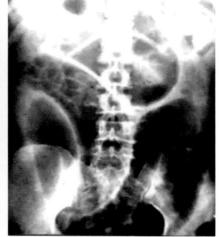

图5-9 小肠扭转腹部X线表现

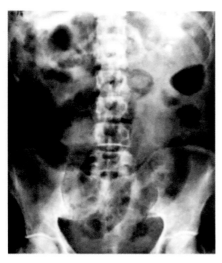

图5-10 "8"字形肠型

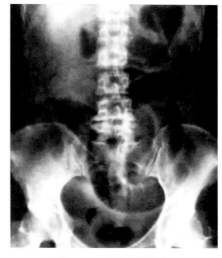

图5-11 "同心圆"征

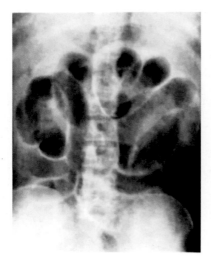

图5-12 "花瓣"征

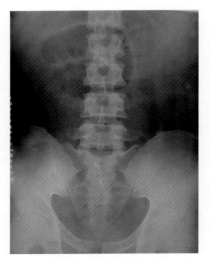

图5-15 "咖啡豆"征

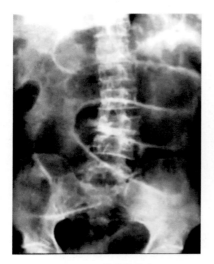

图5-13 "香蕉"征

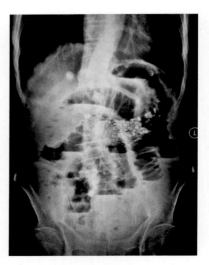

图5-16 右侧腹股沟疝嵌顿可见中腹部积气扩张伴多发气-液平面

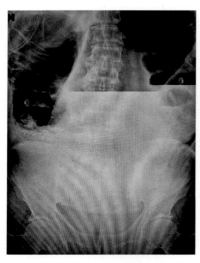

图5-14 "马蹄"征

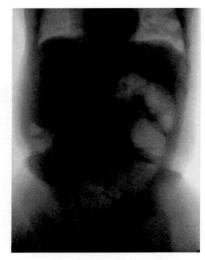

图5-17 小儿结肠肠套叠行空气灌肠复位，可见位于远端充气肠腔内的套入部

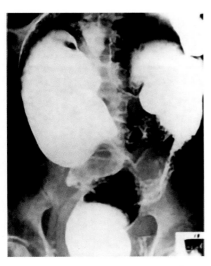

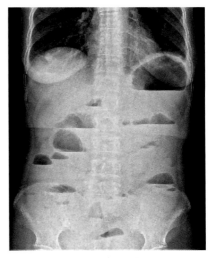

图5-18　乙状结肠扭转呈螺旋状，钡灌肠可见钡剂通过狭窄段

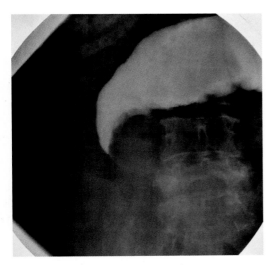

图5-19　钡灌肠显示"杯口"征

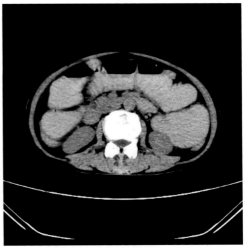

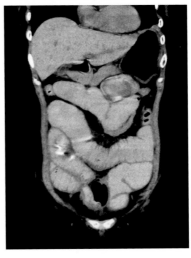

图5-20　肠梗阻患者腹部X线检查与腹部CT检查图像比较

（三）腹部CT

计算机体层成像（computerized tomography，CT）是 Hounsfield G.N. 于1969年设计成功，1972年问世的。CT不同于普通X线成像，它是X线束对人体层面进行扫描，取得信息，经计算机处理而获得的重建图像，是数字成像而不是模拟成像，它开创了数字成像的先河。CT所显示的断层解剖图像，其密度分辨力明显优于X线图像，使X线成像不能显示的解剖结构及其病变得以显影（图5-20），从而显著扩大了人体的检查范围，提高了病变检出率和诊断准确率。

1. CT成像特点及优势　CT是应用于临床的一种现代医学成像技术，具有以下特点：①CT密度分辨力高，可直接显示X线检查无法显示的器官和病变。②CT检查方便、迅速且安全，只需患者不动，即可顺利完成检查，易为患者接受，且随诊方便，尤其是对于急诊患者能较快做出诊断，对争取时间抢救患者起到重要作用。此外，CT还可以对急症在短期内重复检查，有利于观察病变的演变。

③CT克服了传统X线片影像重叠，相邻器官组织密度差异不大而不能形成对比图像，软组织构成器官不能显影或显影不佳等缺点。与核素扫描及超声图像相比，CT的图像清晰，解剖关系明确，病变显示好，因此，病变的检查率和诊断准确率高。④CT可获得各种正常组织与病变组织的X线吸收系数，以行定量分析。⑤由于图像是来自吸收系数的转换，因此，CT可进行图像处理，使图像的密度或灰度调节到适合观察某种组织或病变，而X线各部影像密度是不能调节的。⑥必要时CT还可以加做增强扫描，使图像更为清晰，并对某些病变进行鉴别诊断，提高病变的诊断准确率及显示率。

2. CT在腹部疾病中的应用　随着多排螺旋CT在医学中的应用，其扫描腹部的应用价值逐渐得到广大医务工作者的认可，同时其对实质器官、空腔器官及腹部器官损伤等疾病的诊断具有很重要的意义。与腹部超声比较，CT在腹部器官损伤的显著优势是几乎不受患者体位及操作者等主观因素影响，且CT图像信息丰富，能更为清晰地显示腹部器官比邻关系，越来越多的腹部创伤选择CT作为首选检查方法。通过静脉注射造影剂之后进行影像扫描，扫描出的结果可以清晰地显示出不同时期内腹腔器官的血流状况，给临床疾病的诊断提供非常有利的图像资料（图5-21）。近年来，随着低剂量技术、前置多模型迭代重建技术、三维重建技术及人工智能（artificial intelligence，AI）等先进技术及双源CT（Dual source CT，DSCT）、320排CT的出现并在临床使用，使得CT检测对人体辐射损伤逐渐降低，而图像显示质量提升，这将进一步推动CT检查技术的发展。

3. CT在肠梗阻诊断中的应用　现阶段，CT技术不断地完善和发展，在临床肠梗阻患者的诊断中具有良好的应用价值，将疾病的诊断水平显著提升（图5-22～图5-30）。CT检查中的多平面重建（multiplanar reconstruction，MPR）技术可清晰地显示患者肠道周围结构、肠壁、肠腔，在临床确定急性肠梗阻的致病因素、疾病程度、梗阻位置方面具有重要的作用。①梗阻位置：包括低位和高位肠梗阻，诊断的关键是找到"移行带"，并结合扩张肠

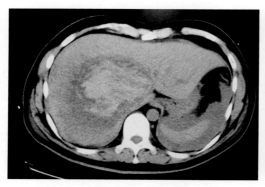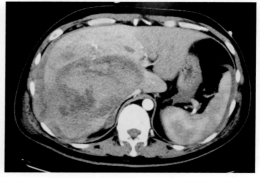

图5-21　肝外伤，增强扫描后可见肝包膜下积液，肝右叶片状低密度无强化区

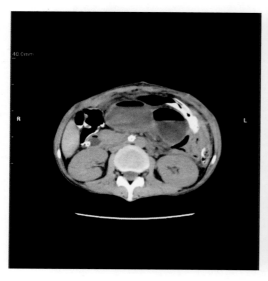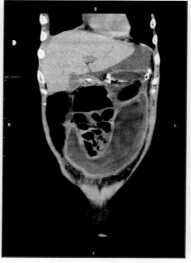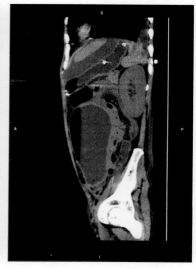

图5-22　腹部CT显示肠梗阻及腹腔脓肿

管的形态、扩张和萎陷肠管的相对长度，以及黏膜皱襞的形态来判断小肠梗阻的位置。MPR技术可以克服因小肠纤曲走行使横断位难以见到整段肠管的缺点，可观察到较长的肠袢，有利于肠管走行的追踪和梗阻"移行带"的发现，全面反映梗阻部位的形态改变与内部特征，从而提供比较直观的图像。②致病因素：包括动力性肠梗阻和机械性肠梗阻，CT检查可显示梗阻部位的软组织肿块，小肠壁呈不规则增厚、变硬，肠腔狭窄、变形，增强扫描后有强化异常，这可与良性肿瘤相鉴别；同时还可观察到病变周围的情况，了解肿瘤是否有转移，这将有助于患者的治疗及预后；对于炎性肠病如克罗恩病，CT表现为末端回肠肠壁节段性、非连续性增厚，可

出现"靶环"征或"双晕"征现象，肠管和肠系膜变得模糊不清。③疾病程度：包括绞窄性肠梗阻和单纯性肠梗阻。绞窄性小肠梗阻的CT征象较多，主要包括肠壁增厚、肠系膜水肿、肠壁积气、腹水、"靶环"征、"漩涡"征和肠壁强化异常等，其中最重要的征象是增强CT显示肠壁弱强化或者不强化，据此可以较早地判断为小肠绞窄。以上三方面在CT诊断下更容易做出诊断，为判断疾病治疗方法提供更有利的指导价值。

肠梗阻CT诊断标准：小肠梗阻表现为小肠扩张，内径＞2.5cm，结肠梗阻则表现为结肠扩张，内径＞6.0cm；肠梗阻病因的CT诊断标准：肿瘤及新生肠梗阻，DSCT显示为梗阻部位见软组织肿块

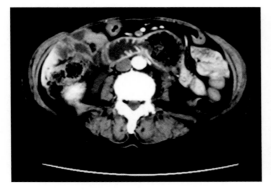

图5-23 小肠蛔虫团CT表现

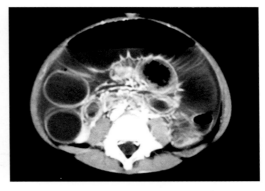

图5-24 小肠柿石性肠梗阻CT表现

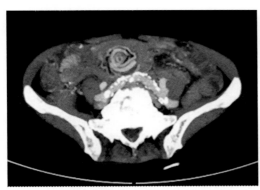

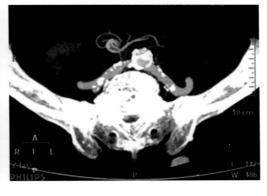

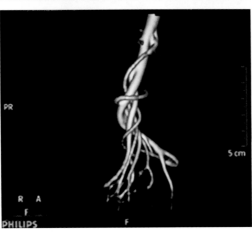

图5-25 肠扭转CT表现及CTA表现

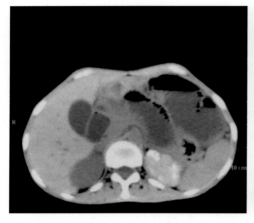
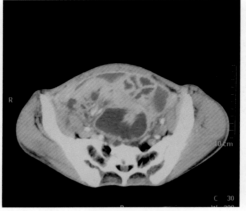
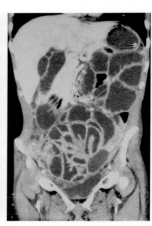

图5-26　结核性肠梗阻腹部CT影像表现

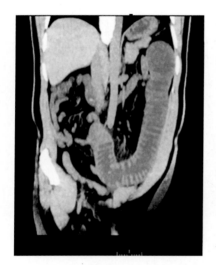

图5-27　空肠粘连性肠梗阻CT表现

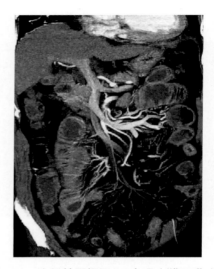

图5-28　血运性肠梗阻CT表现（"靶环"征）

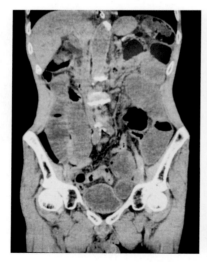
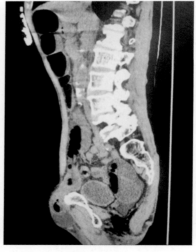

图5-29　右侧腹股沟疝嵌顿腹部CT表现（三维重建）

或肠壁不规则增厚；粘连性肠梗阻DSCT可显示粘连的索条、部位及周围肠管和腹壁的关系；炎性狭窄引起的肠梗阻，狭窄的管腔呈细线状，移行带肠壁呈对称性增厚，肠壁增厚多为轻至中度，并可见邻近炎性淋巴结肿大；胆石性肠梗阻DSCT可见胆道少量积气、肠袢扩张、积液积气及肠管内钙化的胆石；肠套叠表现为腹腔内分层状软组织肿块，套叠肠管呈靶环改变。

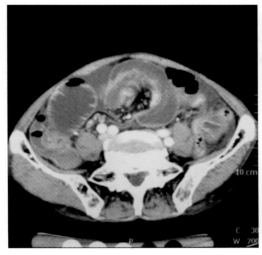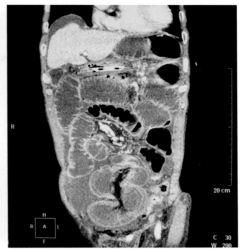

图5-30　肠扭转腹部CT表现

肠系膜血运障碍是粘连性小肠梗阻患者的常见和严重并发症，是由于肠系膜血管受到粘连带卡压或自身扭转导致动脉血流减少及静脉血流回流受阻所致。CT影像可见肠系膜混浊、肠壁强化减低、肠系膜动脉强化减低与静脉强化减低及肠壁积气，以上征象的出现均为肠壁血运障碍的重要征象。

（四）腹部MRI

磁共振成像（magnetic resonance imaging，MRI）是继CT后医学影像学的又一重大进步。MRI是利用原子核自旋运动的特点，在外加磁场内，经射频脉冲激后产生信号，用探测器检测并输入计算机，经过处理转换在屏幕上显示图像的一种影像技术。

1. MRI的成像原理　MRI是利用磁场与射频脉冲使人体组织内进动的氢核发生弛豫，产生射频信号，经过计算机处理成像。原子核在进动中，遇到与原子核进动频率相同的射频脉冲时，射频脉冲的能量将传递给原子核，原子核发生共振吸收，去掉射频脉冲之后，原子核又把所吸收的能量中的一部分以无线电波的形式发射出来，称为共振发射。共振吸收和共振发射的过程即为核磁共振。核磁共振成像的核是指氢原子核，由于人体内70%是水，核磁共振成像仪即依赖水中氢原子。在磁场中放置物体，用适当的无线电波照射，使其共振，然后对其释放的无线电波进行分析，即可得知构成这一物体的原子核的位置和种类，据此绘制物体内部的精确立体图像。

2. MRI的优缺点及可能存在的危害　与普通X线或CT相比，MRI的最大优点是对人体没有任何伤害的安全、快速、准确的临床诊断方法。具体说来有以下几点：①对软组织有很好的分辨力，对膀胱、直肠、阴道、子宫、肌肉、骨关节等部位的检查比CT优胜。②各种参数都可以用来成像，多个成像参数能提供丰富的诊断信息，这使得医疗诊断和对人体内代谢和功能的研究更方便、有效。③通过调节磁场可自由选择所需剖面，能得到其他成像技术所不能接近或难以接近部位的图像。④对人体没有电离辐射损伤，因此，MRI可用于胎儿产前检查，作为超声产前检查的重要辅助检查方法。⑤原则上所有自旋不为零的核元素都可以用以成像，如氢、碳、氮、磷等。

虽然MRI对患者没有致命性的损伤，但还是给患者带来了一些不适感。在MRI诊断前应当采取必要的措施，把这种负面影响降至最低限度。其主要缺点：①与CT一样，MRI也是解剖性影像学诊断，很多病变单凭MRI仍难以确诊，不像内镜可同时获得影像和病理两方面的诊断。②对肺部的检查不优于X线或CT检查，对肝、胰腺、肾上腺、前列腺的检查不比CT优越，且费用要高昂得多。③对胃肠道的病变不如内镜检查。④扫描时间长，空间分辨力不够理想。⑤由于强磁场的原因，MRI对诸如体内有磁金属或起搏器的特殊患者不能适用。

3. MRI在腹部疾病中的应用　在MRI发展初期，由于成像速度慢，学界曾认为MRI在腹部的应用价值不如CT。近年来腹部MRI技术发展迅速，在腹部疾病的诊断中越来越显示出其优势，在很多方面优于CT，如MRI可在横断面、冠状面、矢状面直接成像，对病变解剖位置的显示和判断优于CT，且不需要使用含碘对比剂，适用范围较CT更广。无创性MR血管造影（magnetic

resonance angiography，MRA）已取代常规穿刺法血管造影，成为评价血管性病变的首选影像手段。MR胆胰管成像（magnetic resonance cholangio pancreatography，MRCP）对胆系病变的显示更优于CT，并由于其操作简便、无痛苦、无创伤、无并发症、无绝对禁忌证，多数情况下均可取代经内镜逆行胆胰管成像（encoscopic retrograde cholangio pancreatography，ERCP）。但MRI检查时间相对较长、磁场强，不能静卧者、危重患者、体内有不可去除的磁性物者，不宜选用该项检查方法。

近年来，MRI技术的飞速发展明显推动了MRI在腹部疾病中的使用，归纳起来，腹部MRI技术主要有以下几点：①快速超快速成像技术：现在常规的快速自旋回波T_2WI仅需要2～6分钟，梯度回波T_1WI序列仅需要15～25秒。一些超快速成像序列的单层成像时间甚至已经达到亚秒级水平。这些技术的应用显著减少了腹部器官的运动伪影，使MRI软组织分辨力高的优势得到很好发挥。②MRI动态增强扫描技术：可以反映组织及病变的血供变化，增加病变的检出能力。③MR水成像：利用空腔器官内的液性成分作为天然对比剂显示内腔，如MRCP可以清楚显示胆胰管的病变。④MR组织特异性对比剂的使用：利用组织特异性对比剂进行MR增强扫描，如肝细胞特异性对比剂（泰乐影和莫迪司）、网状内皮细胞特异性对比剂（超顺磁氧化铁颗粒）可以提高肝肿瘤病变的检出率，为鉴别诊断提供较为特异性的信息。⑤MRA：不仅可以显示血管形态，还可用于血流流速及流量的测量。⑥MR水分子扩散加权成像（DWI）：可以无创性检测活体组织内水分子布朗运动的水平，提高病变的检出率，并可提供鉴别诊断信息，还可用于磁共振的功能成像。⑦MR波谱分析（magnetic resonance spectroscopy，MRS）：可以无创性检测

活体组织内的代谢产物。目前在腹部临床上应用较多的是前列腺的^1H-MRS，可以为前列腺癌的早期检出、鉴别诊断及准确分期提供进一步的信息。

4. MRI在肠梗阻诊断中的应用　随着MRI快速成像序列等技术的开发，使磁共振的时间分辨力和图像质量日益提高，可以对腹部进行快速多方位成像，既可显示肠腔的狭窄、扩张和充盈缺损，又可以观察肠壁和肠腔外的病理改变，有利于临床治疗和指导手术切口的确定。肠梗阻的患者可以直接利用梗阻肠腔内的液体作为肠道的天然对比剂，扫描尽可能在胃肠减压之前进行，因为减压后气体、液体的排出可影响梗阻及梗阻点的显示。因此，MRI对梗阻的有无、梗阻的部位及原因的明确有较高的准确性，MRI对结肠梗阻的定位可达到100%，对小肠梗阻的定位可达93.3%；MRI对肠梗阻病因诊断的准确率为可达80.9%～96%。

MRI对肠梗阻的诊断标准仍然可采用CT的诊断标准。梗阻的有无：结肠肠管扩张内径＞6cm，小肠肠管扩张内径＞2.5cm为梗阻；梗阻的定位：机械性肠梗阻在近侧扩张肠管与远端塌陷或正常肠管之间出现"移行带"，交界区即为梗阻部位，梗阻近段肠管明显扩张，并可见气液平面。不同原因所致的梗阻又有不同的MRI表现：①肿瘤性肠梗阻，可见梗阻部位软组织肿块或肠道管壁不规则增厚，梗阻近段肠管明显扩张；对无手术史或腹膜炎病史的患者，应注意梗阻部位有无新生物，并通过不同方位成像来显示病变位于肠腔或肠外病变压迫所致（图5-31）。②腹腔转移瘤引起的肠梗阻，可见腹膜、肠壁、腹腔实性器官多发结节并强化，与局部组织粘连分界不清。③内、外疝引起的肠梗阻，可见疝囊及疝入的肠管及系膜结构。④肠套叠，轴位图像表现为"弹簧"状，冠状位呈"袖套"状或"同心圆"改变（图5-32）。⑤肠扭转，

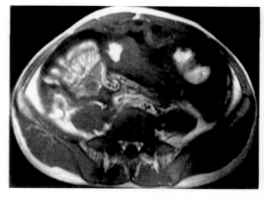
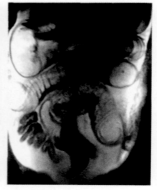

图5-31　小肠恶性神经外胚层瘤致肠梗阻

可见扭转部位肠管呈"鸟嘴"样狭窄，近端肠管扩张积液，局部系膜呈"漩涡"状纠集（图5-33）。⑥粘连性肠梗阻，"移行带"区见粘连带或未见明确病变，结合病史有腹腔手术史的，多考虑肠粘连。⑦胆石及粪石，在T_1WI及T_2WI均呈类圆形低信号，其引起的梗阻易于识别（图5-34）。⑧闭袢性肠梗阻，扩张积液的肠袢呈"C""U"形。⑨麻痹性肠梗阻，成比例的小肠、结肠扩张，没有"移行带"。⑩绞窄性肠梗阻，肠梗阻合并肠壁缺血坏死的征象；肠壁缺血坏死的MRI表现：肠壁水肿增厚（扩张肠袢壁厚≥2mm），肠壁强化异常，局限性肠系膜积液或水肿，肠壁、门静脉或肠系膜上静脉内积气，大量腹水。

MRI能较为明确地显示梗阻的部位，对确定梗阻的原因也有重要的价值，尤其对于肠腔内病变引起的梗阻诊断价值更高，对于肠腔外各种原因引起的梗阻还需结合相关部位增强扫描以进一步提高诊断的准确性。

综上所述，肠梗阻在影像学检查方法中，常用的是腹部X线片和腹部彩色多普勒超声，其中腹部X线片因其价格低廉和实用性广泛，曾被认为是诊断肠梗阻的首选方法，但腹部组织结构影像互相重叠，分辨率低，肠梗阻征象难以显示清晰；此外，腹部X线片提供的信息非常有限，对于梗阻部位、梗阻原因和肠管血运的诊断，亦难以提供可靠的判断依据。腹部超声检查则对积液型肠梗阻的诊断相对较好，但对积气型肠梗阻的诊断困难，因此，腹部超声检查诊断肠梗阻的优点在于可向临床反馈肠道积液扩张及肠道动力学相关信息，实时、动态监测肠梗阻早期及进展期肠道运动的改变，指导临床判定梗阻程度，及时调整治疗方案，其适用性广、重复性高，对于孕妇无绝对禁忌，重症卧床患者也可床旁进行检查。随着影像学技术的发展，CT检查及其增强、MPR的运用在诊断肠梗阻方面价值增高，还可以了解局部肠管血供，周边有无粘连及占位，在查明梗阻病因和性质上更具优势，但其放

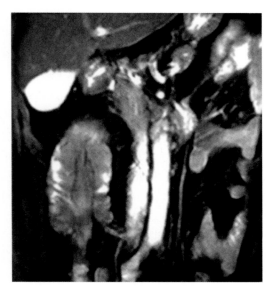

图5-32 肠套叠（T_2WI）

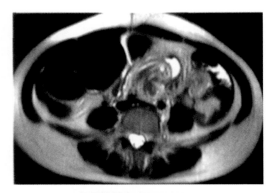

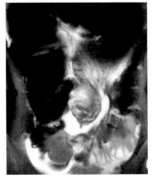

图5-33 乙状结肠扭转致肠梗阻

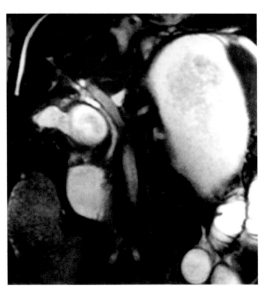

图5-34 胆囊十二指肠瘘胆石所致空肠梗阻

射剂量高，难以用于常规筛查，作为补充检查手段意义更佳。MRI作为一种无辐射损伤的成像技术，组织分辨力高，对病变解剖位置的显示和判断优于CT，且不需要使用含碘对比剂，适用范围较CT更广。

三、消化内镜检查

既往，肠梗阻被认为是内镜检查的禁忌证，但随着内镜技术及医疗科技的发展，急性结直肠梗阻已不再是肠镜检查的禁忌证，急诊肠镜检查已成为诊断急性结直肠梗阻病因的首选方法，只要技术应用合理，其并发症发生率低，使用安全；同时，肠镜下可采取相应的治疗措施（如引流术或扭转复位），实现缓解病痛或治愈的目的。胃十二指肠镜检查在肠梗阻诊断中的作用凸显，尤其是对胃结石、幽门梗阻、十二指肠疾病等上消化道疾病引起梗阻的病因诊断，而通过内镜引导放置肠梗阻导管是近年来研究的热点，也为临床诊疗肠梗阻提供了思路（图5-35，图5-36）；应用小肠镜进行结石性肠梗阻的治疗鲜有报道，且效果满意。

近年来，诊断肠梗阻使用最多的消化内镜为胃

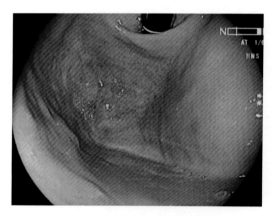

图5-35　电子胃十二指肠镜图片

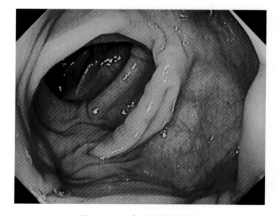

图5-36　电子肠镜图片

十二指肠镜和结肠镜，而结肠镜临床价值更高。不同病因的大肠梗阻，其结肠镜检查表现不同。①麻痹性肠梗阻：肠镜检查自肛门进入，肠腔内有较多糊状粪便，肠道蠕动消失或很少，结合患者有长期口服抑制肠道动力药物的病史或低钾血症，应考虑麻痹性肠梗阻的可能。②粪石梗阻：肠镜检查至回盲部，未发现任何病变，而肠腔内粪便不多的患者，应同时检查末端回肠，排除末端回肠（回盲瓣）粪石梗阻的可能。③疝：检查前的影像学依据多有疝的提示，肠镜检查时发现肠壁呈现螺旋状扭曲，肠镜通过阻力很大，而近段结肠明显扩张伴大量粪便蓄积，应考虑结肠疝造成的肠梗阻可能；结合X线透视，肠镜位于膈肌水平以上则可确诊；一旦明确诊断，应立即急诊手术。④乙状结肠扭转：多有类似发作病史，术前影像学检查也有提示。肠镜检查发现远端结肠内没有任何粪便，结肠狭窄呈螺旋状，但肠镜通过非常宽松（与疝不同），通过后肠腔明显扩张，伴有大量粪便潴留，X线透视定位，肠镜多位于左下腹（与疝不同）；继续检查，可发现第二处肠腔狭窄，呈螺旋状，当肠镜通过第二处狭窄并拉直肠镜后，患者症状立刻缓解，即完成了内镜复位。⑤先天性巨结肠：多有相关病史，肠镜检查发现远端结肠内没有任何粪便，结肠狭窄呈螺旋状，但肠镜通过非常宽松，通过后肠腔明显扩张，伴有大量粪便潴留。与乙状结肠扭转的区别在于，继续检查，没有第二处肠腔狭窄，整个近段结肠呈明显扩张状态，可选择内镜下肠梗阻导管引流治疗，缓解症状后再进行根治性手术。⑥结直肠癌：最常见，肠镜下可发现肿块堵塞肠腔，可选择内镜下金属支架引流或放置经肛型肠梗阻导管治疗。对于发现肿瘤后，应先尝试置入导丝通过狭窄部，然后再取病理活检，因为活检后局部渗血明显，影响导丝的置入，妨碍后续的内镜下引流。

虽然内镜检查已不再是肠梗阻检查的禁忌，但这种检查仍然存在极大的风险，尤其是行急诊肠镜检查，一定要严格掌握适应证，只适合在特定的条件下使用：①全身情况尚可，意识清楚。若有水、电解质和酸碱平衡紊乱，则先给予纠正；必要时可在心电监护下进行检查；对全身情况差，严重高血压、心脏病及卧床不起的患者不适用。②操作时患者需在清醒状态下，不能在"无痛"（或全身麻醉）状态下进行，操作过程中动作要轻柔，并和患者进行密切交流、配合，循腔进镜，遇到难以进镜时，

可以尽量多变换体位，切忌盲目用力过度，否则易导致撕裂、穿孔并发症。③检查前还应与患者家属沟通，告知其该检查的必要性及潜在的风险，取得患者家属的充分支持和理解。必要时也可和手术室事先沟通，遇并发症，可立即急诊手术处理。④操作者需具备娴熟的内镜操作技术。

参　考　文　献

[1] 黎介寿. 肠梗阻[J]. 护士进修杂志，1987，2（1）：14-15.

[2] 李幼生，黎介寿. 肠梗阻——一个老问题的新思考[J]. 实用临床医药杂志，2005，9（9）：28-32.

[3] 刘志坚，姜海平，张文斌，等. 腹内疝致肠梗阻二例[J/CD]. 中华疝和腹壁外科杂志（电子版），2019，13（3）：287-288.

[4] 黎朝良，方兰，丁佑铭，等. 急性肠梗阻患者血清降钙素原检测的临床意义[J/CD]. 中华临床医师杂志：电子版，2012，6（7）：1889-1890.

[5] 吴亮，张靖. 急性肠梗阻大鼠血浆降钙素原及C反应蛋白水平的动态变化及临床意义[J]. 中国老年学杂志，2016，36（12）：2875-2876.

[6] Markogiannakis H, Memos N, Messaris E, et al. Predictive value of procalcitonin for bowel ischemia and necrosis in bowel obstruction[J]. Surgery, 2011, 149（3）：394-403.

[7] Safiri S. Predictive value of procalcitonin for intestinal ischemia and/or necrosis in pediatric patients with adhesive small bowel obstruction（ASBO）：Statistical and methodological issues[J]. J Pediatr Surg, 2017, S0022-3468（17）30618-30625.

[8] 胡雍军，张俊鸿，熊玮. 脓毒症患者血清降钙素原水平的影响因素分析[J]. 第三军医大学学报，2020，42（22）：2219-2223.

[9] 苏纯洁. 全身炎症反应综合征评分及血清降钙素原对绞窄性肠梗阻的诊断及意义[J]. 胃肠病学和肝病学杂志，2014，23（6）：661-663.

[10] 钟漓，董陈诚，冉福林，等. 血清降钙素原和超敏C反应蛋白在结直肠癌术后早期炎性肠梗阻中的诊断价值[J]. 实用医学杂志，2015，31（20）：3398-3400.

[11] 梁云鹏. C反应蛋白在治疗绞窄性肠梗阻中应用[J]. 中国卫生产业，2011，8（8）：100，102.

[12] 赵言顺，冯志鹏，王骥平，等. 急性肠梗阻大鼠血浆降钙素原和C反应蛋白变化[J]. 青岛大学医学院学报，2013，49（4）：362-364，367.

[13] 苏云福. 血清肌酸激酶、C-反应蛋白和D-二聚体水平测定在诊断绞窄性肠梗阻中的价值[J]. 当代医药论丛，2017，15（15）：22-23.

[14] 高秋菊，刘瑞华，魏青政，等. 血清肌酸激酶、C-反

应蛋白和D-二聚体水平的测定在绞窄性肠梗阻早期诊断中的应用价值分析[J]. 中国实验诊断学，2017，21（7）：1178-1181.

[15] 闻久辉，罗世云，夏中平，等. 奥曲肽对术后早期炎性肠梗阻患者血清内毒素和超敏C反应蛋白水平的影响[J]. 中国现代医生，2015，53（12）：84-86，89.

[16] 张建勋，齐金刚，张婷，等. 奥曲肽持续静脉泵入辅治恶性肠梗阻对患者血清C反应蛋白及D-二聚体水平的影响[J]. 临床合理用药，2015，8（9A）：89-90.

[17] 苏少慧，郝蔚，骆华，等. 丙氨酰-谷氨酰胺对假性肠梗阻患者血浆内毒素和C反应蛋白水平及胃肠道功能的影响[J]. 中国全科医学，2010，13（8B）：2617-2619.

[18] 房仲平，罗锐，姜明，等. 腹腔镜治疗老年结直肠癌术后肠梗阻对血清肌酸激酶和D-二聚体的影响[J/CD]. 中华普通外科学文献（电子版），2019，13（5）：377-380.

[19] Yang K, Wang W, Zhang WH, et al. The Combination of D-Dimer and Peritoneal Irritation Signs as a Potential Indicator to Exclude the Diagnosis of Intestinal Necrosis[J]. Medicine（Baltimore），2015，94（40）：1-6.

[20] Chen XZ, Hu JK. D-Dimer Test May Contribute to Detect Acute Mesenteric Ischemia and Intestinal Necrosis[J]. World J Surg, 2015, 39（6）：1584-1585.

[21] 林琳，徐飞鹏，黄解元，等. 血清肌酸激酶、C-反应蛋白和D-二聚体的测定在绞窄性肠梗阻早期诊断中的应用价值[J]. 中国实用医药，2014，9（36）：1-3.

[22] 马超，朱美意，欧阳军. 肌酸激酶、D-二聚体等检验指标与肠道绞窄程度的相关性研究[J]. 中华灾害救援医学，2018，6（3）：138-141.

[23] 胡东来，舒强，陈青江，等. D-二聚体联合肠脂肪酸结合蛋白早期预测小儿绞窄性肠梗阻的作用研究[J]. 中华小儿外科杂志，2019，40（8）：713-718.

[24] 崔秀平，丁敏，孙多成，等. 血浆D-二聚体浓度测定在急腹症中的应用[J]. 腹部外科，2017，30（3）：234-237.

[25] 张力，沈霞. 血浆乳酸测定及其在儿科急腹症中的应用[J]. 检验医学，2014，19（4）：315-317.

[26] 施宏建，邓洁红，刘宁. 急性肠梗阻患者血乳酸及D-二聚体含量与病情转归的关系[J]. 岭南急诊医学杂志，2016，21（3）：233-234，239.

[27] 霍玲玲，孙昭睿. IFABP及D-乳酸对急性肠梗阻患者病情严重程度及预后的指导价值[J]. 系统医学，2018，3（2）：63-68.

[28] 蔡元坤，赵加应，任重，等. D-乳酸作为肠梗阻量化指标的实验研究[J]. 中华普通外科杂志，2007，22（6）：461-462.

[29] 柳渊洁，王东红，盛丽，等. 茴香枳术汤对粘连性肠梗阻大鼠血浆D-乳酸的影响[J]. 西安交通大学学

报（医学版），2011，32（5）：640-642.

［30］黄元林，陈建洪. 肠脂肪酸结合蛋白及D-乳酸与急性肠梗阻预后的关系［J］. 海南医学，2019，30（22）：2964-2966.

［31］颜雷，拜文涛，宋慧萍，等. 3种影像学诊断方法在急性肠梗阻诊断中的应用分析［J］. 医学理论与实践，2017，30（20）：3072-3074.

［32］孙小林. 应用超声对肠梗阻诊断价值［J］. 南京医科大学学报，2004，24（3）：314-315.

［33］廖盛日，陈敏华，王彬，等. 超声对肠梗阻病因诊断价值探讨［J］. 中国医学影像技术，1998，14（11）：843-845.

［34］赵夏夏，胡桂芳，侯晓斌，等. 肠梗阻二维超声图像特征与X线、手术病理对比分析［J］. 中国临床医学影像杂志，2003，14（1）：65-66.

［35］王建华，杨敬英，李拴虎，等. 彩超在胃肠道梗阻性疾病中的应用价值［J］. 中国医学影像技术，2001，17（10）：985-986.

［36］阳建政，李陶，杨末晓，等. 超声对肠梗阻的诊断价值［J］. 临床超声医学杂志，2015，17（11）：791-792.

［37］王玉虎，陈永芳. 腹部彩超与DR平片检查在肠梗阻诊断中的效果分析［J］. 影像研究与医学应用，2019，3（11）：83-84.

［38］黄春旺. 王光霞. 肿瘤性肠梗阻的超声诊断价值［J］. 中国临床医学影像杂志，2011，22（3）：202-204.

［39］祁丹，陈丹，周路遥，等. 超声联合上消化道造影诊断婴幼儿先天性十二指肠梗阻的价值［J］. 中国超声医学杂志，2019，35（4）：346-349.

［40］田素美. 小肠骨片异物致肠梗阻、肠穿孔超声表现1例［J］. 临床超声医学杂志，2015，17（6）：420.

［41］王金瑜，赵笔辉，胡燕标. 腹部X线、螺旋CT及超声对肠梗阻的价值［J］. 医学影像学杂志，2016，26（6）：1135-1138.

［42］邓爱平，李新文. X线检查对人体的危害与防护［J］. 临床合理用药，2010，3（22）：151-152.

［43］易宏锋，卢月月，谢琼. 多层螺旋CT与腹部X线在肠梗阻中的诊断价值［J］. 胃肠病和肝病学杂志，2015，24（9）：1098-1099.

［44］周红英，胡茂清，金志发，等. 胆石性肠梗阻的X线及CT表现［J］. 中国CT和MRI杂志，2011，9（1）：48-50.

［45］吴少鹏. 多排螺旋CT后处理技术在机械性肠梗阻病因诊断中的应用价值［J］. 医疗装备，2019，32（10）：32-33.

［46］张静，朱树龙，陈婷婷. 多排螺旋CT对急性肠梗阻诊断的临床价值分析［J］. 医学影像学杂志，2017，27（5）：967-969.

［47］江宗宗. 多排螺旋CT对急性肠梗阻诊断的临床价值［J］. 影像研究与医学应用，2019，3（19）：237-238.

［48］雷建华，童德军，杨旭，等. 肝豆状核变性腹部B超、腹部CT、脑CT和MRI表现［J］. 中国医学影像技术，2005，21（2）：276-278.

［49］旷连勤，张伟国，郭广阔，等. 全腹部64层螺旋CT增强扫描对腹部实质脏器损伤的诊断价值［J］. 创伤外科杂志，2012，14（6）：511-513.

［50］柴亚如，邢静静，高剑波，等. 前置多模型迭代重建技术在腹部增强CT中的应用探讨［J］. 中华医学杂志，2018，98（9）：696-700.

［51］柴亚如，邢静静，高剑波，等. 多模型迭代重建算法对腹部体模CT扫描图像质量和辐射剂量的影响［J］. 中国医学影像技术，2018，34（1）：118-122.

［52］刘文徵，边祥兵，杨立，等. 缺血性肠病患者腹部CT影像特点分析［J］. 解放军医学杂志，2017，42（11）：992-995.

［53］叶乐平，吴兴旺，许建明. 小肠梗阻病因诊断方法的临床研究［J］. 中华消化杂志，2015，35（4）：221-224.

［54］胡云波，龚超明. 64排螺旋CT上腹部增强扫描200例分析［J］. 中国基层医药，2018，25（5）：592-594.

［55］李啸天，邱维加. CT低剂量技术在腹部检查中应用的进展［J］. 广东医学，2015，36（20）：3247-3249.

［56］祝晓晖，贺玉华. 腹部X线片与CT检查诊断肠梗阻的临床价值［J］. 中国急救医学，2018，38（12S1）：100.

［57］马丽娅，邹显伦，竺笛，等. RSNA2019腹部影像学［J］. 放射学实践，2020，35（2）：142-147.

［58］潘春球，武钢，周望梅，等. 超声、腹部X线平片、双源CT诊断结肠肿瘤性肠梗阻的临床价值比较［J］. 南方医科大学学报，2013，33（8）：1221-1224.

［59］杨栋梁，郑可国，刘红艳，等. 320排CT诊断机械性肠梗阻的价值［J］. 中国医学影像学杂志，2016，24（3）：203-207.

［60］蔡亲磊，邢增宝，曾德更. CT检查老年升结肠癌患者发生肠梗阻的特征［J］. 中国老年学杂志，2020，40（9）：3865-3867.

［61］王玉强，庞闽厦，刘磊. CT鉴别粘连性小肠梗阻所致肠缺血和梗死的价值［J］. 中国临床医学影像杂志，2017，28（8）：568-570.

［62］旷连勤，黄燕，唐伟，等. 多排螺旋CT多种后处理技术评估小肠梗阻的应用价值［J］. 解放军医学杂志，2020，45（8）：851-856.

［63］Beall DP，Fortman BJ，Lawler BC，et al. Imaging bowel obstruction：a comparision between fast magnetic resonance imaging and helical computed tomography［J］. Clin Radiol，2002，57（8）：719-724.

［64］李莉，徐希春，睡拣涛. 磁共振成像对小肠及结肠肠梗阻的诊断价值初探［J］. 临床影像技术，2013，28（5）：161-163.

［65］陈华平，孟志华，杜云，等. 液-液平面在MRI诊断

腹部局灶性病变中的意义［J］. 中国医学影像技术, 2010, 26（9）: 1718-1720.

［66］叶慧义. 进一步推广高场强MRI在腹部的临床应用［J］. 中华放射学杂志, 2010, 44（4）: 343-344.

［67］黄海东, 曹伟, 王辉, 等. 磁共振扩散加权成像在腹部实质脏器肿瘤诊断中的应用［J］. 中外医学研究, 2015, 13（32）: 90-91.

［68］罗树荣, 唐育斌. MRI在肠梗阻病因诊断中应用价值分析［J］. 中国肛肠病杂志, 2018, 38（4）: 26-27.

［69］刘义勇, 吴秀华, 陈忠博, 等. MRI在诊断胎儿肠梗阻中的临床应用［J］. 航空航天医学杂志, 2018, 29（6）: 687-688.

［70］邵剑波, 马慧静, 郑楠楠, 等. MRI在诊断胎儿肠梗阻中的临床应用［J］. 中华放射学杂志, 2014, 48（12）: 982-986.

［71］孙斯琴, 陈昆涛. MRI在肠梗阻诊断中的进展［J］. 国际医学放射学杂志, 2016, 39（6）: 649-653.

［72］周晓雯, 闫东, 郭立, 等. MRI对肠梗阻的诊断价值［J］. 医学影像学杂志, 2014, 24（6）: 1045-1048.

［73］李晓兵, 罗健君, 秦明明, 等. MRI在肠梗阻病因诊断中的应用价值［J］. 临床放射学杂志, 2008, 27（12）: 1691-1693.

［74］姚礼庆, 钟芸诗. 急性结直肠梗阻的内镜诊疗进展［J］. 中华外科杂志, 2010, 48（12）: 943-945.

［75］王洛伟, 辛磊, 林寒, 等. 中国消化内镜技术发展现状［J］. 中华消化内镜杂志, 2015, 32（8）: 501-515.

［76］钱月芳, 黄小荣. 急诊肠镜在肠梗阻诊疗过程中的作用［J］. 中华消化内镜杂志, 2012, 29（11）: 637.

［77］权胜伟, 袁野, 吴海林, 等. 十二指肠镜留置肠梗阻导管治疗恶性肠梗阻的临床应用［J］. 中华消化内镜杂志, 2017, 34（12）: 911-912.

［78］何尧儿, 陈茜, 时昌培, 等. 小肠镜下治疗结石性肠梗阻一例［J］. 中华消化杂志, 2018, 38（8）: 569-570.

第六章

肠梗阻的诊断

任何原因引起的肠腔内容物通过障碍，统称为肠梗阻，主要依据"腹痛、腹胀、呕吐、停止排气排便"等临床表现和影像学检查进行诊断。严格地讲，肠梗阻不是一种独立的疾病，而是众多疾病所共有的临床表现；但由于病因复杂，病情变化快，容易导致肠绞窄、肠坏死和全身性病理生理紊乱等严重后果，需要早期处理，人们通常把它作为一种疾病来看待。肠梗阻是人类古老的疾病，在诊断、治疗上经历了漫长的历史发展过程。

公元前，人类对肠梗阻有过一些描述，如古希腊的伟大医学之父希波克拉底曾观察到肠梗阻有不思饮食、大量呕吐、季肋部疼痛等表现，并将这些发现载入《文集》之中。公元前350年，古希腊Diocles和古罗马Celsus将肠梗阻分为急性小肠梗阻和慢性大肠梗阻两类，前者在脐上，后者在脐下，肠道都停止排气，上腹病变不能进食，下腹病变呕吐粪便，病情严重者，可有肠毒素入血，在治疗上用放血和杯吸疗法，但疗效甚微。

中国战国时代（公元前475至前211年）的医学著作《灵枢·四时气篇》中就有关于急性肠道梗阻的描述："腹中肠鸣，气上冲胸，喘不能久立，邪在大肠"、"饮食不下，膈塞不通，邪在胃脘"。汉·张仲景《伤寒杂病论》将肠梗阻归类在阳明腑实证中，并对其病因、证治做了具体论述。后世医书对肠梗阻的认识又有所发展，包括在"肠结"、"关格"、"吐粪"、"结胸"等门类中。明·赵献可《医贯》解释说："关"是指下不能出，"格"是指上不能入，可见"关格"的含义类似于肠梗阻。明·李梴《医学入门》描述："关格死在旦夕，用大承气汤攻下可以治愈"。直至今日，大承气汤仍为治疗肠梗阻的有效方剂，祖国医学博大精深，令人叹服。清·张锡纯《医学衷中参西录》对本病有确切的描述："肠结最为紧要之证，恒于人性命有关。或因常常呕吐，或因多食生冷及硬物，或因

怒后饱食，皆可致肠结，其结多在十二指肠及小肠间，有结于幽门者"。中医理论指出："六腑以通为用，六淫、七情、饮食不节等均能引起腑气不通，阴阳关格或津液燥竭，糟粕痞结，致使肠道阻塞，大便不通，故成本病"。并将其病机归为虚实两端，实指食积、瘀血、寒凝、燥热、蛔虫阻扰肠道，传导失司，日久化热而发为本病；虚指脾胃虚弱，运化无权，气血生成减少，推动无力，阴液不足，则燥屎内结不通而发为本病；"不通则痛，不荣则痛"则明确了其发病的关键。治疗本病，应以"通"字立法，但应用时应根据辨证的寒热虚实、在气在血，确立相应的治法，清·高世栻《医学真传·心腹痛》说："夫通则不痛，理也，但通之之法，各有不同。调气以和血，调血以和气，通也；下逆者使之上行，中结者使之旁达，亦通也。虚者，助之使通，寒者，温之使通，无非通之之法也。若必以下泄为通，则妄矣"。即实则攻之，虚则补之，热者寒之，寒者热之，滞者通之，随病机兼夹变化，或寒热并用，或攻补兼施，灵活遣方用药。可见，祖国医学对肠梗阻有完整的记载，包括病因病机、治则方药，临证时获得了非常好的经验及疗效。

步入中世纪（476—1453）以后，人们对肠梗阻的认识逐渐完善并发展。625—690年，希腊著名医师Paul of Aegina和Aretaeus对肠梗阻的临床表现进行了描述，包括腹胀、呕吐胃内容物和胆汁、脸色苍白、四肢厥冷，疼痛严重时呼吸困难、口渴、少尿，常至死亡。1776年，英国内科医师William Cullen出版了《医学实践初阶》，提出肠梗阻和腹膜炎是两类疾病，肠炎伴发腹痛、发热、呕吐和便秘是肠梗阻，而腹膜炎除腹膜本身炎症外，还包括大网膜和肠系膜的炎症，它们产生的症状各异，但治疗方法相同。那时的肠梗阻，大多指的是嵌顿疝所致的肠梗阻，有学者称之为ileus，在治疗上无

能为力。传统希腊语中，ileus是"扭转"的意思，然而，在19世纪以前却成了各种肠梗阻的代名词，直至20世纪还有人把ileus等视为肠梗阻。

虽然很早就有对肠梗阻的描述和文章发表，但对肠梗阻的认识取得真正进展，并把它列入外科范畴，是在19世纪末期以后；1861年，法国学者A.Trousseau在《临床医学》一书写道：梗阻、扭转和肠闭塞都表现为大便不通、吐粪频繁和腹部膨隆，症状严重者即使积极治疗，致命可能性仍很大，肠扭转和肠套叠是引起肠梗阻的两种最常见病因。1884年，英国学者Frederick Treves对肠梗阻进行了更全面的论述，包括病理基础、解剖形态和外科治疗方法，并因此而荣获英国外科医师皇家协会Jacksonian奖。1895年，Wilhelm Conrad Röntgen发现X线不久，X线在医学上就被用于人体检查进行疾病诊断。1903年，Strauss让患者吞服氧化铝和次硝酸铋胶囊做食管X线透视。1910年，Bachem提出用硫酸铋代替铋剂做胃肠造影，明显提高了影像显像。1920年，腹部X线片正式作为诊断肠梗阻的影像学技术。1923年前后，放射诊断学开始引起医学界的重视，相关的文章与书籍得到发表；1941年，Rigler等首先描述了胆石性肠梗阻的典型放射学表现。1942年荧光学问世，之后，随着超声多普勒、CT及MRI的广泛应用，肠梗阻的诊断符合率和治愈率明显提高。肠梗阻各种实验研究随之开展，如单纯性梗阻肠扩张的生理学反应，绞窄性肠梗阻的病理、生理学基础，肠内、外营养的研究，肠系膜血管栓塞的发生、发病机制及临床表现等。

1795年，德国人Bozzini等提出内镜检查的设想，并首先创制金属式直肠镜，以烛光照明对直肠进行检查。1853年，法国人Desormeaux采用油灯的反光照明，开展了乙状结肠检查。1899年，Pennington用二联球注入空气，使肠腔扩张，以利于插镜和观察，Laws等采用电光照明进行检查。1903年，Strauss研制出镜筒前有小电珠照明，带有空气装置的硬式直肠乙状结肠镜，即近代硬式直肠乙状结肠镜的原型，但由于使用的是金属硬管，不能插入深部结肠，其应用范围只限于距肛门30cm以下的直肠和乙状结肠。1963年，日本的Oshiba与Watanale生产了Machida初期的纤维结肠镜；同年，美国的Overholt研制的ACMI纤维结肠镜问世，Wolf等公司也制成了不同类型的可供临床应用的纤维结肠镜。早期纤维结肠镜操作和插入很困难，通过在实践中不断改进，现代纤维结肠镜已均为直视镜，其传像玻璃纤维更细，清晰度提高，画面增大，可直接钳取活检标本，并可录像供多人观察。1868年，德国学者Kussmaul受吞剑启发，制成第一台胃镜，但由于硬管部太长，加上照明不足，无法看清楚胃腔。1957年，美国学者Hirschowitz在美国内镜学会首次报道了纤维胃镜，可观察胃与十二指肠病变。1992年，以色列国防部导弹制造工程师Gavriel Iddan博士首先提出了研制胶囊内镜的设想，1994年1月通过可行性研究并获得当地专利；同年9月，英国胃肠病学家Paul Swain在美国召开的世界胃肠病会议上，首次提出了胶囊内镜的概念，并于1996年成功进行了世界上首例猪胃无线实时图像传输试验。1997年，Gavriel Iddan博士获资助组建Given影像有限公司，Paul Swain医师被力邀于1998年正式加入该公司主持研制工作；1999年1月，世界上首粒实验用胶囊内镜原型问世，2000年5月，Paul Swain在美国加州圣地亚哥DDW报告了他的初步研究结果；2001年8月，胶囊内镜正式通过美国FDA获批上市，2002年4月，通过中国SDA获准上市；由此，从十二指肠至直肠的病变均能从腔内用内镜直接观察；这些在腔道内进行的无创检查给肠梗阻的诊断带来更为广阔的视角，明显提高了确诊率。

1901年，俄罗斯圣彼得堡的妇科医师介绍了在腹前壁做一小切口，窥阴器插入腹腔内，用头镜将光线反射入腹腔，进行检查的方法；同年，德国的外科医师Kelling在狗的腹腔内插入膀胱镜，并首次介绍用过滤空气造成气腹进行腹腔内镜检查的方法。1910年，瑞典斯德哥尔摩的Jacobaeus首次使用"腹腔镜检查"这一名词，并用一种套管针制造气腹。1911年，Bernhei把直肠镜插入腹腔，用反射光做光源观察腹内器官。1922年，Ferver首次把原先用作气腹的室内空气或氧气改为二氧化碳来进行腹腔镜检查，二氧化碳具有不助燃、经腹膜吸收后容易从肺脏排出等优点。1938年，匈牙利的外科医师Veress发明了一种可防止针尖损伤针下内脏的注气针，一直沿用至今。真正诊断性腹腔镜检查术的发明者是德国的胃肠病学家Kalk，他发明了一种直前斜视135°内镜系统，至1951年，他报道了2000多例的检查经验，无一死亡，能够更直观地窥视病变，诊断准确率很高。此后，腹腔镜的检查便成为诊断肠梗阻及腹腔其他疑难病症的新手段。

回顾历史，不难看出，肠梗阻的诊断经历了一个不断认识、不断发展与创新的过程。随着社会的进步和高科技的发展，人们对肠梗阻的诊断积累了丰富的经验，但仍存在一些棘手的问题至今难以解决，如前文所述绞窄性肠梗阻的误诊率依然居高不下；在实验室检查中，目前亦无特异性检查项目，能为肠梗阻的确诊提供切实的帮助等。肠梗阻诊断方面的困难是一个严峻的现实问题，需要认真面对，努力加以克服。

第一节　肠梗阻的临床诊断

肠梗阻的临床诊断非常困难，但无论采取何种诊断措施，首先应根据疾病临床表现的共同特点，确定是否为肠梗阻，进一步确定梗阻的类型和性质，最后明确梗阻的部位和原因，这是肠梗阻诊断不可缺少的步骤。

一、是否有肠梗阻的存在

这是首先要明确的问题。根据"腹痛、腹胀、呕吐、肛门停止排气排便"四大症状和腹部可见肠型或蠕动波，以及肠鸣音变化与腹部X线检查，肠梗阻的诊断一般不难。但患者有恶心、呕吐或腹胀，不一定有梗阻。肠梗阻最主要的症状为腹胀、肛门不排气、不排便超过24小时，短时间的不排气、不排便不能诊断为肠梗阻。有时患者可不完全具备这些典型表现，特别是某些绞窄性肠梗阻的早期，可能与急性胃肠炎、急性胰腺炎、输尿管结石等混淆；而一些内科疾病如急性胃肠炎、暴发性食物中毒、心绞痛、腹型紫癜、过敏性紫癜等常与肠梗阻的临床表现相似，将此类疾病诊断为机械性肠梗阻而施行手术导致患者死亡者屡见不鲜，须加以注意。此外，除详细的病史询问及仔细的查体外，借助实验室及影像学检查可明显提高肠梗阻的诊断率。

因此，临床中对一些特殊原因引起的腹痛应引起重视，尤其在与肠梗阻的鉴别诊断要作为重点关注的问题。

1.铅中毒导致的腹痛　铅中毒已经认为是危害公共健康的危险因素之一，特别是在发展中国家。铅中毒的原因包括职业暴露（如电池生产、涂装和建筑、铸造工作、采矿等），存留的子弹及涂铅油漆的破旧房屋（异食癖患者）。发展中国家铅的来源远远超过西方国家，除了传统药材（如黑锡丹、密陀僧、红丹爽身粉等）及化妆品，还包括铅涂料

的长期使用、铅管和水箱污染的水源及使用含铅炊具和铅釉陶器等。铅吸收的主要途径是呼吸道和消化道。当体内铅蓄积到一定水平时，对各个器官造成不同程度的损伤，如儿童主要是神经发育和认知功能产生不利影响；成年人可表现为腹痛、便秘、恶心、呕吐、贫血、肝功能损伤、肾病、脑病及精子量减少等。

铅中毒引起肠道蠕动增加导致腹痛，在临床上铅中毒引起的腹痛与肠梗阻很难鉴别，主要是铅中毒引起消化系统症状和影像学表现均无特异性，且影像医师在不知病史情况下常诊断为肠梗阻，因此被误诊导致病情延误，病情加重；甚至部分临床医师误诊为肠梗阻而对患者进行剖腹探查，造成资源浪费、增加患者负担；还有其他导致误诊的原因：①铅暴露时间延长，铅逐渐转移到骨骼并沉积，当达到一定的动态平衡时，血铅水平相比之前将会有所降低，当铅暴露时间较长时，铅中毒的人群容易漏诊。②患者对铅中毒的认识不够，不会主动告知医师生活在铅暴露的环境中，对常规的诊疗思维带来一定的困惑性。③由于医院分科的专科化，有些医务人员对铅中毒的认识不够也会导致铅中毒的漏诊、误诊。临床中因服用含有铅的中药制剂如鸡内金、阿育吠陀等导致铅中毒的病例屡见不鲜，而使用化妆品、陶瓷工人及饮用锡壶装的酒导致铅中毒的案例也很常见。

总之，临床医师在治疗不明原因的腹痛和肠道扩张的患者时，当经过正规治疗后效果不佳时，需要高度考虑是否有铅中毒。另外，铅中毒还会抑制卟啉合成酶即氨基乙酰丙酸脱水酶和铁螯合酶，从而干扰卟啉合成导致贫血，因此，对于部分腹痛伴有贫血的患者也要注意是否存在铅中毒。

铅中毒最好的治疗是预防，而最好的预防就是减少甚至消除铅暴露的来源。为了达到这一共同的目的，需要增加公共场合对预防铅中毒的宣传，以及指导公众生活方式，使公众对铅的危害有一定的认识。当遇到铅中毒引起的腹痛患者时，应积极采取非手术治疗的方法，在维持基本生理平衡的同时使用驱铅药物，临床以依地酸钙钠注射药物最为常见，一般通过口服或肌内注射进入血液循环与体内铅元素发生络合反应后，经肾通过尿液将铅络合物排出体外。

2.食物中毒导致的腹痛　食物中毒多有季节性发作的特点，夏季多见。夏季细菌繁殖能力比较旺盛，食物易腐坏变质，人们饮食稍不注意，就会引

发食物中毒症状。食物中毒后常会出现以恶心、呕吐、腹痛为主的临床表现，易与肠梗阻混淆而出现临床诊断困难的情况，尤其对病史询问不仔细时更难鉴别。

判断食物中毒主要有4条标准：①短时间内大量出现相同症状的患者，有共同的进食史，不吃这种食物者不发病，停止供应这种食物后中毒症状不再出现。②食物中毒一般在用餐后4～10小时发病，高峰期出现在用餐后6小时左右。③食物中毒后的第一反应通常是腹部不适，中毒者首先会感觉到腹胀，一些患者还会发生腹痛，个别患者还会发生急性腹泻。④与腹部不适伴发的症状还有恶心，随后会发生呕吐的情况。食物中毒一般可分为细菌性（如大肠埃希菌）、真菌性（如毒蘑菇）、化学性（如农药）和动植物性（如河豚、豆角、扁豆）。食物中毒既有个人中毒，也有群体中毒，其症状以恶心、呕吐、腹痛、腹泻为主，通常伴有发热，吐泻严重的还能发生脱水、酸中毒，甚至休克、昏迷等症状。

临床对于群体性食物中毒的诊断相较容易，但对个人食物中毒的诊断比较困难，尤其是出现消化道症状时更容易与肠梗阻混淆，因此，详细地询问病史及腹部查体是避免漏诊的最有效手段。

二、是机械性还是动力性肠梗阻

当考虑有肠梗阻存在后，需观察是机械性肠梗阻还是动力性肠梗阻（麻痹性肠梗阻），这对治疗有着重要的意义。机械性肠梗阻是最常见的肠梗阻类型，具有腹痛、恶心、呕吐、肠鸣音亢进等典型的临床表现，早期腹胀可不显著。麻痹性肠梗阻无阵发性绞痛等肠蠕动亢进的表现，相反是肠蠕动减弱或消失，腹胀显著，肠鸣音微弱或消失，且多与腹部手术、外伤、血肿、肠道炎症、腹腔感染、腹膜后感染及脊髓损伤等有关。虽然机械性肠梗阻

的晚期因腹腔炎症而出现与麻痹性肠梗阻相似的症状，但在发病早期，其症状较为明显。腹部立位X线片和CT检查对鉴别诊断非常有价值，麻痹性肠梗阻出现全腹、大肠及小肠全部积气、扩张；而机械性肠梗阻胀气限于梗阻以上的部分肠管，即使晚期并发肠绞痛和麻痹，结肠也不会全部胀气。因此，体征与腹部X线片能准确地分辨这两类肠梗阻（表6-1）。

三、是单纯性还是绞窄性肠梗阻

这点极为重要，关系到治疗方法的选择和患者的预后。单纯性肠梗阻常先采用非手术疗法或术前可有足够的时间进行准备；绞窄性肠梗阻常伴有血运障碍，可发生肠坏死、穿孔与腹膜炎，应及早确诊、手术，解除血运障碍，防止肠坏死、穿孔。绞窄性肠梗阻的症状明显较单纯性肠梗阻重，肠鸣音有时因毒素或感染的关系而减弱，最突出的临床表现是腹部有压痛且多局限。因此，有下列表现者应考虑绞窄性肠梗阻的可能，必须尽早进行手术治疗：①腹痛发作急骤，初始即为持续性剧烈疼痛，或阵发性疼痛转为明显持续性疼痛；②病情进展迅速，早期既可出现休克，抗休克治疗后改善不明显；③有明显腹膜炎的表现，出现腹膜刺激征，体温上升，脉搏加快，白细胞计数增高；④呕吐出现早且频繁，呕吐物、胃肠减压抽出物、肛门排出物为血性，腹腔穿刺抽出血性液体；⑤腹胀不对称性，腹部有局部隆起或触及有压痛的肿块（孤立胀大的肠袢）；⑥腹部X线检查见孤立突出胀大的肠袢，不随时间改变位置，或肠间隙增宽，提示有腹水；⑦经积极地非手术治疗后症状、体征无明显改善（表6-2）。

因此，我们根据病史并结合腹部超声、CT、腹部X线、透视、腹腔穿刺和检验等检查，基本能做出诊断，但绞窄性肠梗阻的早期诊断除上述特征

表6-1　机械性肠梗阻与麻痹性肠梗阻的鉴别		
	机械性肠梗阻	麻痹性肠梗阻
病因	肠管堵塞、受压或闭塞，可发生绞窄	腹部外伤、炎症、手术后、血肿等，不发生绞窄
腹胀	腹胀可不均匀	全腹均匀膨胀
腹痛	明显，阵发性绞痛为主	不明显，多为胀痛
压痛及肿块	梗阻早期压痛不明显，绞窄性肠梗阻有压痛并可触及压痛性肿块	压痛不明显，无肿块
肠鸣音	早期亢进或有气过水声，金属音，绞窄后减弱或消失	始终是减弱或消失
腹部立位X线片	梗阻以上有肠管胀气及气-液平面	全部肠管胀气

表6-2 单纯性肠梗阻与绞窄性肠梗阻鉴别

鉴别要点	单纯性肠梗阻	绞窄性肠梗阻
全身情况	轻度脱水征	重病容，脱水明显
发病	渐起	发病急骤，易致休克
腹痛	阵发性、伴有肠鸣	持续、剧烈、无肠鸣
腹胀	均匀全腹胀	不对称，晚期出现麻痹性肠梗阻后表现为全腹胀
呕吐	高位频繁、胃肠减压后可缓解	出现早、频繁，胃肠减压后不缓解
呕吐物	胃肠液	可为血性液
触诊	无腹膜刺激征，可及肿胀肠袢	有腹膜刺激征，无肿物可及
肠鸣音	肠鸣音亢进，呈气过水声	不亢进，或消失
休克	无	中毒性休克，进行性加重
腹腔穿刺	阴性	血性液或炎性渗出液
血便	无	可有，尤其是乙状结肠扭转或肠套叠时可频频血便
腹部立位X线片	有液平面	有孤立、肿大肠袢

外还需注意以下问题：①老年患者腹肌薄弱，机体反应差，有些病例已有严重腹膜炎症，但腹膜刺激征常很不明显，容易误诊；②小儿患者及其家长不能确切叙述病史，腹部体征也不典型易使家长及医师忽略，故须反复仔细检查，严密观察；③肠管侧壁嵌入疝囊颈表现为不完全性肠梗阻，易被忽视；④腹内疝在未出现明显腹膜炎体征之前，几乎都以单纯性肠梗阻或其他急腹症入院，由于腹内疝除一般肠梗阻的临床表现外，并无特征性表现，难以确诊。

流行病学资料显示，绞窄性肠梗阻占肠梗阻的20%～28%，绞窄性肠梗阻必须及时进行手术治疗以解除梗阻、防止肠管坏死，救治的关键在于早期判断绞窄性肠梗阻的发生。当单纯性肠梗阻发展为绞窄性肠梗阻后，出现肠管坏死的风险显著增加，同时也会使病死率增加20%～30%；如果能通过客观检查指标准确、早期发现绞窄性肠梗阻，可以及时进行手术治疗并极大地改善预后。因此，临床上应从临床表现、实验室检查、影像学检查等多方面进行考虑，有研究提出通过以下指标进行判断：①腹痛无缓解或腹胀加重；②体温≥38℃；③脉搏≥100次/分；④白细胞计数≥15×10⁹/L或<4.0×10⁹/L；⑤血红蛋白≤90g/L；⑥腹部不对称，可见肠型及蠕动波；⑦有腹膜刺激征；⑧腹腔穿刺为暗红色血性液体，镜检有较多的红细胞；⑨影像学显示肠袢固定性扩张加重；⑩休克。临床如出现以上2项或2项以上指标即可诊断

为绞窄性肠梗阻，可明显提高绞窄性肠梗阻的确诊率。

儿童具有免疫力相对低下、耐受性差的特点，出现绞窄性肠梗阻通常起病急骤、病情进展迅速、急剧恶化危及生命，早期诊断和处理是治疗的关键。导致小儿肠梗阻的原因很多，术后肠粘连是最常见的因素，既往有手术病史的患儿出现肠梗阻症状时临床上多较警惕，出现漏诊及误诊的情况较为少见；而既往无手术病史的患儿起病较为隐匿，常不能确切叙述病史，早期腹部体征多不典型，诊断较为困难，这类患儿出现绞窄性肠梗阻的病因一般常见的有肠系膜裂孔疝、梅克尔憩室索带压迫、肠扭转、腹股沟疝嵌顿等，临床除了详细地询问病史及仔细地查体外，通过以上10项指标进行快速评估也非常有必要。

老年患者的机体反应相对迟钝，尤其是高龄患者，表述能力差，常有临床表现轻而器官病变严重现象，加之常伴有慢性疾病，尤其是动脉粥样硬化，血管壁弹性减弱，代偿能力下降，且老年患者心肺功能一般较差，梗阻发生早期即有组织缺氧，心肌一旦缺血缺氧，心脏每搏输出量即减低，易发生心力衰竭、休克等而导致死亡。引起老年肠梗阻的原因很多，但术后肠粘连和腹外疝仍然是绞窄性肠梗阻的主要原因，因此，对于老年肠梗阻患者，除了仔细询问手术史及其他疾病史（如腹股沟疝、糖尿病、高血压），通过影像学检查是非常有必要的，如腹部CT及CTA的临床应用；一旦诊断为绞

窄性肠梗阻，及时手术去除病灶，抗休克，抗感染，早期器官功能监测和早期器官功能支持治疗，防治MODS，是降低老年绞窄性肠梗阻病死率的关键。

四、是高位还是低位梗阻

临床上常见的肠梗阻为小肠梗阻，但结肠梗阻时因回盲瓣具有单向阀的作用，气体仅能向结肠灌注而不能反流至小肠，常形成闭祥性肠梗阻，结肠极度扩张，加之结肠薄，易发生盲肠穿孔。结肠梗阻的原因多为肿瘤或乙状结肠扭转，在治疗上也有别于小肠梗阻，及早明确是否为结肠梗阻有利于制订治疗计划。高位小肠梗阻的呕吐发生早且频繁，腹胀不明显；低位小肠梗阻的腹胀明显，呕吐出现晚而次数少，可吐出粪样物；结肠梗阻与低位小肠梗阻的临床表现很相似，主要以腹胀为主，腹痛、呕吐、肠鸣音亢进均不及小肠梗阻明显。腹部X线检查有助于鉴别，低位小肠梗阻，扩张的肠祥在腹中部，呈"阶梯状"排列，结肠梗阻时扩大的肠祥分布在腹部周围，可见结肠袋，胀气的结肠阴影在梗阻部位突然中断，盲肠胀气最显著（表6-3）。

五、是完全性还是不完全性梗阻

完全性肠梗阻多为急性发作且症状明显，不完全性肠梗阻多为慢性梗阻，症状不明显，通常为间歇性发作。完全性肠梗阻主要是肠道完全发生了梗阻，而不完全性肠梗阻是部分发生了梗阻，因此，不完全性肠梗阻会有少量的排气和排便，而完全性肠梗阻完全停止排气和排便。完全性肠梗阻呕吐频繁，如为低位梗阻则腹胀明显，腹部X线检查见梗阻以上肠祥明显充气扩张，梗阻以下结肠内无气体。不完全性肠梗阻呕吐与腹胀均较轻，腹部X线所见肠祥充气扩张都不明显，结肠内可见气体存在（表6-4）。

六、是什么原因引起的梗阻

判断梗阻病因，应根据肠梗阻不同类型的临床表现，参考年龄、病史、体征、腹部X线检查等几方面着手分析。临床上粘连性肠梗阻最为常见，以往有过腹部手术、创伤、感染的病史，应考虑肠粘连或粘连带所致的梗阻；如患者既往患有肺结核，应考虑肠结核或腹膜结核引起肠梗阻的可能；遇风湿性心脏瓣膜病伴心房颤动、动脉粥样硬化或闭塞性动脉内膜炎的患者，应考虑肠系膜动脉栓塞；而门静脉高压行脾切除手术和门静脉炎可致门静脉栓塞，这些动静脉血流受阻是血管性肠梗阻的常见原因。在儿童中，蛔虫引起肠堵塞偶可见；2岁以内的婴幼儿以原发性肠套叠多见；中、青年患者的常见病因是肠粘连、嵌顿性腹外疝和肠扭转；老年人的常见病因是肿瘤、乙状结肠扭转、粪块堵塞，而结肠梗阻病例中90%为癌性梗阻。成人中肠套叠少见，多继发于麦克尔憩室炎、肠息肉和肿瘤。在腹部检查时，要特别注意腹部手术切口瘢痕和隐蔽的腹外疝。麻痹性肠梗阻在内、外科临床中都较常见，腹部外科大手术和腹腔感染是常见的原因，其他如全身性脓毒血症、严重肺炎、低钾血症、药物中毒、肠出血、腹膜后出血、输尿管绞痛等均可引起麻痹性肠梗阻，仔细的病史分析和全面检查对诊

表6-3 高位梗阻与低位梗阻的鉴别		
	高位梗阻	低位梗阻
梗阻部位	空肠	回肠、结肠
呕吐	早、频	晚、少或无
呕吐物	多为胃内容物，渐少	量不定，粪性物
腹胀	不明显	明显
腹部X线	无明显液平面	有多个液平面，呈阶梯状

表6-4 肠梗阻程度的判断		
梗阻程度	症 状	体 征
不完全梗阻	可有少量排气，但排气后症状不缓解	结肠内可有气体
完全梗阻	排气、排便停止，呕吐剧烈	结肠内无气体或有孤立扩张的肠祥

断十分重要。

第二节 肠梗阻的病因诊断

肠梗阻可以有不同类型，也有不同病因，在治疗前，应首先明确梗阻类型、部位与病因，以便确定治疗策略与方法。病因的诊断可根据以下几方面进行判断。

1.病史 详细的病史采集可有助于病因的诊断，腹部手术史提示有粘连性肠梗阻的可能。腹股沟疝可引起绞窄性肠梗阻。腹部外伤可致麻痹性肠梗阻。慢性腹痛伴有低热并突发肠梗阻可能是腹内慢性炎症，如结核所致。近期排便习惯改变，继而出现结肠梗阻症状的老年人应考虑肿瘤。饱餐后运动或体力劳动出现梗阻多考虑肠扭转。心血管疾病如心房颤动、瓣膜置换后应考虑肠系膜血管栓塞。下腹疼痛伴有肠梗阻的女性患者应考虑有无盆腔附件病变等。

2.体征 腹部查体提示有腹膜刺激征者，应考虑为腹腔内炎症改变或绞窄性肠梗阻引起。腹部有手术或外伤瘢痕应考虑腹腔内有粘连，多考虑粘连性肠梗阻。直肠指检触及肠腔内肿块，老年人应考虑是否为肿瘤，还是偶发有粪便，此外直肠膀胱凹有无肿块、指套上是否有血液、腹部有无触及肿块等均可助诊断。在幼儿右侧腹部有肿块应考虑是否为肠套叠。具有明显压痛的肿块多提示为炎性病变或绞窄的肠袢。

3.影像学诊断 腹部超声检查虽简便，但因肠袢胀气，影响诊断的效果；CT诊断的准确性虽优于超声，但仅能诊断出明显实质性肿块或肠腔外有积液；腹部X线片除能诊断是结肠、小肠，完全性与不完全性梗阻，有时也能提示病因，如乙状结肠扭转时进行钡灌肠检查，可出现钡剂中止处呈"鸟嘴"状或"鹰嘴"状；蛔虫性肠梗阻可在充气的肠腔中出现蛔虫体影；结肠肠腔显示粪块，结合病史提示粪块梗阻。

总之，肠梗阻虽为临床常见病，但其诊断相较困难，若能及时给予正确的诊断和治疗，预后良好，否则，会给患者带来严重危害，甚至可危及生命，导致死亡。因此，只要经治医师做到耐心周到、体贴入微、细致观察、千方百计、诊治及时，肠梗阻的误诊率会明显降低，其诊治水平也会有显著提高。

参 考 文 献

［1］Bishop WJ. The Early History of Sugery［M］. London：Robert Hale，1960.

［2］Allen AW. The development of surgery for cancer of the colon［J］. Ann surg，1951，134：785-796.

［3］Baker JW. A long jejunostomytube for decompressing intestinal obstruction［J］. Surg Gynecol Obstet，1959，109：518-520.

［4］河北医学院. 黄帝内经灵枢译释［M］. 北京：人民卫生出版社，1982：370-373.

［5］张小红，张清仲. 肠梗阻的辨证施护体会［J］. 时珍国医国药，2007，18（9）：2310

［6］盛丽，唐晓勇，王东红，等. 中医药治疗肠梗阻的研究进展［J］. 中华实用中西医杂志，2010，23（7）：17-18.

［7］清·高世栻. 医学真传［M］. 南京：江苏科学技术出版社，1983：11-12.

［8］Ballantyne GH. The meaning of ileus. Its changing definition over three millennia［J］. Am J Surg，1984，148（2）：252-256.

［9］Theodore R，Schrock. Abdominal Stomas：Indications，operative techniques，and patient care［J］. Gastroenterology，1985，88（3）：852.

［10］Bergan JJ，Yao JST. Vascular surgical emergencies［M］. New York：Grune & Stratton，1987：425-450.

［11］Bockus，Henry L，Berk JE. Bockus gastroenterology［M］. 4th ed. Philadelphia：WB Saunders，1985：3150-3176.

［12］Welch JP. Bowel Obstruction：differential diagnosis and clinical management［M］. Philadelphia：WB Sounders Company，1990：600-615.

［13］Boley SJ，Schwartz SS，Williams LF. Vascular disorders of the Intestine［M］. New York：Appleton-Century-Crofts，1971：372-377.

［14］Boraw M，Aquilizan L，Krausz A，et al. The use of central venous pleasure as an accurate guide for body fluid replacement［J］. Surg Gynecol Obstel，1965，120：545-552.

［15］Cartwright FF. The Development of modem surgery［J］. New York：Thomas Y Crowell，1967：323.

［16］Roberto Margotta. History of medicine［M］. London E14 4JP，Octopus Publishing Group Ltd，1996：14-42.

［17］陈明斋. 外科学简史［M］. 上海：上海科技出版社，2001：300-305.

［18］王德炳. 克氏外科学［M］. 2版，北京：人民卫生出版社，2004：1-14.

［19］张阳德. 内镜学［M］. 北京：人民卫生出版社，2001：207-241.

［20］许国铭，李兆申. 上消化道内镜学［M］. 上海：上海科学技术出版社，2003：24-36.

［21］戈之铮，萧树东. 胶囊内镜的应用［J］. 国外医学消化系疾病，2003，23（3）：131-132.

［22］陈远园，何欣. 胶囊内镜的应用及进展［J］. 医学综述，2005，11（1）：89-90.

［23］Sabiston DC. Textbook of surgery［M］. Fifteeth edition，1999：915-919.

［24］黄志强. 现代腹腔镜外科学［M］. 北京：人民军医出版社，1996：10-11.

［25］Sarr Mc. Preoperative recognition of intestinal strangulation obstuction prospective evaluation of diagnostic capability［J］. Am J Surg，1983，145（3）：176-181.

［26］吕云福，张欣欣. 肠梗阻诊断方法的历史演变［J］. 中华医史杂志，2006，36（4）：224-226.

［27］赵秋妮，张恒东，陈林，等. 某蓄电池厂工人血铅水平及其与血锌原卟啉的相关性［J］. 环境与职业医学，2017，34（4）：311-315.

［28］周琴，林国桢，沈雪仪，等. 1981—2009年我国含铅类中药致铅中毒的文献分析［J］. 中国工业医学杂志，2011，24（5）：394-396.

［29］王振文，黄志铨，朱亮，等. 以肠梗阻为主要表现的铅中毒：4例报道并文献复习［J］. 胃肠病学和肝病学杂志，2020，29（1）：112-114.

［30］何剪太，朱轩仪，巫放明，等. 铅中毒和驱铅药物的研究进展［J］. 中国现代医学杂志，2017，27（14）：53-57.

［31］胡朝霞，余阿鹏. 一起食用四季豆致学校集体食物中毒事件的调查［J］. 中国学校卫生，2007，28（12）：1139.

［32］姚伟，尹红，王斌，等. 某学院一起食物中毒的调查与启示［J］. 解放军预防医学杂志，2014，32（6）：527-528.

［33］彭海阳. 绞窄性肠梗阻的临床诊断与治疗［J］. 河北医学，2004，10（2）：140-142.

［34］田介兵，赵晓燕，郑飙，等. 小儿绞窄性肠梗阻早期诊断的血清学检测价值［J］. 中国妇幼保健，2011，12（26）：1823-1824.

［35］张昊，高黎黎，武兆忠，等. 绞窄性肠梗阻预测指标的多因素分析［J］. 实用医学杂志，2011，27（24）：4406-4408.

［36］向春华，智星，邓志刚. 绞窄性肠梗阻的危险因素以及手术时机选择与手术效果的研究［J］. 医学综述，2015，21（10）：1907-1909.

［37］吕云福，李新秋，黄伟炜，等. 绞窄性肠梗阻诊断指标的分析［J］. 中华胃肠外科杂志，2007，10（6）：583-584.

［38］刘涛，温哲，梁奇峰，等. 儿童绞窄性肠梗阻的诊断和治疗［J］. 实用医院临床杂志，2016，13（4）：11-13.

［39］黎明，肖雅玲，李勇. 72例儿童绞窄性肠梗阻诊治分析［J］. 临床小儿外科杂志，2018，17（6）：453-456.

［40］庄奇新，李文彬，程英升，等. 老年绞窄性肠梗阻的影像学诊断［J］. 中国医学计算机成像杂志，2005，11（4）：255-258.

［41］李思桥. 老年绞窄性肠梗阻患者的I临床特点及死亡原因分析［J］. 中华医学杂志，2000，24（2）：99-100.

［42］徐建中，吴凯南. 老年绞窄性肠梗阻37例诊治体会［J］. 重庆医学，2005，34（10）：1578-1579.

［43］周海洋，魏学明，郑爱民，等. CT小肠成像对肠梗阻部位及病因的诊断价值［J］. 中国CT和MRI杂志，2016，14（9）：88-90.

［44］王宇. 临床医师必须重视肠梗阻的诊断与治疗［J］. 中国胃肠外科杂志，1999，2（2）：65-66.

第七章

肠梗阻的治疗

第一节　肠梗阻治疗的策略和计划

肠梗阻可以发生于胃远端、小肠、大肠等部位，由多种原因引起，如外伤、先天性发育异常、手术、炎症、肿瘤等；常急性发病，肠粘连、嵌顿疝和肿瘤是造成梗阻最常见的原因，可使肠腔狭窄，肠内容物通过发生障碍，常伴随局部血液循环严重障碍，导致剧烈腹痛、腹胀、呕吐、肛门停止排气排便，严重者出现休克、SIRS及MODS而导致死亡。由于原发病不同，其病理生理及发病、发展机制有所区别，临床处理也不一致，同时决定了其预后的差异。

随着社会及医学的发展，肠梗阻原发疾病谱也有明显的变化（见表2-1）。肠梗阻发病谱的不断变化，随之而来又给我们在其诊断和治疗上提出了一些新问题，带来了一些新机遇。肠梗阻在全球范围内具有较高的发病率，是造成急诊外科住院的主要原因，肠梗阻发生后严重影响患者生活质量，给社会及家庭带来沉重的医疗负担及经济负担，如不及时治疗则会导致死亡，因此，肠梗阻发生后如何治疗，已成为社会和医学界广为关注、急需解决的问题。

肠梗阻发展迅速，需要快速准确地做出诊断并予以合理、有效地治疗，但肠梗阻类型复杂，且可相互转换，这为我们制订诊疗方案增加了难度。单纯性机械性肠梗阻发展到一定程度时可引起肠壁血运障碍，形成绞窄性肠梗阻，造成肠壁缺血、坏死和穿孔，因此，需要早期准确识别患者是否发生了绞窄，从而决定给予手术治疗还是进行非手术治疗；急性肠梗阻最典型的临床表现是"胀、痛、吐、闭"，不同种类的肠梗阻其症状表现也有区别，据此可鉴别不同类型的肠梗阻；间歇性或持续性的恶心、呕吐，通常出现早，以十二指肠梗阻及小肠梗阻多见；胆汁样呕吐物大多提示梗阻为小肠上部，粪便

样呕吐物可以是结肠梗阻的首发症状，也可以是小肠远端梗阻的表现；间断性绞痛的程度和部位可因梗阻近端扩张肠道的不同而变化，小肠梗阻时，脐周剧烈疼痛，间歇期短；大肠梗阻时，疼痛较轻，位置较深，间歇期较长；急性发作的剧烈疼痛，逐渐加重或疼痛部位固定，可能提示肠穿孔或回、结肠绞窄；腹部触诊时疼痛加重，可提示腹膜刺激征或肠穿孔；持续腹痛的程度和部位可由腹部膨胀、肿瘤或肝大造成；完全性梗阻时，肛门排便排气消失，不完全性梗阻时则间歇出现排气排便。

此外，影像技术的发展也为肠梗阻提供了很好的诊断手段，无论是使用腹部立位X线片、腹部超声、CT，还是MRI，均对我们进行诊断提供了很好的帮助。腹部X线片对小肠梗阻的敏感度为69%，对高位和低位梗阻的敏感度分别为86%和56%；CT可提供比X线片检查更多的信息，更高的准确率，可全面地评价腹部情况，形成病因学诊断和鉴别低位与高位肠梗阻，其诊断肠梗阻的敏感度为80%～90%，特异度为70%～90%，通过手术证实CT扫描对缺血和绞窄的敏感度达85%～100%，并且多排螺旋CT较普通CT可使成像的截面更薄，肠壁和肠腔的强化更加明显；相较于普通CT对低位和不全性肠梗阻较低的敏感度，通过对比造影可以细致地观察肠管的过渡区带和可疑肠袢，而不受轴向位的限制，虽然造影检查所需时间要比CT稍长，但对肠腔和肠壁病变的敏感度更高，当配合CT检查时，其发现肠道肿瘤的敏感度和特异度接近100%，梗阻部位符合率达94.1%。CT肠道造影术有良好可靠性，可以发现腔外病变，非急性的低位梗阻的患者应常规应用；泛影葡胺是一种离子型高渗性有机碘水溶液，其对肠梗阻患者具有诊断和治疗的双重作用，在肠腔内的渗透压约1900mmol/L，为细胞外液的6倍，其进入肠腔后可将组织间液及肠管壁血管内液引入肠腔内，使肠腔内容物稀

释并增加，梗阻近端小肠扩张，同时刺激小肠蠕动，使得小肠梗阻段的压力梯度增加，有利于稀释肠腔内容物通过梗阻部位；还可减轻肠壁水肿，增加肠管血运；从而促进肠梗阻的缓解，国内外多项研究发现，泛影葡胺可缩短粘连性肠梗阻患者住院时间并降低手术率。腹部超声对肠梗阻的诊断、病因和绞窄的判断与X线片相当，且可更好地识别游离液区；腹部MRI对小肠梗阻的诊断敏感度和准确度与CT相当，但其对多病灶、大肠梗阻及炎症的显示不如CT；MRI诊断肠梗阻的局限性包括对梗阻亚急性期、梗阻病因的检查效率较低，对结肠梗阻的显影较差。总之，不论应用何种诊断措施，都应将目标关注于：①鉴别机械性肠梗阻与动力性肠梗阻；②形成梗阻的病因学诊断；③区分不完全性（低位）梗阻和完全性（高位）梗阻；④明确是否发生了绞窄。

肠梗阻原因繁多，应根据不同的发病原因，采取相应的治疗手段。虽然许多病例不需要手术治疗，但手术依然是肠梗阻治疗的主要方法。通常，手术治疗和针对病因的治疗是必需的，非手术治疗作为肠梗阻治疗的基础治疗，也是必不可少的；而如今，心理治疗在肠梗阻治疗中的价值受到越来越多的关注，使得这一古老的疾病在外科领域不断发展和扩充，涌现出了无数新的诊断和治疗技术，肠梗阻仍然是一个非常复杂、疑难的疾病，临床处理时将遇到非常多的难点及困难。当前，急性肠梗阻临床诊疗中主要存在以下问题。

1.临床诊断过度倚重特种检查　近年来，随着CT、MRI等特种检查技术的进步和推广应用，肠梗阻等急腹症的术前诊断水平显著提高，临床上逐渐出现过度依赖此类检查的趋势。集中表现为两个错误倾向：一是过度强调特种检查，轻视规范的病史采集和体格检查，导致重要临床信息缺失或错误，从而延误诊断；二是临床诊断的影像学依赖，致使部分诊断十分明确的患者接受不必要的特种检查，延误治疗。

高分辨率螺旋CT对肠梗阻的诊断有着不可替代的作用，然而临床医师必须清醒认识到，在肠梗阻初始诊断和临床监护过程中，高端的特种检查不能替代详细的病史及临床表现，脱离准确临床背景的影像学解读是十分危险的；另一个需要警惕的临床问题是，一些肠梗阻患者在就诊时病情已十分严重，甚至出现典型的休克征象，临床上仍然进行"流程化"的影像学检查，忽略需要第一时间紧急

救治的严重问题，在等待检查或报告的过程中错失肠梗阻治疗的最佳时机。此外，切忌以肠梗阻影像学的"严重程度"来指导治疗，尤其是高龄患者，其临床表现与实验检查或影像学检查常不符合，这需要综合判断，采取合理的诊疗手段。

2.对疾病的严重性和危急性认识不足　目前，临床上急性肠梗阻诊疗延误仍时有发生，究其原因，一线临床医师对肠梗阻病情严重性和危急程度的认识不足值得反思；须知各类肠梗阻均可引起严重的病理生理改变而危及患者生命，属于最严重的外科急腹症之一。虽然单纯性小肠梗阻病情进展相对缓慢，病程早期可能仅表现为腹痛等局部症状，但若处置不力，随着病情进展，大量体液丢失或隔离在第三间隙，可引发严重的水、电解质酸碱平衡紊乱；梗阻持续加重，导致肠道内细菌增殖和肠壁通透性破坏，肠道屏障功能受损而导致细菌易位引发全身感染；继发腹内压增高导致腹腔内器官血流灌注不足而引起器官功能损害、有效循环血量不足及呼吸通气量下降，在多因素共同作用下，病情可在某个临界点后"突然"急转直下，导致低血容量性和（或）感染性休克的失代偿，继发多器官功能障碍而危及生命。

需要强调的是，绞窄性肠梗阻常继发于嵌顿性腹外疝、腹内疝、肠扭转和急性肠系膜血管病变，因病因不同，临床表现迥异，但病情进展迅速是其共同特点，皆应视为危急临床情况，尽早手术干预。结肠闭袢性肠梗阻行非手术治疗通常很难缓解，病情进展易致肠破裂或坏死穿孔，可导致严重的粪性腹膜炎危及生命，亦应视为危急临床情况并尽早手术干预。

3.患者管理和诊疗方案的规范性有待提高　这一问题具有普遍性，原因涉及医疗资源配置、医院科室设置、医务管理、相关诊疗规范和临床教学培训等环节。突出表现：①危重肠梗阻患者的长途转诊，贻误最佳治疗时机者屡见不鲜。②肠梗阻诊疗过程可能涉及急诊科、外科、手术室、ICU等多个科室，患者在同一科室也可能先后由不同医师接诊，管理模式容易呈现碎片化状态，给诊疗过程的计划性和连续性带来更多挑战。③肠梗阻作为一个古老的疾病，近年来，其临床流行病学特点已悄然变化，影像学诊断水平亦已突飞猛进，新型诊疗技术不断涌现，传统外科治疗方法得到改良并有待新评价，整体治疗理念不断完善，临床疗效亦不断提高；另外，由于肠梗阻临床病理特征的多样性决定

了其临床诊疗的复杂性，迄今，国内多数医院尚未建立统一的诊疗规范和流程。④由于临床培训的不足和不规范，不少一线外科医师（包括部分高年资胃肠外科医师）对不同类型肠梗阻的临床病理学特征认识不足，对肠梗阻特殊临床表现的病理学机制认识不清，极易忽略对肠梗阻急剧进展征象的及时识别，尤其是对早期肠绞窄缺乏足够的认识。⑤诊疗过程中对生命体征、出入量和简单实验室检查结果的巨大价值认识不足。⑥片面理解"非手术治疗"的含义和内容，胃肠减压、液体治疗和病因治疗的措施不到位。⑦手术指征的把握欠准确，过度"非手术"与过度手术治疗现象共存。

要快速诊断并治疗肠梗阻，必须进行肠梗阻规范化诊疗。肠梗阻作为临床常见的疾病，接诊医师要具备牢固而全面的基本知识，对疾病有充分的心理准备，合理选择诊断方法，快速做出疾病诊断，才能提供肠梗阻临床诊断水平。因此，要规范肠梗阻诊疗的原则和要点，以期全面提高肠梗阻诊疗的整体水平。

（1）强化外科基本功训练，提高年轻外科医师的诊断水平：肠梗阻诊断水平的提高集中表现为诊断的及时性提高、准确率提高和对特种检查的依赖性降低。必须强调的是，与其他临床技能培训一样，肠梗阻诊断能力的培训也应从住院医师抓起。年轻外科医师须悉知，高质量的病史采集和体格检查仍是肠梗阻规范化诊疗的重要环节；"胀、痛、吐、闭"是机械性肠梗阻的典型症状，结合体格检查、简单的实验室检查和影像学检查通常足以对肠梗阻病情做出基本判断，并在第一时间内制订正确的诊疗方案。诚然，不同类型的肠梗阻及同一种类型肠梗阻病程的不同阶段，其临床表现可能千差万别。面对复杂的临床背景，为了切实提高肠梗阻的诊疗水平，应从规范年轻外科医师的培训着手，深入临床，强化其基本知识学习和临床思维培训，并重点关注以下问题：①强化对不同类型肠梗阻的临床病理学特征的认识、深入了解肠梗阻不同临床表现背后的病理学机制。②学会规范而准确地收集第一手临床资料，遵循局部与全身相结合的原则，密切监测病情的动态变化，及早做出肠梗阻的诊断和鉴别诊断。③重视绞窄性肠梗阻高危因素识别，基于病理生理学改变及时准确评估病情变化。例如，腹痛缓解可能表明单纯性肠梗阻的解除，也可能预示着肠系膜上动脉栓塞持续，肠缺血大面积增加而致小肠蠕动功能丧失。④充分关注并及早识别水和电解质紊乱、酸碱失衡、感染中毒症状、SIRS、休

克代偿期表现、肾功能不全趋势及腹腔间隔室综合征（ACS）等临床情况。

（2）规范应用影像学检查，合理解读检查结果：对于大多数肠梗阻患者，全面的病史采集和体格检查，辅以腹部X线平片检查通常足以做出正确的诊断；对于诊断困难者，宜采用特种影像学检查。高分辨率螺旋CT对判断梗阻点位置、梗阻是否完全、单纯性或绞窄性，以及确定病因等皆有重要意义，特别是对肠系膜血管性疾病的确诊，增强CT具有无可替代的作用。临床医师应提供详细病史，并与影像科医师共同阅片，才可做出尽可能准确的诊断，阅片时应重点关注是否存在肠缺血或绞窄征象，包括有无肠壁明显增厚、肠系膜水肿、腹水、肠壁强化不良、肠系膜血管不显影或充盈缺损、肠系膜"漩涡"征、肠壁"同心圆"征、门静脉系统积气等。

（3）规范非手术治疗方案，准确把握手术干预时机：对于单纯性粘连性肠梗阻，非手术治疗缓解率可达90%，近年来，随着材料科学的进步，肠梗阻的非手术治疗手段也在增多，为肠梗阻治疗提供了更多的治疗思路。但在临床上应重点注意：①非手术治疗措施须规范到位，临床监测系统密切。②对于非手术治疗无效或反复发作的单纯性肠梗阻，应考虑手术探查。③既往施行过胆肠吻合者，若发生吻合口远侧肠粘连梗阻，极易并发反流性胆管炎，在积极治疗肠梗阻的同时须警惕重症胆管炎的发生，必要时应及早手术干预。④对于幼儿、体弱、老年患者应在积极纠正全身生理紊乱的同时，快速明确病因，如手术指征明确应尽早手术。⑤任何局部或全身征象提示有肠绞窄、坏死或穿孔者均应及早手术治疗。

肠梗阻的手术治疗重在及时准确，并把握以下原则：①诊断明确的腹外疝、腹内疝、肠扭转、急性肠系膜动脉闭塞引起的肠梗阻及闭祥性肠梗阻均应第一时间手术治疗。②疑为上述病变而又诊断不明时，应及时行高分辨率螺旋CT检查、CT肠系膜血管造影、腹腔镜探查或剖腹探查以明确诊断，尽可能避免肠缺血坏死和肠穿孔发生。③急性肠系膜静脉血栓形成引起的绞窄性肠梗阻，全身症状和腹部体征均比肠缺血坏死重，即使未发生肠管坏死或肠穿孔亦可呈现明显的腹膜炎体征，临床上不宜据此做出手术探查的决定，原则上以积极非手术治疗密切观察为宜；若非手术治疗措施规范适当，仍出现明显循环不稳定或出现腹腔间隔室综合征

（ACS）则多提示绞窄肠管坏死，应积极剖腹探查。

4.遵循损伤控制原则，合理选择手术方案　损伤控制外科（damage control surgery，DCS）的理念同样适用于急性肠梗阻的手术治疗。对于伴有休克的重症肠梗阻患者，其内稳态失衡，常可发生低体温、酸中毒与凝血机制障碍，如再加上长时间复杂手术的打击则是"雪上加霜"，将进入恶性循环而难以恢复。因此，在救治重症肠梗阻患者时，应强调及时纠正这些病理生理改变，术中应控制肠管损伤和出血，最大限度地保存有功能的肠管；术中对于"粘连成团"的肠管，如非本次肠梗阻的病因，切勿过度解剖分离，造成不必要的损伤；必要时可先行简单术式解除梗阻，合理规划二次手术。

尽管目前尚无应用腹腔镜技术治疗急性肠梗阻的共识，但对于单个粘连束带卡压导致的肠梗阻应推荐腹腔镜手术，可明显缩短术后肠道功能恢复时间，更广泛的应用有待进一步研究及探索。笔者认为，对于大多数肠梗阻可优先选择腹腔镜探查，通过腹腔镜探查可快速明确病因，如通过腹腔镜治疗，可明显降低创伤，加速恢复时间，通过腹腔镜观察仍然需开腹手术者，则对选择手术切口及进一步手术方案的制订提供参考。

肠梗阻的治疗包括非手术治疗和手术治疗，其治疗原则：①纠正水、电解质紊乱及酸碱失衡，快速恢复全身性生理紊乱。②单纯性急性机械性肠梗阻先采用非手术治疗，如症状持续不缓解则考虑手术治疗。③绞窄性肠梗阻经短暂的准备后应立即进行手术治疗。④结肠梗阻由于有回盲瓣，肠内容物与气体不能反流至小肠内减压，容易导致闭袢性肠梗阻，如经非手术治疗如灌肠、经肛型肠梗阻导管减压等不能使症状缓解则考虑早期手术。⑤麻痹性肠梗阻主要是非手术治疗。⑥血运性肠梗阻本身属于绞窄性肠梗阻，关键在于及早诊断，及早手术治疗。

肠梗阻的治疗方法：①胃肠减压，以减轻或不再增加肠内压为目的。②输注液体补充血容量，纠正水和电解质紊乱、酸碱失衡。③预防与治疗感染。④祛除产生梗阻的原因（应用药物或手术）。不论采取何种治疗均应首先纠正梗阻带来的水、电解质紊乱和酸碱失衡，改善患者的全身情况。

第二节　非手术治疗

一般认为，肠梗阻治疗的关键在于判断是否已经存在或即将发生肠绞窄，从而进一步决定是否需要手术干预或非手术治疗。不完全性肠梗阻和单纯性肠梗阻用非手术治疗可以缓解，但有时可以增加肠绞窄的发生，加重肠坏死，使病情进一步恶化，因为肠梗阻的病理过程是持续发展的，且症状多不典型，在临床中较难准确判断。肠梗阻的非手术治疗多种多样，综合来说可概括为减少梗阻上段肠管压力、保持梗阻下段肠管通畅、疏通梗阻、排空肠内容物、维持机体内环境、预防肠道菌群感染等。对于肿瘤性肠梗阻患者，如果一般状态差、腹腔内肿瘤广泛传播等无法接受手术治疗或肠道条件欠佳暂时不宜行常规手术治疗，也应采取非手术治疗，为手术治疗争取时间、创造条件或提高患者的生活质量。除禁食水、胃肠减压、灌肠、抗感染、纠正水和电解质紊乱与酸碱失衡等一般治疗外，还有多种治疗手段，如应用水溶性对比剂泛影葡胺可以增加肠蠕动和降低局部的肠壁水肿，稀释肠内容物促使肠内容物通过梗阻肠段，尤适合于粘连性肠梗阻；应用生长抑素及其类似物可以抑制胃肠道激素的释放和活性，通过减少胃酸分泌，减缓肠蠕动，减少胆汁量，增加黏液量和减少内脏血流量调控胃肠道功能，能减少胃肠道内容物，提高细胞间隙内水和电解质的吸收量，其还可降低肠黏膜的通透性，抑制肠道细菌易位，对肠黏膜具有保护作用；应用中医中药，如使用复方大承气汤能促进肠蠕动，增加抗菌及抗内毒素作用，增强免疫，刺激肠壁蠕动；油类可用液状石蜡、生豆油或菜油经胃肠减压管注入，适用于病情较重，体质较弱者，配合足三里穴针刺治疗粘连性肠梗阻效果较好；对于肿瘤性肠梗阻患者使用内支架治疗，尤其适用于升结肠或乙状结肠肿瘤梗阻的患者，可以通过内镜置入自张性金属支架，支架置入后症状缓解并能经口进食，可以将急诊手术变为择期，为下一步诊疗计划的选择提供帮助；其他药物治疗：对于无法手术的患者药物治疗用于缓解腹痛、减轻呕吐、恶心、提高全身状态，提高其生活质量，总之，非手术治疗作为肠梗阻治疗的基础治疗，是必不可少的，并且有很多种方法选择，这为我们在临床中应用提供了方便。

采用非手术方法治疗肠梗阻时，应严密观察病情的变化，绞窄性肠梗阻或已出现腹膜炎症状的肠梗阻，经过2～3小时的非手术治疗，实际上是术前准备，纠正患者的生理失衡状况后即进行手术治疗。单纯性肠梗阻经非手术治疗24～48小时，梗阻的症状未能缓解、在观察治疗过程中症状加重、出现腹膜炎症状或有ACS出现时，应及时改为手术治疗解除梗阻并减压；但是手术后早期发生的炎性肠梗阻除有绞窄发生，应继续治疗等待炎症的消退。近年来，对于单纯性肠梗阻非手术治疗时间的讨论也成为一个热点，有文献报道，对于粘连性肠梗阻患者，自发缓解平均需要6～9天，最长的期限为12天，所有患者恢复良好，未留后遗症，但一般推荐的非手术时间上限为5天，一般观察时限为24～48小时。

一、胃肠减压

胃肠减压是肠梗阻的主要治疗措施之一，现多采用鼻胃管减压，导管插入位置调整合适后，先将胃内容物抽空、再行持续低负压吸引。抽出的胃肠液应观察其性状，以帮助鉴别有无绞窄与梗阻部位的高低。胃肠减压的目的：能吸出肠内的液体、气体，减轻肠腔内压力，减少毒素的被吸收与外渗，也能改善肠壁的血液与淋巴循环，使肠壁水肿消退，使某些原有部分梗阻的肠祥因肠壁肿胀而致的完全性梗阻得以缓解，也可使某些扭曲不重的肠祥得以复位，症状缓解，并有利于肠道的再通，也是减少手术后感染，保证肠吻合口愈合的一项措施；胃肠减压还可减轻腹内压，改善因膈肌抬高而导致的呼吸与循环障碍。有效的持续减压通常是肠梗阻治疗护理的主要内容之一。应定时检查胃管是否通畅、减压是否有效，并及时加以调整、观察引流液的性状与量并予以记录，以作为补液的主要参数。

临床上最常用到的胃肠减压材料为鼻胃管（Levin管），由于鼻胃管长度和管径受限，通常插入55cm到达胃腔即可，最深可进入十二指肠，其插入后易堵塞，减压效果较差，尤其对小肠梗阻的患者减压效果较差；随着对减压管的研究及改进，先后出现了更适用于临床的米-阿式管（Miller-Abbott管）及肠梗阻导管（long intestinal tube/long tube）；尤其是肠梗阻导管的临床应用，使肠梗阻非手术治疗的大范围应用成为可能，也极大地提高了肠梗阻非手术治疗的治愈率。

综上所述，鼻胃管是治疗肠梗阻的传统治疗方法，其在临床应用范围很广，经鼻型肠梗阻导管为近20年来临床应用非常多的肠道减压方法，相较于经鼻型肠梗阻导管，鼻胃管因其长度较短，无法吸取到肠腔内容物，并且在部分患者的治疗过程中容易产生胃食管反流的并发症，给患者带来了极大的痛苦；而经鼻型肠梗阻导管则解决了传统鼻胃管的不足，导管有足够的长度，置入后能随肠胃的蠕动不断前行，降低了肠管的压力，通过连接负压吸引，引流量大，减压效果好，通过经鼻型肠梗阻导管的减压还能改善肠黏膜充血、水肿，促进胃肠蠕动，从而缓解肠梗阻症状，对肠梗阻有非常好的治疗作用，随着对肠梗阻导管研究的深入，其已成为肠腔减压最好的手段，受到广大临床医生的青睐（表7-1）。

（一）鼻胃管减压

鼻胃管是在特殊情况下帮助不能吞咽的患者输送必要的水分和食物，也可以通过胃管抽取胃液及胃内容物。对于肠梗阻患者，鼻胃管减压是非手术治疗的基础，在积极纠正水、电解质紊乱的同时，应及时放置鼻胃管，可以迅速减轻肠腔及腹腔压力。

1.放置鼻胃管的目的

（1）经胃肠减压管引流出胃肠内容物，缓解消化道压力。

（2）腹部手术前准备。

表7-1 肠梗阻治疗使用鼻胃管与经鼻型肠梗阻导管的比较

	鼻胃管	经鼻型肠梗阻导管
导管长度	1.2m	3m
到达肠管位置	幽门至十二指肠悬韧带	十二指肠悬韧带以下，最深可至回盲部
小肠造影诊断	不可	可
内支架法的应用	不可	可
X线透视	不需要	需要
操作性	简单	复杂
插入后2日以内改善情况	有效率50%	有效率80%

（3）对不能经口进食的患者，从胃管灌入流质食物，保证患者摄入足够的营养、水分和药物，以利于早日康复。

2.临床应用

（1）肠内营养：根据患者病情需要及医嘱要求，配制肠内营养液以满足患者的机体需要。温度38～40℃，每次注入不超过200ml，间隔时间不少于2小时。每次注入前回抽胃内容物，一是可以观察胃内容物的颜色及有无出血，还可以观察量，如抽出液为上次注入的食物且超过150ml，应停止注入，通知医生，观察患者的情况，有无腹胀，也可防止胃内容物反流导致窒息。

（2）持续胃肠减压：防治某些疾病引起的腹胀、腹痛，减轻症状，常用于肠梗阻患者、急性胰腺炎及腹痛待查者，也可作为腹部手术前准备。

（3）间歇抽吸洗胃：治疗口服药物中毒的患者，用解毒剂反复洗胃可直接破坏毒物，并减少其吸收。持续负压引流也可减少胃肠道吸收的毒物的再排泄所致的反跳，从而减轻中毒症状。

（4）用于消化道出血的治疗：直接注入止血药物或冰盐水洗胃。

放置胃肠减压是治疗肠梗阻的重要措施，通过胃肠减压吸出胃肠道内的气体和液体，减轻腹胀、降低肠腔内压力，减少肠腔内的细菌和毒素，有利于改善局部病变和全身情况。而胃肠减压插入深度直接影响引流效果和患者腹胀改善程度。根据临床观察，传统上成人胃管插入深度为45～55cm，部分患者引流量少，腹胀改善不明显，影响胃肠减压效果；当将胃肠减压管插入至55～68cm，引流效果优于传统插管深度，患者的临床症状也得到明显的改善。此外，要注意观察负压压力，记录胃肠减压量及颜色，不可自行拔除胃管。

（二）肠梗阻导管减压

1953年，日本医科大学齐藤昊先生命名了肠梗阻导管，在国外称为long intestinal tube/long tube，其疗效逐渐被人们所认可，以至于在日本国内使用long tube作为肠梗阻首选治疗的医院逐渐增多；1979年，CREATE MEDIC株式会社发明带前导子的肠梗阻导管，由排列成念珠状的金属球构成，相对于以前的金属锤前端有了根本性改进，前导子的使用使导管的幽门通过性有了大幅度的提升，导管的材质也由过去的铜、皮革及橡胶，演变为今天的聚氯乙烯、硅橡胶及聚氨酯等，同肠梗阻导管一同配备的导丝也由特氟纶涂膜发展至亲水性涂膜，更进一步导管内腔也成为亲水性，这些新科技的使用，使得肠梗阻导管产生后一直使用至今，并取得了非常好的临床治疗效果。1989年，蚌埠医学院附属医院方先业教授最早于我国使用肠梗阻导管，当时报道解除梗阻率达81.8%。2004年之后，我国才逐渐接受并开展此项技术，并取得了很好的临床效果。2011年，笔者所在科室开展使用肠梗阻导管。经过十余年的发展，肠梗阻导管已经成为非手术治疗肠梗阻的主要方法，并为一些特殊类型肠梗阻的治疗打开了新思路。

1.肠梗阻导管的组成　肠梗阻导管套件分为经鼻型肠梗阻导管（图7-1）和经肛型肠梗阻导管（图7-2）两种，其功能和构造有明显的差别，现在就分别讲述两种不同类型的肠梗阻导管。

2.肠梗阻导管的作用原理

（1）经鼻型肠梗阻导管的作用原理：在前导子的重力作用和近端肠蠕动对气囊的推动作用下，将导管向小肠远端推进，可以到达梗阻部位的近端，直接进行吸引减压（图7-3）。

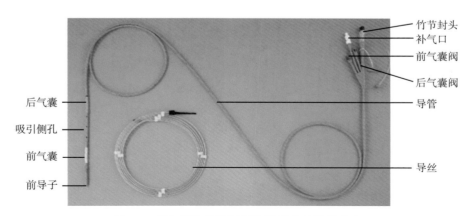

图7-1　双气囊经鼻型肠梗阻导管套件及其构造

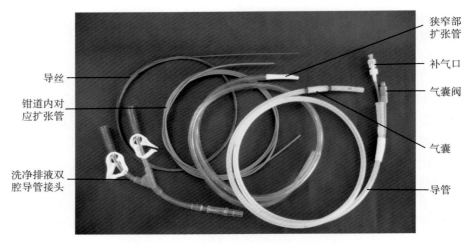

图7-2　经肛型肠梗阻导管套件及其构造

导丝

钳道内对应扩张管

洗净排液双腔导管接头

狭窄部扩张管

补气口

气囊阀

气囊

导管

（2）经肛型肠梗阻导管的作用原理：经肛型肠梗阻导管主要作为左半结肠肿瘤或直肠肿瘤引起的梗阻患者的减压手段，经肛型肠梗阻导管的直接作用为解除梗阻，通便通气，间接作用为减轻肠管水肿，改善肠壁血运，同时可以每天用生理盐水及稀释聚维酮碘液冲洗，清洁肠道，配合营养支持等治疗，使患者全身状况改善，为下一步治疗创造条件（图7-4）。导管前端有多个较大的侧孔，尾端自肛门引出，通过洗净排液便利的双腔导管（Y型）接头可反复灌洗并吸引排出肠内容物，不易阻塞；而补气阀装置则可避免肠管因过度负压吸引造成肠壁缺血坏死，可暂时解除梗阻症状，为采用最佳的治疗方案提供条件。且该导管质地柔软，在X线监测下进行摆放，穿孔概率较小。

3.肠梗阻导管的适应证、禁忌证及优势

（1）经鼻型肠梗阻导管的适应证、禁忌证及优势

经鼻型肠梗阻导管的主要适应证：①经鼻型肠梗阻导管最适用于单纯性粘连性肠梗阻。特别是术后早期的肠梗阻，如炎性肠梗阻，在国内及欧洲也被作为肠梗阻导管的适应证。②适用于术后易粘连导致梗阻的患者，作为肠道内支架进行肠排列，防止肠管粘连成角。③当导管前端到达梗阻部位时，可对梗阻部位进行造影，不延误病情，方便进一步制订治疗方案。④对晚期肿瘤性梗阻患者可进行小肠减压、肠内营养、药物灌注等治疗，为下一步

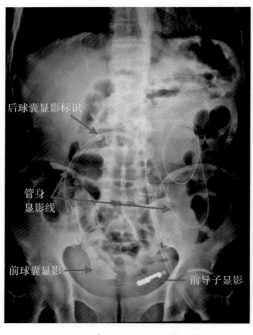

后球囊显影标识

管身显影线

前球囊显影

前导子显影

图7-3　经鼻型肠梗阻导管放置图

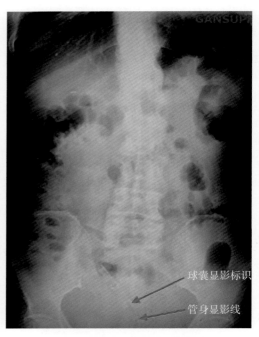

球囊显影标识

管身显影线

图7-4　经肛型肠梗阻导管放置图

诊疗提供准备条件。⑤对于需要手术治疗的小肠梗阻患者，术前可对梗阻近端肠管进行有效减压，缓解肠管的病理状态；术中留置，术后起到肠管内支撑作用，帮助肠管有序排列，防止肠管粘连成角。⑥绞窄性肠梗阻虽然不适用肠梗阻导管，但对轻度的粘连引起的扭转及肠内容物增加造成的肠管扩张形成的局部循环不良等，也有通过减压得到缓解的实例。

禁忌证：①一般而言，肠梗阻导管需要患者自身肠道续动带动导管下行，因此肠蠕动减慢或消失的患者为相对禁忌。②有血管栓塞等血行性障碍的患者是肠梗阻导管的绝对禁忌。③绞窄性肠梗阻也不推荐使用肠梗阻导管而应进行早期手术。

经鼻型肠梗阻导管的优势：①单纯性粘连性肠梗阻能够插入梗阻部位的上部进行吸引减压，有效吸引肠内容物，较早缓解腹痛、腹胀症状，减轻或消除肠壁水肿，解除梗阻，避免手术；②克服传统消化道造影因肠管重叠诊断及定位困难的缺点，动态观察经导管注入对比剂的速度，诊断和判断梗阻的部位和程度、原因，为制订手术方式、选择手术切口提供依据；③还可经肠梗阻导管给予中药灌洗或肠内营养支持辅助治疗；④经肠梗阻导管减压后，使部分患者有可能行腹腔镜手术治疗，使手术更加简单、易行，提高肠切除Ⅰ期吻合的成功率；⑤能够作为小肠内支架导管进行小肠排列，降低并发症发生；⑥即使是完全梗阻，肠梗阻导管减压治疗后，可减轻梗阻以上小肠的扩张和水肿，减少术中污染，并有利于行粘连松解和手术吻合，也利于腹腔镜手术。

（2）经肛型肠梗阻导管的适应证、禁忌证及优势

经肛型肠梗阻导管的适应证及禁忌证：主要针对大肠癌性梗阻，术前进行肠管减压、改善肠管扩张的经肛门插入法也得到广泛应用，其最适用于左侧大肠癌性梗阻；其禁忌证为完全性肠梗阻患者。

经肛型肠梗阻导管的优势：①成功放置经肛型肠梗阻导管，可将急诊手术变为择期手术，有效减轻肠壁水肿，提高肿瘤切除吻合的成功率。②导管质地相对柔软，可减轻置管过程中对肠道及肿瘤的刺激，有利于置管后肠道蠕动功能的恢复，减轻肠壁与导管间的摩擦，降低肠穿孔和出血的风险。③留置导管期间，每日可多次灌洗肠道，可有效避免肠内容物在导管内长时间滞留，降低导管堵塞的概率。作为肠道灌洗的通道，可更加干净、彻底

地灌洗肠道，为进一步治疗提供充足的准备时间。④导管前端有球囊，可以防止导管滑出梗阻段脱落，保证减压效果。一旦发生导管移位或脱落，经清洗、消毒导管后可再次置入肠腔，利用率高，操作可重复性强。

4. 肠梗阻导管的临床应用

（1）经鼻型肠梗阻导管的临床应用：随着对经鼻型肠梗阻导管结构及作用原理的深入研究，其临床主要应用于下述情况。①用于术前及术后的肠管减压。大多数单纯性粘连性肠梗阻患者留置导管5～7日，梗阻解除后可拔管出院，避免了手术。②针对术后容易引起粘连性肠梗阻的病例，可在手术中作为肠道内支架（肠排列）导管，在术后的数日至3、4周的肠管走行稳定为止的期间内进行留置。③用于小肠深部的造影检查，便于医师进一步制订治疗方案。④晚期肿瘤性梗阻患者应用肠梗阻导管可以进行小肠减压、肠内营养、药物灌注治疗等。⑤对于术后早期炎性肠梗阻与急性胰腺炎患者，前期可进行减压，后期则行肠内营养，促进康复。

（2）经肛型肠梗阻导管的临床应用：经肛型肠梗阻导管主要应用与大肠癌性梗阻，进行肠腔减压，有效消除肠壁水肿，可提高Ⅰ期吻合的成功率，避免肠造口。

5. 肠梗阻导管的放置方法及管理

（1）经鼻型肠梗阻导管的放置方法：常规置入方法分为两种，一种为经透视下置入，另一种为经胃镜下置入；无论采用何种放置方法，肠梗阻导管放置的最佳位置应到达梗阻部位，如无法到达梗阻部位，应将其前端放过Treitz韧带，然后通过其前导子的重力作用及肠蠕动向远端推进，以期到达梗阻部位（图7-5）。

此外，经鼻型肠梗阻导管可作为肠排列管，在术中进行放置，以预防术后再粘连。其方法为，将小肠粘连完全松解后，将肠梗阻导管完全送至回肠末端或盲肠内，然后进行肠排列，以防止肠管粘连，即使发生了粘连，也因为肠管不是锐角弯曲而是圆弧形弯曲的粘连，有效地防止了闭塞的形成。对高度粘连肠梗阻或反复再发性粘连肠梗阻及容易引发高度粘连或再发粘连的病症是非常有效的治疗方法。此外，对于一些粘连成团或结核性肠梗阻患者，术前肠梗阻导管未到达梗阻部位，术中可借助肠梗阻导管球囊的作用来判断肠管近端及远端，以达到事半功倍的效果。依照此法在术中留置肠梗阻

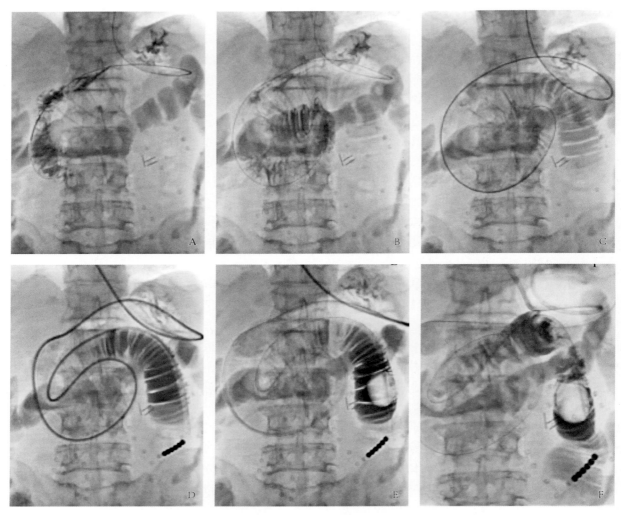

图7-5　经鼻型肠梗阻导管透视下插入过程

A.经鼻腔在导丝导管作用下进入十二指肠内；B.交换导丝进入空肠内；C.在导引导管的作用下置入肠梗阻导管套件内的导丝；D.导丝引导下送入肠梗阻导管；E.在前端球囊内注入灭菌注射用水；F.将肠梗阻导管在胃内盘曲

导管，对肠壁及腹壁不会造成损伤。但因为是经鼻进行的插管，可能有咽喉炎、肺炎等并发症，不适合长期留置。也可以通过做成胃瘘或空肠瘘，将肠梗阻导管由胃壁或十二指肠悬韧带附近的空肠处插入，在肠内充起球囊，用手将导管引导到回肠末端；特别是因绞窄性肠梗阻等肠切除时，在经过吻合部位时，要将球囊收缩一定程度通过吻合部。导管留置完成后将球囊收缩，以防止发生肠套叠（图7-6）。

关于术后留置时间，White的记述为平均10天，有文献记载，达到肠管系膜完全粘连需要3～4周的时间，原则上可设置4周为留置周期。拔管后的瘘孔在1～2天自然闭合，期间可谨慎地进行经口摄食。笔者在临床中观察，术后放置肠梗阻导管时间以2周为期限，如通气、排便及进口饮食恢复时间快，可适当提前拔管时间。

（2）导管留置过程中管理：导管留置过程中的正确管理，可保持有效持续的肠腔减压，并尽早发现梗阻原因及部位，为下一步治疗提供依据：①导管由于肠蠕动被送至梗阻部位期间，可使用吸引器或负压吸引盘进行间隙吸引或持续低压吸引，要适时确认导管处于开通状态；②适时（每日）通过透视确认导管的前行状态，并调整肠梗阻导管位置；③导管到达梗阻部位后，可进行造影检查，检索梗阻部位，明确梗阻原因。

（3）经肛型肠梗阻导管的置入方法：术前经CT平扫和超声确定肿块位于结肠脾曲以下部位，灌肠后进行肠镜检查，发现狭窄后，透视下观察梗阻部位，并"拉直镜身"，导丝引导置入造影导管，显示近端结肠，退出肠镜，沿导丝置入狭窄部扩张器进行扩张（3分钟），退出扩张器，沿导丝置入肠梗阻导管，越过梗阻段后水囊内注入30～40ml灭

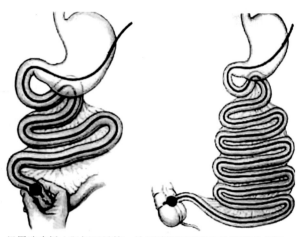

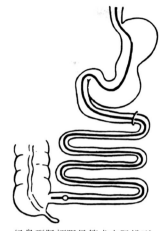

经胃造瘘插入肠梗阻导管，并用手推送球囊和导管到回盲部　　　　　　　经鼻型肠梗阻导管术中肠排列

图7-6　经鼻型肠梗阻导管术中插入方法

菌注射用水以固定导管，外接"Y"型接头，做肠内冲洗及减压（图7-7，图7-8）。

　　经肛型肠梗阻导管插入失败的主要原因：一是导丝无法插入，二是插入狭窄部扩张管后，送入肠梗阻导管无法通过狭窄部位。解决办法：首先，在插入导丝前，通过肠镜钳道注入对比剂，准确把握狭窄部位的方向（导丝通过的轴向）是非常重要

的；其次，在插入大肠镜时可使用滑动导管（大肠镜插入的辅助工具，长筒状，长约700mm，外径约35mm）作为辅助工具。使用滑动导管，在大肠镜撤出后，可以使肠梗阻导管比较容易越过狭窄部位，插至横结肠。

　　6.肠梗阻导管使用时的注意事项　肠梗阻导管的正确使用是保证治疗效果并避免引起并发症的

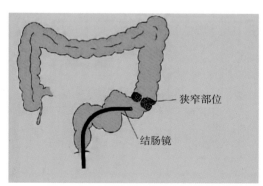

插入肠镜至狭窄部位，造影观察

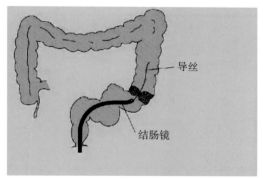

导丝通过结肠镜钳道插入并通过狭窄部位

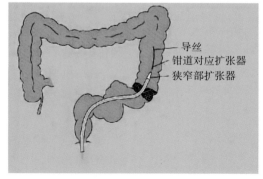

插入第一扩张管后退结肠镜、插入第二扩张管

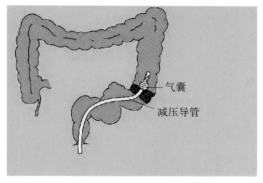

以此扩张后顺着导丝放入球囊导管

图7-7　经肛型肠梗阻导管的放置

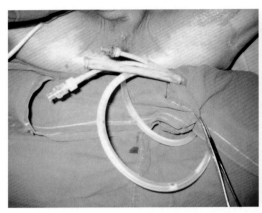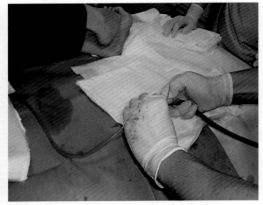

图7-8　经肛型肠梗阻导管插管成功后及进行负压吸引图

前提，其主要事项：①本品注入接头为聚氯乙烯材质，脂溶性药物可能会使其中成分溶出，使用时要注意此点。②本品是以经鼻插入为前提设计，不要插入或留置于鼻以外的其他部位。③肠梗阻导管内腔可能会由于肠管内容物或对比剂形成堵塞。留置过程中要注意确认内腔的状态，如发生堵塞，用微温水冲洗内腔。④减压过程中如果人为堵塞补气口，会无法进行减压和吸引。⑤插入肠梗阻导管后，一周一次定量更换前气囊内灭菌注射用水。更换时，将前气囊内的灭菌注射用水全部抽出，按指定量再次注入以充盈前气囊，留置过程中时刻注意管理前气囊状态。⑥本品在使用前要确认各部有无异常，破损。⑦勉强插入可能会造成组织损伤或消化道穿孔的可能，插入困难时要停止插入，寻求解决办法。⑧不能用钳子等物品用力夹持，以防切断导管或引起内腔堵塞。⑨采用间断负压吸引方法，以防止引起肠穿孔、坏死、出血。⑩治疗过程中，应密切注意病情变化，警惕肠绞窄的可能，及时转

为手术治疗。

7.肠梗阻导管的临床应用及展望　肠梗阻导管的发明与应用，使临床医师拥有了一种更为有效的胃肠减压手段，提高了对于粘连性小肠梗阻非手术治疗的治愈率，降低了手术率，可有效防止手术导致梗阻的再发生。经过临床使用及疗效观察，我们发现经鼻型肠梗阻导管在单纯粘连性小肠梗阻中的治疗效果显著，而经肛型肠梗阻导管主要适用于左半结肠癌导致的梗阻，经过10余年临床探索及使用，大家对肠梗阻导管的使用方法及适用范围逐渐扩大，也形成并积累了非常丰富的经验（表7-2）。

（1）经鼻型肠梗阻导管的临床应用：起初，人们认为肠梗阻导管的减压效果要明显优于传统的鼻胃管，尤其适用于低位小肠梗阻，不仅可提高非手术治疗的成功率（图7-9），而且可缩短解除梗阻所需的时间，明显减少医疗费用；随着临床经验的增加及对其适应证的逐步探索，经鼻型肠梗阻导管的作用在逐渐扩大，尤其在进行充分减压后的造影

表7-2　两种肠梗阻导管及其套件对比		
	经鼻型肠梗阻导管	经肛型肠梗阻导管
长度	3000mm	1200mm
型号	16Fr/18Fr	22Fr
气囊	双气囊	单气囊
前端类型	前端开口型	前端开口型
管身颜色	透明	透明
导丝	0.045″，L＝3500mm/4500mm（内镜专用）	0.052″，L＝3000mm
扩张管	无	8Fr、26Fr
适应证	粘连性肠梗阻、右半结肠癌梗阻	左半结肠癌梗阻
放置方法	经X线放置、经胃镜放置	经肠镜联合X线放置

治疗得到了共识，临床最常用的对比剂为复方泛影葡胺注射液，泛影葡胺注射液为无色至淡黄色的澄明液体，属于水溶性的高渗性液体，在肠道中渗透压为1900mOsm/L，为细胞外液渗透压的6倍。注入消化道后，可将细胞外液包括组织间液吸引入肠腔，稀释和增加了肠内容物，致梗阻近端小肠扩张，刺激小肠蠕动，使小肠梗阻段的梯度压增加，这样稀释的肠腔内容物较容易通过狭窄段；同时，还可减轻肠壁水肿，有利于肠道功能更快地恢复，促进狭窄段肠腔梗阻的缓解。通过肠梗阻导管注射泛影葡胺造影可以起到两方面的作用：一方面，可以了解肠道的蠕动情况及梗阻部位所在，鉴别机械性肠梗阻及麻痹性肠梗阻；另一方面，可以利用泛影葡胺的治疗作用，加快肠蠕动，促进粘连性肠梗阻的恢复。

肠梗阻患者常需要面对营养不良的严重问题，尤其对于早期炎性肠梗阻、恶性肠梗阻及一些慢性复发性肠梗阻患者，入院时就已经出现营养不良，营养不良会加快疾病发展速度，降低免疫力，进而出现恶性循环。临床上对于肠梗阻等无法经口进食的患者常需要进行营养治疗，肠外营养为常规采用的治疗手段，但长期的肠外营养除引起导管相关性感染外，最严重的问题就是肠道功能的破坏，因此，早期给予自然、全面、均衡的肠内营养支持，可以维持肠黏膜结构和功能，防止细菌易位的发生，并可刺激胃肠激素和免疫球蛋白分泌，降低高分解代谢，可更快促进营养状态的改善；同时，进行肠内营养时可给肠黏膜免疫细胞提供足够的营养物质，激活肠道神经内分泌免疫轴，从而有助于维持肠黏膜屏障和全身免疫功能，因此，能够快速利用肠道进行营养治疗，对肠梗阻患者的快速康复具有非常好的促进作用，因此，通过经鼻型肠梗阻导管进行肠腔减压后，可口服或经肠梗阻导管滴入肠内营养制剂、蛋白粉、蔬菜匀浆、中药等，通过有效的肠道吸收功能，可明显改善肠梗阻患者的营养状况和临床症状，为进一步制订诊疗方案提供基础。

肠排列是临床防止肠梗阻复发非常好的一种手术方法，最早进行的肠排列术称为外排列术，需要将肠管或肠系膜进行缝合，因其有并发肠穿孔、肠外瘘和腹胀脓肿的风险，经过多年的临床应用，外排列术终究被内排列术所替代，内排列术的基本方法是通过胃、空肠造口插入支撑管直达回肠末端，小肠经顺序折叠放入腹腔。由于是自上而下，故又称顺行肠内排列；也可由盲肠造口或阑尾残端逆行插管至空肠起始段，亦称逆行肠内排列。内排列术的原理：是利用导管的弹性作用使肠袢形成大弧度半环状，避免锐角形成，而又因损伤浆膜层或原有的粘连创面再行黏着愈合而固定肠袢的位置，从而达到预防肠梗阻的发生；最先采用的支撑管为米-阿氏（Miller-Abbott）管，之后又开始使用三腔双气囊管（称改良Baker管），由于米-阿氏管和改良Baker管的价格昂贵，且受胃酸长期腐蚀有断裂的可能，其临床使用开始受限，大家开始使用别的管道代替使用，尤其是经鼻型肠梗阻导管的出现，彻底改变了内排列管选择的困惑，3m的长度，18Fr的管道保证了有效的减压和支撑，纯硅胶材质有效抵抗酸、碱环境的腐蚀而长时间使用，经过多

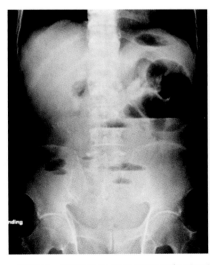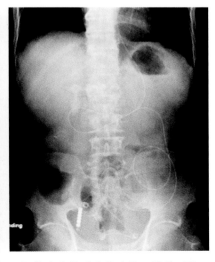

图7-9　粘连性肠梗阻使用经鼻型肠梗阻导管治疗前后腹部立位X线片对比

年的使用，肠梗阻导管已成为肠排列术的首选支撑管道，在临床取得了非常好的效果（图7-10）。

　　经鼻型肠梗阻导管除应用到以上方面外，还可以在以下情况下使用：①绞窄性肠梗阻必须急症手术，对于肠道明确扩张者，术前准备阶段用肠梗阻导管行小肠减压，可改善临床症状，减少肠道内细菌毒素吸收，降低手术风险。②有粘连性肠梗阻高危因素的患者行腹部或盆腔手术，可在术中将肠梗阻导管留置在小肠内，使整个小肠随导管自然排列，避免术后肠管成角或折叠粘连引起的肠梗阻，起到有效地预防术后粘连性肠梗阻的作用。③对于晚期腹腔转移的肿瘤患者出现肠梗阻时应用经鼻型肠梗阻导管有减压、引流、辅助诊断及肠内营养等作用，综合治疗效果良好。④外科术后肠瘘是较难处理的并发症之一，肠梗阻导管可置于肠瘘口近侧，通过肠腔减压减少肠液漏出，减轻腹腔感染，促进瘘口愈合。

　　总之，经鼻型肠梗阻导管的临床效果得到了广大业内人士的认可，随着对肠梗阻导管的深入研究，其使用范围在逐渐扩大，临床亦出现了联合使用的情况，如肠梗阻导管＋泛影葡胺、肠梗阻导管＋肠道支架、肠梗阻导管＋生长抑素（或奥曲肽）、肠梗阻导管＋中药的方法，在临床中都取得了非常好的结果，也积累了丰富的经验，为经鼻型肠梗阻的临床使用提供了理论基础。

　　（2）经肛型肠梗阻导管的临床应用：1999年，日本昭和大学横滨绿丘医院的石田康男首次报道应用肠梗阻减压导管对梗阻近端结肠进行减压治疗，迅速解除梗阻，同时使肠道能够充分准备，为肿瘤根治并一期吻合创造条件。2003年，石田康男教授

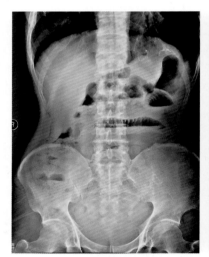
放置前

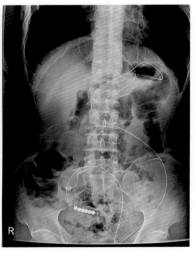
放置后1周（导管到达梗阻部位）

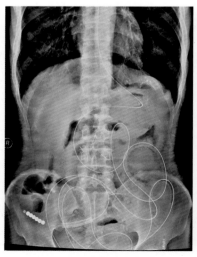
术中行肠排列

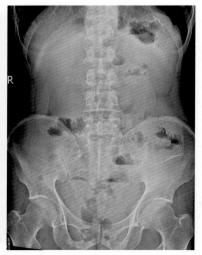
梗阻解除

图7-10　经鼻型肠梗阻导管在治疗肠梗阻全过程中的使用

发明了经肛型肠梗阻导管，它是通过内镜技术，将减压导管置入梗阻部位近端，起到冲洗、引流的目的（图7-11），经肛型肠梗阻导管应用于临床后，实现了充分减压引流及肠道准备，为此类患者实施一期结直肠癌根治术并吻合提供了一条可行方案，避免了造瘘和二次手术的痛苦。对于一些非肿瘤病变，如肠粘连、炎性肠病（如克罗恩病）等所致梗阻，经肛型肠梗阻导管置入术解除梗阻后可使肠壁水肿消失，避免不必要的手术，另外也有报道在结肠术后预防吻合口漏、出血等并发症发生方面也有着重要的作用。

对于结直肠癌性肠梗阻，最佳的治疗方案就是切除肿瘤，清扫区域淋巴结，行Ⅰ期肠吻合，但这需要精心的术前准备；传统的外科处理左侧结直肠癌性梗阻的手术方式为一期肿瘤切除、近端造口术、二期造口还纳术或一期近端造口术、二期肿瘤切除、造口还纳术。另外，临床上多采用分期手术或术中灌洗后一期切除吻合两种方法完成，但无论哪种方法都有不可避免的弊端。经肛型肠梗阻导管的出现正在改变这种治疗模式，通过放置经肛型肠梗阻导管，导管可直接越过狭窄部位进行减压、解除梗阻、恢复肠内营养、维持水和电解质平衡等，且能进行冲洗准备肠道，消除了梗阻近端的肠壁水肿，为一期切除肿瘤并行肠吻合提供条件；肠梗阻导管是一个相对密闭的引流系统，可相对精确地记录患者的肠道引流量，对于急性肠梗阻患者纠正水和电解质紊乱尤为重要；经过1周左右的置管减压后，腹腔内压力可降至正常，有效地缓解了腹腔内高压，降低了由此可能造成的严重并发症的概率，

避免了急诊手术，使外科医师有充分的时间全面评估和判断患者病情，选择最佳的个体化治疗方案，为急性左半结肠恶性梗阻的治疗提供了新的途径，通过减压、消肿、营养治疗等前期准备，可行一期切除吻合，提高了一期吻合率，对于肿瘤患者可实施根治术而不是姑息切除，提高了术后5年生存率，同时，因梗阻解除、患者状态改善、手术死亡率也有了显著地降低，减少了手术次数，减轻了痛苦，降低了医疗费用。

肠梗阻导管质地较软，穿孔的概率相对较小，术后护理工作很重要，日本的经验是做持续的负压吸引，但有造成肠壁坏死穿孔的报道。肠梗阻导管置入后接负压吸引器以做持续吸引，由于起初的肠腔内积聚有大量的气体和液体，一般不需要生理盐水冲洗，第2天开始行生理盐水冲洗，冲洗时需要根据粪便的稠稀程度，每1～2小时冲洗1次，每次冲洗量为500ml，量出而入，在引流不充分时，可口服缓泻剂，注意监测水、电解质并予以纠正。另外，密切注意患者的腹部体征。

近期有研究报道了肠梗阻导管的若干缺点，如患者反映肛门不适感及难以忍受的粪便的臭味，最严重的并发症是穿孔。但这些都是在临床中可以克服，甚至可以避免的。

综上所述，肠梗阻导管是在普通鼻胃管治疗无效后，手术治疗之前的一种重要的治疗方法，值得临床推广使用，它的治疗作用也是值得我们肯定的。导管技术的发展及如何更有效、合理地应用肠梗阻导管仍在摸索之中，但是我们相信，通过积极的实验研究及临床的观察总结，肠梗阻导管会在治

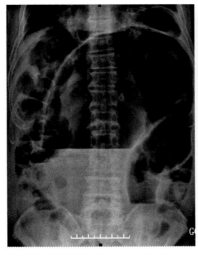
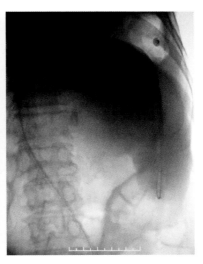

图7-11 乙状结肠扭转放置经肛型肠梗阻导管

疗肠梗阻中起到更积极的作用，更好地掌握其特点及长处，并在临床治疗中发挥出它的作用，是我们目前需要实践研究来明确的。

二、灌肠与肛管排气

灌肠是另一种降低肠内压的方法，用于结肠梗阻，尤其是疑有结肠粪便梗阻与结肠假性便阻的患者。灌肠后需观察排出液体的量、颜色与是否出现血液等，还要观察腹胀的情况有无改善。灌肠后患者有较多的排气较排便更为有意义，因为粪便可能是在发生梗阻前即已蓄积在直肠内，有排便并不能说明肠道已再通，而有较多的排气，腹胀的情况又有改善，则说明梗阻在解除中，如有需要可在2小时后重复灌肠。不论是严重的机械性肠梗阻或麻痹性肠梗阻，均可产生水、电解质与酸碱平衡紊乱，需要积极地加以纠正，准确记录胃肠减压吸出的胃肠液、呕吐物的量、灌肠后排出的量及尿量是补充液量的重要依据。肛管排气是将肛管由肛门插入直肠，用于排除肠腔内积气，减轻腹胀，主要用于直肠的梗阻。

（一）灌肠

灌肠是将一定量的溶液通过肛管，由肛门经直肠灌入结肠，以帮助患者排便、排气；也可借输入的药物，达到确定诊断和进行治疗的目的。灌肠可分为大量不保留灌肠、小量不保留灌肠、保留灌肠、清洁灌肠及结肠透析等（表7-3）。

（二）肛管排气法

肛管排气法是将肛管由肛门插入直肠，排除肠腔内积气，减轻腹胀的方法。长时间留置肛管，会减少肛门括约肌的反应，甚至导致括约肌永久性松弛，必要时可隔几个小时后再重复插管排气。

灌肠是临床上常用的治疗手段和给药方法，灌肠治疗时用大量液体刺激直肠反射、软化粪便而引起排便，或将药物直接灌入肠道使之通过肠黏膜吸收，有效弥补了静脉及口服给药的不足，在肠道疾病的治疗中有着天然的优势。灌肠治疗的技术手法与疗效有很大关系，无论是保留灌肠还是不保留灌肠，都需要使药液在肠道内持续作用一定的时间以

	表7-3　灌肠的区别		
	大量不保留灌肠	小量不保留灌肠	保留灌肠
目的适应证	通便，排气 清洁肠道，清除肠道内有害物质，为高热患者降温	通便，排气 腹部或盆腔术后及危重、小儿、孕妇等	结肠、直肠检查；术前准备；减轻毒素吸收；降低体温
常用溶液	生理盐水、0.1%～0.2%肥皂水	"1：2：3"溶液、水和甘油各50ml	生理盐水、0.1%～0.2%肥皂水（反复大量）
液体量	成人500～1000ml/次，小儿200～500ml/次	50%硫酸镁30ml＋甘油60ml＋温开水90ml；水50ml＋甘油50ml	洗净为止
液温	一般39～41℃；降温28～32℃，中暑4℃	38℃	39～41℃
压力	液面距肛门40～60cm	液面距肛门≤30cm	液面距肛门40～60cm
插管深度	7～10cm	7～10cm	7～10cm
保留时间	5～10分钟，降温30分钟	10～20分钟	5～10分钟
体位	左侧卧位	左侧卧位	左侧卧位
禁忌证	妊娠、急腹症、严重心血管疾病、消化道出血		妊娠、急腹症、严重心血管疾病、消化道出血
注意事项	肝性脑病禁用肥皂水灌肠；充血性心力衰竭禁用生理盐水，以免水钠潴留；伤寒：液体量＜500ml，压力＜30cm；插入肛管应轻柔，以防损伤肠黏膜	防止空气进入；避免直肠内液体反流；灌入压力＜30cm	肝性脑病禁用肥皂水；充血性心力衰竭禁用生理盐水；灌肠时嘱患者出现腹胀或便意时，嘱患者深呼吸，减轻不适；灌肠时如出现脉搏增快、面色苍白、出冷汗、腹痛剧烈、心慌气急时，应停止灌肠，立即联系医师，采取急救措施

达到治疗目的。灌肠器材、肛管插入深度、患者体位等都会影响药液保留的时间及灌肠治疗的效果；传统使用的一次性肛管材质粗硬，操作时会损伤肛门，并容易刺激直肠感受器引起过早排便，目前改良用的是一次性输液器、一次性吸痰管、一次性胃管或一次性导尿管等软管，其插入时对直肠的刺激较轻，容易进入乙状结肠以上的部位，可以方便地控制流速，有时还可以在一次性导管的远端使用加压气囊以延长保留灌肠的时间。传统肛管插入深度为10～15cm，此时灌入的药液主要在直肠积聚，无法作用于乙状结肠及以上的部位，且容易刺激排便反射，缩短保留灌肠的时间；目前，多认为肛管插入20～30cm，到达乙状结肠中部的位置较为合适，甚至有研究指出，对于粘连性肠梗阻患者，增加灌肠管插入深度（18～23cm），能更快缓解肠梗阻的症状，恢复患者消化系统功能，并能够提高非手术治疗单纯粘连性肠梗阻的临床疗效；笔者在临床常使用一次性胃管进行灌肠，可将胃管送至45～50cm（最长可送至70～80cm），胃管前端最深可进入升结肠，在送管过程中边送管边缓慢推注灌肠液，使肠管各段均有灌肠液，起到充分润滑肠道的作用，在提高灌肠效果的同时，明显提高耐受性。近年来，通过灌肠灌入中药（大承气汤、大黄煎剂）、温生理盐水、泛影葡胺注射液等进行肠梗阻、肠套叠的治疗，都收到了非常好的效果；尤其对不完全性梗阻或单纯性大肠梗阻、肠套叠及麻痹性大肠梗阻非肿瘤所致者，成功率可达100%，特别是小儿，如在灌肠时影像学表现为肠套叠征象，则可立即使套叠回复；而对肿瘤所致肠梗阻者，考虑到增生性肿块完全堵塞肠腔，或浸润性肿块使肠腔完全狭窄，灌肠虽无效，但可为外科手术提供客观指标。

综上所述，灌肠及肛管排气作为临床上最常用的治疗手段，对肠梗阻有非常好的治疗作用，尤其是使用了胃管等长导管、并配合药物进行的灌注，使得肠梗阻的治愈率明显提高，尤其对于粪性肠梗阻、肠套叠、慢性粘连性肠梗阻的治疗效果更佳，且灌肠操作简单，经济实惠，值得临床推广使用。

三、纠正水、电解质紊乱和酸碱失衡

肠梗阻发生时，肠道吸收功能发生障碍，胃肠道分泌的液体不能被吸收返回全身循环系统而积存在肠腔内，同时，肠壁继续有液体向肠腔内渗出，导致体液在第三间隙的丢失。若为高位小肠梗阻，出现大量呕吐更易出现脱水，并随丧失液体电解质含量而出现电解质紊乱与酸碱失衡，呕吐会丢失大量的胃酸和Cl^-，故有代谢性碱中毒；若为低位小肠梗阻，则胆汁及小肠液的丢失较多，损失的Na^+、K^+较Cl^-为多，再加上组织灌注不良、禁食而易引起代谢性酸中毒。肠梗阻发生时，K^+的丢失可引起肠壁肌张力减退，引起肠腔膨胀，肠膨胀可影响肠壁静脉回流，大量血浆渗出至肠腔和腹腔内，可加剧血浆蛋白的减少和血容量的下降。严重的缺水、血容量减少、电解质紊乱、酸碱失衡可引起低血容量性休克。因此，水、电解质紊乱与酸碱失衡是肠梗阻最突出的生理紊乱，应及早给予纠正。

肠梗阻发生后进行水、电解质紊乱和酸碱失衡纠正时，应根据肠梗阻的部位，梗阻的时间长短及实验室检查的结果来进行补充。由于呕吐与胃肠减压所丢失的液体与细胞外液相似，因此，补充的液体应以等渗液为主；若肠梗阻已存在数日，也需要补K^+，对于高位小肠梗阻及呕吐频繁的患者尤为重要。当血液生化检查结果尚未获得前，可先给予平衡盐溶液（乳酸钠林格注射液），待有测定结果后，再添加电解质与纠正酸碱平衡紊乱，在无心、肺、肾功能障碍的情况下，最初输入液体的速度可稍快一些，但需做尿量监测，必要时做中心静脉压（central venous pressure，CVP）监测，以防液体过多或不足。对严重脱水的患者，术前进行血容量的补充尤其重要，否则，在麻醉情况下可引起血压下降。在单纯性肠梗阻的晚期或绞窄性肠梗阻，常有大量血浆和血液渗出至肠腔或腹腔，除补充等渗液体外，还需要补充血浆和全血，特别是在血压及脉率已发生改变时。

四、抗感染

肠梗阻发生时，肠内容物淤积，细菌繁殖，产生大量毒素，可直接透过肠壁进入腹腔，致使肠内细菌易位引起腹腔内感染与脓毒症，在低位肠梗阻或结肠梗阻时更明显，因肠腔内有较多的细菌，在梗阻未解除时，因静脉回流障碍，肠内毒素被吸收较少，但一旦梗阻被解除，血液循环恢复后毒素大量被吸收而出现脓毒症和中毒性休克；因此，肠腔内积存的肠内容物就是引起肠梗阻感染的始发因素；另外，梗阻发生时，肠管扩张，膈肌升高引起肺部气体交换与分泌物排出受影响，易发生肺部感染。因此，肠梗阻患者应给予抗菌药物以预防或治疗腹部/肺部感染，常用的有以杀灭肠道细菌与肺

部细菌的广谱头孢菌素或氨基糖苷类抗生素，并联合应用针对厌氧菌的抗生素，如甲硝唑等。

五、生长抑素的应用

肠梗阻的主要病理生理改变为肠腔积气、积液导致肠膨胀，继而出现体液丢失及酸碱平衡紊乱，肠黏膜屏障减弱，细菌内毒素易位，肠壁血供障碍、坏死和继发感染。Wright 在人类肠梗阻的研究中发现肠腔积液及肠管扩张主要是由下列3种因素所致：①胃液、胰液、胆汁积聚；②肠管分泌增加；③肠管吸收减少。因此，肠梗阻发生时，肠管扩张致吸收减少、分泌增加，从而肠管进一步扩张，形成恶性循环，导致水、电解质、酸碱平衡紊乱，肠腔内细菌及毒素大量增加，肠黏膜屏障遭到不同程度的损害，此时易发生毒素的吸收和菌群易位，最终导致肠坏死、穿孔及继发感染。因此，减少胃肠液的分泌，增加其吸收以减少梗阻以上肠管内液体积聚，阻断这一恶性循环为治疗的关键。

大量研究发现，生长抑素可抑制各类胃肠道激素（如促胃液素、胰高血糖素、血管活性常肽等）及消化液分泌，通过减少胃酸分泌，减缓肠蠕动，减少胆汁量，增加黏液量和减少内脏血流量调控胃肠道功能，能减少胃肠道内容物，提高细胞间隙内水和电解质的吸收量，其还有降低肠黏膜的通透性，抑制肠道细菌易位，对肠黏膜具有保护作用，促进肠道炎症消退，减轻肠梗阻程度。生长抑素可以抑制胃肠道激素的释放及活性，半衰期短，为1.1～3分钟，临床上将生长抑素以250μg/h通过静脉微量泵持续24小时均匀泵入，直至病情好转，在能进食后尽快停止。

生长抑素（又称生长激素释放抑制激素，growth hormone release-inhibiting hormone，GHRIH）是由116个氨基酸的大分子肽裂解而来的十四肽，在体内分布广泛，主要存于下丘脑和胃肠道。生长抑素广泛存在于胃肠道黏膜的D细胞，以胃窦和胃体最高，在肠内越靠下含量越低。D细胞有长的胞质突起，在幽门腺区止于G细胞和嗜铬细胞，在泌酸腺区止于壁细胞和其他上皮细胞。生长抑素通过旁分泌机制由突起释放到G细胞和壁细胞膜上，抑制促胃液素和胃酸分泌，在胰腺内，生长抑素由胰岛D细胞分泌，通过血液循环对胰岛及消化道起作用，作为旁分泌调节胰岛功能。

近年来，将生长抑素应用于肠梗阻的治疗中取得了非常好的治疗效果，获得了同行的一致认可及好评，也有越来越多的患者从中受益。在国内，使用生长抑素治疗术后早期炎性肠梗阻的效果最早由黎介寿院士提出，也成为术后早期炎性肠梗阻治疗的必备药物，经过多年的总结发现，在治疗早期炎性肠梗阻时，联合使用肠梗阻导管更能展示非手术治疗的优势；有研究在治疗术后早期炎性肠梗阻时将肠梗阻导管与生长抑素联合使用，利用了肠梗阻导管可有效引出小肠内液体，降低梗阻近端肠管内压力，减轻水肿，有利于肠道血运恢复，从而达到解除梗阻的目的，而生长抑素可以抑制消化液分泌，减轻肠壁水肿，恢复血运，保护肠黏膜的完整性，加快梗阻的解除。当然，肠梗阻的病因复杂，病情变化快，治疗复杂，难度高，任何一项有效的治疗方式及经验都对肠梗阻患者来说是一种福音，我们需要仔细观察，总结，不断探索，提升临床处理能力。

六、大肠肿瘤性肠梗阻的内支架治疗

内支架治疗常用于结直肠癌性肠梗阻的治疗，传统的治疗方案多为急诊手术治疗，主要包括一期结肠造口（或肿瘤切除）及二期造口还纳术，术中肠道灌洗及一期切除吻合术。急诊结直肠手术，由于患者一般情况较差，无法进行充分的术前准备，手术死亡率可高达23%，并发症发生率达50%左右；此外，术中灌洗后行一期结直肠切除吻合术，增加了腹腔污染的概率，术后吻合口瘘等并发症发生率高达30%左右。随着内镜及介入技术的发展，经结肠镜放置金属肠道支架、放置经肛型肠梗阻导管，先解除结直肠癌急性梗阻，梗阻缓解后再行一期手术切除吻合，这已成为一种非常成熟的治疗方法，使得结直肠癌性梗阻的急诊手术治疗在逐渐改变。经研究发现，经内镜放置肠道支架减压后，使左侧大肠癌梗阻患者的肠道局部和全身病理生理状态恢复或接近无梗阻状态，再按单纯性大肠癌的一期切除吻合的手术方式处理，而不增加手术并发症和病死率。经过大量的临床使用及观察，考虑到目前所用肠道金属支架的特性及结直肠的解剖及生理学特点，金属支架在左半结直肠癌性梗阻中的使用效果较右半结肠及横结肠的效果好。

（一）肠道支架的种类

自从1998年首次开发测试用于结直肠的支架以来，各种不同的支架被设计出来用于低位消化道，这些支架有不同的长度和直径，因此可以根据梗阻部位和梗阻的特点选择支架。目前的肠道支架类别，按肠道支架的材料与特性可分为金属肠道支架（图7-12）、塑料肠道支架、生物可降解型肠道支架（表7-4）；按支架表面覆膜（由有机高分子材料、载药生物材料等有机材料组成的膜）情况可分为无覆膜肠道支架和覆膜肠道支架（表7-5）；以及其他类型支架（放射性元素与特殊材料结合的复合支架、基因膜支架、消化道洗脱支架等）。支架一旦展开，经过24～72小时，网状结构就会和肿瘤及周围组织整合在一起，也就固定了支架。为了阻止肿瘤的内生长及组织增生，有些支架表面覆盖以聚氨酯、聚乙烯或硅胶，即所谓的覆膜支架。有研

究显示，覆膜支架与无覆膜支架相比，两者临床平均缓解持续时间无显著性差异，虽然覆膜支架较少发生因肿瘤向支架内生长引起的肠腔再狭窄，但更容易发生支架移位。

（二）置入肠道支架的适应证和禁忌证

1.适应证 ①恶性肿瘤浸润压迫引起肠腔狭窄及梗阻，结肠、直肠瘘；②外科手术后结肠、直肠吻合口狭窄等；③外科手术前过渡期的应急治疗；④姑息性治疗的使用：肿瘤晚期、局部病灶不能切除的原发性或复发性大肠恶性肿瘤及不能切除的盆腔恶性肿瘤浸润结直肠导致梗阻者和已有广泛转移、严重并发症不能耐受手术和拒绝手术治疗者，

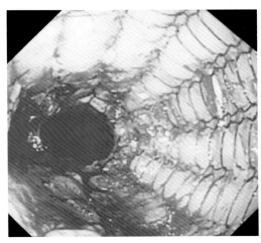

纬编结构

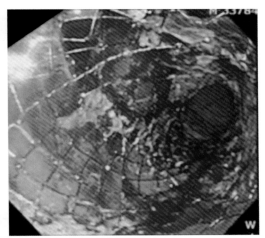

菱形编织结构

图7-12 传统金属支架置入后的肠镜图

表7-4 金属肠道支架、塑料肠道支架与生物可降解型肠道支架的比较

支架类型	金属肠道支架	塑料肠道支架	生物可降解肠道支架
材料组成	钛、镍	聚乙烯、聚氯乙烯	天然可降解高分子材料、微生物合成高分子材料、合成可降解高分子材料
加工工艺	经编、纬编、菱形编织	注塑成型、聚合	注塑成型、聚合、经编、纬编、编织
优点	风险低、创伤小、缓解速度快	暂时性缓解梗阻效果好	支撑肠道效果好、可降解吸收、局部药物浓度高
缺点	易穿孔出血、应力增生、干扰MRI等相关影像监测	易变形、易分解产生有毒物质	材料种类少、加工技术难度大

表7-5 无覆膜肠道支架与覆膜肠道支架的比较

支架种类	无覆膜肠道支架	覆膜肠道支架
用途	用于急性肿瘤切除手术前的过渡性治疗	封堵结肠瘘口、穿孔及手术伤口
优点	灵活、稳定、易置入	防止发生再梗阻
缺点	易导致再梗阻	支架易发生移位

以解除梗阻，免去患者长期使用造口袋之苦，提高其生命质量为目的。

2.禁忌证　①有临床或辅助检查表明有肠破裂穿孔；②受肿瘤累及的肠腔过长或梗阻的位置太高，或结肠梗阻伴有严重肠粘连使邻近肠管发生急剧扭转而导致导丝无法穿过；③有重度内痔或处于肛周静脉曲张出血期；④有严重的出血倾向或者凝血功能障碍者；⑤伴有严重的心肺功能衰竭；⑥小肠广泛粘连梗阻者，结肠支架置入后易出现支架滑脱、移位，而造成手术的失败。

（三）肠道支架置入后并发症

肠道支架置入后，由于置入位置、释放时间等因素不同，可能会导致严重的并发症。结肠支架相关并发症可以分为早期并发症和晚期并发症，支架置入后30天内发生的不良反应称为早期并发症，而晚期并发症则为30天后发生的不良反应。主要的早期并发症包括穿孔、支架移位、再狭窄、疼痛及出血；支架再狭窄、支架移位同时也是晚期并发症，而穿孔也可以为晚期并发症表现；其中有些并发症甚至会危及患者的生命安全。

（四）置入过程

1.术前准备　患者通常需行全腹部CT检查（包括平扫、增强、三维重建）以明确结肠梗阻病因及肿瘤部位，并且可以提供肠道解剖结构、狭窄长度、梗阻严重程度等信息及其他同时可能出现的问题，如是否存在穿孔、有无远处转移等。如果CT检查未明确病因的，可进一步行结肠镜检查。支架置入前肠道准备不是必需的，而且口服肠道清洁剂对于有症状的肠道梗阻是禁忌的，但是可以进行远端结肠到狭窄部位间的灌肠治疗，以清除远端肠管内积存的粪便，有利于置入操作。应预防性使用抗生素，不仅可以治疗肠腔感染，亦可防止在置入的过程中肠道壁损伤、产生微穿孔引起的腹腔感染。

2.置入方法　根据置入方法的不同，可分为经内镜钳道释放（through-the-scope，TTS）和经导丝释放（over-the-wire，OTW）两种。在TTS中，金属支架网状结构被折叠安装在能够通过内镜钳道的小装置中，自膨式金属支架有较好的柔韧性，直径小于11Fr的支架可以利用内镜传送通过梗阻部位，包括位于升结肠的梗阻。直径大于11Fr的支架不能通过内镜钳道，可通过OTW送达梗阻部位。

具体操作：内镜到达梗阻部位后，经内镜钳道插入导丝，在X线引导下使其通过狭窄部位，沿导丝置入造影管，抽出导丝后向造影管内注入对比剂，观察狭窄部位的长度、形态，排除肠道穿孔，再次置入导丝，抽出造影管，若为TTS方式，在X线和内镜监视下置入金属支架，并调整支架的位置，保证金属支架上下缘距支架两端分别超出狭窄部位远近端1～2cm后释放金属支架（对于直肠肿瘤患者所置入的支架离肿瘤下缘应小于1cm）；若为OTW方式，在狭窄的近端用钛夹做好标记后撤出内镜，经导丝置入金属支架后，在X线下参照钛夹的位置调整支架的位置后释放支架。

3.置入时的注意事项

（1）TTS法放置较OTW法放置方便，定位准确，且可降低肠道支架置入后穿孔的发生率。

（2）支架直径一般为24mm或者更大，以达到更有效地减压。支架两端的长度需超过梗阻部位长度1～2cm，因为肠道支架膨胀释放后其总体长度会缩短15%～20%。

（3）肠道支架释放应遵循"先远后近"的原则，首先确定并释放梗阻远端的支架，然后在释放过程中将肠道支架拉向梗阻近端，待肠道支架在梗阻近端准确定位后进行释放，最后达到肠道支架整体完全释放的效果。值得注意的是，完全释放的肠道支架应全部覆盖梗阻部位，尽可能达到最大治疗效果。

（4）支架释放完成后，需在透视下注入对比剂以评价支架位置及扩张情况。在2～3天每天行腹部X线片检查以评估支架膨胀、近端扩张结肠减压及并发症等情况（图7-13）。

（五）疗效与安全

近年来，肠道支架一直用于缓解急性肠梗阻。但是，关于肠道支架治疗的安全程度和有效程度却没有详细的报道。技术成功率可以定义为支架于狭窄位置正常展开后排泄物顺利通过并且无穿孔发生，临床成功率定义不明确，但通常可认为是支架置入后72小时内肠腔压力降低、临床症状缓解。有研究认为，肠道支架置入是一个相对安全有效的替代结肠造口术的治疗手段，可以缓解肠道疾病患者的梗阻，也可以作为不能进行手术的恶性疾病患者的姑息治疗方法。另有学者认为，置入肠道支架成功地解决了肿瘤患者的肠道梗阻，对于需要进行结肠造口术的患者，肠道支架置入在术前起到了很

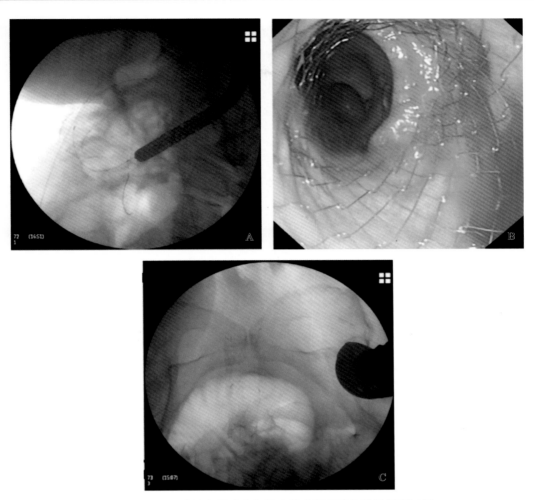

图7-13　TTS法置入肠道支架治疗结直肠癌伴急性肠梗阻过程
A.X线显示导丝通过狭窄肠段后支架置入；B.肠镜下支架置入狭窄段；C.支架置入后复查X线显示支架位置良好

好的缓解效果，减轻了痛苦，并增加了手术成功率。因此，现在普遍认为置入支架治疗肠道梗阻，不仅可以缓解梗阻的堵塞程度，而且能够减轻痛苦，改善生活质量。另外，根据患者的病情，支架置入治疗可以替代结肠造口术，是一种安全有效的治疗方法。

七、体能锻炼

长期卧床虽有营养支持却会合并骨骼肌萎缩、皮下脂肪积聚，且组织愈合与抗感染能力均会下降。长期卧床还可合并坠积性肺炎、肺部感染，进而影响肺功能。运动是肠瘘、肠梗阻等长期卧床患者的重要"治疗手段"，患者能够下床运动也是患者恢复的起点，其作用不亚于任何一种药物治疗手段。运动能力的评估对于手术时机的判断也不亚于任何一种实验室检查方法。有文献报道，运动还可促进肝白蛋白的合成。

体能锻炼可促进患者的肠蠕动，逐渐恢复肠功能，有助于逐渐恢复肠内营养，改善营养状况；一定强度、规律的体育活动可降低相关疾病带来的不良事件结果，应当保持适量强度的运动，即便是小强度的运动也可为人体健康带来益处，因此，对于肠梗阻患者，应进行体能锻炼和呼吸功能锻炼，在医护人员的指导下，由家属陪伴，遵循由慢至快、由低至高、循序渐进的体能锻炼方法（表7-6，表7-7）。

通过以上锻炼，不仅有助于全身肌力的恢复，还可逐渐增加呼吸肌的功能，促进咳嗽和排痰，有助于控制肺部并发症，加快肠功能的恢复。

八、其他

肠梗阻发生后首先应该禁食水，主动减少肠道食物的增加，再使用别的治疗方法来干预；此外，肠梗阻发生后出现的腹胀会影响肺的功能，患者宜吸氧。对于肠梗阻患者来说，心理干预也非常重要，进行适当的心理疏导，使患者树立战胜疾病

表7-6 术前体能锻炼的进度和方法

锻炼时间	锻炼方法	锻炼频次（次/天）	每次持续时间
第1～3天	双下肢伸曲膝关节	3	10～15分钟
第4～6天	床上坐起＋床边站立	3	10～15分钟
第7～10天	走廊行走	1→3	15～30分钟
第11天开始	登楼梯*	1	
第15～20天	1楼→3楼→6楼→9楼→12楼→15楼→16楼	1→3	30分钟递减至7分钟

注：* 每层楼24个台阶，每个台阶的高度为20cm。

表7-7 术前呼吸功能锻炼的进度和方法

锻炼时间	锻炼方法	锻炼频次（次/天）	每次持续时间
第1～20天	腹式呼吸	1→3	5～15分钟递增至30分钟
第1～20天	咳嗽排痰	1→3	5～15分钟递增至30分钟
第7～20天	吹气球肺活量训练*	1→3	
第1～20天	雾化吸入	2	15～30分钟

注：* 评价结果为出气球半径＞锻炼前1～2倍。

的信心，加强运动，配合医护人员治疗，对患者是非常有利的。另外，对于一些诊断明确的肠梗阻，应使用有效的方法进行治疗，及时解除梗阻，如乙状结肠扭转可试用纤维结肠镜检查、复位；回盲部肠套叠可使用钡剂灌肠或充气灌肠复位；需要注意的是，镇痛药的使用应遵循急腹症治疗的原则。

采用非手术治疗肠梗阻时，应严密观察体征和全身情况的变化，了解病情的转归情况，严格掌握非手术治疗时间及中转手术的指征。绞窄性肠梗阻或已出现腹膜炎症状的肠梗阻，经过2～3小时的非手术治疗，实际上是术前准备，纠正患者的生理失衡状况后应立即手术治疗；单纯性肠梗阻经过非手术治疗24～48小时，梗阻的症状未能缓解、在观察治疗过程中症状加重、出现腹膜炎症状或有ACS出现时，应及时改为手术治疗，解除梗阻并减压；但是，在手术后早期发生的炎性肠梗阻除有绞窄发生，应继续非手术治疗，等待炎症的消退。

第三节 手术治疗

手术是治疗肠梗阻的一个重要措施，大多数情况下肠梗阻需要手术来解决。手术的目的是解除梗阻、祛除病因。手术可根据患者的一般情况、梗阻的部位、病因和性质来决定，首先要解除梗阻，梗阻解除后，局部及全身情况才得以改善。术前应正确地评估及进行充分的准备，选择适当的手术时机与手术方式，解除梗阻。

一、确定手术的适应证

对于肠梗阻的手术适应证一直有统一的认识，即已发生绞窄的肠梗阻、有绞窄趋势的肠梗阻、完全性或趋向完全性的肠梗阻及经非手术治疗不能好转的肠梗阻。尽管如此，肠梗阻的急诊手术适应证也不易掌控，尤其是年轻外科医师，有时高年资外科医师对某些肠梗阻的手术适应证的确定也感到棘手；确定肠梗阻手术适应证的重要意义在于是否需要急诊手术及手术目的。

肠梗阻患者最需要明确的不仅仅是有无肠梗阻，更重要的是梗阻的程度；医师最担心的是如果不急诊手术，可能会贻误手术时机，给患者带来危险；但如果过于积极地行手术治疗，可能使本可非手术治疗有效的患者遭受不必要的手术打击，甚至引发各种严重并发症；要解决这个问题，必须对病情有充分的了解。

首先要明确肠梗阻的特点：阵发性或持续性剧痛是机械性肠梗阻和肠道血供障碍最重要的特点，如果合并发热、白细胞计数增高、肠鸣音高亢或呕吐，表明病情严重；如伴有咖啡样肛门排泄物更说明有肠管血运障碍，需要急诊手术治疗；慢性腹胀但不伴有绞痛，肠鸣音弱或消失，或病情稳定的患者通常不需要急诊手术治疗；对于既往有手术史者，既往手术方式结合本次发病的症状和腹部体征的特点对肠梗阻的诊断和治疗方式选择具有决定性作用，必须在手术前清楚了解。出于以上考虑，主诊医师必须亲自询问病史并检查患者，即使是同样的主诉、症状和体征，不同资历的医师由于阅历、思考方式和知识面不同，对病情的理解也不相同，如果几位医师能进行简短的讨论将更有助于明确诊断，制订出合理的诊治方案。

粘连性肠梗阻如为初次发病，说明肠管既往并无通过不畅的问题，本次发病可能是在肠腔逐渐狭窄的基础上又合并了食物堵塞因素，如食物团能够通过，则仍可能保持通畅，可以尝试非手术治疗。当然，如果梗阻逐渐加重，梗阻近远端肠管直径相差较大，则很难自行恢复通畅，需要尽快手术。如果既往已有肠梗阻反复发作，说明肠管狭窄问题持续存在，非手术治疗通常不能彻底解决问题，需要手术。不能因为"越手术越粘连"而拒绝手术，"粘连"和"梗阻"是两个概念，有文献报道，接受腹部开放手术的患者中有79%～90%会发生术后肠粘连，其中只有2%～3%的患者会发展为粘连性肠梗阻，因此，粘连是绝对的，梗阻是粘连的并发症，手术的目的不是治疗粘连，而是治疗梗阻。

术后早期肠梗阻在处理上较为棘手。术后早期炎性肠梗阻是由肠管壁水肿、增厚、粘连等因素结合在一起所致，由于肠管致密粘连，充血水肿明显，手术极难将其分开，且容易造成肠管广泛破损，术后容易并发肠瘘，因此不宜手术。经过TPN、生长抑素和糖皮质激素等非手术治疗，绝大多数患者可以康复；但腹部手术后早期出现的肠梗阻不全是炎性肠梗阻，个别患者在肠功能部分恢复后可出现腹部绞痛等机械性肠梗阻表现，如果经积极的非手术治疗仍不能缓解，应及时手术，切不可将术后早期出现的肠梗阻一概列入非手术治疗。当然，术后早期的肠梗阻在处理时需要考虑许多因素，如最近一次手术情况、再手术的难度、对腹部的干扰和破坏程度、患者的耐受能力、手术方式、患者及其家属的支持与理解、对上次手术医师名誉的影响等，因此，这类肠梗阻在处理上容易出现偏差，也最需要认真对待。

基于以上考虑，肠梗阻的手术适应证具体可归纳为以下几条。

1. 机械性小肠梗阻

（1）对于因蛔虫团、胆石、粪石、异物等引起的肠堵塞：非手术治疗通常难以缓解，部分患者可并发肠扭转或腹膜炎，多需手术治疗。

（2）肠套叠

1）婴幼儿肠套叠：发病48小时以内，全身情况良好，无腹膜刺激征者可行空气/钡灌肠复位；病期超过48小时，疑有肠坏死，灌肠复位失败或复位后出现腹膜刺激征者，以及反复发作者，应行剖腹探查，行手术复位或肠切除术。

2）成人肠套叠多有其病理因素（如肿瘤、肠息肉等），非手术复位有可能遗漏病变，因此，主张剖腹探查，去除病灶。

（3）小肠扭转与先天性肠扭转不良：与系膜结构异常有关，是绞窄性肠梗阻，可发生不可逆的肠血运障碍，因此，要积极剖腹探查。

（4）腹外疝嵌顿：绝大多数应尽早手术。嵌顿时间在3～4小时，局部压痛不明显，也无腹部压痛或腹肌紧张等腹膜刺激征的情况下可试行手法复位，复位失败者应及时手术。

（5）原发性小肠肿瘤：多为伴有腹部包块的慢性不全性梗阻，急性发作梗阻者常有肠套叠和肠扭转，应手术治疗。

（6）粘连性肠梗阻：对于早期、单纯性肠梗阻，可首选非手术治疗，非手术治疗无效（非手术治疗时间为24～48小时），应积极手术治疗；对于反复发作的粘连性肠梗阻，应在积极非手术治疗的情况下行手术治疗。

（7）术后早期肠梗阻：对于术后早期炎性肠梗阻，应积极非手术治疗，不宜行手术治疗；对于非炎性肠梗阻，如果经积极的非手术治疗仍不能缓解，应及时手术。

2. 机械性大肠梗阻

（1）乙状结肠扭转：早期乙状结肠扭转，无肠坏死和腹膜炎征象者，可先行非手术治疗进行复位（常用插管排气复位法和结肠镜复位法），复位成功的标志是排出大量气体和粪水，腹痛、腹胀消失，肠管无损伤迹象。如复位失败，插管后排出血性粪水，有腹膜炎和肠坏死征象，应行剖腹探查术，进行手术复位或对已坏死的肠段切除。

（2）大肠肿瘤：大肠肿瘤梗阻的部位以脾区最多，其次是降结肠、乙状结肠、右半结肠、直肠。肿瘤性肠梗阻非手术治疗的缓解率低，因此，在积极进行术前准备后，应尽快剖腹探查。慢性大肠梗阻在明确诊断后，进行适当的肠道准备后，可行根治性切除肿瘤并一期吻合；大肠急性完全梗阻时，由于回盲瓣的作用，表现为闭袢性肠梗阻，肠管严重扩张，肠壁血运障碍，引发坏死、穿孔，需要积极手术治疗。近年来，随着肠道支架、经肛型肠梗阻导管在大肠肿瘤性肠梗阻患者中的使用，可以将急诊手术变为择期手术，将分期手术变为一期手术，明显提高了肿瘤性肠梗阻患者的生存率及生活质量。

3.动力性肠梗阻　常见于腹部大手术后、急性弥漫性腹膜炎、腹膜后血肿、低钾等水和电解质紊乱。治疗关键在于去除原发病因，解除病因后，肠功能可自行恢复；对于腹部手术后出现肠麻痹症状者，采用非手术疗法多可以缓解，但如发现存在腹腔感染、腹腔血肿等手术并发症，应给予包括手术探查在内的处理。

4.血运性肠梗阻　是由于肠系膜血管栓塞或血栓形成导致，本身即属于绞窄性肠梗阻。关键在于及早诊断，及早手术治疗。

5.假性肠梗阻　原则上以非手术治疗为主，对原发病因进行处理。以下3种情况需要积极手术治疗。①急性发作：假性肠梗阻与机械性肠梗阻无法鉴别时可行剖腹探查术，在术中切取全层的肠壁活检以明确肠梗阻的病因。②药物治疗无效时对症手术治疗：对于胃十二指肠动力障碍为主者，行迷走神经切断、幽门成形术或胃空肠吻合术；对反复发作，药物治疗无效者，可行永久胃造瘘术，急性发作时，打开造瘘减压。③虽已经确诊为假性肠梗阻，但急性发作时肠管极度扩张，有穿孔危险时，

应及时手术减压。

二、术前检查

为了在术前能进一步评估肠梗阻患者的病理生理状况、了解梗阻原因、判断手术时机、制订合理的手术方案，术前需对患者的情况应有一较完整的了解，做到心中有数。

（1）密切监测生命体征变化（包括体温、脉搏、呼吸、血压），根据生命体征变化判断患者病情变化，随时调整诊疗方案。

（2）进行身体质量指数（body mass index，BMI）、营养风险评估：判断患者能否耐受范围广、创伤大的手术，对进一步手术的制订提供参考。最常用的营养风险筛查工具是营养风险筛查2002（nutritional risk screening 2002，NRS2002）（表7-8）。根据欧洲肠外肠内营养学会（European Society for Parenteral and Enteral Nutrition，ESPEN）标准，营养不足的特点是体重降低和机体组成变化，后者表现为体脂和瘦肉体丢失；满足至少一项以下条件即有严重营养风险：6个月内体重丢失＞10%～15%，BMI＜18.5kg/m^2，SGA为C级 或NRS2002≥3分，血清白蛋白（ALB）＜30g/L（无肝肾功能障碍证据）。无论手术与否，大多数肠梗阻患者均存在中度营养风险，应加强营养管理。

（3）积极完善实验室检查：包括血常规、尿常规、粪常规、生化全项、凝血系列、病毒系列、肿瘤系列、DD、CRP、PCT、结核抗体、血气分析、呕吐物或胃液常规等检查，用以判断梗阻程度，酸碱失衡、电解质紊乱及肝肾功能状况，亦可通过肿

表7-8　NRS2002营养风险筛查评分表

评分类型		分值与内容
疾病评分	1分	髋骨骨折、慢性疾病急性发作或有并发症、血液透析、肝硬化、一般恶性肿瘤患者、糖尿病
	2分	腹部大手术、脑卒中、重度肺炎、血液恶性肿瘤
	3分	颅脑损伤、骨髓移植
营养状态	0分	正常营养状态
	1分	近3个月体重下降＞5%，或近1周内进食量减少1/4～1/2
	2分	近2个月体重下降＞5%，或近1周内进食量减少1/2～3/4
	3分	1个月体重下降＞5%，或近1周内进食量减少3/4以上，或BMI＜18.5kg/m^{2}及一般情况差
年龄评分	0分	≤70岁
	1分	＞70岁

注：（1）NRS2002营养风险筛查评分总分等于三项高分值之和（最高分为7分）。

（2）总分值≥3分，患者有营养风险，可制订一般性营养支持；总分值＜3分，每周复查营养风险筛查。

瘤系列、结核抗体、粪常规等检查判断梗阻原因。总之，每一项检查都有其特殊的意义，在条件允许的情况下，尽最大可能来完善，也为判断手术时机及制订手术方案提供参考依据。

（4）影像学检查：进行腹部超声、腹部立位X线片、腹部CT及MRI的检查，4种影像学检查在诊断肠梗阻方面各有优缺点，可查漏补缺，最大程度明确梗阻原因。

（5）胃肠道造影：可以使用复方泛影葡胺进行消化道造影，亦可使用气钡双重造影进行大肠疾病的诊断。造影不仅可以起到诊断疾病的目的，更重要的作用是治疗，高渗的复方泛影葡胺注射液进入肠道，可刺激小肠蠕动而缓解肠梗阻，因此，复方泛影葡胺在判断是否需要手术或诊断及治疗上具有非常好的价值，而通过肠梗阻导管造影更有意义。

（6）完善消化内镜检查：消化内镜可以直观了解胃肠道状况，判断梗阻原因，如肿瘤、狭窄、胃结石、幽门梗阻等；尤其对于高龄、怀疑因肿瘤梗阻、乙状结肠扭转者消化内镜更有价值，在诊断的同时，可以治疗、取活检、放置肠梗阻导管及支架。

（7）判断某些特异性梗阻的原因：如结核性肠梗阻、克罗恩病引起的肠梗阻、恶性肠梗阻等，以上患者常伴有严重的营养不良，在营养不良无法纠正的情况下行手术治疗，其术后并发症如肠瘘、再次梗阻的发生率非常高，因此，需要进行积极的营养纠正，规避风险，提高手术治愈率。

（8）对肠梗阻病因的判断：如既往有手术史，多考虑粘连性肠梗阻；既往有肿瘤病史或肿瘤手术史，考虑为粘连性肠梗阻或恶性肿瘤复发导致的恶性肠梗阻；新生儿多以先天发育异常多见；餐后剧烈活动多考虑肠扭转；以上这些都对疾病诊断提供临床思路，但肠梗阻病因复杂，不能武断地进行诊断，这就需要详细地询问病史、仔细的查体及完整的辅助检查，所有这些都必须在术前通过检查、进行再诊断讨论后，做出决定和相应的准备。

三、手术时机的选择

肠梗阻手术时机的选择是非常困难的，应在机械性肠梗阻发展至绞窄前进行手术，而咖啡样排泄物、血性腹水等是肠绞窄的标志，但绝不能将这些标志简单理解为手术探查的指征，更不能因为没有上述症状而消极等待，直至出现这些症状时才进行手术，这种行为是严重的失职。当患者出现腹膜炎、临床不稳定、原因不明的白细胞增多或酸中毒、腹腔脓毒症、肠缺血或穿孔时，应立即手术探查。对于因疝引起梗阻时，应在疝复位术后择期行疝修补术，而当患者出现嵌顿性或绞窄性疝时，需要立即手术治疗；腹部恶性肿瘤或高度怀疑恶性肿瘤的患者术前应彻底评估，选择最佳的手术时机。总之，肠梗阻手术时机的选择需要医生丰富的临床经验，对病情变化判断的敏锐性及手术决断的坚决性来综合考量，总之，"不要让肠梗阻等到太阳升起或落下"。如果出现以下情况，我们应积极手术治疗。

1.肠梗阻有绞窄或有绞窄可能时 在临床实践中，临床医师除了确定有无肠梗阻外，最重要的是要判断患者是否存在绞窄性肠梗阻，对已有肠绞窄或者有绞窄趋势的患者应积极手术治疗。一般来说，如有以下表现者，应考虑绞窄性肠梗阻的可能：①起病急，疼痛程度重，开始即为持续性剧烈疼痛，或在阵发性加重之间仍有持续性疼痛，肠鸣音可不亢进，有时出现腰背部痛。②呕吐物或排出物为血性物，则更应引起高度重视。③病情进展快，早期即出现休克，抗休克治疗后改善不明显。④有腹肌紧张等腹膜刺激症状，或叩诊移动性浊音阳性，体温升高、脉搏增快、白细胞计数增高。⑤局部有固定压痛或明显压痛的不对称肿块。⑥腹部X线片见有孤立、巨大的肠袢。⑦腹腔穿刺液为血性红褐色液体。⑧血磷升高，肠坏死3小时后血磷将会升高。如果出现上述情况，应尽快手术治疗。

需要特别强调的是，肠梗阻具有病情变化快的特点，从肠梗阻到肠绞窄发生是一个变化的过程，需要动态观察患者的症状和体征，密切留意腹部体征的任何细微变化。切忌间隔数小时都不去观察患者，观察时间一般不宜超过4～6小时，以至于出现明显的腹膜炎体征，而此时通常为时已晚，失去最佳手术时机，造成严重的后果。除了上述依据外，对于老年和小儿患者不应过分强调典型的症状和体征，应该采取更为积极的态度进行手术治疗，否则，将失去最佳手术时机，造成肠绞窄或肠穿孔，甚至导致患者死亡，酿成重大事故。

2.非手术治疗无效时 对于肠梗阻患者，如不能及时判定梗阻的部位和性质时，易发生的另一种危险——观察时间太长，通常成为本次医疗活动中的缺陷和硬伤，对于那些虽然没有肠绞窄征象而非手术治疗无效的患者，也应考虑手术治疗。对单纯性粘连性小肠梗阻，急诊观察时间不宜太长，一般不超过12～24小时，症状、体征不减轻或反而加重者，或者有频繁、剧烈、解痉药物不能缓解的腹痛时，即使没有肠绞窄，也应抓紧时间进行手术治疗。肠梗阻患者的观察与手术都应界定在急诊观察和急诊手术的范畴内，主要有以下3点：①非手术治疗无效者只有手术去除了梗阻因素才能获得肠梗阻治愈的希望，过分强调胃肠减压等非手术治疗，不适当地拖延手术时间，常会导致肠绞窄等不良后果。②术前诊断绞窄性肠梗阻通常并不容易，因此，对于机械性肠梗阻的患者，应在仔细检查、严密观察的基础上，根据患者年龄、机体的反应性及可能存在的梗阻原因进行综合分析，不能按一个标准确定手术适应证及手术时机。③对于有腹部手术史的患者，绝不能简单并武断地认为仅仅是单纯性粘连而忽视合并肠扭转或内疝形成的可能。对于这类肠梗阻患者，应强调积极手术治疗的观点，短期治疗未缓解的，或有绞窄征象的，即应急诊手术治疗。

3.肠梗阻长期不缓解或反复发作时 对于非手术治疗有一定效果而又较长期（一般不超过1周）不缓解的亚急性肠梗阻，或反复发作的粘连性肠梗阻，也应积极手术治疗。

4.一些特殊类型的肠梗阻 临床上常见到一些特殊类型的肠梗阻，如嵌顿疝、恶性肠梗阻、克罗恩病引起的肠梗阻等，需要特殊处理。①嵌顿性疝或绞窄性疝引起的肠梗阻，一旦确诊应急诊手术治疗，手术延误与死亡率升高密切相关。②晚期肿瘤引起的肠梗阻，此类患者常伴有肿瘤广泛转移，其肠梗阻多为完全性、甚至为多部位、多节段性，非手术治疗通常很难奏效；患者又不能承受或实施复杂的肠切除手术，有时通常仅能行简单的肠短路或造口手术。近年来，随着大量病例的积累、术中肠道处理方法的改进、有效抗生素的开发应用及术后营养支持的开展，肿瘤所致的急性肠梗阻施行一期切除的病例都有很好疗效。③克罗恩病引起的肠梗阻，对于克罗恩病导致的急性梗阻常可以通过非手术治疗缓解；如果是慢性纤维化狭窄引起的梗阻常需要行肠切除或狭窄成形术。④腹腔脓肿引起的肠梗阻，此类肠梗阻常表现为机械性肠梗阻，CT具有非常好的诊断价值。对于靠近腹壁的脓肿可以行经皮穿刺引流，对于较深的脓肿通常需要脓肿切开引流、清理腹腔、解除梗阻。⑤放射性肠炎引起的肠梗阻，急性期可以通过非手术治疗和糖皮质激素治愈，而对于慢性期非手术治疗很难奏效，常需要

行肠切除或肠短路手术。⑥腹腔结核引起的肠梗阻。此类患者多表现为不完全性肠梗阻，需要在积极地抗结核治疗的同时，择期进行手术治疗，手术需要切除包裹肠管的纤维板，清除干酪样坏死组织，彻底释放肠管，术后亦需要积极的抗结核治疗。

众所周知，腹部手术后容易造成肠管粘连，一般来说，越是复杂的手术粘连越重，粘连现象在术后即开始，2周左右加重，3个月内最为显著，3个月后，粘连开始逐渐松解；因此，两次腹部手术间隔建议在3个月以上，或在2周内。当然，如果患者术后出现机械性肠梗阻，非手术治疗无法缓解，应随时手术，但要慎重选择手术方式，不宜太复杂。评估粘连肠管能否分开的可能性除要考虑上次手术操作的复杂程度及腹腔污染等因素外，腹部体检也很有帮助，如腹部较韧，表明腹腔粘连严重；如腹部柔软，则粘连肠管容易分开；通过腹部CT也可了解肠管粘连程度及分开的可能性。总之，急性机械性肠梗阻在确定病因、采取治疗措施时，应密切注意是否有肠绞窄发生，一旦出现这种可能，必须争分夺秒，做好准备进行手术治疗，以降低肠梗阻的病死率，提高外科治疗肠梗阻的质量和水平。

四、术前准备

肠梗阻如同其他手术一样，良好的术前准备是保证手术成功的重要环节。同时，肠梗阻患者的术前准备又有它的特殊性。

1.进行充分的胃肠减压 减轻胃肠道压力和肠管膨胀程度，还可以有效减少肠腔内的细菌和毒素，更具有改善肠壁血运的目的，为手术提供足够的空间。使用肠梗阻导管进行肠腔减压，效果更好。

2.纠正内稳态的失衡 急性肠梗阻患者因发病急，通过机体的代偿作用，内稳态尚能保持稳定；慢性肠梗阻患者常伴有内稳态失衡，因此，术前应对患者的内稳态进行积极地调整；除注意 K^+、Na^+、Cl^-、Ca^{2+} 等外，还应注意一些微量元素如 Mg^{2+}、P^{3-}、Fe^{5+}、Cu^{2+}、Zn^{2+} 等，尤其是那些在应用肠外、肠内营养支持时未能给予适量补充的患者。

3.给予全肠外营养支持 肠梗阻患者大多不同程度地存在着营养障碍，必须重视肠梗阻患者的营养支持，在梗阻未解除之前，TPN是最好的选择，可使机体保持良好的营养状况和稳定的内环境。理想的PN支持至少要达到7天，由于无法预测梗阻

何时（自行或手术）缓解，不必拘泥PN的时限，并且缓解后一段时间之内进食或EN受限，术后可能仍需接受一段时间的PN支持，PN应以全合一的形式通过外周静脉输注。

4.进行肠道准备　术前充分的肠道准备是保障手术成功的重要条件，良好的肠道准备既要保障营养，保护胃肠道屏障，纠正营养不良，又要获得满意的肠道清洁效果。对于小肠梗阻的患者，清洁灌肠通常能够达到很好的肠道清洁的目的，但对于大肠梗阻的患者，清洁灌肠效果较差，且过多的液体灌入反而增加肠腔压力。近年来，经肛型肠梗阻导管的使用，明显提高了大肠梗阻的治疗效果，将经肛型肠梗阻导管放过梗阻部位，通过持续地冲洗，可将积聚于肠道内的粪便彻底清除，在达到肠腔减压的同时，起到了非常好的肠道准备的目的。

5.术前联合使用抗生素　联合使用口服抗生素的肠道准备方法可有效降低接近一半的手术部位感染、吻合口瘘及肠梗阻等并发症，但肠梗阻患者常无法进食进水，因此，可采用静脉滴注的方法给予抗生素，具体给予时间、剂量可参照实验室检查结果，如WBC、PCT、CRP等。肠梗阻主要病原菌是需氧的大肠埃希菌及厌氧菌中的厌氧链球菌，因此，可给予第三代头孢菌素联合硝基咪唑类抗生素。

6.体力锻炼　慢性肠梗阻或恶性肠梗阻患者既有营养不良又有长期卧床史，缺少体力锻炼，继而对呼吸、循环功能有严重影响，肢体与腹壁肌肉均呈萎缩状态，有的甚至不能起床行走，术后易出现肺炎等并发症，也有碍组织的修复愈合。因此，近年来在准备进行手术、加强营养支持的同时，将体力锻炼列为重要的一项准备工作，也确实获得了效果，患者术后的肺部并发症减少，康复时间缩短。

7.心理治疗　近年来，心理干预在肠梗阻治疗中的作用逐渐显现，其有助于提高患者的依存性，减轻心理负担，增加战胜疾病的信心，对整个治疗过程有非常好的促进作用。肠梗阻患者常会产生焦虑、抑郁、紧张不安等负面情绪，心理负担沉重，非常不利于手术治疗及预后，因此，有必要在围手术期给予肠梗阻患者合理的心理干预，以减轻心理负担，从而巩固手术效果，改善预后。

五、制订手术预案

肠梗阻患者病因复杂，疾病变化迅速，尤其对于一些急性肠梗阻，一旦处理不及时，将错过最佳手术时机，其治疗效果和预后将变得非常不理想；

而对既往有手术史的患者，其腹腔情况更加复杂，腹腔内大片的粘连，器官间解剖关系亦有改变，这为我们进行手术增加了难度。术前虽经询问病史及详细的查体，可以对前次病情有一定的了解，但现实情况就是大多数因手术导致的肠梗阻患者，其前次手术并非在本医院进行，而患者对前次手术描述不清的情况比比皆是，甚至有隐瞒病史的情况，以上都是造成术前诊断困难的原因，因此，手术组的医师必须在术前对了解到的情况进行分析，设计出多种方案，有最佳方案，也应有被迫停止手术的条件，这样才能使手术者在术中遇到一些情况时能按预案处理。不应采用"开腹后再决定"的做法，此时，手术方案是在短暂的时间内形成，手术处理的程序、手术方式的选择有可能不尽符合生理的要求。当然，剖腹后腹腔内的情况完全符合术前所估计者为少数，肠梗阻手术时更可能有意外的发现，当有为各种情况所设计的预案时，可为手术者提供解决意外问题的办法。

某些患者虽梗阻原因明确，但疾病时间较长，腹腔情况复杂，手术是否需要分期进行，应在全面了解情况后决定，一般应考虑到以下几点。

（1）患者的全身情况：能否坚持一次时间长、操作多、骚扰面积大的手术。

（2）对于恶性肠梗阻患者：治疗肿瘤和梗阻同样重要，但通常不能兼顾，因此，应该将解决梗阻作为首要任务，梗阻解除后再使用抗肿瘤治疗也是一种非常好的选择，亦不可强行切除肿瘤而造成更严重并发症。当然，如患者条件允许，将梗阻和肿瘤根治同时解决，将使患者获益匪浅。

（3）无法判断肠管活性：大面积的肠管切除势必会引起短肠综合征等并发症的发生，因此，肠管的切除亦当慎重。当经过多种方法仍无法判断肠管活性时，可暂时保留肠管后关腹，待24小时后再开放观察，如发现有局灶性坏死应再行切除；亦可在肠切除术后不必立即进行肠吻合，将肠管断端外置造口，将没有肯定坏死，但血供不确定的肠管外置，术后动态观察，根据血供情况的变化，决定是切除还是保留，待肠管活力范围确定后，再择期行肠吻合。

（4）手术意外的处理：术中因肠管扩张、粘连、水肿等因素，分离解剖时易出现损伤、破裂，造成新的损伤，因此，须特别仔细解剖，锐性分离较钝性分离更安全。如发现肠道浆膜受损或穿孔，应及时缝合修补，避免进一步加重损伤甚至破裂。

从总体上要求，一次性彻底解决梗阻的全部问题仍是首选的决策。这就需要制订详细的手术预案、仔细的手术操作及全体手术医师的共同配合。

六、麻醉的选择

肠梗阻患者病情轻重不一，严重者常因腹肌紧张、腹胀致膈肌上升，影响肺内气体交换而导致呼吸功能障碍；同时，梗阻导致肠管静脉回流受阻，静脉和微循环淤血、水肿，大量的体液淤积在毛细血管，有效循环血量明显减少，以及频繁呕吐可引起患者体液严重不足和电解质紊乱；病情危重者可因毒素吸收而出现休克症状，因此，对肠梗阻患者选择合理麻醉方法非常重要。

（一）麻醉前准备

虽然肠梗阻患者常需尽快手术，但麻醉前仍应争取时间对病情做尽可能详细的了解和评估，以便选择合适的麻醉方法和麻醉药物，对可能出现的意外、并发症采取防治措施。

1. 麻醉前访视　重点询问病史，尤其是对有无心、肺、肝、肾等重要器官疾病的病史做必要的询问，对麻醉手术史和药物过敏史进行了解。了解患者最后一次进食时间，只要病情允许，也应做适当的禁食、禁饮。术前有效的胃肠减压，对疑有失血、贫血严重的肠梗阻患者还应做好输血的准备。

2. 麻醉选择　肠梗阻患者行手术治疗时，优先选择全身麻醉；而对于全身情况良好，循环和呼吸功能稳定的患者，包括综合治疗抗休克效果满意的患者，可选用硬膜外麻醉。而对于有严重休克、内环境明显紊乱、腹胀和呼吸功能不全者，宜选用气管插管下全身麻醉。近年来，常选择全身麻醉联合硬膜外麻醉的方式进行麻醉，其优点：①麻醉效果完善，患者围手术期安全性更高；②减少麻醉中镇静药、镇痛药、局部麻醉药、肌松药的用量及毒副作用和不良反应；③术后苏醒快、减少苏醒延迟的发生；④硬膜外可提供完善的术后镇痛；⑤改善某些特殊患者的病情；⑥术后可应用硬膜外镇痛泵进行疼痛治疗，更有利于患者康复。

（二）术中麻醉管理

1. 术中输液　包括基本液体和电解质需要、纠正手术开始前不足、补充术中丢失及补充第三间隙丧失。

基本液体需要与基础代谢率有关，应激患者基础代谢率可增加25%～100%；体温升高1℃，代谢率增加12%；出汗、过度通气、空气干燥使水分丧失增多，丧失的几乎为纯水。

术中液体丧失途径：①创面蒸发。室温高、相对湿度低、创面暴露大，蒸发量增加。②失血。应根据血流动力学状态估计失血量。③肠内液体。手术创伤、肠道或肠缺血可导致肠内液体积蓄。④细胞失液。创伤使细胞表面液体丧失增加。

第三间隙失液量与手术创伤程度、有无休克及休克程度相关，在腹部手术时，此部分失液量为0～67ml/（kg·h），包括水肿液、腹水、腹腔渗出等。其电解质与血浆相近，蛋白质含量较低。

术中输液的主要成分为胶体和平衡盐溶液，如无额外失血失液，肠梗阻患者术中基本补液量为5～6ml/（kg·h）；应维持尿量在0.5～1ml/（kg·h），尿量大于1ml/（kg·h），补液速度可减慢，小于0.5ml/（kg·h）时应加快补液。

人血白蛋白无疑是胶体成分的最佳选择之一，白蛋白作为维持血浆胶体渗透压的主要物质，是很多内源性和外源性物质的载体，具有抗感染和抗氧化作用，可以清除体内活性氧基团和氮基团，也是维持酸碱平衡的主要缓冲分子；因此，术中给予高渗性白蛋白溶液可提高血清白蛋白浓度，从而降低手术组织及切口水肿、维持有效循环容量，利于手术操作及术后切口恢复；亦可纠正低白蛋白血症，减少术后并发症。

针对术中失血仍以输血为主，但库存血在储存过程中，红细胞每天约破坏1%（ACD血），血小板24小时内几乎全部失去功能，凝血因子Ⅴ、Ⅷ也大量损伤。成分输血应予以提倡，在有效利用血液成分最佳治疗效果的同时，可减少不良反应、节约血液资源，亦可减少传染性疾病的传播。

2. 术中监测　术中详细的监测有利于保证麻醉的安全性，也是保证手术顺利完成的基础，主要包括以下几方面。

（1）血红蛋白：术中血红蛋白减低常与失血量平行。成年男性约血红蛋白每降低10g/L、失血400ml、血红蛋白低于60g/L、组织氧供需平衡可能破坏，是输注红细胞的指征；在心脑血管疾病患者中，血红蛋白不宜低于80～100g/L。

（2）充盈压监测：中心静脉压或颈静脉充盈程度可用于判断右心充盈压，左心充盈压则由肺毛细血管楔压来判断。

（3）脉搏血氧饱和度（pulse oxygen saturation,

SpO_2）：在循环功能良好时与动脉氧饱和度相一致，术中应保持 SpO_2 95%～97%，全身麻醉吸入高浓度氧时，SpO_2 不应低于99%。

（4）呼气末 CO_2 分压（end-tidal carbon dioxide partial pressure，$P_{ET}CO_2$）：在肺通气与血流匹配良好的情况下，$P_{ET}CO_2$ 与 $PaCO_2$ 相关性良好，反映了组织产生和传递到肺的 CO_2 量。

（5）尿量与尿生化检查：对术中少尿的患者应注意鉴别是肾性还是肾前性因素所致。如尿钠＜20mmol/L，钠排泄分数（fractional excretion of sodium，FENa）＜0.01或尿渗透压＞500mmol/L，提示水钠不足或有血流动力学障碍，而非肾实质受损所致。

（6）直接动脉压测定：采用聚四氟乙烯或聚酯套管针直接穿刺置入桡动脉（或足背动脉、腋动脉、肱动脉、股动脉）既可瞬时反映血压变化，又可反复采取动脉血样行血气、酸碱和生化监测。

（7）体温监测：鼻咽、食管、肛门及直肠测温有助于发现危险的术中恶性高温和低温。严重感染、输液反应、代谢性酸中毒、恶性高热是发生术中高热的主要原因，全身麻醉术后体温低于35℃应先予以复温再拔气管导管，以免在术后恢复过程中，寒战加剧氧消耗，导致心肌缺氧。

3.麻醉注意事项

（1）实施椎管内麻醉时应避免阻滞平面过广，以免广泛交感神经阻滞导致血压严重下降。硬膜外给药前加速补充平衡液500～1000ml，有益于维持循环稳定。麻醉辅助用药也有潜在呼吸循环抑制的可能。

（2）饱胃患者实施全身麻醉时应谨防反流误吸。可在充分的胃肠减压后进行麻醉，明显降低反流误吸的发生率；急诊饱胃患者必须行全身麻醉时，术前可给予促进胃排空、升高胃液pH的药物；麻醉诱导时采用快速顺序诱导的方法，并给予环状软骨按压以降低反流误吸的风险；麻醉苏醒期待患者完全清醒且咽喉部保护性反射恢复后再尝试拔管。患者一旦出现呕吐，应迅速将头偏向一侧，并取头低足高位，避免呕吐物进入呼吸道，同时用吸引器清除口鼻腔内反流物。必要时进行气管内插管或支气管镜检查，清除气管内异物。

（3）加强生命体征的监测，除常规的血压、心电图、SpO_2 的监测外，对病情危重者还需进行中心静脉压、动脉血气、电解质等的监测，以指导输血、输液、电解质紊乱和酸碱失衡的纠正。

（4）气管插管下全身麻醉时避免使用氧化亚氮，因其可使已增加的肠内压进一步增加，影响肠壁的血液供应，甚至导致肠穿孔；有高血钾者禁用琥珀胆碱。

（三）麻醉恢复期管理

（1）加强监测，如术前合并有休克、电解质紊乱和酸碱失衡者，应继续监测血压、脉搏、呼吸、意识、中心静脉压、尿量、电解质和血气分析。老年患者还需加强心、肺、肝、肾等重要器官功能的监测。

（2）手术完毕若患者生命体征平稳，水、电解质和酸碱平衡紊乱基本纠正，可于清醒后拔除气管导管送回病房。若全身情况差，呼吸、循环功能不稳定，应带气管导管送ICU进一步加强治疗。

七、手术切口的选择

手术切口的选择有以下几种考虑：距病变最近处做切口，方便手术操作，如消化道肿瘤或其他初次手术常根据这一原则选择切口，但对于再次或多次手术者，尤其是切口下方有粘连者，如果直接沿原切口入腹，虽然距病变最近，也可以顺带切除原切口瘢痕，但通常刚进腹腔，肠管即破损多处，甚至已经切破肠管还不知是否进入腹腔；对这类手术，应避开粘连最严重的部分，而从其附近粘连较轻或无粘连的地方入手，最常用的方法是将原切口延长，从延长部分进入腹腔较为容易，再逐渐向粘连较重的部位分离，这样可以减少肠管损伤的机会；如从其他部位另做切口，应考虑两个切口间血供问题，尤其是近期行手术的患者，切口的选择更应慎重，避免切口间因组织缺血而引起腹壁坏死；放射性肠炎造成的肠梗阻较为特殊，由于外照射会伤及腹壁，而腹壁照射部位深处通常即为梗阻所在，如在腹壁放射损伤处做切口，术后切口愈合十分困难，因此，这类手术的切口应避开放射损伤处；对盆腔手术而言，通常取中下腹部做横切口或弧形切口。从预防术后肠梗阻的角度出发，横切口术后切口下方与肠管粘连的机会要明显少于纵行切口。

近年来，随着腹腔镜技术和腹部CT的广泛应用，手术切口选择的困难在逐渐下降，术前通过腹部CT（尤其是MPR的应用）可以找到腹腔粘连带，在选择切口时可避开这些粘连带；手术中可先使用腹腔镜进行探查，在CT选择的切口处进入观察孔，通过腹腔镜直视下再选择操作孔，仔细分离粘连，确需要开腹时，可以在原切口处选择切口。笔者在肠梗阻手术切口选择时，常将腹部CT和腹腔镜联合，明显提高了切口选择的合理性，减少盲目性，保证安全的前提下使切口变得更小，有利于患者康复。

八、手术方式的选择

1. 单纯解除梗阻的手术　这类手术包括粘连性肠梗阻的粘连松解，去除肠扭曲，切断粘连的束带；为肠内堵塞切开肠腔，去除粪石、蛔虫等；解除肠扭转、肠套叠的肠袢复位术。

2. 肠切除吻合术　因肿瘤导致的肠梗阻，切除肿瘤是解除梗阻的首选方法。其他非肿瘤性病变，因肠梗阻时间较长、有绞窄引起肠坏死或分离肠粘连时造成较大范围的肠损伤，则需要考虑将有病变的肠管切除吻合。

在绞窄性肠梗阻，如腹股沟疝嵌顿、肠扭转、胃大部切除后绞窄性内疝，绞窄解除后，血运有所恢复，但肠袢的活力如何，是否应切除，切除多少，常是手术医师感到困难之处。当小肠肠袢不能肯定有无血运障碍时，以切除吻合为安全；但当有较长肠袢尤其全小肠扭转，贸然切除将影响患者将来的生存，为此，应认真判断肠管有无活力。判断的方法：①肠管的颜色转为正常，肠壁保持弹性并且蠕动活跃、肠系膜边缘动脉搏动可见，说明肠管有生机；②应用超声多普勒沿肠管对肠系膜缘探查是否有动脉搏动，而非探查肠系膜血管弓部，准确性在80%以上；③从周围静脉注入荧光素，然后以紫外线照射怀疑有循环障碍的肠管部，如有荧光出现，表明肠管有生机，其准确率达100%，甚至仅0.5 mm^2 的缺血区也可被显示出来；④肠管已明显坏死，切除缘必须有活跃的动脉出血。肠管的生机不易判断且是较长的一段，可在纠正血容量不足与供氧的同时，在肠系膜血管根部注射1%普鲁卡因或苯胺唑啉以缓解血管痉挛，将肠管标志后放回腹腔，观察15～30分钟后，如无生机可重复1次，当确认无生机后可考虑切除；经处理后肠管的血运恢复，也显示有生机，则可保留，但24小时后应再次开放观察，如发现有局灶性坏死应再行切除，为此，第1次手术关腹时，可采用全层简单缝合的方法。

3. 肠短路吻合　当梗阻的部位切除有困难，如肿瘤向周围组织广泛侵犯，或是粘连广泛难以剥离，但肠管无坏死现象，为解除梗阻，可分离梗阻部远近端肠管做短路吻合，旷置梗阻部，但应注意旷置的肠管尤其是梗阻部的近端肠管不宜过长，以免引起盲袢综合征。

4. 肠造口或肠外置术　肠梗阻部位的病变复杂或患者全身情况差，不允许做复杂的手术，可在膨胀的肠管上，即在梗阻部的近端肠管做肠造口术以减压，解除因肠管高度膨胀而带来的生理紊乱。应首选外置造口，更有利于肠腔减压及术后护理；亦有小肠插管造口、小肠隧道式包埋造口的报道；此外，当有梗阻病变的肠袢已游离或肠袢已有坏死，但患者的情况差不能耐受切除吻合术，可将该段肠袢外置，关腹。立即或待患者情况复苏后再在腹腔外切除坏死或病变的肠袢，远近两切除端固定在腹壁上，近端插管减压、引流，以后再行二期手术，重建肠管的连续性。

急性肠梗阻都是在急诊或半急诊情况下进行手术，术前的准备不如择期性手术那样完善，且肠袢高度膨胀有血液循环障碍，肠壁有水肿，愈合能力差，手术时肠腔已有感染或手术时腹腔被肠内容物严重污染，术后易出现肠瘘、腹腔感染、切口感染裂开等。在绞窄性肠梗阻患者，绞窄解除后循环恢复，肠腔内的大量毒素被吸收入血液循环中，出现全身性中毒症状，有些晚期患者还可能发生MODS甚至MOF。绞窄性肠梗阻的手术死亡率为4.5%～31%，而单纯性肠梗阻仅为1%，因此，肠梗阻患者术后的监测治疗仍很重要，胃肠减压，维持水、电解质及酸碱平衡，加强营养支持，抗感染等都必须予以重视。

九、开放手术与腹腔镜手术的选择

手术选择开放还是腹腔镜进行，也是一个艰难的选择。目前，肠梗阻手术治疗仍以传统开放手术为主，开放手术存在手术切口大、创伤大、术后疼痛明显、恢复慢、术后再粘连的概率增加等问题；腹腔镜具有手术创伤小，术中出血少，术后疼痛小、恢复快等优势，但存在操作难度大、肠管损伤的概率增加等问题；可见开放手术与腹腔镜手术各有千秋，视病情来选择。

1. 开放手术　可迅速发现梗阻原因，快速解除梗阻，尤其适用于肠扭转、嵌顿、血运障碍的患者；开放手术可迅速降低腹腔压力，尤其对于肠管过度扩张、伴有ACS的患者，可迅速减轻腹腔压力，恢复重要器官功能，也对患者的康复有所帮助。临床中也有结核性肠梗阻、恶性肠梗阻、腹茧症及过度粘连的情况发生，此类患者需要开腹手术，因开腹手术的视野清晰，分离肠间隙的粘连及剥除纤维板时优势明显。无论如何，开放手术作为传统的手术操作，具有无可替代的优势，我们在临床中要正确选择，切不可为了追求微创而盲目否决开放手术。

2.腹腔镜手术 是新兴的微创方法，患者采用全身麻醉方式，在完全无痛情况下进行手术，医师可清楚地观察患者腹腔内梗阻情况，便于了解致病因素，同时对病变部位进行治疗。随着腹腔镜技术及理念的不断发展，越来越多的腹腔镜技术应用于外科急腹症的诊断及治疗中，腹腔镜手术的安全性及可靠性也得到了临床验证，利用腹腔镜技术治疗急腹症逐渐成为外科手术的一种新的选择。Bastug等于1991年首次报道了腹腔镜肠粘连松解术治疗粘连性肠梗阻以来，国内外学者越来越多地使用腹腔镜诊断及治疗各种原因引起的肠梗阻，目前普遍认为腹腔镜手术具有视野开阔、创伤小、术后疼痛小、恢复快等优势，但操作难度大，术中易损伤肠管等仍是腹腔镜治疗肠梗阻的困难所在。

（1）腹腔镜手术治疗的安全性：已被国内外大量研究所证实。多项研究已证明，腹腔镜手术相较于开放手术在术中出血及术后肠瘘等主要并发症发生率方面的差异无统计学意义，而在因术中操作引起粘连性肠梗阻的发生率方面，腹腔镜手术则明显低于开放手术；且腹腔镜手术对人体免疫系统的干扰要明显低于开放手术，可见，腹腔镜手术的安全性已得到了业界的一致认可。

（2）腹腔镜手术的有效性：手术的有效性取决于手术的疗效。与传统开放手术相比，腹腔镜治疗肠梗阻的意义在于通过腹腔镜探查，明确腹腔情况、梗阻的部位及原因；指导下一步手术治疗方式；镜下完成手术操作或辅助小切口手术最大限度地减少手术创伤。腹腔镜手术不受肥胖等因素影响，具有术野开阔、视野良好、探查全面等优点，同时具有创伤小、切口小、术后切口裂开或感染发生率低、恢复快、住院时间短等优势；腹腔镜手术常不需开腹，减少了肠管暴露于空气中的时间，术后患者可早期下床活动，促进了胃肠功能的恢复，降低了术后再次出现粘连性肠梗阻的发生率。即使需要中转开腹或进行小切口辅助手术操作，先通过监视器探查明确腹腔情况，制订手术方案，也有利于减少手术时间，监视腹腔内情况并辅助切口选择，也可以有效地避免开腹时意外损伤肠管。从微

创外科的角度讲，腹腔镜技术最适用于那些传统开放手术给腹壁带来的创伤显著大于腹腔内创伤的手术；许多粘连性肠梗阻的手术只是"一剪之劳"，因此，粘连性肠梗阻的腹腔镜治疗是最能体现腹腔镜手术有效性的术式之一，值得进行广泛推广。

（3）腹腔镜手术的实用性：手术实用性与治疗费用密切相关。与开放的肠梗阻手术相比，腹腔镜手术创伤轻、住院时间短，相关药物的使用也相应减少，将更具费用效益性；腹腔镜手术的患者还可更早恢复日常工作，有较强的经济、社会效益，从社会经济学的角度看，先进的手术方法带来良好的手术效果对社会是有益的。

（4）腹腔镜手术的适应证和禁忌证

适应证：①各种原因导致肠梗阻而肠管扩张程度较轻，无明显腹胀或轻度腹胀者；②单纯性粘连性肠梗阻，经非手术治疗24小时无效或加重者；③经非手术治疗症状减轻、肛门恢复排气排便但梗阻仍未完全解除者；④反复发作的不全性的机械性肠梗阻；⑤无开放手术禁忌证。

禁忌证：①肠管扩张严重、有高度腹胀的各种原因引起的肠梗阻；②估计不宜建立气腹、术野显露困难、操作空间小，如腹腔结核感染、晚期肿瘤腹腔广泛转移、腹腔广泛的粘连等腹腔镜手术难以解决的肠梗阻；③患者心肺功能差，不能耐受气腹者；④合并腹腔出血或明确肠绞窄穿孔坏死者；⑤既往有腹部复杂手术史者；⑥合并膈疝者；⑦肠壁水肿严重者；⑧严重出血倾向者；⑨血流动力学不稳定及全身状态无法耐受手术者。需要强调的是，及时中转手术不是手术失败的标志，相反它代表着正确的临床抉择。

（5）腹腔镜手术存在的困难：腹腔镜手术是科技发展与医疗创新相结合的现代化外科新技术，尽管腹腔镜治疗肠梗阻较传统开放手术具有诸多优势，但其手术操作仍然存在一定的困难及弊端：①术后再粘连的发生不可能完全避免；②腹腔镜手术治疗肠梗阻仍具有一定局限性，与传统开放手术相比，腹腔镜器械代替手进行操作带来一定程度上精细触觉的丢失，存在遗漏肠道内较小病变的风险；③由于解剖学特点，对于腹膜后的探查无法详尽，存在疏漏风险；④腹腔镜手术后出现内疝及戳卡孔疝的患者明显增多，且后果更加严重。笔者曾碰到一例食管裂孔疝患者，术后出现肠梗阻，其病因就是肠管疝入戳卡孔内引起。这就要求术者尽可能地关闭系膜裂孔，切实缝合套管穿刺孔，手术结

束后解除气腹时应充分排出腹腔内气体后再拔除戳卡，注意过早拔除戳卡带来的"烟囱效应"引起的戳卡孔疝风险。

（6）腹腔镜手术避免腹腔内损伤的方法：腹腔镜手术操作中应避免对腹腔内结构的损伤。很多损伤是由气腹针和第一个戳卡的盲目放置引起。采取开放式放置可避免这种损伤，"可视插入"戳卡使术者在放置过程中可见腹壁各层，避免穿刺造成的损伤。戳卡孔位置的选择应远离原来的切口瘢痕，左上腹是个安全的选择。其他的手术技巧：①采用30°腹腔镜可获得最佳视野，气腹不超过15mmHg；②使用非锁定的肠抓钳轻轻移动肠管，通过闭合器械的压迫而不是器械抓持，可得到视野的清晰显露；③应检查肠管有无穿孔和缺血，从盲肠和空虚的肠管开始，向近端检查，直至发现梗阻部位；④分离粘连中应尽量避免通电。

需要指出的是，临床上常将开放手术与腹腔镜手术联合应用，对于急性肠梗阻，仍然首选开放手术；而对于慢性肠梗阻，建议先进行腹腔镜手术探查，然后在腹腔镜的指引下进行辅助的开放手术，对于进一步手术方案的制订，切口的选择，以及患者术后的恢复都有帮助。

十、术中处理及注意事项

（一）术中操作的注意事项

（1）施行分离手术的整个过程中，一定要注意防止术后再粘连，手术操作要轻柔，以减少对肠管的机械性损伤，用温生理盐水保护肠管，防止肠管在空气中暴露，生理盐水纱布温度不宜超过45℃；防止腹腔污染，清除腹腔残留积血。

（2）对于过度粘连而无法分开者，如粘连范围不大，可以切除；若粘连范围较大，不宜强行分离，可做近端肠造口缓解梗阻，梗阻远端小肠可插管或外置造口，术后给予肠内营养，并将近端小肠的消化液收集回输，经过一段时间，粘连和梗阻多会自行缓解，此时行造口还纳即可。

（3）对于腹茧症或广泛严重的肠粘连，应该彻底分离粘连，剥除纤维板，释放粘连肠管，力争去除引起粘连的每一个环节，术后可进行肠排列（推荐内排列），使其形成规律有序的黏着。

（4）肠瘘多是因缝合技术失误、吻合口血运不佳、张力过大等原因致吻合口愈合不良引起的，应注意避免。

（5）分离的肠管粗糙面应考虑到修补后是否会形成狭窄，一般都应依横轴加以修补。

（6）梗阻后的肠管，尤其是慢性梗阻后近远两端肠管的直径与肠壁的厚薄可能相差甚多，吻合时可根据情况行端端、端侧或侧侧吻合术。

（7）在切除肠段时应考虑保留肠管的长度及是否有回盲部，一般要求空肠、回肠保留100cm以上并有回盲部。若回盲部不能保留则肠管应在150cm以上，过短的肠管难以维持患者术后的营养状况，以致引起短肠综合征。

（8）对于慢性肠缺血者，可进行术中纤维肠镜检查：肠黏膜耐受缺血缺氧能力极差，即使肠管浆肌层血供正常，但肠黏膜可能已经缺血坏死甚至脱落，术中肠镜可以一目了然，为肠切除范围提供依据。

（9）对于恶性肠梗阻患者，应以解除梗阻为主要目的，可行肠造口术，手术范围不宜过大，更不宜过分追求切除肿瘤，以免创伤过大，出现手术并发症，适得其反。

（二）术后再梗阻的预防

肠梗阻术后再梗阻较为常见，为避免这一问题，人们一直在进行各种各样的尝试，但至今没有收到满意的效果。目前认为，粘连是组织愈合不可缺少的一个环节，但正常情况下，粘连形成后很短时间内，机体即通过纤维溶解过程自行松解粘连。如果由于外伤或手术操作等原因导致腹膜受到过度牵拉、切割、挫伤、缺血、干燥和出现血肿等损伤，则纤维溶解过程停滞，甚至出现纤维蛋白沉积和机化，形成致密粘连。曾有多种抗粘连的方法，包括使用肝素、糖皮质激素、NSAID、透明质酸钠等，均无效果，甚至有不良反应。目前认为预防粘连和梗阻最有效的措施是注意保护肠管，减轻手术操作对肠管的损伤，仔细修补肠管浆膜面的破损，避免使用丝线、合成网片等容易引起炎性反应的材料，尽量减轻腹腔污染，关腹前彻底清洗腹腔，清除异物，包括滑石粉、纱垫棉絮和血块及坏死组织屑等，放置引流管时避免跨过肠管，避免强行改变肠管的解剖位置；当肠管浆膜面广泛受损或为防止粘连性肠梗阻手术后复发，应采用内排列的方法使肠袢呈有序排列、黏着来预防再梗阻。

十一、术后处理

肠梗阻患者术后的监测治疗仍然很重要，胃

肠减压，维持水、电解质及酸碱平衡，加强营养支持，抗感染等都必须予以重视。

1.观察生命体征 密切观察患者的体温、脉搏、血压、呼吸和神志的状况；详细记录出入量，包括胃肠减压量、呕吐量、尿量等，以便进行液体调整，保证每日出入量的平衡。

2.重视营养支持 腹腔经过广泛的操作，又可能行内排列，肠功能恢复较慢，一般需7～10天，加之部分肠梗阻患者术前营养状况欠佳，因此，术后应重视营养支持，并继续应用PN直至肠功能恢复，然后逐渐从PN→EN→普食的过渡，直至能从肠道获得足够的营养为止。急性肠梗阻患者术后存活肠管由于缺血再灌注或仍存在缺血风险，过早的EN可增加肠管血运要求而导致相对缺血，因此，禁食和PN可使肠管充分休息。由于多数肠梗阻患者术后早期胃肠道功能较差，流质饮食及EN提供的热量和蛋白质不能满足患者需求，PN可作为重要的补充途径。部分患者术后早期存在肠管潜在缺血或肠功能恢复延迟，EN禁忌，PN仍是维持营养状态、改善预后的重要手段。术后近期，患者处于应激状态，体内促分解代谢激素如胰高血糖素、儿茶酚胺和皮质激素等分泌增多，蛋白质分解和糖异生增加，血糖升高，组织利用葡萄糖受限，出现胰岛素抵抗，PN供给的热量不宜过多，尤其不必拘泥糖脂比，适当降低葡萄糖的比例。糖尿病患者糖的利用障碍、易发生高血糖症；无论患者是否合并糖尿病，均应监测血糖水平，通过给予外源性胰岛素将血糖控制在10mmol/L以下。现今PN制剂的进步，可显著降低PN的不良反应，如橄榄油脂肪乳和结构脂肪乳可避免大豆脂肪乳的促炎反应，添加鱼油脂肪乳的营养制剂可减轻炎性反应，并减少感染并发症。谷氨酰胺对黏膜屏障明显受损的梗阻肠管，具有机制上的正性作用，因此，应添加使用。

3.重视血液制品的应用 肠梗阻手术时间长、操作范围大、术中失血较多，且大多数患者在术前就伴有营养不良、低蛋白血症、贫血等，因此，术后要重视血液制品的应用，尤其是血浆、人血白蛋白的使用，可快速纠正低蛋白血症、补充凝血因子，提高抗感染能力，对患者的恢复有非常好的作用。

4.保持引流通畅 包括胃肠减压管/肠梗阻导管及腹腔引流管等。充分的胃肠减压可以减轻肠道压力，使肠道充分休息，快速减轻肠壁水肿，亦可降低吻合口瘘的发生，胃肠减压一直要放置到肠蠕动恢复，而肠梗阻导管的放置时间可延长至术后2周或肠功能恢复后1周。保持腹腔引流管的通畅，可以快速观察腹腔引流液的量、色、味，以便判断腹腔恢复情况；肠吻合术后5～7天为吻合口瘘发生的高发时段，因此，应保持引流管至术后7天左右才拔除较为可靠。若发生肠瘘等并发症时，可更换普通引流管为双套管进行肠瘘的治疗。

5.使用抗生素 肠梗阻手术时腹腔有严重的污染或尚存有残留的腹腔内感染，术后易有腹腔内感染，且有静脉导管、导尿管等引起的感染，肺炎发生率亦较高，故手术时除加强腹腔的冲洗与腹腔引流外，围手术期的抗生素使用亦甚为重要。除考虑到肠道细菌外，还应考虑到导致肺炎、静脉导管感染的细菌。因此，常选用广谱的头孢与抗厌氧菌的药物如甲硝唑等。但是，肠梗阻手术患者术后恢复期较长，抗生素却不宜长期应用，一般在术后7天左右，无明显感染征象时即可撤除，不可等待患者的恢复。在应用抗生素时间较长的患者，还应警惕真菌感染的发生。

6.预防肺炎及肝功能损害 肠梗阻患者容易出现器官功能损害，其中以肺功能及肝功能障碍较为常见。肺炎的发生多与腹部大范围手术后呼吸运动受影响、肺内分泌物不能排出，或是鼻胃管放置时间长、影响呼吸及分泌物的排出，亦与卧床时间过久有关。因此，为减少肺部并发症的发生，除加强有关的护理外，还应充分计算液体入量，加强营养、避免肺水肿、胸腔积液等影响肺功能的疾病发生。肠梗阻术后肝功能常受损，其原因是多方面的，原有的营养不良、PN、药物的应用等都可导致肝功能损害，最为明显的是手术时腹腔内感染、手术时间又长，内毒素可直接进入门静脉损伤肝，患者可表现为黄疸、高热、寒战、肝酶升高，可积极抗感染治疗与保肝治疗联合，并减少肝功能损害药物的使用。

十二、肠梗阻手术失败的原因

肠梗阻手术后常容易出现出血、再次梗阻、肠瘘、腹腔感染、迟发性肠坏死等，而任何一个出现的术后问题都是致命的，因此，要仔细分析原因，避免手术出现以上问题而导致手术失败。

1.再次梗阻 导致再次梗阻最常见的原因仍然是粘连，包括第一次手术时未完全分离术中粘连引起的梗阻和术后形成的粘连；亦有因内疝及肠扭转形成梗阻、粪石或结石未全部去除导致再次梗阻，亦可因放置引流管后压迫肠管导致的梗阻。

2. 出血　手术时大面积分离粘连，腹腔创面渗出、出血导致腹腔慢性出血；亦有因血管结扎不牢靠，线结脱落而导致出血。临床亦可见腹腔脓肿、肠瘘后消化液侵犯周围血管，导致出血的病例。

3. 肠瘘　多发生在肠切除肠吻合的患者中，吻合口血运欠佳、肠管炎症、水肿、瘢痕都是发生术后肠瘘的风险，加之术后营养改善不及时，肠功能恢复慢，梗阻未及时解除可加剧肠瘘的发生。也有因分离粘连时肠道浆膜层损伤或发生全层的微小破裂，术中未及时发现，修补不及时，加之术后肠管水肿、营养状况差而导致肠管破裂。

4. 腹腔感染　一般认为腹腔感染可能与术中污染、手术时间过长、患者免疫力低下、坏死物积聚残留过多及环境因素等有关，故手术结束前应使用温盐水大量冲洗腹腔，彻底清除感染病灶，合理放置腹腔引流管，有利于及时观察。

5. 迟发性肠坏死　指在初次手术时尚未发现明显的肠管坏死，但由于原发病所致的某些病理改变继续存在甚至发展而导致的迟发性肠管坏死。临床上以肠套叠及嵌顿性腹股沟斜疝等最多见。对于病程较长、套叠较紧者，尽管梗阻解除，也会继续发生两种可能导致肠管局部病损加重的病理改变：①局部肠系膜和肠管血管损伤，加之肠壁水肿、血液黏滞度增高，尽管肠梗阻已解除，术中局部尚未表现明显坏死征象，但已存在血管壁的损害，有可能在手术后进一步加重，局部肠系膜血管内血栓形成，缺血坏死，导致迟发性肠坏死。②手术解除梗阻后的肠管再灌注损伤。当肠管梗阻，在缺血、缺氧的状态下正常肠管组织中的次黄嘌呤会大量堆积；当解除梗阻，突然的高氧血再灌注后，在有氧的条件下次黄嘌呤氧化为黄嘌呤，同时产生大量的氧自由基，与细胞膜性结构的多聚不饱和脂肪酸结合，生成脂质过氧化物，而脂质过氧化物的大量产生则可引起肠壁血管及黏膜组织受损，严重者甚至肠壁会坏死穿孔。对于迟发性肠坏死的预防，关键在于初次手术时对肠管活力的正确判断。

6. 切口全层裂开　腹壁切口张力过大或感染常致切口裂开，如肠吻合部被暴露在切口中可导致愈合不良而破裂。

总体来讲，肠梗阻手术失败的原因很多，要注意手术时机的选择，有良好的围手术期处理，手术方式选择恰当，仔细的术中操作，即可预防再次肠梗阻、腹腔内感染、肠瘘的发生，肠梗阻手术将会

有很高的成功率。

十三、复杂肠梗阻的分期治疗

（一）肿瘤性肠梗阻的处理

肿瘤性肠梗阻的处理较其他原因的肠梗阻复杂，有以下几个原因：首先，肿瘤性肠梗阻的原发病复杂，可见于胃肠道肿瘤和肠外肿瘤患者，其中绝大多数由胃肠道肿瘤引起。可以发生于胃输出端、小肠及大肠，以大肠癌所致的肠梗阻最为多见；肠道外肿瘤包括胰腺癌、胆道肿瘤、妇科肿瘤及其他部位肿瘤转移至肠系膜、网膜等处压迫受累肠管所致。右半结肠癌占大肠癌肠梗阻的30%左右，以腹部肿块等局部症状为主，患者全身状态和肠道受影响较小，如发生肠梗阻也可行一期切除吻合术。左半结肠肠腔狭窄，含细菌量大，合并肠梗阻时肠道血运变差，且不能给予常规的肠道准备，急诊手术一期切除吻合后会增加吻合口瘘、腹腔感染等并发症的风险。因此，目前通常采用一期肿瘤切除，双腔造口，二期手术吻合或术中肠道灌洗结合一期切除吻合术。

肿瘤性肠梗阻是一大类复杂疾病，在处理时通常没有一定之规，对医师是一个考验，如何能够根据我们现有认识和手段来完成这个复杂而又艰巨的任务，因此，应该注意以下几点：①挽救生命、治疗肿瘤、改善生活质量三者相平衡：肿瘤性肠梗阻通常病情进展迅速，病情复杂、治疗难度大，首要的治疗目的是挽救生命，选择治疗方案时要判断预后和肿瘤的进展程度，权衡利弊，既要保证手术安全性，减少术后并发症，又要兼顾治疗肿瘤和提高患者的生活质量。②个体化：肿瘤性肠梗阻的原发病不同，临床表现、病情进展速度因人而异，应根据患者肠梗阻的程度、原发疾病、预后情况制订个体化治疗方案。③综合治疗：肿瘤性肠梗阻，既要解决肠梗阻，又要考虑到肿瘤的治疗和预后，常需多种治疗手段联合使用，如对于左半结肠癌合并肠梗阻可于手术前行内镜置入肠道支架或经肛型肠梗阻导管，通过缓解肠梗阻症状，改善肠道条件，提高患者耐受力，使急诊手术变为择期手术，利于减少术后并发症的发生。

（二）结核性肠梗阻的治疗

结核性肠梗阻是结核性腹膜炎和肠结核引起的肠内容物不能正常运行、顺利通过肠道的一种

状态，常表现为慢性不全性肠梗阻。结核性肠梗阻属于机械性肠梗阻的范畴，又是其特殊类型的肠梗阻，治疗应以抗结核治疗为基础，解除梗阻、恢复肠道功能为治疗的核心。结核性肠梗阻患者以低蛋白、贫血、低体重（或进行性体重下降）为特点，存在严重的营养风险，如急诊行手术治疗，围手术期死亡率及术后并发症发生率明显增高，严重影响患者的生活质量。

结核性肠梗阻的治疗原则除了贯穿全程的抗结核化学治疗外，仍然以禁食水、胃肠减压、肠外营养、抑制消化液分泌等治疗为主；胃肠减压在肠梗阻的治疗中占据主导作用，可抽出胃肠道积液，降低胃肠道内压力，减少胃肠道膨胀程度，改善胃肠道血液循环，可促进肠道蠕动及再通，对一些不全性肠梗阻有很好的治疗作用。因此，可对结核性肠梗阻患者放置经鼻型肠梗阻导管，通过充分的肠腔减压，利用有限的肠管面积进行EN，并联合使用PN，通过不断的营养治疗，可快速纠正低蛋白、贫血、低体重的状态，然后伺机进行手术治疗，术中彻底清除结核病灶、剥除纤维板，进行内排列术，术后进行抗感染、抗结核、营养治疗、补充白蛋白，以期彻底康复。

（三）恶性肠梗阻的治疗

恶性肠梗阻（malignant bowel obstruction，MBO）是指原发性或转移性恶性肿瘤造成的肠道梗阻，是晚期癌症患者的常见并发症。其病因可分为癌性肠梗阻和非癌性肠梗阻两大类。以改善生活质量为治疗目标；以个体化姑息治疗为治疗原则，应根据患者疾病的阶段、预后、进一步接受抗肿瘤治疗的可能性、全身状况及患者意愿，决定治疗方案。MBO的主要治疗方法包括手术治疗、内镜下支架治疗和内科治疗等。然而，多数肿瘤晚期患者的身体状况较差，无法耐受手术，弥漫腹膜转移、多段梗阻、腹水和既往接受放疗等因素常限制手术的实施。因此，应在充分的内科非手术的过程中寻找手术治疗的时机。内科治疗应以肠腔减压、营养治疗、抑制消化液分泌、使用类固醇皮质激素、充分利尿、加强运动及功能锻炼为主。待患者条件适合时可进行姑息性手术治疗，手术方式主要有梗阻肠段切除肠吻合术、单纯肠造口术、单段梗阻肠段侧侧吻合术、多段梗阻肠段侧侧吻合术、梗阻肠段切除加肠造口术、梗阻肠段侧侧吻合加肠造口术等，也可将肿瘤细胞减灭术与腹腔热灌注化疗

联合使用。具体的MBO姑息性手术方式多需要根据术中探查结果确定。积极切除肿瘤以解除肠道梗阻是期待的手术方式，但多数情况下因广泛的梗阻难以施行。经过简单的外科手术恢复肠道的连续性是通常情况下能采取的最好的手术治疗策略，当不能完全疏通多处梗阻的肠道时，采取"能疏通多少尽量疏通多少"的原则进行手术，以方便术后EN治疗。

第四节　中医中药在肠梗阻治疗中的应用

肠梗阻属祖国医学"肠结"、"腹痛"、"关格"等范畴。清·张锡纯《医学衷中参西录》一书对本病有确切的描述："肠结最为紧要之证，恒于人性命有关。或因常常呕吐，或因多食生冷及硬物，或因怒后饱食，皆可致肠结，其结多在十二指肠及小肠间，有结于幽门者"。中医理论指出，"六腑以通为用，六淫、七情、饮食不节等均能引起腑气不通，阴阳关格或津液燥竭，糟粕痞结，致使肠道阻塞，大便不通，故成本病"；可见，凡气血瘀滞，寒邪凝滞，邪热郁闭，湿浊中阻，饮食不节，情志不遂，劳累过度，燥屎内结或虫团积聚等，皆可导致肠胃通降功能失调，滞塞上逆而发为本病。可将其病机归为虚实两端，实指食积、瘀血、燥热、寒凝、蛔虫阻扰肠道，传导失司，日久化热而发本病；虚指脾胃虚弱，运化无权，气血生成减少，推动无力，阴液不足，则燥屎内结不通而发本病。"不通则痛，不荣则痛"则明确了其发病的关键。本病病位在肠，而病因不一，证候多型，治法各异，虽属阳明腑实之候，与燥热结实于里有所区别，治之方法唯"通"为主，应用时应根据辨证的寒热虚实、在气在血，确立相应的治法。腑病宜走不宜守，以通为顺，故有"腑病以通为补"之说，因而治疗肠结无非"通"法，正如《医学真传》说："夫通则不痛，理也，但通之之法，各有不同。调气以和血，调血以和气，通也；下逆者使之上行，中结者使之旁达，亦通也。虚者，助之使通，寒者，温之使通，无非通之之法也。若必以下泄为通，则妄矣"。即实则攻之，虚则补之，热者寒之，寒者热之，滞者通之，随病机兼夹变化，或寒热并用，或功补兼施，灵活遣方用药。

中医学在肠梗阻的诊治方面贡献颇丰，并进行

了大量的临床和实验研究，取得了巨大的成绩。中医学认为"六腑以通为用，以降为顺"、"不通则痛，通则不痛"，将其作为肠结病的诊治理念，并以"方证对应"为临床用药的理论基础。中医治疗本病的方法包括中药内服、灌肠、外敷，以及针刺疗法。将中药汤剂（如大承气汤、小承气汤、四磨汤、茴香枳术汤等）经由胃管注入，主要用于不全性肠梗阻患者，或肠梗阻解除后口服，用于改善患者腹痛、腹胀等症状。此外，可使用中药汤剂灌肠虽然在一定程度可以缓解梗阻，但对高位完全性肠梗阻效果欠佳，对体质虚弱者或老年肿瘤患者耐受性较差，且出现转移性恶性肠梗阻的患者多处在肿瘤终末期，中药灌肠治疗临床操作难度较大；因此，可选用足三里、上巨虚、下巨虚、天枢等穴位进行针刺疗法以行气通腑，配合中药贴敷以急下存阴，取得了非常好的治疗效果。可见，应用中药汤剂、针刺、中药灌肠等对肠梗阻进行的研究取得了非常好的效果，其为肠梗阻治疗提供了新的途径，需要大家共同发扬。

一、中药汤剂

（一）肠结病中医辨证分型

1.热结腑实证　腹痛突发，疼痛剧烈而拒按，肠鸣有声，呕吐食物，口干口苦，大便闭结，苔黄腻，脉洪大或滑数。

2.寒邪直中证　突然腹中绞痛，可触及包块，疼痛拒按，恶寒，面色青冷，舌质淡而暗、苔白润，脉沉紧。

3.虫积阻结证　腹痛时作时止，面黄肌瘦，或颜面有白色虫斑，突发腹中剧痛，痛在脐周，按之有块，呕吐食物或清水，苔白，脉弦。

4.血瘀气滞证　腹部持续疼痛，胀气较甚，或痛处固定不移，痛而拒按，呕吐，大便闭，舌质紫暗、苔白或黄，脉弦细。

5.气阴两虚证　腹部胀满，疼痛，忽急忽缓，喜温喜按，恶心呕吐，大便不通，乏力，面白无华，或有潮热盗汗，舌淡或红，苔白，脉细弱或细数。

（二）分证论治

1.肠道实热证

主证：腹痛振作，恶心呕吐，腹胀拒按，无排气排便，发热、口渴、尿短赤。舌质红，舌苔黄燥，脉弦滑。

治法：泻热导滞，通里攻下。

方药：大承气汤加减（生大黄、芒硝、枳实、厚朴、黄芩、延胡索、白芍、甘草等）。

2.肠道气滞证

主证：腹满胀痛，叩之如鼓，恶心呕吐频繁，反逆如溢，端坐气促，不能平卧，无排气排便。舌苔白厚，舌淡体胖，脉弦细。

治法：行气导滞，理气通便。

方药：厚朴三物汤加减（厚朴、生大黄、炒枳实、炒莱菔子、砂仁、川楝子、炙甘草等）。

中成药：四磨汤口服液。

3.脉络瘀阻证

主证：发病突然，腹痛拒按，痛无休止，痛位不移，腹胀如鼓，腹中转气停止，无矢气，便闭。舌红有瘀斑，苔黄，脉弦涩。

治法：活血化瘀，行气通便。

方药：桃核承气汤加减（桃仁、丹参、当归、生大黄、炒枳实、厚朴、延胡索、白芍、炙甘草等）。

4.脾虚气弱证

主证：病久体弱，面色不华，腹中隐痛振作，腹胀痞闷，食少乏味，大便干燥（或如羊粪），排便无力。舌苔薄白，舌质淡，脉沉细无力。

治法：健脾润燥，益气导滞。

方药：六君子汤加减（党参、白术、茯苓、陈皮、法半夏、木香、砂仁、藿香、炙甘草等）。

5.脾肾阳虚证

主证：腹胀隐痛，阵阵加剧，得热缓解，遇寒加重，面色青晦，腹部胀满，恶心、呕吐清水，腹凉拘急，肢体畏寒，无排便排气，舌苔白，脉沉弦紧。

治法：温阳运脾，理气通络。

方药：茴香枳术汤（小茴香、桂枝、白术、枳实、苍术、香附）。

6.阴虚肠燥证

主证：病程日久，腹中阵痛或刺痛，痛有定处，伴有腹胀，大便时干时稀，排便排气不畅，食欲不佳，饭后脘部堵闷。舌苔白，舌质红，脉弦或涩。

治法：滋阴补血，清热生津，润肠通便。

方药：增液汤加减（玄参、麦冬、莲子心、生地黄）。

汤剂服用方法：肠结病多有恶心、呕吐、腹

胀、腹痛、肛门停止排气排便或间断排气，其服用汤剂常会遇到困难。对于急性发病、完全梗阻的患者，汤剂服用并不可取，反而增加肠道的压力，增加腹胀症状，因此，中药汤剂应对不完全性肠梗阻、慢性肠梗阻、肠梗阻手术后开始干预，才能最大化地发挥疗效；亦可通过胃管或胃肠减压管/经鼻型肠梗阻导管注入。禁食患者，可按上述辨证分型，选用相应的中药方剂，每剂熬煎150ml，冷却至适宜温度，经胃管内注入，每次50ml，闭管保留2～3小时，3次/天，直至腹痛、腹胀、呕吐等症状缓解，肠鸣音恢复，大便通畅。

二、针灸疗法

（一）体针

1.主穴　足三里穴、大横穴、大肠俞穴、内关穴、气海穴、天枢穴。

2.加减　寒凝者，可加关元穴、中脘穴，或灸气海穴、神阙穴。热结者，可加曲池穴、合谷穴、支沟穴。食积者，可加梁门穴、内庭穴。虫积者，可加阳陵泉穴、四缝穴。气滞者，可加中脘穴、行间穴。脉络瘀阻者，可加血海穴等。气阴两虚者，可加脾俞穴、肾俞穴。

3.操作方法　患者取仰卧位，肢体穴位垂直进针1.5寸，腹部穴位与腹平面成45°斜向下进针1.5～2寸。每隔5～10分钟重复手法1次，留针30分钟。诸穴均施捻转提插，酌情采取泻法或补法。

（二）电针

取足三里穴、天枢穴。腹穴接阴极，下肢穴接阳极，施术3分钟后接中频刺激，留针20～30分钟。可酌情重复施术，1～2次/天，年老体弱者不适宜。

（三）耳针

取交感穴、大肠穴、小肠穴，耳穴埋针固定，或用王不留行子固定在穴位上，间断指压。

三、中药保留灌肠

1.中药保留灌肠　又称肛肠纳药法，是将中药煎剂自肛门灌入，保留在直肠结肠内，通过肠黏膜吸收治疗疾病的一种方法，具有清热解毒、软坚散结、活血化瘀等作用。

2.主要适应证

（1）便秘。

（2）手术后腹胀。

（3）手术后排便、排气时间延迟的患者。

（4）不完全性肠梗阻。

3.功效　将中药直达患处，起到缓解腹痛、行气通便的作用。

4.方药　按分证论治选择方药，如大承气汤加减。

5.用法　一剂煎水200ml，制成灌肠液，以100ml做灌肠，保留30分钟，每天2次。

四、其他疗法

（一）中药外敷

可选用中药单味（如生大黄、芒硝、吴茱萸、生姜、葱白等）或复方（可参考上述中药方剂）研末，调以鸡蛋清或蜂蜜，装入棉布袋内，封闭后平铺于患者上腹部（中脘）、脐部（神阙穴、天枢穴）紧贴皮肤，进行热敷，每次30分钟，每天1～2次，共5天（实热内结者不适用）。

（二）足三里穴位封闭技术

1.足三里穴位封闭技术简介

（1）足三里穴，是"足阳明胃经"的主要穴位之一，位于小腿外侧，犊鼻穴下3寸，犊鼻穴与解溪穴连线上，浅层布有腓肠外侧皮神经。深层有胫前动、静脉的分支或属支。主治胃肠病证，下肢痿痹，神志病，外科疾病，虚劳诸证。

（2）穴位封闭技术，又称为水针疗法。是将药物注入有关穴位以治疗疾病的一种方法。

（3）选用药物：甲基硫酸新斯的明注射液（规格：1ml：0.5mg、2ml：1mg）。该品具有可逆性胆碱酯酶抑制作用，致使乙酰胆碱不致酶解，长时间存在于胆碱能神经末梢，有兴奋平滑肌、骨骼肌的作用；对骨骼肌的作用较强，缩瞳力较小；多用于重症肌无力、手术后腹胀与尿潴留，亦可用于室上性阵发性心动过速，以及筒箭毒碱等过量时的解毒。

2.主要适应证

（1）手术后腹胀。

（2）不完全性肠梗阻。

3.操作方法　使用5ml注射器将甲基硫酸新斯的明注射液（2ml：1mg）＋灭菌注射用水（2ml/支）共4ml混合吸入注射器内。患者平躺，充分显露双下肢小腿,成功选穴(足三里穴),常规消毒,消毒完成后将含有药液的5ml注射器垂直刺入皮下组织,然后缓慢推进或上下提插,探得酸胀等得气感后,回抽针管,如无回血,即可将2ml药液推入,同法将剩余2ml药液推入对侧足三里穴位处。每天1次。

(三)胃肠动力治疗仪

可酌情选用。

参 考 文 献

[1] 孙茂,周辉,牟洪超,等. 肠梗阻的临床诊治:附268例分析[J]. 中国普通外科杂志,2011,20(10):1143-1145.

[2] 王宇. 临床医师必须重视肠梗阻的诊断与治疗[J]. 中国胃肠外科杂志,1999,2(2):65-66.

[3] 孙早喜,崔海宁,黄海溶,少见急性肠梗阻的临床分析与策略[J]. 世界华人消化杂志,2007,15(22):2461-2464.

[4] García PJ,Fuentes FT,García BQ,et al. Adhesive small bowel obstruction:predictive value of oral contrast administration on the need for surgery[J]. Rev Esp Enferm Dig. 2004,96(3):191-200.

[5] Maglinte DD,Reyes BL,Harmon BH,et al. Reliability and role of plain film radiography and CT in the diagnosis of small-bowel obstruction[J]. AJR Am J Roentgenol,1996,167(6):1451-1455.

[6] Maglinte DD,Heitkamp DE,Howard TJ,et al. Current concepts in imaging of small bowel obstruction[J]. Radiol Clin North Am,2003,41(2):263-283,vi.

[7] 王起日. MRI与多层螺旋CT在结肠癌致肠梗阻诊断中的价值分析[J]. 中国肛肠病杂志,2019,39(7):12-13.

[8] 张艳,伍兵. 绞窄性肠梗阻影像学特征及评价[J]. 中国实用外科杂志,2019,39(12):1273-1276.

[9] 李晓兵,罗健君,秦明明,等. MRI在肠梗阻病因诊断中的应用价值[J]. 临床放射学杂志,2008,27(12):1691-1693.

[10] 高雷. 泛影葡胺消化道造影联合多排螺旋CT在肠梗阻诊治中的意义[J]. 河北医科大学学报,2015,37(5):567-570,578.

[11] 孙斯琴,陈昆涛. MRI在肠梗阻诊断中的进展[J]. 国际医学放射学杂志,2016,39(6):649-653.

[12] 陈劲松,黄炯强,雷建,等. 泛影葡胺在急性粘连性小肠梗阻治疗中的作用[J]. 广东医学,2015,36(6):940-941.

[13] 陈汉卿,吕宾. 小肠梗阻的诊断和治疗策略[J]. 世界华人消化杂志,2011,19(6):551-556.

[14] 姜洪池,汪大伟. 肠梗阻治疗策略选择的今日观[J/CD]. 中华普外科手术学杂志(电子版),2011,5(3):246-250.

[15] Haule C,Ongom PA,Kimuli T. Efficacy of Gastrografin® compared with standard conservative treatment in management of adhesive small bowel obstruction at Mulago National Referral Hospital[J]. J Clin Trials,2013,3(4):1000144.

[16] 张厚宁,盛佳曦,孙凤涛,等. 泛影葡胺、甘露醇用于小肠肿瘤CT造影检查的结果对比分析[J]. 山东医药,2016,56(23):68-70.

[17] 乔俊霞,王婧,姚德平,等. 3种影像学诊断方法在肠梗阻诊断中的应用效果比较[J]. 医学理论与实践,2019,32(1):132-133.

[18] 颜雷,拜文涛,宋慧萍,等. 3种影像学诊断方法在急性肠梗阻诊断中的应用分析[J]. 医学理论与实践,2017,30(20):3072-3074.

[19] 杜晓辉,李荣,梁发启. 急性血运性肠梗阻的诊治(附35例报告)[J]. 中国现代医学杂志,2006,16(5):765-767,769.

[20] 黄陈,章靖. 左半结肠癌梗阻外科治疗策略演变[J/CD]. 中华结直肠疾病电子杂志,20176(2):94-97.

[21] 顾晋. 肿瘤性肠梗阻的诊断和治疗[J]. 中国实用外科杂志,2008,28(9):703-706.

[22] 陈军,范朝刚. 腹腔高压与腹腔间隔室综合征治疗策略[J]. 中国实用外科杂志,2019,39(6):625-627.

[23] 孙益红,汪学非. 重视急性肠梗阻诊断和治疗规范化[J]. 中国实用外科杂志,2019,39(12):1265-1268.

[24] 陈小勋,周永醇,潘向荣. 急需手术治疗的急性粘连性肠梗阻治疗策略探讨[J]. 结直肠肛门外科,2014,20(5):318-321.

[25] 陈盛,严志龙,梅董昱,等. 极低出生体重儿动力性肠梗阻的外科干预指征与治疗策略研究[J]. 临床小儿外科杂志,2018,17(5):349-353.

[26] 周总光,尹源,于永扬,等. 癌性肠梗阻个体化治疗策略[J]. 中国实用外科杂志,2014,34(1):41-43,51.

[27] 高峰,徐明. 梗阻性直肠癌的处理策略[J/CD]. 中华结直肠疾病电子杂志,2015,4(6):596-599.

[28] 杨维建,张超,钟海文. 肠梗阻的诊治策略[J]. 中国冶金工业医学杂志,2014,31(3):263-265.

[29] 孙政,古维立,曹杰. 加速康复外科应用的现状及展望[J]. 广东医学,2016,37(18):2699-2701.

[30] Pessoa RR,Urkmez A,Kukreja N,et al. Enhanced recovery after surgery review and urology applications in 2020[J]. BJUI Compass,2020,1(1):1-10.

[31] 黎介寿. 肠梗阻[J]. 护士进修杂志,1987,2(1):14-15.

［32］陈国卫，刘玉村．肠梗阻的手术适应证和剖腹探查［J］．中国实用外科杂志，2003，23（7）：398-400.

［33］孙昌泉，许建明，石海．肠梗阻的内科治疗概况［J］．临床消化病杂志，2010，22（6）：377-379.

［34］Shih SC, Jeng KS, Lin SC, et al. Adhesive small bowel obstruction：how long can patients tolerate conservative treatment? ［J］. World J Gastroenterology, 2003, 9（3）：603-605.

［35］赵爱斌，康玮霞，赵玉霞，等．重症结核性肠梗阻"滴定式营养序贯"治疗策略临床观察［J］．中国药物与临床2015，15（4）：528-530.

［36］Leigh OC, Nelson JA, Swenson PC. The miller-abbott tube as an adjunct to surgery of small intestinal obstructions［J］. Ann Surg, 1940, 111（2）：186-212.

［37］高建军，林楠，孙纲，等．肠梗阻导管研发中的思路与启示［J］．医学与哲学，2013，34（1B）：58-60.

［38］洪捷敏，林琪，何祎，等．经鼻肠梗阻导管与鼻胃管在单纯性粘连性小肠梗阻治疗中作用的对比研究［J］．中国内镜杂志，2009，15（2）：129-131.

［39］吴国聪，姚宏伟，郭策，等．鼻胃管与经鼻型小肠梗阻导管在不同位置和类型肠梗阻治疗中的临床疗效［J］．临床和实验医学杂志，2020，19（14）：1478-1480.

［40］田俊涛，尹德馨，丁大勇．肠梗阻导管在老年肠梗阻治疗中的应用［J］．中国老年学杂志，2016，36（10）：2449-2450.

［41］王梅阆，王雅铮，陈文清，等．肠梗阻导管在老年患者术后早期粘连性肠梗阻中的应用效果［J］．中国老年学杂志，2017，37（2）：430-431.

［42］何花．在数字减影血管造影下经鼻肠梗阻导管治疗不全肠梗阻的护理［J］．影像研究与医学应用，2020，4（15）：245-246.

［43］沈毅慧，刘江奎，李桓，等．经肛型肠梗阻导管在梗阻性左半结直肠癌术前的应用价值［J］．中国医师进修杂志，2014，37（17）：53-55.

［44］徐元顺，杜洪涛，邵国庆，等．经肛型肠梗阻导管在急性左半结肠和直肠恶性梗阻中的应用［J］．中华普通外科杂志，2015，30（4）：316-317.

［45］郭永团，杜洪涛．经肛型肠梗阻导管置入联合外科手术治疗急性左半结直肠恶性梗阻［J］．中国介入影像与治疗学，2018，15（9）：577-578.

［46］宋冰，张文婧，李东印，等．经肛门肠梗阻导管联合腹腔镜手术治疗左半梗阻性结直肠癌的效果研究［J］．中国急救医学，2016，36（11Suppl）：110-111.

［47］张玉柱，夏洪兵，丁冠军，等．肠梗阻导管在小肠排列术中的应用［J］．中华胃肠外科杂志，2013，16（11）：1114-1115.

［48］姚宏伟，傅卫，袁炯，等．肠内全程导管减压法用于术后早期炎性肠梗阻治疗的研究［J］．中国实用外科杂志，2006，26（12）：949-951.

［49］郑晓霆，朱光宇．导管交换技术在经鼻型肠梗阻导管置入术中的应用［J］．东南大学学报（医学版），2020，39（2）：208-210.

［50］杨屹，孟小芬，李华，等．交替进镜法在经鼻肠梗阻导管置入术中的应用［J］．中国内镜杂志，2019，25（10）：8-12.

［51］钱晶瑶，石磊，施丹，等．新型鼻胃镜辅助法留置经鼻型肠梗阻导管的应用价值［J］．天津医药，2019，47（11）：1179-1182.

［52］谢长远，徐杰丰，吴明灿，等．DSA引导下改良经鼻肠梗阻导管置入术治疗急性肠梗阻的临床疗效［J］．中华急诊医学杂志，2019，28（10）：1319-1321.

［53］杨洋，李良庆，陈群．经鼻肠梗阻导管治疗非绞窄性小肠梗阻［J］．广东医学，2013，34（10）：1573-1574.

［54］莫慧琴．规范胃镜下肠梗阻导管置入术的护理［J］．中华现代护理杂志，2011，17（4）：434-435.

［55］李薇，徐燕燕，王丹，等．经鼻插入型肠梗阻导管治疗术后早期炎性肠梗阻患者的护理［J］．实用医学杂志，2008，24（19）：3422-3423.

［56］田丽，贾春雨．4例低位急性肠梗阻病人应用肠梗阻导管结肠冲洗的护理［J］．中华护理杂志，2006，41（6）：506-508.

［57］周李娜，潘欣欣，王艳梅，等．联合经鼻-经肛肠梗阻导管治疗胃肠癌术后麻痹性肠梗阻的护理体会［J］．介入放射学杂志，2018，27（8）：789-792.

［58］赖登婵，李疆，章玉英．经肛肠梗阻导管在结肠癌性肠梗阻治疗中的应用效果及护理研究［J］．护士进修杂志，2016，31（18）：1647-1649.

［59］罗维珍，刘祺，苏冀．结肠镜下肠梗阻导管置入术的护理配合［J］．护士进修杂志，2009，24（3）：277-278.

［60］张志强，卢云锋，张晨阳．经肛门肠梗阻导管减压后腹腔镜手术治疗梗阻性结直肠癌［J］．广东医学，2014，35（1）：80-81.

［61］董江楠，傅代全，朱庆云，等．肠梗阻导管置入联合肠切除术治疗老年急性乙状结肠扭转的可行性及疗效［J］．实用医学杂志，2017，33（24）：4097-4101.

［62］董江楠，蔡晓燕，乔德林，等．经鼻插入型肠梗阻导管治疗粘连性小肠梗阻的临床应用［J］．介入放射学杂志，2015，24（5）：430-433.

［63］宁势力，郭进，罗福文．行肠梗阻导管肠腔内排列治疗对腹茧症的效果比较［J］．医学与哲学，2015，36（10B）：32-33，96.

［64］郑立，史朝辉．低位梗阻性左半结直肠癌经肛肠梗阻导管清洗减压与术中结肠灌洗效果比较［J］．郑州大学学报（医学版），2016，51（4）：552-554.

［65］孙家琛，陈俊榕，刘亚男，等．肠梗阻导管联合生长抑素治疗老年胃肠道肿瘤术后早期炎性肠梗阻的临床疗效［J］．中山大学学报（医学科学版），2020，41（5）：741-746.

［66］姚宏伟，傅卫，王德臣，等．鼻肠管减压及奥曲肽治疗术后早期炎症性肠梗阻的临床研究［J］．中华外科杂志，2010，48（8）：564-567．

［67］陈震，王西墨，尹注增，等．肠道支架与梗阻导管治疗左半结肠直肠癌急性梗阻的研究［J］．天津医药，2014，42（5）：481-484．

［68］崔新野，景惠荣，赵金，等．经鼻肠梗阻导管联合泛影葡胺治疗腹部术后急性粘连性小肠梗阻的临床分析［J］．大连医科大学学报，2017，39（4）：365-369．

［69］朱维铭，李宁，黎介寿，等．术后早期炎性肠梗阻的治疗［J］．中国实用外科杂志，2002，22（4）：219-220．

［70］谭辉，卢文能．泛影葡胺治疗术后早期炎性肠梗阻［J］．中国现代医学杂志，2010，20（16）：2548-2550．

［71］郭成，艾尔肯，李光来．泛影葡胺在机械性肠梗阻中的临床应用［J］．实用医学杂志，2008，24（7）：1213．

［72］李伟，李志霞，安大立，等．小肠减压管联合泛影葡胺在术后早期炎性肠梗阻治疗中的作用［J］．中华胃肠外科杂志，2014，17（3）：275-278．

［73］陈颖，田艳秀．25例经腹置入肠梗阻导管应用蔬菜匀浆肠内营养的护理［J］．世界最新医学信息文摘，2015，15（35）：186-187．

［74］王秀荣，陈伟，刘杰，等．高龄不全肠梗阻合并营养不良患者的中西医结合治疗［J］．中国中西医结合外科杂志，2011，17（5）：496-497．

［75］陆佳明，韦维，梁亮，等．经鼻型肠梗阻导管联合早期肠内营养治疗粘连性肠梗阻的临床疗效观察［J］．广西医科大学学报，2019，36（2）：298-301．

［76］白治军，王仁和，张倩．肠排列术的技术改进［J］．中国综合临床，2001，17（10）：789．

［77］谭声义，李灼日，周开伦．应用医用创面胶行肠系膜固定小肠排列术治疗粘连性肠梗阻：附40例分析［J］．中国普通外科杂志，2014，23（7）：1008-1010．

［78］任建安，黎介寿．肠排列术在预防粘连性肠梗阻中的应用［J］．中国实用外科杂志，2001，20（8）：502-504．

［79］赵乾元，郑裕隆．广泛性粘连性肠梗阻的手术［全小肠置管排列法（Baker氏法）操作的改进］［J］．江苏医药，1981，7（6）：16-17．

［80］吴超．田国伟．改良式小肠内置管排列术治疗粘连性肠梗阻［J］．中华胃肠外科杂志，2009，12（6）：561．

［81］李冬，李忠友，罗廷华．肠排列术在广泛性粘连性完全性肠梗阻中的应用［J］．重庆医学，2009，38（9）：1103-1104．

［82］张玉柱，夏洪兵，丁冠军，等．肠梗阻导管在小肠排列术中的应用［J］．中华胃肠外科杂志，2013，16（11）：1114-1115．

［83］李德眷，权斌．非手术肠排列治疗粘连性小肠部分梗阻的临床观察［J］．中华全科医师杂志，2008，7（11）：784-785．

［84］石田康男，幡谷沽，樱井修，等．肠梗阻导管经肛引流新疗法［J］．腹部急救诊疗的进步，1999，19（1）：35-37．

［85］郭世斌，宫爱霞，马静，等．经肛型肠梗阻减压导管治疗急性左半结肠恶性梗阻的价值［J］．中华消化内镜杂志，2010，27（7）：372-374．

［86］矫太伟，冯明亮，刘梦园，等．经肛型肠梗阻减压导管在急性左半结肠梗阻中的临床应用［J］．中华消化内镜杂志，2015，32（10）：663-666．

［87］徐元顺，杜洪涛，邵国庆，等．经肛型肠梗阻导管治疗结肠恶性梗阻患者的临床研究［J］．中国医药科学，2014，4（23）：214-216．

［88］王静，袁艺．经肛型肠梗阻导管治疗恶性肠梗阻的临床效果和护理［J］．全科护理，2015，13（17）：1585-1588．

［89］许剑民，钟芸诗，徐美东，等．经肛型肠梗阻减压导管在急性低位结直肠梗阻中的应用［J］．中华胃肠外科杂志，2006，9（4）：308-310．

［90］岩川和秀，尾原伸介，高井昭阳，等．用经肛门肠管减压治疗左侧大肠梗阻的研讨．临床外科，1999，54：35-37．

［91］原林．灌肠在消化内科疾病治疗中的应用［J］．国际消化病杂志，2015，35（4）：286-288．

［92］戴文俊．癌性不全肠梗阻灌肠方法的研究［J］．临床和实验医学杂志，2008，7（1）：58-59．

［93］逯树荣．不同插管深度灌肠对粘连性肠梗阻患者的影响［J］．中国药物与临床，2019，19（10）：1759-1760．

［94］陈秋华，张群英，张泓，等．胃管在高龄老年人粪便性肠梗阻灌肠中的应用［J］．护理实践与研究，2014，11（10）：124-125．

［95］谭小红，蒋亚明，钟文娟．改良一次性胃管代替肛管灌肠解除肠梗阻的体会［J］．重庆医学，2011，40（19）：1975-1976．

［96］金保方．大承气汤调钡灌肠诊治大肠梗阻32例［J］．南京中医药大学学报，2003，19（2）：117-118．

［97］赖东明，杨斌，梁明娟，等．泛影葡胺灌肠在结肠癌伴不完全性梗阻的术前应用［J/CD］．中华普通外科学文献（电子版），2012，6（1）：32-35．

［98］许秋霞，张璋，张瑞辉，等．蓖麻油口服配合甘油灌肠剂灌肠治疗不全型肠梗阻临床疗效观察［J］．临床医药，2018，13（4）：58-60．

［99］Wright HK，O'Brien JJ，Tilson MD．Water absorption in experimental closed segment obstruction of the ileum in man［J］．Am J Surg，1971，121（4）：96-99．

［100］Sagar PM，MacFie J，Sedman P，et al．Intestinal obstruction promotes gut translocation of bacteria［J］．Dis Colon Rectum，1995，38（6）：640-644．

［101］He BS, Gu JH, Huang S, et al. Diagnostic performance of multi-slice CT angiography combined with enterography for small bowel obstruction and intestinal ischaemia ［J］. J Med Imaging Radiat Oncol, 2017, 61（1）: 40-47.

［102］Millet I, Taourel P, Ruyer A, et al. Value of CT findings to predict surgical ischemia in small bowel obstruction: A systematic review and meta-analysis ［J］. Eur Radiol, 2015, 25（6）: 1823-1835.

［103］Obita GP, Boland EG, Currow DC, et al. Somatostatin Analogues Compared With Placebo and Other Pharmacologic Agents in the Management of Symptoms of Inoperable Malignant Bowel Obstruction: A Systematic Review ［J］. J Pain Symptom Manage, 2016 Dec, 52（6）: 901-991.

［104］黄乘龙, 程雨曦, 魏正强, 等. 生长抑素治疗肠梗阻临床疗效的评价［J］. 中国药业, 2020, 29（24）: 55-57.

［105］罗琪, 张颂恩, 魏黎煜. 生长抑素对急性肠梗阻病人内环境的影响［J］. 中国医师杂志, 2005, 7（3）: 339-340.

［106］杨明利, 潘凯, 夏利刚, 等. 施他宁在急性肠梗阻非手术治疗中的应用［J］. 中国普通外科杂志, 2007, 16（4）: 398-399.

［107］黄萍, 李好平. 施他宁的临床研究现状［J］. 中国药业, 1997, 6（5）: 10-11.

［108］林欣, 黄锦荣. 生长抑素在肠梗阻治疗中的应用价值［J］. 海峡药学, 2018, 30（8）: 123-124.

［109］任建安, 王革非, 范朝刚, 等. 生长抑素与生长激素治疗肠外瘘——方法与策略的改进［J］. 中国实用外科杂志, 2003, 23（5）: 287-289.

［110］马骏, 霍介格. 恶性肠梗阻的治疗现状与进展［J］. 世界华人消化杂志, 2017, 25（21）: 1921-1927.

［111］黎介寿. 认识术后早期炎症性肠梗阻的特征［J］. 中国实用外科杂志, 1998, 20（8）: 387-388.

［112］朱维铭, 李宁. 术后早期炎性肠梗阻的诊治［J］. 中国实用外科杂志, 2000, 18（7）: 456-458.

［113］黎介寿.《认识术后早期炎症性肠梗阻的特征》一文发表10年感悟［J］. 中国实用外科杂志, 2009, 29（4）: 283-284.

［114］孙家琛, 陈俊榕, 刘亚男, 等. 肠梗阻导管联合生长抑素治疗老年胃肠道肿瘤术后早期炎性肠梗阻的临床疗效［J］. 中山大学学报（医学科学版）, 2020, 41（5）: 741-746.

［115］张方信, 邵珂, 于晓辉, 等. 肠道支架置入治疗结直肠恶性梗阻的疗效观察［J］. 中国内镜杂志, 2012, 18（1）: 29-33.

［116］左刚, 孙昱, 季尚玮, 等. 结肠支架的临床应用进展［J］. 中国实验诊断学, 2018, 22（3）: 562-566.

［117］谢旭升, 李刚, 李翼, 等. 生物医用纺织肠道支架研究进展［J］. 产业用纺织品, 2016, 34（10）: 1-10.

［118］罗娅红, 华阳, 李森, 等. 自膨式金属内支架在治疗食管狭窄中的应用［J］. 中国临床医学影像杂志, 2000, 22（3）: 162-164.

［119］范志宁, 刘真真. 消化道支架在消化道疾病诊治中的应用［J］. 微创医学, 2015, 10（1）: 1-6.

［120］丁宗励, 施瑞华. 生物可降解消化道内支架的研究进展［J］. 国际消化病杂志, 2010, 30（6）: 168-171.

［121］崔福斋. 可降解医用介入支架的研发进展［J］. 国外塑料, 2005, 23（11）: 58-64.

［122］Sebastian S, Johnston S, Geoghegan T, et al. Pooled analysis of the efcacy and safety of self-expanding metal stenting in malignant colorectal obstruction ［J］. Am J Gastroenterol, 2004, 99（10）: 2051-2057.

［123］Watt AM, Faragher IG, Griffin TT, et al. Self-expanding metallic stents for relieving malignant colorectal obstruction: a systematic review ［J］. Ann Surg, 2007, 246（1）: 24-30.

［124］Manes G, de Bellis M, Fuccio L, et al. Endoscopic palliation in patients with incurable malignant colorectal obstruction by means of self expanding metal stent: analysis of results and predictors of outcomes in a large multicenter series ［J］. Arch Surg, 2011, 146（10）: 1157-1162.

［125］Jung MK, Park SY, Jeon SW, et al. Factors associated with the long-term outcome of a self-expandable colon stent used for palliation of malignant colorectal obstruction［J］. Surg Endosc, 2010, 24（3）: 525-530.

［126］Meisner S, González-Huix F, Vandervoort JG, et al. Self-expandable metal stents for relieving malignant colorectal obstruction: short-term safety and efficacy within 30 days of stent procedure in 447 patients ［J］. Gastrointest Endosc, 2011, 74（4）: 876-884.

［127］黄唯, 燕善军, 郑海伦, 等. 内镜联合X线肠道支架置入对结肠癌伴急性肠梗阻手术影响分析［J］. 现代消化及介入诊疗, 2020, 25（10）: 1372-1375.

［128］裘华森, 吕宾, 张勤, 等. 肠道支架减压在左侧大肠癌梗阻一期切除吻合中的应用［J］. 中华消化外科杂志, 2009, 8（6）: 432-434.

［129］陈俊杰, 赖亚栋, 李东升, 等. 肠道支架及肠梗阻导管治疗急性左半结直肠癌性梗阻的研究［J］. 中华消化内镜杂志, 2016, 33（4）: 252-254.

［130］吴莉莉, 彭南海, 钱小丽, 等. 系统体能锻炼联合营养支持在肠瘘病人康复中的护理作用［J］. 肠外与肠内营养, 2009, 16（6）: 381-382.

［131］朱维铭. 肠梗阻的手术治疗［J］. 中国实用外科杂志, 2008, 28（9）: 692-694.

［132］陈国卫, 刘玉村. 肠梗阻的手术适应证和剖腹探查［J］. 中国实用外科杂志, 2003, 23（7）: 398-400.

［133］赵晓中. 肠梗阻的手术适应证的探究［J］. 世界最

新医学信息文摘，2015，15（39）：84.

［134］王欣，吴斌，王同佑，等. 临床指数确定肠梗阻手术适应证的应用［J］. 沪州医学院学报，1992，15（1）：47-48.

［135］施维锦. 粘连性肠梗阻的手术指征［J］. 实用外科杂志，1998，6（4）：171-173.

［136］阿合提别克·塔布斯，阿不都斯木·艾沙，努尔买买提·阿米都拉. 急性粘连性肠梗阻病人手术适应证及手术时机的探讨［J］. 新疆医科大学学报，2009，32（11）：1579-1580.

［137］朱维铭. 腹部手术后肠梗阻的处理［J］. 中国实用外科杂志，2003，23（8）：459-461.

［138］伍晓汀，周勇. 肠梗阻的手术治疗时机［J］. 中国实用外科杂志，2008，28（9）：695-696.

［139］陆咏江，黄贵和. 肠梗阻的手术治疗时机的选择［J］. 航空航天医学杂志，2012，23（5）：534-536.

［140］王元和，阮灿平. 肠梗阻手术时机的选择［J］. 中国实用外科杂志，2000，20（8）：458-459.

［141］毕旭东，赵晶，黎辉. 急性肠梗阻的手术时机探讨——附385例临床治疗分析［J］. 中国现代医学杂志，2006，16（24）：3742-3745.

［142］赵天君，马国良，曹学锋，等. 急性肠梗阻手术治疗时机和安全性分析［J］. 中国肛肠病杂志，2018，38（12）：20-22.

［143］李勇，李耿，高霞. 手术治疗时机对成年急性肠梗阻治疗效果的影响［J/CD］. 中华普外科手术学杂志（电子版），2017，11（4）：335-337.

［144］史海安. 急性肠梗阻病人围手术期抗生素的选用［J］. 临床外科杂志，1999，7（4）：48-49.

［145］李绍堂，蒋飞照，朱恒梁，等. 降钙素原指导下肠梗阻预防性抗生素应用的临床价值［J］. 温州医科大学学报，2014，44（5）：367-369.

［146］刘牧林，张雷，方先业，等. 小肠减压、肠外营养、生长抑素联合应用治疗单纯性肠梗阻［J］. 蚌埠医学院学报，2004，29（3）：216-218.

［147］李嘉，刘颖，罗葳. 系统护理干预对肠梗阻患者心理负担的影响体会［J］. 中国急救医学，2015，35（12S1）：168-169.

［148］王丽巍. 系统护理对肠梗阻患者心理负担的影响［J］. 中华实用护理杂志，2012，28（19）：36-37.

［149］王玺. 系统护理对解除肠梗阻患者心理负担的价值［J］. 中国肛肠病杂志，2019，39（7）：58-59.

［150］孙晓群，金静芬，冯庆华，等. 成人急诊肠梗阻手术的麻醉分析［J］. 现代医药卫生，2007，23（18）：2737-2738.

［151］王前亮. 急性肠梗阻患者手术麻醉处理［J］. 世界最新医学信息文摘，2013，13（5）：18-19.

［152］郭锦屏，汤涵，李丹娟，等. 简析肠梗阻手术的麻醉处理［J］. 世界最新医学信息文摘，2014，14（14）：74-75.

［153］郑羡河，何锐，丁倩男，等. 麻醉因素对急性肠梗阻患者肠道屏障功能的影响：右美托咪定复合麻醉［J］. 中华麻醉学杂志，2020，40（4）：395-398.

［154］段红杰，柴家科，邓虎平. 人血白蛋白的功能及其在危重病治疗中的应用［J］. 解放军医学杂志，2012，37（10）：926-929.

［155］孙习鹏，陆瑶华，李星霞，等. 人血白蛋白与晶体液对成人脓毒症及脓毒症休克患者液体复苏作用Meta分析［J］. 医药导报，2017，36（7）：804-808.

［156］董碧蓉，赵伟业. 危重症病人输注人血白蛋白的利弊［J］. 中国输血杂志，2013，16（1）：46-48.

［157］Bastug DF，Trammell SW，Boland JP，et al. Laparoscopic adhesiolysis for small bowel obstruction［J］. Surg Laparosc Endosc，1991，1（4）：259-262.

［158］王剑，毛琦，姚丹华，等. 腹腔镜手术治疗慢性粘连性肠梗阻的可行性分析［J］. 中华胃肠外科杂志，2016，19（4）：422-426.

［159］杜晓辉，杨华夏. 腹腔镜手术在肠梗阻治疗中应用［J］. 中国实用外科杂志，2019，39（12）：1351-1353，1356.

［160］袁超，朱桂祥. 腹腔镜手术与开放手术治疗部分类型肠梗阻比较［J］. 医药前沿，2016，6（5）：91-92.

［161］王剑，毛琦，姚丹华，等. 腹腔镜手术治疗慢性粘连性肠梗阻的可行性分析［J］. 中华胃肠外科杂志，2016，19（4）：422-426.

［162］沈阳，禚保彪，孙庆增. 腹腔镜和开放手术治疗不同病理类型小儿阑尾炎的疗效分析［J］. 临床小儿外科杂志，2019，18（9）：784-788.

［163］张锦松，宋学，陈锦程. 开放手术与腹腔镜手术对大肠癌合并肠梗阻的安全性及近期疗效比较［J］. 实用癌症杂志，2017，32（10）：1719-1721.

［164］甫拉提·吐尼牙孜，阿美娜·艾合买提，艾克热木·玉素甫. 腹腔镜与传统开腹手术治疗急性肠梗阻的疗效对比［J］. 中国老年学杂志，2020，40（11）：2326-2328.

［165］Bartels SA，Vlug MS，Hollmann MW，et al. Small bowel obstruction，incisional hernia and survival after laparoscopic and open colonic resection（LAFA study）［J］. Br J Surg，2014，101（9）：1153-1159.

［166］Angenete E，Jacobsson A，Gellerstedt M，et al. Effect of laparoscopy on the risk of small-bowel obstruction：a population-based register study［J］. Archives of Surgery，2012，147（4）：359-365.

［167］Burns EM，Currie A，Bottle A，et al. Minimal-access colorectal surgery is associated with fewer adhesion-related admissions than open surgery［J］. Br J Surg，2013，100（1）：152-159.

［168］Choi M，Hwang HK，Rho SY，et al. Comparing laparoscopic and open pancreaticoduodenectomy in patients with pancreatic head cancer：oncologic outcomes and inflammatory scores［J］. J Hepatobiliary Pancreat Sci, 2020, 27（3）: 124-131.

［169］李摇贺, 张从雨, 许国梁, 等. 肠梗阻导管肠内排列术治疗反复发作粘连性肠梗阻［J］. 安徽医药, 2013, 17（1）: 87-88.

［170］周军, 姚亚楠, 刘庆余, 等. 鼻饲泛影葡胺与剖腹手术对术后早期炎性肠梗阻的疗效比较（43例分析）［J/CD］. 中华普通外科学文献（电子版）, 2008, 2（4）: 294-296.

［171］周胜勇. 术后早期肠梗阻的诊治探讨［J］. 中国现代医学杂志, 209, 19（10）: 1588-1589, 1592.

［172］朱维铭. 术后肠梗阻诊治再认识［J］. 中国实用外科杂志, 2019, 39（12）: 1279-1283.

［173］李世宽. 成人肠梗阻围手术期的营养支持［J］. 肠外与肠内营养, 2016, 23（6）: 321-325.

［174］董蒨. 肠梗阻术后迟发性肠坏死的发生及防治［J］. 中华小儿外科杂志, 1998, 19（3）: 180-181.

［175］李强, 李志华, 白婕, 等. 肠梗阻导管治疗结核性腹膜炎并发肠梗阻的临床观察［J］. 中国中西医结合外科杂志, 2018, 24（3）: 321-323.

［176］于金海, 孙东辉, 刘国辉, 等. 应用肠梗阻导管治疗老年结核性腹膜炎并发肠梗阻的体会［J］. 中国老年学杂志, 2009, 29（11）: 2799-2800.

［177］饶本强, 石汉平. 癌性肠梗阻: 技术、情感和希望的博弈［J/CD］. 肿瘤代谢与营养电子杂志, 2017, 4（2）: 136-143.

［178］陈永兵, 于恺英, 饶本强, 癌性肠梗阻内科治疗的"6字方针"［J/CD］. 肿瘤代谢与营养电子杂志, 2020, 7（2）: 141-144.

［179］张小红, 张清仲. 肠梗阻的辨证施护体会［J］. 时珍国医国药, 2007, 18（9）: 2310

［180］周萍, 谭海彦. 中西医结合治疗粘连性肠梗阻22例［J］. 中国中西医结合杂志, 2007, 27（3）: 274-275.

［181］刘锋, 杨明胜. 肠梗阻的中医辨证治疗［J］. 光明中医, 2004, 19（6）: 21-23.

［182］周仲瑛. 中医内科学［M］. 北京: 中国中医药出版社, 2007, 2: 230.

［183］盛丽, 唐晓勇, 王东红, 等. 中医药治疗肠梗阻的研究进展［J］. 中华实用中西医杂志, 2010, 23（7）: 17-18.

［184］清·高世栻. 医学真传［M］. 南京: 江苏科学技术出版社, 1983: 11-12.

［185］孙文杰, 陈亚峰, 高磊, 等. 近10年"大承气汤"相关研究知识图谱分析［J］. 上海中医药杂志, 2019, 53（9）: 22-26.

［186］余晖. 小承气汤加减治疗腹腔手术后粘连性肠梗阻疗效观察［J］. 中国实用医药, 2019, 14（3）: 125-127.

［187］刘东林, 王宏伟, 李超. 自拟承气汤配合穴位贴敷治疗术后早期炎性肠梗阻［J］. 中国中西医结合外科杂志, 2019, 25（6）: 899-903.

［188］宋宇, 张慧, 王爽, 等. 活血通腑方抗实验性肠粘连作用及机制研究［J］. 南京中医药大学学报, 2014, 30（5）: 454-457, 474.

［189］张旗, 龚东明, 刘海涛, 等. 电针结合中药鼻饲和灌肠治疗粘连性肠梗阻临床研究［J］. 上海中医药杂志, 2015, 49（8）: 41-43.

［190］王璐颖, 张萌, 焦圣军, 等. 小承气汤、厚朴三物汤、厚朴大黄汤对阳明腑实证模型大鼠胃肠动力的影响［J］. 广州中医药大学学报, 2019, 36（1）: 94-98.

［191］乐音子, 王晓鹏, 宗阳, 等. "大黄-桃仁"药对防治粘连性肠梗阻物质基础及作用机制研究［J］. 中华中医药学刊, 2019, 37（10）: 2349-2353.

［192］王平, 谢立群, 魏睦新. 四磨汤口服液治疗便秘型肠易激综合征的临床疗效观察［J］. 广州中医药大学学报, 2019, 36（2）: 177-180.

［193］黄李冰雪, 张涛, 钟婵, 等. 基于网络药理学及分子对接探讨四磨汤治疗功能性消化不良的作用机制［J］. 中国新药杂志, 2020, 29（6）: 662-669.

［194］张俊鸽, 徐钧, 张勇. 四磨汤口服液联合中药灌肠治疗结肠癌术后粘连性肠梗阻的临床观察［J］. 肿瘤研究与临床, 2017, 29（4）: 255-258.

［195］王媛媛, 廖群标, 任亚冰, 等. 针刺联合大承气汤中药贴敷治疗转移性恶性肠梗阻［J］. 中医杂志, 2019, 60（8）: 711-713.

［196］左明焕, 李泉旺, 孙韬, 等. 中药灌肠治疗癌性肠梗阻76例临床观察［J］. 中华中医药杂志, 2007, 22（9）: 654-655.

第八章

肠梗阻患者的营养支持

第一节 营养对肠梗阻患者的重要性

肠梗阻发生后，患者常不能经口进食，治疗时大多给予禁食、胃肠减压等措施，机体无法经胃肠道摄取外源性营养物质，机体为了保持能量代谢平衡，就会动用体内的能源物质如肝糖原、脂肪、骨骼肌等而供能。随着禁食时间的延长，机体就会出现一系列营养不良的临床表现，如消瘦、水肿、肌张力降低等，在肠梗阻患者晚期和发生绞窄时尤其明显。当机体处于营养不良状态时，就会引起患者体液和细胞免疫功能障碍，增加宿主对感染的易感性，使原有病情加重。感染反过来导致分解代谢异常，进一步加剧营养不良。当肠梗阻患者非手术治疗症状不能缓解，而需手术治疗时，手术创伤所造成的应激又可产生高分解代谢，成比例地增加机体营养物质的消耗，导致免疫系统损伤，从而降低患者对手术的耐受性，增加了手术风险，妨碍伤口愈合。这种持续分解代谢状态供给不足时，进一步加速了宿主营养不良，形成恶性循环。如果早期给予适当的营养和代谢支持，从而保存机体组织、维护各器官正常功能，可防止自身组织过多地自蚀性丢失。因此，加强肠梗阻患者的围手术期营养筛查、评估和管理，将对其临床结局产生重要影响，合理、有效的营养支持可减少肠梗阻患者的术后并发症或降低并发症的严重程度。

评定患者的营养状态是营养治疗的第一步，是考察营养治疗效果的方法。通过对患者进行营养与代谢状态的评定，可以判定机体的营养状况，确定营养不良的类型和程度，评估营养不良所致的危险性，用以指导制订营养支持的方案，为监测营养支持的效果提供依据，从而减少因不合理的治疗而导致的并发症，降低死亡率，保证治疗的安全性，有助于患者的康复。

临床上评价营养状态包括静态营养评定与动态营养评定两类。静态营养评定包含人体测量性指标、脂肪储存测定与骨骼肌量测定、内脏蛋白质含量测定（白蛋白、转铁蛋白、视黄醇结合蛋白、前白蛋白、纤维连接蛋白）及免疫功能测定（淋巴细胞计数、皮肤迟发反应、抗体、补体与免疫球蛋白水平、T细胞亚群等）；动态营养评定包含氮平衡试验、3-甲基组氨酸测定及电解质平衡。

在进行营养状态评估时，临床医师通过询问病史及体格检查对患者主观变化进行初步的营养判断，尤其适用于肿瘤性肠梗阻、慢性肠梗阻患者。患者的病史可提供体重丢失的速度和程度及肠梗阻患者摄食情况、禁食时间等，新近体重丢失10%（在3个月内）标志着严重的蛋白质-能量营养不良，还可能提供既往饮食特点的信息，以及患病后的食欲改变情况、肠梗阻发生时间、开始禁食时间及距入院治疗或营养支持开始时的时间长短。体检可发现皮肤干燥、有鳞屑及萎缩、肌肉消耗、凹陷性水肿、肌肉强度丧失等，由于无脂肪垫易患压疮，有时可见特殊营养素缺乏症，如毛囊性皮炎（维生素A缺乏）、多发性神经炎（维生素B_1缺乏）、毛细血管脆性增加和出血点（维生素C缺乏）等；腹水和腹内器官肿大常与低蛋白血症有关，应进一步做出诊断。总之，营养不良患者的主要变化是功能和生化紊乱及躯体消耗。由有经验的临床医师获得的一份完整的病史和体检是最简单的，也许是最好的营养评定方法。

一、静态营养评定

人体测量

1.体重与身高　体重是最简单、最直接可靠的方法，可总体上反映人体营养状况，对诊断慢性营养不良也有意义。大多数患者的体重是代表营养状况的直接指标，从患者体重变化情况及其实际体重与理想体重的对比，可初步了解机体的营养状况，不过要获得准确的数据，必须注意体重测量器材的精准度、测量时间、患者的姿态及衣着等。体重受身体中水分的影响较大，对大量输液、肥胖、水肿或体液潴留患者的体重，则需做具体分析，应测定较多的参数，综合评定；测量体重时宜晨起、空腹、排净大小便、着内裤测定。

（1）标准体重：是反映和衡量一个人健康状况的重要标志之一。不同体型的大量统计材料表明，反映正常体重较理想和简单的指标，可用身高体重的关系来表示。

标准体重计算公式：

Broca法：标准体重（kg）=身高（cm）-100

Broca改良法（适合于亚洲人）：标准体重（kg）=［身高（cm）-100］×0.9

在我国，有专门针对以南北地区划分的中国人的公式：

北方人理想体重（kg）=［身高（cm）-150］×0.6＋50

南方人理想体重（kg）=［身高（cm）-150］×0.6＋48

临床上将实测体重与标准体重进行比较，若实测体重与标准体重相比±10%为正常体重，＋10%～＋20%为过重，＋20%以上为肥胖，-10%～-20%为营养不良，-20%以上为重度营养不良。

近年来，通过体重指数（body mass index，BMI）进行临床营养风险评估的应用逐渐扩大并被广大医务工作者所接受。BMI是国际上常用的衡量人体胖瘦程度及是否健康的一个标准。当我们需要比较及分析一个人体的体重对于不同高度的人所带来的健康影响时，BMI是一个中立而可靠的指标（表8-1）。

体重指数（BMI，kg/m^2）=体重（kg）÷身高（m）的平方

（2）理想体重（ideal body weight，IBW）：即指符合体脂百分比标准的体重。一般标准体脂百分比，男性为15%，女性为20%。计算公式为：

理想体重=实际体重-［（实测体脂%-标准体脂%）×实际体重］

每个人的身高一样，但是体重可能不一样；不同的体重，采用IBW去求得的较为合适的医学上的健康身高不一定合理，而IBW在有些情形既不能反映体脂含量，也不能反映肌肉含量，因此，IBW在临床上的实用价值值得思考。鉴于以上原因，引入了理想体重百分率、通常体重百分率及近期体重改变率。

理想体重百分率表示患者实际体重偏离总体标准的程度：

理想体重百分率=实际体重/理想体重×100%。

通常体重百分率表示平常体重的改变：

通常体重百分率=实际体重/通常体重×100%。

近期体重改变率表示短期内体重丢失的程度（表8-2）：

近期体重改变率=（平常体重-实际体重）/平常体重×100%。

体型大小的衡量可先求出身高与腕围之比（表8-3）：

表8-1 BMI评判标准			（单位：kg/m^2）
BMI分类	WHO标准	亚洲标准	中国参考标准
蛋白质-能量营养不良Ⅲ级		BMI＜16.0	
蛋白质-能量营养不良Ⅱ级		16.0≤BMI＜17.0	
蛋白质-能量营养不良Ⅰ级		17.0≤BMI＜18.5	
体重过低	BMI＜18.5	BMI＜18.5	BMI＜18.5
正常范围	18.5≤BMI＜25	18.5≤BMI＜23	18.5≤BMI＜24
超重	BMI≥25	BMI≥23	BMI≥24
肥胖前期	25≤BMI＜30	23≤BMI＜25	24≤BMI＜28
Ⅰ度肥胖	30≤BMI＜35	25≤BMI＜30	28≤BMI＜30
Ⅱ度肥胖	35≤BMI＜40	30≤BMI＜40	30≤BMI＜40
Ⅲ度肥胖	BMI≥40.0	BMI≥40.0	BMI≥40.0

表8-2　近期体重改变率对体重损失的评定

时间	显著体重损失（%）	严重体重损失（%）
1周	1～2	＞2
1个月	5	＞5
3个月	7.5	＞7.5
6个月	10	＞10

表8-3　r值与体型大小的关系

体型	r值	
	男	女
小	＞10.4	＞11.0
中	9.6～10.4	10.1～11.0
大	＜9.6	＜10.1

r＝身高（cm）/腕围（cm）

IBW是常用以判定一般人在正常状况下或慢性疾病状态下的营养状况的一种技术要求，在肠梗阻患者，尤其是慢性肠梗阻患者，由于高度应激，分解代谢剧增，入不敷出的现象严重，迅速产生营养不足，体重明显下降。因而，肠梗阻发生前后的自身体重对比更具有实际意义。而身高在成人，尤其是短暂的患病期间不至于有改变，因此，它是用以参与营养状态的一个常数。

2.脂肪储存量测定　脂肪组织是机体储存能量的主要组织，可通过测量肱三头肌皮肤褶皱厚度及腹部皮褶厚度来衡量。

（1）肱三头肌皮肤褶皱厚度（triceps skinfold thickness，TST）

测量方法：患者站立，右臂自然下垂，患者也可卧床，右前臂横置于胸部。应注意，反复测量时均应采用统一体位。测试人员找到肩峰尺骨鹰嘴部位，并用油笔标记出右臂后面从肩峰到尺骨鹰嘴连线的中点，检测者用拇指和示指捏起皮肤和皮下组织，使皮肤皱褶方向与上臂长轴平行，以卡尺测量褶皱的厚度（mm），卡尺的压力为0.098kPa，卡尺应固定接触皮肤3秒后再读数，取3次平均值。

临床意义：女性正常参考值16.5mm（14.9～18.1mm），男性正常参考值12.5mm（11.3～13.7mm）。低于标准值60%为重度营养不良，60%～80%为中度营养不良，80%～90%为轻度营养不良。

TST主要评价受试者蛋白质的营养状况，但要结合上臂围和上臂肌围等数值。

（2）腹部皮褶厚度：常作为小儿营养不良的综合评定指标。应测量脐旁乳头线交界处的皮褶厚度。3～14岁重度营养不良者其腹部皮褶厚度明显减少，甚至消失。3岁以下婴儿腹部皮褶厚度少于0.8cm为Ⅰ度营养不良；在0.5cm左右者为Ⅱ度营养不良；Ⅲ度营养不良者腹部皮下脂肪消失，几乎不能测知。

3.骨骼肌含量的测定　骨骼肌含量可根据上臂肌肉周径（上臂肌围）与肌酐/身高指数来判断。

（1）上臂肌围（arm muscle circumference，AMC）

测量方法：测定部位与TST测定部位相同，以软尺先测定臂周径，再进行计算。计算公式：AMC＝上臂中点周径（cm）－[0.314×TST（mm）]

临床意义：反映机体肌肉储存情况的指标。

评价标准：我国男性AMC平均为25.3cm，女性为23.2cm。测量值＞标准值90%为营养正常，80%～90%为低度肌蛋白消耗，60%～80%为中度肌蛋白消耗，＜60%为严重肌蛋白消耗。AMC可较好地反映蛋白质含量变化，与血清白蛋白含量密切相关，当血清白蛋白＜28g/L时，87%的患者AMC缩小，故可较好地反映体内蛋白质储存情况，也可用作患者营养状况好转或恶化的指标。

（2）肌酐/身高指数（creatinine-height index，

CHI）：在肾功能正常时，CHI是测定肌蛋白消耗量的一项生化指标。在蛋白质营养不良、消耗性疾病和肌肉消瘦时，肌酐生成量减少，尿中排出量亦随之降低。正常情况下健康成人24小时肌酐排出量约为23 mg/kg（男）和18 mg/kg（女）。成人CHI正常值为1.09，营养不良时为0.5。

测定方法：准确地收集患者24小时尿，分析其肌酐排出量，与相同身高的健康人尿肌酐排出量对比，以CHI衡量骨骼肌亏损程度。肾衰竭时肌酐排出量降低。

肌酐/身高指数＝被试者24小时尿中肌酐排出量（mg）/相同身高健康人24小时尿中肌酐排出量（mg）×100%

评定标准：患者的CHI与健康成人对比，90%～110%为营养状况正常，80%～90%为轻度营养不良，60%～80%为中度营养不良，低于60%为重度营养不良。

4.内脏蛋白质含量测定　蛋白质是生命的物质基础，是有机大分子，是构成细胞的基本有机物，是生命活动的主要承担者；机体所有重要的组成部分都需要有蛋白质的参与，因此，没有蛋白质就没有生命。氨基酸是蛋白质的基本组成单位，它是与生命体和各种形式的生命活动紧密联系在一起的物质。

体重＝身体水分重量＋蛋白质＋无机盐＋体脂肪。一个人在体重标准的情况下，体内各主要物质的比例大致分别是60%的水分、20%的蛋白质、5%的无机盐及15%的身体脂肪。

内脏蛋白质含量可以通过测量血清白蛋白、转铁蛋白、视黄醇结合蛋白、前白蛋白、纤维连接蛋白及免疫功能来综合判定。

（1）血清白蛋白（serum albumin，ALB）：ALB合成于肝，是脊椎动物血浆中含量最丰富的蛋白质。ALB具有结合和运输内源性与外源性物质的性质，维持血液胶体渗透压，清除自由基，抑制血小板聚集和抗凝血等生理功能。对人体非常重要的一项功能就是携带血液中的脂肪酸，每一个蛋白分子能携带7个脂肪酸分子。脂肪酸是建造脂质的成分，又是提供能量的不竭的源泉；血清蛋白同样能够携带许多其他的不溶于水的分子及许多药物分子。在严重感染、创伤等应激情况下，分解代谢增加，白蛋白合成减慢，经腹腔丢失大量蛋白质，以及毛细血管渗透性增加，蛋白外渗，致低蛋白血症出现早、持续时间长，通过标准PN支持不易纠正

低蛋白血症，而白蛋白在维持机体内稳态、与胆红素及氧自由基等物质结合方面具有极为重要的作用。

ALB是判断蛋白质-热量营养不良（protein-caloric malnutrition，PCM）的满意指标，可交换的白蛋白池在女性约为4.0g/kg，比男性高10%～20%。正常情况下，约1/3存在于血管内，其余在皮肤、肌肉和内脏的血管外。人体每日合成和分解15g，半衰期约为20天，因其半衰期长，故仅在有明显摄入不足或营养不良持续时间较长后才有显著下降。血浆白蛋白水平对营养状态的短期变化不敏感，但对慢性PCM的估计仍有帮助，当ALB＜30g/L与罹病率和死亡率间接相关。

（2）转铁蛋白（transferrin，TRF）：又称运铁蛋白，是血浆中主要的含铁蛋白质，负责运载由消化管吸收的铁和由红细胞降解释放的铁，以TRF-Fe^{3+}的复合物形式进入骨髓中，供成熟红细胞的生成。TRF主要由肝细胞合成，半衰期为7天。血浆中TRF的浓度受铁供应的调节，在缺铁状态时，血浆TRF浓度升高，经铁有效治疗后恢复到正常水平。

血清TRF测定可反映贫血等多种疾病：①TRF用于贫血的鉴别诊断。在缺铁性的低血色素贫血中，TRF代偿性合成增加，但因血浆铁浓度低，结合铁的TRF少，所以铁饱和度很低；而再生障碍性贫血时，血浆中TRF正常或低下，由于红细胞对铁的利用障碍，使铁饱和度增高。②TRF是负性急时相反应蛋白，在炎症、肿瘤时常随着清蛋白、前清蛋白同时下降。③TRF作为营养状态的一项指标。在营养不良及慢性肝病时下降，与清蛋白相比，体内TRF总量较少、生物半衰期较短，故可及时地反映脏器蛋白的急剧变化。在高蛋白膳食治疗时，血浆TRF浓度较快上升，是判断疗效的良好指标。因此，TRF可作为营养状态的一项指标。

（3）视黄醇结合蛋白（retinol-binding protein，RBP）：RBP又称为维甲醇结合蛋白质，是一具有多种功能的蛋白质家族，也是结合了视黄醇的载体蛋白，为血液中维生素A（又称视黄醇Retinol）的转运蛋白，参与了视黄醇的转运，在血浆中视黄醇和RBP结合形成复合体，这一复合体进一步与甲状腺素运载蛋白（transthyretin，TTR）形成复合体，进而在血浆中进行运输，输送到机体需要的部位。人血清中RBP是由单一肽链和小部分碳水化合

物组成。RBP主要由肝细胞粗面内质网合成，每天合成约5mg/kg。它广泛分布在人体血清、脑脊液、尿液等体液中。正常人血清RBP浓度约为45mg/L或（1.61±0.43）μmol/L；尿中浓度为50～70μg/g Cr或（0.15±0.07）mg/L或（11.2±6）μg/mmol Cr。RBP体内水平因性别、年龄不同而有一定差异，男性高于女性，成人高于儿童，但儿童间无性别差异。

RBP在临床应用中主要体现在以下几个方面：①肾病中的应用。近年来，研究表明，RBP的排出量可作为肾小管损伤的敏感标志物，在原发性肾小管疾病、肾病综合征、糖尿病肾病及狼疮性肾炎等的早期诊断及疗效判断均有重要意义。②肝病中的应用。RBP是反映肝合成和储备能力的指标，在各种肝病中都有不同程度的下降，与ALT、AST高度负相关。③营养状况评估。RBP可作为机体营养状况评估及营养性疾病疗效监测的指标，通常情况下，在手术后6～8小时就可检测到RBP的升高，RBP升高出现较早，而且与机体氮平衡状态高度相关。

（4）前白蛋白（Prealbumin，PAB）：又称甲状腺素运载蛋白（transthyretin，TTR）。PAB为肝合成的一种重要的血浆蛋白，因在pH 8.6条件下电泳转移速度较白蛋白快而得名。与TRF和RBP，被总称为快速转换蛋白（rapid-turnover transport protein，RTP）。PAB可与甲状腺素结合球蛋白（thyroxine-binding globulin，TBG）及RBP结合，使之能转运甲状腺素及维生素A；此外，PAB还具有胸腺激素样活性，可促进淋巴细胞成熟，从而增强机体的免疫力。

随着营养支持理论和实践的深入发展，人们越来越注意寻找能准确和及时地评价患者营养状况及判断营养支持疗效的指标，特别是反映机体内脏蛋白质状况的指标。现已明确包括ALB、TRF、PAB和RBP在内的血清蛋白浓度可间接反映内脏蛋白状况。其中，ALB的测定较为简便，已在营养评价中得到广泛的应用。与ALB比较，PAB的半衰期仅1.9天，血清含量少且体库量小，使其在判断蛋白质急性改变方面较ALB更为敏感，可作为反映营养支持患者早期内脏蛋白合成的指标。因此，测定PAB在血浆中的浓度对于了解蛋白质的营养不良、肝功能不全，比ALB和TRF具有更高的敏感度。除此之外，PAB可作为早期肝功能损害的指标，比ALT特异度好，比ALB敏感度高，尤其是肝硬化与重症肝炎患者。在糖尿病、妊娠或高雌激素时，PAB会下降，发生霍奇金病时，PAB会上升。

（5）C反应蛋白（C-reacitve protein，CRP）：CRP的确切功能至今尚未完全明了，但急性炎症或创伤早期CRP的血清水平急剧升高已明确。在蛋白质营养缺乏时，血清CRP浓度会明显下降，但在临床工作中常难以分辨来自并存的炎症或创伤的干扰，其临床应用受到限制。然而，在治疗急性炎症或创伤（包括外科术后）患者时，CRP能够非常敏感地反映炎症反应的进程，指导营养治疗的适时介入，因此，成为治疗此类疾病的良好检测指标。现已表明，CRP血清水平开始下降意味着体内炎症反应转入修复期，此时进行适当的营养治疗对患者的康复极其有利；值得注意的是，此时PAB水平通常会明显上升。如前所述，PAB的增加与蛋白质营养状态的改善呈正相关关系，CRP和PAB的联合应用对于选择营养治疗的时机和疗效监测非常有用。

（6）纤维连接蛋白（fibronectin，FN）FN是一种细胞外基质中的高分子量糖蛋白，主要以3种形式存在，即由肝细胞或内皮细胞生成的血浆纤维连接蛋白，由成纤维细胞、早期间充质细胞分泌合成的细胞纤维连接蛋白，以及胎盘、羊膜组织中的胎儿纤维连接蛋白。

FN广泛参与细胞迁移、黏附、增殖、止血及组织修复等过程，调动单核吞噬细胞系统清除损伤组织处有害物质，具有生长因子作用。FN对免疫抗体甚为重要，FN的半衰期为24小时，具有介导细胞黏附、分化和创伤修复等调理作用。在饥饿、严重创伤及患肿瘤疾病时均有下降，而当进行营养补充后又能快速恢复正常，因此，更适用于营养复苏的监测。

（7）免疫功能测定：免疫功能降低是内脏蛋白质不足的另一个指标，包括淋巴细胞计数、延迟性皮肤超敏反应、血清抗体、补体与细胞免疫功能等。

1）总淋巴细胞计数（total lymphocyte count，TLC）：是反映免疫功能的简易参数之一，它可以用淋巴细胞的百分比乘以白细胞总数来计算，用于估计周围血淋巴细胞量，低于1500/mm³为异常。

$$TLC = [淋巴细胞百分比（\%）×白细胞计数]/100$$

在细胞防御功能低下或营养不良时，TLC下降，在延迟性过敏皮肤试验无反应的患者，淋巴细胞总数常较正常值低1/3。TLC不是营养不良的特异性指标，与预后的相关性差。

2）延迟性皮肤超敏反应（delayed cutaneous hypersensitivity，DCH）：用这类试验测定营养不良者的免疫功能，最易实行。皮内注入0.1ml念珠菌、结核菌素纯蛋白衍生物、发癣菌、球孢子菌素、链激酶-链球菌脱氧核糖核酸或腮腺炎病毒抗原，可使已对该抗原产生抗体又能产生反应的患者发生皮肤硬结和红斑；还可在小面积皮肤上涂以二硝基氯苯的方法，判断回忆反应是否缺失。正常人第1次涂二硝基氯苯仅20%有反应，第2次用药则大多数发生反应。如第2次皮内试验在48小时出现皮肤硬结，或全部皮内试验都无反应，则可认为患者无反应性。

影响皮肤试验的因素很多。许多急性患者常有水肿，缺乏细胞相互作用或炎症反应，可使红斑、硬结无法形成。其他因素如尿毒症、肝衰竭、感染、非蛋白质营养不足、使用皮质类固醇药物等，也会使皮肤试验反应消失或变得不明显。无回忆反应还与年龄、病程及严重程度有关。皮肤试验无反应将有助于诊断营养不良，然而它并非必定是PCM所致，也不表明是免疫系统有特异性缺陷，应认识到皮肤试验方法本身有缺点，对任何皮肤试验结果的分析均需结合临床状况考虑。

3）抗体及补体水平：营养不良时，对抗体水平的影响较小，且仅以IgG降低为主，IgA和IgM有时还有升高，可能与营养不良时抵抗力下降、易致感染有关。

许多学者对PCM患者的血清补体进行研究，但结果不一致，可能与是否同时伴有慢性感染有关。一般来讲，无感染、无应激的营养不良者，补体C_3水平较低；如有应激、感染或创伤者，补体C_3作为一种急性相蛋白，通常是正常或升高的。

二、动态营养评定

对于严重创伤、感染及MODS等危重患者，由于应激状态下代谢的明显改变常导致低蛋白血症，体内水钠潴留与组织水肿明显，以及免疫功能受损，从而使静态营养评定指标不能很好地反映应激状态下患者的营养状况，所以不能再作为可靠的营养评定标准。此时只能依靠动态营养评定指标来反映机体的代谢状态并指导临床营养支持的实施。常用的动态营养评定包含氮平衡试验，3-甲基组氨酸测定及电解质平衡。

（一）氮平衡试验

氮平衡（nitrogen balance，NB）是研究蛋白质代谢的一个重要指标，它是反映机体摄入氮（I）和排出氮（E）之间的关系，可用下列数学式表达：

$$NB = I-E = I-（F+U+S）$$

摄入氮可根据食品蛋白质摄入量计算，排出氮即未被吸收的氮，包括粪氮（F）、尿氮（U）及皮肤氮（S）等排出氮。粪氮除了未被消化的食物氮外，还包括肠道死亡微生物、消化液及肠黏膜脱落细胞氮，这部分氮称为粪代谢氮（F_m）；尿氮除了机体利用过的氮外，还包括尿道黏膜脱落细胞氮，这部分氮称为尿内源氮（U_m）。机体每天由皮肤、毛发、一切分泌物等排出的氮，以及粪代谢氮、尿内源氮总共约为3.5g，这是机体不可避免的氮消耗，称为必要氮损失（obligatory nitrogen loss，ONL）。

在肠梗阻、肠瘘、禁食等情况下，常使用PN进行治疗，此时氮的摄入量可根据输入氨基酸决定，每一种氨基酸制品均标明含氮量，借此可快速计算氮的摄入量。人和动物食物中的含氮物质绝大部分是蛋白质，非蛋白质的含氮物质含量很少，可以忽略不计。因此，测定食物的蛋白质含量，可以估算出摄入氮的量。

氮平衡是指氮的摄入量与排出量之间的平衡状态。测定每时摄入氮的量和排出氮的量，并比较两者的比例关系，以及体内组织蛋白代谢状况的实验称为氮平衡试验，包括氮的总平衡、氮的正平衡和氮的负平衡3种情况。

氮平衡试验的临床意义：

（1）摄入氮＝排出氮，为氮平衡。

（2）摄入氮＜排出氮，为负氮平衡，其原因多为蛋白质摄入量不足，主要见于饥饿及患有消耗性疾病时。

（3）摄入氮＞排出氮，为正氮平衡，提示部分摄入的蛋白质用于体内合成蛋白质，供细胞增殖，多见于孕妇、儿童及患病初愈的患者。

净氮利用的测定可衡量摄入氮的利用效率，即保留氮与摄入氮之比。保留氮为摄入氮与排出氮之差。计算排出氮时，需除去无蛋白饮食时尿中不可避免的氮损失，其量为0.1（g）×理想体重。

净氮利用＝［摄入氮量（g）−排出氮量（g）］/摄入氮量（g）×100%

排出氮量＝（尿尿素氮＋2）−（0.1×理想体重）

根据氮的摄入和排出量的对比关系反映膳食蛋白质的利用情况及机体蛋白质代谢动态的一种生物化学指标，氮平衡与营养及多种疾病有关，具有十分重要的生理和临床意义。氮平衡的目的是保持4～6g的正氮平衡，达到正氮平衡的第一步是提供非蛋白质类能量，避免蛋白质作为能量底物被分解代谢。因此，在应激、创伤、手术后应以葡萄糖和脂肪双重能源行胃肠外营养，既能降低血糖浓度，减轻胰岛素抵抗，又能减轻蛋白质分解代谢，促使机体早日转为正氮平衡。

（二）3-甲基组氨酸测定

3-甲基组氨酸测定（3-methylhistidine，3-MH）是肌纤维蛋白分解的产物，主要存在于骨骼肌的肌动蛋白和肌球蛋白内（约91.1%），是组氨酸形成组氨酰tRNA后发生甲基化的产物。蛋白质分解代谢释放的3-MH，因为缺乏特异性的tRNA，不能再次参与蛋白质的合成，而从尿液中定量排出。因此，人尿液中的3-MH通常作为骨骼肌蛋白分解的生物指标，而3-MH排出量增多主要与外伤、感染相关。通常接受手术的患者，术后第一天尿液中排出的3-MH明显增加，随着术后日期的延长，3-MH排出量逐日减少，逐渐恢复到术前水平。因此，监测尿液中的3-MH水平对患者术后的康复和治疗有辅助性诊断意义，也可间接反映总体蛋白质的营养状态。

3-MH排出减少主要见于营养不良或饥饿时，3-MH排出增多主要见于创伤、感染等应激情况下，3-MH排出增加与应激的程度有密切的关系。在创伤、感染等应激情况下，3-MH排出量与氮平衡呈负相关，即3-MH排出越多，负氮平衡越严重。当营养增加时，负氮平衡得到改善，但3-MH排出无明显变化，说明加强营养后负氮平衡的改善似为蛋白质合成增加的原因。由此可见，肌肉蛋白质分解增强是应激条件下规律性的代谢应答，目前尚无法改变这一规律，但是通过有效的营养措施，可以促进蛋白质的合成，减轻以至逆转应激时的负氮平衡。

（三）电解质平衡

电解质平衡是根据各种电解质的摄入量和24小时尿中排出量计算得来的，操作相对简单，可以作为营养评定和营养支持疗效评价的一个指标。机体的体细胞总体的增加或减少，必然伴有其构成元素钾、钠、氯、钙的增加或减少，机体经PN支持后，体细胞总体增加和细胞内容物即原生质扩充，电解质利用增加，排出减少，出现电解质正平衡。

三、营养不良的判断及评定

营养不良是指一种体内营养失衡所引起的疾病，包括营养不足和营养过剩，营养不足可由能量和各种营养素不足引起，在临床上统称为营养缺乏病，主要有蛋白质能量营养不良和维生素、矿物质、微量元素等缺乏病；营养过剩则主要有脂肪积累过多引起的肥胖症和一些营养素过多引起的中毒。随着人类对营养学的逐渐重视，其在疾病发生、发展中的作用逐渐显现。但在营养学的发展历程中，营养不良的定义、分类、诊断及治疗随着社会环境及时代的变迁也在发生着变化，营养学的专家们也在逐渐完善、探索，以期在疾病诊治中做出重要贡献。

（一）营养不良定义的变化

营养不良定义一直在动态变化中，大致可分为3个阶段。

1. 第一阶段　早期的营养不良定义完全等同于营养不足，就是特指营养不足，没有营养过剩的内涵。早期营养不良的定义：食物或某种营养素（包括能量、脂肪、碳水化合物、蛋白质、维生素及矿物质）摄入不足或营养素吸收和利用障碍导致的一种状态，如食物摄入不足导致的儿童生长发育迟缓，蛋白质摄入不足导致的"大头婴"等。

2. 第二阶段　随着社会经济的发展及饮食、生活方式的变化，营养过剩逐渐增加，肥胖问题日趋严重。2006年欧洲临床营养和代谢学会（European Society for Clinical Nutrition and Metabolism，ESPEN）在ESPEN指南的名词及定义中将营养不良定义为营养不良是能量、蛋白质及其他营养素不足或过多（或不平衡）引起的，可以检测到的组织/身体组成（体型、体态及成分）变化、功能下降及不良临床结局的一种营养状态。明确地将营养不良分为营养不足及营养过剩两种。

3. 第三阶段　2015年，ESPEN发表营养不良评定（诊断）标准专家共识，提出了营养紊乱的概念及其诊断体系，将营养紊乱分为3类：营养不良、微量营养素异常及营养过剩。实际上是将微量营养素异常、营养过剩从以前的营养不良内涵中剥离出来，并将营养不良分为饥饿相关性低体重、恶病质/疾病相关性营养不良、肌肉减少症及虚弱症4类，似乎是将营养不良局限为能量及宏量营养素摄入不足、吸收或利用障碍导致的一种状态。

（二）营养不良评定（诊断）标准的制订及历史沿革

在营养学发展早期，营养不良几乎等同于营养不足。随着临床营养学的不断发展，学术界一般认为营养不良应包含营养不足和营养过剩。但ESPEN 2017年指南又提出"营养不良可以看作营养不足"；由此可见，不管营养不良包含的基本内容如何演变，其与营养不足的关联是明确的，唯一争论之处是营养过剩是否纳入其中。需要指出的是，临床工作中现有营养不良评定（诊断）标准均是针对营养不足患者制订的（表8-4）。

1.营养风险筛查2002（nutritional risk screening 2002，NRS2002）　NRS2002包含营养状态受损、

疾病严重程度及年龄因素三部分，其中营养状态受损部分能识别营养不良，但不足以对其进行全面评定（诊断）（见表7-7）。NRS2002的优点为简单易行，但内容相对简单，未达到营养不良评定（诊断）的全面要求。

2.英国国立健康与临床优化研究所（National Institute for Health and Clinical Excellence，NICE）的营养不良评定（诊断）标准　NICE提出满足下列标准的1条即可评定（诊断）营养不良：①BMI＜18.5kg/m^2；②近3～6个月无意识体重降低超过10%；③BMI＜20kg/m^2，以及近3～6个月无意识体重降低超过5%。与NRS2002营养状况受损部分类似，该标准的优点是相对简单，缺点也是内容较单一，只关注了体重或BMI变化，很难满足评定（诊断）的全面要求。

3.中华医学会肠外肠内营养学分会（Chinese Society for Parenteral and Enteral Nutrition，CSPEN）的营养不良评定（诊断）标准　中华医学会《临床

表8-4　主要营养不良评定（诊断）标准比较

年份	来源	通过BMI对营养不良进行评定	营养不良评定的其他内容
2006	NICE	①BMI＜18.5kg/m^2；②近3～6个月无意识体重降低超过10%；③BMI＜20kg/m^2，以及近3～6个月无意识体重降低超过5%	近3～6个月无意识体重降低超过10%
2008	CSPEN	BMI低于18.5kg/m^{2}合并一般状况差	
2012	ASPEN	无	满足下列2条或以上：①能量摄入不足；②体重降低；③肌肉质量丢失；④皮下脂肪丢失；⑤可能掩盖体重丢失的局部或全身积液；⑥通过握力测量发现的功能状态降低
2015	ESPEN	在营养筛查基础上，BMI＜18.5kg/m^2	体重降低＞10%或3个月内体重下降＞5%，结合不同年龄的BMI下降（小于70岁者,BMI＜20 kg/m^2，或70岁以上者，BMI＜22 kg/m^2）或不同性别的FFMI降低（女性，FFMI＜15 kg/m^2，或男性，FFMI＜17 kg/m^2）的其中一项
2018	中国科学技术名词审定委员	BMI＜18.5kg/m^{2}合并一般状况差	对营养风险筛查阳性患者进行：①与营养不良评定（诊断）相关的部分病史采集及器官功能中的肝肾功能、血糖、血脂、血清电解质和酸碱平衡指标等指标检测；②如对是否给予营养支持仍有疑问，或从评定（诊断）营养不良的要求出发，则继续进行BMI、体重、肌肉量等表现型指标检测；③病因型相关指标检测
2018	GLIM	在使用经过临床有效性验证的筛查工具进行营养筛查和营养不良风险筛查的基础上：①亚洲以外地区BMI＜20 kg/m^2（年龄＜70岁）或BMI＜22 kg/m^2（年龄＞70岁）；②亚洲地区BMI＜18.5kg/m^2（年龄＜70岁）或BMI＜20 kg/m^2（年龄＞70岁）	①无意识的体重减轻：6个月内体重下降＞5%，或6个月后体重下降＞10%；②通过有效人体成分检测技术确定的肌肉量降低（FFMI、握力等）；③能力需求降低＜50%（＞1周），或任何比例的能量降低（＞2周），或导致患者吸收不足或吸收障碍的慢性胃肠道症状；④急性疾病、损伤、慢性疾病相关的炎症

技术操作规范：肠外肠内营养学分册》（2008版）和中华医学会《临床诊疗指南：肠外肠内营养学分册（2008版）》提出的营养不良（营养不足）评定（诊断）标准：①BMI＜18.5kg/m²，合并一般状况差；②ALB＜30g/L（无明显肝肾功能障碍患者）。但ALB仅为反映肝功能的指标之一，将其作为营养不良评定（诊断）指标不妥，已被取消。

4.美国肠外肠内营养学会（American Society for Parenteral and Enteral Nutrition，ASPEN）成人营养不良评定（诊断）共识（2012） 2012年，ASPEN发表了成人营养不良评定（诊断）共识，推荐了一套标准化的评定（诊断）指标，利用下列指标中至少2条作为成人营养不良评定（诊断）标准，包括能量摄入不足、体重降低、肌肉量丢失、皮下脂肪丢失、可能掩盖体重丢失的局部或全身积液、通过握力测量发现的功能状态降低；该共识的优点是选取指标相对简单，但在区别重度和轻度营养不良时，较为烦琐，临床操作性相对较差；文中多次提到炎症指标，指出CRP、WBC等的重要价值，但在共识评定（诊断）标准中没有体现；没有与营养支持疗法结合；缺乏前瞻性临床有效性验证研究结果的支持。

5.ESPEN营养不良评定（诊断）标准专家共识（2015） 2015年，ESPEN发表了营养不良评定（诊断）标准专家共识，在营养筛查有风险的基础上，提出营养不良评定（诊断）标准：①BMI＜18.5kg/m²，直接评定（诊断）为营养不良；②无意识体重降低（无时间限制的体重降低＞10%或3个月内体重下降＞5%），结合不同年龄的BMI下降（小于70岁者＜20 kg/m²或70岁以上者＜22 kg/m²）或不同性别的去脂肪体重指数（fat free mass index，FFMI）降低（女性＜15 kg/m²或男性＜17 kg/m²）的其中一项，也可评定（诊断）为营养不良。该共识提出对营养不良的评定（诊断）应在营养筛查有风险的基础上进行，这是明确的进步，其选取指标相对ASPEN共识更少，便于理解，但也存在缺陷，如FFMI测定需要放射科大型设备或人体成分分析仪，限制了临床普及应用；缺乏食物摄入评价及炎症指标；对营养筛查工具选择没有进行说明等。这些不足导致其发布后饱受争议。

6.肠外与肠内营养学名词修订版标准 在全国科学技术名词审定委员会2016年预公布的《肠外与肠内营养学名词》的修订版中，营养不良评定（诊断）是对有营养风险的住院患者进一步了解其营养状况的过程，其内涵包含3部分：①病史中与营养不良评定（诊断）相关的部分，器官功能中的肝肾功能、血糖、血脂、血清电解质和酸碱平衡指标等；②BMI、体重、肌肉量等表现型指标检测；③病因型相关指标检测。这一标准包含了"营养筛查－营养评定－营养干预"三步骤的临床实践过程，对接受营养支持疗法的患者需要进行相应检测。

7.全球领导人营养不良倡议（Global Leadership Initiative on Malnutrition，GLIM）评定（诊断）标准共识 2016年，ASPEN、ESPEN、亚洲肠外肠内营养学会及拉丁美洲肠外肠内营养学会组成工作组，探讨统一营养不良的诊断标准，经过多方努力，终于达成一致意见，形成了营养不良的GLIM标准。2018年9月，ASPEN和ESPEN分别在各自的官方期刊上发表了GLIM对营养不良的评定（诊断）标准共识，具体分两步：①使用经过临床有效性验证的筛查工具（如NRS2002）进行营养筛查，明确患者是否具有营养风险或营养不良风险；②在筛查阳性基础上，需至少符合表现型指标（非自主性体重降低、低BMI、肌肉量丢失）之一和病因型指标（食物摄入或吸收降低、炎症或疾病负担）之一，可评定（诊断）营养不良。GLIM共识的优点是在营养筛查基础上对营养不良进行评定（诊断），且试图涵盖之前的诊断内容；缺点是内容相对较多，需要人体成分分析仪等设备，限制了其在中小型医院的广泛运用，也未进行临床有效性验证。

（三）营养不良的类型

1.根据营养素分型 20世纪60年代的非洲灾荒发生后，世界卫生组织（WHO）提出根据营养素摄入情况，将营养不足分为能量缺乏型及蛋白质缺乏型两种，该方法是基于公共卫生领域的人群营养不良分类，导致营养不良的常见原因是天灾（极端气候导致的农业减产）人祸（战争或冲突）（表8-5）。

（1）能量缺乏型营养不良（消瘦型营养不良）：以能量摄入不足为主，表现为皮下脂肪、骨骼肌显著消耗和内脏器官萎缩，称为消瘦型营养不良，又称marasmus综合征。严重体重丢失是一个主要特征，CHI与其他人体测量值均较低，但ALB维持在正常范围。

（2）蛋白质缺乏型营养不良（恶性营养不良）：蛋白质严重缺乏而能量摄入基本满足者称为蛋白质缺乏型营养不良，又称为水肿型营养不足、kwashiorkor综合征、恶性（蛋白质）营养不良。外

		营养不良		
参数	正常范围	轻度	中度	重度
体重（理想正常值的%）	>90	80～90	60～79	<60
BMI（kg/m^2）	18.5～23	17～18.4	16～16.9	<16
TST（正常值的%）	>90	80～90	60～80	<60
AMC（正常值的%）	>90	80～90	60～79	<60
CHI（正常值的%）	>95	85～94	70～84	<70
ALB（g/L）	>30	30～25	24.9～20	<20
TRF（g/L）	2.0～4.0	1.5～2.0	1.0～1.5	<1.0
PAB（g/L）	>0.20	0.16～0.20	0.10～0.15	<0.10
TLC（×10^9/L）	>2.5	1.8～1.5	1.5～0.9	<0.9
NB（g/d）	±1	-5～-10	-10～-15	<-15

表8-5　人体测量指标下的营养不良分级

周组织水肿及腹水是主要特征。因分解代谢和营养素摄入不足，导致ALB、TRF降低，细胞免疫功能与TLC也出现异常，但人体测量的数值（体重/身高、TST、AMC）正常，易被临床医师所忽视，只有通过内脏蛋白与免疫功能的测定才能诊断。

（3）混合型营养不良（继发性蛋白质能量营养不良）：数十年的临床实践证明，WHO提出的上述两型概念没有帮助临床识别和诊断营养不良，因为临床上的营养素缺乏都是混合的。有鉴如此，Waterlow等提出了混合型营养不良的概念，即通常所称的蛋白质-能量营养不良（protein-energy malnutrition，PEM），又称为marasmic kwashiorkor综合征，是医院最常见的一种类型，其特征为能量与蛋白质均缺乏。此种类型表现为骨骼肌与内脏蛋白质均有下降，内源脂肪与蛋白质储备空虚，多种器官功能受损，感染与并发症的发生率均高。

2.根据炎症分型　2010年，Jensen等国际共识与指南专家委员会提出建议，将成人临床营养不良分为3类，该分类方法是基于医院背景的成人临床营养不良分类，导致营养不良的原因是疾病或创伤。

（1）饥饿相关性营养不良：一种没有炎症反应的慢性饥饿，如神经性厌食；该条件下，营养不良的病理生理特征是合成代谢及分解代谢均下降，脂肪丢失为主。增加营养摄入即可完全逆转脂肪及瘦体组织减少，改善不良临床结局。

（2）急性疾病或创伤相关性营养不良：伴有严重的急性炎症反应，如严重感染、烧伤、创伤及闭合性颅脑损伤。该条件下，营养不良的病理生理特征为静息能量消耗升高、分解代谢加速、瘦体组织（氮）丢失增加。营养支持的目的是维护重要器官功能，保护宿主反应。单独的营养支持只能部分逆转或预防肌肉蛋白质丢失，因此，需要抑制炎症、调节代谢，免疫营养素的应用恰逢其时。

（3）慢性疾病相关性营养不良：伴有轻度、中度慢性炎症，如慢性器官功能不全、恶性肿瘤、风湿性关节炎、肌肉减少性肥胖。该条件下，营养不良的病理生理特征介于上述二者之间。营养支持是整个治疗计划中的有机部分，是支持性的，可以有效地促进药物的治疗效果。

3.根据机体状况分型　为了更好地指导临床治疗，中国抗癌协会肿瘤营养与支持治疗专业委员会（Chinese Society Oncological Nutrition Supportive Care，CSONSC）提出应该对营养不良进行四维度分析，包括能量消耗、应激、炎症及代谢，从而将营养不良分为高能耗型营养不良及低能耗型营养不良，有应激的营养不良与无应激的营养不良，有炎症反应的营养不良及无炎症反应的营养不良，有代谢紊乱的营养不良及无代谢紊乱的营养不良。有应激，不一定有炎症，轻度、短期应激不一定必然导致炎症；有炎症，必定有应激，能量消耗必然升高；有炎症，不一定有代谢紊乱，轻度、短期炎症不一定必然导致代谢紊乱；有代谢紊乱，必定有炎症；四者呈现一种层次递进的关系。

（四）营养不良的诊断

准确的营养诊断是合理营养治疗的前提，但

营养不良没有固定的诊断标准。传统上营养不良的诊断为二级诊断，即营养筛查与营养评估。传统的二级诊断难以评估营养不良的全部严重后果，且营养不良的部分后果如心理障碍、月经停止、不孕不育、体毛增多、神经/精神异常已经超出了营养评估的定义与范畴，需要在营养评估后进一步综合评价，即第三级诊断。2015年，CSONSC提出了营养不良的三级诊断的概念，并得到了社会各界的高度认同，认为三级诊断是一个创新，通过了解营养不良的后果，从而更好地指导临床治疗。

1.一级诊断——营养筛查　营养不良诊断的第一步是营养筛查，是最基本的一步，是所有患者都应该进行的项目。WHO将筛查定义为采用简便的手段，在健康人群中发现有疾病而没有症状的患者。

（1）营养筛查的内容：营养筛查包括营养风险筛查、营养不良风险筛查及营养不良筛查3方面内容。

1）营养风险筛查：ESPEN认为营养风险为现存的或潜在的、与营养因素相关的、导致患者出现不利临床结局的风险。营养风险主要关注营养方面的因素引起不良临床结局的风险，而不是指出现营养不良的风险。与营养不良风险是两个截然不同的概念。

2）营养不良风险筛查：ASPEN和美国营养和饮食学会（Academy of Nutrition and Dietetics，AND）认为营养风险筛查是识别与营养问题相关特点的过程，目的在于发现个体是否存在营养不足和营养不足的危险。

3）营养不良筛查：直接筛查有无营养不良，通过筛查直接得出营养不良及其严重程度的判断。

（2）营养筛查的方法：营养筛查的方法很多，常用量表法和计算法，酌情选用一种即可（表8-6）。

1）营养风险筛查：ESPEN及CSPEN推荐采用NRS2002筛查患者的营养风险。其适用对象为一般成年住院患者。营养风险的存在提示需要制订营养支持计划，但并不是实施营养支持的指征。是否需要营养支持应该进行进一步的营养评估。

2）营养不良风险筛查：营养不良风险筛查方法首选营养不良通用筛查工具（malnutrition universal screening tool，MUST）或营养不良筛查工具（malnutrition screening tool，MST）。老年患者可首选简版微型营养评估（mini nutritional assessment-short form，MNA-SF）。MUST、MST是国际上通用的筛查工具，二者均适用于不同医疗机构及不同专业人员如护士、医师、营养师、社会工作者和学生等使用。

3）营养不良筛查：营养不良的筛查方法有多种，其中以理想体重法和BMI法较为常用。

（3）适用对象、实施时机与实施人员：营养状况是患者的基本生命体征，所有患者都应该常规接受营养筛查。住院患者营养筛查在入院后24小时内由办理入院手续的护士实施，门诊患者营养筛查则由接诊医务人员如医师、营养师、护士等实施。

后续处理：对营养筛查阴性的患者，在1个治疗疗程结束后，再次进行营养筛查；对营养筛查阳性的患者，应进行营养评估，同时制订营养治疗计划或进行营养教育。一般认为，营养风险的存在提示需要制订营养治疗计划，但并非立即实施营养治疗的适应证，是否需要及如何实施营养治疗应进行进一步的营养评估。需要注意的是，我国目前已经将营养筛查阳性列为肠外肠内营养制剂使用和医疗保险支付的前提条件。

2.二级诊断——营养评估　根据ESPEN的定义，评估是为少数有代谢或营养问题、可能需要特殊喂养技术的患者，制订个体化营养治疗方案的过程，该工作由营养专家完成。国际、国内对营养评估的定义和方法有不同意见，有专家将主观全面营养评估法（subjective global assessment，SGA）、患者主观全面营养评估法（patient generated subjective global assessment，PG-SGA）及微型营养评估（mini nutritional assessment，MNA）等归类为营养筛查方法，也有些专家将他们归类为营养评

		表8-6　营养筛查内容的比较	
项目	营养风险筛查	营养不良风险筛查	营养不良筛查
工具	NRS2002	MUST、MST	理想体重、BMI
目的	发现不利于临床结局的风险	发现营养不良的风险	发现营养不良、并对其进行分类
结果	有营养风险，无营养风险	高、中、低营养不良风险或有、无营养不良风险	营养不良及其严重程度

估工具。目前，无论是ASPEN还是ESPEN均一致认为SGA、PG-SGA是营养评估方法。

（1）营养评估的内容：通过营养评估发现有无营养不良并判断其严重程度。

（2）营养评估的方法：营养评估的方法非常多，目前国际上较为常用的有SGA、PG-SGA、MNA、GLIM等。

1）SGA：是ASPEN推荐的临床营养评估工具，其结果是发现营养不良，并对营养不良进行分级（表8-7）。评估内容包括详细的病史与身体评估的参数。病史主要强调5个方面：①体重改变；②进食改变；③现存的消化道症状；④活动能力改变；⑤患者疾病状态下的代谢需求。身体评估主要包括3个方面：①皮下脂肪的丢失；②肌肉的消耗；③水肿（踝部、骶部、腹水）。SGA是目前临床营养评估的金标准，其可信度和效度已经得到大量检验。

2）PG-SGA：由美国Ottery教授于1994年提出，是专门为肿瘤患者设计的肿瘤特异性营养评估工具，是在SGA基础上发展而成的。PG-SGA由患者自我评估和医务人员评估两部分组成，具体内容包括体重、进食情况、症状、活动和身体功能、疾病与营养需求的关系、代谢需求、体格检查7个方面，前4个方面由患者自己评估，后3个方面由医务人员评估，评估结果包括定性评估及定量评估两种。定性评估将患者分为营养良好、可疑或中度营养不良、重度营养不良3类；定量评估将患者分为0～1分（营养良好）、2～3分（可疑营养不良）、4～8分（中度营养不良）、≥9分（重度营养不良）4类。PG-SGA得到美国营养师协会（American Dietetic Association，ADA）等机构的大力推荐，是ADA推荐用于肿瘤患者营养评估的首选方法，

CSONSC也推荐使用，已经成为我国卫生行业标准，定量评估为PG-SGA的最大亮点。

3）MNA：是专门为老年人开发的营养筛查与评估工具，有全面版本及简捷版本，老版本和新版本。新版MNA包括两步，第一步为营养筛查，第二步为营养评估。该工具的信度和效度已经得到研究证实，既可用于有营养风险的患者，也可用于已经发生营养不足的住院患者。MNA比SGA更适合于65岁以上老年人。MNA主要用于社区居民，也适用于住院患者及家庭照护患者。

（3）适用对象、实施时机与实施人员：对营养筛查阳性的患者，应该进行第二级诊断，即营养评估；对特殊患者如肿瘤、危重症和老年患者（≥65岁），无论其第一级诊断（营养筛查）结果如何，均应常规进行营养评估，因为营养筛查对这些人群有较高的假阴性率。营养评估应于患者入院后48小时内由营养专业人员（营养护士、营养师或医师）完成。

后续处理：通过营养评估将患者分为无营养不良和营养不良两类。无营养不良的患者无须营养干预；营养不良的患者应进行严重程度分级，实施进一步的综合评价，或同时实施营养治疗，并应遵循五阶梯治疗模式。无论是否存在营养不良，在治疗原发病1个疗程结束后，均应再次进行营养评估。

3.三级诊断——综合评价　在第二级诊断的基础上，通过病史、查体、实验室和器械检查分析导致营养不良的原因（原发病），从能耗水平、应激程度、炎性反应、代谢状况4个维度对营养不良进行分型，从人体组成、体能、器官功能、心理状况、生活质量对营养不良的后果进行五层次分析，这些措施统称为综合评价。综合评价重点在于了解营养不良对机体的影响，目的在于明确是否需要综

指标	A级（轻度）	B级（中度）	C级（重度）
体重改变（近2周）	无/升高	减少<5%	减少>5%
饮食改变	无	减少	不进食/进食低能量、流质
胃肠道症状（持续2周）	无/食欲差	轻度恶心、呕吐	严重恶心、呕吐
活动能力改变	无/减退	能下床活动	卧床
应激反应	无/低度	中度	高度
肌肉消耗	无	轻度	重度
TST	正常	轻度减少	重度减少
踝部水肿	无	轻度	重度

表8-7　SGA指标及评定标准

合治疗及治疗方案。

（1）综合评价的内容：包括能耗水平、应激程度、炎症水平、代谢改变、器官功能、免疫功能、人体组成、精神/心理状况等方面。通过多维度分析，将营养不良的原因分为摄入减少、吸收障碍、需求增加、消耗升高4类。将营养不良的类型分为单纯性营养不良、复杂性营养不良两型，REE/BEE比值、血糖、CRP、乳酸水平任意一项升高为复杂性营养不良，以上指标全部正常为单纯性营养不良。从人体组成、身体活动能力、器官功能、心理状况、生活质量对营养不良的后果进行五层次分析，从而指导临床治疗。

（2）综合评价的方法：仍然采用临床疾病诊断的常用方法，如询问病史、体格检查、实验室检查、器械检查，重点关注营养相关问题，增加体能与代谢评价（表8-8）。在实施综合评价时，应充分考虑医院条件、患者病情特点和经济能力，因地制宜、因人制宜、因病制宜，个体化选择综合评价方案。

（3）适用对象、实施时机与实施人员：原则上，所有营养不良患者都应该进行综合测定。但是，在实际工作中，出于卫生经济学及成本-效益因素考虑，轻、中度营养不良患者可不常规进行综合评价，重度营养不良患者应该常规实施综合评价。一般来说，患者应在入院后72小时内由不同学科人员实施综合评价。

后续处理：综合评价异常、格拉斯哥预后评分（Glasgow outcome scale，GOS）为2分患者需实施综合治疗，包括营养教育、人工营养、炎症抑制、代谢调节、体力活动、心理疏导甚至药物治疗。此时，常规的营养补充力不从心，而免疫营养、代谢调节治疗、精准或靶向营养治疗恰逢其时。无论综合评价正常与否，在治疗原发病1个疗程结束后，均应再次进行综合评价。

营养不良的三级诊断是一个由浅到深、由简单到复杂的连续发展过程，是一种集成创新的营养不良诊断方法，是一个有机系统（表8-9）。营养不良的三级诊断与营养不良的治疗密切相关；第一级诊断在于发现风险，是早期，患者此时可能只需要营养教育，不需要人工营养；第二级诊断在于发现营

表8-8 三级诊断常用方法及内容

病史采集	体格体能检查	实验室检查	器械检查
现病史	体格检查	血液学基础	代谢车
既往史	人体学测量	炎症反应	人体成分分析
膳食调查	体能测定	激素水平	PET/CT
健康状况评分		重要器官功能	其他影像学检查
生活质量评分		营养组合	
心理调查		代谢因子及产物	

表8-9 营养不良三级诊断的内涵

项目	营养筛查	营养评估	综合评价
内容	营养风险、营养不良风险及营养不良筛查	营养不良及其严重程度的评估	营养相关多参数、多维度综合评定
时机	入院24小时内	入院48小时内	入院72小时内
实施人员	护士	营养护士、营养师或医师	不同学科人员
方法	简要营养相关病史+BMI，如NRS2002、MUST、MST等	营养相关病史+营养相关体格检查，如SGA、PG-SGA	病史+体格体能检查+实验室检查+器械检查，上述项目仍然是与营养和代谢相关
结果	定性	半定量	定量数据
目的	判断有无营养风险	明确有无营养不良及其严重程度	了解营养不良的原因、类型及后果
诊断结论	有、无营养风险	有无营养不良、营养不良（轻度、中度、重度）	营养不良原因，类型，有无器官功能障碍
后续处理	制订营养计划，实施营养评估	实施营养干预，进行综合测定	综合治疗

养不良，是中期，患者此时可能只需要人工营养；第三级诊断是营养不良严重阶段，已经影响机体器官功能，此时常需要综合治疗，而不仅是营养补充的问题。

第二节 营养物质的代谢与需要量

对肠梗阻患者进行合理、有效的营养支持，首先必须熟悉机体在正常、饥饿、应激状态时的代谢；其次是了解将要给予的营养素的种类及特点；最后，根据患者疾病、机体和组织器官状态计算出所需要的营养物质的数量及比例，并选择合适的营养制剂。

一、正常机体的能量与营养素代谢

生物体为了维持正常生命活动及保证生长和生殖所需的外源性物质称为营养素，由水、糖类（又称碳水化合物）、脂肪、蛋白质、矿物质及维生素六类物质组成。其中蛋白质、脂肪、糖类为产热营养素；矿物质中除含量较多的常见元素外，部分含量极微，却也参与机体许多生命活动，称为微量元素。上述这些营养素通过进食这一行为进入体内，进食的内容物需经过胃肠道消化吸收，大多数分子较大的营养物质都在消化道被肠黏膜细胞所吸收。吸收的营养素被送到各个器官组织加以利用，或在体内储存，在机体需要时又可被利用。

（一）能量代谢

人体与外界环境之间的能量交换和人体内能量转移的过程。能量代谢是伴随着物质代谢过程进行的，人体生命活动所需的能量来自食物中含有丰富能量的糖类、脂肪和蛋白质。机体各种能源物质在体内氧化时所释放的能量，约有50%以上迅速转化成为热能的形式，主要用于维持机体的体温，热能不能再转化为其他形式的能，因此不能用来做功，其余不足50%的能量是可以用于做功的"自由能"，这部分自由能的载体是腺苷三磷酸（adenosine triphosphate，ATP），能量储存于ATP的高能磷酸键中。从能量代谢的整个过程来看，ATP的合成与分解是体内能量转换和利用的关键环节。人体的能量需求源于消耗的能量的需要。总能量平衡时，能量摄入（如饮食摄入）和能量消耗（总能量消耗）达到平衡，人体处在一个稳定的状态，即可以满足

能量消耗的补给需要；如果人体长期能量摄入不足，会导致消瘦及免疫功能下降，继发其他疾病；相反，长期能量摄入过剩，会转化为脂肪储存于体内，引起肥胖，进而导致一系列退行性疾病，因此，能量不仅是维持机体正常生命活动的基础，也与其他营养素的正常代谢息息相关。

1.能量单位 国际上能量的单位为焦耳（Joule，J），常用千焦（kilojoule，kJ）和兆焦（mega joule，MJ）作为单位，以往营养学上采用卡（calorie，cal）或千卡（kilocalorie，kcal）、兆卡（Megacaloric，Mcal）表示能量。1kcal即是将1L纯水从15℃升至16℃时所吸收的能量。1kJ＝0.239kcal，1kcal＝4.184kJ。每克碳水化合物、脂肪、蛋白质在体内氧化所产生的能量分别为16.74kJ（4kcal）、37.66kJ（9kcal）、16.74kJ（4kcal）。

2.人体的能量消耗 人体的能量消耗主要用于维持基础代谢、食物热效应、体力活动（尤其是劳动）和生长发育（儿童、青少年和孕妇等）4个方面。

基础代谢是指维持机体基本生命活动的能量消耗，即在无任何活动、全身肌肉松弛、消化系统处于静止状态情况下，用以维持体温、呼吸、心搏等所需要的热能消耗，常用基础代谢率（basal metabolism rate，BMR）表示。基础代谢在周围环境温度恒定（18～25℃），空腹状态（进食后12小时），人处于早上清醒静卧状态的情况下测定。影响基础代谢的因素有体表面积、年龄、性别、环境温度和气候、内分泌（甲状腺影响最大）等。一般BMR男性比女性高，儿童和青少年比成人高，寒冷环境比温热气候高。体表面积越大则散热越多。食物热效应（thermic effect of food，TEF）是指进食后数小时内发生的能量消耗增加现象，既往称为食物的特殊动力作用（specific dynamic action，SDA）。这是食物在消化、吸收转运、代谢和储存过程中体内能量消耗的结果。摄入蛋白质、脂肪、碳水化合物能量消耗分别增加30%～40%、4%～5%和6%，以膳食蛋白质所产生的TEF最大，进食时要把TEF额外消耗的能量考虑在内，使能量代谢保持平衡。

体力活动是影响人体能量消耗的最主要因素。能量消耗的多少与体力活动的强度、持续时间及熟练程度等有关，其中以劳动强度为主要影响因素。我国按三级划分劳动强度，即轻劳动、中等劳动和极重劳动。劳动强度与能量消耗的多少呈正相关。

儿童、青少年的能量消耗，还应包括生长发育所需的能量。曾经报道，每增加1g新组织，约需20.9kJ（5.0kcal）能量。妊娠期妇女除了本身的能量需要外，还要提供体内胎儿迅速发育所需的能量，尤其在妊娠后半程需要量更大。

3.能量消耗的测量　能量消耗量是估计能量需要量的关键。人体能量消耗量的测定分为直接测定法和间接推算法两种。直接测定法是指测定机体耗氧量和二氧化碳产生量的方法，间接推算法则通过计算总能量摄入和记录心率，推算出能量消耗量。

（1）活动时间记录法：又称为生活观察法，它通过详细记录某人一天各种活动的持续时间，然后按每种活动的能量消耗率计算出全天的能量消耗量。被观察人群要有代表性，该方法优点是可利用已有的测量资料，成本低，但测定结果的影响因素较多，个体间差异较大。

（2）要因加算法：应用某一人群组的BMR和该人群组的体力活动水平（physical activity level，PAL）来计算该人群组的能量消耗量或需要量。一般建议使用WHO（1985年）推荐的简化公式，能量消耗量或需要量＝BMR×PAL，按体重计算BMR；PAL可以通过活动记录法、活动习惯的问卷调查或心率监测法等获得，通常应用于人群，而不用于个体。

全天的活动水平（PAL）＝24小时内总能量消耗量/24小时的基础代谢率

我国居民的活动强度由五级调整为三级，再用要因加算法估算成年人能量的推荐摄入量（表8-10）。

（3）双标记水法（double labelled water，DLW）：这是目前较为精确的方法。其原理是受测者摄入定量的双标记水（$^2H_2^{18}O$）在体内达到平衡时，^2H参加H_2O的代谢，^{18}O参与H_2O和CO_2的代谢，用核素质谱仪测定^2H ^{18}O的代谢率，将^{18}O的代谢率减去^2H代谢率，得到CO_2的生成率，再用公式计算出单位时间内平均能量的消耗量。

DLW由于使用稳定性核素，十分安全。该方法测定人体能量消耗时日常活动可以不受限制，适用于不易合作的婴幼儿及活动量大的运动员等，并能同时测定大量受试者，效率高；但需要昂贵的^{18}O、^2H、放射性核素质谱分析仪和专业分析人员，目前该方法尚未普及使用。

4.能量的推荐摄入量和食物来源　人体能量摄入与消耗应保持平衡，长期摄入过多或过少均不利于健康。一般成年人能量的摄入量和消耗量应保持平衡，体重恒定。不同人群的能量推荐量可参考中国营养学会（Chinese Nutrition Society，CNS）2000年制定的《中国居民膳食营养素参考摄入量》。评价成年人能量营养状况常用指标是BMI，人体能量的主要来源为食物中的碳水化合物、脂肪和蛋白质。根据我国人民的饮食习惯及营养要求，膳食中碳水化合物提供的能量占总能量的55%～65%，脂肪占20%～30%，蛋白质占10%～15%为宜。

（二）蛋白质代谢

蛋白质含有碳、氢、氧、氮，是人体氮的唯一来源。一切组织、细胞均由蛋白质组成。蛋白质构成酶、激素和抗体等，并调节渗透压和酸碱平衡。机体所消耗的热能12%～14%由蛋白质供给，蛋白质是生命的存在形式，也是生命的物质基础。

1.消化吸收　食物中的各种蛋白质经过胰腺及胃肠道中一系列消化酶的连续水解作用，最终以游离氨基酸的形式被小肠吸收。小肠中氨基酸的吸收是耗能的主动吸收过程，酸性、碱性、中性氨基酸

活动水平	职业工作时间分配	工作内容举例	PAL	
			男	女
轻	75%时间坐或站立 25%时间站着活动	办公室工作、修理电器钟表、售票员、酒店服务员、化学实验操作和讲课等	1.55	1.56
中	25%时间坐或站立 75%时间特殊职业活动	学生日常活动、机动车驾驶、电工安装、车床操作和金工切割等	1.78	1.64
重	40%时间坐或站立 60%时间特殊职业活动	非机械化农业劳动、炼钢、舞蹈、体育运动、装卸和采矿等	2.10	1.82

表8-10　我国成人活动水平分级

分别与几类特殊的载体蛋白质结合，通过钠泵被吸收；食物蛋白质经消化吸收后，氨基酸经血液运送到各组织，参与氨基酸代谢库。

2.必需氨基酸和条件必需氨基酸　氨基酸是组成蛋白质的基本单位，有9种氨基酸在体内不能合成，必须从膳食中供给，这些氨基酸称为必需氨基酸（essential amino acid，EAA）（表8-11）；非必需氨基酸（non-essential amino acid，NEAA）可以在体内合成，不一定要从膳食中得到。如半胱氨酸可从蛋氨酸转变而来，酪氨酸可从苯丙氨酸转变而来。如果半胱氨酸和酪氨酸摄入量足够，就能节省必需氨基酸蛋氨酸和苯丙氨酸的量。半胱氨酸和酪氨酸归为条件必需氨基酸，即在早产儿或有些急慢性疾病时，会发生缺乏而必须从膳食中供应，这些在某些条件下合成受限的氨基酸称为条件必需氨基酸。

3.蛋白质互补作用　食物蛋白质的营养价值取决于其在体内的消化吸收率和利用率，利用率又取决于EAA的种类、数量和相互比例。食物蛋白中氨基酸的组成成分与人体需要的氨基酸模式越接近，利用率和营养价值越高，也越容易被利用和储存。

动物性蛋白质如蛋、鱼、奶等和大豆蛋白中的氨基酸组成与人体组织蛋白质的氨基酸组成接近，营养价值较高，称为优质蛋白质。谷物蛋白如小麦蛋白质中相对缺乏赖氨酸、色氨酸，玉米蛋白质中缺乏色氨酸，使食物蛋白质成为机体蛋白质的过程受到限制，因此，营养价值较低，所缺乏的一种或几种氨基酸就称为限制氨基酸。大豆富含赖氨酸，如将谷物与豆类同时摄入机体，可得到合适而充足的赖氨酸和色氨酸，且总氨基酸的种类和比例齐全，有利于机体蛋白质合成的需要，有利于健康。这种将两种或两种以上的食物混合食用，其中所含EAA互相搭配，取长补短，从而提高营养价值的作用称为蛋白质的互补作用（表8-12）。

为充分发挥蛋白质的互补作用，食物的生物学属性越远越好，搭配的食物种类越多，食用时间越接近，效果越好。在某些植物蛋白质中添加它的限制氨基酸，可以提高蛋白质的生物学价值，称为氨基酸强化，这种方法可以显著提高植物蛋白质的营养价值。

4.食物来源和参考摄入量　蛋白质广泛存在于动植物食物中，一般认为动物蛋白质营养价值高，如蛋、奶、瘦肉、肝和鱼等，蛋白质的利用率高，称为优质蛋白质，植物性蛋白质是膳食蛋白质的主要来源；但植物性蛋白质除大豆类食品外，氨基酸组成有缺陷、利用率较低，但植物性蛋白可以通过蛋白质互补作用进行合理搭配或适当的氨基酸

食物种类	缬氨酸	亮氨酸	异亮氨酸	苏氨酸	苯丙氨酸	色氨酸	蛋氨酸	赖氨酸
鸡蛋	866	1175	639	664	715	433	204	715
牛奶	215	305	145	142	50	42	88	237
猪肉	1134	1624	857	1019	805	268	557	1627
牛肉	1040	1459	765	926	700	208	508	1440
鱼	700	377	795	684	604	128	399	1150
鸡肉	1200	1842	955	1182	903	266	646	1350
鸭肉	1649	1542	778	954	762	223	495	1571
大米	394	610	251	280	344	122	125	255
小麦	454	763	384	328	487	122	151	262
玉米	415	1274	275	370	416	65	153	308
小米	548	1489	376	467	562	202	300	227
大麦	525	925	335	388	405	143	175	409
大豆	1800	3631	1607	1645	1800	462	400	2293
蔬菜	55	37	27	28	24	6	7	31
土豆	113	113	70	71	81	32	30	93

表8-11　日常食物蛋白质中必需氨基酸含量（mg/100g可食部分）

蛋白质来源	蛋白质摄入占总蛋白质摄入量（%）	单独摄入时生理价值（%）	混合摄入时生理价值（%）
小麦	39	67	
小米	13	57	
大豆	22	64	74
豌豆	22	48	
小麦	25	67	
小米	19	57	
大豆	34	64	89
牛肉	26	69	

表8-12　食物蛋白质的互补作用

强化而进行改造。根据我国膳食结构模式，我国居民膳食蛋白质推荐摄入量（recommended nutrient intake，RNI）为成年男性和女性按活动强度分别为75～90g/（kg·d）和65～80 g/（kg·d），孕妇和乳母另加5～20 g/（kg·d），老年男女分别减为75 g/（kg·d）和65 g/（kg·d），青少年为80～85 g/（kg·d），儿童为35～75 g/（kg·d），婴儿为1.5～3 g/（kg·d）。按能量计算，蛋白质摄入应占膳食总能量的11%～14%，儿童青少年为13%～14%。为保证膳食中有一定数量的优质蛋白质，一般要求动物性蛋白和大豆蛋白应占膳食蛋白质的30%～50%。

（三）脂类代谢

脂类是生物体内难溶于水而易溶于有机溶剂的有机物质统称，包括脂肪和类脂。人类脂类总量占体重的10%～20%，肥胖者可占30%～60%。

1.脂肪和类脂　脂肪，又称三酰甘油，占体内总脂量的95%左右，是体内燃料的重要储存库。主要功能为氧化供能，每克脂肪氧化后可产生38kJ的能量，脂肪细胞中三酰甘油含量高达99%。脂肪能促进脂溶性维生素的吸收，还有防止散热，支持和保护器官的作用。植物脂肪碳链较短，不饱和脂肪酸比例高，因此熔点较低，常温下为液态，但椰子油和棕榈油除外；动物脂肪碳链较长，饱和脂肪酸比例高，常温下为固态，但鱼油例外。

类脂是胆固醇、磷脂和糖脂的总称，占全身脂量的5%左右，主要维持正常生物膜的结构和功能，并以半流体样基质的形式供许多膜蛋白分布其中，也是机体各器官组织，尤其是神经组织的基本组成成分。胆固醇又是体内合成类固醇激素及胆汁酸、维生素D的主要原料，磷脂对脂肪的吸收、转运和储存起了主要作用。糖脂在脑髓和神经组织中含量丰富，与神经兴奋传导受体作用也有关。

2.脂肪酸的构成　脂肪酸是构成脂肪、磷脂及糖脂的基本物质，脂肪酸种类繁多，自然界里各种脂肪酸的碳链长度和饱和度不同，脂肪酸的碳链长度通常为4～22个碳原子，可分为饱和脂肪酸（saturated fatty acid，SFA）、单不饱和脂肪酸（monounsaturated fatty acid，MUFA）及多不饱和脂肪酸（polyunsaturated fatty acid，PUFA）。SFA不含双键，不饱和脂肪酸（unsaturated fatty acid，UFA）含有一个或多个双键，其中有一个双键的脂肪酸称为MUFA，有两个以上双键的脂肪酸称为PUFA。

PUFA按照其第一个双键与碳链甲基端的距离编为n-3、n-6、n-7、n-9族脂肪酸，根据氢原子在不饱和链的同侧或两侧，还可分为顺式不饱和脂肪酸和反式不饱和脂肪酸（表8-13）。按人体的必需性，则可分为必需脂肪酸（essential fatty acid，EFA）和非必需脂肪酸（non-essential fatty acid，NEFA）。

3.脂肪酸的作用

（1）EFA：是指人体不能自身合成的一些PUFA，如亚油酸、亚麻酸等。亚油酸是n-6族脂肪酸，可衍生出多种n-6族UFA，如花生四烯酸。花生四烯酸是合成前列腺素等的主要物质。EFA是细胞的基本成分，参与细胞膜和线粒体的结构组成，在体内参与磷脂的合成，还与胆固醇的代谢密切有关；胆固醇与EFA结合后，才能在体内运转，具有降低血清胆固醇和三酰甘油的作用；缺乏EFA，可引起皮肤损害，出现皮疹，生长迟缓，生殖障碍等。

近年研究表明，EFA除了n-6族的亚油酸、γ-亚麻酸外，还有n-3族的α-亚麻酸、EPA和DHA，它

表8-13　重要脂肪酸链长、双键的数目和位置	
脂肪酸名称	碳原子数目，双键数及距甲基端（-CH3）的双键位置
饱和脂肪酸	
甲酸（formic acid）	C 1：0
乙酸（acetic acid）	C 2：0
丙酸（propionic acid）	C 3：0
丁酸（butyric acid）	C 4：0
戊酸（valeric acid）	C 5：0
己酸（caproic acid）	C 6：0
辛酸（caprylic acid）	C 8：0
癸酸（capric acid）	C 10：0
月桂酸（lauric acid）	C 12：0
豆蔻酸（myristic acid）	C 14：0
棕榈酸（palmitic acid）	C 16：0
硬脂酸（stearic acid）	C 18：0
不饱和脂肪酸	
油酸（oleic acid）	C 18：1（9-10）n-9
亚油酸（linoleic acid）	C 18：2（6-7，9-10）n-6
α-亚麻酸（alpha-linoleic acid）	C 18：3（3-4，6-7，9-10）n-3
花生四烯酸（arachidonic acid）	C 20：4（6-7，9-10，12-13，15-16）n-6
二十碳五烯酸（eicosapentaenoic acid，EPA）	C 20：5（3-4，6-7，9-10，12-13，15-16）n-3
二十二碳六烯酸（docosahexaenoic acid，DHA）	C 22：6（3-4，6-7，9-10，12-13，15-16，18-19）n-3

们在体内不能合成，必须由食物供给。亚油酸、亚麻酸是人体健康所必需的，人体内只要供给足量的亚油酸（n-6），就能合成其他n-6族脂肪酸，如花生四烯酸。但若合成数量不足，就必须由食物供给。以往曾将花生四烯酸列为EFA，现认为不符合EFA的定义，已排除在外。α-亚麻酸（n-3）可衍生为EPA和DHA。

（2）PUFA：分为n-3、n-6、n-7、n-9族等系统。具有生物学意义的主要是n-3和n-6族PUFA，其中亚油酸是n-6族PUFA的前体，α-亚麻酸是n-3族PUFA的前体。PUFA对维持细胞膜功能和生长发育起着重要作用，n-6族PUFA能调节下丘脑功能，促进生长发育。n-3族PUFA有健全脑和视网膜的功能。其中最受关注的是EPA和DHA。EPA是DHA的前体，同属n-3族脂肪酸。EPA能降低血清胆固醇，抑制血小板聚集作用，能预防动脉粥样硬化和血栓的形成，对提高机体免疫能力，预防心脑血管疾病、癌症有一定的作用。DHA能促进脑和视网膜的正常功能，能维持视紫红质的正常功能，也是神经突触的重要组成成分，与智力发育密切相关。

n-6族脂肪酸在植物油中含量特别丰富；n-3族脂肪酸主要存在于鱼类、绿叶蔬菜、豆类和海产品中，尤其是深海鱼类中含量丰富，n-3族PUFA占鱼油总脂肪酸的75%，在结构上EPA较DHA不饱和键更多，更易掺入细胞膜磷脂中而改变膜的流动性和调节膜的功能，且能降低三酰甘油的水平，适当增加鱼类，尤其是海鱼的进食量，可以提高n-3族PUFA量。

PUFA有很多优点，能降低血清胆固醇和低密度脂蛋白，但也会降低高密度脂蛋白，还会产生脂质过氧化反应，产生自由基，对机体造成一定的损害，如n-3族PUFA有抑制免疫功能的作用，因此，PUFA在膳食中应该有合适的比例。

（3）MUFA：能降低血清胆固醇、低密度脂蛋白和三酰甘油，而不降低高密度脂蛋白，有预防冠心病、动脉粥样硬化的作用，MUFA不仅具有PUFA的优点，还有避免脂质过氧化、抑制机体免疫能力的缺点。因此，在膳食中应以MUFA来取代部分SFA。食用油脂中的MUFA主要为油酸、橄榄油和茶油富含油酸，含量高达80%，棕榈油中含量约40%。

（4）反式脂肪酸：是PUFA通过氢化作用所产生的，在氢化过程中这些脂肪酸的空间构象发生变化，某些天然的顺式双键转变为反式。研究表明，进食反式不饱和脂肪酸可使血清胆固醇、低密度脂蛋白和极低密度脂蛋白的浓度升高，高密度脂蛋白降低，增加了冠心病的危险性，因此，宜控制反式不饱和脂肪酸的摄入量。人造黄油、氢化油脂、起酥油等食品是反式脂肪酸的主要来源。

4.食物来源和参考摄入量　食物脂肪主要来源于动物的脂肪组织、肉类及植物的种子。天然食物中的各种脂肪酸，多以三酰甘油的形式存在，动物脂肪中SFA和MUFA含量多，而PUFA含量较少。植物油中以UFA为主，但椰子油例外。亚油酸广泛存在于植物油中，EPA和DHA在贝类及海鱼中含量较高。胆固醇含量丰富的食物有肝、脑、肾等动物内脏、蛋黄、蟹黄、鱼子等，奶类和鱼类中含量较低（表8-14）。含磷脂较多的食物有蛋黄、瘦肉、肝肾等内脏及大豆麦胚和花生等。

CNS于2000年参考各国不同人群脂肪的摄入量，提出我国居民每日膳食脂肪参考摄入量。建议脂肪的摄入量应<膳食总能量的30%，一般人群为20%～25%，青少年为25%～30%，胆固醇的摄入量不得超过300mg；PUFA n-6：n-3＝4：1，SFA、MUFA和PUFA之间的比例为1：1：1。

（四）碳水化合物（糖类）代谢

1.分类　碳水化合物亦称糖类，是自然界中最丰富的有机物，由碳、氢、氧3种元素组成。由于分子式中氢和氧的比例恰好与水相同也为2：1，好似碳与水的化合物，因而命名为碳水化合物。根据联合国粮食及农业组织（Food and Agriculture Organization of the United Nations，FAO）/WHO的报告将碳水化合物按照其聚合度分为糖、寡糖和多糖三类（表8-15）。人体吸收的碳水化合物60%是淀粉类形式，淀粉是最主要的食物，人体主要从粮谷类淀粉中获得能量以维持生命。

2.功能　碳水化合物是人类膳食最丰富、最经

表8-14　常见食物中胆固醇含量（mg/100g）

品名	胆固醇	品名	胆固醇	品名	胆固醇
火腿肠	57	猪脑	2571	鸡蛋	585
腊肠	88	猪肉（肥瘦）	80	鸡蛋黄	2850
香肠	59	猪舌	158	鸭蛋（咸）	1576
方腿	45	猪小排	146	鳊鱼	94
火腿	98	猪耳	92	鲳鱼	77
酱驴肉	116	鸡	106	鲳鱼子	1070
酱牛肉	76	鸡翅	113	鳝鱼	126
酱羊肉	92	鸡肝	356	带鱼	76
腊肉（培根）	46	鸡腿	162	墨鱼	226
牛肉（瘦）	58	鸭	112	鲜贝	116
牛肉（肥）	133	烤鸭	91	基围虾	181
牛肉松	169	鸭肫	153	河蟹	267
午餐肉	56	炸鸡	198	蟹黄（鲜）	466
羊肝	349	牛乳	9	甲鱼	101
羊脑	2004	牛乳粉（全脂）	71	蛇肉	80
羊肉（瘦）	60	牛乳粉（脱脂）	28	田鸡	40
羊肉（肥）	148	酸奶	15	蚕蛹	155
羊肉串（电烤）	109	豆奶粉	90	蝎子	207
猪肝	288	鹌鹑蛋	515		

引自：杨月欣.中国食物成分表［M］.北京：北京大学医学出版社，2019：49-179.

分类（聚合度）	亚组	组成
糖（1～2）	单糖	葡萄糖、半乳糖和果糖等
	双糖	蔗糖、乳糖和麦芽糖等
	糖醇	山梨醇、甘露醇和木糖醇
寡糖（3～9）	麦芽低聚寡糖	麦芽糖精等
	其他杂寡糖	棉籽糖、木苏糖和低聚果糖等
多糖（≥10）	淀粉	直链淀粉、支链淀粉和变性淀粉等
	非淀粉多糖	纤维素、半纤维素、果胶和亲水胶质物等

表8-15　主要的膳食糖类（碳水化合物）

济的能量来源，在体内通过三羧酸循环直接氧化，能迅速提供机体能量。中枢神经系统只能靠葡萄糖供能。碳水化合物也是构成机体的重要物质，糖蛋白、糖脂、黏蛋白的组成都离不开碳水化合物。碳水化合物还参与蛋白质和脂肪的代谢，具有节省蛋白质作用和抗生酮作用。进食不含碳水化合物的膳食，会引发肠功能紊乱，导致新陈代谢衰退。近年来，发现碳水化合物在参与调节血脂、血糖，改善肠道菌群，防止慢性病等更多方面发挥作用。

3.血糖生成指数（glycemic index，GI）　GI是指在一定时间内，人体食用50g碳水化合物的某种食物后与相当量的标准食物（葡萄糖）体内血糖水平应答的比值（用百分数表示）。GI反映该食物碳水化合物被利用的程度。GI高的食物，进入胃肠道消化快，吸收完全，葡萄糖迅速进入血液；GI低的食物，在胃肠道停留时间长，释放缓慢。血糖升高越趋缓和，葡萄糖在人体的扩散速度就越缓慢（表8-16）。

4.膳食纤维　主要成分是非淀粉多糖，它虽然不能被人体消化吸收和利用，但与人体的健康息息相关，因此，被推荐为必须摄入的碳水化合物。膳食纤维主要包括纤维素、半纤维素、树胶、果胶、海藻多糖及木质素等。近年来，一些不能被人体消化酶所分解的物质无抗性淀粉、抗性低聚糖及甲壳素等也被列入膳食纤维，这类物质含量虽少，但也具有一定的生理活性。膳食纤维可分为可溶性和不可溶性两类。可溶性的膳食纤维包括树胶、果胶和海藻多糖等亲水胶体物质和部分半纤维素；不可溶性膳食纤维包括纤维素、木质素和部分半纤维素等。

研究表明，进食粗粮或富含膳食纤维的食物对肠癌、憩室病、便秘、痔疮、阑尾炎、肥胖症、心脏病及高胆固醇血症等疾病有预防作用。谷类、豆类、薯类、蔬菜和水果是膳食纤维的良好来源，膳食应以谷类食物为主，增加豆类食品和蔬菜、水果的摄入量，建议每人每日摄入20～35g膳食纤维为宜。

5.消化吸收　食物中的碳水化合物主要是淀

表8-16　不同食物的GI

GI（%）	食物
90～100	葡萄糖、麦芽糖
80～89	面条、华夫饼干、马铃薯（鲜薯泥）、白糖、大米、馒头、面包、烙饼
70～79	小米、谷类早餐、扁豆（鲜）、南瓜、玉米片、胡萝卜、马铃薯（鲜）、鲜奶酪、西瓜、蜂蜜、油条
60～69	荞麦面馒头、糯米（糙）、麦片、甜菜根、葡萄干、菠萝、黄豆挂面、蔗糖、玉米粉、熟土豆、大麦粉
50～59	猕猴桃、芒果、香蕉、荞麦、意大利面条、甜玉米、豌豆、山药、甘薯（生）
40～49	红薯、豌豆（干燥）、柑橘、橙汁、乳糖、葡萄、可乐、酸奶、饼干、巧克力
30～39	扁豆、苹果、冰激凌、梨、藕粉
20～29	降糖奶粉、绿豆、果糖、豆腐、四季豆、樱桃、李子、柚子、桃子、牛奶
10～19	大豆、花生、低脂奶粉、土豆粉条

引自：杨月欣. 中国食物成分表［M］：北京大学医学出版社，2019，9：323.

粉，淀粉必须先转化为单糖，以葡萄糖、果糖或半乳糖的形式才能被机体吸收利用。淀粉在体内经过唾液、胰淀粉酶的初步消化，在小肠黏膜细胞刷状缘经α-葡萄糖苷酶、蔗糖酶、麦芽糖酶和乳糖酶的作用，继续水解，转化为葡萄糖、半乳糖和果糖等。消化生成的单糖主要在小肠上部吸收，葡萄糖、半乳糖通过钠泵主动转运，需要消耗能量。葡萄糖吸收速率恒定，餐后血糖在30～60分钟即可达到高峰，果糖在肠道内由一种蛋白质和葡萄糖转运体送入肠黏膜上皮细胞内，不伴随钠的转运，也不耗能，故吸收较慢。吸收入血的单糖主要是葡萄糖，经门静脉入肝，部分经肝静脉进入体循环，运送到各组织，以供机体的需要。

6.食物来源和推荐摄入量　食物中碳水化合物主要来自谷类、薯类、水果和蔬菜等，还包括糖果、饮料和酒类等纯碳水化合物。单糖和双糖的来源主要是糖果、甜食、糕点、蜂蜜和含糖饮料等。目前还没有确定人体碳水化合物的适宜摄入量。每人每天至少摄入50g的碳水化合物，以防止碳水化合物膳食所造成的代谢反应。根据我国膳食碳水化合物的实际摄入量，CNS建议碳水化合物应占膳食总能量的55%～65%，这些碳水化合物来源应广泛，包括淀粉、不消化的抗性淀粉、非淀粉多糖和低聚糖类等碳水化合物。限制纯热能食物，如糖的摄入量，提倡摄入营养素/能量密度比值高的食物，以保障人体能量充足和营养素的需要。

（五）维生素

维生素是维持身体健康所必需的一类有机化合物。这类物质在体内既不是构成身体组织的原料，也不是能量的来源，而是一类调节物质，在物质代谢中起重要作用。这类物质由于体内不能合成或合成量不足，虽然需要量很少，但必须经常由食物供给。维生素与碳水化合物、脂肪和蛋白质三大类物质不同，在天然食物中仅占极少比例，但又为人体所必需。维生素可分为脂溶性和水溶性两大类，脂溶性维生素有维生素A、维生素D、维生素E、维生素K，水溶性维生素有维生素B_1、维生素B_2、维生素PP、维生素B_6、泛酸、生物素、叶酸、维生素B_{12}、维生素C等。有些物质在化学结构上类似于某种维生素，经过简单的代谢反应即可转变成维生素，此类物质称为维生素原。维生素是维持人体健康所必需的营养要素，如果长期缺乏某种维生素，就会引起生理功能障碍而发生维生素缺乏症。

（表8-17）。

（六）无机盐

各种无机盐在机体内环境稳定及营养代谢中的重要性是显而易见的。在钠、钾、氯、钙、镁、磷几种无机盐中，与营养代谢密切相关的是钾和磷。细胞合成中氮与钾的关系是1g氮∶3mmol钾；热量和钾的关系是4180kJ∶50mmol；正常钾需要量约为50mmol/d，在缺钾及TPN支持时，钾的需要量可成倍增加。磷在能量利用时需要量增加，4180kJ∶22mmol磷；此外，镁是许多酶的激活剂，在代谢过程中有重要作用，每天镁的基本需要量是0.04mg/kg。

还有一类需要量甚微但具有重要生理意义的微量元素。目前已知人体所必需的微量元素有铁、锌、氟、硒、铜、钼、钴、铬、锰、碘、锡、硅、钒、矽、镍、锶、砷、钶共18种。微量元素在临床上的重要性正日益受到重视。正常饮食者不会出现缺乏症，长期PN治疗中，应重视微量元素的补充（表8-18，表8-19）。

二、饥饿时机体的营养物质代谢

饥饿是指人体摄入营养物质（主要为热量和蛋白质）不能满足维持机体各种代谢要求的最低需要量，饥饿的主要临床表现是体重下降。健康成人体重丢失5%～10%尚不能影响机体正常功能，成人可耐受的最大体重丢失为35%～40%，超过此值将导致死亡。饥饿早期，某些器官如肝、胃肠道和胰腺的重量迅速下降，长期饥饿导致死亡者，尸检可见胰腺、肝、生殖器官、肠道和肌肉重量丢失最多。

1.饥饿时的代谢变化　机体对饥饿的代谢反应是调节功能的能量需要。减少活动和降低基础代谢率；减少能量消耗，从而减少机体组成的分解。单纯饥饿引起的代谢改变与严重创伤或疾病诱发的代谢反应虽有所不同，但其反应的唯一目的均是维持生存。

（1）内分泌的代谢变化：饥饿时，血糖下降，为维持糖代谢恒定，胰岛素分泌立即减少，胰高血糖素、生长激素、儿茶酚胺分泌增加，以加速糖原分解，使糖生成增加，随着饥饿时间延长，上述激素的变化可促使氨基酸自肌肉动员，肝糖异生增加，糖的生成由此增加，但已同时消耗了机体蛋白质。饥饿时，受内分泌的支配，体内脂肪水解

表8-17　维生素的分类、发源及作用比较

分类	名称	别称	发现时间	辅酶	来源	易患疾病
水溶性维生素	维生素B$_1$	硫胺素/抗脚气病因子/抗神经炎因子	Casimir Funk在1912年发现	焦磷酸硫胺素	酵母、谷物、肝、大豆、肉类	神经炎、脚气病、食欲缺乏、消化不良
	维生素B$_2$	核黄素/维生素G	D.T.Smith和E.G.Hendrick在1926年发现	黄素单核苷酸和黄素腺嘌呤二核苷酸	酵母、肝脏、蔬菜、蛋类	易患口舌炎症（口腔溃疡）、脂溢性皮炎、眼角炎
	维生素B$_3$	PP/烟酸/尼克酸/抗癞皮病维生素	1867年德国化学家在实验室里合成烟酸	尼克酰胺嘌呤二核苷酸	菸碱酸、尼古丁酸、酵母、谷物、肝、米糠	癞皮病、舌水肿、舌炎、口角炎、唇炎
	维生素B$_4$	6-氨基嘌呤/腺嘌呤	Maurice Gobley在1850年发现胆碱		动物内脏、肉类、豆制品、虾、沙丁鱼、蚝、菠菜、黑木耳、鱿鱼、蘑菇	智力发育迟缓、血液疾病、皮肤疾病、低血糖、免疫功能降低、过敏、肌无力
	维生素B$_5$	泛酸/遍多酸	Roger Williams在1933年发现	A	酵母、谷物、肝脏、蔬菜	极少发生泛酸缺乏症
	维生素B$_6$	吡哆醇/吡哆醛/吡哆胺	Paul Gyorgy在1934年发现	磷吡哆醛和磷酸吡哆胺	酵母、谷物、肝脏、蛋类、乳制品	贫血、中枢神经系统出现障碍
	维生素B$_7$	维生素H/生物素/辅酶R	德国科学家Kogl和Tonnis于1936年发现		酵母、肝、谷物	皮炎、湿疹、萎缩性舌炎、感觉过敏、肌肉痛、倦怠、厌食、轻度贫血、脱发
	维生素B$_9$	叶酸/蝶酰谷氨酸/维生素M/抗贫血因子	印度孟买的L.Wills于1931年发现	四氢叶酸	蔬菜叶、肝、柑橘、猕猴桃、酵母	红细胞中血红蛋白生成减少、细胞成熟受阻，导致巨幼红细胞性贫血
	维生素B$_{12}$	氰钴胺/钴胺素	Karl Folkers和Alexander Todd于1948年发现	51-脱氧腺苷钴胺素	肝、鱼肉、肉类、蛋类	恶性贫血
	维生素Bh	环己六醇、肌醇	Johann Joseph Scherer于1850年发现		心脏、肉类	湿疹，头发易变白
	维生素C	抗坏血酸/抗坏血病维生素	詹姆斯·林德在1747年发现		新鲜蔬菜、水果	坏血病、抵抗力下降、出血、贫血
脂溶性维生素	维生素A	抗干眼病维生素/视黄醇	Elmer McCollum和M.Davis在1912～1914年		鱼肝油、动物肝、绿色蔬菜	易患夜盲症
	维生素D	骨化醇/抗佝偻病维生素	Edward Mellanby在1922年发现		主要有维生素D$_2$（麦角钙化醇）和维生素D$_3$（胆钙化醇）两种，多存在于鱼肝油、蛋黄、乳制品、酵母	佝偻病、软骨病、骨质疏松
	维生素E	生育酚	Herbert Evans及Katherine Bishop在1922年发现		主要有α、β、γ、δ4种，多存在于鸡蛋、肝、鱼类、植物油	男性睾丸萎缩不产生精子，女性胚胎与胎盘萎缩引起流产，诱发更年期综合征、卵巢早衰
	维生素K	凝血维生素	Henrik Dam在1929年发现		维生素K$_1$、维生素K$_2$、维生素K$_3$、维生素K$_4$ 4种，多存在于菠菜、苜蓿、白菜、肝	凝血时间延长

表8-18 2013中国居民膳食微量元素推荐摄入量或适宜摄入量

人群	铁（mg/d）	碘（μg/d）	锌（mg/d）	硒（μg/d）	铜（mg/d）	氟a（mg/d）	铬a（μg/d）	锰a（mg/d）	钼（μg/d）
0岁～	0.3[a]	85[a]	2.0[a]	15[a]	0.3[a]	0.01	0.2	0.01	2[a]
0.5岁～	10	115[a]	3.5	20	0.3[a]	0.23	4	0.7	15[a]
1岁～	9	90	4.0	25	0.3	0.6	15	1.5	40
4岁～	10	90	5.5	30	0.4	0.7	20	2.0	50
7岁～	13	90	7.0	40	0.5	1.0	25	3.0	65
11岁～	15/18	110	10.0/9.0	55	0.7	1.3	30	4.0	90
14岁～	16/18	120	11.5/8.5	60	0.8	1.5	35	4.5	100
18岁～	12/20	120	12.5/7.5	60	0.8	1.5	30	4.5	100
50岁～	12/12	120	12.5/7.5	60	0.8	1.5	30	4.5	100
65岁～	12/12	120	12.5/7.5	60	0.8	1.5	30	4.5	100
80岁～	12/12	120	12.5/7.5	60	0.8	1.5	30	4.5	100
孕妇（早）	+0	+110	+2	+5	+0.1	+0	+1	+0.4	+10
孕妇（中）	+4	+110	+2	+5	+0.1	+0	+4	+0.4	+10
孕妇（晚）	+9	+110	+2	+5	+0.1	+0	+6	+0.4	+10
乳母	+4	+110	+4.5	+18	+0.6	+0	+7	+0.3	+3

注：“+”示在同龄人群参考值基础上额外增加量，“/”前后分别示男性和女性摄入量

a.示适宜摄入量，其他为推荐摄入量

（引自中华人民共和国卫生行业标准WS/T 578.3—2017）.——中国居民膳食营养素参考摄入量第3部分：微量元素.

表8-19 常见微量元素的生理功能及缺乏表现

名称	生理功能	缺乏表现
铁	血红蛋白与肌红蛋白、细胞色素A及某些呼吸酶的成分，参与体内氧与二氧化碳转运、交换和组织呼吸过程	工作效率降低、学习能力下降、冷漠呆板；儿童表现为易烦躁，抗感染能力下降
碘	合成甲状腺素的原料，通过甲状腺素的作用发挥其生理作用	典型症状为甲状腺肿大。孕妇严重缺碘可影响胎儿神经、肌肉的发育；婴幼儿缺碘可引起生长发育迟缓、智力低下，严重者发生呆小症
锌	酶的组成成分或酶的激活剂；促进生长发育与组织再生；促进食欲；促进维生素A代谢和生理作用；参与免疫功能	生长迟缓、食欲缺乏、味觉迟钝甚至丧失、皮肤创伤不易愈合、易感染、性成熟延迟等
硒	组成谷胱甘肽过氧化物酶，保护生物膜，维持细胞正常功能；重金属解毒作用；保护心血管、维持心肌的健康；促进生长、保护视觉器官及抗肿瘤	导致克山病和大骨节病
铜	以酶的形式参与铁代谢、蛋白交联、超氧化物转化、儿茶酚胺的生物合成	皮肤、毛发脱色、精神性运动障碍、骨质疏松、低色素性小红细胞性贫血等
氟	维持骨骼和牙齿结构稳定	影响骨的形成和引起牙齿发育不全，提高龋齿发生率
铬	增强胰岛素作用；促进葡萄糖的利用及使葡萄糖转化为脂肪；促进蛋白质代谢和生长发育	生长停滞、血脂增高、葡萄糖耐量异常，并合并高血糖及尿糖等症状
锰	精氨酸酶的组成成分和羧化酶的激活剂，参与体内脂类、碳水化合物的代谢	致人体生长停滞、骨骼畸形、生殖功能紊乱，抽搐和运动失调等
钼	黄素依赖酶的辅助因子，在嘌呤代谢和铁的转运过程中发挥作用	心率快、呼吸急促、躁动不安乃至精神障碍，造成食管癌、肝癌、乳腺癌发病率增高

增加，逐步成为机体的最主要能源；充分利用脂肪能源，尽量减少糖异生，即减少了蛋白质的分解，是饥饿后期机体为生存的自身保护措施。尿氮排出量的变化，初期约8.5g/L，饥饿后期则减少至2～4g/d。

（2）机体组成的改变：饥饿可导致机体组成的显著变化，包括水分丢失与大量脂肪分解。蛋白质不可避免地被分解，使组织、器官重量减轻，功能下降。这种变化涉及所有器官，如肾浓缩能力消失，肝蛋白丢失，胃肠排空运动延迟，消化酶分泌减少，肠上皮细胞萎缩等；长期继而可使肺的通气即换气能力减弱，心脏萎缩、功能减退，最终可导致死亡。

2.不同饥饿分期的代谢变化　按饥饿时间长短，可分为短期饥饿和长期饥饿。在这两种不同的状态下，机体的相关代谢处于不同的情况。

（1）短期饥饿：当十几个小时没有进食时，机体的血糖几乎全部消耗完了。此时，人体的血糖浓度却保持在正常水平，这就需要靠机体内的有关大分子物质的调节。①肝糖原在饥饿早期的消耗：机体靠分解肝糖原来补充血液中的葡萄糖来维持机体的正常生长和代谢。②糖异生的加强：当机体的糖原储备快要消耗完时，糖异生的速度加快，来满足机体的能量需要。③脂肪动员加强，酮体生成增多：脂肪酸和甘油在机体相关酶的作用下，会生成葡萄糖和中间代谢产物供机体需要；同时，酮体的生成也加快，脂肪酸和酮体成为心肌、骨骼肌等的重要燃料，一部分酮体可被大脑利用。④组织对葡萄糖的利用降低：虽然组织对葡萄糖的利用降低，但饥饿初期大脑仍以葡萄糖为主要能源。

（2）长期饥饿：一般饥饿一周以上为长期饥饿，此时机体蛋白质降解减少，肝糖原基本消耗完全，主要靠脂肪酸和酮体供能。①脂肪动员进一步加强肝生成大量酮体，脑组织以利用酮体为主；②肌肉以脂肪酸为主要能源，保证酮体优先供应脑组织；③肌肉蛋白质分解减少，乳酸和丙酮酸取代氨基酸成为糖异生的主要来源；④肌肉释放的谷氨酰胺主要被肾摄取，通过糖异生合成葡萄糖，而谷氨酰胺脱下的酰胺氮和氨基氮则以氨的形式随尿排出，改善了酮症引起的酸中毒。

三、应激时机体的营养物质代谢特点

应激指机体突然受到强烈有害刺激时，对神经-内分泌等系统紊乱导致机体功能失调，进而影响内环境稳定因素的适应反应。外科疾病的多种损伤因素都可导致患者的应激状态，如创伤、感染、休克等。在应激状态下机体出现的代谢改变主要包括代谢衰退和亢进失平衡、内分泌系统紊乱的高能量消耗代谢、水和电解质紊乱、炎性反应及免疫反应。这些代谢的改变贯穿于危重病的始终，诱导细胞功能乃至器官功能的改变，严重地影响着病程的发展。应激状态下的代谢改变是机体对外界刺激的一种生理反应，如果刺激强度过大、持续时间过长，有可能演变成病理反应。同机体其他系统一样，应激状态下人体主要营养物质代谢也发生了一系列改变，以维护机体的内环境稳定。

在感染、损伤及大手术等情况下，机体代谢改变可被分为两个阶段。第一个阶段开始于损伤发生的即刻，主要表现为氧耗量减少、体温下降、血管收缩等在严重损伤打击下的失衡状态。这时的主要治疗目标应该是支持并尽快稳定生命体征，恢复组织灌注，纠正组织缺氧；这一阶段的持续时间受损伤程度和临床支持强度的影响，多为24～36小时。第二阶段出现在复苏成功后，以高代谢状态为主要特点，主要表现为能量消耗增加、蛋白质和脂肪分解增强，发生负氮平衡、高血糖症及细胞总数减少。高代谢状态是以能量消耗为主要表现，通常被认为是REE超过预计BEE的115%及氧耗量增加。

应激时的机体的营养物质代谢改变是多方面的，简单概括为以下几点。①量热学：创伤患者氧化等量的葡萄糖耗氧较多，产生二氧化碳量较少，呼吸商（respiratory quotient，RQ）及非蛋白RQ更低，提示葡萄糖氧化障碍，脂肪为主要能源物质。②糖代谢：创伤后血糖升高，乳酸升高，糖来源（异生）增加，外源性葡萄糖对糖异生的抑制作用下降，葡萄糖的氧化下降，提示糖异生增强，糖酵解加快，但氧化不完全。③脂肪代谢：创伤后，游离脂肪酸、甘油浓度升高，脂肪氧化率升高，提示脂肪分解与利用加强。④蛋白质代谢：创伤后，整体蛋白合成与分解代谢均加速，丙氨酸水平升高，蛋白质损失增加，提示蛋白分解代谢与合成代谢均加速，但是分解代谢超过合成代谢，糖异生底物增多。⑤水钠反应：创伤应激条件下抗利尿激素（antidiuretic hormone，ADH）和醛固酮释放增加引起机体水钠潴留。

1.碳水化合物代谢改变　手术、创伤等应激后碳水化合物代谢的基本特征是高血糖及糖不耐受。

正常情况下，血糖升高、系统激素反应可以抑制糖异生。创伤、感染情况下，尽管血糖升高，肝糖异生仍然活跃。糖原储存消耗完毕后，蛋白质成为糖异生的来源，因为脂肪不能转变为葡萄糖。由于创伤后的激素调节及肝可以不断获得前体物质——氨基酸，外源性葡萄糖输注不能抑制糖异生。创伤后，骨骼肌除释放丙氨酸、谷氨酰胺外，缺氧组织还释放乳酸盐，脂肪组织释放甘油，这些都是糖异生的底物，可以转变为葡萄糖。尽管肝产糖增加，但是创伤、脓毒症患者糖氧化利用障碍；因为葡萄糖的廓清与葡萄糖氧化无关，所以，创伤条件下的糖氧化利用障碍并非仅继发于胰岛素抵抗，还可能与细胞内代谢紊乱使线粒体丙酮酸脱氢酶（pyruvate dehydrogenase，PDH）水平下降有关。PDH活性抑制与血液脂肪酸浓度升高有关，抑制脂肪分解可以再活化PDH，创伤后PDH活性抑制可以被胰岛素逆转。可见，创伤、手术后葡萄糖氧化利用能力下降是一个主动过程，是一种保护机制；通过优先利用脂肪供能而保留葡萄糖，其部分目的可能在于维持高血糖、供葡萄糖依赖组织如血细胞使用。与以往观点不同，应激条件下糖异生增强、氧化利用障碍引起的高血糖并非总是损害机体，相反可能对机体发挥保护作用，其保护作用机制可能在于高血糖可以引起液体转移，使液体由细胞内转移至血液循环中，从而增加了循环血量；高血糖还可以刺激心肌摄取葡萄糖、增加无氧糖酵解，从而发挥正性肌力作用。

2.脂肪代谢改变　饥饿适应条件下，脂肪提供机体95%的能量需求；创伤、脓毒症条件下，体内总热量消耗的80%～90%由游离脂肪酸供应。此时，脂肪尽管仍然是机体的主要能量来源，但其贡献率较饥饿时低。如上所述，创伤条件下机体脂解增加，优先使用脂肪供能，以达到节约糖的作用。创伤、脓毒症患者脂肪分解代谢增强、脂肪供能增加的一个重要标志是RQ降低。创伤后，肾上腺素、高血糖素、皮质醇拮抗胰岛素的作用，加速脂肪分解，体内脂肪消耗增加，体重逐渐下降，血浆游离脂肪酸（free fatty acid，FFA）水平升高，出现创伤性脂血症。但是，血浆FFA水平高低不反映创伤程度轻重，FFA再现率（即产量）低于脂解率（因为甘油不能在外周组织磷酸化，所以血流中的甘油量反映脂解率），其原因可能在于：①严重创伤后脂肪组织血流减少，不能将FFA全部带入血液循环。②白蛋白减少时，它是FFA的运输模式。③机体缺氧引起的乳酸酸中毒通过刺激再酯化过程，降低脂肪酸浓度。④FFA在三酰甘油降解组织中直接被氧化。脂肪酸对危重患者的影响近年来受到更为广泛的重视，一些脂肪酸可刺激炎症细胞的趋化聚集，影响细胞因子的产生，改变细胞膜的特性，调节受体的数量及反应强度等。

血细胞无线粒体、脂肪酸不能通过血-脑屏障，所以脂肪酸不能成为血细胞、脑的能源物质。脂肪细胞无高血糖素受体，因此，脂肪组织内脂解的第一步不受高血糖素直接调节。应激、低血糖条件下发生脂解调节时，胰岛素、高血糖素及儿茶酚胺为水溶性激素，通过与细胞膜表面受体结合而发挥作用。脂肪细胞膜表面的肾上腺素受体为β_2受体。可见，脂解过程总是伴随糖异生，而糖异生有赖于蛋白质分解提供碳架。糖生成后反过来可以抑制糖异生，促使三酰甘油向脂肪酸分解途径行进，使脂肪氧化更加彻底。所以，使用脂肪为主要能源物质时，必然伴有肌肉蛋白分解及负氮平衡。营养支持时补充葡萄糖，一方面可以抑制糖异生而节约蛋白质，另一方面可以促进脂肪的彻底氧化，提高利用率。创伤后机体下调PDH活性，葡萄糖氧化利用下降，维持高血糖环境，其目的可能也与此有关。

3.蛋白质代谢改变　机体在应激状态下蛋白质以分解代谢增加，且超过合成代谢为特点，表现为负氮平衡。严重时，总分解代谢可增加60%～80%，骨骼肌的分解代谢的增加可能会更高。手术后患者的负氮平衡值根据手术创伤的程度不同而波动于正常和严重损伤之间。机体通过分解自身的组织获取能量，这种现象被称为自噬现象。危重患者的生长激素和胰岛素样生长因子-1的减少促进了蛋白的分解。生长激素水平在创伤后1周内开始下降，但在感染时下降却不明显。在严重应激后的早期（约10天），蛋白的分解主要来源于骨骼肌，之后逐渐转向内脏器官蛋白质分解。临床上可出现骨骼肌萎缩，器官功能甚至结构的损害，诱发或参与了MODS的形成和发展。

蛋白质分解代谢的增强，加之重要代谢器官，如肝、肾等的功能受损，血浆及细胞内氨基酸的水平出现明显异常；不同程度的应激状态和器官功能的受损对氨基酸最终平衡的影响不同。所以，危重患者的血浆及细胞内氨基酸含量和代谢特征也有所不同。严重感染和创伤患者的血浆中芳香氨基酸和含硫氨基酸的浓度升高，提示肝清除功能受到影响。细胞内支链氨基酸含量的减少可能较血浆内支链氨基酸的减少出现的更早，而且程度更为严重，尤其是谷氨酰胺、精氨酸等有特殊生理功能的氨基酸。越来越多的研究表明，外科手术后、感染、创伤时血浆及细胞内谷氨酰胺的浓度明显下降。肌肉谷氨酰胺减少的程度和持续时间与疾病的严重程度呈正相关。

虽然谷氨酰胺是NEAA，但由于在应激状态时机体对其需求明显增加，机体要分解大量的自身蛋白予以补充，即便如此，通常也不能满足应激状态时机体对谷氨酰胺的需求。所以，对于危重患者来讲，谷氨酰胺具有EAA的特性。谷氨酰胺可增加蛋白质的合成，防止或减少蛋白质的分解；尤其对外科患者，谷氨酰胺可以促进伤口的愈合，减少肌肉的分解。谷氨酰胺是肠道组织获取能量的主要来源，是肠道黏膜屏障功能得以恢复的主要营养物质，对防止细菌及其毒素的易位有着重要的作用。谷氨酰胺可保持肝中谷胱甘肽的含量，防止或减轻药物及氧自由基对肝细胞的损害，并可减少脂肪在肝中的蓄积。谷氨酰胺可增强巨噬细胞的功能，是免疫细胞复制的必要原料。另外，谷氨酰胺对神经组织、胰腺组织都有一定的保护作用。谷氨酰胺的这些特点对于外科危重患者的治疗有非常特殊的意义。大多数研究认为，谷氨酰胺的补充量应占氨基酸量的25%。细胞内的水肿对蛋白代谢也有一定的影响；细胞萎缩可以促进蛋白的分解，而细胞的肿胀可抑制蛋白的分解并刺激蛋白的合成。危重患者的细胞肿胀受到细胞因子、细胞膜通道、激素等多种因素的影响，而且可能在短时间内发生变化。

4. 水和电解质的代谢　手术、创伤等应激后水、电解质代谢的基本特征是水、钠潴留。在代谢抑制期，血容量减少的现象普遍存在，通过合理的液体治疗，这种状况完全可逆转。然而，如果在24小时内没有容积复苏，死亡基本上不可避免。机体对低血容量的最初反应为减少皮肤、脂肪组织、肌肉、内脏器官等的灌注，以保证心脏和脑的灌注。水、钠潴留是由于ADH和醛固酮释放增加的结果，血容量减少和细胞外钠离子浓度增加所致的渗透压升高刺激下丘脑前部的视上核分泌ADH。蛋白质的分解代谢导致大量细胞内钾离子进入细胞外液，引起血清钾浓度升高，在肾功能受损的情况下这种现象更为明显。钠和碳酸氢盐的潴留可能导致代谢性碱中毒和组织输氧障碍。损伤后，尿钠分泌可能下降10～25mmol/24 h，而钾分泌上升

100～200mmol/24 h。在损伤或复苏后的最初几天，大多数患者表现为水肿，是由于血管通透性和组织间胶体渗透压升高，致细胞内液和外源性的液体聚集于细胞外第三间隙的结果。

5. 细胞因子的代谢　众多细胞因子的相互作用是SIRS的基本内涵，这种相互作用在危重病发生发展过程中起着非常重要的作用，其中许多细胞因子对代谢过程有着明显的影响，尤其是TNF-α与IL对机体代谢的影响明显，其可明显加速蛋白的分解代谢；TNF-α通过诱导糖皮质激素的产生而加速蛋白的分解作用；IL-1可增加肌肉蛋白的分解。在对急性相蛋白合成的影响方面，可以将细胞因子分为IL-1类（包括IL-1α、IL-1β、TNF-α、TNF-β）和IL-6类（包括IL-6、IL-11、肝细胞刺激因子、制瘤素M等）；IL-1类因子可以促进一型急性相蛋白（包括CRP、补体B、因子C3、铁蛋白）的合成；IL-6类因子诱导二型急性相蛋白（纤维蛋白原、肝球蛋白、α_1抗凝乳蛋白）的合成。然而，IL-6类因子可协同IL-1类因子促进一型急性相蛋白的合成，但是，IL-1类因子对二型急性相蛋白却无作用。IL-1类细胞因子参与下调白蛋白、转铁球蛋白的血浆水平；IL-6类因子降低血浆白蛋白的水平。另外，糖皮质激素、生长因子等因素也可影响急性相蛋白的合成。

第三节　肠梗阻患者营养支持的原则

肠梗阻发生后，肠腔内容物运行受阻、肠道吸收功能及肠屏障功能障碍导致肠腔积气积液，发生水、电解质代谢紊乱，细菌易位入血，导致菌血症、脓毒血症发生，如控制不利，进而出现SIRS、MODS而导致患者死亡。对于肠梗阻患者，应早期给予适当的营养和代谢支持，从而保存机体组织，维护各器官正常功能，防止自身组织过多地自蚀性丢失，提高免疫能力，在通过合理、及时的外科处理及抗感染基础上，顺利度过肠梗阻早期内稳态失衡与严重感染阶段，以提高肠梗阻患者的抗病能力，或使患者对再次手术的耐受力增加，提高手术成功率，降低肠瘘、切口感染等并发症的发生率。

由于肠梗阻发生的原因不同、类型不同，产生的内稳态失衡、营养不良、感染及器官功能障碍等病理生理改变也各异。因此，对于肠梗阻患者进行

营养支持的原则是，在进行全面营养评定、判断患者营养状况及营养不良类型的基础上，根据不同患者、不同疾病状态和时期、不同器官组织功能及肠梗阻类型、肠道消化吸收功能及肠道有无梗阻等情况，选择合理的营养制剂及合适的营养支持途径，以达到最佳的营养支持效果。

一、合理的体液状态评估与营养风险筛查

胃肠道是摄取营养素、维持生存的自然途径。当肠梗阻发生后，营养摄入途径受阻、富含营养物质的消化液因呕吐丢失或积存肠腔，必然造成营养不足。除了呕吐物或肠腔积液，肠壁或组织间隙水肿、腹水渗出液亦可造成体液丢失。根据肠梗阻持续时间的长短、部位高低和严重程度的不同，患者可出现不同程度的低血容量（或称缺水），钠、钾、镁等主要电解质的缺乏。较高位置梗阻，可因呕吐丢失胃酸出现代谢性碱中毒；部分患者可因碱性肠液丢失或各种因素导致的组织低灌注，出现代谢性酸中毒；少数患者甚至可出现肾功能不全、休克等器官功能障碍。

因此，接诊肠梗阻患者之后，外科医师要通过询问病史、病程、体重变化、尿量，结合动脉血气分析和肝肾功能等实验室检查，评估患者是否存在血容量不足、电解质紊乱和酸碱失衡，然后快速补液，补充血容量、纠正电解质紊乱和酸碱失衡（或维持其平衡）。一般情况下，禁食8～12小时之后，人体糖原耗尽，此时，应适当输注含糖晶体液，以减少饥饿性酮症，争取在48小时内使体液状态达到平衡和稳定。对肾前性肾功能不全、低血容量性休克、感染性休克、闭袢性梗阻、绞窄性肠梗阻、并发肠穿孔或肠坏死的肠梗阻，要迅速给予液体复苏；在6～12小时或手术之前将血压、血钾、乳酸和pH等指标纠正到相对安全水平，以防围手术期心搏骤停等的发生。在体液状态平衡且病情稳定之后，对决定非手术治疗、动态观察的患者，才有必要评估营养状态或筛查营养风险。根据GLIM评定（诊断）标准共识进行筛查：①使用经过临床有效性验证的筛查工具（如NRS2002）进行营养筛查，明确患者是否具有营养风险或营养不良风险。②在筛查阳性基础上，需至少符合表现型指标之一和病因型指标之一，可评定（诊断）营养不良。因此，无论手术与否，大多数肠梗阻患者存在营养风险，应加强营养管理；根据营养不足的严重程度、是否手术和手术的方式制订营养支持计划。

二、手术患者的营养支持治疗

1. 肠梗阻患者术前营养支持　对于紧急手术或计划48小时内手术的肠梗阻患者，不需要考虑术前营养支持，只需要进行正常的液体治疗和术前准备即可，如抗感染、扩容、纠正水和电解质紊乱等。对非手术治疗和拟实施一段术前准备的患者，可实施PN支持，以改善患者的营养状态，一般在补液后48小时开始进行PN；未经补液即进行PN支持者，易出现低钾血症，因为PN之前的正常血钾水平可能是细胞代偿或代谢性酸中毒的结果，实施PN后血浆钾离子进入细胞内用于合成代谢而出现低钾血症。对外院转入的长时间非手术治疗的肠梗阻患者，要询问其补液或PN治疗史、监测血电解质和维生素水平，以防发生再喂食综合征（refeeding syndyome，RFS）。理想的PN支持至少要达到7天，由于无法预测梗阻何时（自行或手术）缓解，不必拘泥PN的时限，并且梗阻缓解后一段时间之内进食或EN受限者，仍需接受一段时间的PN支持。PN液体量的计算除了每天维持量 $[25～30\ ml/(kg\cdot d)]$ 外，还要考虑到胃肠减压等途径的丢失量；热量 $20～30\ kcal/(kg\cdot d)$，氮供给量 $0.15～0.2g/(kg\cdot d)$，热氮比（100～150）∶1为宜；PN以全合一的形式通过外周静脉输注为佳。

2. 肠梗阻患者术后营养支持　肠梗阻的病因各异，病情轻重缓急不一，手术方式也差别很大。对高危患者，术中应考虑是否建立必要的EN途径，如在小肠吻合口、旷置小肠（近端造口）远端小肠留置造口管；大量小肠切除可能并发短肠综合征（short bowel syndrome，SBS）的患者，术后需要长期EN支持者，可行胃造口术或行经皮胃镜下胃造瘘术（percutaneous endoscopic gastrostomy，PEG），以避免术后长期经鼻管饲造成的鼻咽部不适感；拟术后EN支持者，术前留置的经鼻型肠梗阻导管在术后可用作EN途径。EN符合生理、简单易用、价格便宜，在维护肠道黏膜屏障功能、促进组织愈合、降低感染并发症等方面具有优势。梗阻解除后，及早恢复EN对肠道及全身康复、预防并发症发生具有重要意义。

由于麻醉和手术创伤导致的应激，术中和术后当天均不应给予各种形式的营养支持；即使手术解除梗阻，胃肠道的形态和功能均达不到择期手术患者的状态，因此，肠梗阻患者手术后进食或EN的时间均应适当延后。部分危重的肠梗阻患者，因紧

急手术，术前准备难以充分、术后存在血流动力学不稳定或器官功能障碍，仍应以液体复苏、维持电解质和酸碱平衡为主，营养支持也应延后。EN实施的时机要根据肠梗阻患者梗阻的时间和部位、疾病的严重程度和术中情况等多种因素决定。对患病后早期诊断、及时手术者，即使内疝等高风险患者，如没有血运障碍、无肠管切除吻合，术后可及早经口进食，甚至不需要EN支持；对肠造口的患者，造口排气或排便即可进食或给予EN；对实施肠切除和（或）肠吻合的患者，进食或吻合口近端的EN开始时间由术者根据吻合风险来决定。总体而言，EN实施与否或开始时机，应以胃和小肠功能恢复为依据。回盲瓣功能良好的结肠梗阻，其小肠功能无受损，术后可与普通腹部择期手术一样早期实施EN；血运性肠梗阻患者术后存活肠管由于缺血再灌注损伤或仍存在缺血风险，过早的EN可增加肠管血运要求而导致相对缺血，因此，禁食和进行EN，使肠管休息是明智之举。

食物是天然的EN制剂，手术后全身肠管情况恢复良好的患者可早期进食，由清流质饮食逐步过渡至普通饮食。在流质饮食阶段，患者摄入营养量不足，营养素组分也不尽合理，因此，口服营养补充（oral nutritional supplement，ONS）是重要的EN方式。梗阻时间长、肠壁高度水肿或术后仍腹腔高压的患者，肠管蠕动弱、吸收差，一般需要PN支持，EN途径应采取管饲。多数肠梗阻患者留置了鼻胃管或经鼻型肠梗阻导管用于胃肠减压，术后可作为管饲途径。由于胃功能通常于术后24～48小时恢复（晚于小肠功能恢复时间术后12～24小时，早于结肠功能恢复时间术后48～72小时），因此，虽然管饲开始时间不必考虑肛门排气时间，但仍然建议胃功能恢复后（即48小时后）开始管饲，并且要每天监测胃肠减压量。当胃肠减压量＜200ml时，即可实施EN。管饲过程中注意保持半卧位或半坐位，以防呕吐和误吸；若胃排空障碍或梗阻未完全缓解，可随时终止管饲改为胃肠减压。留置空肠造口管者则相对安全，且无鼻咽刺激不适感。

与一般择期手术不同，肠梗阻患者梗阻解除后的肠管蠕动、消化和吸收功能较差，EN制剂首选预消化的短肽类产品，如百普力，原液或稀释后导管注入，泵速为20ml/h起步，逐日加速。一旦出现腹痛、腹胀或呕吐，无论与EN有无关系均应暂停，观察以策安全。无管饲途径的患者，ONS是营养支持的选项之一，由于短肽类营养素口感不佳，通

常选用粉剂整蛋白营养素，在进清流质饮食之后即可口服补充。总之，EN不仅价格便宜、简单易行，而且避免了PN导致的感染、淤胆、导管感染等并发症的发生，还避免了过多的液体负荷，对于合并感染、潜在感染风险、潜在愈合风险、老年或心肺功能障碍的患者更具优势。

由于多数肠梗阻患者术后早期胃肠道功能较差，流质饮食及EN提供的热量和蛋白质不能满足患者需求，肠外营养可作为重要的补充途径。部分患者术后早期存在肠管潜在缺血或肠功能恢复延迟，EN成为使用禁忌，PN仍是维持患者营养状态、改善预后的重要手段。术后近期，患者处于应激状态，体内促分解代谢激素如胰高血糖素、儿茶酚胺和皮质激素等分泌增多，蛋白质分解和糖异生增加，血糖升高，组织利用葡萄糖受限，出现胰岛素抵抗，PN供给的热量不宜过多，尤其不必拘泥于糖脂比，适当降低葡萄糖的比例；而糖尿病患者糖的利用发生障碍，易发生高血糖症，因此，无论患者是否合并糖尿病，均应监测血糖水平，通过给予外源性胰岛素将血糖控制在10mmol/L以下。

现如今，肠外营养制剂的进步，可显著降低PN的不良反应，如橄榄油脂肪乳和结构脂肪乳可避免大豆脂肪乳的促炎反应，添加鱼油脂肪乳的营养制剂可减轻炎性反应，并减少感染并发症。尽管谷氨酰胺在危重症患者中的应用存在争议，但对黏膜屏障明显受损的梗阻肠管，具有机制上的正性作用。

3.肠梗阻患者术后并发症的营养支持　肠梗阻患者常见的术后并发症为再梗阻、手术部位或其他部位感染、肠瘘及短肠综合征等，一旦发生，可导致营养不良。在此种情况下，继续的营养支持治疗又是处理该并发症的必要手段。

粘连性肠梗阻术中发现小肠广泛、致密、非膜性粘连或术中诊断为腹茧症，分离粘连时浆膜和腹膜广泛受损，术后再次出现粘连性肠梗阻或术后早期炎性肠梗阻概率较高。若发生再梗阻，应立即给予PN支持，在梗阻缓解之后逐步向EN过渡。

作为急症和污染性手术，肠梗阻手术出现切口感染、腹腔感染的概率常高于一般择期手术。患者出现感染后，在严重应激状态下，蛋白质分解仍高于合成，对热量和蛋白质的需求增加，应当增加蛋白质或氨基酸的摄入。尽管如此，热量摄入亦不宜超过35kcal/（kg·d），首选EN途径。在EN或PN中添加ω-3脂肪酸和谷氨酰胺等免疫增强剂，对控

制感染和促进愈合有益。

肠瘘患者不仅合并感染，而且还存在不同程度的消化液丢失，对机体的营养状态造成较大损害。治疗方面首先应引流通畅、控制感染，应用生长抑素抑制消化液分泌，减少消化液丢失。早期通过补液和PN维持体液的平衡和改善营养状态，尽早建立肠内途径实施EN支持。对于十二指肠或高位小肠瘘，若能通过鼻空肠管或造口管越过瘘口远侧给予EN支持，将可减少并最终停用PN。对暴露于腹壁的唇状小肠瘘，可经瘘口向远侧肠管置管实施EN。对低位小肠瘘或结肠瘘，尽管EN或可增加消化液丢失，但鉴于EN带来的益处与长期PN带来的淤胆等并发症，仍予推荐。另外，可收集十二指肠或空肠瘘引流的消化液过滤后回输，有利于减少体液和营养素的丢失，并促进EN制剂的消化吸收。由于肠瘘患者富含蛋白质的消化液丢失导致的营养不足、愈合对营养的较大需求及EN应用受限或供给不足，PN仍是肠瘘治疗的重要营养支持手段。

SBS的预后取决于剩余小肠的长度、是否保留回盲瓣、是否造口等诸多因素，并存在较大个体差异。SBS的治疗目标：能进食固态食物、脱离或减少营养支持。肠康复治疗的核心就是营养支持，在以腹泻为特点的术后早期，以补液和PN支持为主，应量出而入，补充充分的液体、热量和蛋白质。小肠切除术后48小时即可发生剩余小肠的适应性变化，包括绒毛细胞增生、隐窝深度增加、小肠刷状酶活性增强，在通过抑制肠蠕动药物等腹泻缓解之后，即应持续管饲EN，营养素与肠黏膜上皮细胞接触，刺激胃肠激素分泌，促进肠道代偿。营养素应尽快从短肽类过渡至整蛋白配方；而ESPEN甚至建议术后早期进食，含膳食纤维营养素在结肠细菌发酵分解后产生短链脂肪酸，可刺激结肠的黏膜生长和细胞增殖，也可增加粪便容积，具有抗腹泻作用；但EN和进食均以不腹泻或可接受的腹泻为前提。在EN供给不足或超短型SBS患者仍需PN支持，不仅要宏量营养素配比合理，而且要注意微量元素的补充，及时发现并处理长期PN导致的肝脂肪变性、胆汁淤积和导管感染等并发症。

三、老年肠梗阻患者的营养支持治疗

（一）老年肠梗阻患者的代谢和营养支持特点

老年人由于机体老化，各个系统发生了一系列变化，出现了与青壮年不同的代谢特点，如热量需要降低、蛋白质合成与更新减慢、葡萄糖利用障碍和脂肪代谢能力下降及调节体液和酸碱平衡的能力降低。

1.热量需要降低 由于年龄增长，体内T_3减少，钠钾ATP酶活性下降，代谢组织丧失和脂肪增加等因素影响，基础代谢自30岁时的38 kcal逐渐降至80岁时约30 kcal；基础能量需要自51～65岁减少约10%，65岁降低约20%。

2.蛋白质合成与更新减慢 老年人多种内分泌腺（如下丘脑、垂体、甲状腺等）功能下降，蛋白质合成与更新减慢而分解代谢逐渐增强，易发生负氮平衡。在肠梗阻、炎症、手术创伤等应激状态下，老年人通过机体内糖异生合成急性相反应蛋白能力下降，导致具有重要功能的蛋白质如免疫球蛋白、酶的含量下降，影响自稳态的恢复，导致疾病的预后不良。在应激时蛋白质需要量相应增加，一般成年人基本需氮量为0.15g/（kg·d），中度应激时需氮量为0.2～0.3g/（kg·d），重度应激时需氮量大于0.4g/（kg·d）。老年肠梗阻患者蛋白质需要量可参照中度或重度应激的标准给予。

3.葡萄糖利用障碍和脂肪代谢能力下降 葡萄糖耐受力随年龄增长而进行性下降，容易发生高血糖，可能与老年人激素受体水平降低及组织对胰岛素的敏感性改变有关。在肠梗阻、炎症及手术创伤时，易出现代谢性酸中毒；因此，每日葡萄糖供给量应少于250～300g为宜，输入速度应低于5～6mg/（kg·min），必须严格监测血糖水平。随着老年人的器官功能减退，血中脂酶含量下降，活性降低，脂肪代谢能力下降，补充脂肪易导致血脂升高。对于伴有高血脂、肺功能损害、胆囊炎及胰腺疾病的老年患者，对异常血脂水平的耐受性较差，因此，对老年肠梗阻患者给予脂肪乳剂应限制在一个合理的剂量，通常是1.2g/（kg·d），选用氧化供能较快的中/长链脂肪剂在16～24小时给予。肠外营养液中脂肪与葡萄糖供给热量的比例应调整为30%：70%。

4.调节体液和酸碱平衡的能力降低 老年人有功能的肾单位数减少，肾小球滤过率降低，肺的弥散功能明显下降，通过呼吸调节酸碱平衡的能力减弱，因此，老年肠梗阻患者调节体液及酸碱平衡的能力较差。在营养支持过程中应严密监测水、电解质、酸碱代谢平衡，尤其注意随时调整肠外或肠内营养液的剂量和浓度。

总之，由于衰老所致机体生理功能改变及肠

梗阻的存在，在实施老年肠梗阻患者营养支持过程中，应关注生理与疾病的特殊需要和器官调节储备能力，通过"调控"实现合理而有效的营养支持。

（二）老年肠梗阻患者营养支持

临床上，40%～60%的老年患者存在不同程度的PCM，尤其是肠梗阻患者，此类患者由于禁食和消耗，营养不良的发生率更高。老年肠梗阻患者一旦出现营养不良，很难纠正，各种营养治疗难以达到改善预后的效果，故重在预防，应尽早加以纠正，围手术期营养支持已成为一项必要的治疗措施。

1.积极治疗原发疾病　老年人引起肠梗阻的病因各异，应予以积极有针对性的治疗，否则会继发或加重营养不良。机体内环境稳定是营养支持发挥作用的基础，因此，必须尽早纠正低血容量、脱水、酸中毒、低钠、低钾、低钙、低磷和低镁等水、电解质紊乱及酸碱失衡。

2.合理进行PN和EN支持　在循环、呼吸和内环境稳定后便应着手进行合理的营养支持。老年肠梗阻患者在梗阻解除前、不能耐受或肠道无功能时，不能进行EN时应选择PN。PN经外周静脉途径时，营养液需稀释成等渗或接近等渗，通常选择中心静脉或经外周静脉穿刺中心静脉置管（peripherally inserted central catheter，PICC）的途径输注；肠外营养液配制成全合一营养液，并均匀地输入，有利于老年患者更好的代谢和利用；对维生素、电解质和微量元素需要量与成年人无差别，市售的复合维生素制剂既有水溶性又有脂溶性，稀释后可做静脉滴注；因体内无水溶性维生素储备，故需每日补充，可满足正常需要量。接受短期PN的患者不会发生微量元素缺乏，如禁食超过4周则必须给予补充。

在选择围手术期营养支持的途径时，"肠内营养优于肠外营养"的观点对于老年患者更有意义。因此，术后肠功能恢复后，EN优于PN，EN的适应证越来越广，唯一的绝对禁忌证是肠道的机械性梗阻；相对禁忌证包括高流量肠瘘、胰瘘和广泛小肠切除等。当有上述禁忌证或患者肠道无功能或者不能耐受EN时才考虑选择PN。

3.逐步补充严密监测　由于肠梗阻的疾病特殊性，其营养支持需要一个从TPN到肠外与肠内配方营养共用，然后是肠内配方营养直至天然食物的过程。无论是PN还是EN，都应循序渐进，逐步进行。在进行PN时，应在1周内逐步达到所需要的量，尤其在严重营养不良的老年患者要防止出现液体负荷过多，导致电解质紊乱和低蛋白血症；故PN开始时，一般只输入需要量的50%，再逐步达到所需要的全量。同样，EN液的入量、浓度及速度都应逐步增加，常选用平衡型EN制剂，从稀浓度开始，1周内逐渐增加至所需浓度及量。口服时开始50ml/h，以后可以增加至100ml/h；管饲开始20～40ml/h，逐渐递增至60～100ml/h；营养液的温度鼻饲时要求保持在37℃，空肠造瘘管滴入以40℃为宜；管饲滴速要保持恒定。

此外，需要严密监测老年患者的营养支持，可了解营养治疗的效果及判断各个重要器官的功能状态，以便及时调整营养支持方案，故应动态观察，定期评定体重、血清蛋白、氮平衡等营养状态的指标，同时还应加强心率、血压、血糖、肝肾功能和水、电解质酸碱平衡等监测。通过上述的严密监测并及时调整处理可减少各种并发症的发生。

四、新生儿肠梗阻患者的营养支持治疗

新生儿肠梗阻患者多为先天性消化道畸形，此类患儿无法进行肠道喂养，需要进行静脉供给来满足机体代谢及生长发育的需要。因此，PN在新生儿肠梗阻治疗中的重要性不言而喻。

1.新生儿营养需要的特点　新生儿尤其早产儿营养需要量高，但消化吸收和代谢功能相对有限，在疾病情况下容易发生胃肠道功能障碍，许多重症患儿甚至不能经口进食。由于摄入量不足、机体组织受损、分解代谢旺盛及蛋白质/糖原消耗增加，极易造成负氮平衡，致使血浆蛋白降低、抗体形成减少，甚至出现恶病质，严重影响疾病恢复与生长发育，在早产儿、小于胎龄儿还可影响大脑细胞发育，导致永久性脑损伤，因此，新生儿期的营养支持疗法特别重要。

2.肠外营养支持治疗

（1）途径：根据患儿的营养需求量、预期的持续时间、个体状况（血管穿刺条件、出凝血功能等）进行选择：周围静脉适用于短期（<2周）的PN治疗，输注液体渗透压应≤900mOsm/L；PICC适用于较长期应用或液体渗透压高的情况，是目前新生儿科使用最多的方式，已经广泛开展；经脐静脉插管在胎龄<32周早产儿和极低出生体重儿出生后立即进行，对保证这些高危重症患儿的早期营养有极大帮助。直接中心静脉插管（central venous catheter，CVC）的方式因手术风险较高而少用。

（2）输注方式：目前推荐肠外营养均应使用"全合一"的输注方式。多瓶输液适用于不具备无菌配制"全合一"的单位。

3.新生儿肠梗阻患者肠外营养的组成和需要量

（1）液体量：因个体而异，需根据不同临床条件（光疗、暖箱、呼吸机、心肺功能、各项监测结果等）调整。总液体在20～24小时均匀输入，建议应用输液泵进行输注（表8-20）。

（2）热量：足月儿70～90kcal/（kg·d），早产儿80～100kcal/（kg·d）。

（3）营养物质的选择：氨基酸应使用小儿专用氨基酸，一般在出生后数小时即可开始输注（肾功能不全者例外），起始供应量增加至1.5～2.0g/（kg·d），迅速达到标准需要量：足月儿3.0g/（kg·d），早产儿3.5～4.0g/（kg·d）。必须注意氮：非蛋白热量＝1g：（100～200）kcal，才能保证蛋白质的充分利用；脂肪乳应在出生后24小时内开始应用，且剂量也增加得比较快，从1.0g/（kg·d）开始，按照0.5～1.0g/（kg·d）的速度增加，但总量不超过3.0g/（kg·d）。早产儿建议使用20%的脂肪乳，且中/长链脂肪乳优于长链脂肪乳，可减少脂代谢相关并发症。葡萄糖开始剂量4～8mg/（kg·min），按1～2mg/（kg·min）的速度逐渐增加，最大剂量不超过11～14mg/（kg·min）。应监测血糖水平，应血糖＜8.33mmol/L，如高于此值，可递减输注速率，当剂量≤4 mg/（kg.min）仍存在高血糖，则可使用胰岛素0.05IU/（kg·d）。临床上可根据个体对胰岛素的反应情况适当调整用量。对新生儿行PN时，应注意补充电解质、维生素及微量元素等营养物质，避免发生电解质紊乱，影响新生儿生长发育。

新生儿营养支持治疗在临床上是一个非常复杂的过程，由于新生儿特殊的生理状况，在进行营养支持治疗时需要密切监测生命体征、合理计算肠外营养的量、适时调整输液速度，因此，需要成立专业的医疗团队进行治疗。另外，积极地治疗原发病，解除梗阻的病因，早期进行肠道营养是最佳的治疗手段。

五、高位肠梗阻患者的营养支持治疗

高位肠梗阻患者具有梗阻部位高，呕吐频繁且发生较早的特点，且呕吐物多为胃及十二指肠内容物，容易发生水、电解质紊乱。因此，对高位肠梗阻患者进行营养支持时应达到以下标准：①能较好地补充水分和电解质，使水、电解质酸碱失衡状态迅速得到纠正；②能提供足够的能量、氮和其他各种营养物质，满足机体需要，减少体蛋白的分解；③能减少消化道活动，降低消化液分泌并缓解症状，减少消化液丢失；④使机体能迅速恢复到良好的营养状态，有效地提高手术成功率，降低并发症的发生率。

对不同类型的高位肠梗阻患者营养支持的原则也不相同：①高位肠梗阻患者都有不同程度的水、电解质及酸碱平衡代谢紊乱，因此，应首先根据患者的情况和紊乱的程度，及时全面地进行补充，尽快纠正水、电解质紊乱及酸碱失衡状态，让组织器官恢复正常生理功能，否则不管采用哪种营养支持方法，都不能收到营养支持治疗的效果。②急性高位肠梗阻者常需紧急手术治疗，术前主要问题是水、电解质丢失引起的水、电解质紊乱，营养问题并不突出，因此，应以迅速纠正水、电解质紊乱，恢复有效循环血量为主，而术后做好营养支持治疗对患者的恢复却至关重要，通过营养支持治疗应能及时补充机体所需要的各种营养物质，减少机体蛋白质分解，促进蛋白的合成，保证组织正常生长和切口愈合，增加机体对创伤和感染的抵抗力。③慢性高位肠梗阻者营养和代谢紊乱常同时存在，既有能量缺乏又有蛋白质缺乏，加之水和电解质持续丢失，体内总储量不断下降，消化道又不能正常利用，因此，营养支持的必要性为之突出。正确、有

表8-20 新生儿不同日龄每天液体需要量［ml/（kg·d）］				
出生体重（g）	第1天	第2天	第3～6天	＞7天
＜750	100～400	120～160	140～200	140～160
750～1000	100～120	100～140	130～180	140～160
1000～1500	80～100	100～120	120～160	150
＞1500	60～80	80～120	120～160	150

效地围绕手术期间的营养支持甚为重要，它能迅速改善机体的营养状态，增加机体的抵抗力和对手术的耐受能力，为进一步治疗创造良好的条件，并能保证患者手术后的顺利康复，提高治愈率。

高位肠梗阻患者究竟应选择哪种方法进行营养支持，应视病情而定：①急性高位肠梗阻常需紧急手术，梗阻解除后待胃肠功能恢复即能恢复正常肠道内营养，因此，营养支持治疗时间短。这类患者应选择PN治疗，实为恢复肠道营养的过渡。②对于有胃肠道功能障碍，如炎性病变或肠管可利用长度不足的患者，PN治疗为首选。③慢性高位肠梗阻患者，暂时不能手术治疗或根本不能手术治疗的，需要较长时间营养支持者，应选择EN比较合适。因此，在肠道可利用的情况下应尽量应用肠道内营养，实践证明EN更具有安全性和实用价值。

六、恶性肠梗阻的营养支持治疗

恶性肠梗阻（malignant bowel obstruction，MBO）是晚期肿瘤患者频发的终末期事件。MBO患者常伴随恶心、呕吐、腹胀和腹痛，严重影响患者的生存质量，给家庭带来极大困扰。同时，MBO患者大多已进行过一次甚至多次的手术治疗或多个疗程的化疗和放射治疗，一般状况较差，常出现重度营养不良、恶病质、易位感染、水和电解质紊乱、肺动脉栓塞等严重危及生命的情况。MBO相关性营养不良可进一步降低癌细胞对治疗的敏感性和精准性，增加治疗不良反应，延长住院时间，延缓身体康复，增加医疗费用，降低疗效和生活质量。因此，合理的营养治疗可以使MBO患者的肠道功能得到一定程度的恢复，水、电解质、酸碱平衡代谢紊乱得到纠正，一般状况得到明显好转，从而获得再次姑息性手术或者造瘘的机会，从而提高生活质量。

对于MBO患者，需要充分判断MBO的分型和梗阻部位来选择营养治疗的途径：①对于极高位肠梗阻（即梗阻位置极高，所能够残留的正常小肠小于100cm）者，此类患者造瘘后即形成类似短肠综合征的改变，不能够通过EN的方式获得充分的营养素，需要终身使用补充性PN治疗。②手术或支架的置入可帮助局限高位肠梗阻和低位肠梗阻（梗阻部位近端小肠大于100cm）的患者恢复部分肠道功能，术前给予TPN可纠正营养不良，降低术后并发症发生率。③在肠梗阻治疗缓解后，患者可以通过流食、低渣饮食等方式获取生命所需的营养素而

不再发生梗阻，可以拔除胃肠减压管或者肠梗阻导管，也可以在梗阻部位的近端直接外科造瘘。④因肿瘤营养治疗的基本原则是优先选用EN，尽管完全性机械性肠梗阻是EN的禁忌证，基于肠道功能恢复的核心思想，MBO的EN治疗的时机可以选择经过手术、胃肠减压和抑制肠道消化液分泌、减轻肠壁水肿、患者主观症状得到显著缓解后，尽早开始EN，建议可从预消化型EN制剂少量开始添加，耐受良好后，可以居家进行EN或居家的补充性PN治疗。

MBO患者可能因营养通道受阻，以及多已进行过多线化疗、一次甚至多次的手术治疗和放射治疗，多数进展为重度营养不良和恶病质，需要长期进行PN，应选择经中心静脉进行PN。对于手术治疗后的MBO患者，应在进行PN的同时及早应用EN，甚至转为家庭EN，有益于胃肠患者的营养状态及改善生活质量。当然，很多MBO患者无法进行口服营养补充，可以适应管饲营养，亦可选择经皮造瘘安置导管，可明显减少管饲营养带来的不适感及身心痛苦。此外，MBO的EN治疗应根据病情变化和营养治疗效果遵循以下原则进行调整：①EN从少量到多量，逐步过渡到全EN；②从水解蛋白制剂过渡到整蛋白制剂；③从无渣EN制剂逐步过渡到常规的EN制剂。

七、术后早期炎性肠梗阻的营养支持治疗

术后早期炎性肠梗阻发生在腹部手术后早期，是由于腹部手术创伤或腹腔内炎症等原因导致肠壁水肿和渗出，形成的一种机械性与动力性同时存在的粘连性肠梗阻，腹部手术创伤指广泛分离肠管粘连、长时间的肠管暴露及其他由于手术操作所造成的肠管损伤。术后早期炎性肠梗阻的特点是肠壁水肿、炎性渗出、肠袢间相互黏着致蠕动功能障碍，肠腔有机械性的不畅，炎症、水肿消退后，肠袢间的相互黏着可分解，肠管的通畅得以恢复。术后早期炎性肠梗阻的特点决定其治疗方法，应是非手术治疗。其治疗要点：①胃肠减压；②维护水、电解质与酸碱平衡；③肠外营养支持；④应用生长抑素；⑤给予肾上腺皮质激素。

术后早期炎性肠梗阻病程较长，应做长期打算，长期禁食势必造成患者营养状况的急剧恶化，同时，由于禁食、胃肠减压等原因，患者的内稳态也难以维持，因此，应及早放置中心静脉导管，积极进行正规的TPN支持。营养支持不但是一种支持手段，

使患者有条件等待病情的缓解，更是一种重要的治疗措施。营养不良造成低蛋白血症，导致肠壁水肿，影响肠蠕动功能的恢复，增加体液从消化道的丢失，甚至造成肠腔狭窄或梗阻，必须通过营养支持才能改善患者的营养状况，甚至在营养支持的同时还应输注白蛋白，并在输注后静脉注射利尿药帮助多余的水分排出。若不进行营养支持，术后早期炎性肠梗阻的治疗效果很难保证。TPN还有助于减轻外科手术后由于高分解代谢所造成的营养不良，促进伤口愈合，纠正水、电解质紊乱。营养支持一直要维持到患者能够正常进食后才能逐渐停用。

第四节 营养支持治疗的发展历程与变迁

营养支持最先是基于解决外科患者的营养需求而发展起来的，故最初阶段有学者称为"外科营养"。经口服普通食物途径不能达到营养需要时，都可用肠外营养（parenteral nutrition，PN）及肠内营养（enteral nutrition，EN）支持来提供维持生命所需要的营养物质。肠外营养、肠内营养在临床上有补充、支持和治疗3个层面，大多数情况是属于营养支持。目前，营养支持已不再局限于外科，而逐渐成为一门为临床各科服务，并涉及多个学科的交叉学科。临床营养支持的目的是给患者供给合理的营养，保证机体细胞的代谢，维持器官组织的结构，参与机体的生理免疫功能调控与组织的修复，以促进患者康复。经过近70年的发展，营养支持治疗挽救了无数肠功能障碍/衰竭患者的生命，也是外科领域不断挑战极限、创造奇迹的有力保障。因此，营养支持已成为治疗的重要措施，其效果在某些疾病已被肯定并为人所共知，如短肠综合征、肠道吸收功能障碍、重症急性胰腺炎等，在应用的指征方法与作用等方面也都有较一致的认识；但在另一些疾病，如肝病、肺脏疾病、恶性肿瘤患者，人们对营养支持的作用、用法等都还存在着认识上的差异，更有一些疾病如创伤、严重感染等，人们已认识到营养支持的必要性，但是，由于机体的分解代谢明显高于合成代谢，外源性营养支持常不能获得应有的效果，虽然人们也在不断地设法改善这些患者营养支持的效果，如改进营养制剂，应用中/长链脂肪乳剂，增加支链氨基酸，添加谷氨酰

胺、益生菌，对机体的代谢进行调理，应用生长激素促进蛋白质的合成等，但都还未达到人们期望的效果，需要继续研究、探索。

一、国际发展历程

1952年，法国外科医师Robert Aubaniac首先采用锁骨下静脉插管到上腔静脉内进行输液，解决了用高渗糖进行胃肠外营养的途径问题。1959年，美国哈佛大学医学院布里根医院的Francis Moore首先提出热量与氮的合适比值为150 kcal:1的理论，为肠外营养提供了重要的理论基础。1961年，瑞典卡罗林斯卡学院医学院附属医院的内科医师Arvid Wretlind率先研制出静脉脂肪乳剂，并将其安全地应用于临床。1967年，美国费城医学院附属医院外科代谢实验室的青年医师Dudrick与Wilmore在Vars与Rhoads的指导下，用动物研究证明肠外营养与经口进食天然食物都能让小狗进行正常的生长发育。1968年，Wilmore与Dudrick报道婴儿临床应用肠外营养的成功经验，证实了肠外营养的临床有效性，引起了全世界的重视。1970～1974年，美国外科医师Scribner及法国外科医师Solassol提出了"人工胃肠"（artificial gut）的概念。此后，肠外营养由美国向欧洲、日本、大洋洲及中国等国家和地区迅速推广发展。

随着时间推移，人们开始发现使用肠外营养后所带来的不良后果，如临床上观察到感染、代谢相关并发症等的增加，且两者之间可能存在某种关系。1991年，*The New England Journal of Medicine*发表的由美国退伍军人管理委员会医院协作组完成的随机对照试验（randomized controlled trial，RCT），得出结论为只应该对存在严重营养不良的患者应用肠外营养支持，该研究明确地将营养支持适应证与营养评价联系起来，首次向夸大营养支持临床有效性的传统观念提出了挑战，因此，该研究发表后引起广泛重视并产生明显影响，使肠外营养在美国的应用减少，到2001年，肠外营养与肠内营养的临床应用比例已下降为1:10。

随着循证医学的发展，系统评价被用于帮助解决临床上的各种问题。2001年，美国胃肠病学会（American Gastroenterology Association，AGA）发布对肠外营养的系统评价，结果表明，肠外营养对病死率和总并发症发生率无影响，但肠外营养组感染并发症发生率明显较高，由此可见，对于大多数无营养不良风险的患者，围手术期接受肠外营养将

会导致感染和代谢并发症的增加，且增加不必要的医疗费用。

20世纪70年代以来，营养评定是是否给予营养支持的主要依据，临床工作中应用的营养评定工具有10余种之多，其中BMI是评价营养状况的众多单一指标中被公认较有价值的一种；1997年，WHO发表全球肥胖症报告时，就使用BMI≥30 kg/m² 作为诊断肥胖症的主要标准。除单一指标外，近20年还使用不少复合营养评定工具，如SGA、MNA等，但对于在住院患者中应该使用何种评价工具，一直缺乏共识。原因在于，没有一种工具能够在敏感、特异地筛查出营养不良的同时，对营养不良与住院患者疾病结局的相关性及患者是否可从营养支持中获益的问题做出提示。

2002年，ESPEN发展出了NRS2002工具，这是国际上第1个采用循证医学方法开发的营养评估工具，NRS2002的特点是结合了4方面的内容，并采用评分的方法对营养风险加以量度，营养评定且达到营养风险标准的患者，其使用营养支持后的临床结局好于未达到营养风险标准的患者，从开始制订到最后完成的发展过程传达的最重要信息就是营养支持疗效评估的相对性概念。

随着人们对生活质量和治疗舒适性要求的提高，使用肠外营养还是肠内营养不再成为仅由医师单方面决定的问题，患者的需求正日渐影响医师行为。研究发现，年龄越大，患者越倾向于使用肠外营养，对肠内营养主观感受越差的患者也越倾向于使用肠外营养。可见，只有综合考虑患者主观意愿和病情需要，制订个体化的营养支持方案，才能使临床营养支持达到尽善之境（图8-1）。

在肠内营养方面，管饲食物与药物进入胃中的报道始于1790年，Hunter经鼻胃途径喂养吞咽肌麻痹的患者得到成功。1901年，Einhorn设计一种在管的远端附有金属小囊的十二指肠橡皮管，置于胃内，一旦进入十二指肠即可喂养。1957年，Greenstein等为开发宇航员的肠内营养，研制出要素肠内营养，其成为不需消化即可吸收。1965年，Winitz等将要素肠内营养应用于健康人，可维持为期19周的身体组成与体质量正常。1973年，Delany等介绍了腹部手术后做导管针空肠造口术。1980年，Hoover等证实术后早期空肠喂养的营养效益，以水解蛋白为氮源基础的二肽、三肽、氨基酸所组成的肠内营养制剂，也可经肠吸收。以完全蛋白为氮源的肠内营养制剂，需经消化过程后吸收。但其渗

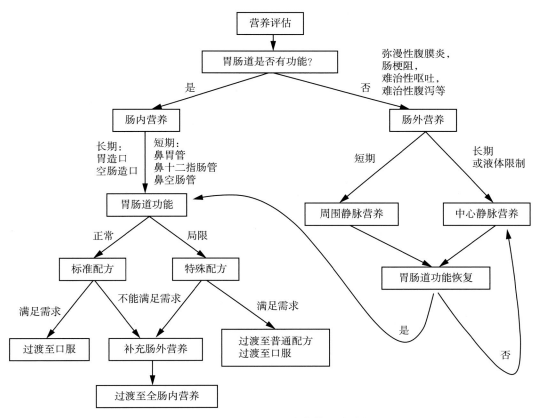

图8-1　ASPEN肠外肠内营养实施路径

透压较低，口感较好，已成为近代肠内营养的主要氮源。

到目前为止，肠内营养无论在理论与实际方面，仍在不断地发展与完善中，使不能或不愿正常摄食的患者可以得到适当的营养支持。所以，临床医师应善于利用现代的肠内营养技术，遵守当胃肠道有功能时，应采用肠内营养的原则，以维持或改善患者的营养状态，有利于患者的治疗与康复。

二、国内发展历程

我国的肠外肠内营养学的先驱者是北京协和医学院的曾宪九教授，1954年，曾宪九教授在《现代外科基本问题》一书中就阐述了水盐平衡的重要性，提及了体液、血容量和电解质平衡问题；在《现代外科基本问题》一书中，北京协和医院冯传宜和吴英恺教授也表述了外科患者蛋白质营养的重要性，提到静脉滴注水解蛋白制剂、纯氨基酸混合剂和10%精炼椰子油乳剂，并且称为"静脉注射营养（疗）法"，但国内没有临床实践和实验室研究。1961年，曾宪九教授在北京协和医院创建了外科代谢与营养实验室，建立体液研究和蛋白质代谢研究方法（原始凯氏定氮），对外科患者的总体液、细胞外液、血浆容量、红细胞容量、氮平衡和锁骨下静脉插管技术进行了研究，发表了一组实验室研究论文，为外科营养的临床发展提供了相关的实验室基础。

1961年前后，上海和北京的外科医师们在图书馆看到哈佛医学院基本外科专家Moore撰写的 *Metabolic care of the surgical patient* 一书中介绍的静脉营养，上海医科大学中山医院外科的吴肇光团队和曾宪九团队试探性应用静脉滴注"水解蛋白制剂和葡萄糖制剂"给予重症外科患者，有病案，但无文献发表记录。1964年，北京天坛医院外科鲁士琦和徐承藩发表了《外科领域中的静脉营养》的文献综述，详细描述了静脉营养的适应证、营养状况和需要的判定、静脉营养的制剂、静脉营养的方法、常见错误和静脉营养的原则。

1971年，曾宪九教授领导的团队在引进主要营养基质制剂（脂肪乳剂、复方氨基酸制剂、维生素制剂等）的基础上，参考了Dudrick及Wilmore的文献，将比较正规的肠外营养技术用于临床；当年，应用肠外营养治疗一位子宫穿孔、肠瘘并发腹膜炎的危重患者，经手术引流及6周有氮平衡监测的肠外营养支持，肠瘘愈合，患者康复。这是我国最早的比较正规肠外营养支持的成功经验之一。

1972年，北京协和医院外科在《医学参考资料》上发表了题为"静脉内高营养"一文，首次引入了"静脉高营养"这一名词，由于这一技术的新颖性和实用性，"静脉高营养"一词很快在全国普遍传遍，影响之大，出乎意料。但当时也产生了一个不良影响：患者或医师均误认为营养素越多越好，导致患者普遍出现血糖过高的问题。

1974年，国内出现了介绍肠外营养及肠内营养的文章及专著，如1974年，由中国医学科学院首都医院主编、人民卫生出版社出版的《水与电解质平衡》一书进一步介绍了"静脉高营养"临床应用的具体方法，同时也介绍了肠内营养的概念和方法。"静脉高营养"一词得到了进一步传播，但静脉高营养所带来的高血糖及高渗性昏迷等问题逐渐凸显。1975年后，国际和国内对禁食状态下患者所需营养基质的研究发现，"高营养"名词具有片面性，将"静脉高营养"名词转变为"肠外营养"名词，在临床应用上也减少了糖的输入量。北京协和医院也从那时起改变了名词，开始应用"静脉营养"或"肠外营养"名词。因此"静脉高营养"一词也出现了从"静脉高营养→静脉营养→肠外营养"的改变。

1978年，在武汉举办的中华医学会外科学分会第九届外科大会上，北京协和医院外科的蒋朱明报告了中国第一篇临床营养支持的文章《静脉营养治疗外科危重患者》，从此，外科营养在中国外科领域内确立了位置，同时，将"静脉高营养"一词改变为了"静脉营养"，使得这一名词更加准确。

1979年，北京协和医院外科在《中华外科杂志》发表了题为"静脉营养与要素饮食应用于肠瘘治疗"一文，并被PubMed收录，成为我国最早被国际检索机构收录的本专业论文，同时，在此文中，在国内首次使用了"肠外营养"一词，至此，"肠外营养"一词开始逐渐替代"静脉高营养"，这也是我国营养支持治疗的一个转折点。此外，上海、南京、天津、武汉等也先后有肠外营养应用经验和研究报道，如南京军区总医院邹忠寿等报道了《静脉高价营养疗法在儿外科的应用》、上海第一医学院中山医院吴肇汉和吴肇光报道了《外科危重病人应用静脉营养疗法的一些体会》、第三军医大学附属医院外科蒋耀光和周月庆介绍了《要素饮食在外科临床的应用》、烧伤科雷政宏等介绍了《烧伤病人静脉高价营养的护理》。

从20世纪70年代起，国产中心静脉导管和输液泵的制作有了尝试。国产氨基酸注射液的仿制研究和临床研究的报道，推动了氨基酸营养注射液的国产化，尽管如此，在20世纪80年代前，国内肠外营养、肠内营养临床应用还要部分依赖进口制剂，肠外营养和肠内营养几乎全部用于营养不足患者，适应证明确，取得了临床结局改善、患者受益的良好社会效益。1985年，国内生产静脉营养用药的合资企业投产，国内能够生产全套静脉营养用药，减轻了对国外进口药物的依赖，为国内普及此项新技术提供了可能性。

从20世纪80年代起，应用乙烯-醋酸乙烯酯共聚物（ethylene vinyl acetate copolymer，EVA）材料制作3L袋，并进行全营养液混合技术的研究，以及应用扫描电镜观察了脂肪乳剂的稳定性，肯定了在EVA袋内可保存6天而维持正常的脂肪颗粒。上海中山医院在3L袋国产化方面做了较多的研究工作，他们在1989年报道了国产3L静脉输液袋（上海曹阳医药用品厂生产）在临床的应用，国产3L袋用无毒聚氯乙烯（polyvinyl chloride，PVC）制成，在室温、24小时内所储混合营养液的物理和化学性状无明显影响，说明使用国产3L袋进行静脉营养混合液的输注是安全、方便、有效的。

从1980年起，国内学者认识到营养支持应与胃肠道功能及黏膜屏障保持联系。1986年后，国内有了对生长激素、长链脂肪乳、中/长链脂肪乳、谷氨酰胺双肽、肠黏膜屏障的保护、肠功能衰竭的诊断与治疗等研究，逐步与国际有关领域接轨。1989年，北京协和医院和哈佛医学院附属医院合作完成《手术后应用重组生长激素及肠外营养减轻分解代谢、减轻肌力减弱的随机对照临床研究论文》，并在美国外科年鉴发表，作为一项临床研究论文被SCI收录杂志引用近200次，引领了中国、欧洲、美国在手术后应用重组人生长激素有关工作的探索。

南京军区总医院和上海中山医院始终致力于短肠综合征、肠瘘的临床研究，并取得傲人的成绩，受到国内和国际好评。1994年，南京军区总医院发表了《肠外瘘661例临床分析》一文，采用营养支持联合手术治疗的方法，其中31.0%自愈，58.4%经手术（肠部分切除吻合与肠浆肌层片修补术为主要的手术方式）治愈，手术成功率为98.46%。上海中山医院在家庭肠外营养、短肠综合征及"全合一"输入静脉营养液方面国内领先，1986年2月，

对1例因小肠扭转并坏死的27岁女性患者行全小肠及右半结肠切除术，术后2个月，经有关培训后患者出院，接受家庭肠外营养，并于5年后分娩1名健康女婴，2002年，他们将此例成功的经验进行了报道，直至2023年，此例患者已健康生存37年，实为临床营养支持治疗的奇迹。

1990年，黎介寿院士举办了中华医学会外科分会营养支持学组学术活动，吸引了天津、西安、武汉、成都、广州、沈阳、太原、上海、南京、北京等地的外科医师参加，对外科领域营养支持的普及和提高起到积极作用（图8-2）。从1991年开始，北京协和医院亦启动了北京国际肠外肠内营养研讨会，北京医院吴蔚然为首的团队以此为窗口，引进当年国际上有关临床营养先进技术、新知识和基本理念，促进外科营养与内科、儿科等其他临床科室的连接。

20世纪90年代后，国内对经外周中心静脉插管和对经皮内镜下胃造口或空肠造口均有研究和应用。通过近5年的努力发展，1990年左右，标准肠外营养支持的全部药物国内已经能够生产；虽然目前肠外、肠内营养支持的费用仍相对偏高，但1991年以来，临床营养支持已开始普及到一些中小城市医院，并挽救了无数重症肠衰竭的伤病员。进入21世纪，国内接受肠外营养、肠内营养的患者数量有了较快速的提升，近年的使用患者已经超过150万例/年，如何合理规范应用已经是现实问题。

由于外科营养技术已经在许多临床学科应用，2002年，以北京协和医院为依托，启动了中华医

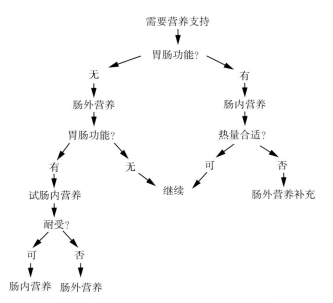

图8-2　黎介寿院士提出的营养支持路径

学会肠外肠内营养学分会的筹建工作。CSPEN于2004年12月3日成立，CSPEN的成立，推动了各个学科对肠外营养和肠内营养的重视。

2005年，CSPEN主持进行了中国首个大规模住院患者营养不良风险调查，该调查使用NRS2002对全国10个中心城市、11家三级甲等医院的住院患者的营养状况、营养风险进行评估，并追踪随访了每例受访者住院期间使用营养支持的状况。该研究纳入的患者类型涉及6个临床专科，共纳入15 089例。其初步研究结果表明，内外系统6个科总的营养风险发生率为35.6%，普外科患者营养不良发生率为10.1%，消化内科患者营养不良发生率为12.4%，肠外营养与肠内营养相比约为6∶1。此外，CSPEN组织国内外专家，参考美国、欧洲、加拿大和澳大利亚等相关组织制订的临床营养指南，在美国国立医学图书馆医学文献联机数据库（Medline）、荷兰医学文摘数据库（EMBASE）、SCI和中国生物医学文献数据库，检索近10年发表文献，应用循证医学的方法，制定了国内2006版肠外营养、肠内营养诊疗指南和2008版临床技术操作规范，推荐应用营养风险筛查工具NRS2002来筛选营养支持的基本适应证。当营养支持适应证有疑问时，推荐对患者做营养评定，进一步分析其适应证。CSPEN成立以来，经过4位主任委员（蒋朱明教授、李宁教授、蔡威教授、于健春教授）的不懈努力，扩大了分会的影响力，推动了营养支持治疗的规范应用，于2018年1月完成了委员会换届改选工作，成立了第五届委员会，北京世纪坛医院的石汉平教授担任主任委员。CSPEN经过近20年的发展及在肠外营养、肠内营养有关领域同道们的努力下，在深化医疗改革的环境下，以"规范应用、患者受益"为基准的外科营养支持事业将百尺竿头、更进一步。

第五节　肠内营养

一、肠内营养概述

肠内营养（EN）是指通过胃肠道途径提供营养物质的一种营养支持治疗方式。其中，当患者在非自然饮食条件下口服肠内营养制剂称为口服营养补充（oral nutritional supplements，ONS）；当患者存在上消化道通过障碍时，经鼻胃（十二指肠）管、鼻空肠管、经鼻型肠梗阻导管、胃造口或空肠造口等方式给予肠内营养制剂则称为肠内管道喂养（enteral tube feeding，TF）。

（一）肠内营养的优点

肠内营养的优点有以下几点：①比较符合生理学的规律。营养物质从肠道内直接或经简单消化后入血经肝代谢，产生的含氮物质可由肝直接清除，不会造成直接由血进入可能产生的血氨过高的现象；②维持胃肠道内菌群的平衡和胃肠道免疫的觉醒状态，促进肝和肠道黏膜相关细胞分泌免疫球蛋白，可有效地防止肠道内菌群失调而造成的肠源性感染和小肠绒毛萎缩的可能；③肠内营养可促进促胃液素和生长激素等消化道激素的分泌，并能间接影响机体其他有关激素（如肾上腺素、胰岛素）的调节和分泌，对于维持机体生理功能的完整性也是十分重要的；④肠道吸收是一种主动过程，它可以根据机体的实际需要加以调节，减少了静脉补液可能产生的水、电解质紊乱；⑤经口营养刺激味觉，促进唾液腺分泌，具有杀菌、助消化作用；⑥含有纤维素的肠内营养制剂，不但可以吸附肠内细菌产生的毒素，而且可以促进小肠和大肠的运动，对于维持胃肠道的正常生理功能是十分重要的；⑦肠道营养方法、操作简单，成本便宜。因此，经肠内营养的方法是首选的人工提供营养素的方法。

（二）肠内营养的目的

肠内营养的目的有营养支持和营养治疗之分。营养支持的目的是保持瘦肉组织，纠正营养不良和代谢紊乱，维持机体免疫功能；而营养治疗的目的更侧重于器官功能的保护，减轻高分解代谢，防治细胞损伤，调节免疫和炎性反应等。对于危重症患者来说，肠内营养维护器官功能的作用大于纠正营养不良，基于这一目的的肠内营养只要达到每天热量需求的60%或更少些，即可起到保护器官功能的作用；而对于一般患者来说，使用肠内营养主要是为了预防和纠正营养不良，此时提供的热量不仅要满足患者的能量需求，而且还要弥补既往的营养缺失。

（三）肠内营养的方法

1.营养风险筛查　由于使用肠内营养的目的不同，不能简单地依据体重或血清蛋白水平确定肠内营养的适应证，更不能依赖目测决定有无营养不良，而是应该通过NRS2002、MUST或MNA等方法确定营养支持或治疗的适用人群。对于危重症患者来说，应遵循美国重症医学会（American College of Critical Care Medicine，ACCM）或ESPEN等相关学术组织制订的规范确定营养支持或治疗的适应证。评价营养支持或治疗效果时，也不能简单地依据体重变化或血清蛋白水平高低来下结论，还要根据患者机体组成的变化和器官功能的改善情况综合考虑。

2.确定热量需求　该法通常有3种，即根据Harris-Benedict公式计算、按25 ～ 35kcal /（kg·d）估算和使用间接能量测定仪进行实测。由于Harris-Benedict公式是根据西方正常人的实测结果推算出的，不能代表国人，尤其患者的代谢状况，因而不够准确，目前已基本废弃。由于患者代谢状况不同，若完全根据25 ～ 35kcal /（kg·d）的估计量为患者提供热量，也不能完全满足患者的营养需求，如极度营养不良的神经性厌食患者，静息能量代谢的估计值与实测值可相差300kcal/d。因此，对严重营养不良或高代谢的患者，应尽可能采用间接能量测定法确定患者的营养需求。

二、肠内营养的临床应用

（一）肠内营养的适应证

在临床营养实践中，需根据患者是否能从营养支持治疗中获益来决定营养支持治疗的适应证。营养支持治疗的临床获益主要包括症状的改善、生活质量的提高、并发症和死亡率的降低、疾病的加速康复。此外，还有一些功能性的变化和机体重量或组成的改善。总的来说，只要患者的胃肠道具有吸收所提供营养物质的能力，且胃肠道能耐受肠内营养制剂，原则上在患者因原发疾病或因治疗需要不能或不愿自然饮食或摄食量不足总能量需求的60%时，均可考虑开始肠内营养支持。在具体的临床实践中，以下情况适合肠内营养：①意识障碍、昏迷患者和某些神经系统疾病，如神经性厌食等；②吞咽困难和失去咀嚼能力的患者；③上消化道梗阻或术后患者，如食管癌、幽门梗阻等；④高代谢状态患者，如严重创伤、大面积烧伤、严重感染、应激状态等；⑤消化道瘘患者，一般用于低流量瘘或瘘的后期，所提供的营养物质不致从瘘口流出者；⑥围手术期的营养支持，如营养不良者的术前准备，胃肠道手术病例；⑦炎性肠病的缓解期，如

溃疡性结肠炎、局限性结肠炎等；⑧短肠综合征；⑨胰腺疾病；⑩慢性营养不良患者，如恶性肿瘤及免疫缺陷疾病者；⑪器官功能不全患者；⑫某些特殊患者，如器官移植；⑬肠外营养的补充或过渡。

（二）肠内营养的禁忌证

虽然肠内营养在某种程度上具有不可替代的意义，但某些情况下并不适宜或应慎用肠内营养：①完全性机械性肠梗阻、胃肠道出血、严重腹腔感染；②严重应激状态早期、休克状态；③短肠综合征早期；④高流量空肠瘘；⑤持续严重呕吐、顽固性腹泻，严重小肠、结肠炎；⑥胃肠道功能障碍或某些要求肠道休息的病情；⑦急性重症胰腺炎的急性期；⑧无法建立肠内营养喂养通路；⑨3个月内的婴儿、糖尿病或糖代谢异常者、氨基酸代谢异常者不宜应用要素型制剂；⑩有可能增加感染性机会或终末期恶性肿瘤伦理方面的考虑为相对禁忌证。

（三）肠内营养的喂养途径

适宜的喂养途径是保证肠内营养安全、有效实施的重要前提。肠内营养除部分患者适合口服外，大部分均需采用置管的方法将营养液直接输送至消化道，肠内营养的管道喂养途径包括经鼻置管和经腹胃造口、肠造口两种。喂养途径的选择取决于喂养时间长短、患者疾病情况、精神状态及胃肠道功能。

1.经鼻置管　包括鼻（十二指肠）胃管、鼻空肠管、经鼻型肠梗阻导管。现代喂养管顶端嵌以金属，既可作为重力在胃肠道固定喂养管，也易在X线透视下确定喂养管的顶端位置，这种喂养管均以聚氨酯和弹性硅树脂材料制成，易弯曲，刺激性小，不宜老化，抗输液泵压力，可相对放置较长时间。选择患者宽大的一侧鼻孔将喂养管插入胃腔，并可借助胃的蠕动将管头通过幽门进入十二指肠。也可借助内镜置管。

（1）鼻胃管途径：适用于胃肠道完整，不能主动经口摄食或经口摄食不足；代谢需要增加，短期应用；因口咽、食管疾病而不能进食者；精神障碍或昏迷；早产儿、低体重儿。当存在严重胃肠道功能障碍，胃排空障碍，食管炎、食管狭窄或严重反复呕吐、胃反流者应选择其他途径。鼻胃管途径的常见并发症有鼻、咽、食管损伤，反流及吸入性肺炎。

（2）鼻空肠管途径：适用于需短期营养但有

高吸入风险者（如昏迷患者、老年人、婴幼儿等）、胃动力障碍者、急性胰腺炎的肠内营养支持治疗。当存在远端肠道梗阻，小肠吸收不良或运动障碍时应选择其他途径。鼻空肠管途径的常见并发症有导管移位，倾倒综合征，腹泻、腹胀及肠痉挛。

（3）经鼻型肠梗阻导管途径：适用于伴有肠梗阻的患者或肠梗阻手术后行肠内排列的患者。尤其适用于癌性肠梗阻，结核性肠梗阻，慢性肠梗阻患者的术前准备。经鼻型肠梗阻导管途径常见并发症有鼻、咽、食管损伤，长期放置有造成肠穿孔的可能。

2.经腹胃、肠造口途径　包括胃造口及空肠造口，对于鼻腔、口腔、食管等肿瘤，严重感染或手术等原因无法经鼻置管，又无幽门梗阻，明显腹水和门静脉高压的患者，可通过经腹胃造口、空肠造口的方法，将喂养管插入胃腔、十二指肠或空肠供应营养。胃、空肠造口也可采用经皮在内镜引导下穿刺将喂养管直接插入胃腔或空肠内。

（1）胃造口途径：适用于需长期肠内营养者，食管闭锁、狭窄、癌肿，意识障碍、昏迷患者，肺部并发症危险性大而不能耐受经鼻置管者。当存在原发性胃病，胃、十二指肠排空障碍，咽反射障碍，严重反流时应选择其他途径。胃造口途径的常见并发症有反流、吸入性肺炎、造口出血、造口旁皮肤感染、导管堵塞、导管脱落，胃内容物漏出。

（2）空肠造口途径：适用于需长期肠内营养者，高吸入风险者，胃动力障碍者，急性胰腺炎，多发性创伤、重大复杂手术后，发生胰瘘、胆瘘或胃肠吻合口瘘者。存在机械性或麻痹性肠梗阻，广泛肠粘连，消化道出血，放射性肠炎急性期，严重炎性肠道疾病，大量腹水时应选择其他途径。空肠

造口途径的常见并发症有导管堵塞、导管脱落、导管拔除困难、造口出血、造口旁皮肤感染、肠液外漏，倾倒综合征，腹泻、腹胀、肠痉挛等。

（四）肠内营养的输注

肠内营养的输注方式有一次性投给、间歇性重力滴注和连续性经输液泵输注3种。具体输注方式的选择取决于营养液的性质、喂养管的类型与大小、管端的位置及营养物质需要量。

一次性投给是将配好的肠内营养制剂借注射器缓慢注入喂养管内，每次约200ml，每日6～8次。该输注方式常引起腹胀、腹泻、恶心、呕吐等，故目前临床多用于胃造瘘需长期家庭肠内营养的患者。

间歇性重力滴注是指将配好的营养液置于输液瓶或塑料袋中，经输液管与喂养管连接，借重力将营养液缓慢滴入胃肠道内，每次250～400ml，每日4～6次，是临床常用的输注方式，如果患者出现腹胀、恶心等胃肠道排空延迟症状，可减慢输注速率。

连续性经输液泵输注与间歇性重力输注的装置相同，将一段输液管嵌入输液泵槽内，应用输液泵连续12～24小时均匀持续输注。这种方法适用于十二指肠或空肠近端喂养患者，患者耐受性好（图8-3）。

一般情况下，肠内营养输注以连续滴注为佳，在肠内营养刚开始的1～3天，需要让肠道逐步适应，采用低浓度、低剂量、低速度，随后再逐渐增加营养液浓度、滴注速度和投给剂量。一般第1天用1/4总需要量，营养液浓度可稀释1倍，如患者耐受良好，第2天可增加至1/2总需要量，第3、4天增加至全量。肠内营养的输注速度开始宜慢，一

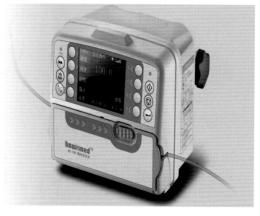
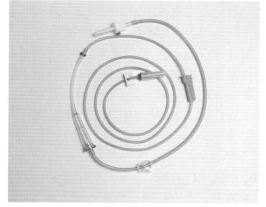

图8-3　肠内营养输液泵及输液管

般为25 ～ 50 ml/h，随后每12 ～ 24小时增加25ml/h，最大速率为125 ～ 150ml/h，如患者不耐受，宜及时减慢输注速度或停止输注。此外，在输注过程中应注意保持营养液的温度在38 ～ 40℃。

（五）肠内营养的并发症及防治

肠内营养是一种简便、安全、有效的营养支持方式，但如果使用不当，也会发生一些并发症，影响患者的生活质量及营养支持治疗的效果。临床上常见的肠内营养并发症主要有机械性并发症（表8-21）、胃肠道并发症（表8-22）、代谢并发症（表8-23）和感染并发症（表8-24）。

（六）肠内营养的监测

为及时了解肠内营养的疗效，防止并发症，应进行营养支持的监测，监测内容包括下述几项。①患者一般状况：包括神志、脉搏、呼吸、血压、发热、消瘦、皮下水肿或脱水等。②胃肠道耐受性：胃内喂养时，不能耐受者常表现为上腹饱胀、疼痛、恶心，甚至出现呕吐和腹泻。可通过测定胃内残液量观察，正常者应小于150ml；空肠喂养不能耐受者除出现腹痛、腹胀、恶心、呕吐和腹泻外，常伴有肠鸣音亢进，应减缓滴速，或降低营养液浓度。③代谢监测：包括每日记录24小时出

表8-21　肠内营养机械性并发症的原因与防治原则

机械性并发症	原因	防治原则
鼻、咽及食管损伤	（1）喂养管粗而质硬	（1）改置较细、质软的喂养管
	（2）长期留置	（2）改用胃造口或空肠造口方式
	（3）管道压迫太紧	（3）经常检查局部，做好口鼻部护理
喂养管堵塞	（1）冲洗不够	（1）每次输注后或每输注2 ～ 8小时，用20 ～ 50ml清水冲洗
	（2）喂养管口径过小	（2）选择合适口径喂养管，使用喂养泵持续匀速输注
	（3）经常经喂养管给予不适当的药物	（3）尽可能应用液体药物，经管给药前后均需用约30 ml水冲洗以防堵管，给药时暂停肠内营养
喂养管拔除困难	（1）长期使用	（1）改用胃造口或空肠造口方式
	（2）不适当过紧固定造口管	（2）剪断造口管，使其远端由肠道排出
	（3）喂养管扭结	（3）移动喂养管到咽喉部在扭结处切断，管道扭结处由口腔取出或使其远端由肠道排出
造口并发症	（1）造口管与胃肠壁固定不紧造成出血和胃肠液外溢	（1）妥善固定
		（2）注意皮肤消毒及护理
	（2）造口后肠壁和管道未与腹壁固定造成喂养管脱出	
	（3）造口旁腹壁皮肤消毒、护理不当	

表8-22　肠内营养胃肠道并发症的原因与防治原则

胃肠道并发症	原因	防治原则
腹胀、腹泻（与管饲有关）	（1）膳食纤维摄入不足	（1）选用含膳食纤维配方
	（2）高渗配方	（2）选用等渗配方或调至等渗
	（3）冷的配方	（3）将配方稍加温
	（4）快速输注	（4）从小剂量、低浓度开始，根据耐受慢慢加量
	（5）微生物感染	（5）规范操作
	（6）胃排空迅速	（6）延缓胃排空
	（7）糖类吸收不良	（7）选用水解程度高的配方
	（8）不耐受乳糖	（8）选用不含乳糖的配方
	（9）脂肪吸收不良	（9）选用低脂配方

续表

胃肠道并发症	原因	防治原则
腹胀、腹泻（与管饲无关）	（1）同时进行药物治疗，如抗菌药物引起的菌群失调 （2）低蛋白血症引起肠黏膜萎缩 （3）胃肠道功能障碍的其他疾病，如短肠综合征、胰腺炎等	（1）停用相关药物 （2）静脉补充白蛋白纠正低蛋白血症，同时肠内营养从小剂量、低浓度开始 （3）必要时补充胰酶；改用要素型制剂；加用补充性肠外营养
恶心、呕吐	（1）胃潴留 （2）快速输注高渗配方 （3）配方的气味 （4）配方脂肪含量过高 （5）不耐受乳糖	（1）抬高床头，加用胃动力药，改变喂养途径 （2）选用等渗配方或调至等渗 （3）选用整蛋白配方 （4）选用低脂配方 （5）选用不含乳糖的配方
便秘	（1）脱水 （2）膳食纤维摄入不足 （3）长期卧床	（1）注意出入量平衡 （2）选用富含膳食纤维的 EN 制剂 （3）鼓励患者适当活动

表8-23 肠内营养代谢并发症的原因与防治原则

代谢并发症	原因	防治原则
高渗脱水	（1）高渗和高蛋白质配方 （2）气管切开或机械通气，昏迷 （3）严格限水	（1）尽可能选用等渗配方或调制等渗 （2）监测出入量，适当增加摄水量
水潴留	心、肾、肝功能不全	监测出入量，严格限制摄水量
高钾血症	（1）配方中钾含量偏高 （2）患者肾功能不全	监护血钾水平调整肠内营养配方
低钾血症	（1）心、肾、肝功能不全而限制钾摄入 （2）应用胰岛素时未考虑钾转移	监护血钾水平调整肠内营养配方
高碳酸血症	慢性阻塞性肺疾病患者二氧化碳排出困难	调制糖类摄入量
高血糖	（1）配方中糖含量偏高 （2）糖尿病患者 （3）应激状态	选用糖尿病专用配方，胰岛素控制
低血糖	突然停止肠内营养	缓慢停止肠内营养或过渡性减停
微量元素异常	配方中微量元素不足	调整肠内营养配方
维生素和必需脂肪酸缺乏	长期用低脂配方	适当补充必需脂肪酸及脂溶性维生素
肝功能异常	肝代谢负荷	停药或减量后可恢复

表8-24 肠内营养感染并发症的原因与防治原则

感染并发症	原因	防治原则
营养液误吸	（1）床头未抬高 （2）喂养管位置不当 （3）喂养管太粗 （4）胃排空延迟或胃潴留 （5）患者高危因素（如体弱、昏迷、神经肌肉疾病等）	（1）输注中床头抬高30°～45° （2）调整喂养管位置 （3）选择较细较软的喂养管 （4）减慢输注速度 （5）改用胃造口或空肠造口等方式有效地避免或缓解其发生
营养液污染	（1）配制过程污染 （2）输液器械不清洁 （3）储存温度过高 （4）储存时间过长 （5）患者口腔不清洁	（1）在肠内营养制剂的使用过程中应严格遵守无菌配制原则 （2）已打开的制剂室温下12小时内一般不会有细菌生长，冰箱（4℃下）可保存24小时，建议输注时间＜8小时

入量；开始3天应每天测定血糖和电解质浓度，以后每周1～2次；每周测定肝、肾功能1次；必要时测定氮平衡。④营养疗效监测：包括每周1次体重、AMC和TST及ALB、TRF和PAB的测定，来评估营养支持的疗效和平衡。

三、肠内营养制剂

肠内营养支持在中国应用已经超过40年，并且成为"肠道有功能且能安全使用"的首选。肠内营养制剂是指用于临床肠内营养支持的各种产品的统称；随着应用领域的扩大和使用数量的上升，各种相应分类问题也逐步产生。目前，我国卫生部医政司、中华医学会、人力资源和社会保障部均参与肠内营养制剂的分类，存在不同的分类方法，尚没有一个权威部门发布全国统一认可的分类方法。2010年出版的《中国国家处方集》中将肠内营养制剂按氮源分为3大类，即氨基酸型、短肽型（前两类也称为要素型）、整蛋白型（也称为非要素型）。要素型制剂以蛋白水解物为氮源，不需消化或少量消化便可吸收；非要素型以整蛋白或蛋白质游离物为氮源，口感较好，适合口服，也可管饲，适用于胃肠功能较好的患者。按临床用途可分为普通型（基本型）和疾病特异型；此外，尚有组件型制剂，如氨基酸/短肽/整蛋白组件、糖类制剂组件、长链/中长链脂肪制剂组件、维生素制剂组件和ω-3脂肪酸组件等。

（一）肠内营养制剂的组成

肠内营养制剂是一类不需消化或只需经化学消化吸收的营养物质，通过胃肠道途径（口服或管饲）进入患者体内提供营养支持。其营养成分组成主要包括糖类、氮源、脂肪类、维生素、矿物质、纤维素等，动植物提取物为其原材料的主要来源。常见肠内营养制剂能量密度在3.77～6.28kJ/ml范围内，氮源、糖类和脂肪类提供能量的比例分别为14%～17%、54.5%～75%和9%～31.5%。

（二）肠内营养制剂的分类

1. 根据剂型分类 粉剂、乳剂和混悬剂3种剂型，各种剂型的给药方式不同。

2. 根据化学结构分类 肠内营养制剂可分为要素型与非要素型。要素型以氨基酸或蛋白水解物（氨基酸、肽类）为氮源，不需要消化或少量消化便可吸收。非要素型是以整蛋白或蛋白游离物为氮

源，需经过消化才可以吸收。

3. 根据用途分类 肠内营养制剂有普通型和疾病特异型两类。普通型成分全面，由均衡的氮源、糖类和脂肪组成。疾病特异型针对各种疾病的特点，如肿瘤特异型为低脂制剂，因为肿瘤患者体内缺乏关键酶降解脂肪，难以通过脂肪供能，能量的获得依赖于葡萄糖；糖尿病特异型肠内营养制剂可提高胰岛素的敏感性，降低糖化血红蛋白水平，从而减少胰岛素用量。

4. 根据氮源分类 肠内营养制剂可分为氨基酸型、短肽型和整蛋白型3种。

（1）氨基酸型：这类营养剂主要为低脂的粉剂，可减少对胰腺外分泌系统和消化液分泌的刺激，最常见为肠内营养粉剂（AA），适用于消化道通畅而不能正常进食、合并中-重度营养不良的患者；但更侧重于消化道仅有部分功能者，如消化道手术后吻合口瘘（咽部瘘、食管瘘、胃瘘、结肠瘘等）、胰腺炎的恢复期、短肠综合征的患者、炎性肠道疾病如克罗恩病等。

（2）短肽型（包括乳剂、混悬液、粉剂）：本类营养剂所含的蛋白质为蛋白水解物，在小肠中也有运输低聚肽的体系，低聚肽经小肠黏膜刷状缘的肽酶水解后进入血液，容易被机体利用；不含乳糖，避免了乳糖不耐受引起的腹泻和脂代谢障碍等一系列问题。如肠内营养混悬液及粉剂等。本类营养剂适用于有胃肠道功能或部分胃肠道功能的患者，如胰腺炎、肠道炎性疾病、放射性肠炎和化疗、肠瘘、短肠综合征、艾滋病病毒感染等；也可作为营养不足患者的手术前后喂养及肠道准备，能补充人体日常生理功能所需的能量及营养成分。

（3）整蛋白型（乳剂、混悬液、粉剂）：这类营养剂进入胃肠道后可刺激消化腺体的分泌，帮助消化和吸收，主要分为平衡型普通整蛋白肠内营养和疾病特异型整蛋白肠内营养两类。

1）平衡型普通整蛋白肠内营养：该型制剂进入胃肠道后，可刺激消化腺体分泌消化液，帮助消化、吸收，在体内消化吸收过程同正常食物，可提供人体必需的营养物质和能量的需要。其适用于面部或颈部创伤、颅颈部手术后，咀嚼和吞咽功能性或神经性损害，或咽下困难，意识丧失的患者和（或）接受机械通气的患者，以及高分解代谢状态，如癌症、烧伤和颅脑创伤患者，神经性畏食等。

2）疾病特异型整蛋白肠内营养：根据不同疾

病的病理生理学特征及营养素代谢特点进行配方调整，如肿瘤特异型肠内营养乳剂、糖尿病型肠内营养制剂、免疫增强型肠内营养等。

（三）肠内营养制剂的成分分析

肠内营养制剂的营养成分分析主要对比蛋白质、脂肪、碳水化合物3类宏量营养素的含量。当前，肠内营养制剂配方的蛋白质来源主要为各种水解植物蛋白。脂类物质来源主要为各种植物油（如玉米油、椰子油、橄榄油等），其中的脂肪酸有多种分类方法，根据碳链长短分为短链（C4～8）、中链（C8～12）和长链脂肪酸（C12～24），其中链脂肪酸具有不需要肉毒碱转运直接进入肝线粒体氧化，较少免疫抑制，代谢速率快等特点，适合肝功能较差患者；根据饱和度，分为饱和及不饱和脂肪酸两种，常见的不饱和脂肪酸有 ω-3（鱼油）、ω-6（大豆油）和 ω-9（橄榄油），ω-3可减轻机体炎症反应、ω-6为机体提供必需脂肪酸、ω-9减轻脂质过氧化等特点，适合不同患者。碳水化合物类物质来源主要为麦芽糊精、水解玉米淀粉、蔗糖等，其中以麦芽糊精为主，70%木薯淀粉和30%果糖是糖尿病型制剂的主要成分，加上膳食纤维，可有效减慢葡萄糖的吸收和释放速度，有助于减少血糖波动。整蛋白肠内营养制剂的能量分布大致相同，蛋白质在15%～20%，脂类在30%～35%，碳水化合物在50%～60%。

（四）肠内营养制剂的选择

肠内营养制剂品种较多，各有特点，在选择时应依据患者具体情况选择适宜的制剂。

1.根据患者胃肠道功能　对于胃肠道功能正常的患者，可选择价格较低的整蛋白型（非要素型）制剂；对于克罗恩病、急性胰腺炎等胃肠道功能低下的患者，应给予短肽型（要素型）肠内营养制剂。

2.根据患者年龄、体质　婴儿更能耐受配方牛奶、母乳等非高张液体；对蛋白质、乳糖、脂肪不耐受的患者，应避免过敏的营养成分来源；对脂肪吸收不良的患者可用中链三酰甘油代替长链三酰甘油；乳糖过敏者应选择其特定的肠内营养制剂。

3.根据不同疾病的营养需求　对肿瘤、糖尿病、创伤、烧伤、肺部疾病等患者应根据疾病特点选择疾病特异型肠内营养制剂。

4.根据给药途径　特定的给药途径适合不同的

肠内营养制剂，在给药途径无法改变的情况下应选择相匹配的制剂。

（五）肠内营养制剂常用添加剂

常用添加剂有精氨酸、谷氨酰胺、纤维素、益生菌及鱼油等。

1.精氨酸　可促进蛋白质合成、生长激素及胰岛素分泌，减少分解代谢，恢复正氮平衡。在严重应激如感染、创伤时，精氨酸为必须补充的重要免疫营养素。

2.谷氨酰胺　是合成蛋白质的前体物质，在体内各组织中运送氮源，可为小肠黏膜细胞及免疫细胞提供能量，对小肠黏膜组织功能的恢复起重要作用，谷氨酰胺缺乏易引起肠黏膜损害。

3.纤维素　在肠中的酵解产物可增加钠的吸收，从而促进水的吸收，利于排便，并可促进肠黏膜修复及维持肠内正常菌群。添加纤维素的肠内营养制剂，可有效减少腹泻的发生。

4.益生菌　具有调节肠道菌群、提高机体免疫力等功能。加入益生菌的肠内营养制剂可进一步促进肠道功能的恢复，减少细菌易位，进而改善患者的临床疗效。

5.鱼油　具有调节蛋白质、脂肪、碳水化合物代谢的作用，可降低血压、血脂，促进机体免疫功能，减少炎症反应等。添加鱼油的肠内营养制剂可有效降低感染的发生及改善肺功能，缩短住院时间。

肠内营养制剂在改善患者症状、提高免疫力、减少并发症及死亡率、缩短住院时间、节省医疗费用等方面极具价值与意义。经过几十年的发展，肠内营养在理论与实践方面都有了重大的进步，已成为临床营养支持的主要途径，但在其具体的应用中还存在不少问题值得探讨，如肠内营养制剂的安全性与稳定性、营养成分的最佳组成、开发相应的特异型肠内营养制剂、新的置管与输注新技术、特殊的营养添加剂，以及在应用的时机及与肠外营养制剂合理搭配方面也需不断的研究实践。

附：经皮内镜下胃/空肠造瘘术（PEJ/PEG）

经皮内镜下胃造瘘术（percutaneous endoscopic gastrostomy，PEG）是指在内镜引导下，经皮穿刺放置胃造瘘管，以达到胃肠道营养和（或）减压的目的。该技术在1980年由Gauderer和Ponsky首先报道，之后报道了Ponsky-Gauderer（Pull）法即牵拉法，这仍是目前比较普遍采用的方式；1983年，Sacks报道了Sacks-Vine（Push）法即推进法；1984年，Russell报道了Russell（Introducer）法即插入法；1985年；Ponsky与Aszodi报道了经胃造瘘管置入空肠营养管，称为经皮内镜下空肠造瘘术（percutaneous endoscopic jejunostomy，PEJ）。

PEG并发症和死亡率较传统手术胃造瘘术明显降低，目前已替代了手术胃造瘘术；国内于1988年由中国人民解放军成都军区总医院的黄大熔等首次报道，之后才被国内少数医学机构所应用，经过30多年的发展，PEG/PEJ已成为治疗消化道瘘、胃肠梗阻、中枢神经系统病变等疾病的新方法、新选择。

【适应证】

PEG/PEJ除营养供给外，还应用于消化道瘘、胃肠梗阻、胃扭转、胆道梗阻、顽固性腹水及中枢神经系统病变等异常的处理。因此，PEG/PEJ的适应证：①中枢神经系统疾病导致吞咽障碍者，如脑卒中、脑外伤、渐冻人、植物人等；②头颈部肿瘤（口腔、鼻咽）放疗或手术前后；③食管穿孔、食管瘘、食管广泛瘢痕形成；④食管肿瘤晚期有可能梗阻且不能手术者；⑤胃扭转的治疗；⑥呼吸功能障碍行气管切开、气管插管，需长时间管饲者；⑦有正常吞咽功能，但摄入不足，如烧伤、自闭症、厌食、骨髓移植术后者；⑧慢性疾病如囊性纤维化、先天性心脏病者；⑨胆汁回输，肠道再利用（有

胆外瘘、胆汁外引流者）；⑩腹部手术后胃瘫、胃肠淤积者；⑪重症胰腺炎、胰腺囊肿、胃排空障碍者（空肠营养管）；⑫各种原因所致持续性、顽固性呕吐而无法经口进食（肿瘤化疗等）；⑬顽固性腹水的腹水回输治疗等。

【禁忌证】

①严重凝血功能障碍；②胃壁静脉曲张；③胃大部或者全胃切除者；④腹膜炎；⑤大量腹水、腹膜透析者；⑥皮肤严重感染者；⑦没有适宜穿刺路径者。

【PEG的放置（牵拉法）】

Ponsky-Gauderer（Pull）法/牵拉法仍是目前比较普遍采用的PEG放置方式，具体操作如下（图8-4）：①左侧卧位，常规方法插入胃镜后呈仰卧位，将胃内充满空气，使胃壁贴近腹壁，通过对左上腹的叩诊及胃镜光源来确定穿刺点。②确认插入部位后，在腹壁皮肤上做标记，以此为中心进行常规皮肤消毒、铺巾、局部麻醉，用注射器慢慢注入麻醉药，同时垂直插入，前端到达胃内后由于负压影响，可见有气泡逆流，亦可通过胃镜观察局麻针是否进入胃内。③切开皮肤约5mm，以16Fr套管针垂直刺入胃内，胃镜确认持套管针的前端到达胃内后，拔出针芯，送入环形导丝。④插入圈套器，套紧环形导丝，与胃镜一起退出。⑤将拉出口腔的环形导丝与造瘘管末端的环形导丝呈"8"字形环扣套牢。⑥牵

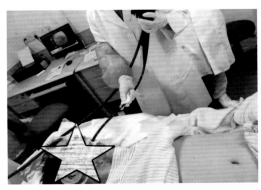

常规胃镜检查

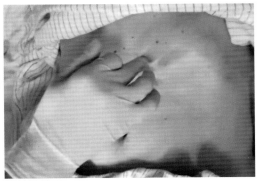

确定穿刺部位

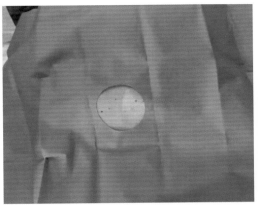

常规消毒、铺巾

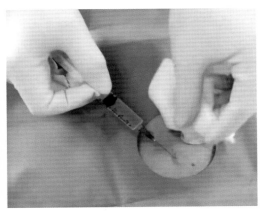

局部麻醉

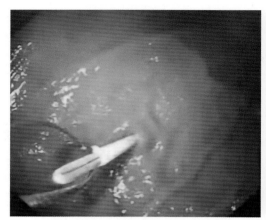

圈套器, 套紧环形导丝

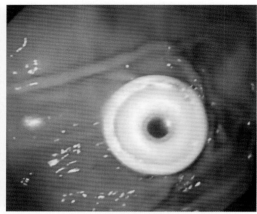

将造口管经腹壁拉出

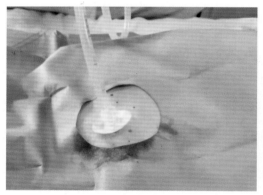

固定造瘘管

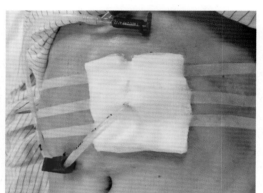

包扎

图8-4　PEG放置过程

拉腹壁侧的环形导丝, 将造瘘管经口腔—食管—贲门到达胃内, 由腹壁造瘘口拉出。⑦再进镜, 观察造瘘管头与胃壁接触是否合适, 固定造瘘管及连接头 (图8-5)。⑧必要时内镜下置入空肠营养管 (PEJ)。

【PEG术后肠内营养支持的实施】

PEG管放置后首选间歇性喂养, 具有容易实施、耐受性好、不需要泵、符合生理等优点。通过重力输注法输注, 每次30~60分钟以上; 避免快速大量输注, 可能导致食管下端括约肌的张力降低, 发生胃食管反流; 患者应保持半卧位, 减少误吸的危险; 多在PEG术后24小时开始喂养, 通常开始时以50ml/h的速度持续输注水分, 一旦能耐受4小时, 就可以行高能量密度的营养支持, 开始时速度为50ml/h, 如耐受, 可以每12小时增加25ml/h, 直至达到正常速度; 配方的选择应根据患者的能量需求、耐受程度及全身疾病状况的具体情况而定; 应常规测量胃残留量直至完全耐受, 如残留量大于100ml就应考虑到不耐受的情况。

【注意事项】

虽然PEG是一项非常安全的技术, 但临床操作、使用时应注意以下几项: ①PEG术后24小时开始行胃管饲, 比较安全; ②PEJ术后即可进行肠内管饲; ③管饲时抬高床头, 采用半卧位; ④管饲液温度应保持在38~40℃; ⑤管饲制剂、速度、剂量应个体化; ⑥防止造瘘管过紧或滑脱移位; ⑦每日清洁造瘘管周围皮肤 (1~2周); ⑧经常冲洗造瘘管, 保持清洁与通畅: 每8~12小时常规冲洗一次, 每次管饲后冲洗一次, 不同管饲制剂交替输注时也应冲洗; ⑨胃造瘘管停留时间: 至少2周, 可达半年以上, 必要时可更换造瘘管。

【并发症】

轻微并发症: 切口感染、造瘘管滑脱移位、造瘘口旁渗漏、造瘘管堵塞、切口血肿等, 其中伤口感染的发生率可高达30%。通过无菌操作、严格遵守操作规程、预防感染、术后细心护理等可有效避免相关并发症的发生。

严重并发症: 误吸、出血、腹膜炎、内垫综合征、胃瘘、坏死性筋膜炎、造瘘处切口感染、气腹、胃食管反流、肿瘤播散等。

【造瘘管的拔除与更换】

当PEG管磨损、梗阻及发生瘘时就应进行更换; 有些患者由于造瘘管固定不好导致造瘘口扩大, 也应拔除并更换带有良好皮肤固定装置的造瘘管; 拔管必须在窦道形成以后, 通常至少在放置术后2周。过早地拔除,

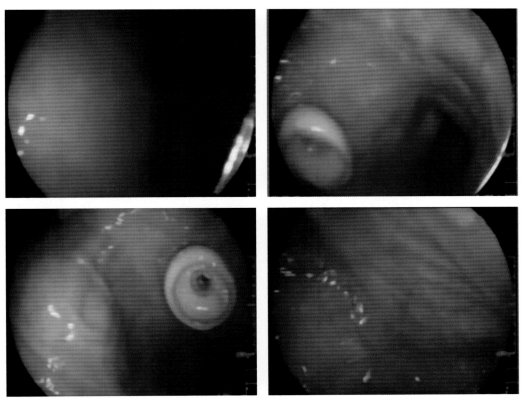

图8-5　PEG放置后的内镜显像图

容易发生腹膜炎，必须及时发现，行鼻胃管负压引流、静脉补液及抗生素治疗；如果患者出现腹膜炎征象或菌血症，需行急诊剖腹探查术；有些PEG管拔除或替换时需要行内镜拔除，现在设计得更加实用，不需要行内镜拔除，而直接从体外拔除；新型PEG管可用带气囊导管替代，但是放置时间较短、容易移位及堵塞幽门管；另有带有蘑菇样尖端的导管或皮肤固定装置的导管比较合适。

　　PEG是不能经口进食患者的一种选择，但是前提是患者要有一个有功能的消化系统，该技术已被广泛地应用，因为它适应证广、操作简单、安全，经济易行。为了更好地实施该技术，需要对医护人员进行专业培训，并且对家庭护理人员进行指导，对每个患者进行个体化的指导，能够更早地预防并发症的发生，给每个患者提供安全有效的护理。

第六节　肠外营养

一、肠外营养概述

　　肠外营养（PN）又称静脉营养（IVN），是指通过胃肠道以外的途径（即静脉途径）供给营养物质的一种方式，可作为手术前后及危重患者的营养支持。当全部营养物质从胃肠外途径供给时称为全胃肠外营养（total parenteral nutrtion，TPN）。肠外营养始于20世纪60年代末，美国外科医师Dudrick等首先倡导并逐步应用于临床。肠外营养是基于对机体各种物质代谢的研究成功，采用与普通静脉输液不同的营养制剂，包括高渗葡萄糖、脂肪乳剂、氨基酸、多种维生素、电解质及微量元素等，经中心静脉导管（有时亦可经外周静脉）输入的综合技术。在大多数情况下，肠外营养可基本满足患者的营养需求，能有效维持或改善机体的营养状态。实践证明，肠外营养能使危重患者的负氮平衡明显减轻，增强其抗病能力，促使患者早日康复。肠外营养已经是救治危重患者的重要措施之一。

肠外营养的优点和缺点

　　1.优点　肠外营养具有以下优点：①营养素较全面，直接经静脉系统提供人体必需的营养素，可以让肠道充分休息、让病情得到缓解；②当消化道不能工作时（如肠梗阻、急性胰腺炎、消化道瘘等），可为机体提供必要的营养素，从而维持良好的营养状况，增强自身免疫力，帮助机体度过危险的病程；③可根据患者实际情况制订个体化的全营养混合制剂，更利于康复；④肠外营养制剂对生产、配置技术较高，安全性较高。

2.缺点 肠外营养是一种静脉补充营养技术，自身亦有缺点：①不符合生理，其不需要消化道参与，对消化道腺体的分泌有抑制作用；②使用范围较肠内营养小；③对输注速度和时间要求较高，否则易出现胸闷、气短、过敏等不适；④有发生肠源性感染的风险、胆汁淤积导致肝功能受损的风险；⑤可发生代谢性并发症，如高血糖、低血糖、酮症酸中毒、高渗性非酮性昏迷等；⑥长期使用费用昂贵。

肠内营养与肠外营养优缺点比较见表8-25。

二、肠外营养的临床应用

（一）肠外营养的适应证

在临床营养实践中，营养支持治疗的适应证并非一成不变，需根据患者是否能从营养支持治疗中获益来决定营养支持治疗的适应证。总的来说，凡需要营养支持，但又不能或不宜接受肠内营养的患者均为肠外营养的适应证。

1.总适应证 ①时间：大于7天不能进食或经肠内途径摄入每日所需热量、蛋白质或其他营养素者；②由于严重胃肠道功能障碍或不能耐受肠内营养而需营养支持者；③通过肠内营养无法达到机体需要的目标量时应该补充肠外营养。

2.具体适应证 在具体的临床实践中，以下情况适合肠外营养：①由于以下情况无法进食或通过消化道吸收营养物质：肠梗阻、广泛小肠切除（短肠综合征）、小肠疾病（肠瘘）、放射性肠炎、严重腹泻、顽固性呕吐等；②接受大剂量放、化疗的营养不良者；③进行骨髓移植者；④无法进行或不能耐受肠内营养的重症胰腺炎；⑤消化道功能障碍的严重营养不良者；⑥营养不良的获得性免疫缺陷性疾病或存在并发症（如顽固性腹泻、并发其他感染、接受化疗等）的获得性免疫缺陷性疾病者；⑦严重分解代谢状态下（如颅脑外伤、严重

表8-25 肠内营养与肠外营养优缺点比较

项目	肠道要素饮食	全肠外营养
医护小组	不需要	需要
使用条件	患者需要有100cm的空肠或150cm的回肠才能正常工作，才能应用要素饮食	不受消化道功能的限制，能暂时替代消化道的作用
设备、器械、使用方法	设备简单、无须特殊器械、易学易用、易普及推广	操作不易掌握，不易普及
补充途径	经消化道补充	经腔静脉或周围静脉补充
达到营养维持的快慢	较慢	能迅速发挥作用
无菌要求	无菌要求低	无菌要求高
营养液来源	来源较方便	品种较多、比较麻烦
过敏反应	几乎不引起	有引起的可能性
营养液补充的成分	所需营养成分均能补充	已知的所需营养成分均能补充
操作引起血气胸、血管损伤	无	有
脓毒血症	无	有
高血糖或低血糖	有	有
腹痛、腹泻、呕吐、误吸等并发症	有	无
静脉栓塞、空气栓塞	无	有
效果	可长期使用，效果好	营养效果显著，长期使用有一定困难
经济负担	价格比静脉营养便宜、但仍比自然饮食贵	价格昂贵
安全可靠程度	可靠	危险性多，并发症较多
技术操作要求	无须特殊操作技术	操作技术要求高
推广程度	可推广应用，但不能滥用	应严格掌握适应证

创伤、严重烧伤等），在5～7天无法利用其胃肠道者。

（二）肠外营养的禁忌证

虽然肠外营养在某种程度上具有不可替代的意义，但某些情况下并不适宜或应慎用：①肠道功能正常，能获得足量营养者；②肠外营养支持少于5天的；③心血管功能紊乱或严重代谢紊乱尚未控制或纠正期；④预计发生肠外营养并发症的风险大于其可能带来的益处者；⑤需急诊手术者，术前不宜强求肠外营养；⑥临终或不可逆昏迷患者。

（三）肠外营养配方

明确肠外营养适应证后，应全面评估患者的代谢状态和疾病对代谢的影响，确定治疗目标，制订营养计划。肠外营养的配方组成必须根据不同患者的器官功能、疾病状态、代谢情况及其他治疗措施准确设计给予，营养物质包括水、葡萄糖、氨基酸、脂肪、电解质、维生素和微量元素；特殊情况下，也可加入某些特殊营养物质（如药理营养素），其独特的药理作用可能影响预后。

1.液体量　应根据患者每日情况计算提供。综合评估患者心、肾功能，密切关注体重变化、出入量平衡、监护患者是否存在脱水、水肿或腔内液体积聚。正常情况下人体水的需要量可用多种方法计算，如年龄、体重、摄入热量计算等（表8-26）。此外，高热量摄入、发热、大汗、腹泻、烧伤、外科引流、妊娠等情况下，机体对水的需要量增加；心、肾功能不全时，常需限制液体供给。

表8-26　每日水需要量计算方法

方法	水需要量（ml/kg）
按年龄计算	
强体力活动年轻人	40
大多数成年人	35
老年人	30
按体重计算	
第1个10kg	100
第2个10kg	50
额外的体重	20（≤50岁）
	15（＞50岁）
按摄入热量计算	1ml/kg

2.能量摄入　确定适当的能量摄入，避免摄入过度或不足是十分必要的。间接测热法可提供机体能量消耗最准确的数据，但不易获得，临床常采用一些公式估算患者的总能量消耗（total energy expenditure，TEE），以指导制订热量目标。

（1）拇指法则，即成人每日热量目标为25～30 kcal/kg。

肥胖患者采用校正体重，透析患者采用干体重。

校正体重＝理想体重＋［0.4×（用校实际体重－理想体重）］

（2）用Harris-Benedict（H-B）公式估算静息状态下的基础能量消耗（basal energy expenditure，BEE），TEE＝BEE×活动指数×应激指数（表8-27）。

表8-27　常见活动指数与应激指数

	影响因子	指数
活动	（1）卧床不起	1.20
	（2）已离开床	1.30
应激	（1）术后（没有并发症）	1.00
	（2）长骨骨折	1.15～1.30
	（3）恶性肿瘤/COPD	1.10～1.30
	（4）腹膜炎/脓毒症	1.10～1.30
	（5）严重的感染/多处创伤	1.20～1.40
	（6）MODS	1.20～2.00
	（7）烧伤	1.20～2.00

3.氨基酸供给　氨基酸的供给量应根据患者体重和临床情况而定，健康成人每日氨基酸需要量是1.2～1.5g/kg。机体的蛋白质更新是一个持续动态变化的过程，其合成和分解速率受饥饿、应激、营养不良及其他急慢性疾病状态的影响，胰岛素和儿茶酚胺水平也起着重要的调节作用。在严重分解代谢、明显的蛋白质丢失或重度营养不良时需要较大剂量，而肝、肾功能不全的患者则需限制氨基酸用量甚至调整氨基酸组成。

充足的非蛋白热量（non protein caloric，NPC）对蛋白质的有效利用十分重要。NPC指全营养混合液（total nutrient admixture，TNA）中葡萄糖与脂肪所提供的热量，1g葡萄糖可提供约3.4kcal热量（注：碳水化合物经口或经肠内摄入时每克能产生4kcal热量，而通过肠外营养途径时每克碳水化合物只能产生3.4kcal热量)、1g脂肪可提供约9kcal热量。大多数稳定的患者NPC:氮＝150kcal:1g，其中含氮量可由公式"氮量（g）＝氨基酸量（g）×16%"计算获得。1g氨基酸可提供约4kcal热量。

4.非蛋白热量供给　葡萄糖和脂肪是TNA中最主要的两种能量底物，50%～70%的葡萄糖与30%～50%的脂肪是住院患者NPC供能的适宜比例，也可根据患者的耐受情况调整，脂肪占比一般不超过60%。此外，还可根据患者体重估算NPC供给，一般推荐成人每日葡萄糖供给量＜7g/kg、脂肪供给量＜2.5g/kg。在某些特殊疾病情况下，要进行调整，如呼吸衰竭患者可增加脂肪供给以维持正常的呼吸商；在严重疾病时，需考虑胰岛素抵抗或脂肪利用障碍来灵活调整糖脂比，并用胰岛素来保证血糖水平正常。

5.电解质　电解质平衡的管理需动态监测患者的生命体征、液体出入量及血电解质指标（即血钠、血钾、血钙、血镁、血磷等）。正常情况下成人TPN中每日电解质的需要推荐量见下（表8-28）。然而，其实际需要量应根据临床情况进行调整，如胃肠道丢失时应增加，肾衰竭或血电解质水平偏高时应减少。

6.微量元素及维生素　已有基本需要量的复合制剂，如多种微量元素、复方维生素等。但在某些特殊患者（如危重患者、烧伤患者或伴有肠瘘等情况时），某些微量营养素的组分可能不足，需要额外剂量或单一制剂的添加；然而，给予的剂量必须适应患者的排泄能力（表8-29～表8-33）。笔者曾

遇到1例肠梗阻患者因维生素B_1缺乏导致的韦尼克脑病的发生，经及时、足量补充维生素B_1后恢复正常。

7.药理营养素　营养方案可通过添加药理营养素（如谷氨酰胺、ω-3不饱和脂肪酸）进一步完善。2011年ASPEN的指南给出了静脉用谷氨酰胺作为药理营养素的循证总结：①可能降低重症术后或机械通气患者的感染并发症、缩短住院时间并降低死亡率（但2016年ASPEN的成人重症指南第H6条指出不建议重症患者常规使用静脉用谷氨酰胺）；②某些其他手术（如腹部）或重症非机械通气患者可能获益；③骨髓移植患者获益不明；④烧伤或急性胰腺炎患者可能获益；⑤儿童人群研究有限。近年来，也有不少研究探讨了ω-3不饱和脂肪酸在重症、肿瘤及手术患者中的免疫增强作用，但限于方法学上的局限性，尚不能提供一致的循证意见。总体而言，药理营养物的临床使用尚存在争议，临床使用时需综合考虑。需注意的是，在加入这些物质后，一些常规的常量营养素应相应减少，以满足常规标准营养液中三大营养物质的供能比例。

（四）肠外营养的输注

1.肠外营养的输注系统

（1）多瓶输注系统（multiple bottle system，MBS）：在肠外营养应用早期，曾使用多瓶输注系统，即氨基酸、葡萄糖和脂肪乳同时平行输注或序贯串输，无机盐和维生素分别加入不同瓶中，同时或在不同时间输注，每日常要更换6～8瓶液体。这种方法常发生误差，导致高血糖及电解质紊乱，

表8-28　成人每日电解质需要推荐量（mmol）

电解质	钠	钾	钙	镁	磷
需要推荐量	80～100	60～150	2.5～5	8～12	15～30

引自《肠外营养临床药学共识》（第二版）. 今日药学，2017，27（5）：209-303.

表8-29　国际各营养学会肠外营养微量元素补充的推荐剂量

学会	年份	锌（mg/d）	铜（mg/d）	锰（mg/d）	硒（μg/d）	氟（mg/d）	碘（μg/d）	铬（μg/d）	铁（mg/d）	钼（μg/d）
ESPEN	2004	2.5～6.5	0.3～1.5	0.165～0.3	20～72	1	1.2～130	10～15	1.0～1.2	19.5～25.5
ASPEN	2012	3～4	0.3～0.5	0.055	60～100	-	-	0.14～0.87	-	-
AuSPEN	2014	3.2～6.5	0.3～0.5	0.055	60～100	-	130	10～15	1.1	19

注：-示无数据。

表8-30 早产儿肠外营养供给微量元素推荐量［μg/（kg·d）］

微量元素	锌	铜	锰	硒	碘	铬	钼
推荐量	400	20[a]	1[a]	2[b]	1	0.2[b]	0.25[b]

注：a.梗阻性黄疸婴儿应减少剂量或不推荐应用。

b.肾功能不全婴儿应减少剂量或不推荐应用。

引自《多种微量元素制剂临床应用专家共识》中华外科杂志，2018，56（3）：168-176.

表8-31 成人肠外营养多种维生素日需要量推荐建议

组成成分	日剂量	
	1979年	2003年
脂溶性维生素		
维生素A（视黄醇）（U）	3300	3300
维生素D（维生素D$_2$或维生素D$_3$）（U）	200	200
维生素E（α-生育酚）（U）	10	10
维生素K（叶绿醌）（μg）	–	150
水溶性维生素		
维生素C（抗坏血酸）（mg）	100	200
叶酸（μg）	400	600
烟酸（μg）	40	40
维生素B$_2$（核黄素）（mg）	3.6	3.6
维生素B$_1$（mg）	3	6
维生素B$_6$（吡哆醇）（mg）	4	6
维生素B$_{12}$（钴胺素）（μg）	5	5
泛酸（mg）	15	15
生物素（μg）	60	60

引自《维生素制剂临床应用专家共识》中华外科杂志，2015，53（7）：481-487.

表8-32 危重疾病的维生素建议

维生素	推荐膳食日供给量	标准剂量		额外补充	加强EN
		PN制剂	EN制剂		
维生素A	1mg	1mg	0.9～1.0mg/L	PN：3.5mg/d；EN：8.6mg/d	1.5～4mg/L
维生素C	75～90mg	200mg	125～250 mg/L	500～300mg/d	80～844mg/L
维生素E	15mg	10mg	25～50 mg/L	PN：400mg/d；EN：40～1000mg/d	40～212mg/L
维生素K	150μg	150μg	40～135μg/L	—	—

注：1个维生素A国际单位＝0.344μg；标准PN剂量是每日；一为无数据。

引自《维生素制剂临床应用专家共识》中华外科杂志，2015，53（7）：481-487.

组成成分	新生儿[c]	婴儿[c]	儿童[d]
维生素 A［μg（U）］[a]	150～300（500～1000）	150～300（500～1000）	150（500）
维生素 D［μg（U）］[b]	0.8（32）	0.8（32）	10（400）
维生素 E（U）	2.8～3.5	2.8～3.5	7
维生素 K（μg）	10	10	200
维生素 C（mg）	15～25	15～25	80
维生素 B1（mg）	0.35～0.5	0.35～0.5	1.2
维生素 B2（mg）	0.15～0.2	0.15～0.2	1.4
维生素 PP（mg）	4.0～6.8	4.0～6.8	17
维生素 B6（mg）	0.15～0.2	0.15～0.2	1
维生素 B12（mg）	0.3	0.3	1
泛酸（mg）	1.0～2.0	1.0～2.0	5
生物素（μg）	5.0～8.0	5.0～8.0	20
叶酸（μg）	56	56	140

表8-33　中国儿童肠外营养维生素推荐摄入量

注：a.1μg视黄醇当量（RE）＝1μg视黄醇＝3.33U维生素A。

b.10μg维生素D＝400U维生素D。

c.示每天每千克体重用量。

d.示每天用量。

引自《小儿肠外营养指南：维生素》. 临床儿科杂志2021年第39卷第8期.

需要经常调控血糖和血电解质，营养素的利用也远不够理想。MBS的唯一优点是，对于病情变化快的患者能够灵活调整肠外营养配方。

（2）"全合一"系统/全营养混合液：1972年，法国的Montpelier和Joyeux提出"全合一（all-in-One，AIO）"系统/全营养混合液（TNA），目的是使肠外营养的应用更方便，使每位患者用一个硅胶袋和一条输液管即可输注全部所需营养（图8-6）。TNA营养液一般在医疗机构的静脉配置中心配置，

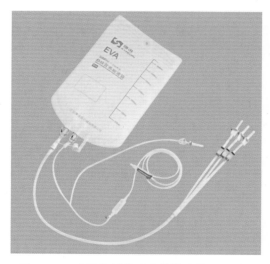

图8-6　一次性使用静脉营养输液袋（3L袋）

也称自配型肠外营养袋。其优点在于：①方便输注、节约时间、降低感染率、降低费用；②多种营养素协同利用，减少代谢性并发症的发生，并减低监测费用；③添加脂肪乳剂降低渗透压，减少静脉刺激。TNA唯一的缺点是无法从已配置好的营养袋中去除已加入的物质。

（3）隔膜袋：随着医药工业的发展，为适应临床需求和方便使用，医药厂家开发了即用型预混式多腔袋（multi-chamber bag，MCB）形式的商品化肠外营养"三腔袋（three-chamber bag，TCB）"或"双腔袋（dual-chamberbag，DCB）"产品（图8-7）。MCB带有分隔腔结构，可以延长营养液的保存期限，每个腔内含不同营养组分，输注前挤压营养袋，使腔间间隔条分离，各组分即相互混合，其内含有人体代谢所需的基本营养素，且配比相对标准化；TCB含葡萄糖、氨基酸和脂肪乳；DCB仅含葡萄糖和氨基酸，以适应部分特殊情况下对不同脂肪乳的需求，同时更好的保证脂肪乳的稳定性；MCB中大多含有电解质，但考虑到稳定性问题，均不含维生素和微量元素，常需额外添加；需要注意的是，即使应用方便的输注系统，仍需专业技术人员根据添加顺序的规则进行无菌操作。

总体而言，肠外营养的规范化应用提倡TNA。

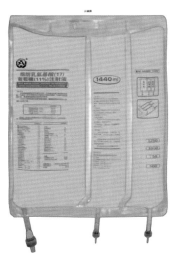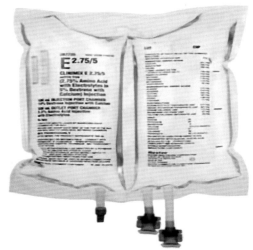

图8-7　临床常见的隔膜袋（左：TCB；右：DCB）

其中，自配型肠外营养主要用于病情特殊或多变的、需要营养干预的患者，MCB主要用于病情稳定的营养不良或高风险患者。

　　2. 肠外营养的输注途径　肠外营养液经静脉给予，输注途径可分为外周静脉置管（peripheral venous catheter，PVC）和中心静脉置管（central venous catheter，CVC）。临床上选择肠外营养输注途径时需考虑TNA的渗透压、预计输注时间、既往静脉置管病史、拟穿刺部位血管解剖条件、合并疾病情况、凝血功能、是否存在病理性体位、护理人员的导管维护技能及患者对静脉置管的主观感受和知情同意等。

　　外周静脉指浅表静脉，通常指上肢静脉，成人下肢静脉血栓性静脉炎发生风险高，故不适合肠外营养。中心静脉置管又分为PICC、经皮直接穿刺中心静脉置管（暂时性中心静脉置管）和静脉输液港（永久性中心静脉导管）等。若单纯以肠外营养输注为目的，通常不采用静脉输液港。常用的中心静脉通路是锁骨下静脉和颈内静脉，股静脉发生血栓栓塞和感染并发症风险高，一般不推荐用于肠外营养输注。

　　通过PVC给予肠外营养具有静脉入路容易、护理方便、不存在中心静脉置管风险和较为经济等优点；但高渗营养液易引起血栓性静脉炎，肠外营养超过14天者，通常应行CVC。外周肠外营养适用于接受较低渗透浓度（通常建议≤900mOsm/L）营养液的短期治疗。肠外营养中各组分的总渗透压除以总液体量即为渗透浓度，各组分渗透压的估算见表8-34。

表8-34　肠外营养液各组分渗透压的估算	
肠外营养组分	渗透压/mOsm
葡萄糖	5/g
氨基酸	10/g
脂肪	1.3～1.5/g
电解质	1/mEq
微量元素	19/支

注：5/g指每克葡萄糖在肠外营养液中的渗透压为5mOsm。

　　肠外营养液持续静脉滴注时的最少输注时间必须适应葡萄糖的最大氧化速率，一般为4～5mg/（kg·min），危重患者为3～4mg/（kg·min）。外周输注肠外营养时，输注时间越长，血栓性静脉炎的发生率越高。

（五）肠外营养的并发症及防治原则

　　经过多年临床实践，肠外营养的理论、技术和营养制剂的开发都有了较大发展，但肠外营养可能导致一系列并发症，严重者甚至危及生命，其并发症主要分为与输注途径有关的导管相关并发症和与输液成分有关的代谢性并发症。

　　1. 导管相关并发症　导管相关并发症常发生在中心静脉置管过程中，也有少数是长期应用、导管护理不当或拔管操作所致，受通路种类、操作经验、治疗持续时间、管路护理质量和患者的基础疾病状态等因素影响。导管相关并发症分为机械性并发症、感染并发症和血栓栓塞并发症。

　　（1）机械性并发症：常发生在中心静脉置管的

穿刺过程中，不同穿刺部位并发症种类和发生率不尽相同。穿刺前纠正患者的凝血功能异常，选择合适体位，采用超声静脉定位，穿刺时先用细针头定位，插管时采用"J"形头导丝引导技术等，有助于减少并发症的发生。

（2）感染并发症：中心静脉导管相关感染是肠外营养时最常见、最严重的并发症，包括全身感染和局部感染。全身感染是导管所致菌血症或脓毒血症；局部感染是发生在导管局部皮肤或周围组织的感染、腔隙感染或隧道感染。预防导管相关感染最重要的措施是在穿刺置管、肠外营养配置、给药和导管护理时严格遵守无菌原则，一般不需要预防使用抗菌药物，没有感染证据时也不必定期更换导管；明确发生导管相关感染的患者必须拔除导管，并送导管尖端、导管出口渗液和经导管抽出的血样做培养。多数情况下，拔管后患者症状很快好转，不需要使用抗菌药物；若患者症状持续且感染指标呈上升趋势，则需开始抗感染治疗；抗菌药物的选择应针对可能的致病微生物及当地的病原菌耐药情况，随后根据细菌培养及药物敏感结果指导调整。当患者无感染症状而怀疑导管相关感染时，可暂不拔管，但应停止输液，经导管抽取血样送细菌培养，并用高浓度抗菌药物封管，根据细菌培养结果决定是否继续保留和使用导管。

（3）血栓栓塞并发症：导管相关的静脉血栓形成常见于锁骨下静脉和上肢静脉，血栓形成后可逐渐增大并脱落，造成血栓栓塞，严重血栓栓塞可导致死亡。抗凝治疗可减少导管相关静脉血栓形成的发生率和血栓栓塞的风险，低分子量肝素和华法林均有预防作用，但肠外营养中加入无效；已有血栓形成的患者可进行溶栓治疗。导管阻塞常因导管内血栓形成或药物、无机盐沉淀所致，PICC通路的血栓发生率高于其他中心静脉通路；可试用溶栓药冲洗，必要时更换导管。

2.代谢性并发症 肠外营养中各组分供给不足或过量，均会引起代谢性问题，因此，必须积极营养监测，根据患者的代谢需求调整营养方案（表8-35）。

（1）脂肪超载综合征：是由于脂肪乳剂输注速度和（或）剂量超过机体的脂肪廓清能力，导致的以血三酰甘油（triacylglycerol，TG）升高为特征的症候群。防治的关键是了解不同来源脂肪乳剂的特性，避免过量、过速使用，评估患者的脂肪廓清能力，密切监测血TG水平；一旦发生，立即停用，并对症处理。

（2）再喂养综合征（refeedingsyndyome，RFS）：严重营养不良患者体内磷含量常减少，开始营养支持后，特别是过快、过量摄入能量底物后，ATP合成增加可能导致血磷浓度迅速降低，磷补充不足时更易发生，称为RFS。防治RFS的第一步是识别高危患者，危险因素主要包括营养不良的严重程度、过快的营养支持、未及时补充电解质和维生素或合并致电解质和维生素吸收不良的疾病等。在肠外营养开始前，尽量纠正电解质缺乏，特别是钾、镁、磷，补充维生素B_1，能量摄入应从目标量的50%开始，逐步加量。

（3）肠外营养相关肝病（parenteral nutritionassociated liver disease，PNALD）：是长期TPN的常见并发症，包括肝脂肪变性和肝胆汁淤积等。肝脂肪变性表现为血氨基转移酶浓度升高（超过正常上限1.5倍）、血胆红素浓度轻度升高和肝大（超声提示回声增强）；对于长期TPN且已有肝酶升高的患者，可选择周期性输注（每次间隔6～8小时）以

表8-35 肠外营养常见的代谢紊乱及其防治原则

营养组分	代谢紊乱	防治原则
葡萄糖	低血糖或高血糖	葡萄糖输注速率≤4～5mg/（kg·min），血糖监测，必要时使用胰岛素，避免低血糖
脂肪	（1）必需脂肪酸缺乏	（1）至少0.2g/（kg·d）LCT，MCT/LCT应加倍量
	（2）三酰甘油血症	（2）输毕至少5～6小时抽血查血TG水平；若输毕12小时后血TG＞4.6mmol/L，脂肪乳摄入应减量，若血TG＞11.4 mmol/L，应停用
	（3）脂肪超载综合征	（3）一旦发生立即停用，并对症处理
氨基酸	氮质血症	减量并控制输注速度；评估患者是否存在脱水、肾功能不全或处于分解代谢状态
电解质	电解质紊乱	血电解质水平监测，调整供给
维生素	维生素缺乏	症状监测，足量补充
微量元素	微量元素缺乏	症状监测，足量补充

减少脂肪变性的发生。尽早刺激肠道（肠内营养供给），预防细菌过度生长，口服熊去氧胆酸逆转严重胆汁淤积，选择合适的脂肪乳剂，提供适宜的氨基酸和牛磺酸。

（4）胆囊结石、胆囊炎：长期TPN时肠道处于休息状态，肠道激素的分泌受抑制，胆囊运动减少，胆汁成分改变，导致胆囊淤积和胆囊扩张，进一步可发展为胆囊结石和胆囊炎；给予胆囊收缩素，或少量肠内营养供给可刺激胆囊收缩，防止胆囊淤积。

（5）肠源性感染：长期TPN可能破坏肠黏膜的正常结构，肠黏膜上皮萎缩、变稀，皱褶变平，肠壁变薄，肠通透性改变，肠屏障功能减退，肠道细菌易位，引起肠源性感染。应尽早改用肠内营养，补充谷氨酰胺。

（6）其他：长期TPN治疗的儿童易患佝偻病，成年患者活动减少、性激素分泌减少、类固醇治疗及长期肠道衰竭致钙、磷、镁缺乏和维生素D缺乏或过量，危害骨骼代谢，常有骨钙丢失、血碱性磷酸酶增加、高钙血症、骨痛甚至骨折。

（六）肠外营养的监测

对肠外营养治疗者进行全面的监测至关重要。主要内容：①全身情况，观察神志改变，有无水、钠潴留或脱水，有无低钾、低钙症状，有无发热等；②导管监测：导管皮肤出口处有无红肿、渗液，导管接头有无裂损，是否有扭曲或脱出；③输液速度：均匀输入可减少并发症，宜用输液泵控制输注速度；④记录24小时出入量；⑤血生化测定：开始肠外营养治疗的3天内，应每天测血糖、血电解质，稳定后每周测2次；每天测尿糖3次；⑥肝肾功能：每周测血胆红素、氨基转移酶、尿素氮及肌酐1～2次；⑦血气分析：开始时每天测一次，稳定后每1～2周测一次；⑧氮平衡测定；⑨营养

评价：包括体重及其他人体指标（如AMC、TST等）、ALB、TRF和PAB测定等，每1～2周测一次。

三、肠外营养输注途径操作规范

（一）经外周静脉的肠外营养输注途径

经外周静脉肠外营养治疗（peripheral parenteral nutrition，PPN）是指经外周静脉途径给予的肠外营养治疗，其导管位于周围静脉，是全肠外营养及部分肠外营养治疗的方式之一。PPN是应用最早的肠外营养输注方式，其概念于1945年就由Brunschwing等提出，当时他们对一位复杂肠外瘘患者经外周静脉给予水解蛋白及10%糖水营养治疗长达8周。

1. PPN的适应证　①肠内营养无法给予或通过肠内途径营养量给予不足；②短期内予肠外营养治疗（<2周）；③轻、中度营养不良或所需热量、氮量不高，即营养液渗透压低于900mOsm/L；④无法行CVC；⑤发生导管感染或有脓毒症者。

需要指出的是，关于PPN输注时营养液渗透压没有一个统一的数据（表8-36）。在营养液的配制中，能产生较高渗透压的主要营养素为氨基酸、葡萄糖及电解质，而脂肪乳剂渗透压较低，约为300mOsm/L，可有效降低氨基酸、葡萄糖的渗透压，有利于PPN的应用。

2. 优缺点　该方法简便易行，可避免CVC相关并发症，且容易早期发现静脉炎的发生。缺点是输液渗透压不能过高，需反复穿刺，易发生静脉炎。故不宜长期使用。

3. PPN的部位选择　选择血流速度快，走向直且粗大，远离关节的静脉进行静脉穿刺。首选上肢与远端，下肢静脉不作为优选（易并发下肢血栓），但儿童除外。应尽可能避免接受放射治疗侧或乳腺

表8-36　PPN输注时营养液渗透压的临床研究			
学者或学会	年份	渗透压（mOsm/L）	备注
Kane KF	1996年	1700	1200组与1700组比较，并发症发生率无差异
CSPEN	2007年	500	
Gura KM	2009年	900	氨基酸浓度不超过3%，葡萄糖浓度不超过10%
ESPEN	2009年	850	
ASPEN	2014年	900	

癌切除术等患侧手臂。

4. PPN的并发症及处理 静脉炎是静脉给药最常见的并发症，其发生原因为高渗透压液体输注、使用有刺激性的导管、损伤性穿刺、低pH等，此外，液体外渗是影响PPN输注的又一重要原因，因置管技术欠佳、药物的物理性状改变导致；因此，使用PPN时，要严格无菌操作、提高置管成功率、每24小时更换输注部位、调整营养液浓度及成分、提高营养液的pH等，以减少对血管内皮的刺激。

（二）经中心静脉的肠外营养输注途径

经中心静脉肠外营养治疗（central parenteral nutrition，CPN）是指以微创手术将导管导入中心静脉，利用较大血管输注营养素的肠外营养方法。适用于长期无法由胃肠内营养途径提供足够营养，且PPN无法提供大量营养素时使用。置入途径包括锁骨下静脉或颈内静脉穿刺置管入上腔静脉途径及PICC（表8-37），此外，亦可使用完全植入式静脉输液港（totally implantable venous access ports，TIVAP）。

1. PICC

（1）PICC的临床特性

1）优越性：①极大地减少了频繁静脉穿刺给患者带来的痛苦；②导管不易脱出、液体流速不受患者体位影响；③避免刺激性药物对静脉的影响和破坏；④可用于血样采集；⑤不受年龄限制；⑥保留时间长：推荐时间为一年（国外报道最长病例留置两年）；⑦操作相对简单，可由护士床旁插管；⑧相较其他中心静脉导管并发症发生率低；⑨减少了临床护士的工作量（图8-8，图8-9）。

2）局限性：①输液速度受限，难以满足急救、临时血透等要求；②中心静脉压的测量准确性低；③最多只能做到双腔导管；④患者生活受到一定的影响；⑤有产生静脉炎的可能；⑥对输液压力有一定限制；⑦1.9Fr导管禁止封管，用输液泵24小时维持，最低速度1ml/h；⑧不得输入血液制品、不得取血，以免堵管。

（2）PICC的适应证及禁忌证

1）适应证：①缺乏血管通道者；②需长期静脉输液者（＞3天）；③输注刺激性药物，如化疗药物等；④输注高渗或黏稠性液体；⑤其他：如家庭病床者。

2）禁忌证：①缺乏外周静脉通路者（无合适穿刺血管）；②穿刺部位有感染或损伤者；③插管途径有放疗史、血栓形成史、外伤史、血管外科手

术史者；④乳腺癌根治术和腋下淋巴结清扫的术后患者（患侧肢体为禁忌）；⑤上腔静脉压迫综合征。

表8-37 各穿刺部位血管直径及血流速度		
部位	血管直径（mm）	血流速度（ml/min）
手部静脉	2～5	10
上肢头静脉	6	40～90
贵要静脉	10	90～100
腋静脉	16	350
锁骨下静脉	19	350～800
上腔静脉	20	2000～2500

（3）PICC常见并发症及处理：PICC并发症包括穿刺时并发症及置管后并发症。

穿刺时并发症：①送管困难；②导管异位；③误伤动脉、神经；④心律失常；⑤局部出血、血肿；⑥穿刺失败；应正确选择血管，提高穿刺技术，密切关注患者生命体征变化。

置管后并发症：①机械性静脉炎最常见，多

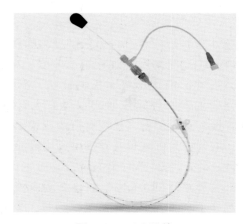

图8-8 PICC导管

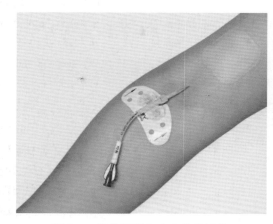

图8-9 经外周置入中心静脉导管

发生在置管后2～10天；②导管堵塞，因药物沉积、脂类堵塞、导管易位等原因导致；③静脉血栓；④导管内回血；⑤穿刺点渗液、渗血；⑥单纯的穿刺侧上肢肿胀；⑦化学性静脉炎；⑧细菌性静脉炎及导管感染；⑨接触性皮炎；⑩导管脱出移位等。应做好定期管道维护、注意无菌操作，一旦发生，应立即给予对症处理。

（4）拔管指征：导管的留置时间应由医师决定，以下情况应考虑拔管：①体重增长至理想指标，停止一切静脉治疗者；②患者放弃治疗者；③导管移位；④导管断裂；⑤误入动脉；⑥机械性静脉炎处理无好转者、化学性静脉炎；⑦导管堵塞无法再通；⑧感染。

2.经皮直接穿刺中心静脉置管（central venous catheter, CVC） CVC是一种暂时性中心静脉置管，包括颈内静脉穿刺术、锁骨下静脉穿刺术、股静脉穿刺术及其他静脉穿刺术（包括颈外静脉、头静脉、贵要静脉等）。临床使用最多的是颈内静脉穿刺术及锁骨下静脉穿刺术。

（1）CVC置管的适应证和禁忌证

1）适应证：需要进行大静脉输液的患者均可应用CVC置管：①大面积烧伤及老龄、肿瘤患者等需要长期输液，而外周静脉条件很差的患者；②早产儿或极低体重儿；③危重患者床旁的救治和监测；④需要反复输血、血制品或采血的患者；⑤输液泵或压力输液；⑥用深静脉管行体液引流。

2）禁忌证：①穿刺部位有感染、损伤、放射治疗史者；②患有严重出血性疾病者；③穿刺血管有血栓形成者；④乳腺癌术后的患者手臂。

（2）CVC的选择：多选用颈内静脉、锁骨下静脉及股静脉。选择穿刺部位，皮肤不能有溃破，以免引起感染；一般来说首选锁骨下静脉，次选颈内静脉，最后选股静脉；锁骨下静脉的上下入路可以作为常规、非常规体位患者抢救、紧急给药或复苏时的首选；过分偏瘦的患者不宜选择锁骨下静脉穿刺，因容易发生气胸，且不好固定；需行血液净化的患者不宜行锁骨下静脉穿刺，因血透管粗直，不易置入，且风险增大；上腔静脉阻塞的患者不宜行颈内静脉、锁骨下静脉穿刺。

（3）锁骨下静脉穿刺置管术

1）解剖结构：锁骨下静脉长3～4cm，直径10～20mm，最大处可达12～25mm，与锁骨内1/3段几乎呈平行走行。有学者为锁骨下静脉进行了解剖测量，锁骨下静脉与锁骨下缘形成交叉，此交叉点作为测量的标准（表8-38）。

表8-38 锁骨下静脉解剖测量数值（cm）		
位置	左侧	右侧
交叉点距锁骨内侧端的距离	5.69±4.22	5.53±4.10
口径	1.30±0.77	1.24±0.18
深度　交叉点处	2.14	2.23
静脉角处	2.10	2.22

注：以锁骨下静脉与锁骨下缘形成的交叉点为测量标准。

锁骨下静脉因为有结缔组织包绕，即使是血容量不足的患者，锁骨下静脉都很明显，而且锁骨下静脉的行径、位置均较为恒定，起于第1肋骨的外侧缘，在行径锁骨内侧份后面时，恰位于锁骨、第1肋骨及前斜角肌之间，并借此肌和锁骨下动脉隔开，至胸锁关节后面与颈内静脉汇合形成无名静脉（图8-10）。

2）穿刺体位：患者取头低肩高（肩下垫枕）或平卧位，头转向对侧，以显露胸锁乳突肌外形。但在进行锁骨下路径穿刺时，可以让受术者尽量外展上臂以增大锁骨下静脉直径，以利于穿刺和插管。

3）穿刺路径：锁骨下静脉穿刺路径包括锁骨上入路和锁骨下入路两种方法（图8-11）。

4）置管过程：①洗手、戴口罩、帽子、无菌手套；②打开静脉置管包，用肝素盐水充满各管道，中心静脉导管必须充满肝素盐水后夹闭，否则会有气体经过管道进入血管内而形成空气栓塞；③用碘伏消毒胸部前面上至下颌骨下缘，下至乳头水平，肩部及上臂前面均应包括在内；④确定穿刺点：沿锁骨由内向外走行有一自然弯曲点，此转弯处可作为体表标志，其下1～2cm即为穿刺点；⑤2%利多卡因注射液局部浸润麻醉；⑥将非持针手拇指按在锁骨下缘以固定穿刺部位皮肤，示指放于胸骨上窝做方向指示；⑦从定位点穿刺皮肤，针尖指向胸骨上窝方向，穿刺针与胸廓成15°～30°，持续负压吸引下沿锁骨下后缘缓慢进针，密切注意有无回血；⑧一旦有溢血，应立即停止移动，固定穿刺针，拔下注射器，从流出血液的颜色和速度判断是否为静脉血；确认后放入导引钢丝，拔出穿刺针，沿导引钢丝置入扩张管扩皮，退出扩张管，沿导引钢丝置入导管，将导引钢丝拔出，固定导管；⑨肝素盐水冲洗导管；⑩清理穿刺点；穿刺点置纱

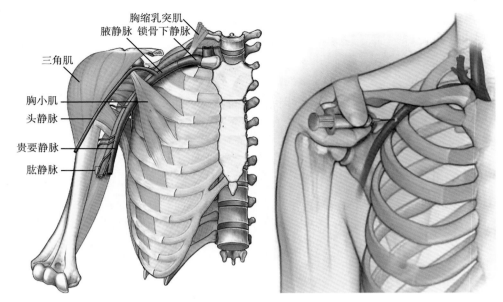

胸缩乳突肌
腋静脉　锁骨下静脉
三角肌
胸小肌
头静脉
贵要静脉
肱静脉

图8-10　锁骨下静脉解剖关系图

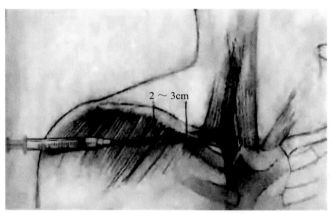

2～3cm

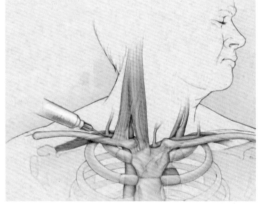

图8-11　锁骨上入路和锁骨下入路穿刺

布，透明敷料加压粘贴；⑪在透明敷料上注明穿刺日期及时间；⑫再次查对，向患者交代有关注意事项；⑬妥善安置患者，整理用物；⑭X线检查确定导管尖端位置；⑮洗手，记录。

5）常见并发症的防治

A.气胸的防治：锁骨下静脉最常见的并发症是气胸，发生率为0.5%～6.4%。一旦刺破胸膜，立即停止穿刺，观察患者有无呼吸困难。小量气胸，未用特殊处理可自愈；大于20%的气胸应用胸腔穿刺抽气，如未缓解者应置胸腔闭式引流，密切观察。

B.动脉损伤：常表现为在穿刺时，回血鲜红且压力较大，局部出现血肿；误穿动脉后，应立即拔针，局部压迫数分钟即可；凝血机制不良，有出血倾向者，或动脉壁裂伤较大时，应严密观察生命体征及休克情况，注意有无颈部血肿，并做好应急处理的准备。

C.臂丛神经损伤：臂丛神经损伤时，患者同侧手臂出现触电、麻刺感，应立即改换穿刺部位。

D.导管感染：常引起非常严重的后果，预防措施包括操作者严格无菌技术，穿刺部位的清洁和保护，定期更换导管，及时拔除感染导管等。

（4）颈内静脉穿刺置管术

1）解剖结构：颈内静脉直径平均约1.3cm，最大可达2.4cm，其解剖位置比较固定。颈内静脉起始于颅底，在颈部颈内静脉全程由胸锁乳突肌覆盖；上部颈内静脉位于胸锁乳突肌前缘内侧，中部位于胸锁乳突肌锁骨头前缘的下面、颈总动脉的前外方，在胸锁关节处与锁骨下静脉汇合成无名静脉入上腔静脉，是头颈部静脉回流的主干（图 8-12）。

2）穿刺部位及路径：颈内静脉左右两侧均可选用，但优先选择右侧，可降低误伤胸导管及颈总动脉的风险。其穿刺路径分为前路、中路及后路 3 种（图 8-13 ～图 8-15），而以中路及前路穿刺最为常用。

3）颈内静脉穿刺操作步骤：①平卧位，头低 20°～ 30°或肩枕过伸位，头转向对侧（一般多取右侧穿刺）。②找出胸锁乳突肌的锁骨头、胸骨头和锁骨三者所形成的三角区，该区的顶部即为穿刺点；或取锁骨上 3cm 与正中线旁开 3cm 的交叉点为

穿刺点。③皮肤常规消毒，铺无菌洞巾，以 1% 利多卡因或 1% 普鲁卡因局部浸润麻醉，并以此针头做试探性穿刺，由穿刺点刺入，使其与矢状面平行，与冠状面成 30°，向下向后及稍向外进针，指向胸锁关节的下后方，边进针边抽吸，见有明显回血，即表明已进入颈内静脉。④穿刺尾端接 10ml 注射器，针头斜面朝上，按试穿方向穿刺，密切注意有无回血。⑤一旦有溢血，应立即停止移动，固定穿刺针，拔下注射器，从流出血液的颜色和速度判断是否为静脉血；确认后放入导引钢丝，拔出穿刺针，用刀片在穿刺部位皮肤做一小切痏，沿导引钢丝置入扩张管扩皮，退出扩张管，沿导引钢丝置入导管，将导引钢丝拔出，固定导管。⑥肝素盐水冲洗导管。⑦清理穿刺点；穿刺点置纱布，透明敷

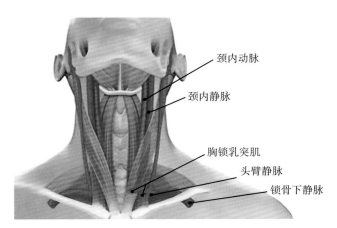

图 8-12　颈内静脉解剖关系图

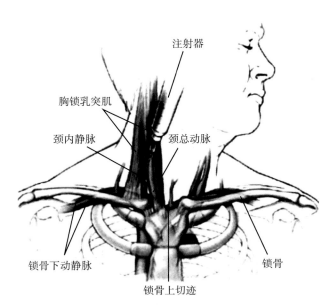

图 8-13　颈内静脉中路入路

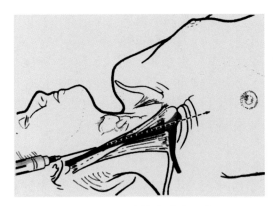

图8-14　颈内静脉前路入路

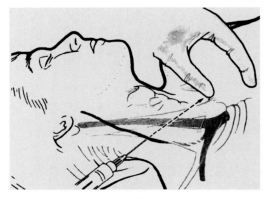

图8-15　颈内静脉后路入路

料加压粘贴。⑧在透明敷料上注明穿刺日期和时间。⑨再次查对，向患者交代有关注意事项。⑩妥善安置患者，整理用物。⑪X线检查确定导管尖端位置。⑫洗手，记录。

4）颈内静脉穿刺导管留置长度

右侧颈内静脉中心静脉导管的正确位置可按身高进行预测：身高＜100 cm，置管深度（cm）＝身高（cm）/10-1；身高＞100 cm，置管深度（cm）＝身高（cm）/10-2。左侧颈内静脉中心静脉导管的正确位置为15.8～16.8cm。

5）颈内静脉穿刺较其他路径中心静脉穿刺优、劣势

优势：①颈内静脉穿刺置管穿刺快速、操作简单、血管损伤小、拔管后静脉恢复快；②右侧颈内静脉、头臂静脉、上腔静脉几乎成一直线，可提高置管成功率；③相对于锁骨下静脉穿刺，误伤动脉时，可压迫止血；④相对于股静脉穿刺，感染发生率低、留置时间长。

劣势：①颈内静脉易于塌陷，不适用于血容量相对过低或休克的患者（血容量不足时可选择锁骨下静脉穿刺）；②颈内静脉穿刺置管后影响头部运动，且慎用于怀疑颈椎受伤的患者。

6）颈内静脉穿刺常见并发症的防治

A.误穿动脉：若为外出血，采用局部加压止血缓解；如发生内出血，血液流向纵隔形成纵隔血肿，则外部加压止血无效，应及时确诊进行手术治疗；因此，穿刺前应充分评估术中风险，谨慎操作，如无把握为静脉，应反复测试，绝对避免扩管操作，亦可在超声引导下进行穿刺，可明显降低误穿动脉的风险。

B.气胸、血气胸：当注射器回抽见气体时，应分析排查是注射器与穿刺针连接漏气、创伤患者原来即存在血气胸还是误穿气管。

C.穿刺点局部出血、血肿：术中注意操作轻巧，切忌反复穿刺，术后应严密观察。通常情况下可采用压迫止血，此外，在针线固定导管时，应避开颈外静脉。

D.感染：穿刺时严格执行无菌技术原则，尽量提高一次穿刺成功率；防止发生局部穿刺处感染；置管期间穿刺伤口应每日换药；一旦发生局部感染，立刻拔管或换管。

E.心律失常：同锁骨下静脉穿刺一样，通常是由于导丝或导管的位置过深，刺激到心脏内壁而引起；所以，穿刺时应避免导丝及导管置入过深，亦在ECG监测下穿刺。

7）提高颈内静脉穿刺成功率的方法：①清醒患者，Valsalva动作（深吸气后用力屏气）可提高颈内静脉的压力及充盈度，有利于提高穿刺成功率；②麻醉状态下患者，使用呼气末正压可以提高颈内静脉充盈度，从而提高穿刺成功率；③超声引导下颈内静脉穿刺。

（5）CVC的拔除

1）拔管指征：CVC原则上保留2周左右，如需延长使用时间，需严密观察，保证导管通畅、固定牢固及预防感染。如出现以下情况，应由主管医生进行评估，立即拔除导管：①导管穿刺点出现硬结、红肿、脓性分泌物且伴有发热；②患者出现高热或寒战高热的表现；③出现导管相关并发症时；④导管阻塞；⑤导管周围出血不止，压迫也不能止血。

2）CVC的拔除方法：①置管3周以内的导管及导管内气囊可以使用简单的牵拉进行移除；②可以尝试轻柔地牵拉，但当遇到困难时应在导管断裂之前停止牵拉；③移除有皮肤隧道的导管时如果导管在原位留置时间超过3周，需要使用微创手术切除。

3）CVC拔管的注意事项：①拔管时患者应

平卧以免发生空气栓塞；②拔管之前应监测患者血小板计数，保证血小板计数 $> 50 \times 10^9$/L 且 INR < 1.5；③拔管后应仔细检查以确保移除的导管完整；④拔管后应在静脉切开处施加压力并置闭合性敷料以避免空气栓塞；⑤如果因疑似感染而拔管，导管尖端应剪下并送细菌培养。

3.完全植入式静脉输液港（TIVAP） 是一种完全植入人体皮下并长期留置在体内的静脉输液装置，主要由供穿刺的输液座和静脉导管系统组成（图8-16）。TIVAP植入为需要长期输液治疗及化疗的患者提供安全可靠的静脉通路，不仅将各种高浓度、强刺激性药物直接输送至中心静脉处，避免造成外周静脉炎和血管硬化等，还可有效防止化疗药物外渗等原因造成的局部组织坏死，并且体外无暴露点，长期留置情况下局部和全身感染率都低于其他经外周静脉通路；另外，植入TIVAP后，患者日常活动不受限制，接受药物治疗方便，在保护患者隐私的同时提高生活质量及满意度（图8-17）。临床上应用的各品牌输液港的分型及其特性比较见

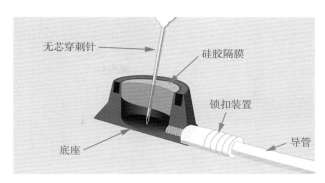

图8-16 植入式输液港结构图

表8-39。

（1）TIVAP的适应证及禁忌证

1）适应证：①外周静脉条件差，需要长期输液治疗，需要反复进行血样采集；②需要多次输注有毒、刺激性高渗药物；③需要多次输注血液制品及细胞制品；④患者意愿TIVAP植入并签署知情同意书。

2）禁忌证：①全身感染，如脓毒血症、菌血症等；②存在凝血功能障碍；③合并其他基础疾病

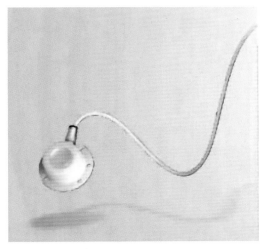

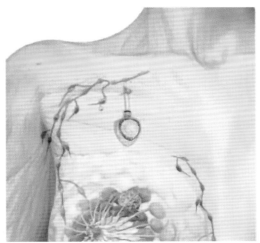

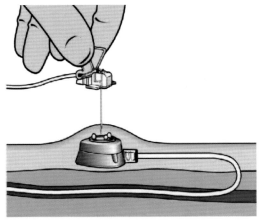

图8-17 输液港植入模式图

表8-39　输液港分型及特性比较

输液港分型		特性
材质	硅胶	导管软、易折、易断、易上漂、表面粗糙、容易导致药物黏附和细菌定植等
	聚氨酯	导管牢固度高、柔韧性好、不易折断；生物相容性好，不易发生血栓与堵塞
强度	耐高压	可以用于MRI和CT造影加压注射
	不耐高压	禁用于CT造影加压注射；禁止使用＜10L注射器推注
术式	一体式	操作方便，手术步骤简洁，节约手术时间；杜绝脱管风险
	分体式	术者手动连接，步骤增加，须防范脱管风险

如慢性阻塞性肺疾病与心脏病等，不能耐受手术；④对TIVAP材料过敏或排斥。

（2）TIVAP手术关键步骤：TIVAP植入术建议在超声引导下开展，关键步骤包括静脉穿刺点与囊袋位置的确定、静脉穿刺入路、导管末端定位方法及囊袋与隧道的建立。

1）静脉入路体表标记：包括颈内静脉入路体表画线标记及锁骨下静脉体表画线标记（图8-18）。

2）静脉经皮穿刺入路：TIVAP穿刺入路静脉主要包括颈内静脉、锁骨下静脉、股静脉和头静脉等。推荐首选右侧颈内静脉，左侧颈内静脉、双侧锁骨下静脉备选，股静脉用于最后选择。头静脉有时做切开入路。

（3）TIVAP操作流程（分体式输液港的植入流程）：①消毒铺巾（范围：上缘至下颌，下缘至乳头平面，内侧到胸骨，外侧到肩峰外缘）；②穿刺点、皮下隧道、皮下囊袋局部麻醉；③超声引导下行颈内静脉穿刺，见回血后撤除注射器（送入导丝前应用拇指封堵穿刺针尾端），送入导丝15～20cm；④撤除穿刺针，固定导丝；⑤切开囊袋，切口宽2.0～2.5cm，深度切至胸大肌筋膜，距离皮肤厚度0.5～1cm；⑥钝性分离囊袋皮下组织，底部距切口5cm左右；⑦穿刺点做0.5cm横向切口，确认导管鞘和扩张器连接稳固，沿导丝缓慢旋转推进送入血管，外留≥2cm；⑧解除导管鞘和扩张器组件锁扣装置，同时移除导丝及扩张器；⑨通过导管鞘止血阀送入导管至预先测量长度（若在数字减影血管造影下操作可在术中调整确定导管尖端最佳位置）；⑩移除导管鞘，可抽回血确定导管是否在血管内，夹闭导管后端；⑪将隧道针的尖端从静脉穿刺部位推送到囊袋切口位置，形成皮下隧道；⑫将导管后端连接至隧道针倒钩螺纹口，确保导管完全覆盖螺纹口；⑬通过隧道针将导管缓慢拉出皮下隧道至囊袋切口，确保导管不要滑出血管；⑭通过穿刺点小切口调整导管，通过刻度确定导管进入血管内的正确长度；⑮以90°将导管剪切至适宜长度，应留有足够长度以应对身体移动和连接注射座；⑯将导管锁套入导管，确保显影线一端朝向连接注射座一端，推送导管连接注射座连接柄至刚好通过第二骨节处，平推导管锁直至与注射座齐平；⑰将注射座放入囊袋位置，调整导管避免扭曲；⑱使用无损伤穿刺针连接注射器，经皮穿刺注射座隔膜，抽回血确认，推注20ml生理盐水确认位置正确且无堵塞、渗漏情况，建议术后即插针以固定港体；⑲5ml肝素盐水（100U/ml）正压封管；⑳皮肤清理、所有切口缝合，贴敷料；㉑拍胸部X

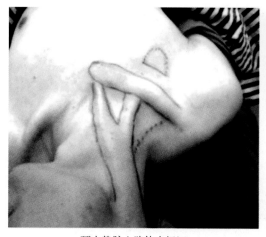

颈内静脉入路体表标记

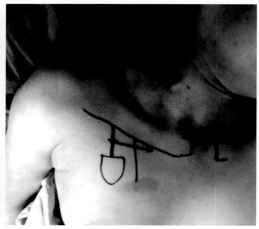

锁骨下静脉入路体表标记

图8-18　TIVAP静脉入路体表标记

线片确认导管位置；㉒将手术信息、导管植入长度和胸片导管位置等信息记录到植入式给药装置维护手册，便于后期维护。

（4）并发症预防与处理

1）术中并发症：静脉输液港植入术中并发症主要是穿刺置管可能导致的各种副损伤及其所致的相应并发症。①一般副损伤：穿刺时可能会引起伴随动脉、神经损伤，导致局部血肿、区域感觉障碍和霍纳综合征等并发症；②严重副损伤：穿刺时穿透邻近动静脉及周围重要器官组织，可能引起纵隔血肿、动静脉瘘，甚至引起心脏压塞；经颈内静脉置管穿刺途径可能会损伤肺尖，引起气胸、血胸等并发症；左侧颈内静脉穿刺可能误伤胸导管引起乳糜漏；导丝、导管过深进入右心房，可能刺激窦房结引起心律失常；由于中心静脉呈负压状态，一旦操作不慎导致空气进入，可引起气体栓塞严重并发症，此时患者突发呼吸急促、发绀、低血压和心前区涡轮样杂音，救治不及时常危及患者生命。

预防与处理：在彩色多普勒超声实时引导下静脉穿刺，可准确定位、明显提高置管成功率、减少穿刺所致副损伤；操作应轻柔细致，置入导丝或导管遇到阻力时，忌强行送入，应退出适当长度并调整方向或在透视下再进入；可根据透视、造影、心脏超声等确定导管位置，防止血管撕裂、穿透及导管置入过深；若出现气胸等严重并发症，应暂停操作，待气胸吸收后择日再穿刺；植入过程应保持TIVAP系统呈封闭状态，经可撕脱鞘插入导管时可嘱患者屏气或做Valsalva呼吸动作，以防止空气经鞘管或导管开口进入中心静脉，若出现空气栓塞，应立即进行左侧卧位、高浓度吸氧、试行通过导管吸出气体等紧急救治措施。

2）术后并发症：静脉输液港植入术后并发症可分为港体相关性、导管相关性、感染相关性等三大类。

港体相关性并发症：常见为港体翻转，囊袋过大和患者运动不当是主要原因。建议囊袋大小以能推入港体为宜；手术结束插入无损针2～3天可以帮助固定港体；嘱咐患者术后3天置港侧上肢避免剧烈大幅度活动，以防翻转事件发生。对已发生翻转的港体复位之后建议插针固定基座，嘱患者置港侧上肢适当制动3天。

导管相关性并发症：包括导管移位，导管夹闭、断裂和脱落、导管堵塞。

3）感染相关并发症：TIVAP使用中发生的感染包括局部感染与全身性感染，以局部皮肤囊袋感染多见，严重的会发生港体或导管感染。如发生囊袋感染：检查体温正常，血培养阴性，排除港体与导管感染的可能，可于患处皮肤消毒，外用局部消炎药观察，处理无效，建议将港体移位植入，患处皮肤行外科处理。如发生港体或导管感染，建议取出输液港。

（5）TIVAP的取出：根据患者治疗完成情况和意愿，如有必要可考虑取出TIVAP。取出前完善血常规、凝血功能和心电图等术前检查，操作中同样遵循无菌原则。在切开港体上方皮肤时注意保护导管，切勿割断导管而导致导管滑入右心房，可以用左手手指在锁骨处按压固定导管，以防万一。小心剥离TIVAP，取出后检查TIVAP完整性，缝合伤口。

四、肠外营养制剂

肠外营养制剂是将机体所需的营养素按一定的比例和速度以静脉滴注方式直接输入体内的注射剂，它能供给患者足够的能量，合成人体或修复组织所必需的氨基酸、脂肪酸、维生素、电解质和微量元素，使患者在不能进食或高代谢的情况下，仍可维持良好的营养状况，增进自身免疫能力，促进伤口愈合，帮助机体度过危险的病程。肠外营养被誉为20世纪医学界重要的成果之一，它极大地带动了营养制剂的飞速发展。从制剂角度，将葡萄糖、氨基酸和脂肪乳混合在一起，加入其他各种营养素后放置于一个袋子中输注，称为"全合一"系统（AIO），ASPEN称为全营养混合液（TNA）。目前，肠外营养制剂品种丰富，应用广泛，在应激反应和危重疾病中有着良好的应用前景，该类制剂发展迅速，临床应合理应用。

（一）肠外营养混合液的组成

TNP包括水、葡萄糖、氨基酸、脂肪乳、电解质、多种微量元素和维生素。为了维持血浆中有效药物浓度，降低输液总量，减少污染和器材费用，某些药理营养素（如谷氨酰胺、ω-3脂肪酸等）或药物（如胰岛素、H_2受体阻滞药等）也可加入混合液中；所有这些添加物和添加顺序及添加方式均可能影响TNA的稳定性和相容性。

1.碳水化合物（葡萄糖）　葡萄糖是肠外营养制剂中最常选用的能量制剂，临床上常配制成5%、10%、25%、50%等规格的注射液，临床常用制剂还有果糖、转化糖、混合糖、糖醇类（如山梨醇和木糖醇）等。目前已不主张单独应用葡萄糖制剂，而应与脂肪乳剂合用，以减少葡萄糖用量，避免糖代谢紊乱的发生。另外，在大量输注葡萄糖时，需补充适量胰岛素以弥补内源性胰岛素的不足，每日葡萄糖用量不宜超过400g，临床常用的碳水化合物制剂品种及其特点详见表8-40。

2.脂肪乳　脂类是机体重要的能量底物和主要的能源储备。静脉用脂肪乳主要是以小肠乳糜微粒为模型发展而成，即为用乳化剂和机械力将微小的油滴均匀分散在水相中构成的两相体系，其粒径一般控制在0.4～1μm。人肺部微血管直径约为5μm，如果油滴粒径超过5μm，肺栓塞风险会增加，还可能被内皮系统免疫细胞吞噬，造成氧化反应，组织损伤。脂肪乳一般选用卵磷脂作为乳化剂，由于磷脂分子的电离和吸附作用，油水界面上带有一定量负电荷，由于静电吸引，负电荷层外又吸引了一层正离子，油水界面双电层间的电位差使油滴之间相互排斥，电位差越大，油滴越稳定。然而，将脂肪乳加入TNA后，多种因素可能影响其稳定性，导致油滴互相融合，粒径增大，这不仅阻碍了脂肪酸的有效利用，更可能发生严重不良反应，危害机体健康。

静脉用脂肪乳的主要成分是三酰甘油，其理化性质和代谢特性取决于各脂肪酸成分。脂肪酸的双键数量及第一个双键位置（ω-6、ω-3或ω-9）影响其生理作用（表8-41）。

目前临床常用的脂肪乳制剂如下所述。

（1）长链脂肪乳（long chain triglyceride，LCT）：C_{14}～C_{24}，由100%大豆油组成，含少量甘油及卵磷脂。LCT可提供丰富的必需脂肪酸，参与大量生物膜和生物活性物质的代谢；具有热量高、可作为脂溶性维生素的溶剂和载体，但其氧化代谢速度慢，影响机体的有效代谢。在临床中，主要适宜腹部外伤患者术后，如地震、车祸等患者，以便补充其适当的能量和必需脂肪酸。而对于肝功能障碍、血栓病、酮体性糖尿病、中毒性休克、败血症、高脂血症、早产儿等患者应慎用或禁用。

（2）中/长链脂肪乳（medium and long chain triglyceride，MCT/LCT）：C_6～C_{24}或C_8～C_{24}，由50%中链三酰甘油和50%大豆油组成，含少量甘油及卵磷脂，部分制剂含抗氧化剂维生素E。其特点是快速提供能量，快速从血中被清除及良好的肝耐受性，尤其是MCT弥补了LCT肠外营养时需要肉毒碱进入线粒体的不足。来源于椰子油的MCT分子量小，水解迅速且完全，半衰期短（仅为LCT的一半），肠外给予时不在脂肪组织中储存，较少发生肝脂肪浸润，尤其适用于因肉毒碱转运酶缺乏或活性降低而不能利用LCT者，且MCT的生酮作用高于LCT。

（3）结构脂肪乳（structured triglyceride，STG）：C_6～C_{24}，由75%混合链三酰甘油和少量LCT、MCT组成，含少量甘油及卵磷脂。临床使用的STG是先将LCT和MCT分解为甘油、中链脂肪酸和长链脂肪酸，然后使长链和中链脂肪酸随机结合于甘油骨架。脂肪乳剂的均一性优于物理混合的中/长链脂肪乳剂，6种三酰甘油分子能够较好地混合，同时各种三酰甘油的代谢速度差异变小，有益于作为更稳定的能量来源，结构脂肪乳剂在改善

表8-40　临床常用的碳水化合物制剂品种及其特点

碳水化合物制剂	特点
葡萄糖注射液	葡萄糖是肠外营养制剂最常选用的能量制剂，对肝具有保护作用，临床上常配制成5%、10%、25%、50%等规格的注射液
果糖注射液	基本上与葡萄糖相同，但果糖在从血液中移出、转化成肝糖原等方面比葡萄糖快，并能在无胰岛素情况下代谢成糖原，因此它比葡萄糖更容易吸收、利用，且不升高血糖，尤其适用于糖尿病患者
转化糖电解质注射液	转化糖是由右旋结晶葡萄糖与左旋结晶果糖按一定比例混合制成的复方制剂，果糖代谢绕过糖酵解的限速酶（磷酸果糖激酶），故其可快速供能且降低血糖波动；而其中的葡萄糖代谢速度较慢，可储存糖原，持续供能
混合糖电解质注射液	混合糖电解质注射液中葡萄糖、果糖、木糖醇按4：2：1比例配制而成，其混合糖性能最佳。具有代谢完全、供能高、血糖波动小、胰岛素依赖较少等特点，适用于糖尿病、术后、烧伤、外伤和菌血症等耐糖低的患者的能量、水分及电解质的补充，尤其适用于存在应激状态，机体糖代谢发生改变，存在胰岛素抵抗的危重病患者的补液治疗
木糖醇注射液	木糖醇是一种五碳糖醇，木糖醇注射液是近年国内生产的一种新型输液制剂，为营养药，能补充能量，改善糖代谢，产热量与葡萄糖相仿，适用于糖尿病患者并可作为营养功能替代葡萄糖的有效输液

表8-41 不同来源脂肪的结构与生理作用

脂肪来源		脂肪酸类型	双键数目	第一个双键位置	生理作用
长链脂肪乳	大豆油	PUFA	≥2个	ω-6	代谢产物促进炎性反应
	鱼油	PUFA	≥2个	ω-3	代谢产物抑制炎性反应
	橄榄油	MUFA	1个	ω-9	免疫干扰小
中链脂肪乳	椰子油	SFA	0个		

氮平衡和减少对血脂的影响方面均优于物理混合的中/长链脂肪乳剂。

（4）橄榄油长链脂肪乳（olive oil emulsion）：C_{14}～C_{24}，由80%橄榄油和20%大豆油组成，含少量甘油及卵磷脂。橄榄油长链脂肪乳富含大量具有生物活性的α-生育酚，降低了脂肪乳剂中ω-6多不饱和脂肪酸的含量，可减少脂质过氧化，安全性和耐受性良好。

（5）鱼油长链脂肪乳（fish oil emulsion）：C_{12}～C_{24}，由100%鱼油组成，含少量甘油、卵磷脂及抗氧化剂维生素E。鱼油长链脂肪乳富含ω-3多不饱和脂肪酸，是一种重要的免疫营养素。鱼油制剂通常会增加维生素E，以减轻脂质过氧化风险。败血症、银屑病、囊性纤维化等患者使用鱼油脂肪乳剂在减少促炎性介质释放和减少器官损害方面都显示出其相对于传统脂肪乳剂的优越性。

（6）多种油脂肪乳：又称"全合一"脂肪乳（SMOF）：由30%大豆油、30%中链三酰甘油、25%橄榄油和15%鱼油组成，含少量甘油及卵磷脂。将多种油按一定比例混合，既保证了必需脂肪酸的供给，又可以起到调节免疫的作用，具有广泛的应用前景。

通过TNA方式输注脂肪提供能量，不仅能预防必需脂肪酸的缺乏，还能减少葡萄糖摄入。但是，不同患者对不同脂肪乳的廓清能力存在差异，故其摄入量和输注速度需根据具体情况决定。脂肪乳的起始输注速度应尽可能慢，并通过监测血三酰甘油水平调整用量或输注速度。

3.氨基酸 是蛋白质水解后的结构单位，其共同特征是具有一个酸性的羧基（-COOH）和一个碱性的氨基（-NH2）共同连到一个碳原子上，分子其余部分随氨基酸的不同而不同。两性的氨基酸分子具有一定的缓冲作用，在TNA中对脂肪乳有一定的保护作用，但由于不同厂家、不同制剂的氨基酸种类与含量不尽相同，其缓冲能力不能一概而论。

目前临床常用的氨基酸制剂如下。

（1）18种氨基酸注射液：由包括酪氨酸、胱氨酸的18种氨基酸组成的复方氨基酸制剂，其主要成分与18AA-Ⅰ相比少了L-蛋氨酸和L-半胱氨酸两种，但多了L-甲硫氨酸。由于蛋氨酸可引起胆汁淤积，L-甲硫氨酸是哺乳动物蛋氨酸代谢的主要产物，对维持肝正常功能具有重要作用，可减轻胆汁淤积。用于蛋白摄入不足、吸收障碍等氨基酸不能满足机体代谢需要的患者和改善术后患者的营养状况。对于严重肝、肾功能不全，严重尿毒症患者和对氨基酸有代谢障碍的患者，严重酸中毒、充血性心力衰竭者慎用。

（2）复方氨基酸注射液（18AA-Ⅱ）：由包括酪氨酸、胱氨酸的18种必需和非必需氨基酸组成的复方氨基酸制剂，不含有过量的甘氨酸，可避免发生高氨血症。对于不能口服或经肠道补给营养，以及营养不能满足需要的患者，可静脉输注本品，以满足机体合成蛋白质的需要。对于肝性脑病和无条件透析的尿毒症患者及对本品过敏者禁用。

（3）复方氨基酸注射液（18AA-Ⅳ）：由包括酪氨酸、胱氨酸的18种必需和非必需氨基酸组成的复方氨基酸制剂，本品含葡萄糖，可明显改善氨基酸代谢、提供能量。对于不能口服或经肠道补给营养，以及营养不能满足需要的患者，可静脉输注本品，以满足机体合成蛋白质的需要。对于肝性脑病和无条件透析的尿毒症患者及对本品过敏者禁用；对糖尿病患者慎用。

（4）复方氨基酸注射液（18AA-Ⅴ）：由包括酪氨酸、胱氨酸的18种必需和非必需氨基酸组成的复方氨基酸制剂，本品含木糖醇，可明显改善氨基酸代谢，并含有多种氨基酸的盐酸盐，大量输液时可能导致酸碱失衡。对于不能口服或经肠道补给营养，以及营养不能满足需要的患者，可静脉输注本品，以满足机体合成蛋白质的需要。对于肝性脑病和无条件透析的尿毒症患者及对本品过敏者禁用。

（5）小儿复方氨基酸注射液（19AA-Ⅰ）：由

包括酪氨酸、半胱氨酸的18种必需和非必需氨基酸组成的复方氨基酸制剂。本品适应婴幼儿代谢的特点，降低了苯丙氨酸、蛋氨酸、甘氨酸的用量，增加半胱氨酸、组氨酸的用量，满足了小儿营养需要。本制剂适用于小儿因消化系统疾病不能经胃肠摄取食物者、由各种疾病所引起的低蛋白血症者、受严重创伤烧伤及败血症等体内氮平衡失调者、难治性腹泻、吸收不良综合征。适用于早产儿、低体重儿的肠外营养。对于肝肾功能损害的患儿及对氨基酸有代谢障碍者禁用。

（6）复方氨基酸注射液（15-HBC）：由8种必需氨基酸和7种非必需氨基酸（丙氨酸、精氨酸、组氨酸、丝氨酸、脯氨酸、甘氨酸、半胱氨酸）组成的复方氨基酸制剂，其中支链氨基酸占45%。用于大面积烧伤、创伤及严重感染等应激状态下肌肉分解代谢亢进、消化系统功能障碍、营养恶化及免疫功能下降患者的营养支持；以及用于手术后患者营养的改善。其禁忌证尚不明确。

（7）复方氨基酸（15）双肽（2）注射液：由8种必需氨基酸、7种非必需氨基酸（丙氨酸、精氨酸、组氨酸、丝氨酸、脯氨酸、天冬氨酸、谷氨酸）和2种双肽（甘氨酰酪氨酸、甘氨酰谷氨酰胺）组成的复方氨基酸制剂。因为酪氨酸、胱氨酸水溶性很差、谷氨酰胺又不稳定，而双肽水溶性好且稳定性强。适用于不能口服或经肠道补给营养，以及通过这些途径补充营养不能满足需要的患者，尤其适用于中度至重度分解代谢状况的患者。本制剂禁用于先天性氨基酸代谢缺陷，肝肾衰竭者，以及肠外营养的一般禁忌证。

（8）复方氨基酸注射液（9AA）：由8种必需氨基酸和组氨酸组成的复方氨基酸制剂。本制剂用于急性和慢性肾功能不全患者的肠道外支持；大手术、外伤或脓毒血症引起的严重肾衰竭及急性和慢性肾衰竭。对于氨基酸代谢紊乱、严重肝功能损害、心功能不全、低血钾、低血钠、水肿患者禁用。

（9）复方氨基酸注射液（3AA）：由缬氨酸、亮氨酸和异亮氨酸3种支链必需氨基酸组成的复方氨基酸制剂。用于各种原因引起的肝性脑病、重症肝炎及肝硬化、慢性活动性肝炎；亦可用于肝胆外科手术前后。其禁忌证尚不明确。

（10）复方氨基酸注射液（20AA）：由20种氨基酸组成的复方氨基酸制剂，富含缬氨酸、亮氨酸和异亮氨酸3种支链氨基酸。预防和治疗肝性脑病，常用于肝病或肝性脑病急性期的静脉营养。禁用于非肝源性的氨基酸代谢紊乱、酸中毒、体液潴留、休克患者。

（11）N（2）-L-丙氨酰-L-谷氨酰胺：由于谷氨酰胺水溶解度差，在溶液中不稳定，所以普通氨基酸输液中不含有谷氨酰胺。丙氨酰谷氨酰胺是一个双肽，进入体内分解为丙氨酸和谷氨酰胺两种基酸。谷氨酰胺还是免疫细胞的重要能源物质，并能为其他氨基酸和蛋白质的合成提供氮源。本制剂适用于需要补充谷氨酰胺的患者，包括处于分解代谢和高代谢状况的患者。本制剂禁用于严重肾功能不全（肌酐清除率＜25ml/min）或严重肝功能不全的患者。

4.维生素制剂　维生素是肠外营养液不可缺少的组分之一，有水溶性与脂溶性之分。用于肠外营养液的维生素多为复方制剂。临床常用的脂溶性维生素制剂是含有维生素A、维生素D_2、维生素E、维生素K 4种维生素；水溶性维生素制剂含有维生素B_1、维生素B_2、维生素B_6、维生素B_{12}及维生素C、烟酰胺、泛酸、生物素、叶酸9种维生素。这两种制剂每支所含的各种维生素均为成人每日需要量。

机体内无水溶性维生素储备，凡肠外营养者均应常规加入；而机体内有一定量的脂溶性维生素储备，短期禁食进行肠外营养者不必补充。应用维生素时要注意用量，以防过量蓄积后中毒。输注水溶性维生素时要注意避光，以防B族维生素降解失效；在感染、手术等应激状态下，对维生素B_6及维生素C的剂量要增加。

5.微量元素制剂　微量元素是某些酶、激素和维生素的活性因子，主要参与氧的储存及电子传递、遗传和自由基的调节。临床使用较多的是微量元素复方制剂（表8-42）。

6.其他药物　肠外营养液是含有多种营养物质的活性载体，不同药物（包括辅料）与TNA间的相互作用不能简单进行理论推测，其可能存在的不相容性限制了药物的添加。除了少数经研究证实的药物如西咪替丁、雷尼替丁、胰岛素等外，原则上为保证乳剂稳定应尽可能避免自行加入其他药物。如果必须在营养液中加入药物，需要仔细评估体系稳定性及各组分有效性（只有治疗指数大，且理化特性合适的药物才可加入TNA中），并在用药过程中密切监测不良反应及药物的药理活性。一般认为具有生物活性、半衰期短或性质不稳定（如冻干制剂）

表8-42　临床常用多种微量元素制剂及其特点

多种微量元素制剂	特点
多种微量元素注射液 I	适用于新生儿及婴儿TPN时补充电解质和微量元素，输注时须用5% ~ 10%葡萄糖注射液稀释且输注速度要很慢，但不得超过12小时
多种微量元素注射液 II	仅用于15kg以上儿童及成人长期TPN时补充电解质和微量元素，也适用于妊娠期妇女；对于肾功能不全和不耐受果糖的患者禁用

等均不应加入TNA中，已证实肝素能影响脂肪乳的稳定性，禁止加入TNA中，且用于封管前必须冲管。

（二）肠外营养混合液的稳定性和相容性

稳定性是指各种物质维持在一定浓度范围内不降解，而相容性是指在一定时间内（包装、运输、储存和输注过程）物质间无相互作用。肠外营养混合液成分复杂，因此，必须考虑在混合及储存过程中各营养成分的稳定性相较单一制剂可能有所下降，实际营养供给量可能不足，甚至不同营养成分之间可能发生配伍禁忌，危害患者生命健康。

1.影响脂肪乳稳定性的因素及应对措施　见表8-43。

2.配伍不当产生沉淀　不相容的各种盐类混合，会产生不溶性晶体小微粒，如果直径超过5μm，肺栓塞风险增加。磷酸钙沉淀和草酸钙沉淀

是TNA中最常见的不溶性微粒。

钙和磷是人体每日必须摄入的元素，二者却不能无限相容，磷酸氢钙（$CaHPO_4$）是最危险的结晶性沉淀，这种沉淀可能引发间质性肺炎、肺栓塞、肺衰竭等危及生命的严重不良事件。磷酸钙沉淀的生成除了受TNA中各组分浓度的影响，还与pH和温度有关。一般而言，pH越高、温度越高，越容易生成磷酸钙沉淀；此外，配制TNA的混合顺序也与磷酸钙沉淀的生成有关，规范的配制流程可以减少沉淀生成。从制剂角度，氯化钙比葡萄糖酸钙较易产生沉淀，有机磷制剂（如甘油磷酸）较无机磷制剂不易产生沉淀；草酸钙沉淀是极不稳定的维生素C降解成草酸后与钙离子结合而成的不溶性微粒。因此，在需要给予治疗剂量的维生素C时，建议单独输注。如果TNA中容易产生沉淀的物质同时出现，必须注意各成分的体积和浓度，不

表8-43　影响脂肪乳稳定性的因素及应对措施

影响因素	特点	应对措施
溶液pH	溶液pH影响脂肪乳油水界面双电层间的电位差，随pH降低，电位差逐渐缩小，乳剂趋于不稳定。脂肪乳的储存时间延长和TNA中的酸性物质可致体系pH降低	常用的TNA配方pH对脂肪乳稳定性的影响小，可忽略不计；但需注意在配制过程中，勿将脂肪乳与酸性的葡萄糖溶液直接混合，TNA的储存时间不宜过长
葡萄糖浓度	①葡萄糖溶液的pH在3.2 ~ 5.5；②50%葡萄糖为高渗液，可使脂肪颗粒间空隙消失，产生凝聚	TNA的葡萄糖终浓度在3.3% ~ 23%为宜
氨基酸浓度	氨基酸浓度低时，对营养液的缓冲能力差，脂肪乳趋于不稳定	TNA的氨基酸终浓度≥2.5%为宜
电解质浓度	阳离子浓度价位越高对脂肪乳稳定性影响越大。三价阳离子（如Fe^{3+}）作用强于二价阳离子（如Ca^{2+}、Mg^{2+}），一价阳离子（如Na^+、K^+）虽然作用较弱，但如果达到一定高的浓度，也会产生"破乳"	TNA的一价阳离子浓度＜150mmol/L、二价阳离子浓度＜10mmol/L为宜
脂肪酸浓度	在其他条件保持一致的情况下，橄榄油LCT的稳定性稍高于大豆油MCT/LCT，橄榄油LCT与大豆油MCT/LCT的稳定性远远高于大豆油LCT	综合临床情况选择适宜的脂肪乳制剂
影响脂质过氧化的因素	氧气存在时，PUFA会发生过氧化。脂质过氧化可能加剧处于应激状态患者的炎症反应与免疫功能紊乱，进而影响组织器官功能	①某些脂肪乳制剂含维生素E等抗氧化剂，或TNA中含抗氧化组分；②应用透气较少的多层袋、避光和应用避光输液装置等可减少输液中过氧化物的产生

仅是最终体积和浓度，还要注意在配制过程中各个阶段各组分的浓度。

3.维生素的降解　空气中的氧气、包装材料的空气透过率、光照等多种因素都会加速维生素的降解，尤其是一些极不稳定或极易被氧化的维生素，如维生素A、维生素C、维生素E等。其中，维生素C是TNA中极不稳定的一个成分，极易氧化，一般在混合后几分钟内就损失10%～30%，并随着时间的推移含量持续下降；此外，一些制剂中的辅料也可能影响维生素的稳定性。因此，为最大限度地减少维生素降解，应采取以下措施：①在配制完成后尽量排尽营养袋中残留的空气；②在储存、运输及输注过程中避光；③优先选用多层袋；④TNA在24小时内使用。

4.微量元素的相容性　关于微量元素在TNA中的相容性，目前了解不多。有少量研究报道了多种微量元素制剂在TNA中存在变色现象，可能与金属络合物的形成有关，但对机体的影响尚缺乏相关研究。

5.包装材料对有效成分的吸附　常用的营养液包装材料有PVC、EVA及多层袋（一般是由三层EVA/EVOH材料组成）。其中PVC袋对维生素A和胰岛素有较强的吸附作用，PVC对维生素A的吸附性取决于维生素A酯的形式，一般维生素A醋酸酯在PVC袋中耗损较大，而维生素A棕榈酸酯耗损不明显；此外，环境因素（如氧气、温度、光照等）也从多方面影响TNA的稳定性和相容性。

6.TNA中各组成成分的稳定性

（1）TNA中脂肪乳的稳定性：①TNA中一价阳离子（Na^+、K^+）浓度应＜150mmol/L；二价阳离子（Ca^{2+}、Mg^{2+}）浓度应小于10mmol/L；未经稀释的浓电解质溶液不应与脂肪乳直接接触；②推荐使用粒径大于5μm的百分比（percent of fat＞5μm，PFAT5）作为TNA中脂肪乳稳定性指标，应PFAT5＜0.05%。

影响TNA中脂肪乳稳定性的主要因素是阳离子，此外，而稳定的脂肪乳注射液pH介于6～9，葡萄糖注射液（pH 3.2～6.5）会影响稳定；当pH＜5.0时，脂肪乳不稳定；氨基酸注射液可缓冲TNA的pH；TNA中加入多种微量元素一般不会导致脂肪乳稳定性发生变化。

（2）TNA中氨基酸的稳定性：①通常认为氨基酸在TNA中自身稳定，且有助于维持TNA的稳定；②精氨酸与蛋氨酸的稳定性受温度与光照影响比较明显。

（3）TNA中维生素的稳定性：①TNA中添加了维生素后，应在24小时内输注完毕；②如24小时内不能完成输注，则维生素应在输注前再行添加；③含维生素的TNA应避免阳光直射；④需按药品说明书要求储存及添加维生素制剂。

（4）TNA中微量元素的稳定性：①推荐TNA中添加微量元素后，应在24小时内输注；②如配制24小时内不输注，则微量元素应在输注前再行添加；③需按药品说明书要求储存及添加微量元素。

（5）磷酸钙沉淀：①推荐优先使用甘油磷酸钠和葡萄糖酸钙作为磷与钙的来源；②如使用无机磷酸盐（如复合磷酸氢钾注射液），推荐使用钙磷相容曲线判断是否可能生成沉淀；③计算钙盐和无机磷酸盐的浓度应按照两者混合时浓度计算而不能按照最终浓度计算；④如需使用无机磷酸盐，但无法保证钙磷相容性时（没有相关的钙磷相容性曲线或其他证据），建议单独输注磷酸盐。

（6）其他沉淀：①不推荐在TNA中额外补充维生素C注射液，以免生成草酸钙沉淀；②使用碳酸氢盐时需警惕碳酸钙沉淀的生成。

（三）肠外营养液的配制

肠外营养混合液应在医疗机构的静脉用药调配中心（pharmacy intravenous admixture service，PIVAS）集中配制，配制区域和成品复核间的温度应控制在18～26℃，相对湿度在35%～75%。超净工作台（又称层流空气洁净台）是肠外营养液的配制场所，配制过程应严格按照无菌操作技术进行，保证营养液安全无菌；严格执行核对制度，保证营养液准确无误；严格掌握药物的相容性和理化性质，保证营养液性质稳定。

1.配制环境　配制环境及洁净度要求：①肠外营养液应集中调配与供应（图8-19）；②各功能室洁净度应满足配液需求并定期验证；③肠外营养液的配制操作应在B级（ISO5级）环境中完成（表8-44）；④推荐采用尘埃粒子计数器测定悬浮粒子。

2.微生物限度　应有严格要求：①测定沉降菌监测微生物限度；②在测定沉降菌基础上，有条件的可定期测定浮游菌；③各功能室微生物限度应满足配液需求；④要求采用沉降法来评定洁净室的洁净度（表8-45）。

3.人员要求　肠外营养液人员有以下要求：①配制肠外营养液的操作人员必须掌握无菌操作技

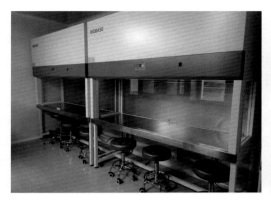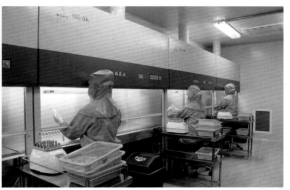

图8-19　静脉用药调配中心

表8-44　各功能室洁净度级别要求

各功能室	GMP	ISO	悬浮粒子最大允许数/m³	
			≥0.5μm	≥5μm
一次更衣室	D级（静态）	ISO8	3 520 000	29 000
洗衣洁具间	D级（静态）	ISO8	3 520 000	29 000
二次更衣室	C级（静态）	ISO7	352 000	2900
配制间	C级（静态）	ISO7	352 000	2900
层流洁净工作台	B级（静态）	ISO5	3520	29

注：GMP.药品生产质量管理规范；ISO.国际标准化组织。

表8-45　各功能室微生物限度要求

各功能室	GMP	ISO	微生物最大允许数/m³	
			沉降菌（φ90mm）（cfu/0.5h）	浮游菌（cfu/m³）
一次更衣室	D级（静态）	ISO8	10	200
洗衣洁具间	D级（静态）	ISO8	10	200
二次更衣室	C级（静态）	ISO7	3	100
配制间	C级（静态）	ISO7	3	100
层流洁净工作台	B级（静态）	ISO5	1	10

注：GMP.药品生产质量管理规范；ISO.国际标准化组织。

术，定期参加培训与考核；②根据实际条件利用培养基灌装测试对人员的无菌操作进行验证；③参与配制肠外营养液的人员，健康状况应满足配制需求。

4.配制方法　进行肠外营养液配制之前，肠外营养处方必须经药师审核，制订适合医疗机构的配制操作规范。肠外营养的配制方法包括人工配制、自动配液设备配制及多腔袋的配制。

（1）人工配制

1）肠外营养液的配制顺序：①将磷酸盐加入氨基酸或高浓度葡萄糖中。②将其他电解质、微量元素加入葡萄糖液或氨基酸中，不能与磷酸盐加入到同一稀释液中；电解质注射液也可加入0.9%氯化钠注射液或葡萄糖氯化钠注射液中。③用脂溶性维生素溶解水溶性维生素后加入脂肪乳剂中；如处方不含脂肪乳，可用5%葡萄糖注射液溶解并稀释水溶性维生素。复合维生素制剂（同时包含脂溶性和水溶性维生素），可用5%葡萄糖注射液或脂肪乳注射液溶解并稀释。④将氨基酸先加入一次性肠外营养输液袋（以下简称"3L袋"）内，后将葡萄糖注射液、0.9%氯化钠注射液、葡萄糖氯化钠注射液等液体加入3L袋内混合。⑤将含钙盐的溶液加入3L袋内混合。⑥目视检查3L袋内有无浑浊、异物、变色及沉淀生成。⑦完成上述操作后，将脂肪乳剂加入3L袋中。⑧应一次性不间断地完成配制操作，并不断轻摇3L袋，使其混合均匀。配制完毕后，尽可能排净袋中空气，悬挂以观察是否出现开裂、渗漏、沉淀、异物、变色等异常情况。⑨推荐配制完成的营养液配方用标签表明，包括总容量、成分、建议输注时间和有效期等。

2）配制过程中不得将电解质、微量元素直接加入脂肪乳剂内。磷制剂和钙制剂未经充分稀释不能直接混合。

3）丙氨酰谷氨酰胺注射液不得作为肠外营养液中唯一的氨基酸来源，应与复方氨基酸注射液合用；鱼油脂肪乳注射液不得作为肠外营养液中唯一的脂肪乳来源，应与脂肪乳注射液合用；如处方没有脂肪乳，为保证稳定性，不应加入脂溶性维生素。

4）在肠外营养液中不推荐加入其组成成分之外的其他药品。

（2）自动配液设备（automated compounding device，ACD）配制：自动配液设备配制有以下要求。①以重力法为基础，设定适合的ACD限量范围；②在装配和更换药品时推荐使用条码技术验证药品，且需独立的双人核对；③导管应标记并可追溯；④如果所需组分剂量小于ACD的精度、组分与ACD存在不相容（如胰岛素与导管）、组分与组分之间存在相互作用且无法间隔，以及ACD没有足够的接口，则这些组分不可通过ACD配制；⑤严格遵守ACD厂家的操作说明书；⑥医院信息系统应直接与ACD相连，不得人工转录医嘱；如无法直接相连，须使用固定格式的医嘱模板。

ACD通常可按照设定的顺序，将各组分药液从不同的包装中定量抽取到一个输液袋，精确地完成肠外营养的自动化配制。根据ASPEN在2014年对会员的一项问卷调查显示，71%的参与者所在医院使用ACD。我国因缺乏大容量包装的肠外营养药品，以及配套导管收费比较高问题，导致ACD的应用受到限制，虽然在20世纪90年代北京协和医院、北京医院等单位使用过当年进口的自动配置，目前国内很少有单位在实施新标准的ACD。

（3）多腔袋的配制：多腔袋（multi-chamberbag，MCB）的配制有以下要求。①须严格遵照产品说明书进行包装拆除、溶液混合、储存、输注等操作；混合或添加药品时，需将袋子轻轻翻转3次，使溶液充分混合。②如需添加其他药品，需确保其相容性和稳定性，不推荐在MCB中加入肠外营养液组成成分之外的其他药品。③添加药品时，遵从无菌操作技术。有些MCB需将袋内液体混合均匀后再加入其他药品；而有些则需先将葡萄糖和氨基酸混合后添加其他药品，最后再与脂肪乳混合。④添加少量药品可在病区完成，如添加大容量药品或同时添加多种药品时，应参照人工配制顺序，推荐在配液中心层流洁净工作台操作。可在袋外预混后通过一次性输液连接管加入MCB。若添加药品过多，MCB难以满足患者需求时，需考虑配制TNA。⑤添加药品时将针头自加药口正中缓慢插入，尽可能减少对MCB加药口处的穿刺操作，以免漏液，配制好的MCB应在室温下24小时内完成输注。⑥加药量需按各厂家说明书推荐加药剂量和浓度来操作。

工业化生产MCB是患者更加经济与安全的选择，市售标准配方的工业化预混式产品适用于病情平稳的患者，但MCB微量营养素不够全面、宏量营养素配比单一，使用时需要额外加入不同的营养组分以满足临床治疗需求。TNA配制前需经药师审核；MCB的包装分为内袋和外袋，之间放置氧吸收剂，如发现外袋破损不得使用；内袋由可剥离封条分隔成独立的腔室，进行配制前应按说明书操作，通过挤压使封条打开，将袋子翻转3次使袋内液体充分混合。该操作必须在平整、洁净的平面上进行。

添加其他药品时不得超出肠外营养液组成成分范围。如果MCB的加药口在葡萄糖腔室内，可将药品加入葡萄糖腔室，也可在葡萄糖和氨基酸混合好后加入，最后同脂肪乳混合；对于不具备上述条件的MCB可以先将各容器内液体混合完全后再加入各类添加剂。每次加药后即刻翻转袋子3次避免组分局部高浓度持续时间过长。若添加药品过多、容量过大，MCB难以满足患者需求时，需考虑配制TNA。

（四）TNA应用注意事项

1.避光输注的要求　①不推荐在TNA输注过程中使用避光输液袋和装置；②应避免太阳光对肠

外营养液的直接照射。

2.普通胰岛素　①不推荐血糖正常患者因输注TNA而常规补充胰岛素；②不推荐在TNA中加入胰岛素，推荐使用胰岛素泵单独输注；③如需在TNA中加入胰岛素，以1g葡萄糖0.1U胰岛素的起始比例加入；④推荐使用非PVC材质（如EVA）的3L袋。

3.终端滤器　①推荐不含脂肪乳的TNA使用0.2μm终端滤器；②推荐含脂肪乳的TNA使用1.2～5μm终端滤器。

4.渗透压摩尔浓度　①推荐渗透压摩尔浓度≤900mOsm/L的TNA可通过外周静脉输注；②推荐使用冰点渗透压仪测定TNA的渗透压摩尔浓度，或使用下列公式估算：[葡萄糖（g）×5＋氨基酸（g）×10＋20%脂肪乳（g）×（1.3～1.5）＋电解质（mmol）]/总体积（L）。

5. TNA的保存时间　①添加了维生素与微量元素的TNA应在24小时内输注完毕；②不含维生素与微量元素的TNA在室温下可保存30小时，2～8℃下可保存7天。

（五）其他异物污染

①推荐制订质量控制和质量保证相关制度流程；②推荐选择塑料安瓿包装的肠外营养制剂以减少铝污染；③推荐选择聚乙烯材质的输液袋，避免PVC材质析出DEHP；④推荐选择易折安瓿和侧孔针头以减少玻璃碎屑和胶塞落屑。

（六）质量控制与质量保证

1.质量控制　①推荐开展对TNA成品的质量检测工作；②推荐至少进行TNA成品检查与目视检查；③推荐对于发生不良反应或出现不耐受等情况的TNA，进行相关的质量检测。包括成品检查、目视检查、粒径分布、不溶性微粒、无菌检查、热原检查、细菌内毒素检查及重力分析法进行质量控制，保证加药过程正确无误。

2.质量保证　①推荐制订有效的TNA处方审核、配制、无菌操作、成品检查、配制环境监测等制度和流程，并严格遵照；②推荐定期对操作人员进行培训、继续教育与考核，确保操作人员能够胜任TNA配制的相关工作；③推荐开展用药监护、用药教育、不良反应报告等临床药学实践工作；④推荐运用质量管理方法对TNA配制工作进行持续改进。

质量保证是指为满足质量要求，而在质量体系中实施并根据需要进行证实的全部有计划和有系统的活动。与"质量控制"不同的是，"质量保证"主要依靠制度与流程确保TNA配制得以正常运行，而"质量控制"则是通过检测手段证实TNA成品符合要求。因此，推荐制订有效的质量保证流程并严格遵照执行并持续改进。

参 考 文 献

[1] 王杰书. 营养支持对治疗肠梗阻的作用探讨 [J]. 职业与健康，2001，17（6）：92-93.

[2] 刘慧琳，伦立民. 血清视黄醇结合蛋白、转铁蛋白以及尿微量清蛋白在肠外营养支持中的意义 [J]. 国际检验医学杂志，2017，38（16）：2249-2251.

[3] 王清云，陶黎岚. 视黄醇结合蛋白测定及临床应用研究进展 [J]. 淮海医药，2013，31（6）：29-30.

[4] 林维平，李思光，徐琪寿. 视黄醇结合蛋白的分子机制及临床应用 [J]. 军事医学科学院院刊，2005，29（5）：492-495.

[5] 侯巍，杨述红，宣萍. 视黄醇结合蛋白测定的临床意义 [J]. 中国实验诊断学，2002，6（5）：348-349.

[6] 范列英，沈新义. 视黄醇结合蛋白及其临床意义 [J]. 上海医学，1993，16（4）：240-242.

[7] 杨顺江，贾杰，唐文淦. 视黄醇结合蛋白的测定及其临床意义 [J] 国外医学临床生物化学与检验学分册，1990，11（5）：16-19.

[8] Berggård I. Stuides on the plasma protein in normal human urine [J]. Clin Chim Acta, 1961, 6（3）: 413-429.

[9] Kanai M, Raz A, Goodman DS. Retinol-binding protein: the transport protein for vitamin A in human plasma [J]. J Clin invest, 1968, 47（9）: 2025-2044.

[10] 于康，陈亭苑，张思源. 血清前白蛋白的测定在营养评价中的应用 [J]. 肠外与肠内营养，1995，2（3）：201-204.

[11] 马方，于康，陈伟. 血清前白蛋白的测定及其临床应用 [J]. 中国临床营养杂志，2003，11（3）：230-231.

[12] 禹香菊，张璐靓，李松江. 血清前白蛋白的测定在营养不良诊断中的临床应用 [J]. 医药论坛杂志，2009，30（3）：78-79.

[13] 张明鸣，伍晓汀，罗婷，等. 纤维连接蛋白和前清蛋白在营养支持效果评价中的作用 [J]. 肠外与肠内营养，2005，12（6）：358-360.

[14] 郑雪萍，陈元仲. 纤维连接蛋白治疗败血症的研究进展 [J]. 医学综述，2009，15（10）：1445-1448.

[15] 赵元珍，高春芳. 谷氨酰胺肠外营养对急性放射性肠炎大鼠小肠组织纤维连接蛋白含量的影响 [J]. 实用

医药杂志，2011，28（11）：1018-1020.

［16］吴荣强，姜润涵，王家平. 52例肠瘘患者血清中营养相关蛋白质的检测及临床意义［J］. 检验医学，2011，26（1）：9-11.

［17］张小俊，史济湘. 3-甲基组氨酸及其临床意义［J］. 国外医学. 创伤与外科基本问题分册，1985，22（2）：65-67.

［18］万丹晶，佟大年，钟高仁，等. HPLC法测定人尿液中的3-甲基组氨酸［J］. 中国临床药学杂志，2005，14（6）：372-374.

［19］刘放南，谭力，罗楠，等. 异硫氰酸苯酯衍生法测定孵育液中的3-甲基组氨酸与酪氨酸［J］. 肠外与肠内营养，2003，10（3）：181-182.

［20］National Collaborating Centre for Acute Care（UK）. Nutrition support for adults: oral nutrition support, enteral tube feeding and parenteral nutrition［R］. London: National Institute for Health and clinical Excellence: Guidance，2006.

［21］White JV，Guenter P，Jensen G，et al. Consensus statement: Academy of Nutrition and Dietetics and American Society for Parenteral and Enteral Nutrition: characteristics recommended for the identification and documentation of adult malnutrition（undernutrition）［J］. J Parenter Enteral Nutr，2012，36（3）：275-283.

［22］蒋朱明，杨剑，于康，等. 列入临床诊疗指南和国家卫生和计划生育委员会行业标准的营养风险筛查2002工具实用表格及注意事项［J］. 中华临床营养杂志，2017，25（5）：263-267.

［23］杨剑，蒋朱明，于康，等. 营养不良评定（诊断）标准沿革及目前存在问题的思考［J］. 中华外科杂志，2019，57（5）：331-336.

［24］Cederholm T，Jensen GL，Correia MITD，et al. GLIM criteria for the diagnosis of malnutrition- a consensus report from the global clinical nutrition community［J］. Clin Nutr，2019，38（1）：1-9.

［25］Jensen GL，Cederholm T，Correia MITD，et al. GLIM Criteria for the diagnosis of malnutrition: a consensus report from the global clinical nutrition community［J］. J Parenter Enteral Nutr，2019，43（1）：32-40.

［26］Cederholm T，Jensen GL，Correia MITD，et al. GLIM criteria for the diagnosis of malnutrition- a consensus report from the global clinical nutrition community［J］. J Cachexia Sarcopenia Muscle，2019，10（1）：207-217.

［27］于恺英，杨韵，石汉平. 全球领导人营养不良倡议（GLIM）标准及其推广应用［J］. 营养学报，2020，42（3）：209-214.

［28］Jensen GL，Mirtallo J，Compher C，et al. Adult starvation and disease-related malnutrition: a proposal for etiology-based diagnosis in the clinical practice setting from the International Consensus Guideline Committee［J］. J Parenter Enteral Nutr，2010；34（2）：156-159.

［29］石汉平，赵青川，王昆华，等. 营养不良的三级诊断［J］. 中国癌症防治杂志，2015，7（5）：313-319.

［30］Kondrup J，Allison SP，Elia M，et al. ESPEN guidelines for nutrition screening 2002［J］. Clin Nutr，2003，22（4）：415-421.

［31］Ottery FD. Rethinking nutritional support of the cancer patient: the new field of nutritional oncology［J］. Semin Oncol，1994，21（6）：770-778.

［32］李娇娇，刘晓红. GLIM营养不良诊断标准临床实践［J］. 中国临床保健杂志，2020，23（6）：721-724.

［33］石汉平，丛明华，陈伟. 再论营养不良的三级诊断［J/CD］. 中国医学前沿杂志（电子版），2020，12（1）：1-7.

［34］石汉平，许红霞，林宁，等. 营养不良再认识［J/CD］. 肿瘤代谢与营养电子杂志，2015，2（4）：1-5.

［35］陈灏珠，林果为. 实用内科学［M］. 13版. 北京：人民卫生出版社，2009：888-918.

［36］Frankenfield DC，Smith JS，Cooney RN，et al. Relative association of fever and injury with hypermetabolism in critically ill patients［J］. Injury，1997，28（9）：617-621.

［37］Jeevanandam M，Ramias L，Shamos RF，et al. Decreased growth hormone levels in the catabolic phase of severe injury［J］. Surgery，1992，111（5）：495-502.

［38］Voerman HJ，van Schijndel RJ，Groeneveld AB，et al. Effects of recombinant human growth hormone in patients with severe sepsis［J］. Ann Surg，1992，216（6）：648-655.

［39］Tiao G，Fagan J，Roegner V，et al. Energy-ubiquitin-dependent muscle proteolysis during sepsis in rats is regulated by glucocorticoids［J］. J Clin Invest，1996，97（2）：339-348.

［40］Moshage H. Cytokines and the hepatic acute phase response［J］. J Pathol，1997，181（3）：257-266.

［41］刘大为. 外科危重病人的代谢改变［J］. 中国实用外科杂志，2001，21（4）：195-197.

［42］董齐. 外科危重病人的应激反应特点［J］. 中国实用外科杂志，2010，30（11）：914-915.

［43］石汉平，杨婷. 外科应激状态下的主要营养物质代谢［J/CD］. 中华普通外科学文献（电子版），2009，3（1）：6-9.

［44］徐玉玲，马海珍. TPN在肠梗阻治疗中的应用体会［J］. 医学理论与实践，2005，18（6）：672-673.

［45］李世宽. 成人肠梗阻围手术期的营养支持［J］. 肠外与肠内营养，2016，23（6）：321-325.

［46］伍晓汀，赵小菲. 老年人肠梗阻的营养治疗［J］. 大肠肛门病外科杂志，2004，10（1）：9-10.

［47］苏立民. 老年人肠梗阻的营养治疗［J］. 齐齐哈尔医学院学报，2008，29（11）：1367-1368.

［48］中华医学会肠外肠内营养学分会儿科学组，中华医学会儿科学分会新生儿学组，中华医学会小儿外科学分会新生儿外科学组. 中国新生儿营养支持临床应用指南［J］. 中华小儿外科杂志，2013，34（10）：782-787.

［49］庄思齐. 中国新生儿营养支持临床应用指南（2013年更新版）解读［J］. 临床儿科杂志，2014，32（9）：801-803.

［50］黎介寿. 高位肠梗阻的营养支持［J］. 实用外科杂志，1987，7（1）：36-37.

［51］周蕊，朱翠凤. 恶性肠梗阻的营养治疗策略［J/CD］. 肿瘤代谢与营养电子杂志，2020，7（3）：375-379.

［52］朱维铭，李宁. 术后早期炎性肠梗阻的诊治［J］. 中国实用外科杂志，2000，20（8）：456-458.

［53］任建安，李宁. 深入认识术后炎性肠梗阻［J］. 中国实用外科杂志，2009，29（4）：285-286.

［54］蒋朱明，张思源，于康，等. 从"静脉高营养"名词的变迁看名词审定［J］. 中国科技术语，2009，11（4）：59-60.

［55］冯传宜，吴蔚然，张思源，等. 静脉高营养［J］. 医学参考资料，1972，8：33-35.

［56］蒋朱明，曾宪九，朱预. 水与电解质平衡［M］. 2版. 北京：人民卫生出版社，1974：469-489.

［57］蒋朱明，朱预，张思源. 静脉营养治疗外科危重病人//中华医学会. 第九届全国外科学术会议论文摘要［C］. 1978：273.

［58］蒋朱明，朱预，张思源，等. 静脉营养与要素饮食应用于肠瘘治疗［J］. 中华外科杂志，1979，17（1）：40-43.

［59］邹忠寿，黎介寿，顾寿年. 静脉高价营养疗法在儿外科的应用［J］. 江苏医药，1979，5（5）：5-7.

［60］吴肇汉，吴肇光. 外科重危病人应用静脉营养疗法的一些体会［J］. 上海医学，1979，2（1）：19-23.

［61］蒋耀光，周月庆. 要素饮食在外科临床的应用［J］. 人民军医，1979，29（5）：78-81.

［62］雷政宏，安娜，郑渝英，等. 烧伤病人静脉高价营养的护理［J］. 第三军医大学学报，1979，1（5）：120-123.

［63］黄德骧，吴肇汉，吴肇光. 三升静脉营养输液袋的应用［J］. 实用外科杂志，1989，9（9）：492-493.

［64］黎介寿，韩建明，顾寿年，等. 肠外瘘661例临床分析［J］. 普外临床，1994，9（3）：162，171-174.

［65］吴国豪，吴肇汉，吴肇光. 全小肠切除病人长期家庭肠外营养 附1例报告［J］. 肠外与肠内营养，2002，9（2）：114-115，117.

［66］韦军民，蒋朱明，吴蔚然. 肠外肠内营养国内外发展历程与展望［J］. 中华老年医学杂志，2009，28（1）：8-10.

［67］蒋朱明，李卓，王杨，等. 中国肠外肠内营养学的转化医学3T路线图概述［J］. 协和医学杂志，2020，11（5）：508-513.

［68］蒋朱明. 外科营养在中国的发展历程［J］. 中华外科杂志，2015，53（1）：47-49.

［69］Gauderer NW, Ponsky JL, Izant Jr PJ. Gastrostomy without laparotomy: a percutaneous endoscopic technique［J］. J Pediatr Surg, 1980, 15（6）：872-877.

［70］Ponsky JL, Gauderer NW. Percutaneous endoscopic gastrostomy: a nonoperative technique for feeding gastrostomy［J］. Gastrointest Endosc, 1981, 27（1）：9-11.

［71］Sacks BA, Vine HS, Palestrant AM, et al. A Nonoperative Technique for Establishment of a Gastrostomy in the Dog［J］. Invest Radiol, 1983, 18（5）：485-487.

［72］Russell TR, Brotman M, Norris F. Percutaneous gastrostomy. A new simplified and cost-effective technique［J］. Am J Surg, 1984, 148（1）：132-137.

［73］Ponsky JL, Aszodi A. Percutaneous endoscopic jejunostomy［J］. Am J Gastroenterol, 1984, 79（2）：113-116.

［74］朱维铭. 肠内营养的规范化问题［J］. 肠外与肠内营养，2013，20（4）：193-195.

［75］广东省药学会. 肠内营养临床药学共识（第二版）［J］. 今日药学，2017，27（6）：361-371.

［76］吕俊玲，夏路风，胡咏川，等. 肠内营养制剂基本特点及治疗中的药学监护［J］. 临床药物治疗杂志，2020，18（10）：76-79.

［77］栾晶晶，纪强，刘珊珊，等. 肠内营养制剂临床应用进展［J］. 中国新药与临床杂志，2018，37（12）：665-670.

［78］樊新星，孙山. 肠内营养剂的合理应用［J］. 中国药业，2012，21（13）：58-59.

［79］沈敏跃，陈军. 中国肠内营养制剂分类研究［J/CD］. 中华普通外科学文献（电子版），2010，4（2）：144-146.

［80］黄大熔，田伏洲，巢振南，等. 经皮内镜胃造瘘术［J］. 内镜，1988，5（3）：141.

［81］陈健鑫，舒建昌，朱永建，等. 经皮内镜下胃、空肠造瘘术在肠内营养之外的临床应用研究进展［J］. 胃肠病学和肝病学杂志，2018，27（7）：817-820.

［82］李硕果，单探幽，孔国强. 经皮内镜下胃造瘘术的适应证、放置条件、操作及护理［J］. 食管疾病，2019，1（1）：59-61.

［83］中华医学会肠外肠内营养学分会，北京医学会肠外肠内营养学分会. 维生素制剂临床应用专家共识［J］. 中华外科杂志，2015，53（7）：481-487.

［84］中华医学会肠外肠内营养学分会. 多种微量元素制剂临床应用专家共识［J］. 中华外科杂志，2018，56（3）：168-176.

［85］Brunschwing A，Bigelow RR，Nichols S．Intravenous nutrition for eight weeks；partial enterectomy，recovery ［J］．JAMA，1945，129（6）：441-442．

［86］Kane KF，Cologiovanni L，McKiernan J，et al．High osmolality feedings do not increase the incidence of thrombophlebitis during peripheral i．v．nutrition［J］．JPEN J Parenter Enteral Nutr，1996，20（3）：194-197．

［87］肠外肠内营养学分会指南规范编委会血管入径编写组．肠外营养输注途径［J］．中国临床营养杂志，2007，15（3）：138-142．

［88］Gura KM．Is there still a role for peripheral parenteral nutrition？［J］．Nutr Clin Pract，2009，24（6）：709-717．

［89］Boullata JI，Gilbert K，Sacks G，et al．ASPEN clinical guidelines：parenteral nutrition ordering，order review，compounding，labeling，and dispensing［J］．JPEN J Parenter Enteral Nutr，2014，38（3）：334-377．

［90］Pittiruti M，Hamilton H，Biffi R，et al．ESPEN guidelines on parenteral nutrition：central venous catheters（access，care，diagnosis and therapy of complications）［J］．Clin Nutr，2009，28（4）：365-377．

［91］Everitt NJ，Wong C，McMahon MJ．Peripheral infusion as the route of choice for intravenous nutrition：a prospective two year study［J］．Clin Nutr，1996，15（2）：69-74．

［92］Everitt NJ，McMahon MJ．Influence of fine-bore catheter length on infusion thrombophlebitis in peripheral intravenous nutrition：a randomised controlled trial［J］．Ann R Coll Surg Engl，1997，79（3）：221-224．

［93］樊跃平，石汉平．经外周静脉肠外营养治疗再认识［J/CD］．肿瘤代谢与营养电子杂志，2007，4（1）：17-20．

［94］代书梅．PICC置管技术的研究进展［J］．中国实用护理杂志，2014，30：193-194．

［95］李水晴，李巧玲，阳丽华，等．深静脉置管临床应用进展［J］．中国误诊学杂志，2008，8（20）：4802-4804．

［96］李永波，侯玉宇，艾河辉．锁骨下静脉穿刺术［J］．内科急危重症杂志，2016，22（2）：150-152．

［97］黄琦，符维芝．锁骨下静脉穿刺置管术的临床进展［J］．护士进修杂志，2000，15（5）：327-328．

［98］卓晓雨，苏庸春，肖剑文．儿童完全植入式静脉输液港感染的防治进展［J］．儿科药学杂志，2021，27（2）：62-65．

［99］浙江省植入式静脉输液港协作组．植入式静脉输液港（浙江）临床应用多学科专家共识［J］．实用肿瘤杂志，2018，33（1）：17-24．

［100］李海洋，黄金，高竹林．完全植入式静脉输液港应用及护理进展［J］．中华护理杂志，2012，47（10）：953-956．

［101］广东省药学会．肠外营养临床药学共识（第二版）［J］．今日药学，2017，27（5）：289-303．

［102］中华医学会肠外肠内营养学分会．多种微量元素制剂临床应用专家共识［J］．中华外科杂志，2018，56（3）：168-176．

［103］林海冠，李宁．静脉用脂肪乳剂的应用进展［J］．肠外与肠内营养，2011，18（4）：244-245，248．

［104］中华医学会肠外肠内营养学分会，北京医学会肠外肠内营养学分会．维生素制剂临床应用专家共识［J］．中华外科杂志，2015，53（2）：481-487．

［105］赵捷宇，门鹏，李潇潇，等．肠外营养制剂配置实践指南和专家共识的系统评价［J］．临床药物治疗杂志，2018，16（12）：20-25．

［106］赵彬，老东辉，商永光，等．规范肠外营养液配制［J］．中华临床营养杂志，2018，26（3）：136-148．

第九章

肠梗阻患者的监测治疗

肠梗阻患者因大量消化液丢失、严重腹腔感染和营养不良等，可使患者出现心、肺、肝、脑、肾及消化道等器官、组织及细胞功能受损，尤其是恶性肠梗阻、慢性肠梗阻及出现并发症（如肠瘘、腹腔感染、应激性溃疡及消化道出血）的肠梗阻患者，可危及生命，对这类危重患者的监护治疗是一项极为复杂而重要的工作。

第一节　监测治疗在肠梗阻患者治疗中的意义

监测治疗的对象是危重患者。危重患者是指生命体征不稳定，病情变化快，两个以上的器官系统功能不稳定、减退或衰竭、病情发展可能会危及生命的患者；危重患者的治疗干预评分系统（therapeutic intervention scoring system，TISS）评分＞14分，或急性生理学及慢性健康状况评分系统（acute physiology and chronic health evaluation scoring system，APACHE Ⅱ）评分＞8分。病重患者是指病变严重，已出现一个以上的器官功能异常，或者具有多个可能出现器官功能异常的高危因素的患者（如高龄、基础疾病众多、多发伤病情未明确及处理等情况），需要较严密的生命体征监护和药物治疗，疾病虽属于急性进展期，但出现心搏呼吸骤停的概率不高，抢救成功率也较高，因此，病重患者需监护12小时左右（一般8～16小时）；而病危患者是指病情危殆，已出现呼吸、循环、凝血、中枢和水电解质平衡中任何一个及以上的器官功能衰竭，需要大力度的器官支持治疗（呼吸机辅助呼吸、球囊反搏、起搏器、大剂量升压药、紧急开颅减压手术等），或具有向两个以上器官功能（除了上述5个，还包括消化道、运动、酸碱、内分泌等）衰竭趋势的患者，随时可能出现心搏呼吸

骤停的概率高，抢救成功率低。因此，病危患者需要医护管理时间在16小时以上，甚至需全日监护。由于肿瘤、炎性疾病（如结核、克罗恩病）、粘连、外伤、手术等原因所致的肠梗阻，可因其原发疾病及肠梗阻后严重内稳态失衡、感染及代谢紊乱等，产生MODS及MOF，因而危及生命。这类危重患者的病情变化迅速，治疗十分棘手，唯有严密监测，才能掌握病情的演变，以便及时采取有效措施，使部分患者转危为安。对于需手术治疗的肠梗阻患者，手术复杂，不确定性强，术中及术后容易出现并发症，因此，也需要行监护治疗。

对肠梗阻患者进行监护治疗的适应证：①由于感染、创伤及严重营养不良等所致呼吸功能障碍，必须做有创或无创呼吸机辅助通气的患者。②心功能不全、已有或可能有严重心律失常的患者。③由于感染、内稳态失衡等导致意识障碍，尤其是频发痉挛的患者。④低血容量性休克或感染性休克患者。⑤重症代谢障碍的患者。⑥急性肾功能障碍的患者。⑦急性大出血患者。⑧严重营养不良的肠梗阻患者。⑨手术后患者。

监护治疗的实质是器官支持。危重医学通常将患者的器官功能分为11部分：①循环（包括心脏、大血管及微血管）；②呼吸；③氧输送；④肾功能；⑤胃肠功能；⑥中枢神经系统；⑦肝功能；⑧凝血功能；⑨代谢内环境（包括酸碱、电解质及内分泌）；⑩营养；⑪免疫功能等。每个器官功能障碍的患者都有原发病，原发病的控制对器官功能的恢复至关重要。所以，肠梗阻患者监护治疗的重点是器官支持和原发病控制，即积极解决导致肠梗阻的原因，如去除感染灶即坏死组织，恢复组织血供等；对已形成的肠梗阻应进行肠腔减压，抗感染治疗，及时补充血容量，维持血流动力学和氧输送，为各器官、组织提供所需能量物质，维持代谢内环境等。

对肠梗阻患者进行监护治疗，不仅救治了大批以往不能救治的患者，而且利用了一些最新科技成果，如生长抑素与生长激素的交替治疗、肠梗阻导管的应用、肠道支架的使用。在加强治疗期间，应用基础理论的方法，研究临床实践中所出现的问题，促进了临床医学的发展，如通过对肠梗阻患者发病时CRP、PCT、DD、内毒素的广泛研究，提出了抗感染治疗及抗凝治疗的指征，及时了解病情变化，对肠梗阻患者的治疗具有非常好的推进作用。

根据肠梗阻的病理生理改变及临床表现，在治疗过程中需要进行监测处理的重点及出现的大致次序是基本生命体征、呼吸功能、心功能、肾功能、肝功能、胃肠功能与胃肠道出血、腹腔感染及脓毒血症、中枢神经系统紊乱、内稳态失衡、凝血机制及营养不良等。

危重患者的观察要从心脏、肝、肾、呼吸功能等多方面进行严密的监测和观察。除了监护仪和专业的护理团队以外，医院应设有重症加强护理病房（intensive care unit，ICU），对该类术后或原本危重的患者进行严密观察和随时评估病情。在护理方面，医院应有专业的护理团队，可进行快速康复，在术后危重患者的护理及监护方面，起到非常大的促进作用。

第二节 基本生命体征的监测治疗

一、心电监测

心电监测是常规监测，也是肠梗阻患者监测的基本内容之一，通过监护仪持续监测患者心电活动，医师可以从中获得心电活动的变化情况，并及早采取相应的措施，处理可能发生危及患者生命的恶性事件。

（一）监测前准备

患者平卧或半卧位，向患者说明监测的项目和必要性、操作内容及其可能的影响和注意事项。

1.电极片粘贴位置　应根据三导或五导心电监测，确定电极片的粘贴位置。肠梗阻术后，特别是剖腹探查术后患者，为方便有创操作及抢救，很多医院的改良方法是右上导联（RA）：右侧肩峰；左上导联（LA）：左侧肩峰；右下导联（RL）：右侧髂前上棘；左下导联（LL）：左侧髂前上棘。

2.监测设置　设置心电图（electrocardiogram，ECG）波形大小、心率报警的最低及最高极限、心律失常报警范围及报警强度等。

（二）主要观察指标

主要观察指标：①持续监测心率和心律；②观察ECG是否有P波，P波是否规则出现、形态、高度和宽度有无异常；③观察QRS波形是否正常，有无"漏搏"；④观察ST段有无抬高或者降低；⑤观察T波是否正常；⑥注意有无异常波形出现。

（三）常见异常心电图

临床常见的异常心电图包括窦性停搏、房性期前收缩、阵发性室上性心动过速、心房扑动、心房颤动、房室交界性期前收缩、室性期前收缩、阵发性室性心动过速、扭转型室性心动过速、心室扑动与心室颤动、一度房室传导阻滞、二度房室传导阻滞、三度房室传导阻滞等；要注意对异常心电图的识别与处理。

（四）注意事项

（1）心电监测导联应选择P波显示良好的导联，信号良好，基线平稳。

（2）一般QRS振幅应大于0.5mV，才能触发心率计数。

（3）心电监测能够准确地监测心率、心律变化，对诊断心肌缺血和心肌梗死有一定的参考价值，当怀疑心肌缺血和心肌梗死时，需要做12导联心电图。

（4）心电监护仪须平放，注意周围通风，保持监护仪的干燥，避免潮湿。

（5）使用监护仪前需检查仪器及各输出电缆线是否有损害、破损、故障等问题，如仪器出现故障，及时通知维修人员。

（6）持续监测过程中，不宜随意取下心电、血压、血氧饱和度监测电缆线。

（7）仪器长期不使用时，应每月充电一次，以延长电池寿命。

（8）清洁仪器时，使用无腐蚀性洗涤剂、表面活性剂、氨基或乙醇基清洁剂，不要使用丙酮、三氯乙烯等强溶剂化学溶剂，以免损坏仪器表面深层；清洁仪器的屏幕时需格外小心，避免液体进入监护仪外壳，勿将液体倾倒在监护仪表面。

（9）患者转出后，监护仪、导联线、血压袖带、经皮血氧饱和度监测传感器等需进行消毒，以免交叉感染。

二、无创动脉压监测

动脉压监测主要有无创血压监测和有创血压监测，有创血压监测主要用于重症患者或血流动力学明显不稳定的患者，需专业人员操作。本节主要介绍无创血压监测。

（一）适应证

无创血压是常规监测项目，原则上对所有重症患者均应监测无创血压，根据病情调整监测频率，对于重症患者或血流动力学明显不稳定的患者，应改为有创血压监测。

（二）监测方法

目前有人工袖套测压法和电子自动测压法等监测方法。

（三）操作过程

重症患者多采用电子自动测压法。

（1）仪器及物品准备：主要有心电监测仪、血压插件连接导线、监护仪袖带及袖带连接导线。

（2）将监护仪袖带绑在距离肘窝3～6cm处，使监护仪袖带上动脉标志对准肱动脉搏动最明显处，手臂捆绑袖带的位置和患者心脏位置处于同一水平。

（3）测量时间分为自动监测和手动监测。自动监测时可自行设置监测时间，每5分钟、10分钟、15分钟、1小时、2小时等。监护仪也可自动设定监测时间及需要监测的时间间隔。

（四）并发症

1. 尺神经损伤 常由于袖套位置太低，压迫了肘部的尺神经；应定时检查袖套位置，防止位置过低。

2. 肱二头肌肌间隙综合征 由于无创血压监测时间太长、袖套过紧或测压过于频繁导致上臂水肿、局部淤血瘀斑或水疱等；在监测过程中应注意袖套松紧或定时更换手臂测量。

3. 输液受阻、指脉氧饱和度监测中断 应尽量不在输液侧和进行指脉氧饱和度监测的手臂进行测量。

（五）注意事项

（1）应注意每次测量时将袖带内残余气体排尽，以免影响测量结果；患者在躁动、肢体痉挛及频繁测量时所测血压值会与真实血压有很大误差；严重休克、患者心率＜40次/分或＞200次/分时，所测结果需与使用血压监护仪监测的结果相比较；主动脉夹层动脉瘤的患者，双侧肢体血压会不同，需要结合临床观察。

（2）选择合适的袖带：测量时应根据患者上肢的情况选择袖带，成人的袖带不可用于儿童的血压监测，以免因充气压力的差别造成测量结果出现误差。

（3）袖套包裹不能太紧或太松：袖套偏小时血压偏高，袖套过大时血压偏低；袖套松脱时血压偏高，振动时血压偏低或不准确。袖套宽度一般应为上臂周径的1/2，小儿需覆盖上臂长度的2/3。肥胖患者即使用标准宽度的袖套，血压读数仍偏高，与部分压力作用于脂肪组织有关。

（4）患者转出后，应将袖带消毒，避免交叉感染。

（5）对于连续监测无创血压的患者，病情允许时，建议每6～8小时更换监测部位一次；防止连续监测同侧肢体，给患者造成不必要的皮肤损伤及该侧肢体静脉回流障碍导致肢体水肿。

（6）当无创血压袖带连续使用72小时以上，请注意袖带的更换、清洁及消毒。

（7）不要在进行静脉输液或有动脉插管的肢体上捆绑无创血压袖带，因为在袖带充气时，可使注射减慢或阻滞，导致导管周围组织的损伤。

（8）如果袖带捆绑的肢体与心脏不在同一水平，需要对显示的数值进行调整：肢体每高出心脏平面1cm，需要在测得的血压数值上增加0.75mmHg左右，同样，肢体每低于心脏平面1cm，需要在测得的血压数值上降低0.75mmHg左右。

（9）对于血压不稳定的重症患者，如监测不够理想，尤其是不能及时发现血压骤降的情况，需改用有创血压监测，并结合ECG、SpO_2等项目加以判断。

（10）手工测量时放气速度以每秒2～3mmHg为准。快速放气时测得收缩压偏低；放气太慢，则柯氏音出现中断。高血压、动脉硬化性心脏病、主动脉狭窄、静脉充血、周围血管收缩、收缩压＞220mmHg及袖套放气过慢，易出现听诊间歇。

（11）应定期用汞柱血压计做校正，误差不可大于3mmHg。

（六）临床意义

动脉血压与心排血量和外周血管阻力直接相关，反映心脏后负荷，心肌耗氧和做功及周围组织和器官血流灌注，是判断循环功能的重要指标之一。当然，组织器官灌注不仅与血压有关，还与周围血管阻力有关。若周围血管收缩，阻力增高，虽血压无明显降低，甚至升高，但组织血液灌注仍然可能不足（表9-1）。

三、脉搏血氧饱和度监测

血氧饱和度的监测手段通常分为电化学法和光学法两类。常用的脉搏血氧饱和度（pulse oxygen saturation，SpO_2）是利用光学法监测，与动脉血氧分压相关性很好，同时明显减少了采血次数，且具有快速、动态、能连续监测的特点，临床应用日渐广泛。

（一）适应证

（1）具有氧合功能障碍的患者或潜在氧合功能障碍的患者。

（2）手术麻醉或诊疗过程中需连续监测血氧变化的患者。

（二）操作步骤

1.设置报警　设置SpO_2和脉搏的警报上下限和警报警度。

2.固定传感器　确定监测部位皮肤清洁后，将传感器固定在指（趾）端、耳垂、鼻翼、足背、舌、颊等部位；确保传感器与皮肤贴合严密。

3.识别正常脉搏信号　读取SpO_2数据前应先明确脉搏信号是否正常，正常脉搏信号是尖型波，其下降支有明显的切迹，SpO_2的脉搏波形满意是判定SpO_2读数可靠性的良好指标，应注意识别低灌注波形与运动伪像。将SpO_2显示的脉率和心电监测显示的心率进行比较，是保证SpO_2读数准确的良好方法。脉率和心率若存在差别（心房颤动除外），常提示探头位置不正确或探头功能失常。

（三）注意事项

1.影响SpO_2监测准确性的因素

（1）外部因素：①监测传感器部分脱落时产生"黑色效应"，此时SpO_2监测值低于实际值；②房间的亮度过高或监测传感器与皮肤的黏合度差导致外来灌注被传感器感知，影响SpO_2监测的准确性；③监测部位的过度移动影响传感器信号的接收，从而影响SpO_2监测的准确性。

（2）监测局部循环血流：休克、局部低温、低血压或使用缩血管药物导致血管的收缩，监测局部灌注不良时，可影响SpO_2监测的准确性。

（3）监测局部皮肤因素：皮肤色素的沉着也会对于SpO_2的数值有影响。①黑色素沉着，可造成SpO_2假性增高；②皮肤黄染对SpO_2测定影响不大；③染甲或灰指甲（黑或蓝色）可造成SpO_2假性降低。

（4）血液因素：①异常血红蛋白血症（如碳氧血红蛋白）时SpO_2假性增高；②血液内有色物质（如甲基蓝）可影响SpO_2监测的准确性；③血液中存在脂肪悬液（如脂肪乳或丙泊酚输注）可吸收部分光线，影响SpO_2监测的准确性；④贫血在血细

表9-1　各年龄组的血压正常值

年龄（岁）	血压mmHg（kPa）	
	收缩压	舒张压
新生儿	70～80（9.3～10.7）	40～50（5.3～6.7）
＜10	110（14.7）	60～80（8.0～9.3）
10～40	140（18.7）	70～80（9.3～10.7）
40～50	150（20）	70～80（9.3～10.7）
50～60	160（21.8）	70～80（9.3～10.7）
60～70	170（22.7）	100（13.3）

注：儿童收缩压＝80＋年龄×2，舒张压为收缩压的1/3～1/2；＜1岁婴幼儿收缩压＝68＋（月龄×2）（按mmHg计）。

胞比容＞15%时不影响SpO_2监测的准确性。

2.传感器的使用

（1）若SpO_2监测传感器重复使用，应在每次使用后进行清洁、消毒。

（2）尽量测量指端，病情不允许时可监测趾端。

（3）SpO_2传感器不应与血压监测或动脉穿刺在同一侧肢体，否则可能会影响监测结果。

（4）监测过程中至少每4小时改变一次佩戴部位，防止局部组织循环障碍引起的青紫及红肿。

3.传感器的保护　应注意爱护传感器，以免碰撞、坠落；在行MRI过程中使用SpO_2，可能会对传感器造成严重损伤。

4.SpO_2和血气监测指标的关系　当患者血气监测的动脉血氧饱和度＞70%时，SpO_2与动脉血氧饱和度的相关性良好。受氧解离曲线的影响，在动脉血氧饱和度＞90%～94%时，SpO_2对动脉血氧分压的变化相对不敏感，因此，SpO_2虽可减少动脉血气分析的次数，但并不能完全取代动脉血气分析。

（四）SpO_2监测的优缺点

1.优点

（1）无创：监测为无创性，患者无痛苦，操作简便，开机即可测定。

（2）敏感：能够敏感地反映患者即刻的血液氧合情况，可同时计数脉搏。

（3）持续：能够连续监测，及时诊断低氧血症。

（4）适用范围广：可用于重症患者的监护；便携型SpO_2监测仪还用于院前急救、转院、转科或从手术室回病房途中的监测等。

2.缺点

（1）监测准确性受多种因素影响，若患者易动，不能很好地配合，脉搏血氧夹不紧、脱落，会影响SpO_2数值的显示及其准确性。

（2）长时间使用，易造成受夹部位压痕，且由于血液循环障碍，甚至造成受夹部位发绀、疼痛，给患者造成痛苦。

四、体温监测

体温是最常监测的生命体征之一，是判断机体健康状况的基本依据。正常成人随测量部位不同体温监测结果略有不同，昼夜间可有轻微波动，清晨稍低，起床后逐渐升高，下午或傍晚为一天内最高体温，但波动范围一般不超过1℃。动态监测重症患者的体温，监测皮肤温度与中心温度及两者之间的温差，可判断重症患者的病情变化趋势。

目前常用的测温计包括水银温度计和电子温度计，电子温度计可直接读数、远距离测温，能满足持续监测体温的需要。

（一）体温监测常用部位和方法

人体各部位的温度并不完全一致，可以分为体表温度和中心温度。中心温度即人体内部的温度，反映人体内真实的温度，受外界环境影响小，比较稳定，以肝、脑温度最高，接近38℃，其他器官温度略低。能反映中心温度的测温方式包括血液温度、直肠温度、鼓膜温度、口腔温度、鼻咽温度及深部鼻腔温度、食管温度；体表温度主要为皮肤温度（多采用腋窝温度），操作简单，但易受外界环境影响。理想测温部位的选择应具备热量不宜散失、温度测量精确、实施方便、不限制患者活动等优点。目前常采用以下部位测量体温。

1.体表温度监测

（1）口腔温度：将温度计置于舌下5分钟即可测得口腔温度，是传统的测温部位，测口腔温度前进食冷或热的食物、测量时患者张口呼吸及测温时间不够等，均易引起误差。经口腔测温不适用于昏迷、不能合作及病情需连续监测体温的重症患者。

（2）腋窝温度：由于操作简单，适用于普通患者，也可用于不合作或昏迷患者。腋温一般比口腔温度低0.3～0.5℃；腋温与直肠温度相差0.5～1.0℃；测量腋窝温度时，若上臂未能紧贴胸壁，有空气流通，则所测温度偏低。

（3）皮肤温度：能反映末梢循环状况。在血容量不足或心排血量低时，外周血管收缩，皮肤温度下降。受皮下血流灌注，以及辐射、传导、对流和出汗等因素的影响，不同部位皮肤温差很大。测量皮肤温度时，由于受到周围环境温度的直接影响，常不能准确反映患者的实际温度。

2.中心温度监测

（1）血液温度：能准确反映中心温度，可在床边持续、动态监测。对于需要进行持续体温监测的重症患者，常选择血温监测。不同器官的血液温度略有不同，肝和脑血液温度最高。可将带有温度传感器的导管置入血管内，持续监测血液温度。目前临床常用的监测技术包括 Swan-Ganz 导管，用热敏电阻持续监测肺动脉血温，脉搏指示连续心排血量监测（pulse indicator continous cadiac output，PICCO）通过同样方法测得股动脉的血温。

（2）鼻咽温度及深部鼻腔温度：鼻咽及深部鼻腔接近颅底，可反映脑部温度，能迅速反映体温变化情况。测温探头分别置于鼻咽部或鼻腔顶部，但易受吸入气流温度的影响，测温探头可能损伤鼻黏膜；另一侧鼻腔给予鼻饲食物时，影响测得的温度。

（3）直肠温度：直肠是测量中心温度常用的部位，主要反映腹腔器官的温度。经肛门测试直肠温度称为肛温。非持续监测可以使用水银温度计，持续监测可将测温探头置入直肠，一般小儿为 2～3cm，成人为 6 cm 以上较为准确。肛温比体内其他部位温度高，在降温复温过程中，直肠温度变化最慢。肛温有时受粪便、腹腔冲洗液和膀胱镜检膀胱的影响。直肠温度与食管、膀胱、鼓膜温度相关性良好，较可靠地反映中心温度，需要密切监测中心温度的危重患者可考虑使用。

（二）体温异常的临床处理

1.体温过高（发热）　一般体温超过37.3℃称为发热；体温过高时，患者可出现谵妄、烦躁不安，甚至惊厥，机体氧耗增加，对呼吸、循环及肝肾功能产生不利影响。引起发热的病因众多，临床上可分为感染性和非感染性两大类。感染性发热是机体受细菌、病毒及真菌感染，病原体的代谢产物或毒素作用于白细胞，释放出致热原导致。非感染性发热的原因包括肿瘤、血液病、变态反应性疾病、结缔组织病、产热与散热异常及体温调节中枢障碍等。

发热的处理：首先应寻找病因，积极控制导致发热的致病因素，同时应积极给予降温处理，以减少患者的氧耗和能量代谢，可采用物理降温或药物降温等措施。

2.体温过低　体温低于36℃为体温过低。当体温在34～36℃时称轻度低温，低于34℃为中度低温。体温过低多表现为四肢和躯干发凉、表皮出现花斑、寒战等。重症患者、极度衰竭的患者可出现体温过低。严重创伤者常发生体温过低，休克伴体温过低时，病死率明显升高。

低体温的处理：注意保持病室环境温度不低于21℃，并给患者采取保暖措施。对顽固性低体温者，应在保暖复温的同时，积极补足血容量。若是低心排血量综合征者，应积极纠正心功能，改善全身血液循环。

五、疼痛监测

疼痛是因躯体损伤或炎症刺激，或因情感痛苦而产生的一种不适的躯体感觉及精神体验。疼痛导致机体应激、器官做功负荷增加、睡眠不足和代谢改变，进而出现疲劳和定向力障碍，导致心动过速、组织氧耗增加、凝血功能异常、呼吸功能障碍、免疫抑制和分解代谢增加等。镇痛治疗是为了减轻或消除机体对痛觉刺激的应激及病理生理损伤所采取的药物治疗措施，对于患者具有很重要的意义。

肠梗阻患者腹痛明显，且不能耐受，有些肠梗阻患者病程较长，长期受疼痛的折磨。疼痛是患者的主观感受，医务人员不能想当然地根据自身的临床经验对患者的疼痛强度做出论断。对患者而言，疼痛一方面是机体面临刺激或疾病的信号；另一方面又是影响生活质量的重要因素之一。在临床上，疼痛既是机体对创伤或疾病的反应机制，也是疾病的症状。急性疼痛常伴有代谢、内分泌甚至免疫改变，而慢性疼痛则常伴有生理、心理和社会功能改变，需要及早给予治疗。

（一）镇痛监测治疗的目的和意义

镇痛治疗可消除或减轻患者的疼痛及躯体不适感，减少不良刺激及交感神经系统的过度兴奋；帮助和改善患者睡眠，诱导遗忘，减少或消除患者对其在治疗期间病痛的记忆；减轻或消除患者焦虑、躁动，甚至谵妄，防止无意识行为（如挣扎）干扰治疗，保护生命安全；减轻器官应激负荷，保护器官储备功能，维持机体内环境稳定。镇痛治疗可以降低患者的代谢速度，减少其氧耗氧需，使得机体组织氧耗的需求变化尽可能适应受到损害的氧输送状态，并减轻各器官的代谢负担，从而减轻强烈病理因素所造成的损伤，为器官功能的恢复赢得时间、创造条件。

（二）疼痛的评估方法

疼痛评估应包括疼痛的部位、特点、加重及减轻因素和强度，最可靠有效的评估指标是患者的自我描述。使用各种评分方法来评估疼痛程度和治疗反应，应该定期进行、完整记录。常用评分方法：

疼痛数字评分表（numerical rating scale，NRS）、面部表情评分表（faces pain scale，FPS）、行为疼痛量表（behavioral pain scale，BPS）及重症监护疼痛观察量表（critical-care pain observation tool，CPOT）等。对于能自主表达的患者应用NRS，对于不能表达但具有躯体运动功能、行为可以观察的患者应用CPOT或BPS。CPOT或BPS对疼痛程度的评价具有较高的可信性和一致性。

1. NRS　是一个0～10的点状标尺，0代表无痛，10代表最痛，由患者从上面选一个数字描述疼痛（图9-1）。其在评价老年患者急、慢性疼痛的有效性及可靠性上已获得证实。

2. BPS　是从面部表情、上肢活动及机械通气顺应性3个疼痛相关行为指标方面进行评估（表9-2）。评估患者的疼痛程度时，每个条目根据患者的反应情况分别赋予评分量表分，将3个条目的得分相加，总分为3～12分，总分越高说明患者的疼痛程度越高，一般使用BPS完成对患者的疼痛评估需要2～5分钟。但这一评分量表有一定的局限性，在没有行机械通气的患者中无法使用，所以Chanques等对该量表进行了改良，将原量表中"通气依从性"更换为"发声"，另外两个条目保留不变，发展为BPS-NI。

3. CPOT　该量表包括面部表情、体动、肌肉紧张、发声/对呼吸机的顺应性4个疼痛行为，每个条目0～2分，总分0～8分。其中0代表不痛，8代表最痛，是一种特别为无法交流的ICU患者开发的疼痛行为客观量表（表9-3）。

（三）镇痛治疗的方法与药物选择

实施镇痛治疗之前，应尽可能以非药物手段去除或减轻导致疼痛的诱因。对患者进行可能导致疼痛的操作（如置入肠梗阻导管）前，建议进行非药物干预或预先使用镇痛药，以减轻疼痛。

1. 非药物治疗　疼痛管理的非药物治疗包括音乐疗法和放松技巧等，这些方法成本低，操作简单也很安全，可能会起到减少阿片类药物用量和增强镇痛的作用，但具体疗效尚需进一步研究证实。

2. 药物治疗　治疗药物主要包括阿片类镇痛药、非阿片类中枢性镇痛药、非甾体抗炎药（nonsteroidal antiinflammatory drug，NSAID）及局部麻醉药。

（1）常用的阿片类镇痛药物：阿片类药物为强效中枢镇痛药，具有镇痛效果强、起效快、可调性强、价格低廉等优点，是患者疼痛管理中的基本药物，是一线首选的静脉用药。但不同阿片类药物作用的阿片类受体及药理特点不同，应根据患者具体情况选择合适的药物。临床中应用的阿片类药物多为相对选择μ受体激动药。阿片类药物的副作用主要是引起呼吸抑制、血压下降和胃肠蠕动减弱，在

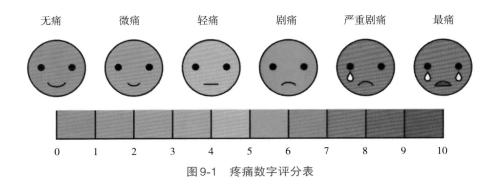

图9-1　疼痛数字评分表

表9-2　行为疼痛量表			
项目	1分	2分	3分	4分
面部表情	放松	部分紧张	完全紧张	扭曲
上肢运动	无活动	部分弯曲	手指、上肢完全弯曲	完全回缩
通气依从性（插管）	完全能耐受	呛咳，大部分时间能耐受	对抗呼吸机	不能控制
发声（非插管）	无	呻吟≤3次/分且持续时间≤3秒	呻吟＞3次/分或持续时间＞3秒	咆哮或使用"哦、哎呦"等言语抱怨，或屏住呼吸

表9-3 CPOT

指标	描述	评分	分数（分）
面部表情	未观察到肌肉紧张	自然、放松	0
	表现出皱眉、眉毛放低，眼眶紧绷和提肌收缩	紧张	1
	以上面部变化加上眼睑轻度闭合	伴鬼脸	2
体动	不动（并不表示不存在疼痛）	无体动	0
	缓慢谨慎地运动，碰触或抚摸疼痛部位，通过运动寻求关注	保护性体动	1
	拉拽管道，试图坐起来，运动肢体/猛烈摆动，不听从指挥，攻击工作人员	烦躁不安	2
肌肉紧张（通过被动地弯曲和伸展上肢来评估）	对被动运动不做抵抗	放松	0
	对被动运动做抵抗	紧张和肌肉紧张	1
	对被动运动剧烈抵抗，无法将其完成	非常紧张或僵硬	2
对呼吸机的顺应性	无警报发生，舒适地接受机械通气	通气	0
	警报自动停止	咳嗽但是耐受	1
	不同步，机械通气阻断，频繁报警	对抗呼吸机	2
或发声（气管拔管后的患者）	用正常腔调讲话或不发声	正常腔调讲话或不发声	0
	叹息，呻吟	叹息、呻吟	1
	喊叫，哭泣	喊叫、哭泣	2
总分范围		0～8	

老年人尤其明显。持续静脉用药可以根据镇静深度的评估调整剂量、速度，维持适宜的血药浓度，减少药物的总剂量，对血流动力学影响相对稳定；对一些短效镇痛药更符合药效学和药动学的特点，但需根据镇痛效果的评估不断调整用药剂量，以达到满意镇痛的目的。常用的阿片类药物包括吗啡、芬太尼、瑞芬太尼、舒芬太尼、二氢吗啡酮、美沙酮、布托啡诺及地佐辛等。

（2）局部麻醉药：目前常用局部麻醉药为布比卡因和罗哌卡因。局部麻醉药加阿片类药物用于硬膜外镇痛，其优点是药物剂量小、镇痛时间长及镇痛效果好。但应注意可能导致延迟性呼吸抑制及发生神经并发症。

（3）其他镇痛药物：尽可能应用非阿片类药物来减少阿片类药物的用量（或彻底解除应用阿片类药物的需求），并减少应用阿片类药物相关副作用。近年来合成的镇痛药曲马多属于非阿片类中枢性镇痛药，治疗剂量不抑制呼吸，可用于老年人。主要用于术后轻度和中度的急性疼痛治疗。NSAID对肝衰竭的患者易产生肝毒性，应予警惕，其主要不良反应包括胃肠道出血、血小板抑制后继发出血和肾功能不全；在低血容量或低灌注患者、老年人和既

往有肾功能不全的患者，更易引发肾功能损害。

第三节 器官功能的监测治疗

因肠梗阻患者器官功能监护有其特殊性，既不同于全院性综合监护病房，又与专科ICU有一定区别，如呼吸疾病监护病房重点在呼吸功能的监护，心脏病监护病房主要强调心电与心功能的监护。肠梗阻患者的器官功能监测目的在于维护重要器官与系统的功能，使患者度过危险期，以便患者能接受和度过手术期，因此，我们根据肠梗阻患者的特殊性，重点叙述肺、心、肝、肾、凝血功能及心理的监测。

一、肺功能的监测治疗

（一）肠梗阻患者发生肺功能障碍的原因

肺功能障碍也称为呼吸功能障碍，主要是各种原因引起的肺通气和肺换气功能严重障碍，可以导致低氧血症、高碳酸血症。在比较严重的情况下可出现$PaO_2 < 60mmHg$，$PaCO_2 > 50mmHg$，导致的

原因包括气道阻塞性病变，肺泡、肺间质的病变，还有胸廓外伤引起的严重的自发性或者外伤性气胸，都可以导致肺功能出现障碍；肠梗阻患者发生肺功能障碍的原因主要有以下几个方面。

1.原发性呼吸系统疾病或感染　如急性肺部感染、慢性阻塞性肺疾病及哮喘等。

2.原发性呼吸系统损伤　如肺和胸壁损伤、气胸、血胸、大量胸腔积液及异物吸入等。

3.继发于其他器官或系统障碍或疾病　如感染、创伤、腹腔压力增加、腹胀、麻醉、大手术及心功能障碍等。

4.肺动脉栓塞　如腔静脉导管附着血栓脱落、下肢静脉血栓脱落等。

在以上原因中，严重腹腔感染、腹腔压力增加、腹胀是肠梗阻患者发生肺功能障碍的常见原因。

（二）肺功能障碍的监测与诊断

大多数肠梗阻患者会出现肺功能受损，尽管在个别病例中无重要的临床意义，其通常表现为肺泡-动脉氧分压超过40kPa及不同程度的低氧血症，仅有严重病例才会出现二氧化碳潴留和功能性二氧化碳分压升高的临床表现。肺功能不全的促发因素可能仅一个，也可能是多个。因此，确切诊断需细致观察并常需进行创伤性测定，为判断疗效，创伤性监测也可能是必要的（表9-4）。

1.动脉血气分析　血气分析测定血液中氧和二氧化碳分压及pH，并进而推算出一系列指标，反映肺通气和换气功能的状况，并用于酸碱平衡的评估。全身各处动脉血的气体成分相同，而静脉血受到血液灌注和代谢状况等影响，因此，应取混合静脉血作为代表。动静脉血气同时测定能更好地反映组织代谢和血液循环的情况。以下简述动脉血气指标及其临床意义。

（1）动脉血氧含量（arterial content of O_2，CaO_2）：氧含量是指每100ml血液中所带氧的毫升数，包括物理溶解的氧与血红蛋白相结合的氧量两部分。以公式表示如下：

$$CaO_2 = 0.003\,15 \times PaO_2 + 1.39 \times SaO_2 \times Hb$$

式中，0.003 15是氧的溶解系数，即每100ml血液中每一毫米汞柱氧分压有0.003 15ml物理状态的氧。PaO_2为动脉血氧分压，正常值90～100mmHg，因此物理溶解的氧约为0.3ml/100L血液。

氧气在血液中运输的主要形式是与血红蛋白相结合的氧，由公式所见，结合氧量与血红蛋白（Hb g%）及血氧饱和度（SaO_2）都有关。1.39是1g血红蛋白在纯氧饱和时所能结合氧的毫升数。这是理论值，由于变性血红蛋白的存在，实际测得的血红蛋白结合氧能力为1.34ml/g。以SaO_2为95%，Hb15.5g代入公式，正常人动脉血红蛋白结合氧量为19.7ml/100ml，氧含量为20ml/100ml。

表9-4　呼吸功能的监测		
项目		方法
通气	呼吸功能	动脉血二氧化碳分压
	潮气量	无效腔与潮气量比例
	每分钟气量	
氧合作用	吸入氧浓度百分比	混合静脉血
	动脉氧分压	肺泡-动脉血氧梯度
	血氧饱和度	
呼吸动力	肺活量	气道压力
	第1秒深呼气量	肺顺应性
	最大呼气流率	气道阻力
	最大吸气力	呼吸机的应用（呼气末正压等）
其他	胸部X线检查	血流动力学
	痰显微镜检或培养	血清电解质、蛋白质、渗透压
	血红蛋白	体液平稳

在正常大气压呼吸空气条件下，物理溶解氧相对于血红蛋白结合氧是微不足道的。但由于物理溶解氧量与血氧分压成正比，在高压氧舱3个大气压条件下，每100ml血液物理溶解氧量可达到6ml以上，仅靠物理溶解氧便能满足机体需要。

以上可见动脉血氧含量主要与动脉血氧饱和度及血红蛋白含量有关。每分钟动脉血氧供应量为血氧含量与心排血量的乘积，正常人静息时心排血量为5L/min，因此，每分钟动脉血氧供应量为1000ml。混合静脉血氧饱和度为75%，氧含量为15ml/100ml，在正常情况下每100ml动脉血流经组织后有5ml氧气供给组织利用。

（2）动脉血氧分压（arterial partial pressure of O_2，PaO_2）：动脉血液中N_2、O_2、CO_2等多种气体，其总压力等于大气压，而氧分压是氧气所占有的一部分压力，即溶解状态的氧所产生的压力。平原地区正常值95～100mmHg。高原地区随大气压降低PaO_2也降低。此外，正常人随年龄增长，PaO_2逐渐减低（表9-5）。

空气被吸入肺泡，肺泡气氧分压（PAO_2）与肺泡通气量、每分钟氧耗量及吸入气氧浓度有关。在吸入气氧浓度和氧耗量恒定条件下，随着肺泡通气量增加，肺泡气氧分压相应提高。

氧气从肺泡弥散到肺泡毛细血管，并由血流携带到左心和动脉系统。PaO_2较PAO_2为低，其差值肺泡-动脉血氧分压差（$A-aDO_2$）受弥散、通气血流比例和静脉血分流的影响。正常人呼吸空气时$A-aDO_2$ 5～15mmHg，在病理情况下$A-aDO_2$可明显增大。由上可见，动脉血氧分压受吸入气氧分压、通气功能和换气功能及机体氧耗量等因素的影响。

表9-5	空气、肺泡气、动脉血和混合静脉血氧分压和二氧化碳分压比较			
项目	空气	肺泡气	动脉血	混合静脉血
PO_2（mmHg）	150	102	93	40
PCO_2（mmHg）	0.3	40	40	46

（3）动脉血氧饱和度（arterial saturation of Hb with O_2，SaO_2）：血氧饱和度是血红蛋白与氧结合的程度，即氧合血红蛋白占总血红蛋白的百分比，以公式表示如下：

$SaO_2 = HbO_2/(HbO_2 + Hb) \times 100$（%），正常值为95%～98%。

血氧饱和度与血氧分压直接有关，即血氧分压降低，血氧饱和度降低；血氧分压增高，血氧饱和度增高。但两者并非是直线关系，而是"S"形曲线，此即所谓氧解离曲线（图9-2）。

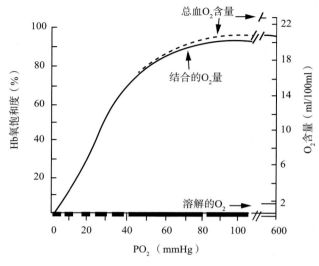

图9-2　血红蛋白氧解离曲线

氧解离曲线可分为平坦段和陡直段两部分。当PO_2超过60mmHg后，PO_2氧的变化所引起SO_2的变化较小；PO_2低于60mmHg，氧解离曲线处于陡直段，此时PO_2较小的变化即引起SO_2大幅度改变。氧解离曲线的这种特点有利于血液从肺泡摄取氧和在组织毛细血管中释放氧。肺泡气氧分压正处于氧解离曲线的平坦段，因此，肺泡气氧分压有所减低，从而引起动脉血氧分压相应下降时，SaO_2可无明显变化，动脉血氧含量可以保持正常。组织细胞的氧分压处于氧解离曲线的陡直段，有利于氧合血红蛋白的解离并向组织供氧。

氧解离曲线可因各种因素而产生左移或右移，右移后在相同氧分压下氧饱和度较低，有利于血液在组织中释放氧。左移则正相反，由图9-2可见，氧解离曲线的移位主要在陡直段，因此，主要影响血液在组织中释放氧。造成氧解离曲线右移的因素有$PaCO_2$增高、pH降低、体温上升、红细胞内2、3-二磷酸甘油酸（2,3-DPG）增加等。$PaCO_2$降低、pH增高，体温降低和2,3-DPG减少则引起氧解离曲线左移。

（4）血浆二氧化碳总量（total plasma CO_2 content，$T-CO_2$）：二氧化碳总量是指存在于血浆中的一切形式的二氧化碳的总浓度，包括物理溶解的二氧化碳、与蛋白质氨基相结合者、HCO_3^-、CO_3^{2-}和H_2CO_3。其中H_2CO_3量仅为溶解状态CO_2量的1/800，CO_3^{2-}含量也可忽略不计。HCO_3^-是血浆中CO_2运输的主要形式，占95%，其次为物理溶解的CO_2。动脉血浆中各种形式CO_2的浓度（表9-6）。

表9-6　动脉血浆中各种形式CO_2的含量（mmol/L）	
H_2CO_3	0.0017
CO_3^{2-}	0.03
氨基甲酰CO_2	0.17
HCO_3^-	24
溶解的CO_2	1.20

（5）动脉血二氧化碳分压（arterial partial pressure of CO_2，$PaCO_2$）：二氧化碳分压是血液中溶解状态的二氧化碳所占有的压力。组织代谢所产生的二氧化碳由静脉血携带到右心，然后通过肺血管进入肺泡，随呼气排出体外。肺泡气二氧化碳分压与每分钟二氧化碳生成量及肺泡通气量有关。在二氧化碳生成量恒定的条件下，肺泡气二氧化碳分压与肺泡通气量成反比。

血液二氧化碳浓度与二氧化碳分压的关系见二氧化碳解离曲线（图9-3）。

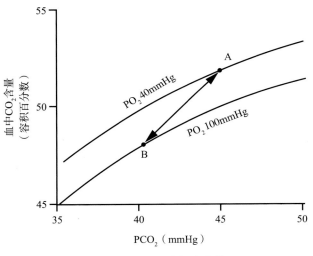

图9-3　二氧化碳解离曲线

与氧解离曲线不同的是，在生理范围内二氧化碳分压与二氧化碳含量呈直线关系。在相同二氧化碳分压下，氧合血的二氧化碳含量较还原血为少。

肺泡气和$PaCO_2$的差值（A-aDCO_2）可忽略不计，因此，$PaCO_2$相当于肺泡气二氧化碳分压，是肺通气功能的指标。$PaCO_2$正常值为35～45mmHg，平均值为40mmHg。$PaCO_2$＜35mmHg为通气过度，$PaCO_2$＞45mmHg为通气不足。通气不足原发性的为呼吸性酸中毒，继发性的为代谢性碱中毒的代偿。

（6）血浆碳酸氢盐：标准碳酸氢盐（standard bicarbonate，SB）是指血液在37℃条件下，血红蛋白充分氧合，与$PCO_2$40mmHg气体平衡后分离血浆，然后测定血浆的HCO_3^-浓度。由于排除了呼吸的影响，它是一个代谢性酸碱平衡的指标。正常值为22～27mmol/L，平均24mmol/L。

实际碳酸氢盐（actualbicarbonate，AB）是在实际CO_2分压及血氧饱和度下人体血浆中所含的HCO_3^-的浓度。正常值为22～27mmol/L，平均值为24mmol/L。AB受呼吸和代谢两重影响。一方面，HCO_3^-是血液CO_2运输的主要形式，HCO_3^-浓度与PCO_2有关，随着PCO_2增高，血浆HCO_3^-浓度也增加；另一方面，HCO_3^-又是血浆缓冲碱之一，当体内因定酸过多时，可通过HCO_3^-缓冲而使pH保持稳定，而HCO_3^-浓度则减少，因此，HCO_3^-又反映代谢性酸碱平衡的变化。

（7）pH：pH是血液酸碱度的指标，是氢离子浓度（克当量/升）的负对数，即pH＝$-\log[H^+]$。正常血液pH为7.35～7.45，平均值7.40。pH＜7.35为酸血症，pH＞7.45为碱血症。pH7.35～7.45时，可以无酸碱失衡，也可能有代偿性酸碱失衡或复合性酸碱失衡。

$$pH = 6.1 + lg[HCO_3^-]/0.03PCO_2$$

从公式可见，pH受呼吸和代谢的双重影响，如果HCO_3^-浓度的变化伴有PCO_2相应变化，只要保持分子和分母的比例为20：1，pH即能保持在正常范围。

人体血液pH能够维持在上述正常范围内，依靠细胞内外离子交换和血液缓冲系统及肺和肾的调节作用。强酸或强碱经过缓冲系统缓冲后即转化为弱酸或弱碱。当血液中$[H^+]$增加或PCO_2上升时，延髓呼吸中枢即受到刺激，使肺通气量增加，PCO_2降低，从而使pH维持正常，当血液中$[H^+]$减少或PCO_2降低时，延髓呼吸中枢受抑制，肺通气量减少，PCO_2增高，起到调节作用。

正常人每天由肾排出60～80mmol固定酸。当体内固定酸增多时，肾排H^+会吸收HCO_3^-增多。CO_2潴留时，也增加HCO_3^-会吸收，以保持pH相对稳定。

（8）缓冲碱（buffer base，BB）：是血液中具有缓冲能力的负离子的总量，正常值为

45～55mmol/L，平均值为50mmol/L，各种缓冲物质在全血缓冲碱中所占比例如下（表9-7）。

表9-7 全血缓冲碱的组成	
血浆 HCO_3^-	35%
红细胞 HCO_3^-	18%
氧合和还原血红蛋白	35%
血浆蛋白	7%
有机、无机碳酸盐	5%

HCO_3^- 是最重要的BB，不仅由于它的数量占全血BB的50%以上，而且能通过红细胞膜，它的量受肾调节，而 HCO_3^- 缓冲 H^+ 后产生 CO_2 又由肺脏排出。血红蛋白缓冲系统在 CO_2 运输中起到很大作用，当循环血液流经组织时，氧合血红蛋白解离氧供组织利用，还原血红蛋白碱性较氧合血红蛋白强，可缓冲 CO_2 与 H_2O 反应所生成的 H^+。磷酸盐主要存在于细胞内，它和血浆蛋白的缓冲作用都不如上述两种缓冲物质。

BB是代谢性酸碱失衡的指标。代谢性酸中毒时BB减少，代谢性碱中毒时BB增高。BB在缓冲呼吸性酸碱失衡时无明显变化。

（9）碱剩余（buffer excess，BE）：是指在37℃条件下，血红蛋白与氧充分结合，PCO_2 为40mmHg，将1L全血的pH滴定到7.40所需的酸或碱的数量。用酸滴定表示BE，用正值表示；用碱滴定表示碱不足，用负值表示。由于除外了呼吸的影响，BE被认为是代谢性酸碱平衡的指标。正常人pH在7.40左右，因此，BE在0左右，正常值为2～3mmol/L。BE能反映血液BB绝对量的增减，故用来指导临床补充酸或碱的剂量。补碱（酸）量（mmol）＝0.3×（正常BE－实测BE）×体重（kg）。一般先补充计算值的1/3～1/2量，然后根据血气复查的结果决定第二次补给量。

2.肺通气功能监测　肺通气功能是衡量空气进入肺泡及废气从肺泡排出过程的动态指标，评价肺通气功能的常用指标有肺活量、时间肺活量、肺泡通气量等。肺功能检查有很多方面的意义，包括：①作为某些疾病诊断参考或估计其严重程度；②判断通气功能障碍类型及程度，协助诊断临床疾病；③进行劳动能力鉴定；④疾病治疗疗效的评价。

（1）潮气量（tidal volume，TV）：每次呼吸时吸入或呼出的气体量为潮气量。正常成年人平静呼吸时为400～600ml，一般以500ml计算。

（2）补吸气量（inspiratory reserve volume，IRV）或吸气储备量：平静吸气末，再尽力吸气所能吸入的气体量为补吸气量，正常成年人为1500～2000ml。

（3）补呼气量（expiratory reserve volume，ERV）或呼气储备量：平静呼气末，再尽力呼气所能呼出的气体量为补呼气量，正常成年人为900～1200ml。

（4）残气量（residual volume，RV）：最大呼气末尚存留于肺内不能再呼出的气体量为残气量。正常成年人残气量为1000～1500ml。

（5）深吸气量（inspiratory capacity，IC）：从平静呼气末做最大吸气时能吸入的气体量为深吸气量。IC＝TV＋IRV。

（6）功能残气量（functional residual capacity，FRC）：平静呼气末尚存留于肺内的气体量，称为功能残气量。FRC＝RV＋ERV。

（7）肺活量（vital capacity，VC）：尽力吸气后，从肺内所能呼出的最大气体量为肺活量。VC＝TV＋IRV＋ERV。正常成年男性平均约3500ml，女性约2500ml。

（8）用力肺活量（forced vital capacity，FVC）：是指一次最大吸气后，尽力尽快呼气所能呼出的最大气体量。

（9）用力呼气量（forced expiratory volume，FEV）或称时间肺活量（timed vital capacity，TVC）：是指一次最大吸气后再尽力、尽快呼气时，在一定时间内所能呼出的气体量，通常以它所占的百分数表示。正常时 FEV_1/FVC 约为80%，FEV_2/FVC 约为96%，FEV_3/FVC 约为99%。

（10）肺总量（total lung，TLC）：肺所能容纳的最大气体量为肺总量。成年男性平均为5000ml，女性约为3500ml。

（11）肺通气量（pulmonary ventilation，PV）：每分钟吸入或呼出的气体总量。PV＝TV×呼吸频率。

（12）最大随意通气量（maximal voluntary ventilation，MVV）：在尽力做深快呼吸时，每分钟所能吸入或呼出的最大气体量。

（13）解剖无效腔：每次吸入的气体，一部分将留在鼻或口与终末细支气管之间的呼吸道内，这部分气体不参与肺泡与血液的气体交换，因此，将这部分呼吸道的容积称为解剖无效腔。

（14）肺泡无效腔：进入肺泡的气体也可因血流在肺内分布不均而有一部分未能与血液进行气体交换，称为肺泡无效腔。

（15）生理无效腔：肺泡无效腔和解剖无效腔一起称为生理无效腔。

（16）肺泡通气量：是每分钟吸入肺泡的新鲜空气量（等于潮气量减去无效腔）乘以呼吸频率。

（17）呼吸功：在一次呼吸过程中呼吸肌为实现肺通气所做的功。

肠梗阻患者应常规拍摄胸部X线片，对于既往患有肺部疾病如肺纤维化、肺气肿、胸腔积液等疾病的患者，应拍摄胸部CT。临床上，对诊断肺功能障碍，胸部X线片具有明显的局限性，在疾病开始和终结时，通常胸部X线片上的改变落后于气体交换的测定和症状。因此，对肠梗阻患者，在住院时应进行胸部CT检查，可快速明确肺实质有无渗出或占位、支气管扩张、纵隔占位等病变，同时，结合肺功能检测、动脉血气分析等检测，可快速做出判断，明显有利于患者康复。

肠梗阻患者很容易并发急性呼吸窘迫综合征（ARDS），ARDS常起源于严重腹腔感染，它是以急性进行性吸气性低血氧性呼吸窘迫为主要特征的综合征。早期无明显肺部体征及X线异常，中晚期出现缺氧发绀，用普通吸氧无法缓解，具体诊断及分期标准如下（表9-8）。

表9-8　ARDS诊断标准（柏林标准-2012年）

项目	症状
发病时间	有已知的临床损伤或危险因素，并在1周内呼吸症状出现或加重
胸部影像	双肺阴影，不能完全用胸腔积液、结节、块影、叶/肺塌陷解释，胸片的解读经过培训
肺水肿原因	无法以心力衰竭或液体超负荷解释的呼吸衰竭，如无危险因素，需要客观检查（如超声心动图）评估
低氧血症	
轻度	$200mmHg < PaO_2/FiO_2 \leq 300mmHg$，且PEEP/CPAP/NIV $\geq 5cmH_2O$
中度	$100mmHg < PaO_2/FiO_2 \leq 200mmHg$，且PEEP $\geq 5cmH_2O$
重度	$PaO_2/FiO_2 \leq 100mmHg$，且PEEP/CPAP $\geq 5cmH_2O$

注：PaO_2.动脉血氧分压；FiO_2.吸入氧浓度分数；PEEP.呼气末正压通气；CPAP.持续正压通气；NIV.无创通气；$1mmHg = 0.133kPa$；$1cmH_2O = 0.098kPa$。

（三）肺功能障碍的处理

肺功能障碍的正确处理，首先取决于临床经验和敏锐的观察力，其次取决于测定的准确性和速度，以及大量资料能否在床旁及时处理。主要考虑以下几个方面：①是否需要氧疗；②是否需要人工气道；③是否需要机械通气支持；④是否需要用某些药物。

1.氧疗　当存在一些促使肺功能障碍或扰乱氧传递和利用的因素，以及在手术和严重创伤后，需要给予氧疗。氧疗最为关键的问题在于吸入氧浓度分数（fraction of inspiration O_2，FiO_2）和氧疗持续时间，一般认为，氧疗应维持动脉氧张力超过8.0kPa，以此为目标调节吸入氧浓度；不应吸纯氧，$FiO_2 < 1.0$，建议$FiO_2 < 0.6$，以防氧中毒引起肺部病损。氧疗同时须有有效混化，并有效地清除气道内分泌物及进行有效镇痛。

2.人工气道　若由于保护性反射抑制，或分泌物不断淤积使气道有障碍，通常应行气管插管，经鼻或经口均可。导管放置时间短的，常用经口途径，因可插入一次性塑料导管，组织反应小。选择气管导管时，应选择气囊压力低的导管，以免发生黏膜坏死脱落、气管狭窄等并发症。

目前，气管切开置入气管导管仍较常用，在清醒患者，气管切开术的优点是患者较舒适，并能进食和说话；气管导管导管短，管腔大，气道阻力和无效腔较少，更有利于呼吸功能的纠正。插管患者改行气管切开的决定较困难，除了考虑治疗效果外，还要考虑到患者本身的功能，如凝血功能、恢复时间等。通常可在口腔或鼻腔插管后2天评估患者情况，如对疾病的治疗有效，疗程需7～10天，继续保持目前途径；如进展不大，治疗可能延长（超过10天），特别是患者清醒时，应做气管切开。

3.机械辅助呼吸　又称控制通气，其指征一般是患者需过度做呼吸功才能使血气维持正常，或即使自主呼吸极度费力时，血气仍不能达到正常。对某些严重病症，为了维持适当的氧合并排出CO_2，也可进行机械辅助呼吸（表9-9，表9-10）。

机械辅助呼吸的选择由多方面因素决定。其中主要是能以最低的平均胸腔压力改换呼吸形式来获取最适肺泡通气，必要时应可以进行呼气末正压通气（positive end expiratory pressure，PEEP），并在撤除呼吸机时，建议能够施予间歇指令通气

（intermittent mandatory ventilation，IMV）。

表9-9 选择机械辅助呼吸的标准		
参　数	通气指征	正常范围
动力		
呼吸频率（每分钟呼吸次数，次/分）	≥35	10～20
潮气量（ml/kg）	≤5	5～7
肺活量（ml/kg）	≤15	65～75
最大吸入量（kg）	≤2.45	7.35～9.81
氧合		
氧分压（kPa）	≤8.00（吸入氧0.6）	10～13.3（空气）
肺泡-动脉氧梯度（kPa）	≥46.55	3.33～8.66（吸入氧）
通气		
二氧化碳分压（kPa）	≥8.00	4.67～6.00
无效腔：潮气量	≥0.6	0.3

表9-10 常见需要机械辅助呼吸的临床情况	
选择性通气	治疗性通气
1.术后（慢性阻塞性肺疾病、败血症、肺挫伤） 2.脑水肿	1.心肺虚脱的复苏 2.任何长时间的休克 3.通气过低（如中枢性抑制、肌肉松弛药的应用、周围神经肌肉衰竭） 4.低氧血症（如成人呼吸窘迫综合征、肺水肿、哮喘状态） 5.外伤所致的连枷胸 6.腹部胀气（腹腔间隔室综合征）

　　机械辅助呼吸时可能发生的严重问题，除机器故障外，主要是如何使血流动力学状态维持正常。若隐藏有低血容量性休克时进行间歇正压通气（intermittent positive pressure ventilation，IPPV），会使胸腔内压增加，将使心排血量急剧下降。用IPPV可出现急性张力性气胸，若不及时安置胸腔水封瓶或Heimlich瓣引流，病情将急剧恶化，出现循环衰竭而死亡。气胸特别容易发生在有胸部创伤或有肺气肿、肺大疱者。气道平均压力过高或PEEP过度也会使肺单位过度膨胀，肺泡破裂。这种压力伤的严重性虽略低一些，但也应

避免。

　　对镇静、麻痹状态下进行IPPV的患者，要像对昏迷患者一样采取监护措施，并做好记录（表9-11）。

表9-11 控制通气患者的监护	
观察（每小时记录）	护理（每小时或按规定）
1.皮肤颜色 2.胸部运动与呼吸机同步 3.空气进入肺的左右两侧 4.气管插管和气管切开，纠正插管或套管的位置，纠正套囊充气/压力 5.呼吸机回路是否有漏气、扭结，纠正其位置，管道要妥善 6.吸入氧合新鲜空气的流量 7.气道内湿化器气体的温度 8.气道压力，包括吸入和呼出 9.每分钟通气量，包括预定的和呼出的 10.潮气量 11.湿化罐温度和水的平面 12.预定的警报系统 13.纠正其他方面的设备，如呼气末正压	1.每24小时患者变换一次体位 2.气管支气管吸引 3.物理治疗 4.眼和口腔的护理 5.每日更换气管切开的敷料 6.每日更换呼吸机的回路 7.每4天更换一次气管切开的套管

　　对施行机械通气的患者，气管内吸引（吸痰）是护理工作的一个重点；另外，尚要观察并调整患者呼吸是否与呼吸机同步，定时行血气分析与肺功能的监测。

　　临床上有些患者虽有呼吸功能障碍，但尚处于代偿状态，这种代偿在有手术创伤时，不能维持机体正常代谢。可选择用面罩式呼吸机辅助机械通气，使患者度过应激期，减少痛苦。

　　近年来，对使用呼吸机的准则进行了修订，可帮助医师估计对这种辅助呼吸的需要，也由于患者吸氧和换气能力的测定而防止了过早地停用辅助呼吸而加重危重患者的病情（表9-12）。

　　患者常因长期应用呼吸机而在停用时发生问题，其可能已依赖机械通气，这在老年人慢性阻塞性肺疾病时发生。呼吸方式的调节可能受到干扰，患者几乎忘记如何呼吸，呼吸肌长期休息变为软弱，所以锻炼和营养很重要。

　　4.特殊药物的运用　急性肺功能障碍病因不一，治疗用药亦多种多样。使用机械通气顺利进行

表9-12　肺功能不足的患者使用和停用机械性辅助呼吸的准则

参　数	正常范围	使用辅助呼吸的指征	停用辅助呼吸的指征
机械部分			
呼吸频率（次/分）	$12 \sim 20$	> 35	< 20
肺活量（ml/kg）	$65 \sim 75$	< 15	$12 \sim 15$
FFV_1（ml/kg）	$50 \sim 60$	< 10	> 10
呼气力（kPa）	$7.35 \sim 9.8$	< 2.45	> 2.45
充氧			
PaO_2（kPa）	$13.3 \sim 10.0$（室内空气）	< 9.33（用氧罩）	……
$A\text{-}aDO_2$（FiO_2 1.0）（kPa）	$3.33 \sim 8.66$	59.85	< 53.2
换气			
$PaCO_2$（kPa）	$4.67 \sim 6.00$	> 7.33	……
V_D/V_T	$0.25 \sim 0.40$	> 0.60	< 0.58

的基本药物对所有病例都是相同的，包括镇静药、麻醉镇痛药、肌松药等。可选用输液泵将药物间歇或持续注入静脉。若无明显疼痛，可用非镇痛性镇静药适当稀释后注入。还可能使用更特异的药物，无心力衰竭时用洋地黄和利尿药；支气管痉挛时使用氨茶碱等。

革兰氏阴性菌继发感染是ICU里的一大危险，肠梗阻患者的这种感染常混杂厌氧菌，即使这种感染不是肺功能障碍的主要原因，也可能是促使其他任何原因呼吸衰竭死亡的因素。因此，不但要对呼吸道分泌物和其他体液做细菌培养，而且要不断地监视整个治疗区，防止污染。应根据微生物培养，包括厌氧菌培养的结果选择抗生素，避免预防性使用广谱抗生素。

在药物治疗方面，还应注意呼吸功能障碍对能量和营养需要的问题。除维持水和电解质平衡外，不要忽视葡萄糖、氨基酸、脂肪酸、维生素及微量元素的供给。肠梗阻患者多有营养不良，分解代谢亢进，时间一长，可致肌蛋白明显丢失。对此可能估计不足，等到患者试行脱离呼吸机时才觉肌无力，已经到了使患者无法自主呼吸的程度。如果未认识到磷、镁、锌等微量元素明显缺乏并加以处理，可带来致命的后果。

二、心功能的监测治疗

肠梗阻危重患者中发生的心力衰竭以急性心力衰竭和慢性心力衰竭急性加重为常见，而急性心力衰竭和肠梗阻同时并发更加重了病情的危险性，对

此类患者处理不及时或处理不当，常会加重病情恶化，甚至加速死亡，此时对心功能的监测治疗显得尤为重要。

（一）急性左心功能不全

1.病因与诱因　急性心力衰竭的发生绝大多数与器质性心脏病密切相关，询问确切的心脏病史有利于临床诊断；对确切心脏病史者应注意询问是否有引发心脏病变的潜在疾病史，如原发性高血压、甲状腺功能亢进症、慢性重症性贫血等。

（1）常见病因：急性心力衰竭的常见原因可见于各种心脏本身病变和非心脏性疾病两大类型。①心脏本身病变引起的原因：如冠心病、急性心肌梗死、瓣膜性心脏病、心脏外伤及修补术后等。②非心脏病变引起的原因：急进性高血压、高血压危象、甲状腺功能亢进症、急性坏死性胰腺炎等。

（2）诱发因素：急性心力衰竭常见的诱因为下述几方面。①各种原因所致的感染；②激烈的体力活动或劳动；③过度的情绪激动或紧张；④输血、输液速度过快或过量；⑤急性大失血或严重贫血；⑥妊娠或分娩；⑦急性冠状血管供血不足；⑧严重心律失常，尤其为突发性快速型者；⑨某些药物使用不当，特别是洋地黄类及抑制心肌收缩力和增加血管阻力的药物。

2.诊断与鉴别诊断要点　急性左心功能不全在临床常见，但又容易被漏诊，因此，其诊断要点如下所述。①急性心力衰竭发病一般均有原发性心脏

病的病史。②病床上稍微活动（包括床铺整理、翻身叩背）后呼吸困难或平卧时出现明显气急（除外其他原因引起）是急性左心衰竭最早期的表现；急性肺水肿是急性左心衰竭最典型表现，而咳粉红色泡沫痰伴极度呼吸困难是急性肺水肿特有体征。③感染是原有心脏病患者发生急性心力衰竭的最常见诱因，也是诊断思维中不可忽视的要素。④对手术科室转入病房的患者一定要注意仔细询问本次进入病房前有无创伤抢救、麻醉、大手术及过量或快速输液史。⑤住院患者出现阵发性夜间呼吸困难或平卧性呼吸困难，应注意急性左心衰竭的可能。⑥应根据基础心血管疾病、诱因、临床表现及各种心电检查做出急性心力衰竭的诊断，并做临床评估包括病情的分级、严重程度和预后。⑦BNP/NT-proBNP作为心力衰竭的生物标志物，对急性左心衰竭诊断和鉴别诊断有肯定的价值，对患者的危险分层和预后评估有一定的临床价值。⑧严重心力衰竭通常存在心肌细胞坏死、肌原纤维崩解，血清中cTn-I水平可持续升高，为急性心力衰竭的危险分层提供信息，有助于评估其严重程度和预后。

　　3.治疗

　　（1）治疗原则：急性左心衰竭的治疗原则：首先应明确诊断；控制基础病因并去除诱因；缓解症状；稳定血流动力学状态；纠正水、电解质紊乱和维持酸碱平衡；保护重要器官；降低死亡危险，改善近期和远期预后。

　　（2）治疗措施：当发生左心衰竭时，应迅速将患者头侧位置升高，采取端坐位或45°以上角度半卧位，如病情允许时可将发生急性肺水肿的患者两腿摆成自然下垂位，以减少回心血量，并给予中或高流量吸氧，无效时及时应用人工机械辅助通气；可立即给予镇静药、快速利尿药，同时予以血管扩张药及强心药；经正性肌力药物纠正后仍出现心源性休克，或合并显著低血压状态时应给予血管收缩药物以提高血压；对于急性心力衰竭伴有明显哮喘可给予氨茶碱。此外，亦可选择主动脉内球囊反搏（intraaortic balloon counterppulsation，IABP）、机械通气、连续性肾替代治疗（continuous renal replacement therapy，CRRT）或心室机械辅助装置进行纠正。

　　（二）重症相关右心功能不全

　　急性压力过负荷、急性容量过负荷、急性收缩功能的下降及急性舒张功能的减低都会导致急性右心功能不全；值得注意的是，ARDS也是导致ICU患者右心功能不全的重要原因。除了肺塌陷所引起的肺动脉阻力的增加以外，高PEEP水平也会通过减少静脉回流及增加右心室后负荷来影响右心功能；感染性休克作为ICU重症患者最常见的疾病，从各个角度均会影响右心；合并心肌抑制，常见左右心同时受累；若合并急性肾损伤，易出现容量过负荷，从而进一步影响右心；所以，重症心功能评估应从右心开始。

　　右心功能的评估与左心室不同的是，右心室的游离壁由横行肌纤维构成，明显薄于左心室，这种独特的解剖结构使得右心室对于压力和容量的负荷均比较敏感，前负荷和后负荷的增加都会导致右心室内压力升高，使得右心室体积增加。正因为如此，右心室相对于左心室的大小可以作为右心功能不全的指标。

　　（三）左心室舒张功能不全

　　舒张功能是心脏功能中较为敏感的环节。人类在衰老的过程中，经常从舒张功能退化开始，最早表现为舒张功能减低；而舒张性心力衰竭与收缩性心力衰竭的治疗方式存在很大的差异，因此，首先判断患者是否存在舒张功能不全具有很重要的意义。左心室舒张功能一般评估：首先，存在心肌肥厚的患者常伴有舒张功能不全；其次，心房颤动患者由于缺乏规律的心房收缩，通常也会合并舒张功能障碍；另外，当左心室出现了收缩功能障碍时，其舒张功能通常也受累。

　　临床上，舒张期压力的评估通常被用于患者的监测与治疗。舒张期的充盈压包括左心室的舒张末压及平均左房压，其中左房压代表了左心房舒张期的平均压力，由于临床上它可以用肺动脉楔压来监测而显得尤为重要。心室的舒张功能障碍通常表现为舒张时间的减少及顺应性的下降，这使得在相同的容量状态下充盈压的升高，而这种充盈压的升高与心室壁是否增厚、心室内径大小没有直接相关性；另外，左心房压可以用来评估患者舒张功能障碍程度，E/E'是常用的评估充盈压的指标，当$E/E' > 15$时提示左心房的充盈压升高，当$E/E' < 8$时，提示左心房压正常，当$E/E' > 15$时，患者出现心源性脱机失败的可能性增加。

　　（四）心源性休克

　　心源性休克是指由于心肌收缩功能下降，心

泵功能障碍导致的休克。血流动力学特征为前负荷或充盈压增加；体循环阻力代偿性增加；每搏量减少，心排血量减少。

1.诊断

（1）有急性心肌梗死、急性弥漫性心肌炎、严重心律失常等病史。

（2）早期患者烦躁不安、面色苍白，诉口干、出汗，但神志尚清；后逐渐出现表情淡漠、意识模糊、神志不清直至昏迷。

（3）心率增快，脉搏细弱，心率＞120次/分；收缩压＜80mmHg，脉压＜20mmHg，以后逐渐降低，严重时血压测不到；尿量＜0.5ml/（kg·h），甚至无尿。

（4）血流动力学监测提示心脏指数（cardiac index，CI）降低、左心室舒张末压（left ventricular end diastolic pressure，LVEDP）升高等相应的血流动力学异常。

2.监测与评估

（1）一般临床监测：意识状态、肢体温度和色泽、血压、心率、尿量。这些传统临床监测指标与低血容量性休克表现基本相似。

（2）血流动力学特征：前负荷或充盈压增加；体循环阻力代偿性增加；每搏量减少，心排血量减少。

（3）组织灌注与氧代谢指标：与低血容量性休克监测相同。

（4）心电图及超声心动图监测：可动态判断心肌梗死的范围、心脏射血分数等。

（5）心肌酶学监测：须注意BNP、cTn、CK-MB、LDH的升高。

3.治疗

（1）一般治疗：①绝对卧床休息，胸痛由急性心肌梗死所致者，应给予有效镇痛镇静。②建立有效的静脉通道，并视病情选择血流动力学监测项目。③氧疗：持续鼻导管或面罩吸氧，必要时建立人工气道并行机械通气。

（2）调整前负荷：严密监测患者的前负荷状态，根据传统的血流动力学指标、功能性血流动力学指标和临床症状体征综合评估，对于前负荷不足者，适当给予液体治疗，对于前负荷过高者，适当限制液体输入量和输注速度，或应用利尿药降低前负荷。

（3）正性肌力药物：包括洋地黄类和非洋地黄类（儿茶酚胺、非儿茶酚胺）。

1）洋地黄制剂：一般在急性心肌梗死24小时内，尤其是6小时内应尽量避免使用洋地黄制剂，通常只有在伴发快速性房性心律失常时才考虑应用。

2）非洋地黄制剂：又分为儿茶酚胺类和非儿茶酚胺类：①儿茶酚胺类常用药物包括肾上腺素、去甲肾上腺素、异丙肾上腺素、多巴胺和多巴酚丁胺等；②非儿茶酚胺类正性肌力药物有磷酸二酯酶抑制剂和钙增敏剂。

（4）血管活性药物：当外周血管阻力增加时，应选择血管扩张药如硝酸甘油、硝普钠，达到降低心脏前后负荷，改善微循环，改善心肌供血的目的。

（5）其他治疗：如纠正酸中毒和水、电解质紊乱，可采用机械性辅助循环，并积极治疗原发疾病。

（五）中心静脉压监测在心功能监测中的作用

1.测量中心静脉压（central venous pressure，CVP）的装置　包括换能器测压及水压力计测压器。水压力计测压器可自行制作，操作简易，结果准确可靠。

2.监测CVP的临床意义

（1）CVP的正常值：$5 \sim 10cmH_2O$，CVP＜$5cmH_2O$表示血容量不足，CVP＞$15 \sim 20cmH_2O$提示输液过多或心功能不全。

（2）影响CVP的因素

1）病理因素：CVP升高见于右心房及左或右心室衰竭、心房颤动、肺梗死、支气管痉挛、输血补液过量、纵隔压迫、张力性气胸及血胸、慢性肺部疾病、心脏压塞、缩窄性心包炎、腹内压增高的各种疾病及先天性和后天性心脏病等。CVP降低的原因有失血和脱水引起的低血容量，以及周围血管扩张，如分布性休克等。

2）神经体液因素：交感神经兴奋，儿茶酚胺、抗利尿激素、肾素和醛固酮等分泌增加，血管张力增加，使CVP升高。相反，某些扩血管活性物质，使血管张力减少，血容量相对不足，CVP降低。

3）药物因素：快速输液、应用去甲肾上腺素等血管收缩药，CVP明显升高；用扩血管药或心动能不全患者用洋地黄等强心药后，CVP下降。

4）其他因素：有缺氧和肺血管收缩，气管插管和气管切开，患者挣扎和骚动，控制呼吸时胸腔内压增加，腹腔手术和压迫等均使CVP升高，麻醉过深或椎管内麻醉时血管扩张，CPV 降低。

三、肾功能的监测治疗

（一）肠梗阻患者发生肾功能障碍的原因

肠梗阻患者引起的肾功能障碍，一般为急性肾损伤（acute kidney injury，AKI），予以积极治疗后极少发展为慢性肾衰竭。AKI 并非一种疾病，而是由多种病因引起的急性肾损伤性病变；不同危险因素引起的 AKI 发病机制不同。习惯上，一般根据病因作用于肾部位的不同进行分类。近年来，随着对 AKI 研究的深入，越来越多的研究按照 AKI 病因直接分类，以便更有利于对其发病机制进行研究和更好地指导临床治疗，如缺血性 AKI、脓毒性 AKI、对比剂相关 AKI、手术相关 AKI、挤压综合征致 AKI、心肾综合征、肝肾综合征等。

1. 按照致病因素在肾作用部位分类　根据致病因素在肾直接作用的部位不同，习惯分为肾前性、肾性及肾后性因素。三类因素所致的 AKI 都会有轻有重（AKI 1～3 期）；无论是哪一类因素引起的 AKI，只要 Scr 升高，即意味着肾本身开始发生功能性或结构性损伤。

（1）肾前性因素：主要与血容量不足和心脏泵功能明显降低导致的肾灌注不足有关，是 AKI 最为常见的致病原因之一。各种肾前性因素引起血管有效循环血量减少，肾灌注量减少，肾小球滤过率降低，从而导致尿量减少，血尿素氮及肌酐增加。需要说明的是，肾前性因素所致 AKI 是由各种原因导致肾低灌注引起的，其肾实质通常很早发生缺血再灌注损伤。常见的肾前性危险因素：①血容量不足，如消化道呕吐、腹泻等，各种原因引起的大出血，皮肤大量失液，液体向第三间隙转移及过度利尿等。②心血管疾病，主要由于心排血量严重不足而致肾灌注不足，如充血性心力衰竭、急性心肌梗死、心脏压塞、大面积肺栓塞及严重心律失常。③周围血管扩张，感染性休克或过敏性休克时有效循环血量重新分布，造成肾灌注降低。④肾血管阻力增加，见于应用血管收缩药、肾动脉栓塞或血栓形成、大手术后及麻醉时、肝肾综合征、前列腺素抑制剂引起前列腺素分泌减少。

（2）肾性因素：肾性因素所致 AKI 是直接损害肾实质的各种致病因素所导致的 AKI，在临床上也较为常见，包括肾毒性药物、对比剂、溶血、各种肾毒素或免疫反应等因素所造成的肾实质急性病变，病变可以发生在肾小球、肾小管、肾间质、肾血管。

1）急性肾小管损伤或坏死：严重感染、严重创伤、急性溶血综合征、肾毒性物质等均可引起。肾毒性物质导致者最为常见：①抗生素，如两性霉素 B、多黏菌素、氨基糖苷类、妥布霉素等；②对比剂，如各种含碘对比剂；③重金属，如汞、铅、铀、金、铂、砷、磷等；④工业毒物，如氰化物、甲醇、酚、苯、杀虫剂、除草剂等；⑤生物毒，如蛇毒、蜂毒、斑蝥毒、鱼胆等；⑥其他药物，如 NSAID、环孢素 A、甘露醇等。

2）急性肾小球及肾小管疾病：如急性感染后肾小球肾炎、急进性肾小球肾炎、肾病综合征、全身性小血管炎、狼疮性肾炎、IgA 肾炎、肺出血肾炎综合征等。

3）急性肾间质性疾病：可引起肾间质损害，病因非常复杂；常见的如肾感染性疾病、肾毒性物质、X 线长时间照射及各种药物中毒引起肾间质损害。

4）肾血管性疾病：如恶性或急进性高血压、肾动脉栓塞和血栓形成、腹主动脉瘤、肾静脉血栓形成等。

（3）肾后性因素：肾后性危险因素所致 AKI 是指肾水平面以下尿路梗阻或排尿功能障碍所致的 AKI。常见病因：①输尿管结石；②尿道梗阻，如结石、狭窄、后尿道瓣膜等；③膀胱颈梗阻；④前列腺增生、前列腺肥大、前列腺癌；⑤膀胱肿瘤或膀胱内有较大的积血块等；⑥盆腔肿瘤蔓延、转移或腹膜后纤维化所致的粘连，压迫输尿管、膀胱、尿道等。

2. 直接按病因分类　引起 AKI 常见的危险因素主要包括肾缺血、脓毒症、肾毒性药物、外科大手术、挤压伤、肾移植及其他器官功能不全，如心力衰竭、肝衰竭、胰腺炎、ARDS 等。每一种危险因素又会有多种机制参与 AKI 的发病。

（1）缺血性 AKI：主要是由肾低灌注引起的，常见于血容量不足、各种因素所致的肾血管收缩及肾血管狭窄等。全身低灌注时，交感-肾上腺髓质兴奋，儿茶酚胺增多，肾素-血管紧张素系统激活，内皮素与一氧化氮的产生失衡，从而引起肾血管收缩，肾血流量急剧减少。缺血可引起肾组织的 ATP 减少，从而引起肾细胞一系列功能及器质上的改变，最终发生坏死或凋亡，导致 AKI；另外，缺血再灌注损伤会产生较多活性氧自由基，进一步加重肾损伤。

（2）脓毒性AKI：脓毒症和感染性休克一直是AKI发生的首要原因，约有50%的AKI为感染引起。脓毒性AKI通常病情更重，ICU治疗时间更长，死亡率更高。严重感染和感染性休克导致AKI的机制还不完全清楚，可能涉及肾血流动力学和肾灌注的改变、肾细胞功能改变和损伤，以及内毒素或内毒素样物质诱发的复杂的炎症和免疫网络反应等多个方面。目前研究认为，脓毒症诱导的AKI机制以细胞凋亡和肾脏炎症为主要特征。

（3）药物性AKI：药物是引起AKI的常见原因。不同的药物导致的AKI的机制不同，引起肾损伤的部位也有所不同。药物通过多种作用机制导致肾损伤，如使肾小球内血流动力学发生改变；药物作为抗原沉积于肾间质，诱发免疫反应，导致炎症；以及药物在肾浓集，产生结晶体损伤肾小管等。

对比剂相关性急性肾损伤（contrast-induced acute kidney injury，CI-AKI）又称对比剂肾病，是使用对比剂的影像学检查和介入治疗的主要并发症。CI-AKI定义为对比剂检查或治疗操作后48～72小时血肌酐（Scr）≥0.5mg/dl（44.2μmol/L），或Scr较基础值增加幅度>25%。对比剂是造成住院患者AKI的主要原因之一，在临床上常表现为非少尿型急性肾损伤。CI-AKI确切的发病机制目前还不十分清楚，根据大量研究结果归纳起来，对比剂的渗透负荷是导致CI-AKI的主要原因，主要表现为肾血流动力学改变导致的肾缺血性损伤，尤其是肾髓质缺血缺氧性损伤；对比剂对肾小管，尤其是近端肾小管的直接损伤及氧化应激。

（4）手术相关性AKI：外科手术也是AKI发生的高危因素。急性肾损伤是外科术后常见而严重的并发症之一，发生率在1%～31.1%，约2%的患者需要肾替代治疗。手术相关性AKI不仅使手术患者住院日延长，治疗费用增加，而且也是病死率增加的独立危险因素。手术相关性AKI的发病机制是复杂的和多因素的，目前尚未完全明确，一般认为由于麻醉、手术应激、失血等引起的血流动力学改变、炎性介质的激活引起肾血管收缩，肾灌注压下降造成肾缺血，从而引起肾小管水肿、变性甚至凋亡或坏死，GFR降低，诱发或加重AKI；围手术期使用的麻醉药、抗生素等药物的肾毒性会加重这一损伤。

（5）挤压综合征（crush syndrome，CS）致AKI：是指四肢或躯干肌肉丰富部位，遭受重物长时间挤压，在解除压迫后，出现以肢体肿胀、肌红蛋白尿、高血钾为特点的急性肾衰竭。CS主要表现为少尿甚至无尿，以肾衰竭为特点；特别是高钾血症可导致心搏骤停，或因心搏无力伴血容量不足引起严重休克，这是CS患者早期死亡的主要原因。挤压伤所致AKI的发病机制有缺血、代谢、创伤和肾毒素等因素参与。血清肌酸激酶（CK）水平是肌肉损伤程度最敏感的指标，挤压伤时CK升高通常超过正常值5倍以上；CK升高发生在肌肉损伤的数小时，1～3天达高峰。CS患者通常CK>10 000U/L，当CK>75 000U/L时，患者AKI发生率及死亡率均显著增加。测定血、尿中的肌红蛋白（MB）对早期诊断很有帮助，当血MB浓度>1.5mg/dl时，MB即可出现在尿中，其半衰期只有2～3小时，血MB可在6～8小时恢复正常。

（6）心肾综合征：心脏和肾之间存在复杂的关系，心功能不全时的神经体液激活、低血压、利尿药治疗等可影响肾灌注及功能；肾功能不全伴随着炎症反应、电解质紊乱、容量负荷增加等因素，反过来使心功能进一步恶化。肾功能不全严重程度越重，发生症状性心力衰竭风险和死亡率越高。随着对心肾相互作用研究的深入，心肾综合征（cardiorenal syndrome，CRS）的概念也从狭义走向广义。狭义上讲，CRS是指慢性心力衰竭患者出现进行性肾功能不全，表现为治疗过程中Scr渐进性升高；广义上讲，CRS是指心脏或肾功能不全时相互影响、相互加重导致心肾功能急剧恶化的一种临床综合征（表9-13）。

CRS的发病机制：①肾血流量减少。心力衰竭时，心排血量下降，肾灌注减少，引起肾前性肾功能减退。②神经体液异常。心力衰竭时有效循环血量的降低激活交感神经系统和肾素-血管紧张素-醛固酮系统，对肾结构及功能也产生重要影响，除引起肾血管收缩和肾血流量减少外，儿茶酚胺也可对肾小管、肾小球产生直接损伤。血管紧张素Ⅱ也可作用于肾系膜细胞，导致肾功能损害和肾小球硬化。③贫血：心力衰竭时心排血量减少及肾血管收缩致肾血流量减少，肾缺血，促红细胞生成素减少，引起贫血；贫血又引起心率加快、心肌肥厚、心肌细胞凋亡，加重心力衰竭和肾功能损害。

表9-13　心肾综合征的分类		
亚型	名称	临床及病理生理特征
Ⅰ型	急性心肾综合征	心功能的突然恶化（如急性心源性休克或急性充血性心力衰竭）导致AKI
Ⅱ型	慢性心肾综合征	慢性心功能不全（如慢性充血性心力衰竭）导致进行性和持续的慢性肾脏病（chronic kidney disease，CKD）
Ⅲ型	急性肾心综合征	急性肾功能恶化（如急性肾缺血或肾炎）导致急性心脏疾病（如心力衰竭、心律失常、心肌缺血）
Ⅳ型	慢性肾心综合征	慢性肾病（如肾小球或肾间质疾病）导致心功能减退、心室肥大和（或）心血管不良事件危险性增加
Ⅴ型	继发心肾综合征	系统性疾病（如糖尿病、全身感染）导致的心脏和肾功能障碍

注：根据原发病和起病情况分类。

（7）肝肾综合征：临床表现包括肝硬化失代偿期及功能性肾衰竭两方面的症状和体征。患者常有门静脉高压症、脾大、大量腹水、黄疸、氮质血症、少尿、低钠血症等。

肝肾综合征的发生与以下因素有关：①有效循环血容量的减少，如上消化道出血、大量放腹水、大量利尿及严重腹泻等致有效循环血容量急骤降低，导致肾血流量减少，GFR明显降低而发病。②内毒素血症，即严重肝病时肠道功能紊乱，致肠内革兰氏阴性杆菌大量繁殖，产生大量内毒素；内毒素血症可致肾内血液分流，皮质血流减少，GFR降低而发病。③心房利钠肽作用，有学者测定肝肾综合征患者循环中心房利钠肽含量均显著降低。故肝肾综合征患者肾对体液容量增加不产生利尿、利钠反应。④肾小球加压素的作用，即肾小球加压素通过降低入球小动脉的压力而增加GFR。在严重肝疾病时，该激素产生障碍，GFR下降而发病。

（二）急性肾损伤的定义与分期

2002年，急性透析质量倡议组织（Acute Dialysis Quality Initiative Group，ADQI）首先提出了急性肾损伤（acute kidney injury，AKI）的概念，同时制订了RIFLE（risk-injury-failure-loss-end stage renal disease）分级的诊断标准，明确规定了急性发生的不同严重程度肾功能减退的判断指标。2005年，急性肾损伤网络组织（Acute Kidney Injury Network，AKIN）又在RIFLE标准的基础上进行修改，制订出AKIN分期标准，对RIFLE分级标准进行了简化。

目前，临床上采用的是2012年改善全球肾脏疾病预后（kidney disease：improving global outcomes，KDIGO）AKI指南推荐的AKI分期标准。KDIGO AKI指南对AKI定义为符合以下任一情况：①Scr在48小时内升高≥0.3 mg/dl（26.5μmol/L）；②Scr在7天内升高达基线值的1.5倍；③尿量＜0.5 ml/（kg·h），持续6小时。同时在RIFLE和AKIN分级和分期标准基础上对AKI的严重程度进行分期（表9-14）。

表9-14　KDIGO对AKI分期		
分期	Scr	尿量
1期	Scr增至基础的1.5～1.9倍或增加≥26.5μmol/L（0.3 mg/dl）	＜0.5 ml/（kg·h）×（6～12）h
2期	Scr增至基础值的2.0～2.9倍	＜0.5 ml/（kg·h）≥12 h
3期	Scr增至基础值3倍，或≥4mg/dl（353.6 μmol/L）；或开始RRT；或年龄＜18岁，GFR降低至＜35 ml/（min·1.73m²）	＜0.3 ml/（kg·h）≥24 h，或无尿≥12 h

（三）临床表现及分期

根据AKI的临床特点和病程，一般将AKI分为少尿期、多尿期和恢复期，其临床表现如下所述。

1.少尿期　在急性病因的作用下，患者会出现尿量骤减或逐渐减少，即AKI的少尿期。轻症AKI（AKI 1～2期）的少尿期很短，有的只有2～3天，很快进入多尿期和恢复期，有的则没有明显的少尿期；相关的临床表现较轻，只有轻度的氮质血症及钠水潴留，对利尿药的反应也较好。AKI 3期相当于传统的急性肾衰竭，通常具有典型的少尿期、多尿期和恢复期；少尿期时少尿甚至无尿，一般持续7～14天；其临床表现较重，通常伴有明显的氮质血症、水钠潴留、电解质紊乱及酸碱失衡，并会有其他器官受累的表现；对利尿药的反应差，一般需要肾替代治疗；少尿期越长，病情越重，预后越差。

2. 多尿期　每日尿量超过800 ml即进入多尿期。进行性尿量增多是肾功能开始恢复的一个标志。每日尿量可成倍增加，3～5天可达1000ml。进入多尿期后，GFR并没有立即恢复。有时每日尿量在3L以上而GFR仍在10 ml/min或以下，存在高分解代谢的患者Scr和Bun仍可上升，当GFR明显增加时，Bun逐渐下降。AKI 1～2期的多尿期一般较短，很快恢复正常尿量；AKI 3期的多尿期较长，可持续2～3周或更久。多尿期早期仍可发生高钾血症，持续多尿可发生低钾血症、失水和低钠血症；此外，此期仍易发生感染、心血管并发症和上消化道出血等。

3. 恢复期　根据病因、病情轻重程度、多尿期持续时间、并发症和年龄等因素，AKI患者在恢复早期变异较大，可毫无症状，自我感觉良好，或体质虚弱、乏力、消瘦；当Scr和Bun明显下降时，尿量逐渐恢复正常。除少数外，肾小球滤过功能多在3～6个月恢复正常。但部分重度AKI患者肾小管浓缩功能不全可维持1年以上。若肾功能持久不恢复，可能提示肾遗留有永久性损害。少数患者由于肾小管上皮和基底膜的破坏严重和修复不全，可出现肾组织纤维化而转变为CKD。

（四）AKI的防治

由于AKI常继发于全身低灌注、脓毒症等全身或其他器官疾病，因此，AKI防治的第一步是积极处理原发病、祛除病因、控制感染、优化全身血流动力学、停止使用导致肾损害的药物、防止AKI进一步加重。

1. AKI的预防　AKI存在高发病率和高病死率，且目前临床上对AKI的治疗除了在病情严重时行肾替代治疗外，尚缺乏行之有效的能够减少急性肾衰竭病程的治疗方法。因此，对AKI早期预防非常重要。针对AKI的不同病因，采取不同的预防方法。临床上20%以上的AKI是由灌注不足或中毒等多种危险因素引起的急性肾小管损伤或坏死，因此，针对危险因素采取相应的预防措施可有效地降低AKI的发病率。

（1）优化血流动力学，保证肾灌注压：肾的灌注与全身血流动力学状态和腹内压直接相关，动脉压过低和（或）腹内压过高都会导致肾灌注减少，进而导致AKI。避免收缩压＜90mmHg，维持合适的心排血量、平均动脉压和血容量以保证肾灌注；复苏液体的选择，胶体溶液并不优于晶体溶液；当需要血管升压药逆转全身性血管扩张时（如感染性休克）首选去甲肾上腺素；严密监测血流动力学变化，及时有效地复苏，以及预防腹腔高压，有助于防止肾缺血，可有效降低AKI的发生。

（2）尽可能避免使用肾毒性药物：氨基糖苷类、两性霉素B、多黏菌素、妥布霉素等抗生素，以及NSAID、环霉素等，都可以引起AKI。某些因素需要特别注意：①高龄、脓毒症、心力衰竭、肝硬化、肾功能减退、血容量不足和低蛋白血症的患者，对肾毒性药物尤为敏感，需要高度重视；②许多药物的肾毒性与剂量和血药浓度直接相关，如两性霉素B、万古霉素等抗生素的谷浓度与毒副作用密切相关，正确的剂量和给药方法，必要时监测血药浓度，是降低药物肾毒性的重要手段；③尽量避免同时使用两种或以上肾毒性药物。

（3）控制感染：脓毒症，特别是感染性休克是AKI最重要的危险因素之一，控制感染是预防AKI的重要措施。积极查找感染源，彻底清除感染灶，合理应用抗生素，采取相应措施预防导管相关性和呼吸机相关性感染等。

（4）及时清除肾毒性物质：早期积极液体复苏可减轻肌红蛋白尿的肾毒性，预防AKI。

（5）预防对比剂相关性肾损伤：严格限制对比剂剂量，是防止对比剂相关肾损伤的最佳手段；需要使用对比剂时，高危患者（糖尿病伴肾功能不全）应使用非离子等渗对比剂，静脉输入等张液体降低对比剂肾病的发生，等张碳酸氢钠溶液优于等张盐溶液。

（6）药物预防：目前认为并无药物可用于预防AKI，甚至有些药物还可加重病情。

2. AKI的治疗　原则：①积极治疗原发病，及早发现导致AKI的危险因素，并迅速去除之，促进肾小管上皮细胞再生修复；②加强液体管理，即早期肾缺血患者应积极恢复有效循环血容量，少尿期应保持液体平衡，多尿期适当控制入液量；③维持内环境稳定，调节钠、钾等电解质及酸碱平衡，严密监测，及时处理；④控制感染，充分引流及选用敏感抗生素；⑤肾替代治疗，有效纠正水、电解质紊乱及酸碱失衡，及早清除毒素对机体各系统的损害，有利于损伤细胞的修复。

（1）AKI的非替代治疗：主要是通过减轻肾损伤、促进修复，达到改善肾功能和其他器官功能的目的。

1）少尿期的治疗：①液体管理，对于轻度缺血性AKI的患者，治疗目的是尽最大可能使之恢复，防止AKI进一步发展为肾衰竭或尿毒症。②利尿药，即袢利尿药（特别是呋塞米）是目前合并AKI的重症患者临床上最常用的药物之一，临床上应用呋塞米的主要目的是改善少尿患者的容量负荷，保证营养支持的给予和维持液体和电解质的平衡；临床上使用利尿药之前首先要对机体的容量情况进行正确评估，如果存在血容量不足，则不能使用利尿药，否则可能会加重肾灌注不足，从而加重AKI。③纠正电解质紊乱和酸碱失衡。④控制感染，是减缓AKI发展的重要措施。积极处理感染灶，预防导管相关性感染，避免使用肾毒性的抗生素。⑤营养支持，即AKI患者存在营养不良的高风险，AKI患者营养管理的目标应该是提供充足的蛋白质以保持代谢平衡。

2）多尿期的治疗：重点仍为维持水、电解质和酸碱平衡，控制氮质血症，治疗原发病和防止各种并发症。其治疗原则是防止补液过多或不足，注意适当补充电解质。多尿期最大的特点是尿素氮仍进行性升高，酸中毒也在继续加重，并持续3～4天，故仍须补充足够的热量，减少蛋白的摄入，给予蛋白合成剂，尽量缩短这一期的时间，使尿素氮尽快下降；由于尿量逐渐增多，此期应严密监测血电解质的变化，根据血液各项生化检查结果，适当补充电解质。随着氮质血症的减轻，临床症状逐渐好转，消化道功能开始恢复，可尽早开始进食及肠内营养。

3）恢复期的治疗：恢复期无须特殊治疗，应避免使用肾毒性药物，如必须使用，应根据血浆肌酐清除率适当调整药物使用剂量及给药频率。

（2）AKI的肾替代治疗：肾替代治疗属于血液净化的范畴，即利用净化装置通过体外循环方式清除体内代谢产物、异常血浆成分及蓄积在体内的药物或毒物，以及纠正机体内环境紊乱的一组治疗技术。其中血液透析、血液滤过及血液透析滤过为常用的肾替代技术。腹膜透析虽然没有经过体外循环，但从广义上讲，也应属于肾替代治疗的范畴。

1）肾替代治疗的时机：各种急慢性肾衰竭是肾替代治疗的首要适应证。但在肾替代的时机方面，尚存在不同的意见。当患者对利尿药的反应欠佳时，应及时考虑到肾替代治疗。KIDGO指南也指出决定肾替代治疗时机应更多地考虑尿量的减少、液体过负荷程度、非肾器官衰竭的程度等临床

状况和实验室指标的变化趋势，而不是凭借单一的Scr、尿素氮水平。因此，临床医师应根据患者和本单位的具体情况，权衡利弊，慎重决定AKI患者的肾替代治疗时机。

2）肾替代治疗的方式：AKI的肾替代治疗方式主要有血液透析、连续性肾替代治疗和腹膜透析3种。血液透析和连续性肾替代治疗是目前临床应用于救治AKI的主要肾替代治疗方式。

四、肝功能的监测治疗

急性肝衰竭（acute hepatic failure，AHF）并非独立的疾病，而是各种损肝因素（如严重感染、创伤、休克、药物与毒物等）直接或间接作用于原无肝病或虽有肝病但已长期无症状者的肝两周内所引发的，以肝细胞广泛坏死或脂肪浸润而肝细胞再生能力不足以进行代偿，进而导致肝细胞合成、解毒和生物转化、转运和排泄等功能障碍为共同病理生理特征，以进行性黄疸、意识障碍、出血和肾衰竭等为主要临床表现的一组临床综合征。急性肝损伤（acute hepatic injury，AHI）为AHF的早期表现，两者是一个连续渐进的病理生理过程，若在AHI阶段及时采取措施消除损肝因素，则可限制肝细胞损害的程度和范围；若已发生的损害继续加重与扩散，则将导致肝细胞广泛坏死，肝细胞功能急剧减退直至衰竭，一旦出现肝性脑病（hepatic encephalopathy，HE）或MODS则预后凶险。

AHF起病急，早期阶段很难被识别；病情进展快，多于发病2周内出现Ⅱ级及以上HE，病死率高达70%～80%。肝移植是目前被认为治疗有效的方法，但因AHF病情的迅速进展及肝源的短缺限制了肝移植的临床应用；生物人工肝支持治疗短期内仍然很难实现（人工肝支持治疗目前尚不能完全替代肝功能，仅用于短期维持）。通过严密的肝功能监测及时发现早期肝细胞基本功能改变及肝细胞损伤，并尽早去除损肝因素的同时，尽快阻断肝细胞坏死和促进肝细胞再生以保持正常的肝细胞功能，成为当前内科治疗AHF的关键环节。

（一）肠梗阻患者发生AHI/AHF的病因

导致AHF的病因多样，研究结果显示，85%的AHF病例是由一种原因引起的，其他致病因素则不确定。肝炎病毒、非肝炎病毒、药物及有毒物质、自身免疫性肝炎、肿瘤细胞广泛浸润和细菌感染等

均可引起急性肝衰竭。

1.感染　最常见病因是病毒性肝炎，但病毒性肝炎发生暴发型肝衰竭者不足1%。在肠梗阻患者中多为输血或血制品造成的乙型或丙型肝炎，如原发病不严重，无其他并发症，发展成AHF者甚少。在肠梗阻患者中，真正有威胁并导致肝功能损害的是脓毒症。腹腔脓肿或感染在肠梗阻患者中很常见，细菌毒素可通过门静脉系统转运至肝直接造成损害，更重要的是严重感染使机体处于炎症反应综合征的状态之下，此时，炎症介质和细胞因子等可造成肝细胞损害。

2.淤胆　许多肠梗阻患者因肠功能障碍而接受TPN，易发生胆汁淤积，这是多方面因素造成的。①禁食时，胃肠液、胆汁、胰液分泌减少，缩胆囊素促胰液素减少，胆囊弛缓，Oddi括约肌功能异常，这些因素可导致肝细胞内外淤胆。②营养成分不当：营养液中糖比例过高对肝是不利的。在进行TPN时，要对营养液的糖脂比进行调整，如糖过高，患者将发生肝功能不全，而降低葡萄糖热量，用糖脂双能源供能，淤胆发生率明显降低；此外，营养液中的氨基酸配方是否合理，维生素的光照分解产物等均可能与淤胆有关。③腹腔及全身感染：在肠梗阻并发的肠瘘、腹腔感染等患者应用TPN支持时，淤胆的发生率增高。④回肠疾病、低血浆白蛋白等都将增加淤胆的发生率。

3.营养物质失衡　营养物质不足与过多均可造成肝功能损害。当营养物质不足时，肝因得不到充足的代谢底物而发生改变；当营养物质过多时，增加了肝的负担，亦可造成损害。

4.药物　多数药物的转化/解毒在肝脏，所以药物和肝的关系非常密切。许多药物对肝具有直接或间接的毒性，如使用这类药物的时间过长，剂量过大，或机体属于特异质的患者，都有导致肝损害的可能。对于肝功能不良的患者来说，则危害性更大。肠梗阻患者病情复杂，病程长，并发症多，用药品种多，了解哪些药物能引起肝损害是临床用药中的一个重要问题。

药物所致的肝损害原因不一，根据肝的病理表现，一般把药物性肝损害分为三型，即肝细胞型、胆小管阻塞型和肝细胞胆管型。肝损害发生后，临床常表现为肝大、肝功能异常或黄疸；此时如能及时停药，多能恢复正常。常见引起肝损伤的部分药物见表9-15。

表9-15　引起肝损害的部分药物

类型	具体药物
全身麻醉药	氯仿、氟烷
镇静和抗精神病药	水合氯醛、副醛、奋乃静、氯丙嗪、三氟拉嗪、异卡波肼
抗癫痫药	苯妥英钠、扑米酮、三甲双酮
解热镇痛药	对乙酰氨基酚、保泰松、吲哚美辛
抗生素类药	磺胺嘧啶、四环素类、氯霉素、两性霉素B、林可霉素、酮康唑、咪康唑
抗结核药	异烟肼、对氨基水杨酸
抗癌药	环磷酰胺、苯丁酸氮芥、硫唑嘌呤、丙卡巴肼

5.其他因素

（1）肝缺血：失血和休克时，门静脉血流比肝动脉减少得早且多，此时肝的供血来源较多地依赖于肝动脉，但在内脏动脉痉挛时，肝动脉供血量也将急剧下降，使肝缺血进一步加重；肝缺血后，必将发生肝细胞损害和肝功能抑制。

（2）肝硬化：此类患者原有肝功能障碍，如在应激状况下（手术、感染）容易发生急性肝功能失代偿。

（3）胆红素负荷增加：大量输血是额外胆红素的主要来源。当输入库存血后，10%～15%的红细胞发生溶解，释放出血红蛋白或胆红素。

（4）胆道梗阻：发生梗阻性黄疸尤其合并胆道感染时，肝功能受损。肠梗阻患者因禁食、腹腔压力增高，胆汁不能及时排泄，容易引起淤胆，肝功能受损。

（5）继发于其他器官功能衰竭。

（二）肝功能的监测

肝功能监测项目繁多，有狭义与广义之分。狭义的肝功能监测是指反映肝细胞合成、代谢、转运和排泄等基本功能及肝细胞损伤的检查，又称为常规肝功能监测。广义的肝功能监测除常规监测外，尚包括病史与体检及反映炎症、纤维化、病因和形态学改变方面的检查。肝的形态学监测包括超声、放射学检查（CT及MRI）、肝血管与胆道造影、核素显像、腹腔镜检查、肝组织活检和病理学检查等，然而，肝在形态发生变化之前常已出现肝细胞合成、代谢、转运和排泄等基本功能改变及肝细胞损伤，因而狭义的肝功能监测能更及时地反映肝的状况。

1.肝细胞损伤监测

（1）血清氨基转移酶及其同工酶：血清氨基转移酶有数十种，临床用于监测肝细胞损伤的主要是丙氨酸氨基转移酶（alanine transaminase，ALT）和门冬氨酸氨基转移酶（aspartate aminotransferase，AST）。临床评价中的注意事项：①许多肝外疾病均可导致ALT活性升高；②虽然酶活性水平反映肝坏死程度，但与病理改变之间不一定相关；③酒精性肝病时ALT无明显升高，此与乙醇导致吡哆醇缺乏有关；④急性胆道梗阻早期，酶活性可升高至正常的8倍以上，但无论梗阻有无消除，24～72小时均可降至正常或接近正常水平；⑤约20%的氨基转移酶升高，一时找不到原因，应检查有无血红蛋白病、肝豆状核变性（Wilson病）、α_1-抗胰蛋白酶缺乏性肝病及某些非肝性疾病［如乳糜泻、原发性慢性肾上腺皮质功能减退症（Addison病）、神经性厌食、肌炎或过度运动后肌肉损伤］。

（2）乳酸脱氢酶及其同工酶：乳酸脱氢酶（lactate dehydrogenase，LDH）是一种糖酵解酶，广泛存在于人体组织内。正常人血清$LDH_2 > LDH_1 > LDH_3 > LDH_4 > LDH_5$，肝病时其同工酶$LDH_5$增加为主，且$LDH_5 > LDH_4$反映肝损害通常比转氨酶还敏感。

2.肝合成功能监测

（1）血清蛋白质测定

1）血清总蛋白、白蛋白与球蛋白测定：肝是合成白蛋白的唯一场所，如能除外其他因素，ALB下降通常反映肝细胞对其合成减少。需要注意的是：ALB体内半衰期长达21天，即使ALB合成完全停止，8天后也仅减少25%，所以肝损害后白蛋白的降低常在病后1周才能显示出来。

2）前白蛋白（preallbumin，PAB）测定：PAB在肝合成，正常人血清含量280～350mg/L，体内半衰期1.9天，远比白蛋白为短，因此，能更敏感地反映肝实质的损害；PAB下降与肝细胞损害程度一致。

（2）凝血因子测定和有关凝血试验：肝细胞严重损害和坏死必然导致凝血障碍和临床出血倾向。①凝血酶原时间（prothrombin time，PT）：可以反映凝血因子Ⅰ、凝血因子Ⅱ、凝血因子Ⅴ、凝血因子Ⅶ、凝血因子Ⅹ的活性而不受因子Ⅷ、凝血因子Ⅸ、凝血因子Ⅺ、凝血因子Ⅻ和血小板的影响；②部分凝血活酶时间（active partial thomboplastin

time，APTT）：为内源性凝血系统的过筛试验，肝细胞损害时APTT延长者占95.4%，APTT缩短见于严重肝损伤所致弥散性血管内凝血（DIC）的高凝期；③凝血酶时间（thrombin time，TT）：凝血因子Ⅰ转化成纤维蛋白的速率。严重肝细胞损伤致凝血因子Ⅰ严重减少（<75 mg/dl）时延长。

（3）脂质和脂蛋白代谢监测：血浆中脂质包括游离胆固醇、胆固醇酯、磷脂、三酰甘油和游离脂酸等。肝细胞损伤与胆道疾病时必然影响脂质代谢的正常进行，监测血清脂质和脂蛋白的变化可反映肝胆系统功能状况。

（4）血清胆碱酯酶（cholinesterase，ChE）：ChE由肝生成后分泌入血，反映肝实质合成蛋白的能力，与ALB的减低大致平行，但能更敏感地反映病情变化。随着病情好转，ChE迅速上升，而ALB恢复较慢。在营养不良、感染、贫血性疾病、有机磷中毒时ChE也下降，应注意判别。

（5）血氨（blood ammonia，BA）：生理情况下体内氨主要在肝内经鸟氨酸循环合成尿素，再由尿排出体外。BA升高的主要机制有两个：①肝细胞损害致鸟氨酸-瓜氨酸-精氨酸循环障碍，氨移除减少；②门静脉高压致门-体静脉短路，门静脉内氨逃脱肝的解毒直接进入体循环。正常值随测定方法而异，BA>118μmol/L（200μg/dl）者常伴有不同程度的意识障碍，意识障碍的程度与血氨浓度成正比，提示氨中毒为此类肝性脑病的主要原因，故又称"氨性肝性脑病"。AHF患者尽管肝清除氨的能力衰减，但通常在BA尚未明显升高时即已陷入深度昏迷，提示此类肝性脑病与BA浓度无关，故又称"非氨性肝性脑病"，其发病可能与神经递质失常及内环境紊乱等密切相关，因此，BA测定不能作为判断此类肝性脑病的主要依据。

3.肝排泄功能监测

（1）血清胆红素成分测定：血清胆红素水平取决于胆红素生成和清除两种因素。需要注意的是胆红素每日生成量略低于50mg，而正常肝处理胆红素的储备能力很大，每天能处理胆红素1500mg，因此，血清胆红素并非肝功能的敏感试验；同时，除了溶血和肝胆疾病可影响血清胆红素浓度外，某些肝外因素（如剧烈运动、饮酒、妊娠、口服避孕药和苯巴比妥等）也可影响血清胆红素的测定结果。

（2）血清胆汁酸浓度测定：胆汁酸是由肝排泄的主要有机阴离子，由胆固醇在肝细胞微粒体上经多个酶的作用转化而成。胆汁酸在周围血中的浓度很低，肝损害时由于功能性肝细胞减少或有门体循环短路导致肝摄取胆汁酸减少和周围血中胆汁酸水平升高，故测定血清胆汁酸浓度可反映肝功能状况。

（3）吲哚菁绿（indocyanine green，ICG）测定：ICG 是一种外源性无毒的水溶性阴离子复合物，经静脉注射后迅速与血浆蛋白结合，随血流进入肝并被肝细胞摄取，通过 ATP 依赖传输系统，不代谢，不经肝内再循环，经胆汁排至肠道而排出体外，正常状态下，5 分钟左右 97% 的 ICG 经肝清除。由于 ICG 的吸收与清除按照一级动力模式进行，通过肝血流摄取及胆汁排泄途径，肝细胞的数量与功能及肝血流量均可直接影响 ICG 吸收与排泄，因此，理论上 ICG 清除试验应当是评价肝功能最好的直接指标。

（4）胆汁淤积监测：肝内、外胆汁淤积时，除了内源性的胆红素、胆汁酸和胆固醇代谢异常外，还存在一些血清酶试验异常。①血清碱性磷酸酶（alkaline phosphatase，ALP）：是一组同工酶，由肝细胞合成分泌，自胆道排泄。在胆汁淤积、肝内炎症和癌症时，肝细胞过度制造 ALP，经淋巴道和肝窦进入血流使血清 ALP 升高；②γ-谷氨酰转肽酶（γ-glutamyl transpeptidase，γ-GT）：为一种膜结合酶，正常人血清 γ-GT 主要来自肝，肝内 γ-GT 主要分布于肝细胞质和肝内胆管上皮中。γ-GT 由肝细胞线粒体产生，从胆道排泄。AHF 患者累及胆管导致胆汁淤积时 γ-GT 可明显升高。

（5）肝免疫防御功能监测：在肝实质细胞损害的同时，单核-吞噬细胞系统也遭受损害，其吞噬、杀灭细菌及对细菌毒素解毒功能均受到抑制；加上肝细胞受损，球蛋白、白蛋白合成功能受到影响，致使免疫功能减退。血清 γ 球蛋白、免疫球蛋白、补体和鲎试验可以反映肝免疫防御功能变化。

4.肝血流量监测

（1）直接测量法：利用各种血流量计，分别测定肝动脉、肝静脉的血流量。这种方法测得的结果比较可靠。但是，由于需要开腹和进行有创插管，因此，只限于术中和动物实验使用。

（2）间接测量法：是采用核素标记的胶体物质，如 ^{32}P 标记的铬磷酸、^{198}AU 或 ^{131}I 标记的人体白蛋白，经静脉注射，然后测定外周静脉血的放射性强度。该方法的优点是无须肝静脉插管。不足之处在于这些物质约有 10% 被骨髓或其他组织所摄取。尤其是肝硬化患者，肝细胞对这些物质的摄取率变化很大且因人而异，故会影响数值的可靠性和结果判断。

（3）核医学微电脑技术：是将核素标记的 ^{99m}Tc 注入体内，然后将肝扫描图像连续输入微电脑中，经数学处理，计算出该化合物进出肝的时间差——平均运行时间。该方法的最大优点是能反映出尚未发生明显病理改变的轻度肝缺血，是目前认为肝缺血时较敏感、迅速、又易推广的指标。

5.肝的形态学监测　包括彩色多普勒超声、放射学检查（CT 及 MRI）、肝血管与胆道造影、核素显像、腹腔镜检查、肝组织活检和病理学检查等。主要用于：①确定肝内占位性病变，如肝肿瘤、肝脓肿和囊肿的有无、大小、位置与性质；②鉴别右上腹肿块的来源；③了解肝的结构和其他病变，如门静脉高压的原因及其侧支循环形成的情况。CT 和彩色多普勒超声可以在无损伤的情况下查知肝内的结构并显示病变，已成为首选检查方法。肝动脉造影对诊断肝占位性病变和血管病变有较大价值，常在彩色多普勒超声和 CT 不能确诊的情况下，或在介入治疗前施行。

（三）AHI/AHF 的诊断

中华医学会感染病学分会肝衰竭与人工肝学组、中华医学会肝病学分会重型肝病与人工肝学组于 2018 年肝衰竭诊治指南中根据肝衰竭病理组织学的特征和病情发展的速度，将肝衰竭分为急性、亚急性、慢加急性（亚急性）和慢性。肝衰竭的临床诊断需要依据病史，临床表现和辅助检查等综合分析而确定。急性肝衰竭诊断标准：急性起病，2 周内出现 Ⅱ 度及以上肝性脑病（按 Ⅳ 度分类法划分），并有以下表现者：①极度乏力，并伴有明显厌食、腹胀、恶心、呕吐等严重消化道症状；②短期内黄疸进行性加深，血清总胆红素浓度 ≥10× 正常上限或每日上升 ≥17.1μmol/L；③有出血倾向，凝血酶原活动度（PTA）≤40%，或国际标准化比值（INR）≥1.5，且排除其他原因；④肝进行性缩小。

（四）AHI/AHF 的治疗

1.一般治疗　对于确诊的 AHF 患者，密切观察生命体征和监测肝肾功能、电解质、凝血功能等指标。维持稳定的呼吸、循环功能与内环境。若无禁忌，主张肠内营养支持，包括高碳水化合物、低脂、适量蛋白饮食、提供每千克体重35～40 kcal 总热量；若不能应用肠道营养，应给予肠外营养，补充维生素；可应用肠道微生态调节剂、乳果糖或拉克替醇以减少肠道细菌易位或内毒素血症；酌情选用改善微循环药物、抗氧化剂及乌司他丁等治疗，要避免出现诱发因素，阻止疾病进一步恶化。

2. 针对不同基础病因的治疗

（1）针对病因治疗或特异性治疗：除了纠正全身因素导致的AHF，控制应激反应、各种严重全身性感染，早期发现和及时纠正休克、低氧血症外，还应进行病因治疗。①药物性肝损害，应停用可能导致肝损害的药物。②对HBV-DNA阳性的肝衰竭患者，在知情同意的基础上可尽早酌情使用抗病毒药物；甲型和戊型肝炎病毒所致的AHF应加强支持治疗。③妊娠急性脂肪肝和HELLP综合征所致AHF，建议尽快终止妊娠，如果终止妊娠仍无效果应考虑肝移植。④自身免疫性肝炎所致凝血障碍和轻度肝性脑病应考虑激素治疗（泼尼松）。⑤对确定或疑似人类疱疹病毒感染引发的AHF，可使用阿昔洛韦治疗。

（2）免疫调节治疗：肾上腺皮质激素在肝衰竭治疗中的应用存在不同意见。①非病毒感染性肝衰竭，如自身免疫性肝病及急性乙醇中毒（严重酒精性肝炎）等是其适应证；②其他原因所致的肝衰竭早期，若病情发展迅速且无严重感染、出血等并发症者，可酌情使用。为调节肝衰竭患者机体的免疫功能、减少感染等并发症，可酌情使用胸腺肽-α_1 等免疫调节剂。

（3）护肝治疗：可应用抗感染护肝药物、肝细胞膜保护剂、解毒保肝药物及利胆药物，可达到减轻肝组织损害，促进肝细胞修复和再生，减轻肝内胆汁淤积，改善肝功能。

3. 针对并发症的治疗

（1）脑水肿：是肝衰竭最严重的并发症，颅内压和脑灌注压均是监测脑水肿的指标。应在颅内压监测下治疗脑水肿，基本要求是使颅内压维持在20～25 mmHg以下，脑灌注压维持在50～60mmHg以上。①颅内压增高者，给予甘露醇0.5～1.0g/kg或高渗盐水治疗；②袢利尿药：一般选用呋塞米，可与渗透性脱水剂交替使用；③应用人血白蛋白，特别是肝硬化白蛋白偏低的患者，提高胶体渗透压，有助于降低颅内压，减轻脑水肿症状；④人工肝支持治疗；⑤对于存在难以控制的颅内高压急性肝衰竭者可考虑应用轻度低温疗法和吲哚美辛，后者只能用于大脑高血流灌注的情况下。

（2）肝性脑病：①去除诱因，如严重感染、出血及电解质紊乱等。②调整蛋白质摄入及营养支持，包括对蛋白质及热量的限制，使肝性脑病患者蛋白质摄入量减为0.5～1.2g/（kg·d），热量25～35kcal/（kg·d）。③应用乳果糖或拉克替醇，口服或高位灌肠，可酸化肠道，促进氨的排出，减少肠源性毒素吸收。④视患者的电解质和酸碱平衡情况酌情选择精氨酸、鸟氨酸-门冬氨酸等降氨药物。⑤使用支链氨基酸以纠正氨基酸失衡。⑥人工肝支持治疗。此外，对Ⅲ度以上肝性脑病者应进行气管插管，癫痫活动性发作时可用苯妥英钠或苯二氮䓬类药物。

（3）肝肾综合征：防止AKI的发生，应纠正低血容量，积极控制感染，避免使用肾毒性药物，对对比剂的使用应慎重。对于发生肝肾综合征的患者，应使用特利加压素［1mg/（4～6）h］联合白蛋白（20～40g/d），治疗3天，Scr下降小于25%，特利加压素可逐步增加至2mg/4h。若有效，疗程7～14天；若无效，停用特利加压素。亦可使用去甲肾上腺素（0.5～3.0mg/h）联合白蛋白（10～20g/L）对1型或2型肝肾综合征有与特利加压素类似结果。

（4）感染：AHI/AHF患者常见感染包括自发性腹膜炎、肺部感染和严重全身性感染等，感染的常见病原体为革兰氏阴性菌、革兰氏阳性菌及真菌。可常规进行血液和体液的病原学检测；一旦出现感染征象，应首先根据经验选择抗感染药物，并及时根据病原学检测及药物敏感试验结果调整用药；尽量避免使用有肝肾毒性的抗生素，目标治疗应根据药物敏感结果选择敏感药物，同时注意防治二重感染。

（5）出血：①DIC患者可给予新鲜血浆、凝血酶原复合物和纤维蛋白原等补充凝血因子，血小板显著减少者可输注血小板，可酌情给予小剂量低分子量肝素或普通肝素，对有纤溶亢进证据者可应用氨甲环酸或氨甲苯酸等抗纤溶药物。②门静脉高压性出血患者，为降低门静脉压力，首选生长抑素类似物，也可使用垂体后叶素（或联合应用硝酸酯类药物）；食管胃底静脉曲张者可用三腔管压迫止血，或行内镜下硬化剂注射或套扎治疗止血；内科非手术治疗无效时，可急诊手术治疗。③AHF患者应预防性使用H₂受体阻滞药或质子泵抑制药。

（6）代谢失衡：保持代谢平衡非常重要，应反复监测血糖、磷酸盐、钾和镁等水平并随时予以纠正。

（7）低钠血症及顽固性腹水：低钠血症是常见并发症，而低钠血症、顽固性腹水与AKI等并发症相互关联。水钠潴留所致稀释性低钠血症是其常见原因，托伐普坦作为精氨酸加压素 V_2 受体阻滞药，可通过选择性阻断集合管主细胞 V_2 受体，促进自由水的排泄，已成为治疗低钠血症及顽固性腹水的新途径。对顽固性腹水患者，应注意以下方法：①螺内酯联合呋塞米起始联用，应答差者，可应用托伐普坦；②特利加压素 $1 \sim 2mg$，每12小时1次；③腹腔穿刺放腹水；④输注白蛋白。

4.人工肝支持治疗　人工肝是治疗肝衰竭的有效方法之一，其治疗机制是基于肝细胞的强大再生能力，通过一个体外的机械、理化和生物装置，清除各种有害物质，补充必需物质，改善内环境，暂时替代衰竭肝的部分功能，为肝细胞再生及肝功能恢复创造条件或等待机会进行肝移植。

（1）适应证：①各种原因引起的肝衰竭早、中期，PTA介于 $20\% \sim 40\%$ 的患者为宜；晚期肝衰竭患者也可进行治疗，但并发症多见，治疗风险大，临床医生应权衡利弊，慎重进行治疗，同时，积极寻求肝移植机会。②终末期肝病肝移植术前等待肝源、肝移植术后排异反应、移植肝无功能期的患者。③严重胆汁淤积性肝病，经内科治疗效果欠佳者。④各种原因引起的严重的高胆红素血症者。

（2）相对禁忌证：①严重活动性出血或DIC者；②治疗过程中所用血制品或药品如血浆、肝素和鱼精蛋白等高度过敏者；③循环功能衰竭者；④心脑梗死非稳定期者；⑤妊娠晚期。

（3）并发症：人工肝治疗的并发症有过敏反应、低血压、继发感染、出血、失衡综合征、凝血、高枸橼酸盐血症等。需要在人工肝治疗前充分评估并预防并发症的发生，在人工肝治疗中和治疗后严密观察并发症。随着工肝技术的发展，并发症发生率逐渐下降，一旦出现，可根据具体情况给予相应处理。

5.肝移植　是治疗各种原因所致的中晚期肝衰竭最有效方法之一，适用于经积极内科综合治疗和（或）人工肝治疗疗效欠佳，不能通过上述方法好转或恢复者。

（1）适应证：①对于急性/亚急性肝衰竭、慢性肝衰竭患者，终末期肝病模型（model for end-stage liver disease，MELD）评分是评估肝移植的主要参考指标，MELD评分在 $15 \sim 40$ 分是肝移植的最佳适应证；②对于慢加急性肝衰竭，经过积极的内科综合治疗及人工肝治疗后分级为 $2 \sim 3$ 级的患者；③对于合并肝癌患者，应符合肿瘤无大血管侵犯；肿瘤累计直径 $\leqslant 8cm$ 或肿瘤累计直径 $> 8cm$、术前AFP $\leqslant 400ng/ml$ 且组织学分级为高/中分化。

（2）禁忌证：①4个及以上器官功能衰竭（肝、肾、肺、循环、脑）；②脑水肿并发脑疝；③循环功能衰竭，需要两种及以上血管活性物质维持，且血管活性物质剂量增加无明显反应；④肺动脉高压，平均肺动脉压力 $> 50mmHg$；⑤严重的呼吸功能衰竭，需要最大程度的通气支持或血药体外膜肺氧合支持；⑥持续严重的感染，细菌或真菌引起的败血症，感染性休克，严重的细菌或真菌性腹膜炎，组织侵袭性真菌感染，活动性肺结核；⑦持续的重症胰腺炎或坏死性胰腺炎；⑧营养不良及肌肉萎缩引起的严重的虚弱状态需谨慎评估肝移植。

五、胃肠功能的监测治疗

（一）胃肠功能监测治疗的意义

近年来，重症患者的胃肠功能问题普遍受到关注，而且成为不可忽视的问题，一方面，重症患者胃肠道功能障碍的发生率很高；另一方面，胃肠功能问题在MODS的发生、发展过程中具有重要作用，胃肠功能损伤通常与病情严重度和预后息息相关，如腹胀、肠麻痹导致的腹腔高压，肠屏障功能障碍导致的肠源性感染等均能显著加重病情，对预后产生重要的影响。

"肠功能衰竭"一词在20世纪50年代即已出现，然而，迄今肠功能衰竭并没有明确的定义，也没有可以明确监测的指标。2012年，欧洲危重病学会腹部疾病工作组规范了常见胃肠道功能障碍的相关定义及处理。对于重症患者建议统一使用"急性胃肠损伤（acute gastrointestinal injury，AGI）"的概念和分级。

（二）AGI的分类

AGI可分为原发性和继发性；原发性AGI是指胃肠系统器官的原发病或直接损伤所致（首次打击），病因包括腹膜炎、腹部手术和腹部外伤等。

继发性AGI是指非消化系统的原发病变导致，而是危重患者应激所导致的胃肠道损伤（二次打击），诱因包括重症肺炎、心脏病及休克等。

（三）AGI的分级

AGI Ⅰ级（存在胃肠道功能障碍或衰竭的危险因素）：有明确病因、暂时的胃肠道功能部分受损，如腹部手术后恶心呕吐及肠鸣音消失、休克早期肠动力减弱。

AGI Ⅱ级（胃肠功能障碍）：胃肠道缺乏完整的消化和吸收功能，无法满足机体对营养物质和水的需求，但胃肠功能障碍未影响到患者的一般状况，如胃轻瘫伴有大量胃潴留或反流、下消化道麻痹、腹泻、腹腔内高压（intra abdominal hypertension，IAH）Ⅰ级、胃内容物或粪便中可见出血、食物不耐受［尝试肠内营养途径72小时未达到20kcal/（kg·d）目标］。

AGI Ⅲ级（胃肠功能衰竭）：给予干预处理后胃肠功能仍不能恢复，患者一般状况没有改善，如患者持续出现食物不耐受，表现为大量胃潴留、持续胃肠道麻痹、肠管扩张、IAH进展至Ⅱ级、腹腔灌注压（abdominal perfusion pressure，APP）＜60mmHg。

AGI Ⅳ级（胃肠功能衰竭伴有远隔器官功能障碍）：AGI继续进展至终末期，伴有MODS和进行性恶化的休克，随时有生命危险，如肠道缺血坏死、胃肠道大出血导致失血性休克、需要积极减压的腹腔间隔室综合征（abdominal compartment syndrome，ACS）。

（四）AGI的预防与治疗

在重症患者中，胃肠功能障碍被认为是MODS的启动因素之一。及早治疗胃肠功能障碍是防止病情发展的关键。

主要治疗原则：①积极治疗原发病；②稳定内环境，改善组织血供与氧供；③尽早建立肠内营养；④对症处理等。

1.积极治疗原发病　肠道功能异常通常是机体对严重疾病状态的肠道局部反应，因此，去除原发病对于肠功能的改善至关重要。主要措施：控制感染，纠正休克，有效的止血及腹腔病变的处理，多学科协作显得尤为重要。在原发病没有得到有效治疗的情况下，肠道功能很难从根本上得到改善。

2.改善机体的灌注和组织氧供　组织低灌注及缺血后再灌注损伤是重症患者普遍存在的问题，是MODS发生发展的重要环节之一，也是应激性溃疡、肠道通透性增加的重要原因之一。持续低灌注或组织缺氧的患者不可能有良好胃肠动力和屏障功能，因此，改善组织灌注和氧供，需要适当的液体负荷、理想的氧分压、良好的心肌收缩力和足够的血红蛋白等，并且尽量去除增加氧耗的因素。临床上可通过液体复苏、血管活性药物和正性肌力药物等使APP＞60mmHg。

3.对症支持　当肠道功能障碍发生，临床最常见的症状是腹胀和腹泻，可导致肠道功能进一步受损，同时，成为一个新的应激源加重全身的反应，造成恶性循环；积极处理对整个疾病的治疗具有重要意义。

（1）呕吐：是指发生任何可见的胃内容物反流，不管量的多少。产生呕吐的原因在危重患者有很多，如不恰当的喂养、胃动力下降、体位不合适、腹压过高、电解质紊乱等。处理原则在于根据导致呕吐的原因相应治疗，如加用胃肠动力药物，改善肠道菌群比；调整喂养方式，不能耐受胃内营养的及时下鼻肠管或PEG/PEJ等；注意肠内营养的种类、浓度、温度、滴速等；尽量床头抬高30°；纠正内环境紊乱，鼓励患者早期活动。当症状严重时可给予甲氧氯普胺等对症处理。当患者发生呕吐时需特别注意气道的保护，以免出现反流误吸，一般需把患者置于侧卧位或头偏向一侧，立即停止喂养，胃肠减压。

（2）胃潴留：胃潴留的容积定义并不确切，也尚无标准胃内残液量的测量方法，通常来说，当单次胃液回抽超过200 ml时定义为大量胃潴留。危重患者胃潴留的原因多见于胃排空障碍。处理措施包括静脉注射甲氧氯普胺（胃复安）或红霉素，但不予常规促胃肠动力药；中医针灸可能促进胃排空的恢复；尽可能地避免或减少使用阿片类药物和肌肉松弛药；尽可能减少镇静深度；如果单次胃内残液量超过500ml，应考虑将胃内营养改成肠内营养，但不应所有危重患者常规给予肠内营养。若胃潴留难以纠正，可予胃肠减压，但需注意水和电解质及酸碱平衡紊乱。

（3）腹泻：是指每天3次或以上的稀便或水样的大便，总量超过200～250g/d（或体积超过250 ml/d）。危重患者腹泻的常见病因：肠道菌群失调（尤其是抗生素相关性）、肠道感染、肠内营养不耐受、胃肠蠕动过快等。处理原则：①首先应补充液体和电解质，维持充足有效循环，注意器官保护；②行大便的相关检查，明确腹泻的性质及推测可能原因，并给予相应治疗；③肠内营养不耐受导致的腹泻可能需要降低输注速度、注意营养管位置或稀释营养液，优化配方；④胃肠蠕动过快导致的腹泻则应停用促肠动力药物或泻药；⑤非感染性腹泻可使用止泻药物；⑥注意保护肛周皮肤，必要时安置肛管。

（4）肠内营养：及时给予肠内营养，为肠道提供充分的营养底物以保证肠黏膜的营养供应，对预防肠黏膜细胞的萎缩坏死、保护肠黏膜屏障具有积极的意义。同时，新型肠内营养途径的建立、肠内营养制剂的不断丰富和输注技术的进步，使重症患者在胃肠功能障碍的情况下进行肠内营养成为现实。

（5）肠黏膜特殊营养物：许多特殊营养底物如谷氨酰胺、短链脂肪酸和生长激素等对肠黏膜屏障功能的维护具有一定意义。在肠内营养的基础上加用正常菌群以改善肠道微生态环境的"微生态免疫营养"，也被认为可能对维护肠道微生态，保护肠黏膜屏障功能有益处。

（6）维护肠道微生态环境：重症患者由于肠黏膜低灌注、广谱抗生素的应用、肠外营养等原因，导管肠道微生态环境破坏，肠道菌群失调。补充益生菌可降低重症患者感染性并发症；此外，缩短抗生素的暴露，促进肠黏膜的灌注、早期进行肠内营养等均可维护和促进肠道微生态环境稳定，改善肠道功能。

六、腹腔高压与腹腔空间隔室综合征的监测治疗

（一）肠梗阻患者进行腹腔高压与腹腔空间隔室综合征监测治疗的意义

腹腔高压在肠梗阻患者中很常见，但是常被医师忽略，它是影响肠梗阻患者病死率的独立影响因素，并且与器官功能衰竭（特别是呼吸功能和肾功能）和患者住院时间长短息息相关，应该得到足够的关注与重视。

（二）腹腔高压与腹腔空间隔室综合征

根据世界腹腔间隔室综合征协会（world society of abdominal compartment sndrome，WSACS）2013指南，腹腔高压症（intra-abdominal

hypertension，IAH）是指重复测量（每4～6小时测量1次）3次腹内压（intra-abdominal pressure，IAP）≥12 mmHg（1mmHg＝0.133kPa）的病理性升高；腹腔间隔室综合征（abdominal compartment syndrome，ACS）是指持续的IAP＞20 mmHg，伴有或不伴有腹腔灌注压（abdominal perfusion pressure，APP）＜60 mmHg，并且有新出现的器官功能障碍或衰竭，其诊断要点是连续2次测量IAP＞20 mmHg；根据病因不同，可分为原发性、继发性和复发性ACS。IAH可分为4级（表9-16）。

级别	IAP（mmHg）
Ⅰ级	12～15
Ⅱ级	＞15～20
Ⅲ级	＞20～25
Ⅳ级	＞25

表9-16 IAH分级

（三）腹腔高压和腹腔间隔室综合征的病因及危险因素

1.病因 任何导致腹腔容积增加和腹壁顺应性下降的因素均可导致IAP的升高，一般将IAH和ACS的病因分为生理性和病理性。生理性因素：肥胖、妊娠、咳嗽、大笑、打喷嚏、蹲位、使用收腹带等。病理性因素有很多，有原发性和继发性之分，前者包括腹膜炎、胃肠扩张、肠梗阻、急性胰腺炎、严重腹部创伤、腹主动脉瘤破裂、腹腔内或腹膜后出血、骨盆骨折、恶性腹水、肝硬化腹水、腹腔或盆腔巨大肿瘤等；后者包括大面积烧伤、腹直肌鞘血肿、脓毒症、休克、不当的输液等，其中腹壁皮肤烧伤后结痂是典型的病理性腹壁顺应性下降情况。

2.危险因素 ICU入住的第一周、患者的BMI、每日液体正平衡、机械通气时PEEP≥7cmH$_2$O、大型手术后、过多的输液均是引起IAH和ACS的危险因素。

（四）IAH和ACS对多系统的影响

1.对消化系统的影响 肠道是ACS发生时首先受累的器官，也是对IAP升高最敏感的器官之一。长时间的IAH或ACS可导致肠道通透性增加、细菌易位、胃肠道出血、内脏静脉受压、内脏血流减

少、黏膜内pH降低，进一步发展形成AGI。除了传统的肝血管压迫原因外，IAH引起的肝损伤也与肠道微生物菌群失调有关；而以上消化系统的病理生理改变与循环、呼吸、泌尿系统之间相互影响，甚至形成恶性循环。

2.对心血管系统的影响　IAH或ACS可致胸腔内压力（intrathoracic pressure，ITP）及中心静脉压（central venous pressure，CVP）和肺动脉压（pulmonary artery pressure，PAP）升高，同时左心室后负荷压力因血管阻力增加而升高；ITP升高也增加了右心室的后负荷，当负荷极高时，可引起右心室衰竭和扩张，从而引起左心室室间隔的偏移，使左心室难以充满；临床表现为低心排血量、高充盈压、高周围血管阻力；此外，IAH可以导致下腔静脉类似低血容量的塌陷样改变，因此，未能识别IAH可能导致临床医师在试图进行容量复苏时不恰当地补液，加重毛细血管渗漏和组织水肿，并将患者进一步推向ACS。

3.对呼吸系统的影响　升高的IAP会使得ITP增加、胸部顺应性降低，因此，机械通气时需要更大的压力支持。此外，肺残余容量也减少，通气/血流增加，造成通气和换气困难。ITP的增加使得气道平台压及气道峰压和平均气道压都增加；同时，胸壁和肺的顺应性降低使得呼吸系统整体顺应性下降。功能残气量（functional residual capacity，FRC）下降使得肺压缩并肺不张、肺血管阻力（pulmonary vascular resistance，PVR）增加、压力-体积曲线拐点降低；对气体交换的影响表现为高碳酸血症、低氧血症。

4.对泌尿系统的影响　少尿或无尿是IAH和ACS的一个典型早期症状。IAP升高时腹腔内多数器官的静脉回流受阻，最终的结果是回心血量减少，影响心排血量，进而导致肾灌注减少，严重者可发展为AKI；同时，肾灌注减少激活了肾素-血管紧张素系统，引起水钠潴留；另外，肾作为腹膜后器官，IAP升高后直接压迫肾血管及肾实质，这也是IAP升高时发生AKI的重要原因。

5.对神经系统的影响　目前的证据支持IAP可以通过两条途径传递到中枢神经系统。①通过椎管静脉丛和颅内静脉回流，无瓣膜静脉丛提供了从骨盆到眼睛和大脑的直接解剖路径，反之亦然。这是一条与体静脉循环有许多吻合的路径，包括肺静脉循环、肾静脉循环和乳房静脉循环。②直接通过IAP的增加迫使膈肌上移，从而减少胸腔容积，增

加ITP，ITP升高导致颈静脉压升高，阻碍大脑静脉血回流，从而增加颅内压，使得脑血流量减少。

（五）IAH和ACS的治疗

一般来说，可以尝试任何可能有助于改善腹壁顺应性或纠正液体正平衡的方法来减少IAH恶化，但是一旦怀疑或明确地做出ACS诊断，应该迅速进行手术减压。

当患者出现腹腔压力增高时，IAP≥12mmHg，即开始使用内科非手术治疗来降低腹内压，同时至少每4～6小时评估1次腹内压，尽量维持IAP≤15mmHg。可从减少肠腔内容物、减少腹腔内容物、提高腹壁顺应性、液体管理和合适的全身灌注5个方面采取措施。

使用深度镇静和镇痛，甚至神经肌肉阻滞，可以暂时改善腹壁顺应性并减少IAP；去除限制性绷带或切除烧伤或瘢痕组织可能增加部分腹壁顺应性；腹腔穿刺抽液术和大容积（＞1 L）去除腹水或血肿可显著降低各种疾病过程中的IAP；使用胃管或肠梗阻导管吸出空气和液体，减少肠内容物；用灌肠、肛管和促运动剂如新斯的明促进肠道排出等亦可起到降低IAP的作用；由于床头抬高和患者屈曲显著增加IAP，将患者临时处于仰卧位可能在降低IAH方面提供一些短暂的益处；利尿和（或）CRRT对IAP具有显著影响。

如果非手术方法不能有效控制IAP，患者腹腔压力持续升高，出现ACS，则患者需要尽快手术并行腹腔开放。无论是创伤还是非手术患者，伴有ACS后，延迟手术减压会显著增加病死率。手术减压既可改善内脏灌注，又可与腹腔开放、负压吸引治疗相结合，减少向血流的传播，从而可能减轻脓毒症发生，改善器官功能。

腹腔开放是一种外科手术管理策略，在手术结束时，主动地将腹壁切口敞开，以缓解腹腔内压力（图9-4，图9-5）。为了避免过多的腹部器官从腹部缺损处膨出或过多的热量及液体丢失，可用海绵、补片或半透明袋等材料临时关闭腹腔。但必须注意，手术减压和腹腔开放虽然可能挽救生命，但也可能产生严重的并发症，包括腹腔敞开后液体大量丢失引起蛋白质和电解质紊乱、出血、肠空气瘘、腹壁缺损及其导致远期的腹壁巨大疝等。腹腔开放的时间越长，切口的细菌定植越常见。

持续出血，脓毒症或组织水肿通常可导致复发性ACS，在腹腔开放患者中约占20%。在某些情况

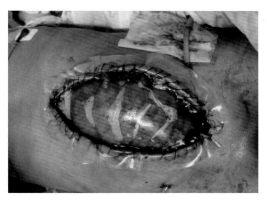

图9-4　腹腔重症感染导致ACS行腹腔开放

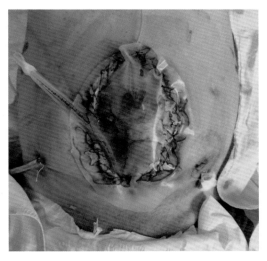

图9-5　肠梗阻并发肠瘘行腹腔开放

下，腹腔开放后即使临时关腹也不能充分地将腹部容积增加到防止IAP增加所需的程度。因此，即使在手术减压后，仍须对ACS进行持续监测。

一般来说，腹腔开放后，如果情况稳定、无明显感染应该尽早关闭腹腔，可在床旁和手术室中逐步收紧缝合补片来达到逐步关腹目的。

七、血糖的监测治疗

（一）肠梗阻患者血糖监测治疗的意义

血糖升高或降低是肠梗阻患者常见的病理现象。高血糖和低血糖是肠梗阻患者的独立死亡危险因素之一；肠梗阻患者的血糖监测与合理的血糖控制至关重要。应激引起的血糖升高常与损伤的严重程度相关，是判断预后的重要指标。重症期间的血糖随着病情的波动、加上治疗等多种因素干扰，使血糖出现较大起伏，增加了治疗与控制难度。因此，实施血糖控制期间，要求临床每日多次血糖监测，便于指导和调整治疗，并增加血糖控制的有效性和安全性。

（二）血糖监控的方法

近年来，开发的血糖监测设备种类繁多，按照血糖监测仪器性能不同分为有创血糖、微创和无创血糖监测。按照血糖测定的时间点分为床旁快速血糖测定、实时血糖测定和连续（动态）血糖测定。连续血糖监测多采用微创或无创技术。检测样本来源有动脉血、静脉血、毛细血管全血糖和组织液糖测定。

1.*静脉血糖测定*　静脉血糖标本采集与检测耗时耗力，并不适合频繁血糖监测，常作为诊断、校正和与其他结果比对的测定方法。

2.*毛细血管血糖测定*　采用便携式血糖测定仪，实施床旁快速血糖监测已成为ICU的必要床旁检测设备之一。在使用床旁快速血糖仪监测血糖时应当注意以下几点：①严格按该设备要求操作，避免操作误差；②与静脉血糖测定不同，简易血糖为毛细血管血糖值；③应定时对设备进行校对，并及时升级，确保设备的准确性；④注意血标本含内源性或外源性干扰物质，如维生素C、胆红素、胆固醇、肌酐等。

3.*持续血糖监测*　又称动态血糖监测系统（continuous glucose monitoring system，CGMS）。近年，随着动态血糖监测即时反馈技术的快速发展，特别是应用于重症病房、手术室患者的血糖监测技术有了实质性的突破，包括利用组织间液、微透析、皮下植入式和无创超声CGMS等检测技术。新的血糖检测或监测技术，在多种途径和性能方面，会对重症患者严格血糖控制的临床和研究带来实用性和潜在的变革，使重症患者的高血糖、低血糖与血糖波动变得更加可控，带来血糖控制对预后的有利影响有望更为明确。

总之，在新的血糖监测技术得到广泛应用前，现有的血糖监测频度应当依照应激状态、病情的稳定性、血糖的波幅和需要调节胰岛素剂量来实时监测。特别对于镇静状态患者、缺少对低血糖反应的神志不清患者、夜间无症状的低血糖和高血糖患者，更应重视血糖监测的重要性。

（三）高血糖发生与调控

1.*高血糖的病因和发病机制*

（1）应激性高血糖：创伤、感染、手术、休克等应激状态下，均可诱发血糖升高的病理现象称为应激性高血糖（stress hyperglycemia，SHG）。SHG患者血糖升高的程度常与疾病或应激的严重性呈正相关。与糖尿病不同，SHG的特点：①SHG为急性、短时间的血糖升高，多数患者随着应激原发病好转血糖恢复正常；②多数SHG患者的血清胰岛素、C-肽浓度升高；③SHG患者以外周"胰岛素抵抗"为突出表现；④伴随着高代谢，以糖原异生为主。

（2）糖尿病与隐性糖尿病：糖尿病患者是ICU常见血糖升高的特殊群体，导致重症就诊的主要原因：①糖尿病急性并发症，如酮症酸中毒、糖尿病非酮症高渗性昏迷；②糖尿病患者继发冠心病、脑血管意外、肾功能障碍和严重感染等相应并发症性疾病；③术后高危人群。由于上述病情的原发或加重因素与感染、创伤和手术等应激有关，可使原有的糖尿病症状显著加重，无论生存的质与量均与非糖尿病群体有很大差别。糖尿病患者的血糖升高与预后密切相关。值得注意的是，有相当一部分患者为隐性糖尿病，是在应激后首次发现，可借助糖化血红蛋白测定帮助诊断。

（3）原发或继发内分泌性疾病：一些参与糖代谢激素调节的内分泌器官疾病，如与垂体有关的肢端肥大症、肾上腺相关的库欣综合征、胰腺疾病、肿瘤异源性激素分泌综合征等，均可影响胰岛素分泌、代谢和拮抗，造成血糖升高。

（4）医源性高血糖：治疗中的含糖液输入过多，或器官功能障碍不能代谢造成血糖升高。亦有许多影响糖代谢并促使血糖升高的治疗或抢救用药，包括皮质激素、生长激素、血管活性药物、儿茶酚胺及噻嗪类利尿药等。

2. 高血糖的调控　肠梗阻患者血糖调控的关键是胰岛素的应用。但关于胰岛素能够发挥有效作用的机制并不完全清楚。国内外相关强化胰岛素争议的焦点主要在于其安全性，肠梗阻患者的治疗方案中必须具备严格的血糖监测措施，避免发生低血糖、高血糖和血糖波动。因此，实施血糖控制应当注意以下几点。

（1）血糖控制目标：目前，多个国家对住院患者的血糖控制的共识：推荐患者血糖应维持在$7.8 \sim 10.0$mmol/L（$140 \sim 180$ mg/dl）。

（2）胰岛素治疗必须控制患者的高血糖：SHG可能因年龄、基础疾病、原发病、危重程度、器官损伤与衰竭、缺血/缺氧/灌注损伤程度、抢救治疗手段和药物干预大等多种因素影响，常使得血糖水平变化较大。因此，患者的血糖控制难度较大。

皮下给药可受血流动力学的稳定性和缺氧影响造成吸收不佳。胰岛素的最佳给药方法为采用胰岛素静脉泵入。最理想的输注方式是通过计算机程序依据血糖波动或胰岛素剂量预先对输注速度进行调节。静脉输注胰岛素的剂量与速率应根据患者对胰岛素的反应及胰岛素抵抗状况调节用量。胰岛素的起始用量只能把握在适中的范围，然后根据血糖监测实施调整和寻找最佳维持剂量。病情稳定后，可视血糖稳定性和恢复饮食情况及时调整或补充皮下胰岛素。胰岛素制剂亦可视病情选择中长效胰岛素，或基础胰岛素治疗。在胰岛素治疗过程中防止血糖的大幅度波动，尤其是低血糖的发生更为重要。

（四）低血糖的发生与调控

低血糖症主要见于应激后的激素分泌不足，严重器官功能障碍，如肝衰竭、胰腺疾病、甲状腺疾病，以及血糖控制治疗和药物影响等。

1. 病因与发病机制　影响血糖调节的环节较多，任何原因造成胰岛素分泌过多或升糖激素缺少，均可发生低血糖症。

（1）胰岛素过多：临床上内生或外用胰岛素绝对或相对过多所引起的低血糖症最常见。重症患者和糖尿病患者发生严重低血糖是由于常存在某些诱发胰岛素过多的因素：①延迟进餐或治疗期间未及时补充糖类底物；②口服降糖药物或过量胰岛素，特别是强化胰岛素治疗的胰岛素持续泵入，若血糖监测间隔时间较长，剂量调整不及时或剂量不当，会导致医源性胰岛素摄入过多常是发生低血糖的主要原因；③胰岛素注射部位不恰当致药物吸收不均匀；④肠外营养治疗患者，经过一段时间治疗，体内胰岛素分泌会增加，以适应外源性高浓度葡萄糖诱发的血糖变化，如突然终止营养液的输入，也极易发生低血糖；⑤能量不足，多因葡萄糖消耗及摄入不平衡所致，如剧烈运动、长期饥饿、厌食、发热、腹泻、小肠吸收不良综合征、克罗恩病、孕妇、食管肿瘤，以及饮酒导致肝糖原异生的抑制；⑥肾性糖尿：因肾清除胰岛素等的能力减低易发生低血糖。

（2）医源性低血糖：应用胰岛素控制高血糖，由于监测不足或短期内胰岛素用量过大易导致低血糖的发生。

（3）肝疾病：严重肝疾病，肝糖原储备不足，在血糖下降时不能及时释放与调节，均可引起低血糖，而反复低血糖也预示肝功能受损程度的严重性。

（4）内分泌疾病：降糖激素作用相对增强致低血糖，同样与降糖激素相拮抗的升糖激素分泌减少也可致低血糖，如垂体前叶功能减退、甲状腺功能减退、肾上腺皮质功能减退等均可诱发升糖激素不足。

（5）药源性低血糖：药物过量可诱发低血糖。这类药物包括磺脲类降糖药、双胍类降糖药、水杨酸钠、酚妥拉明、异烟肼、抗组胺药、普萘洛尔、阿司匹林等。

（6）反应性低血糖症：是成人较常见的低血糖症，以早期糖尿病及功能性低血糖多见，一般临床症状较轻，多数仅有轻度肾上腺素增多症状。胃大部切除术或胃肠吻合术后，可因进食后血糖上升过快，刺激胰岛β细胞分泌大量胰岛素而致低血糖，也为反应性低血糖。自主神经功能紊乱，迷走神经兴奋使胰岛素分泌过多可致反应性低血糖。

2.低血糖的临床特点 低血糖的临床表现与血糖下降的速度和水平有关，也因机体对低血糖耐受程度、调节反应能力不同而表现不一。低血糖的临床症状主要有两种表现形式，肾上腺能神经反应和神经性低血糖症状。

（1）肾上腺能神经反应：最早出现低血糖临床症状常与肾上腺素分泌增多的交感神经兴奋有关，如表现为头晕、头痛、出冷汗、四肢发凉、面色苍白、手颤、下肢无力、饥饿感、心动过速、心律失常和高血压等，遇有此情况，应想到低血糖的可能性。

（2）神经性低血糖症状：神经性低血糖临床症状和严重性与大脑不同部位对低血糖敏感性不同有关，从大脑皮质、皮质下、中脑到延髓，其严重程度递增。例如，大脑皮质受抑制：出现意识朦胧、反应迟钝、恍惚、定向力或识别力丧失、多汗、震颤、头痛、头晕、精神失常、幻觉、狂躁等；皮质下抑制：出现神志不清、躁动不安、阵挛性舞蹈样动作、心动过速、惊厥；中脑受抑制：可出现阵挛、强直性痉挛、扭转性痉挛；延髓受抑制：严重昏迷、去大脑强直、反射消失、瞳孔缩小、呼吸减弱、血压下降、体温不升，乃至死亡。

3.低血糖的诊断 尚缺少统一标准。无论是否存在低血糖的临床症状，随机血糖≤2.8 mmol/L

（50mg/dl）即为低血糖；血糖≤2.2 mmol/L（40mg/dl）为严重低血糖。

4.低血糖的调控 严重低血糖可导致神经系统不可逆损害。强调早期发现，快速治疗，减少严重低血糖的发生。

（1）紧急处理低血糖：一经诊断，应尽快处理。静脉给予50%葡萄糖60ml，一般能够快速纠正低血糖，多数患者在注射后5～10分钟可以醒转。严重患者需要密切监测血糖，必要时需要葡萄糖静脉滴注维持。但应注意，过量的快速葡萄糖注射同样也可发生神经系统损伤。

（2）继发性低血糖处理：肝衰竭并发低血糖，预示肝病变仍在进展中，应给予静脉葡萄糖维持治疗，维持血糖在5.6mmol/L以上，直至肝病情好转。若患者50%葡萄糖溶液40～60ml可能不足以纠正低血糖症，即仍不能使血糖在5.6mmol/L以上维持4～6小时，或需要200mg/h葡萄糖量才能将血糖维持在正常以上，应考虑代谢功能严重受损。一方面，给予5%～10%葡萄糖溶液维持，其间根据需要给予50%葡萄糖溶液静脉推注；另一方面给予氢化可的松静脉滴注（氢化可的松100～200mg加入500～1000ml液体中）或胰高血糖素1mg静脉注射。

（3）低血糖的预防：①在应用胰岛素时同时输注糖和营养可能减少低血糖的危险；②加强监测，胰岛素治疗的初期和接近目标血糖时，应增加监测次数；③对曾发生低血糖，并再次血糖升高的患者，应重新评定胰岛素敏感性，实时减量；④停用其他影响血糖代谢的药物（如静脉营养、血管活性药物等）和影响代谢治疗的方法（如CRRT），应及时调整相应的胰岛素用量。

（4）低血糖并发症处理：①确定患者气道是否通畅，必要时做相应处理，防止癫痫发作引起的间接损伤；②长时间严重的低血糖可以造成脑水肿，使昏迷不易纠正，可以加用脱水剂，如20%甘露醇溶液125～250ml（30分钟内输完），和（或）糖皮质激素（如地塞米松10mg）静脉注射，或使用利尿药，并维持血糖在正常范围内。

八、出血和凝血功能障碍的监测治疗

（一）出血和凝血功能障碍监测的意义

凝血功能紊乱是肠梗阻患者非常普遍的临床表现，临床上可表现为仅有实验室检测指标的异常，也可以表现为严重的出凝血障碍；有时直至发生严重的出血倾向、休克或器官功能障碍才会引起临床医师的注意。临床上有很多因素可引起严重的凝血功能紊乱，称为"获得性凝血病"。获得性凝血病的发生机制复杂，倘若认识不足或处理不当，可以引发灾难性后果，故对肠梗阻患者的出血和凝血功能的监测、认识并处理好肠梗阻患者的凝血功能紊乱问题是肠梗阻患者救治中十分重要的环节。

（二）正常的凝血过程

1.促凝机制　凝血过程可以被分为两个部分，即初步凝血和继发凝血，分别被称作"止血"和"凝血"。初步凝血以初步止血为目的，主要与血管和血小板的功能有关，即通过血管收缩和血小板聚集形成血小板血栓。在这个过程中，如果血小板数量太少或功能有缺陷（如血友病），或血管收缩无力即造成初步止血障碍，临床表现为出血时间延长。但这种初步形成的血小板血栓比较松软，难以抵御血流的冲击而需要加固，加固的过程就是继发凝血。

继发凝血涉及一系列凝血因子的活化，凝血反应环环相扣，呈瀑布样级联反应，最后使纤维蛋白原转化为纤维蛋白并交织成网状结构，最终演变为坚固的血栓。继发凝血过程十分复杂，20世纪60年代MacFarland等提出凝血瀑布学说，并将其划分为内源性途径和外源性途径，是当今凝血理论的经典学说。

（1）内源性凝血：指仅由凝血因子启动的凝血过程。简要的过程如下：当凝血因子Ⅻ接触到受损血管暴露的胶原成分时便被激活，继而顺序激活凝血因子Ⅺ和凝血因子Ⅸ，凝血因子Ⅸa再与凝血因子Ⅷa结合为复合物而激活凝血因子Ⅹ，凝血因子Ⅹa继续激活Ⅱ（凝血酶原），最后纤维蛋白原被凝血因子Ⅱa（凝血酶）降解为单体的纤维蛋白，并在凝血因子ⅩⅢa作用下形成稳固的纤维蛋白多聚体。

（2）外源性凝血：是指由组织因子（tissue factor，TF）参与启动的凝血过程。TF是凝血反应的始动因子，广泛表达于各种组织，当血管破损时可迅速发挥作用。另外，在病理状态下血管内皮细胞和单核细胞、巨噬细胞、中性粒细胞等细胞也可表达和释放TF。正常时血液中并不存在TF，但如果发生组织、细胞损伤或全身炎性反应，TF便可大量出现在血液中，并结合和激活凝血因子Ⅶ，从

而启动外源性凝血过程。TF-Ⅶa复合物形成后既可直接激活凝血因子Ⅹ，也可间接地经由与内源性凝血相同的途径，通过Ⅸa-Ⅷa复合物激活凝血因子Ⅹ，而凝血因子Ⅹa经与内源性凝血同样的途径形成纤维蛋白多聚体。

因此，凝血因子Ⅹa以后的凝血反应过程被称为内源性凝血和外源性凝血的共同途径。

2.抗凝机制　在凝血启动的同时，抗凝机制也迅速启动，并几乎涉及凝血过程的每一个步骤。在人体，最重要的抗凝物质有抗凝血酶（antithrombin，AT）、蛋白C（protein C，PC）和组织因子途径抑制物（tissue factor pathway inhibito，TFPI）。

（1）AT：是一种主要由肝和内皮细胞合成的糖蛋白。由于AT对丝氨酸蛋白酶有抑制作用，故对诸如凝血因子Ⅱ、凝血因子Ⅶ、凝血因子Ⅸ、凝血因子Ⅹ、凝血因子Ⅺ、凝血因子Ⅻ、凝血因子ⅩⅢ等含有丝氨酸蛋白酶成分的凝血因子具有抑制作用。但游离AT的抑制活性很低，而与硫酸乙酰肝素或肝素结合后其抑制活性可被提高达千倍以上。

（2）PC：由肝合成，以无活性的酶原形式存在于血液中，能被凝血酶激活为活化PC，而凝血酶与内皮细胞膜上的血栓调理素结合形成的复合体，对PC的激活作用更强大。活化PC在蛋白S的辅助下可灭活凝血因子Ⅴa和凝血因子Ⅷa，而后两者分别在外源性和内源性凝血过程中参与对凝血因子Ⅹ和凝血因子Ⅱ的激活，因此，活化PC能够同时在两个途径发挥抗凝作用。此外，活化PC还具有抑制凝血因子Ⅹa与血小板结合、灭活纤溶酶原激活抑制物、促进纤溶酶原激活物释放等抗凝和促纤溶作用。

（3）TFPI：是内皮细胞合成和释放的一种糖蛋白，在血浆中以游离型与脂蛋白结合型两种形式存在，但发挥抗凝作用的是游离型。TFPI抗凝作用的步骤：先与凝血因子Ⅹa结合形成Ⅹa-TFPI复合物，然后再与Ⅶa-TF复合物结合为Ⅹa-TFPI-Ⅶa-TF四合体，从而使Ⅶa-TF失去活性。

（三）凝血功能异常的发生机制及病理生理学

肠梗阻患者凝血病的临床表现主要有两种类型：低凝和高凝。低凝为凝血物质缺失或功能损害；高凝则为促凝机制亢进或抗凝机制不足；而高凝只是病程的一个阶段，最终也会因凝血物质的严

重消耗而陷入低凝。

肠梗阻患者的凝血病根据其病理生理学发病机制可分为稀释性凝血病、功能性凝血病和消耗性凝血病三类。

1.稀释性凝血病 严重失血患者行液体复苏的同时没有补充足够的凝血物质，导致血小板和凝血因子的严重稀释和缺乏，这种情况在广泛使用成分输血的今天尤为突出；血液稀释的程度对凝血功能有明显的影响，此种凝血病称为"稀释性凝血病"。

2.功能性凝血病 由低温和酸中毒导致的凝血功能障碍称为"功能性凝血病"。

3.消耗性凝血病 弥散性血管内凝血（DIC）别称"消耗性凝血病"，目前定义具有以下特点：①突出微血管体系在DIC发生中的地位；②重申DIC不是一个独立的疾病，而是众多疾病复杂病理过程中的中间环节；③阐述DIC的终末损害多为微循环障碍导致的器官功能衰竭；④指出DIC的发病机制虽然复杂，但始终以机体凝血系统活化为始动因素，从而引发凝血因子的消耗及纤溶系统活化等一系列病理生理过程。

（四）获得性凝血病的临床表现及诊断

1.获得性凝血病的临床表现 凝血病患者通常存在出血倾向，如小伤口出血不止、已停止出血的伤口再度出现小的针孔渗血，甚至无明显诱因出现皮下大片瘀斑。由于原发病不同，消耗性凝血病的临床表现多样，与消耗性凝血病病理生理过程相关的临床表现包括出血、微循环障碍、微血管栓塞和微血管病性溶血。消耗性凝血病时，微血管广泛栓塞，可表现为顽固性休克、呼吸衰竭、意识障碍、颅内高压和肾衰竭等，严重者可导致MOF。微血管栓塞也可发生于浅层的皮肤、消化道黏膜。

2.获得性凝血病的诊断 根据病史、临床表现和实验室检查能够对不同类型的凝血病做出诊断。

（1）病史：对于大量液体复苏却没有给予足够的凝血物质，以及合并休克、低温、严重酸中毒的重症患者，如果发生出血倾向，均应考虑发生稀释性或功能性凝血病的可能。对于存在外科急症、脓毒症等基础疾病的患者，只要出现多部位自发出血、难以纠正的微循环障碍、多发微血管栓塞这3种特征性的临床表现之一，高度怀疑为消耗性凝血病。

（2）实验室检查：对于获得性凝血病的诊断，无须烦琐的检查，较常用和简单的检查便能对多数凝血病做出较可靠的诊断。

1）血小板计数：稀释性凝血病和消耗性凝血病均显示血小板计数降低，而功能性凝血病可以正常。

2）出血时间（bleeding time，BT）：血小板计数 $< 100 \times 10^9$/L可以导致BT延长；但在由低温和酸中毒导致的功能性凝血病，虽然BT延长，血小板计数可以正常；BT缩短见于高凝早期。

3）活化凝血时间（activated clotting time，ACT）：ACT延长见于凝血因子减少及抗凝物质增加；缩短可见于高凝早期。

4）活化部分凝血活酶时间（active partial thromboplastin time，APTT）：为反映内源性凝血途径的试验。凝血因子减少或抗凝物质增加可导致APTT延长；APTT缩短可于高凝早期导致死亡。

5）凝血酶原时间（prothrombin time，PT）、凝血酶原时间比值（prothrombin time ratio，PTR）和国际标准化比值（international normalized ratio，INR）：是反映外源性凝血途径的试验；凝血因子减少或抗凝物质增加可导致上述三项试验延长，而高凝则导致缩短。

6）凝血酶时间（thrombin time，TT）：是测定凝血酶将纤维蛋白原转化为纤维蛋白的时间；纤维蛋白原含量不足或有抗凝物质存在，可使TT延长。

7）纤维蛋白原降解产物（fibrinogen degradation products，FDP）：FDP包括纤维蛋白原和纤维蛋白降解产物，对反映纤溶的特异性较差。

8）D-二聚体（D-dimer，DD）：DD只来自FDP，故对诊断血栓性疾病和消耗性凝血病等继发性纤溶疾病有较高的特异性。

9）血浆鱼精蛋白副凝试验，又称3P试验：消耗性凝血病的早、中期试验呈阳性，但后期可以呈阴性。

目前，并没有特异性的指标可以确诊消耗性凝血病。对于消耗性凝血病，上述检测能够反映其两个基本病理特征：凝血物质消耗和继发性纤溶。多数学者认为，诊断消耗性凝血病最重要的检查应该是血小板计数和DD：如果血小板急剧下降伴有DD大幅度升高，结合高危因素，消耗性凝血病基本可以确诊。

国际血栓与止血委员会（international society of thrombosis and homeostasis，ISTH）显性DIC标准评分（表9-17）对显性消耗性凝血病的敏感度为91%～97%，ISTH评分的增加与患者病死率显著

表 9-17　ISTH 评分系统

指标	0 分	1 分	2 分
血小板计数（×10⁹/L）	>100	<100	<50
纤维蛋白相关标志物增高（如可溶性纤维蛋白单体或纤维蛋白降解产物）	不高	轻度升高	明显升高
凝血酶原时间（s）	<3	3～6	>6
纤维蛋白原（g/L）	>1	<1	-

注：ISTH 评分＞5 分符合消耗性凝血病，每日重复做检测；ISTH 评分＜5 分提示（但不能肯定）为非明显的消耗性凝血病，每 1～2 日重复做检测。

相关。

（五）获得性凝血病的治疗

1. 稀释性凝血病的治疗　对于大出血患者，在病程早期积极准备根治性止血措施的同时，应采取可允许性低血压及限制性液体复苏策略，以避免大量输液引起的稀释性凝血病，加重出血。输血同时应注意积极补充包括血小板、新鲜冷冻血浆、冷沉淀等在内的凝血物质。对于突发凶险的大出血，可采用大量输血策略（massive transfusion protocol，MTP）。MTP 提倡限制性液体复苏，及时补充红细胞，早期足量使用新鲜冷冻血浆、预防性输注血小板、补充冷沉淀（采用 1：1：1 比例）。由于血制品中含有枸橼酸，在补充血制品同时注意补钙，以避免快速输入大量血制品继发的凝血功能障碍。

2. 功能性凝血病的治疗　对于低温引发的功能性凝血病，要采用复温治疗；在较严重的低体温，应该采取快速复温，同时采取积极措施，全面预防和治疗并发症。纠正严重的酸中毒以改善酸中毒相关凝血功能障碍。

3. 消耗性凝血病（DIC）的治疗　去除引发消耗性凝血病的原发病是最根本和有效的治疗；纠正凝血功能紊乱是缓解消耗性凝血病的重要措施；同时进行抗凝治疗，而抗凝治疗的目的是阻止凝血过度活化、重建凝血-抗凝平衡、中断消耗性凝血病的病理过程。

九、心理的监测治疗

（一）肠梗阻患者进行心理监测治疗的意义

大多数肠梗阻患者为慢性发病、重复发病、术后并发肠梗阻，因此，其心理承受能力较差，不但面临着疾病对身体造成的打击和痛苦，还面临着对监测和治疗的无知、有创监测和治疗导致的疼痛、陌生而嘈杂的环境，以及对疾病、死亡的恐惧等问题，常造成严重的心理危机。因此，在强调治疗机体疾病，拯救患者生命的同时，如何改善患者的心理危机，满足患者的心理需求，是当前医学需要关注的重要内容。

（二）导致患者心理危机的主要原因

常见导致患者心理危机的主要原因：①监测和治疗及疾病造成的疼痛和隐匿性疼痛；②对监测和治疗的无知；③对疾病和死亡的恐惧；④环境异常与睡眠障碍；⑤对疾病预后的茫然与无助；以上除引起身体功能的变化外，亦可导致患者情绪不稳定、焦虑、恐惧，甚至易激惹状态，不配合治疗，甚至有自杀倾向。

（三）改善患者心理危机的主要措施

医师应该时刻牢记，在抢救生命、治疗疾病的过程中，必须同时注意尽可能减轻患者的痛苦与恐惧感，使患者不感知或者遗忘其在医院的多种痛苦，以避免加重患者的病情或影响其接受治疗。因此，改善患者的心理危机应作为常规治疗，对每一位患者应从多方面急性疏导，让患者快速适应环境，配合治疗。①教育与评估；②充分告知监测与治疗情况，使患者消除陌生、不信任和恐惧感，努力建立患者对医疗护理的信任感；③创造良好的监测和治疗环境；④倾听与鼓励：使患者以积极的情绪接受治疗、对临床治疗产生信任，充分配合；⑤注意保护患者隐私；⑥控制疼痛、焦虑、躁动和谵妄：尽可能采用各种非药物手段去除或减轻一切可能的影响因素。

参 考 文 献

[1] 陈孝平，汪建平，赵继宗. 外科学 [M]. 北京：人民

卫生出版社，2018：73-80.

［2］刘大为. 实用重症医学［M］. 北京：人民卫生出版社，2017：276-284.

［3］Pang Q，Hendrickx J，Liu HL，et al. Contemporary perioperative haemodynamic monitoring［J］. Anaesthesiol Intensive Ther，2019，51（2）：147-158.

［4］王惠琴，王华. 严重心力衰竭患者动脉波形连续心输出量在重症监护病房的监测及护理［J］. 中华急诊医学杂志，2006，15（11）：1039-1040.

［5］周志婉，俞乃英. Picco导管置入的配合及护理［J］. 中国医学创新，2012，9（1）：122-123.

［6］陈晓磊. PICCO仪在重症监护室的应用和护理［J］. 全科护理，2010，8（11）：48-49.

［7］Van LJJ，Harms MPM，Pott F，et al. Stroke volume of the heart and thoracic fluid content during head up andhead down tilt in humans［J］. Acta Anaesthesiol Scand，2005，49（9）：1287-1292.

［8］Gisbert JP，Morena F. Systematic review and meta-analysis：levofloxac in-based rescue regimens after Helicobacter pylori treatment failure［J］. Aliment Pharmacol Ther，2006，23（1）：35-44.

［9］中华医学会，中华医学会杂志社，中华医学会全科医学分会，等. 慢性心力衰竭基层诊疗指南（2019年）［J］. 中华全科医师杂志，2019，18（10）：936-947.

［10］彭捷，朱科明，邓小明. 急性肾功能损伤与衰竭生物标志物［J］. 实用医学杂志，2007，23（19）：3125-3127.

［11］Molitoris BA，Levin A，Warnock DG，et al. Improving outcomes of acute kidney injury：report of an initiative［J］. Nat Clin Pract Nephrol，2007，3（8）：439-442.

［12］Xu S，Venge P. Lipocalins as biochemical markers of disease［J］. Biochim Biophys Acta，2000，1482（1-2）：298-307.

［13］Mishra J，Mori K，Ma Q，et al. Neutrophil gelatinase-associated lipo-calin：a novel early urinary biomarker for cisplatin nephrotoxicity［J］. Am J Nephrol，2004，24（3）：307-315.

［14］曹长春，万辛，肖雨龙，等. 心脏术后尿中性粒细胞明胶相关脂质运载蛋白和白细胞介素18与急性肾损伤的关系［J］. 中华肾脏病杂志，2008，24（7）：471-475.

［15］Mishra J，Mori K，Ma Q，et al. Amelioration of ischemic acute renal injury by neutrophil gelatinase-associated lipocalin［J］. J Am Soc Nephrol，2004，15（12）：3073-3082.

［16］Larsson A，Akerstedt T，Hansson LO，et al. Circadian variability of cystatin C，creatinine，and glomerular filtration rate（GFR）in healthy men during normal sleep and after an acute shift of sleep［J］. Chronobiol Int，2008，25（6）：1047-1061.

［17］Chew JSC，Saleem M，Florkowski CM，et al. Cystatin C--a paradigm of evidence based laboratory medicine［J］. Clin Biochem Rev，2008，29（2）：47-62.

［18］谢华，林洪丽，王陆，等. 血清Cystatin C评价慢性肾脏病病人肾小球滤过功能的对照研究［J］. 中国中西医结合肾病杂志，2006，7（9）：514-516.

［19］梁馨芬，史伟，彭炎强，等. 血清半胱氨酸蛋白酶抑制剂C在急性肾衰早期诊断中的价值［J］. 中华肾脏病杂志，2006，22（2）：76-79.

［20］秦岭，陈楠. 急性肾功能衰竭的生物学标志［J］. 中国实用内科杂志，2008，28（4）：298-300.

［21］李孝智，汪清. 急性肾功能损伤早期生物标志物的研究现状与临床应用［J］. 现代生物医学进展，2010，10（19）：3789-3791.

［22］吕晓. 6项肝功能指标检测在诊断肝病方面的临床价值分析［J］. 当代医药论丛，2014，12（18）：42-43.

［23］何生，邓靖宇. 术后监测与处理［J］. 临床外科杂志，2006，14（9）：548-550.

［24］伊敏，么改琦，白宇，腹腔内压监测在危重患者中的临床应用［J］. 中华危重病急救医学，2014，26（3）：175-178.

［25］王丽纯，张晓菲，陈雷，等. 胶晶比对危重症患者腹内压改变的临床研究［J］. 实用医学杂志，2014，30（20）：3282-3284.

［26］胡建华，王大庆，肖敏，等. 急性重症胰腺炎腹内压、腹围与APACHE评分的相关性研究［J］. 四川医学，2010，31（11）：1616-1617.

［27］黄照略，郝江，江岩，等. 机械通气和腹部创伤对腹内压的影响［J］. 临床医学，2011，31（2）：70-71.

［28］王宏飞，王勇强，常文秀，等. 腹内压监测临床应用的研究进展［J］. 现代诊断与治疗，2015，26（1）：58-60.

［29］林玫瑞，袁琳，黄雪琴. 腹内压监测在综合ICU的临床观察和应用［J］. 中国实用医学，2012，7（9）：30-31.

［30］陈军，范朝刚. 腹腔高压与腹腔间隔室综合征治疗策略［J］. 中国实用外科杂志，2019，39（6）：625-633.

［31］王重阳，郭仁楠，王璐，等. 腹腔高压症和腹间隔室综合征的诊疗现状［J］. 临床急诊杂志，2022，23（5）：365-370.

［32］施建设，杜振双，张诚华. 每搏变异度指导肝移植术中液体管理对术后腹内压的影响［J］. 肝胆外科杂志，2015，23（3）：178-181.

［33］伊敏，么改琦，白宇，等. 液体复苏对危重患者腹腔高压的影响［J］. 中国微创外科杂志，2014，14（3）：201-203，206.

［34］中华医学会糖尿病学分会. 中国2型糖尿病防治指南（2020年版）［J］. 中华糖尿病杂志，2021，13（4）：315-409.

［35］王修石，袁亚军. 对620例肝硬化患者血小板参数与

凝血功能相关指标的探讨［J］. 国际检验医学杂志，2006，27（9）：789-791.

［36］Delis SG，Madariaga J，Bakoyiannis A，et al. Current role of bloodless liver resection［J］. World J of Gastroenterol，2007，13（6）：826-829.

［37］陈伯怀，王贤普，徐明，等. 重症急性胆管炎病人凝血变化观察［J］. 中国医师杂志，2001，3（2）：103-104.

［38］Aytac S，Turkay C，Bavbek N，et al. Hemostasis and global fibrinolytic capacity in chronic liver disease［J］. Blood Coagu Fibrinolysis，2007，18（7）：623-626.

［39］Yamashita H，Kitayama J，Taguri M，et al. Effect of preoperative hyperfibrinogenemia on recurrence of colorectal cancer without a systemic inflammatory response［J］. World J Surg，2009，33（6）：1298-1305.

［40］郑雪莲，李玉珍，朱刚. 血清前白蛋白、转铁蛋白及视黄醇结合蛋白在危重病人应用肠外营养支持中的意义［J］. 海南医学，2009，20（S3）：278-279.

第十章

肠梗阻并发症的防治

肠梗阻的并发症包括术前并发症和术后并发症，肠梗阻术前并发症包括腹胀、电解质紊乱、ACS、肠坏死、肠穿孔等，而肠梗阻术后并发症包括复发梗阻、肠瘘、术后腹腔感染、应激性溃疡及消化道出血等。本章将重点对术后并发症进行详细描述。

第一节　复发梗阻

复发梗阻是肠梗阻术后常见并发症，也是导致一系列术后并发症的根本，复发梗阻后肠道功能无法恢复，长期胃肠外营养会引起一系列并发症，如肠屏障功能障碍、导管相关性感染、营养不良等，因此，复发梗阻将严重影响患者战胜疾病的信心，延长住院时间，消耗医疗资源；可见，肠梗阻术后避免梗阻复发显得非常重要。

（一）病因病理

肠梗阻术后复发梗阻的主要原因与原发疾病密切相关，但术后肠粘连、腹腔炎症、肠麻痹为主要的病因。

1.术后肠粘连　包括新生粘连及原发粘连，新生粘连主要指手术后腹腔内炎症及腹腔内手术损伤腹膜的脏层和壁层引起；而原发粘连主要指首次手术时成角变形的粘连未完全分离，既往梗阻未解除，进而引起术后复发粘连。

2.腹腔炎症　腹腔炎症是引起术后粘连的又一主要病因，由于手术创面局部炎症反应，导致肠管水肿、渗出、周围组织粘连，进而引起梗阻复发。

3.药物性　长期口服抗凝药物、围手术期使用抗组胺药物、术中及术后使用吗啡等阿片类镇痛药物，以上药物长期使用或使用不当亦是引起梗阻复发的原因。

4.钾代谢异常　低钾为术后导致麻痹性肠梗阻的常见病因；高钾会引起肠管强烈痉挛，黏膜缺血，小溃疡形成而导致肠管纤维形成而出现不全性肠梗阻。

5.其他　如腹腔引流管放置不当，引流管或包裹引流管的窦道、纤维束带压迫肠管均可导致机械性肠梗阻。

（二）临床表现

根据复发梗阻的不同表现，可分为以下几类。

1.肠功能恢复后出现梗阻　多见于术后早期炎性肠梗阻，其临床特点为患者于腹部手术后（3～5天）出现排气、排便情况，开始进食后出现肛门停止排气排便，之后出现持续的腹胀，且症状加重。查体于腹部可见新鲜手术切口，部分切口呈感染状，触诊有不均匀柔韧感，可伴有腹膜炎体征。

2.肠功能恢复，呈不全性梗阻表现　术后肠功能恢复，已通气、排便，可进食，进食后自觉腹胀、恶心、呕吐，随病情发展，出现进食恐惧。查体可见腹壁水肿，局部可见肠型，腹软，全腹压痛不明显，肠鸣音弱。

3.肠功能长期不恢复　肠梗阻术后胃肠功能长期不恢复，考虑术后胃肠瘫，患者胸闷、呃逆、嗳气，甚至呕吐较多量的胃内容物，无明显腹痛，腹部无明显压痛及反跳痛，肠鸣音减弱或消失，每日胃肠减压量>600～800ml，混合有胆汁，持续时间1周。

4.出现绞窄性肠梗阻表现　术后早期即出现阵发性腹痛，呈持续性加重，肠鸣音由高亢变为低弱甚则消失，腹肌紧张、全腹压痛、反跳痛明显、脉搏增快、血压下降、体温升高，腹腔穿刺可抽出血性液体。

（三）辅助检查

1.实验室检查 白细胞计数及中细粒细胞比例可轻微升高，CRP、PCT也出现轻微升高，ALB降低。当白细胞计数、CRP、PCT、DD持续上升，并出现体温升高时，要警惕绞窄性肠梗阻的可能。

2.腹部X线检查 腹部立位X线片可见阶梯样气液平面为肠梗阻典型的表现；但复发肠梗阻有时只显示少量积气，当出现"假肿瘤"征、"咖啡豆"征、"长液面"征时要警惕绞窄性肠梗阻的可能。

3.腹部CT 腹部CT诊断肠梗阻较X线更直观，可见肠管水肿、扩张，积气积液，腹水等；结合CT增强及MPR可明确有无扭转、套叠、缺血坏死、肿瘤压迫等表现。

4.电子结肠镜 对诊断结直肠术后复发梗阻有一定的意义，可排除术后肿瘤残余，肠管压迫，吻合口水肿、狭窄等。

（四）诊断及鉴别诊断

肠梗阻术后复发梗阻的诊断相较容易，结合近期手术史、临床表现及辅助检查，一般可做出正确诊断。但对复发梗阻的具体类型应进行鉴别，对诊疗有指导意义。

1.术后早期炎性肠梗阻 腹部手术后（3～5天）出现排气、排便情况，开始进食后出现肛门停止排气、排便，之后出现持续的腹胀，且症状加重。查体于腹部可见新鲜手术切口（部分切口呈感染状）。

2.术后胃肠瘫 每日胃肠减压引流量＞600～800ml，混有胆汁，且持续1周，辅助检查排除胃肠机械性梗阻，胃肠蠕动减弱或消失。

3.急性肠麻痹 多与创伤、炎症、神经损伤、电解质紊乱有关，患者有明显的腹胀，常累及全腹，腹痛较轻，一般为胀痛；呕吐物无粪臭味；停止排气、排便；查体腹部膨隆，压痛不明显，叩诊呈鼓音，肠鸣音减弱或消失。

4.绞窄性肠梗阻 出现以下情况时，要高度警惕绞窄性肠梗阻的可能：①阵发性腹痛越来越频或变为持续性腹痛；②肠鸣音由高亢变为低弱，腹胀逐渐加重；③腹膜炎体征；④脉搏增快、血压下降、体温升高；⑤腹部张力升高，腹腔穿刺为血性液体或出现休克征兆；⑥白细胞计数增高，以中性粒细胞增高为主；⑦CT可见肠管增厚、扩张，腹水等征象。

（五）治疗

复发梗阻的治疗应以非手术治疗为主，当出现绞窄性肠梗阻时，应及时手术。

1.非手术治疗 肠梗阻术后复发梗阻的主要原因为粘连、炎症、损伤、电解质紊乱等，因此，非手术治疗是治疗复发梗阻的关键；况且肠管水肿、腹腔炎症非常重，早期进行手术治疗会面对无法进腹、肠管破裂而并发腹腔感染、肠瘘的可能。

（1）胃肠减压：术后一旦出现梗阻复发的征兆，应延长胃肠减压的时间，必要时可给予经鼻型肠梗阻导管进行肠腔减压，以减轻肠腔压力，减轻肠壁水肿。

（2）禁食水，全胃肠外营养：给予禁食水、全胃肠外营养，使肠管充分休息，待胃肠功能恢复时，可逐渐过渡到部分肠外营养，直至正常饮食。

（3）生长抑素及生长激素：早期可给予生长抑素抑制消化液分泌，后期可给予生长激素，刺激胃肠功能恢复。

（4）糖皮质激素：可给予地塞米松磷酸钠注射液以减轻肠壁水肿，增加抗感染效果，对肠功能的恢复具有促进作用。

需要特别说明的是，复发梗阻的非手术治疗时间较长，短则2周，长则1～2个月，在治疗期间应与患者充分交流，得到患者及家属充分信任及配合，才能收到非常好的效果。

2.手术治疗 当出现绞窄性肠梗阻或非手术治疗无效时可考虑行手术治疗。

（1）绞窄性肠梗阻：应及时手术，充分探查，快速解除梗阻，进行肠排列，必要时可行肠造口术。

（2）非手术治疗无效：大多数复发梗阻经非手术治疗后可缓解，当梗阻无法缓解且可排除绞窄性肠梗阻时，应继续进行非手术治疗，尽量将再次手术时间向后延长。笔者在临床中，放置肠梗阻导管后多可缓解，无法缓解时，可考虑在术后3个月进行确定性手术，此时腹腔粘连、炎症、肠管水肿已基本消退，手术将变得简单化；术中充分探查，松解粘连，并通过经鼻型肠梗阻导管进行肠排列，术后继续予以非手术治疗，常获得非常好的诊疗效果。

（六）预防

预防复发梗阻的主要方法：术中仔细、轻柔操作，避免大范围的手术创伤以免损伤血管、神经；

彻底进行腹腔冲洗，避免积血积液、异物残留；术中进行肠排列术；术后可适当延长胃肠减压及进食的时间；术后早期活动，避免肺部感染的发生，以促进肠功能的恢复；及时纠正低蛋白、电解质紊乱的发生。

总之，复发梗阻是肠梗阻术后常见的并发症之一，常因手术损伤、粘连、炎症等导致，在排除绞窄性肠梗阻后常采用非手术治疗，非手术治疗可取得非常好的治疗效果；一旦出现绞窄，应及时手术。

第二节 术后腹腔感染

腹腔感染（intra-abdominal infection，IAI）是指任何腹腔内器官（包括腹膜）的感染，病原体侵入宿主腹腔、腹膜后腔或腹腔内器官后造成明显损害而引起的感染性疾病，可继发于多种外科疾病，如消化道穿孔、胃肠道肿瘤、化脓性阑尾炎、肠梗阻等。术后腹腔感染（postoperative intra-abdominal infection，PIAI）是IAI的一个重要类型，约占IAI的8.5%，其病死率高达22%～55%。PIAI是指手术或者操作后30天内，出现腹腔感染症状，且实验室检查、影像学检查均证实存在腹腔感染或者引流液证实存在腹腔脓肿。PIAI是IAI治疗的难点。

（一）病因病理

1.风险评估 PIAI归于医院获得性腹腔感染范畴，发生于腹部手术后的PIAI，严重者会合并腹腔脓毒症，甚至导致MODS。此外，胃肠道肿瘤手术后并发PIAI将导致肿瘤相关生存率下降。对于PIAI患者的病情评估主要从患者的病理生理因素、致病菌及腹腔感染源三方面进行。

（1）病理生理高风险因素：包括低龄或高龄、存在心肺肝肾等基础疾病、腹腔感染引起了脓毒症与脓毒症休克及MODS、发生在恶性肿瘤手术后、并发慢性危重症、近期使用免疫抑制剂及存在营养不良等。

（2）致病菌高风险因素：包括耐药菌感染及不恰当的抗菌药物。

（3）腹腔感染源高风险因素：包括感染源的累及范围广，存在弥漫性腹膜炎，不适当或延迟的感染源控制措施等。

2.肠梗阻术后易发感染的原因和危险因素 感染的发生与发展取决于机体防御能力、病原微生物及环境因素等。肠梗阻时肠内压增高及肠管膨胀，导致毛细血管通透性增加和淋巴回流障碍，造成肠壁水肿，梗阻以上的肠腔内细菌数量显著增加，肠道的细菌大量繁殖，产生多种强烈的内、外毒素，筋膜下水肿改变肠管正常屏障功能，液体、细菌和毒素渗透至腹腔，可引起中毒和休克；肠梗阻病因复杂，病程长，自身免疫功能较差，常伴有营养不良、低体重等基础疾病，手术时间长、肠管切除风险大，术后吻合口瘘、肠破裂、引流管留置等均是肠梗阻患者易发感染的危险因素。

（二）PIAI的病原菌分布

PIAI通常是多菌感染，IAI主要是革兰氏阳性菌与革兰氏阴性菌的混合感染，部分还合并真菌感染。IAI患者的病原菌种类繁多，以大肠埃希菌和凝固酶阴性葡萄球菌为主，肠球菌属比例上升。PIAI的病原菌分布依次为大肠埃希菌（21%）、粪肠球菌（19%）、金黄色葡萄球菌（14%）、脆弱芽孢杆菌群（14%）、铜绿假单胞菌（13%）、阴沟肠杆菌（11%）及肺炎克雷伯菌（8%）。

（三）PIAI面临的挑战与困难

耐药菌感染、慢性危重症、IAH甚至ACS及MOF等是PIAI面临的巨大挑战，一旦出现通常预示着高死亡率，须高度警惕。

1.耐药菌感染 IAI致病菌以革兰氏阴性菌为主，主要为大肠埃希菌、肺炎克雷伯菌、屎肠球菌、铜绿假单胞菌与鲍曼不动杆菌。致病菌对抗菌药物的耐药更为棘手，有研究显示，25.4%的PIAI为多药耐药菌（multidrug-resistant organism，MDRO）所致，MDRO引起的PIAI有更高风险。厌氧菌是正常人黏膜菌群的主要组成部分，也是腹腔感染的常见致病菌，而随着临床研究的深入，发现厌氧菌耐药的比率亦在升高，因此，厌氧菌耐药须引起临床重视。

2.慢性危重症 一般是指在ICU长期停留（＞7天），且持续存在器官功能障碍、依赖生命支持系统的危重症患者。这类患者因伴随持续性多器官功能障碍，需要数月甚至数年的高水平医疗护理，住院费用高、生存率低。慢性危重症典型特征是持续性炎症与免疫抑制，慢性危重症的危险因素包括高龄、合并基础疾病、严重创伤、脓毒症休克和营养不良。

3. IAH/ACS 25%～33%的ICU患者存在IAH，合并IAH的死亡率为30%，显著高于无IAH的11%，任何级别的IAH都是死亡率的独立预测因素。腹腔感染常合并IAH，Ⅰ级IAH发生率为57.5%、Ⅱ级IAH发生率为30%、Ⅲ级IAH/ACS发生率为12.5%；随着腹腔压力的增加，死亡率也显著升高，分别为7.3%、19.3%与26.2%。并发脓毒症休克进行大量液体复苏的PIAI是发生IAH的高危因素，其原因包括腹壁顺应性下降、腹腔内容物的增多、肠腔内容物增多及毛细血管渗漏导致肠壁水肿等，因此，应常规监测PIAI患者的腹腔内压，并结合上述因素进行分析，判断是哪些因素导致的IAH，并采取合适的治疗措施。

4. 器官功能障碍 严重PIAI常继发MODS，一旦病情进展至MODS，将使得治疗极为困难，死亡风险极高。

（四）PIAI的诊断

对于PIAI的诊断，主要包括病史、体格检查、实验室检查、影像学检查及腹腔穿刺。最新IAI诊治指南强烈推荐将实验室检查、PCT及CRP用于怀疑IAI时的辅助检查，可早期协助诊断IAI。影像学检查中，推荐行CT和超声检查来明确诊断；此外，术后留置引流管的患者在引流管中观察到有脓性分泌物，对IAI的诊断也有帮助；而对于以上措施无法明确诊断者，可行腹腔镜探查，作为判断IAI的可靠补充措施。

1. 术后腹部体征的变化 腹部手术后从腹腔引流管流出脓液或肠液多为术后7日甚至更长时间，此时诊断PIAI比较容易，但治疗多已延误，不良预后的风险升高。一旦错过最佳干预时机，则使治疗难度增大，死亡率升高；因此，应关注患者术后生命体征与腹部体征的变化。腹部体格检查应包括检查切口部位是否有疼痛和红肿、蜂窝织炎、延迟愈合、切口与腹腔引流液性质及筋膜层愈合情况。腹肌紧张或腹壁僵硬可能表明腹膜刺激，然而对怀疑PIAI的患者进行体格检查可能是一个挑战，尤其是那些给予镇静、镇痛和气管内插管的危重患者，体格检查对PIAI的诊断准确性较差。

术后患者持续腹腔压力升高或者新发IAH，是PIAI的重要征象，因此，建议所有腹部术后危重患者均应常规测量IAP。

2. 术后生命体征与器官功能改变 术后不明原因的心动过速或者呼吸急促，预示可能出现感染；

低血压更提示病情危重，需要紧急干预并对原因进行分析。新版脓毒症提出符合两个快速器官衰竭评估条件时（神志改变、收缩压≤100mmHg、呼吸频率≥22次/分），即应怀疑脓毒症，对PIAI的诊断与治疗同样具有非常好的指导意义，及时评估患者的有效循环血容量和血流动力学将有助于指导恰当的液体复苏以对抗脓毒症。

3. 感染标志物监测 临床常用的感染标志物有WBC、PCT与CRP；多项研究发现，PCT在诊断IAI时的敏感度要高于CRP及WBC；此外，当PLT持续下降时，要警惕感染加重的可能。因此，推荐对PIAI高危患者多次连续检测感染标志物，以早期诊断PIAI。

4. 及时的影像学检查 常用的腹部影像学检查包括超声、X线片及CT扫描等，其中CT扫描可以提供更多的腹腔内器官和病变的细节，是评价PIAI的主要方法。

通过静脉增强CT扫描有助于描述血管结构和消化道血供，而经口腔造影或直肠造影的消化道增强CT扫描通过消化道腔内充盈对比剂可以更好地对比肠腔内、肠壁及肠壁外的脓腔情况，从而有助于明确有无消化道瘘，如果消化道腔内的对比剂经吻合口外溢至腔外，则可以明确吻合口漏。当然，在有肠梗阻的情况，消化道增强检查须慎重。

（五）PIAI的治疗

PIAI可引起肠源性内毒素血症，进一步进展为MODS，因此，在早期诊断的基础上，要强调对IAI的综合治疗措施。目前，国内外针对IAI的治疗措施主要包括以下几方面：①感染源控制；②微生物检查；③抗感染治疗；④营养治疗；⑤器官功能支持（表10-1）。

1. 感染源的控制 是治疗IAI的基础，是治疗成败的关键。通过控制感染源可以清除感染灶和控制污染。其主要措施包括脓肿穿刺引流、开腹引流、腹腔开放（open abdomen，OA）及抗生素的使用。腹腔感染源外科性控制感染源应遵循"首次干预—效果评估—感染源控制失败—再次（序贯）干预"的思路。亦要贯彻损伤控制理念，以减小干预措施本身带来的打击。对于感染源控制的时机，应在IAI诊断后24小时内进行感染源控制，对脓毒症或感染性休克患者应该进行更紧急的感染源控制。对受感染的液体和组织予以清除，并防止IAI患者持续受到污染。而对于有较高的初始源头控制

表 10-1　PIAI 的治疗

治疗方式	具体措施
感染源控制	时机：强调早期控制感染源，对于 PIAI，应尽快启动感染源控制。推荐诊断明确后 24 小时内控制感染，除非是临床提示非侵入性操作或延迟感染源控制适用者。方式：充分引流腹腔内感染性液体（渗液或脓液），清除坏死的感染组织，并防止 IAI 患者持续受到污染。具体手段有确定性手术、为避免继续污染而采取的手术、以清创和引流为目的的手术治疗、穿刺引流和腹腔开放疗法
微生物检查	PIAI 患者常规行腹腔内标本需氧菌和厌氧菌的培养，以识别潜在的耐药或机会性病原体；合并脓毒症或存在免疫抑制的患者行血培养以确诊菌血症的存在；必要时行真菌血培养
抗感染治疗	时机：条件允许情况下，IAI 进展为脓毒症时，应在确诊后 1 小时内开始经验性抗感染治疗，其余情况强调早期抗感染治疗；经验性治疗：对于 PIAI 患者，推荐的单一用药方案为亚胺培南 - 西司他丁、美罗培南等碳青霉烯类药物，联合用药方案为头孢吡肟、头孢他啶等三代头孢菌素联合硝基咪唑类药物；降阶梯策略：推荐在微生物及药敏结果指导下行降阶梯治疗；疗程：抗感染疗程为 7～10 天
营养治疗	营养筛查：采用营养风险筛查量表 2002（nutritional risk screening 2002，NRS2002）或危重患者营养风险量表（nutrition riskin critically ill，NUTRIC），并结合反映营养状态的血清指标。方式：首选肠内营养，不能耐受或胃肠道功能障碍者选用肠外营养。时机：对 IAI 患者应尽早开始营养支持，24～72 小时给予肠内营养。已进展至脓毒症者，早期阶段（0～4 天）以复苏为主要目标，不强调严格进行营养治疗。非蛋白质热量：重度患者肠内营养 [20～25 kcal/（kg·d）]，逐步恢复正常需要量或低热量肠外营养 [≤20 kcal/（kg·d）]，后根据具体情况改为肠内营养，增加热量；蛋白质：轻中度 1.5g/（kg·d），重度 1.5～2.0g/（kg·d）；脓毒症早期阶段 ≤1.0g/（kg·d），复苏后增加至 1.5～2.0g/（kg·d）
器官功能支持	肺：病因治疗、抗生素治疗、循环及呼吸支持；对于发展至 ARDS 者，采取肺保护性通气，必要时气管插管和机械通气。肝：密切监测血清胆红素、氨基转移酶、胆固醇等肝功能指标，无针对性治疗措施，一般采取全身性抗感染治疗、早期应用肠内营养、避免使用肝毒性药物及必要时使用人工肝支持系统。甲状腺：监测甲状腺激素水平，若合并甲状腺功能减退，可使用甲状腺激素替代治疗。胃肠道：目前相关指南未涉及胃肠道功能障碍的评估和干预，建议使用急性胃肠功能损伤（acute gastrointestinal injury，AGI）分级用于评价 IAI 胃肠道功能损伤，根据胃肠道功能分级进行干预
其他疗法	连续性肾替代治疗（continuous renal replacement therapy，CRRT）治疗：IAI 进展至脓毒症时，必要时可考虑使用 CRRT；糖皮质激素：对于脓毒症及脓毒性休克患者，充分的液体复苏及血管活性药物治疗后无明显改善，可考虑使用，共识建议使用低剂量氢化可的松；免疫疗法：目前仍有争议，应用较少，对合并脓毒症者，最新指南不推荐使用免疫球蛋白

失败风险的生理状态不稳定、弥漫性感染和持续性肠缺血患者，可使用替代性或暂时性的源头控制方法。计划性手术控制感染源不是必须的。

2. 抗感染治疗　作为感染源控制的补充，在 IAI 的治疗中发挥着重要作用，但是在临床实践上，抗生素的使用通常先于感染灶的清除。在微生物检测结果出来之前，可经验性使用对典型的革兰氏阴性肠杆菌科、革兰氏阳性球菌和与这些感染有关的专性厌氧菌有活性的抗菌方案。但有时候经验性抗生素的使用通常疗效较差，这就要求临床医师需要了解当地病原学的流行趋势，有针对性地使用抗生素。此外，对于 PIAI 患者，应评估患者感染肠球菌、耐甲氧西林金黄色葡萄球菌、耐药革兰氏阴性杆菌和念珠菌的风险。使用广谱抗生素对患者进行初步的经验性治疗。

对于已发展为脓毒症的患者，应在诊断后 1 小时内开始抗感染治疗，其余的患者也应尽快进行抗菌治疗，最新指南提出，PIAI 的治疗疗程推荐进行抗感染治疗 7～10 天，PCT 可用于指导抗感染疗程。

3. 营养治疗　PIAI 导致的病理生理改变中主要涉及免疫系统的改变，导致患者早期就开始出现促炎和抗炎反应方面复杂的变化。鉴于此，增强患者免疫力可能是 PIAI 潜在有效的措施。PIAI，尤其是发展至脓毒症后，通常会造成营养不良，而营养状况对免疫功能的影响较大，因此，在进行治疗过程中，充分的营养补充是一种很好增强免疫力的方式。

肠内营养在腹腔感染等危重患者救治中的作用日益受到重视，肠内营养不仅能提高营养底物、改善机体代谢功能和纠正负氮平衡，而且具有改善肠屏障功能、减少细菌易位、维护器官功能及改善免疫调控等作用。在腹腔感染迁延过程中，肠内营养是预防并且也是治疗慢性危重症的关键措施之一。虽然肠内营养是 PIAI 重要的治疗措施，但时机选择更为重要，需要综合评估胃肠功能与感染源控制等情况。PIAI 患者通常存在不同程度的胃肠功能障碍，在肠道功能没有恢复之前，肠内营养无法实施，此时应通过肠外营养维持 PIAI 患者的能量与蛋白质供给。在肠道功能恢复后，还需要评估感染源控制情况，判断能否实施肠内营养，如果感染源还没有控制，如有消化液漏出至腹腔，而没有充分引流，此时使用肠内营养则会增加消化液漏出量，进而加重腹腔感染。因此，选择合适的时机尽早恢复肠内营养有助于提高PIAI的救治成功率。

4.多学科协作　腹腔感染一旦合并器官功能障碍及脓毒症，依靠单个专业力量解决困难，需要MDT协同处理，包含外科（普通外科）、危重症医学科、感染科、影像科、超声科、微生物专业、临床药师及医务部等临床及职能部门来协作完成诊疗工作。本着感染源控制为核心的原则，在MDT中，外科医师应主动树立自身的主导地位，勇于担当、敢于出手，负责把握外科干预的时机与具体操作，进行感染源的清除；而危重症医师一方面则是主动介入，在外科干预前提供器官功能支持，为外科干预创造条件，另一方面则是在外科干预后的保驾护航，维持生命体征及器官功能稳定；影像科及超声科医师，则是对腹腔感染源进行动态精确的定位及定性；感染专业医师及微生物专业、临床药师则是着力于指导合理的抗感染方案；医务部则为严重患者的院前转运与沟通、院中组织MDT救治、院后康复分流进行统筹安排与调控。

总之，PIAI是外科手术后常见的严重并发症之一，可导致脓毒血症甚至脓毒性休克和MODS，尽管目前在治疗上取得了进步，但仍有较高的发病率和病死率。PIAI受到多种因素的影响，及时识别并进行干预有利于PIAI的预防，合理的抗菌药物应用、及时的感染源控制及包括对抗脓毒症、器官功能维护与营养治疗等在内的支持治疗是治疗的关键。

第三节　肠　　瘘

肠瘘是肠梗阻术后严重并发症，而肠梗阻手术又是产生肠瘘的一个常见原因，约22.7%的肠瘘患者因肠梗阻导致。因此，肠瘘与肠梗阻互为因果，息息相关。肠瘘发生后，将显著延长治疗周期，增加医疗费用，且病死率也较前显著增高。

（一）病因

肠梗阻复杂多变，病情危重，是一种重要的致瘘原因，在急性完全性肠梗阻时，肠管迅速膨胀，肠壁变薄，同时，肠腔内压不断升高，肠壁的毛细血管及小静脉淤血，肠壁水肿呈暗红色。由于组织缺氧，毛细血管通透性增加，肠壁上有出血点，并有血性渗液进入肠腔及腹腔。又由于肠壁变薄，使肠壁通透性增加，肠内容物及细菌可渗入腹腔，引起腹膜炎。当梗阻肠管的血液循环受损害时发生绞窄。肠腔内压力持续增高也可损害肠管的循环。当肠管沿着其长轴上有两处肠腔内阻塞时则发生闭袢性肠梗阻。肠扭转既有闭袢性肠梗阻，又有系膜血管受累，是一种典型的绞窄性肠梗阻，极易发生肠破裂、坏死和严重腹腔感染，并发肠瘘的概率增高。

肠梗阻术后肠瘘多发生于年老体弱，全身情况差和伴有休克、肠坏死、腹腔严重感染等并发症者，并与肠梗阻类型及手术方式有密切关系。肠梗阻术后发生瘘的概率亦较高，这主要是处理不当的结果。常见原因是腹腔污染严重，患者情况差不宜做较大手术时，没有将病变肠管外置，仅行局部修补，此种修补一般并不可靠，易再发生肠瘘；另一种原因是术中行肠减压时，肠壁切口未选在正常肠管上，减压后又未做造口，这种肠壁切口虽经缝合，也容易破裂成瘘；再则，行小肠插管折叠内排列所用排列管质量不好，排列管可压迫肠壁致瘘。

（二）病理生理改变

肠瘘可以引起内稳态失衡、营养不良、感染和器官功能不全等一系列独特的病理生理学改变。

1.消化液大量丢失造成的内稳态失衡　每日丢失数升的富含电解质、蛋白质及其他成分的高度复杂的消化液可以引起水、电解质与酸碱平衡失调，它是肠外瘘患者出现最早的并发症。每天丢失的消化液可从50～3000ml不等，主要决定于肠外瘘的位置，如果属于结肠或远段回肠瘘，因大部分消化液在小肠内重新吸收，内稳态失调的程度将会较轻；如果是高位小肠瘘，将会有大量的胃液、胆汁、胰液及小肠液丢失。总体来说，肠外瘘的位置越高，消化液的流失量越大，内稳态失衡及营养不良的程度越严重。

不同位置的肠外瘘丢失消化液成分不同及受到随后医源性补液的影响，肠外瘘患者可以出现多种多样的电解质与酸碱平衡紊乱，临床上最常见的是低钾血症和代谢性酸中毒。肠外瘘持续一段时间后，还将不同程度地出现钙、镁、磷的代谢异常。代谢性酸中毒主要是因为大量胆汁、胰液、小肠液的丢失，它们中的 HCO_3^- 浓度均高于血浆 HCO_3^- 的浓度；另外，肠外瘘患者大多合并感染，感染引起的乳酸积聚进一步加重了代谢性酸中毒。严重的代谢性酸中毒抑制中枢神经系统，出现昏睡、木讷甚至昏迷。

2.营养不良 24小时的消化液中约含有75g的蛋白质。正常情况下，几乎所有的氮是以游离氨基酸的形式吸收。在能量充分的情况下，进入到自由氨基酸池，再合成新的蛋白质。肠外瘘患者，特别是高流量的肠外瘘不可避免地将会有大量蛋白质的流失。不能正常地自消化道内摄入饮食是造成营养不良的另一因素。患者机体又因合并感染而处于高分解状态，出现蛋白质-能量营养不良。值得注意的是，如果感染得不到控制，目前的营养支持方法尚不能逆转患者的营养不良和高分解状态。在合并感染的情况下，很多肠外瘘患者存在着营养不良，严重的营养不良将直接影响预后。

3.感染 IAI是肠外瘘患者最常见的并发症，25%～75%的肠外瘘患者合并IAI，感染还是肠外瘘患者最常见的死亡原因。肠外瘘时消化液外溢对周围组织有强烈的腐蚀作用，造成组织的坏死失活；随后细菌的侵入，主要是革兰氏阴性杆菌的侵入造成腹部局部感染、腹腔脓肿或弥漫性腹膜炎。肠外瘘患者由于营养不良，一些代谢活跃的细胞和组织功能受损，如肠黏膜的屏障功能障碍可导致肠道细菌易位，全身性感染加重了患者原有的水、电解质、酸碱平衡紊乱和营养不良，严重降低了机体的抵抗能力，使得感染难以控制，形成恶性循环，可引起脾脓肿、肝脓肿、中毒性肝炎、脑脓肿、脓毒败血症，甚至MOF。脓毒血症与MOF是肠外瘘患者最严重的并发症，也是其主要死亡原因。

（三）肠瘘的类型

肠瘘可根据瘘口的形状、数量及肠液的流量分型。各类型的病理生理和治疗方法不完全相同，预后亦不同。

1.内瘘与外瘘 肠瘘有外瘘和内瘘之分。肠瘘穿破腹壁与外界相通的称为外瘘，如小肠瘘和结肠瘘；与其他空腔器官相通，或肠与肠相通，肠内容物不流出肠腔外者称内瘘，如胆囊十二指肠瘘、胃结肠瘘、肠膀胱瘘、阴道小肠瘘等；有时，瘘的情况较复杂，内瘘与外瘘可同时存在。

内瘘的症状与治疗根据所穿通的不同空腔器官而异。为医疗目的所做的人工造口也属于外瘘，但多数为插管造口，导管拔除后多能自行愈合。少数人工肠造口因某些原因而不闭合，后患较轻，处理亦较简便。将肠袢的两端都提至腹腔外的双腔造口多在末端回肠或结肠，处理上不像其他原因所造成的外瘘那样复杂，主要是瘘口局部粪便的处理，瘘对机体其他方面的影响较小。

外瘘又可以按其形态、数目、部位和流出的液量分为不同类型（图10-1）。

（1）管状瘘：肠壁瘘口与腹壁外口之间有一段不同长短、曲或直的瘘管，瘘管的直径可粗可细，一般均较窄，瘘管的附近可能存在脓腔。管状瘘是肠外瘘中最常见的一种类型，多发生于术后吻合口破裂或肠管炎性疾病，若无特殊原因，如瘘口远侧肠管梗阻、瘘管附近有引流不畅的脓腔或异物、特异性感染或癌肿，瘘管上皮化或瘢痕化等，大多数管状瘘能经非手术治疗而愈合。管状瘘之所以能不经手术而有较高的愈合率，是因为肠壁瘘口与腹壁外口之间有一肉芽组织形成的瘘管，而并非肠黏膜不外翻，只是在瘘管逐渐收缩愈合的情况下，肠黏膜被挤回缩，瘘管先为肉芽组织所闭合，而后才有肠壁的愈合。

（2）唇状瘘：肠黏膜外翻，与皮肤愈着而形成唇状。这种瘘多为腹壁切口裂开或有缺损，肠袢暴露在外，瘘形成后肠黏膜外翻，逐渐与皮肤愈着而成唇状，因而在瘘口部可见肠黏膜，并可直接进入肠腔。唇状瘘的肠壁接口与腹壁外口之间无瘘管形成，肠液流出量较管状瘘为多，且易有多个瘘同时存在。几乎所有的唇状瘘都需要手术治疗，仅个别的唇状瘘经过适当的非手术治疗后，外翻的肠黏膜逐渐内缩，肠黏膜的边缘部分出现肉芽组织，而后对合愈着，上皮再覆盖而完全愈合。

（3）断端瘘：肠管全部或接近全部断裂，肠内容物全部从瘘口流出体外，因此也称完全瘘。这种肠瘘很少见，多是有医疗目的而人工造成，由其他原因引起的较少见，外伤或吻合口破裂虽可造成肠管的完全断裂，但后遗成断端瘘的可能性较小，病理性所引起的可能性则更小。这种类型肠瘘并不像唇状瘘暴露在腹壁上，而是在腹腔内，外形似管状瘘，实际上肠管已断裂，非手术治疗不可能愈合，必须手术治疗。

2.单个瘘与多发瘘 肠袢上的瘘口可以是单个，也可以是多个，腹壁上的外口也可相应地是单个或多个。但有时肠壁上是单个瘘口，而腹壁上的外口却是多个，这种情况常见于特异性感染如结

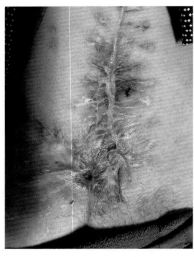 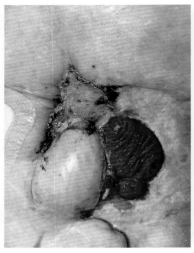 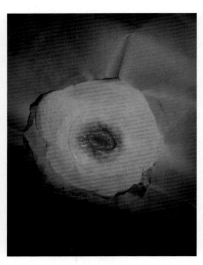

管状瘘　　　　　　　　　　唇状瘘　　　　　　　　　　断端瘘

图10-1　肠外瘘的分型

核、克罗恩病等所造成的肠瘘，瘘管可以极为复杂，但肠壁上的瘘口仅1个，仍属单个瘘。手术或外伤所引起的瘘，常是腹壁的外口数与肠壁的瘘口数相等，且多为单个，也可是多个，其原因多为切口裂开后，肠管暴露于切口下，因感染、损伤、肠壁自发穿孔成瘘。多个瘘的患者可以同时存在管状瘘与唇状瘘。临床上单个瘘多见，有自行愈合的可能。多发瘘情况复杂，需要手术治疗，有时还需要分期手术治疗。

3.高位瘘与低位瘘　依据瘘口所在肠段的部位，分为高位瘘与低位瘘。习惯上以十二指肠、空肠交界处（十二指肠悬韧带）为分界线，在这以上的为高位瘘，在悬韧带以下的为低位瘘。但在临床实际工作中，应按照肠液损失的量和性质及对内稳态的影响来区分高位瘘和低位瘘。高位瘘应包括胃、十二指肠和距十二指肠空肠悬韧带100cm以内的空肠瘘，在此以下的小肠瘘和结肠瘘均称为低位瘘。一般而言，十二指肠瘘及空肠瘘的自愈时间为4周左右，回肠瘘为6周左右，而结肠瘘在8周以上。

4.高流量瘘与低流量瘘　一般将每日空腹流出肠液量超过500ml定为高流量瘘，少于500ml称为低流量瘘。高流量瘘的死亡原因主要是感染，因为大量肠液的流出，严重扰乱机体生理，机体免疫抵抗力下降，感染的治疗难以奏效；但瘘口流量的大小，并不决定瘘是否可以自行愈合。肠瘘流量的大小对维护内稳态的平衡、并发症的防治及瘘口的处理等治疗计划的制订有着重要的预测性。

（四）临床表现

肠内瘘发生后，患者是否出现症状，依其瘘发生的部位而异。小肠-小肠内瘘可不出现症状，高位小肠与结肠的瘘可导致腹泻和营养不良，肠管与其他空腔器官如胆囊、膀胱、阴道等的内瘘则都有相应的临床表现，主要是感染。由于内瘘在临床肠瘘所占的比例不大，且症状各异，治疗亦随所在器官而异，相同之处不多，况且肠梗阻术后发生的瘘多为外瘘，因此，主要介绍肠外瘘的临床表现。

肠外瘘的临床表现差异很大，但总体上来说，分为腹部表现及全身性表现。

1.肠外瘘的腹部表现

（1）瘘口及漏出物：腹壁有1个或多个瘘口，有肠液、胆汁、气体或食物排出，是肠外瘘的主要临床表现。手术后肠外瘘可于术后第3～5日腹部手术反应期后发生症状，先是腹痛、腹胀及体温升高，接着出现局限性或弥漫性腹膜炎征象或腹内脓肿；于术后1周左右，脓肿向切口或引流口穿破、创口内即可见脓液、消化液和气体排出。由于肠外瘘大部分发生于手术后，因此，瘘口多出现在感染或裂开的切口部位及引流物拔除后的腹壁裂孔上，深部的肠外瘘也可通过腹内脓肿形成，向腰部或臀部建立脓性窦道，出现细小的瘘口。低位结肠或直肠损伤后造成的深部小瘘在瘘口仅见到有气体或少许脓性分泌物排出，而无肠内容物。小肠部位较小的肠瘘也可仅表现为经久不愈的感染性窦道，偶有少量肠液、胆汁或气体排出；严重的肠瘘可直接在创面观察到破裂的肠管和外翻的肠黏膜，即唇状瘘；或虽不能直接见到肠管，但有大量肠内容物流出，称管状瘘。由于瘘流出液对组织的消化和腐蚀，再加上感染的存在，可引起瘘口或窦道部位出血。从瘘口流出的液体的量和性质可大致判断肠瘘发生的部位（表10-2）。

表10-2　不同部位肠外瘘瘘口流出液的性质和量		
肠外瘘	流出量	流出液性质
十二指肠瘘	流出量可很大，多者24小时可达4000～5000ml	含大量胆汁和胰液，有很强的刺激性和腐蚀性，常致瘘口周围皮肤糜烂；从口进食，食物很快从瘘口排出，且多为原形
上段空肠瘘	与十二指肠瘘相似	
下段空肠瘘	稍少于十二指肠瘘	淡黄色稀蛋花样液体，对瘘口周围皮肤的腐蚀仍较重
回肠瘘	流出量随瘘内口的口径而异，但较空肠瘘为少	肠液较稠，刺激性较轻，口服的食物基本上已不呈原形
结、直肠瘘	流出量少	呈半成形或成形的粪便

（2）腹壁：在高位瘘及高流量瘘，腹部瘘口周围常可见潮红糜烂和轻度肿胀，常感觉疼痛难忍；部分病例可有感染、脓痂、溃疡或出血；有些患者由于反复手术，腹部遗留多条瘢痕，也可因腹壁缺损或营养障碍等原因，瘘周腹壁软弱或出现腹壁疝。

（3）腹内感染：大多数肠外瘘患者都有腹内感染的病史，首先，在肠瘘发生早期，可出现从肠损伤、腹内脓肿到外瘘形成的过程；接着，在肠瘘发展期，可出现肠祥间脓肿、膈下脓肿、肝下脓肿或瘘管周围脓肿等，由于这些感染常较隐蔽，且其发热、白细胞计数升高、腹部胀痛等，常被原发病或手术处置等所掩盖，因此，很难在早期做出诊断及有效的引流。当肠液尚未显露在腹壁以外时，腹腔内感染为主要症状，但已知有肠液漏出在肠腔外，此时，有学者称其为未成熟的瘘或称为吻合口漏。近年，对肠外瘘治疗的经验总结显示，导致患者死亡的主要原因是感染，一旦感染被控制，患者就摆脱了主要的威胁。

2.全身表现　由于肠瘘形成，患者精神不振，思想负担重，饮食不佳，有些患者甚至不能很好地配合治疗及护理。大量肠液丢失，出现明显的水、电解质紊乱及严重的酸碱失衡，有些患者血清钾浓度可低至2mmol/L以下，并可有低钠血症。由于低钠血症及ALB下降，出现水肿。原先营养状态良好的患者，发生肠外瘘的早期可不表现明显的消瘦，但由于机体处于应激状态，分解代谢加强，血浆白蛋白及其他内脏蛋白已有下降，称为蛋白质营养不良（表10-3）。肠瘘严重且病程较长者，由于营养物质吸收障碍及大量含氮物质从瘘口丢失，可表现出明显的体重下降、皮下脂肪消失、骨骼肌萎缩。患者长期卧床，说话声音低弱，同时有血清内脏蛋白质下降，称混合性营养不良。合并感染者，患者处于高分解代谢状态，有寒战、高热（可为弛张热或稽留热），伴有呼吸急促，脉率加速，严重者可表现为败血症或脓毒症，血压下降偶有软组织或肝、肺等部位脓肿。若病情得不到控制，就可导致DIC、MODS或MOF。

表10-3　营养不良的分类				
蛋白质营养不良				
程度	白蛋白（g/L）	转铁蛋白（g/L）	总淋巴细胞（×10⁶/L）	皮肤试验（mm）
轻度	30～35	1.50～1.75	＞1200	＜5
中度	21～30	1.00～1.50	800～1200	无反应
重度	＜21	＜1.00	＜800	无反应
蛋白质-能量营养不良				
程度	理想体重（%）	肌酐/身高指数（%）		皮肤试验（mm）
轻度	80～90	80～90		＜5
中度	60～80	60～80		＜5
重度	＜60	＜60		无反应

注：上述两组皆有异常时为混合性营养不良。

3.肠外瘘并发的多器官功能障碍

（1）肺炎及呼吸功能障碍：患者呼吸急促、呼吸困难、发绀，可有严重缺氧，PaO_2下降；严重者有血压下降，甚至昏迷。原有肺部疾病、长期吸咽史、营养不良、免疫功能下降及腹腔内感染、细菌易位等是造成肺部感染及呼吸功能障碍的原因；此外，严重营养不良时，呼吸运动的肌肉被消耗，呼吸及咳嗽无力，痰液潴留，肺泡表面活性物质减少等也可能与此有关。

（2）胃肠道出血：可表现为呕血、瘘口出血、血性引流物或便血，轻者可仅表现为粪便或漏出液隐血试验阳性。引起消化道出血的原因：首先，引流不畅，肠液特别是含有丰富消化酶的高位肠外瘘液，腐蚀瘘口附近的组织及血管，引起出血，较多的是腐蚀瘘口附近的肠系膜血管，出血常突然发生，并可在一段时间内反复出血，主要表现为漏出液带血或黑粪，需要局部处理；此外，由于感染应激而引起的应激性溃疡，全胃肠黏膜糜烂及凝血机制障碍。不论是瘘口局部出血，或胃肠道黏膜出血，均与感染、肠液的滞留有直接关系。

（3）肝损害：表现为肝大、黄疸及肝功能异常，如ALT、AST、ALP、γ-GT升高；腹腔内感染，细菌及内毒素等进入门静脉，是导致肝损害的主要原因；此外，长期的TPN也会引起胆囊收缩乏力、胆道弛缓、毛细胆管扩张、胆汁淤积及脂肪肝等；由于肠液外漏，打破了胆汁酸及sIgA的肠肝循环可能与肝损害有关；多次输血及部分药物的使用也会引起肝损害。

（4）心、肾损害：尤其是老年人或原有心肾疾病史者，表现为症状的进一步加重，在合并感染性休克时则使病情复杂化。休克、循环血量下降引起的心、肾缺血及毒素、炎症介质、细胞因子等的作用是心、肾等器官损害的主要原因。

（5）造血系统：表现为凝血机制障碍，PLT下降，瘀点、瘀斑及出血等，是病情严重的表现。

（6）中枢神经系统：由于营养状态低下、脑组织缺血缺氧、感染中毒作用及某些微量元素如镁等缺乏，可导致中枢神经系统损伤而出现神经或精神症状，如嗜睡、昏迷、谵妄、幻觉及精神异常等。

上述器官或系统的功能损害可以是一项或多项出现，一旦不能控制，就出现功能衰竭；一般来说，肠外瘘患者如水、电解质紊乱能及时得到纠正，肺、肝、胃肠衰竭早于心肾衰竭。此外，肠外瘘患者还会存在一些与肠瘘发生有关的疾病，如消

化道肿瘤、多发性创伤、肠粘连、炎性肠病及胰腺炎等，具有相应的复杂的临床表现。

（五）诊断

在大部分肠外瘘患者，诊断并不困难。发现创面（如感染的切口、引流管口）有肠液、粪便、气体溢出，而且还可见到肠管或肠黏膜，肠外瘘的诊断即已明确。但有时瘘孔很小，或瘘管曲折狭小，肠液或气体的溢出不明显，而感染较重，尤其是结肠瘘，肠内容物较干稠，更不易排出，临床上难以肯定有无肠瘘，这是肠外瘘诊断中需要努力的一方面；另一方面，即便已经知道患者发生了肠外瘘，尚需进一步了解下列内容：①瘘发生的原因；②瘘的类型及发生部位；③瘘管的走行情况；④肠道的连续性，也即是断端瘘还是侧瘘；⑤瘘口远端肠曲有无梗阻或其他病变；⑥有无未做引流的腹腔内脓肿；⑦是否合并存在肠内瘘。

对当怀疑有肠瘘诊断不甚明确，尤其是可疑高位肠瘘的患者，可用泛影葡胺口服或胃管注入行胃肠道造影予以明确；当有瘘管形成者，可行瘘管造影，为肠瘘治疗提供帮助。在肠瘘发生的早期，肠道内积气，可干扰腹部超声的诊断，仅在腹腔内有大量积液时超声才能发挥作用。腹部CT与消化道造影是早期明确肠外瘘的最有效手段，对于诊断肠外瘘作用重大，除了能较为清晰反映肠管内外病变情况，还能在肠外瘘引起的肠壁水肿、并发的腹腔及盆腔脓肿等诊断中起到举足轻重的作用。另外，对于中后期肠外瘘的形态分型与特点，小肠多排CT可有鉴别诊断作用。管状瘘的CT表现为瘘的外口较小，再结合口服碘剂和瘘管内注入碘剂时，可显示肠外瘘瘘管的管腔、管径及走行情况。瘘管管腔形态常不规则，管壁常厚薄不一，与周围腹腔组织存在粘连；瘘管的管径常粗细不一，但通常都较为狭窄并紧贴腹壁；瘘管的行径长短不一，可曲可直。若CT显示组织界面模糊不清，则表明瘘管内存在炎症，多为肠外瘘炎性期；若CT显示组织界面清晰可见，有条索状影出现时，则表明瘘管组织纤维化，多为肠外瘘成熟期。唇状瘘的CT表现为瘘的外口较大，边缘如唇状张开增厚，肠管黏膜组织外翻并与腹壁皮肤紧密相连，瘘口所在肠管的偏腹壁侧肠壁局限性增厚，并无明显的瘘管可见。近年来，随着超声造影成功应用于临床，在肠外瘘的诊断上，有比瘘管造影更明显的优点，它不仅可提供受影响肠段的情况，还可发现可能共同存在的腹

腔脓肿或积液。此外，内镜对可能合并存在肠内瘘的肠外瘘诊断提供了客观依据。

（六）治疗

肠瘘治疗的关键是早期诊断，采取及时彻底引流、控制感染、合理营养支持、纠正水和电解质及酸碱代谢紊乱等内稳态失衡为主要内容的综合性个体化治疗。

1.治疗策略的改变　20世纪70年代之前，外科治疗肠外瘘多提倡早期确定性手术，修补瘘或切除瘘并肠吻合术，以企图消灭瘘，恢复肠道的连续性与完整性，消除肠内容物的继续漏出。20世纪70年代之后，随着对肠外瘘病理生理认识的进步，肠外与肠内营养的成功应用，重症监测技术的进步，加之水、电解质的维持及感染控制有所改善。国外学者经验，将肠外瘘的治疗分为3个阶段：①诊断与识别；②使病情稳定并进一步等待观察；③针对性的闭合瘘的治疗。在国内，黎介寿院士提出了早期复苏、引流、等待，等到腹腔感染消除、炎症消退、营养状态改善而瘘仍不能愈合，待到腹腔粘连松解，一般在肠外瘘发生后3个月左右，再行确定性手术治疗。这一针对肠外瘘"复苏—引流—等待—择期手术"的治疗原则成为近40年来肠外瘘治疗的主要方法。

2.纠正内稳态失衡　内稳态失衡是肠外瘘患者的早期并发症。保证足够电解质与液体量的供给，在纠正内稳态失衡的治疗上有重要意义。除静脉补液外，如果患者消化道无功能障碍，对于高位瘘，可将鼻空肠营养管或空肠营养管置于瘘口远端，行管饲营养补液；对于低位瘘，可直接口服要素营养或无渣饮食补液。

3.早期有效引流，控制腹腔与全身感染　早期控制肠液外漏是防治腹腔感染的关键，也是有效治疗肠外瘘的首要步骤，而早期控制肠液外漏关键在于通畅有效的引流及时建立；早期诊断并早期合理处理，是获得良好治疗效果的关键。所谓有效的引流是指能将"腔内瘘"塑形为管状瘘即"被控制瘘"，及时去除外漏的肠液并清除腹腔内所有脓肿，可使瘘口周围腹腔组织避免肠液的腐蚀和感染，进而促进肠外瘘愈合。在高位肠外瘘，主要目的是避免含有各种具有强烈侵蚀性消化酶的肠液对瘘口周围组织及血管的腐蚀消化，造成腹腔或消化道大出血；在低位肠外瘘，主要目的是避免含有大量致病菌的肠内容物在相对密闭的腹腔内大量繁殖并释放

毒素进入血液循环，造成败血症或脓毒败血症。因此，有效的引流对防治致命性的腹腔大出血及重度感染至关重要。早期肠外瘘（即腹膜炎期），及时充分有效引流是保证全身治疗有效的首要措施；中期肠外瘘（即瘘管成熟期），可应用各种堵塞法避免过多的肠液外漏，明显减轻肠液对瘘口周围皮肤的腐蚀感染；早期引流不畅，也是肠外瘘后期产生第三类型腹膜炎的主要原因。总之，肠外瘘并发腹腔与全身感染的治疗主要为外科引流，其次是抗生素治疗。在局部充分有效引流的同时，有针对性地选用抗生素控制全身感染，并行营养、保护器官功能等支持治疗。

（1）脓肿引流术：对肠外瘘并发的腹腔感染，通常首选超声或CT引导下经皮脓肿穿刺引流（percutaneous abscess drainage，PAD），引流效果不满意时，才需剖腹清洗手术引流。对于一般情况很差的肠外瘘并发腹腔感染的危重患者，也可先行PAD，暂时缓解病情、改善器官功能，为进一步的剖腹清洗手术引流创造时机；但是，对于严重腹膜炎或某些无法控制的腹膜炎和严重的肠源性脓毒症，及时剖腹清洗手术引流是很有必要的。

肠外瘘的引流，以前常用被动引流如烟卷、一般的乳胶管或硅胶管等引流，并且直接从腹壁皮肤溃破处引出，管腔极易堵塞，难以有效引流。目前，以上引流措施均被摒弃，应用较为广泛的是滴水双套管或三腔管负压引流。"黎氏双套管"是滴水双腔负压吸引管，尾端不封闭，它将单纯的被动引流转变为主动引流，将单纯的负压引流转变为持续滴水冲洗负压引流，从而能及时有效地将漏出肠液引出体外，是最有效、最彻底的引流方式（图10-2）。在放置腹腔引流管时应遵循以下几点：①引流管放在脓腔最低处；②引流管放在有肠液漏出的部位附近；③引流管不要压迫肠管，以免引发

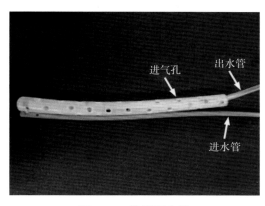

图10-2　黎氏双套管

新的肠瘘。

（2）腹腔开放疗法或腹腔造口术：对于腹腔广泛、多处的感染，持续滴水三腔负压引流管引流效果仍然较差，通常因腹腔残留脓肿或多处分隔脓肿，而不得不多次剖腹清洗引流，症状反复，治疗效果差。此时，腹腔开放疗法或腹腔造口术应运而生，即将整个腹腔完全敞开，视为一个腹腔脓肿进行冲洗引流，从而避免多次剖腹手术，避免腹腔感染及切口裂开多次发生。治疗肠外瘘时，应用腹腔造口术或腹腔开放疗法的适应证：①严重且分布广泛的腹腔感染；②腹腔多发脓肿或多腔分隔脓肿；③腹壁严重感染而不能缝合关闭者。采用腹腔开放疗法或腹腔造口术的优点不仅能够更有效的治疗感染，还可以使患者避免反复接受手术治疗的痛苦，更重要的是可缓解腹腔内压力，防止避免ACS的发生；但其最大缺点是肠外瘘治愈后，通常会遗留腹壁缺损。可于后期行带蒂腹直肌皮瓣或阔筋膜移植及各种人造网孔布修复腹壁的缺损。

（3）瘘口近端肠造口术：对低位小肠或结直肠外瘘，瘘口近端肠造口术是常被采用的术式，通过消化液的改道，能明显减少自瘘口溢出肠液的量，减少瘘口周围腹腔组织的腐蚀与感染，从而达到控制感染并促进瘘自愈的目的。手术成功的要点是术前严格掌握手术时机，术中务必保证瘘口远端肠管无梗阻，术后辅以合理的营养支持治疗。对全身一般情况差或伴有严重感染和营养不良的患者，而不能耐受麻醉与手术者，可先经过支持治疗，待全身情况改善后再实施这类手术。

4.维护重要器官功能，防治MODS　MODS是危重肠外瘘患者死亡的主要原因，积极防治MODS，逆转并维护衰竭器官的功能，能明显改善肠外瘘患者的预后，降低死亡率。及时阻断炎症反应机制是早期防治MODS的基础，而早期适当的器官功能支持是当前防治MODS的重要措施。临床以ARDS、ALF、AKI与DIC较常见。在肠外瘘的综合治疗策略下，必须重视对感染与出血的控制，及时充分地将漏出的肠液引出体外，防止感染与出血失控，导致败血症与休克，进而出现器官功能障碍。由于从MODS发展到MSOF需要一段时间，为积极治疗MODS，必须在治疗感染、出血等并发症的同时，重视维护各器官功能。在出现急性呼吸功能不全，面罩给氧不能纠正缺氧时，应及时行床边气管插管和应用呼吸机辅助通气。在出现肾功能不全的早期，应尽早给予利尿药物增加肾小管的灌注，促进体内代谢毒素的排出，防止发生急性肾小管坏死，必要时行CRRT。为预防肝、肠衰竭，需合理营养支持，减少TPN使用时间，及时过渡到全肠内营养支持治疗。治疗肠外瘘过程中应密切监测各重要器官功能指标的变化，防止MSOF的发生。

5.防治消化道及腹腔内出血　控制腹腔感染，保证外漏肠液通畅引流及加强营养支持是预防消化道和腹腔出血的关键。治疗肠外瘘并发的腹腔出血或上消化道出血时，需尽可能了解出血的原因与部位，具体止血措施：①减少消化液对瘘口及周围组织的腐蚀消化，常采用引流消化液、减少消化液的分泌及分流消化液，可显著降低肠液的腐蚀性；②通过DSA血管栓塞术或剖腹手术缝扎止血；③促血管收缩与促凝血药物的使用。

6.生长抑素与生长激素的应用，控制、减少瘘流量，促进瘘自愈　控制、减少瘘流量是综合治疗肠外瘘的重要一环。除了禁食水，充分胃肠减压，应用TPN，让消化道充分休息，从而可以一定程度上达到减少消化液的分泌外，使用H_2受体阻滞药、PPI及生长抑素或其类似物全面抑制消化道腺体分泌，能使肠漏液显著减少；特别是生长抑素或其类似物与生长激素的序贯疗法成为治疗肠外瘘一种新的方法，使治疗效果显著提高。由于生长抑素或其类似物可极大程度地抑制胃、小肠、胰腺和胆囊的分泌作用，减少胃肠道消化液和消化酶的分泌总量，并可抑制胃肠道的蠕动，使瘘口肠液溢出量显著减少，从而可明显减轻外漏肠液对瘘口周围腹腔组织的腐蚀与感染作用，促进瘘口自愈。因此，生长抑素或其类似物在治疗肠外瘘中作用重大，尤其对高位、高流量肠外瘘，效果更加明显；生长激素可提高肝mRNA表达，促进蛋白质合成，改善全身合成代谢，加速瘘管肉芽组织及瘘口处肠黏膜生长修复，最终促进瘘口愈合。生长抑素或其类似物与生长激素在肠外瘘发生后的序贯应用，可提高肠外瘘的自行愈合率。在早期复苏、引流、控制腹腔与全身感染的基础上，行TPN支持治疗3天后，开始使用生长抑素或其类似物极大地抑制消化道胃肠液的分泌，可较好地控制瘘的流量，当瘘流量<100ml/d时，换用生长激素可使肠外瘘的治愈率提高为96.5%。值得注意的是，生长激素在肠瘘急性期、合并肿瘤时不能使用。

7.合理营养支持　营养不良是肠外瘘患者较为常见的并发症，营养不良可导致全身各器官功能发生障碍、免疫系统受到抑制，并可导致手术切口及胃肠道吻合口愈合延迟，营养不良成为阻碍肠外瘘患者其他各项治疗手段有效实施的关键因素。TPN成功应用于临床被看作外科治疗史上的里程碑。实践证明，TPN可使肠外瘘患者的营养状况得到有效的维持或改善，不仅能提高患者对感染的免疫功能，使感染不易蔓延而得到有效控制；还能减少消化道胃肠液分泌，提高肠外瘘的愈合率；对保证确定性手术，尤其是早期确定性手术的治疗成功提供了物质基础。目前，肠外瘘患者在接受营养支持治疗时分为应激期和康复期两个阶段。在应激期，患者机体处于高分解代谢状态，营养支持治疗应维持患者的营养状态，能量过多的营养并不能逆转高分解代谢，反而会加重患者的代谢负荷；在康复期，患者机体高分解代谢消除，营养支持治疗应迅速改善患者营养状态，促进患者进入合成代谢状态。因此，在患者一般情况稳定，内稳态失衡纠正后即通常在肠外瘘发生2～3天后即可行静脉高营养治疗。

在消化道功能基本恢复及瘘口远端无肠梗阻的情况下，应该尽可能早地将TPN过渡到全肠内营养。这是因为肠内营养能够提供谷氨酰胺、精氨酸、核苷酸、ω-不饱和脂肪酸等胃肠道黏膜自身必需的营养物质，能促进胃肠道黏膜的生长代谢，增强胃肠道的免疫及屏障功能，而且也极少有并发症发生。以下情况不适宜应用肠内营养：①肠外瘘早期机体处于严重应激状态；②高位高流量肠外瘘未得到有效控制；③瘘口远端肠管存在梗阻；④腹膜炎或腹腔感染；⑤胃肠道急性炎症期；⑥合并消化道出血时。总而言之，在整个非手术治疗期间应根据患者的全身情况，使肠外营养与肠内营养得到合理的应用。

8.确定性手术治疗　肠瘘患者经控制感染、营养支持后，如无远端梗阻、特异性病变等影响愈合的因素，约30%的肠外瘘患者可自愈；但对于与肿瘤、放射治疗、炎性肠病相关的瘘，自愈可能性不大，确定性手术是其最终治疗手段。对非手术治疗不能治愈的肠瘘，如唇状瘘、肠道肿瘤（晚期肿瘤除外）导致的肠瘘，应及早行手术治疗。恰当的确定性手术的成功率可达98%。

（1）手术方式：在腹腔感染得到控制，患者的营养状况得以改善，瘘口溢出液明显减少，周围皮肤损害减轻后进行。手术计划：松解所有粘连，彻底清除、引流所有脓肿，解除远端梗阻，切除瘘管和坏死组织，用健康、血供丰富的肠管端端吻合。主要的术式：肠瘘局部肠祥切除吻合术、肠管部分切除吻合术、肠祥浆膜覆盖修补术、带血管蒂肠浆肌层覆盖修补术、肠瘘部置造口术和肠外瘘旷置术；最多采用的是前两种术式。另外，十二指肠瘘还应做胃造瘘、空肠造瘘、胆总管切开T管引流；毕Ⅱ式输入祥过长，加做输入祥输出祥空肠侧侧吻合术；结肠瘘应做近端结肠或回肠造瘘。实践证明，再手术时做空肠造瘘对任何吻合口瘘术后全身营养都极为重要。术后保证鼻胃管的减压效果，减少肠胀气，加速肠壁血液循环的恢复，改善肠壁的炎症、水肿，同时减少肠腔内积留的肠液，降低毒素的吸收。

（2）手术要点：手术时应选择远离原来感染部位的新切口，横行切口常可以提供进腹的最好路径，仔细探查全部腹腔，以清除可能存在的脓肿和导致梗阻的因素。一般说来，分离粘连应该从最容易处开始，采用锐性解剖技术。切除包含肠瘘部分肠段后，健康肠管的对端吻合手术过程中，应避免吻合口部位有张力、保证吻合部位充足的血供。完成切除和吻合后，大网膜尽可能置于新吻合口和腹壁切口之间。

9.早期确定性手术　当肠外瘘发生后，经积极控制感染、补给营养，给予促进组织愈合的制剂如生长激素，有可能在瘘发生后的早期（1周以内）腹腔内尚未因感染而形成严重的炎症、粘连，允许进行手术操作时，采取腹腔内大量盐水冲洗。术后加强监测、腹腔引流，并给予营养及生长激素，以保证肠吻合口或缝合口愈合，缩短了治疗时间，降低了医疗费用，因此，提出了早期确定性手术的方案。

（1）适应证：肠外瘘行早期确定性手术虽可行，但并不是无选择地适用于所有肠外瘘患者。"早期"是指发现瘘后1周左右，此时腹腔内虽有明显感染，但尚无致密的黏着，允许进行剥离与手术操作。除时间因素外，还应考虑有无其他严重并发症、严重营养不良、其他器官功能障碍等情况。确定性手术方式不复杂，可在剖腹清除腹腔感染的同时进行。除肠管在腹腔内破裂外，尚有些患者的肠外瘘是由于腹部切口裂开后肠祥暴露、肠壁穿孔所致，在此以前腹腔内并无腹膜炎、腹腔内感染，肠破裂后肠液直接溢出腹腔外。同时，这种瘘多是唇状瘘，最终需进行手术修补，也应考虑行早期确定性手术。反之，有些瘘是先出现腹腔局限性脓肿，其后穿破成瘘，除局部有感染炎症外，腹腔其余部分并无感染，不需要剖腹引流，其后多数将形成管状瘘，经治疗后有很高的自愈率，无须行早期确定性手术。

因此，肠外瘘早期确定性手术患者的选择条件：①瘘发生后10天以内；②除腹腔感染外，无其他严重并发症；③无严重营养不良；④无严重的并存病（心、肺、肾等）；⑤确定性手术不复杂；⑥腹壁切口裂开的单纯唇状瘘。

（2）手术要点：肠外瘘早期确定性手术的成功除严格选择患者外，还应有相应的手术操作要求与围手术期处理。在腹部手术、腹腔感染的围手术期常规处理的基础上应着重注意以下处理要点：①剖腹后，先以大量等渗盐水（100～150ml/kg）冲洗腹腔；②切除肠瘘部肠段或清除肠瘘的炎性组织；③应用可吸收缝合线或机械吻合/缝合；④手术毕，再次大量等渗盐水冲洗腹腔，并清除干净；⑤在腹腔自然间隙部如肝下、膈下、结肠旁沟、髂凹、盆腔按需放置多根双套管负压引流；⑥必要时，在吻合口近端行胃、肠造口减压；⑦术后24～48小时加用生长激素（7～10天）与肠外营养支持；⑧术后24～48小时开始营养支持，由肠外营养向肠内营养过渡。

综上所述，肠外瘘的发生对医患来说都是灾难，而肠梗阻又是一个重要的发生原因，肠瘘发生后的治疗应追求个体化，力争早期诊断，采取各种尽可能的措施，创造更佳条件促进其自行愈合。需要手术的患者，应尽力减少瘘量、改善肠瘘的局部情况、控制感染、提高患者身体及心理素质，只要患者条件允许，应尽早给予肠内营养，促进肠功能恢复，同时加强营养支持，增强体质，提高机体应激能力，根据患者具体情况尽早手术。

第四节　胃肠道出血

术后肠梗阻患者并发胃肠道出血是一种非常棘手的并发症，多发生在病情危重的患者中，常表现为消化道出血，如便血、呕血，甚至有腹腔内出血者，量均较大，易出现低血容量性休克，需要及时判明出血原因，加以处理。

（一）病因

1.应激性溃疡　肠梗阻伴有严重腹腔感染时，可引起急性胃黏膜病变发生大出血。这类出血常表现为呕血、便血。胃镜或钡剂检查可发现胃十二指

肠溃疡或胃黏膜病变。出血量可以很大，也可以反复出血。在处理出血的同时，应积极引流感染灶，减轻应激的程度，出血常能得到控制。反之，仅给予止血措施而无控制感染的有效方法，出血病灶亦难控制。

2.胃肠道黏膜广泛糜烂　在肠梗阻有严重腹腔感染的后期，常可有多器官功能障碍，其后发展成MOF。胃肠道黏膜广泛糜烂并胃肠道出血即是其中的一种表现，范围甚广，可累及胃与全部小肠甚至结肠，表现为呕血、便血，量大。这类出血很难处理，实际是一种终末期的症状，多在病理解剖时得到证实。

3.凝血机制障碍　在肠梗阻伴有严重腹腔感染时，可因严重感染导致凝血机制障碍或是DIC，除有创面的部分出血外，皮肤、鼻胃管、穿刺口等都有出血征象，是多器官功能障碍表现之一，病情甚为凶险。

4.术后肠瘘导致出血　主要因肠液腐蚀周围组织导致瘘口周围血管或腹腔内器官血管破裂出血，另一种情况是负压吸引管将附近组织吸入引流管破损出血，此类出血的特点是血主要自引流管中流出。

（二）诊断

当术后肠梗阻患者发生出血时，治疗是否有效虽与处理措施密切有关，但更重要的是了解出血的原因及部位，这样才能采取针对性强、确实可靠的处理方法。为达到诊断的目的，可以采取下列步骤。

1.了解各部位出血的量与出血的次序　先有呕血，是胃溃疡或胃黏膜病变出血的表现；先有便血，是胃部出血，但量不大，或是出血病灶在十二指肠或小肠；广泛性胃肠黏膜糜烂出血常是既有呕血又有便血，出血量虽不汹涌但持续不断；肠外瘘引起的出血，出血量多是瘘口所在肠袢或瘘管部出血；瘘口出血后，在较短时间后，即有便血，多为肠瘘口部肠袢边缘出血，血液部分自腹壁瘘口流出，部分进入肠道。瘘口部出血虽多，但便血出现较晚甚或不出现，是瘘管内邻近的组织出血。

2.瘘管内大量灌洗　当怀疑是瘘管的肠袢或瘘管内组织出血时，可自瘘管灌入大量等渗盐水，并自双腔负压引流管中吸出，如反流的冲洗液中不断有血液流出，多说明是肠袢瘘口部或瘘管内组织出血；如反流液中的血液呈间断性流出，则血液来自

胃或肠内，随肠蠕动间断地自肠瘘口流出。

3. 放置鼻胃管抽吸　当患者有呕血或是出血病灶在胃内，则可放置鼻胃管进行抽吸，以明确胃内是否有出血灶；也可将血液抽出防止呕吐，还可灌洗清除血凝块后再灌注药物进行局部止血。

4. 内镜检查　可行急诊胃镜检查以明确胃内出血灶的性质与部位，还可经内镜行局部止血；瘘口可用胆道镜检查，以明确瘘管内有无出血灶。

5. 选择性动脉造影　当出血灶的位置难以确定时，根据可能的出血部位做选择性腹腔动脉或肠系膜上动脉造影，既可明确病灶的位置，也是一种治疗措施，自导管灌注血管收缩药物或栓塞剂达到止血的目的。值得注意的是，肠系膜血管栓塞应慎重采取，以免出现肠坏死。

6. 钡剂检查　当病灶的位置不能确定，可在患者出血的间歇期做钡剂检查，对那些明显的胃、十二指肠溃疡病灶有较高的诊断率。

7. CT、MRI 与放射性核素扫描　均可在注射显示剂后做扫描摄片，但设备复杂，检查需要较长的时间，并不适用于正在出血的患者，且经过上述的 1～2 种方法检查，多已能明确出血的部位或病灶，不需再做这类检查。

8. 腹部检查　当有出血时，除观察胃肠、瘘部位的出血外，还应检查腹部有无膨胀、压痛、肠鸣音亢进等征象。从而明确是否为局部出血，是胃肠道内还是胃肠外。胃肠内出血多有肠蠕动快而腹膜刺激小，肠外出血则有腹膜刺激症状，有压痛、腹胀、肠鸣音减弱或消失。

（三）治疗

术后肠梗阻患者伴有肠瘘口或胃肠道出血的处理，原则上与胃肠道急性出血相似。

1. 复苏　根据失血量补充血容量，并供给充足的氧气以保证 SpO_2 在 90% 以上，以防止因缺血而加重原有功能障碍器官的损害。

2. 控制感染　术后肠梗阻患者并发出血的部位虽可在瘘口、瘘管或胃肠道，除少数是负压引流管使用不当的结果，大多数的患者是因引流不畅、肠液蓄积侵蚀组织血管或成为感染灶而引起。因此，当有出血发生时，应考虑到这一问题的存在；同时，也可伴有发热等感染的全身症状。在采用针对出血的治疗措施的同时，应积极设法寻找感染灶，引流那些肠液积蓄的处所或脓肿；后者虽然不能起到立即止血的效果，但却是治本的处理，是防止再

出血的措施。

3. 全身性药物治疗

（1）给予血管收缩或凝血药物：其中常用的是血管升压素、垂体后叶素、生长抑素，使内脏血管收缩；亦可补充维生素 K 以改善凝血机制，有助于止血，还可给予立止血等凝血药。

（2）给予抑酸药：如 H_2 受体阻滞药及酸泵抑制药，主要是用于急性胃黏膜病变而引起的出血。生长抑素对消化道出血的治疗有独到疗效，它可抑制包含胃酸在内的胃肠道液的分泌，起到降低胃酸的目的，有助于胃黏膜病变的愈合；也减少了消化液对肠瘘口或肠瘘管周围组织的腐蚀；它还能减少内脏血流量，直接减少胃肠道与腹腔内的出血量。

（3）给予抗感染药物：引流是控制感染的主要措施，在感染严重时可加用抗菌药物，主要是控制革兰氏阴性菌与厌氧菌的药物，如氨基糖苷类、头孢菌素等抗生素与甲硝唑等。

4. 局部治疗　在急性胃黏膜病变出血时可应用去甲肾上腺素、凝血酶等。但在应用局部止血药时，应先放置鼻胃管，用大量等渗盐水（数千毫升）进行灌注，直至胃内不再有血凝块，目的是使胃腔内空瘪，恢复胃壁的收缩力；去除血凝块后，药物可直接接触到胃黏膜病变，获得较好的效果。

在肠瘘口或肠瘘管出血时，可应用原已放置或新置入的导管与双腔负压引流管，从导管内快速灌入含 0.001% 去甲肾上腺素盐水，自双腔管吸引反流。较小的血管破损时，经局部处理可以达到止血的目的；但在瘘管或瘘口出血时，不宜应用凝血酶，以免在瘘管内形成血凝块，影响引流。有时，还可出现无血自腹壁瘘口部流出的假象，实际上出血并未停止而逆流至肠腔内。

5. 放射介入治疗　在应用选择性动脉造影的同时，可经置入的导管注入血管收缩剂（血管升压素或去甲肾上腺素）或栓塞剂（明胶海绵或自体血凝块）达到止血的目的。

6. 手术治疗　术后肠梗阻患者伴有出血时，病情均较危重，腹腔内既有感染又有粘连，剖腹手术止血有一定的困难，而有效的非手术治疗也常能奏效；因此，剖腹手术止血是最后的选择，只在出血持续不停或出血量甚大不容等待时采用。剖腹手术治疗的目的性也应明确，为的是止血，并不企望在这次手术的同时对瘘、吻合口破裂等并发症进行确定性治疗；手术范围应小，操作宜简，不宜在有大量失血、腹腔内有感染、粘连重的患者进行复杂

的手术。因此，在术前应精心设计切口，力求能迅速达到出血的部位，而不是采取习用的剖腹探查切口，以免感染扩散、操作过多甚至增加新的肠祥损伤。

出血点找到后，主要是缝合结扎止血。如考虑是肠瘘导致的出血，可对肠瘘口做简单修补，但在绝大多数情况下是徒劳无益的，瘘口仍将再形成，甚至是有害无益的，再形成的瘘将较原有的更大，因为感染、出血、肠道无准备等条件都阻碍了瘘口的愈合。不论对瘘口是否进行修补，都应在瘘口附近的适当位置放置有效的双套管进行负压引流。

因严重腹腔感染而引起的急性胃黏膜病变出血（应激性溃疡）选择手术治疗时，则更应慎重，因病变可能是广泛的黏膜病变累及全胃，不是单纯缝扎出血点或胃大部切除术能解决出血的问题。全胃切除术对一个有严重腹腔感染、又经大量失血打击的患者来说，是一个很大的创伤，术后并发症如吻合口瘘、脓毒症与多器官功能障碍都可发生，预后不佳。因此，宜积极采用非手术疗法，确实因出血过多被迫选择手术治疗时，也宜先做胃镜，必要时也可在手术室剖腹前进行检查以了解胃内病变的范围，使术者对手术方案有较细致的思考。

出血虽然是肠梗阻患者常有的并发症，但经积极的预防与治疗后，多数患者可经非手术治疗控制出血。术后肠梗阻患者单因出血而死亡者亦甚少，但可能反复发生，关键是控制感染，外溢肠液引流通畅。在严重感染的后期并发的广泛胃肠黏膜糜烂出血却是致患者死亡的多器官衰竭症状之一。

参 考 文 献

［1］王革非，任建安，黎介寿. 术后腹腔感染的挑战与治疗对策［J］. 中国实用外科杂志，2021，41（3）：248-352.

［2］卢昆，耿仕涛，唐士凯，等. 术后腹腔感染的研究进展［J］. 中国普外基础与临床杂志，2021，28（4）：530-536.

［3］刘昌，张靖垚. 腹腔感染诊治新理念：共识与争议［J］. 中国实用外科杂志，2019，39（6）：538-541.

［4］中华医学会外科学分会外科感染与重症医学学组，中国医师协会外科医师分会肠瘘外科医师专业委员会. 中国腹腔感染诊治指南（2019版）［J］. 中国实用外科杂志，2020，40（1）：1-16.

［5］汪建平，王磊. 肠外瘘的病理生理［J］. 中国实用外科杂志，1999，19（4）：196-197.

［6］于伟，张金娟，宗兵，等. 肠外瘘的诊治进展［J］. 临床和实验医学杂志，2012，11（3）：228-230.

［7］黎介寿，任建安，尹路，等. 肠外瘘的治疗［J］. 中华外科杂志，2002，40（2）：100-103.

［8］黎介寿，任建安，王革非. 肠外瘘早期确定性手术的可行性［J］. 解放军医学杂志，2004，29（5）：289-391.

［9］薛利军，尹路，林谋斌，等. 腹部手术后肠瘘的诊疗体会［J］. 腹部外科，2010，23（4）：227-229.

［10］林志强，王在国. 肠外瘘的诊治现状与进展［J］. 岭南现代临床外科，2007，12（6）：467-468.

第十一章

常见肠梗阻的诊治

第一节 粘连性肠梗阻

因腹腔内肠袢之间的粘连或肠袢与其他器官间粘连或索带的形成而导致的肠梗阻称为粘连性肠梗阻。粘连性肠梗阻是肠梗阻中最常见的一种类型，占肠梗阻的40%～60%。手术后粘连是最常见的病因，约占粘连性肠梗阻的80%；其次为腹腔内器官发生炎症后产生的粘连，如盆腔炎、胆囊炎、阑尾炎等；此外，还有少部分先天性，如卵黄囊退化不全、胎粪性腹膜炎等；粘连性肠梗阻的总死亡率为8%～13%，随着诊疗水平的提高，其死亡率呈下降趋势。

一、病因及类型

（一）病因

腹腔内粘连（肠管与肠管间、肠管与腹膜间、网膜与肠管间）是导致粘连性肠梗阻发生的直接原因，其主要原因如下所述。

1.先天性因素 先天性腹腔内粘连较少见，约占粘连性肠梗阻的5%，是小儿粘连性肠梗阻的主要原因，占30%～50%。

（1）胚胎发育异常：如卵黄管退化不全，在脐与回肠之间形成粘连索带；憩室、肠旋转不良引起腹腔内侧壁带而形成粘连。

（2）胎粪性腹膜炎：胚胎期发生肠穿孔，穿孔愈合后炎症吸收，腹腔内形成广泛粘连，导致无菌性腹膜炎。

（3）其他：腹部创伤、器官缺血等因素也是导致粘连性肠梗阻的重要原因。

2.后天性因素 占腹腔内粘连的绝大多数，其中以手术后粘连最常见。

（1）手术后粘连：为粘连性肠梗阻最常见的原因，约占粘连性肠梗阻的80%。在手术导致的后天性粘连中，以盆腔手术后粘连性肠梗阻的发生率最高（如阑尾切除、直肠癌根治性切除及卵巢切除术后等）；其次为肠道手术；上腹部手术后发生的粘连相对较低。

（2）其他：包括腹部创伤（如腹腔内器官的钝挫伤）、腹腔内感染（如盆腔炎、阑尾炎、憩室炎等）、器官缺血或出血吸收后形成的粘连、异物存留、肿瘤浸润、放射线损伤、腹腔结核或腹腔淋巴结结核等。此外，手术用手套中的滑石粉、纱布和敷料散落下的纤维碎、手术缝线刺激引起的肉芽肿等异物反应也会引起粘连。

3.诱因 腹腔内粘连是机体对创伤、缺血、感染、异物所做出的炎性反应，也是发生粘连性肠梗阻的发病基础，单有粘连存在，多数情况下不一定发生肠梗阻，称为无害性粘连，占60%～90%；只有在一定诱因作用下肠内容物通过障碍时才出现粘连性肠梗阻，这种情况称为有害性粘连，占术后粘连的3%～4%。

（1）肠内容物异常增加：肠内容物大量增加，致使肠腔明显扩张，在重力作用下导致粘连部位肠管受压、成角、扭曲，形成锐角，导致肠管不通，形成梗阻。

（2）肠管狭窄：严重腹泻、胃肠炎症导致肠黏膜水肿、肠壁增厚，使粘连肠袢进一步狭窄引起梗阻。

（3）肠蠕动增加：暴饮暴食后肠内容物增加，肠道运动节律紊乱，或剧烈活动后/体位突然剧烈变更，致使肠袢曲度增加、粘连与非粘连肠管相互扭曲，肠袢被嵌闭而发生梗阻。

因此，肠梗阻的真正发生原因是在粘连的基础上，由外界因素的影响而诱发。

（二）类型

粘连性肠梗阻主要见于小肠梗阻，引起结肠梗阻者少见，后者主要由盆腔手术引起。常见的粘连性肠梗阻的类型如下所述（图11-1）。

（1）一部分或全部小肠紧密粘连成网，肠管遮挡、扭曲、变窄，影响肠管蠕动，使肠内容物淤滞不能通过而形成梗阻。

（2）肠管的一部分与壁腹膜粘连，形成点状或小片状粘连，使肠袢折叠成锐角，多见于腹部手术切口部或腹壁曾有严重炎症者。

（3）肠袢、肠系膜或腹壁之间形成粘连带，直接压迫或缠绕肠管形成梗阻。

（4）粘连带两端固定形成环孔，肠袢通过环孔形成内疝。

（5）肠管以某一固定粘连点为支点，发生肠袢扭结、卷曲导致梗阻。

（6）肠管粘连远处腹壁或其他组织受肠系膜长度限制或肠管另一端较固定（如回盲部），肠管呈牵拉性扭折导致梗阻。

以上6种类型中，前两种引起的肠梗阻多为单纯性不完全性肠梗阻，而后4种易使肠管发生嵌闭、缺血、坏死，常引起完全性、绞窄性肠梗阻。

肠粘连的程度一般采用目视评分法进行分级，有侧重粘连面积的胡建敏法、侧重粘连带数量及器官的Nair法、侧重粘连程度和有无肠梗阻及分类难易程度的Philips法等（表11-1）。

按粘连的性质可分为膜性粘连，即粘连呈膜状，容易分离；血管性粘连，即粘连组织内含有丰富的毛细血管，分离时极易出血；瘢痕性粘连，即粘连呈瘢痕状，很紧密，分离相当困难，极易分破肠管。

二、病理

粘连性肠梗阻的病理变化过程实质上是一种炎症反应过程，它表现为粘连形成的局部炎症反应过程和由此引起的全身性炎症反应过程。

1.炎症　粘连形成是机体一种纤维增生的炎性反应，粘连起到血管桥的作用。后天性粘连产生主要是由于腹腔内炎症及腹膜腔内手术损伤腹膜的脏层和壁层，引起腹膜渗出、吸收、机化等炎症反应的病理变化，其过程需要3～6个月。

2.坏死　由于粘连成角，肠扭转、肠管以腹壁黏着点为支点发生扭转，系膜黏着扭折等原因发生的粘连性肠梗阻，常可导致机械性、完全性、绞窄性、闭袢性肠梗阻。梗阻若不能得到及时解除，则可由局部的炎症反应发展到肠坏死的炎症病理变化，其发生机制主要与肠腔的大量积气积液，肠壁的血液循环障碍等因素有关，由此可导致肠屏障功能障碍，引发全身炎症反应。

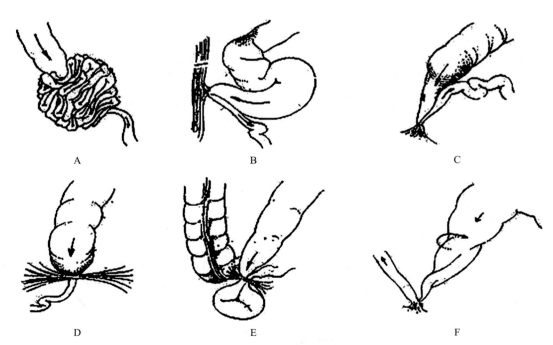

A　　　　　　　B　　　　　　　C

D　　　　　　　E　　　　　　　F

图11-1　各种类型的粘连性肠梗阻

A.肠袢粘连成团；B.腹壁黏着扭曲；C.系膜黏着扭折；D.粘连索带；E.粘连内疝；F.粘连成角并扭转

表 11-1　常见的肠粘连程度分级法

分级	胡建敏法	Nair 法	Philips 法
0 级	完全无粘连	完全无粘连	完全无粘连，肠管浆膜面修复良好
I 级	切口与网膜或肠管创面及肠管相互间有膜状粘连，限一处，粘连面积不超过创面的 10%	内脏间或内脏与腹壁间有 1 条粘连带	肠管与周围组织少量粘连，疏松易分，无渗血
II 级	两处 I 级粘连，面积达 20%，分离时有渗血	内脏间或内脏与腹壁间有 2 条粘连带	肠管与周围组织轻到中度粘连，肠管可呈"U"形，分离时局部有渗血
III 级	广泛粘连，面积达 40% 以上，分离困难，出血多	多于 2 条粘连带，而内脏未直接粘连到腹壁	肠管与周围组织广泛粘连，较难分离，无肠梗阻
IV 级	紧密粘连，纠结成团块状，粘连面积达 60% 以上，分离困难	内脏直接粘连到腹壁，不管粘连多少	肠管与周围组织紧密粘连成团，分离困难，引起肠梗阻

三、临床表现

1. 症状　粘连性肠梗阻的临床表现与一般机械性肠梗阻一样，但因个人体质、粘连原因、梗阻机制的不同，可出现不同程度的"痛、胀、吐、闭"症状，可表现为完全性或不完全性肠梗阻，即可出现单纯性粘连性肠梗阻，也可出现绞窄性肠梗阻。粘连性肠梗阻的临床表现与其他肠梗阻相同，但又有其特殊性。

（1）腹痛：广泛膜状粘连引起的肠梗阻，常为单纯性、不完全性肠梗阻。起病常较缓慢，并反复发作。腹痛多发生在粘连病变附近，又因粘连部位相对固定，很少发生肠扭转、内疝和肠绞窄等，腹痛常持续存在，间歇发作而不十分剧烈。而带状粘连引起的肠梗阻常合并肠扭转、肠套叠，腹内疝形成并发生肠绞窄，发病急骤突然，腹痛呈阵发性绞痛，疼痛剧烈，少有缓解，腹痛多在切口附近、脐周和上腹部。小儿腹痛因不会诉说，常表现为阵发性哭闹。单纯性肠梗阻未能及时解决，可导致血运障碍，肠腔、腹腔大量积液，此时疼痛可由阵发性转为持续性，并呈阵发性加重。

（2）呕吐：梗阻早期的呕吐主要为肠痉挛或肠系膜牵拉所致的放射性呕吐，梗阻后期的呕吐则多因肠腔内大量积气积液所致。根据梗阻部位高低，呕吐物的性质有所不同。高位梗阻呕吐频繁，吐出物为胃液或黄绿色内容物，无臭味；低位梗阻早期呕吐物为宿食继而腹胀，待腹腔内大量积气积液后，又发生反流性呕吐，此时呕吐物为粪便样肠内容物，有粪臭味。

（3）腹胀：高位肠梗阻因呕吐次数多，肠腔内积气积液少，可无明显腹胀。低位肠梗阻则表现为明显的腹胀。

（4）肛门停止排气排便：梗阻部位越低，梗阻程度越趋于完全，患者排气排便的可能性越小。完全性肠梗阻患者，则肛门停止排气排便。

2. 体征

（1）腹部体征：有手术史，可见腹部切口瘢痕。腹部切口的另一侧出现腹部膨隆，膨胀的肠型及蠕动波。肠鸣音亢进，可闻及气过水声。单纯性肠梗阻可无腹肌紧张，当发生血运障碍后，可出现腹肌紧张，腹部明显压痛，反跳痛，并可扪及固定的具有压痛的肠袢或肿块。

（2）全身情况：早期单纯性粘连性肠梗阻无明显全身情况改变。当单纯性肠梗阻发展为绞窄性肠梗阻时，患者可出现明显的眼眶凹陷、皮肤弹性下降等脱水征，以及体温上升、心率加快、血压下降、脉压减小、尿量减少等休克前期或休克表现。

应高度警惕高位肠梗阻，尤其是腹内疝引起的肠梗阻，可无任何腹部体征而仅表现为急骤的剧烈腹痛和呕吐，很少能在术前明确诊断。只有对急性肠梗阻患者提高警觉，及早判断发生肠绞窄的可能，及时剖腹探查才能提高诊断率。

四、诊断及鉴别诊断

（一）诊断

粘连性肠梗阻的诊断应详细询问病史，仔细查体，尤其对患者既往史、手术史、外伤史的询问不可遗漏，以期快速做出正确诊断。

1. 病史　在诊断肠梗阻时，以下情况常提示为粘连性肠梗阻。

（1）有腹部手术史，特别是下腹部手术史，如阑尾切除术、子宫切除术、腹会阴联合手术等；也可有上腹部手术史，如胆囊切除术、胃大部切除术、腹部血管手术等（图11-2）。

（2）有腹腔内感染病史，如阑尾炎、盆腔炎等；或有腹部外伤、腹腔内肿瘤、放射性治疗、结核性腹膜炎等病史。

（3）既往有慢性梗阻症状，以及反复发作的急性腹痛病史。

一般来说，术后粘连性肠梗阻可发生在术后近期至10年左右，但多数在术后1～2年发生。

2. 症状及体征　粘连性肠梗阻的症状、体征可以表现为不完全性、单纯性肠梗阻，也可表现为完全性、绞窄性肠梗阻，取决于粘连的类型和发生的机制。多数患者发生手术后肠祥与切口或腹腔剥离面的广泛片状粘连，开始时仅表现为不完全性、单纯性肠梗阻，起病缓慢。而当肠内容物大量淤积，肠壁水肿严重时，单纯性肠梗阻可向完全性、绞窄性肠梗阻转化，特点为腹痛由阵发性转为持续性，时有阵发性加剧，有时肠鸣音可消失，腹胀可不明显，早期出现腹膜刺激征、脱水征及水电解质紊乱，甚至休克征象。血常规常显示中性粒细胞升

高，腹部立位X线片可见闭祥性肠梗阻呈"马蹄"状充气影，肠祥间有因水肿增厚的肠壁，变换体位时闭锁肠祥位置固定不变（图11-3）。腹腔穿刺抽出血性腹水，均提示绞窄性肠梗阻发生。因粘连、内疝、扭转引起的梗阻，则是初次发展即呈完全性或绞窄性肠梗阻表现。应特别警惕有粘连带引起的腹内疝，特别是高位疝，常处有腹痛、呕吐外，没有典型的腹部体征，而常近期出现肠绞窄、肠坏死，需及早诊断，手术探查，明确诊断（图11-4）。

（二）鉴别诊断

通常术后2周内发生的早期粘连性肠梗阻需与术后麻痹性肠梗阻相鉴别，因两者治疗原则不同。一般术后1～2天为肠麻痹期，2～3天为不规则蠕动期，此期常出现部位不定的阵发性腹痛；3～4天肠蠕动恢复正常，肛门排气排便。而术后粘连性肠梗阻通常在这个时期后发生，而且常先有排气以后又停止，并伴有腹部绞痛、肠鸣音亢进等。

此外，术后粘连性肠梗阻还需与术后早期炎性

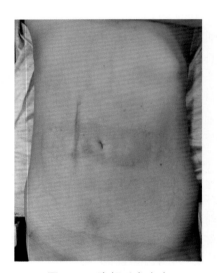

图11-2　腹部手术瘢痕

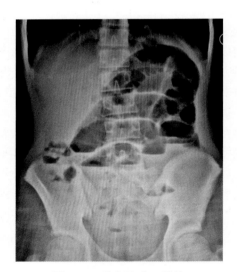

图11-3　腹部立位X线片

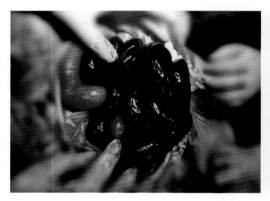

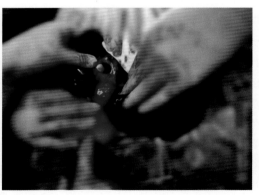

图11-4　内疝导致大面积小肠缺血、坏死

肠梗阻相鉴别：术后早期炎性肠梗阻指腹部手术后早期（2周左右）发生的肠梗阻，术后（3～5天）出现排气、排便情况，开始进食后出现肛门停止排气排便，之后出现持续的腹胀，且症状加重。术后早期炎性肠梗阻是由于腹部手术创伤或腹腔内炎症等原因导致肠壁水肿和渗出而形成的一种机械性与动力性同时存在的粘连性肠梗阻。

因此，粘连性肠梗阻的诊断，除依据症状、体征、辅助检查外，还需详细询问患者既往病史，既往手术史、腹腔炎症病史，以及腹腔有手术或腹部创伤等可提示未粘连性肠梗阻，但并不能以此作为确诊的依据。

五、治疗及预防

（一）治疗

迄今为止，非手术治疗仍然是粘连性肠梗阻的首选，如治疗无效，或有绞窄倾向时，应果断手术。此外，非手术治疗也是手术治疗的准备期，大多数粘连性肠梗阻患者就诊时已出现电解质紊乱、低蛋白血症、营养不良等情况。因此，充分的非手术治疗既可以予以纠正，又为手术治疗争取时间，提高疾病的治愈率。

对于手术指征目前尚无统一标准，综合文献及多位学者意见，如出现以下情况应及时手术：①对于肠梗阻症状、体征进行性加重者；②腹部疼痛、呕吐持续加重或非手术治疗不缓解者；③出现发热、白细胞计数上升者；④腹膜炎体征加重，肠鸣音亢进或减弱者；⑤腹腔出现积液者；⑥有气液平面，小肠扩张直径＞6cm，结直肠直径＞8cm者；⑦非手术治疗3天无明显好转者。

总之，单纯性粘连性肠梗阻可先行非手术治疗，无效时则应手术探查；反复发作者可根据病情行择期手术治疗，即便是广泛的粘连，肠排列术有明确的预防再发的效果。

1.非手术治疗　粘连性肠梗阻患者60%～70%经非手术治疗可缓解，即使是手术治疗的患者，非手术治疗也是不可缺少的术前准备。手术后早期发生的肠梗阻，多为炎症、纤维素性粘连所引起，在明确无绞窄的情况下，经非手术治疗后有可能局部炎症吸收，症状消除。

（1）禁食水、胃肠减压：可直接吸出胃肠腔内气体、液体，降低肠腔内压力；改善肠管血液循环；减轻腹胀，改善呼吸功能；减少细菌和毒素，

改善全身一般情况。

（2）补充和调节水、电解质紊乱，防止低血容量性休克的发生：粘连性肠梗阻患者因无法进食、大量呕吐，常出现容量不足的情况，需要及时予以纠正。根据梗阻的类型、梗阻的时间、脱水程度、酸中毒情况、减压液的质和量、各种生化检查结果、体温是否升高等情况综合分析，要严格把握输注速度及输液量，避免发生"再喂养综合征"。

（3）抗生素的应用：应用抗生素有助于抑制肠道细菌的生长、易位和减轻肠屏障功能受损，可明显降低并发症和死亡率。抗生素在使用时，要充分参考血常规及PCT检查，如为单纯性粘连性肠梗阻，血常规及PCT检查无异常，可不使用抗生素；而对有可能发展为绞窄性肠梗阻者，应及时使用。肠道细菌主要为革兰氏阴性杆菌和厌氧菌。

（4）肠梗阻导管的应用：成功放置肠梗阻导管后可快速抽出梗阻近端的肠腔积液，减轻肠管压力，恢复肠管血运，有效减轻肠管水肿，减少肠道内细菌繁殖，是一种非常有效的减压方式。此外，可通过肠梗阻导管进行造影，快速判断梗阻原因和部位。

（5）其他：肠外营养支持可有效维持患者的营养与水电解质平衡；生长抑素可减少胃肠液分泌，减少肠腔内液体积蓄，有利于肠梗阻症状的减轻和消除。

（6）中医中药治疗：对于慢性肠梗阻、不完全性肠梗阻，在排除绞窄、嵌顿情况后可给予中医中药治疗。可采用中药口服、针灸、穴位封闭、中药保留灌肠等，当患者不能口服时，可采用肠梗阻导管注射中药，以促进梗阻解除。

2.手术治疗　粘连性肠梗阻的手术目的是松解粘连、恢复肠道通畅、防止复发。因手术本身不能消除粘连，术后必然会形成新的粘连，再次复发梗阻的概率高。因此，粘连性肠梗阻是否进行手术治疗，何时手术探查常是外科医生面临的难题，而准确把握手术时机对粘连性肠梗阻的治疗至关重要。

（1）手术指征：粘连性肠梗阻的手术指征无统一标准，也因各个医学中心诊疗经验及治疗手段水平参差不齐，手术指征无法统一，但总体有以下几点被大家所共识：①粘连性肠梗阻有绞窄或绞窄可能时；②非手术治疗无效时；③肠梗阻长期不缓解或反复发作时；④对于老年人和小儿肠梗阻，在治疗上应采取积极的态度。

（2）手术方式：常用的手术方式包括粘连松解术、肠切除吻合术、肠短路吻合术、肠造口术及肠排列术等。

1）粘连松解术：对于束带状、点状或小片状粘连的梗阻，只需要将粘连带切断或粘连松解即可解除梗阻。因梗阻部位可能不止一处，故在手术时应探查从十二指肠悬韧带至回盲部全部小肠。对于广泛性粘连，原则上应先松解与腹壁的粘连，再松解肠袢间粘连，从易到难，从外围到中心，有条不紊，辨清肠管顺序。当有团状梗阻存在时，可利用肠梗阻导管分辨梗阻近端与远端，以便彻底松解粘连。分离粘连以锐性分离为主，尤其遇到强度较大的粘连，切不可强行用手分离，粘连松解均应在直视下进行，否则极易造成意外损伤。若肠袢与腹膜粘连，应着重保护肠袢；若肠袢与系膜粘连，则应着重保护系膜。粘连松解过程中，若损伤肠袢、系膜、邻近器官时，应立即予以修补，切不可先搁置而最后处理，以免遗漏。壁腹膜及肠壁浆膜层损伤可不予处理，肠黏膜损伤可横形内翻缝合；若肠袢损伤面或浆膜粗糙面过大，可用相邻肠袢与之相贴、缝合掩盖，确实无法进行修补时则果断切除损伤肠管，以免术后发生肠瘘。

2）一期肠切除吻合术和短路手术：如术中发现肠管血运差，或已发生绞窄、坏死，在粘连松解过程中发现肠管损伤较重、系膜血管损伤使肠管血液循环障碍、肠管瘢痕使肠腔明显狭窄、粘连成团的肠管无法松解等情况下，应行肠切除术。肠切除术后一般行一期肠吻合术。当急性炎症粘连时，肠管因水肿而脆弱，粘连成团又无法切除时，可选择梗阻近端较正常的肠袢与远端肠袢行短路手术。但应尽量避免旷置小肠较多，以免术后发生短肠综合征。也应避免侧侧吻合，以免发生吻合口瘘。

3）肠排列术：在大部或全部小肠粘连松解和梗阻解除后，为防止复发，应考虑行小肠排列术。小肠排列可从回盲部向十二指肠悬韧带方向进行，也可反向进行。无论何种肠排列方法，均有一共同点，即将小肠排列成近于生理位置，形成无害的粘连，通常第一肠袢2～4cm，以后逐渐增加2～3cm，最后一段肠袢长12～14cm。可供选择的肠排列术大致可分为两类：一是肠外固定排列术；一是肠内固定排列术。

肠外固定排列术：肠外固定排列术操作复杂、费时，术后肠麻痹时间长且常出现痉挛性腹痛和不完全性肠梗阻症状，术后并发症较多，现临床上已很少采用（图11-5，图11-6）。

肠内固定排列法：1956年，White Childs和Philips报道了用单球双腔管（Miller-Abbott管）自胃或上部空肠造口进入肠管内，一直经回盲部送入升结肠，然后将肠管做有序的排列，放置10天左右，待腹腔肠袢间粘连形成固定后再拔除，起到永久性排列固定的效果。由于胶管的支撑作用，使小肠不成锐角、扭转、移位（图11-7）。随着经鼻型肠梗阻导管临床应用范围的扩大，使用经鼻型肠梗阻导管进行肠排列的医师逐渐增多，相较于临床使用的其他支撑管，经鼻型肠梗阻导管管道更长、材质上佳、患者耐受度更好、放置时间更长，可以进行长时间的肠道支撑（图11-8）。

（二）预防

粘连性肠梗阻大多数是继发于手术后，因此，术中及术后预防腹腔粘连是预防粘连性肠梗阻的关键。

1. 术中预防　外科医师认真细致的手术操作对预防术后粘连有重要意义。必须强调，预防腹腔粘连的发生主要在术中，而不是术后。具体措施如下

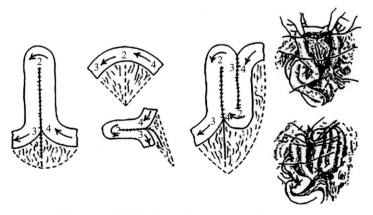

图 11-5　将折叠后相邻的肠系膜逐一缝合、固定

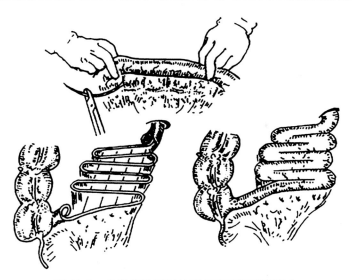

图 11-6　将折叠排列后的所有肠系膜贯穿缝合

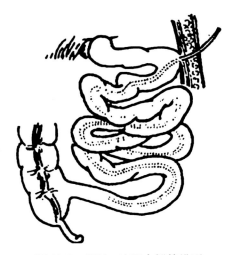

图 11-7　White 法肠内插管排列

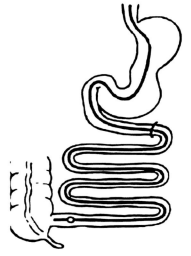

图 11-8　经鼻型肠梗阻导管行内排列

所述。

（1）防止腹腔内组织缺血：腹腔内任一组织缺血均可导致粘连，且通常是点状、小片状或束带状粘连。手术中组织绞窄、受压、大块结扎、缝合过紧等均会导致组织的缺血坏死。术中操作应仔细、准确、轻柔，尽量减轻损伤程度，点状止血，避免大块组织结扎，缝合适度，对空腔器官的缝合，应避免断端血供不良或吻合口过度紧密，否则严重者可导致吻合口瘘，轻者则导致永久性纤维性粘连。

（2）防止异物残留：手套上的滑石粉、棉屑和缝线是术中常见的异物。术前应认真冲洗手套，术中防止棉屑存留，避免线结过长。腹腔放置的引流会被纤维素包裹而最终形成粘连组织。因此，腹腔引流的放置应掌握好适应证，并注意引出腹腔的途径。此外，某些止血用品如吸收性明胶海绵、止血纱布、氧化纤维素及某些抗生素等药品也可导致粘连，术中应尽量避免或减少使用。

（3）防止腹腔污染：认真进行无菌操作，减少胃肠液污染腹腔，术后应彻底冲洗腹腔，减少消化液及异物残留，最大限度地减少腹腔污染。

（4）清除腹腔积血：仔细止血，术毕彻底清除腹腔内积血，认真冲洗腹腔，尤其是存在腹膜炎时，应用大量生理盐水进行冲洗。

（5）浆膜修复：以往强调，腹腔内浆膜缺损应缝合修补以掩盖粗糙面，防止粘连。然而，这种观念正在改变。浆膜缺损如不伴血供障碍会自行修复而不会发生粘连。若予以缝合修补，特别是在有张力的情况下缝合，则粘连发生率明显升高。需要注意的是，在进行盆腔手术时，如乙状结肠、直肠、子宫手术，需关闭盆底，尽量减少浆膜缺损的面积，可避免小肠进入盆腔而造成的梗阻。

2. 术后预防

（1）促进肠蠕动恢复：在术后肠麻痹期，腹腔内渗液可使肠祥间及肠与腹壁、器官间产生纤维素性粘连，如能尽快恢复肠蠕动，可在一定程度上减轻粘连。如术后鼓励患者早期下地活动，对肠蠕动恢复有一定的促进作用；将新斯的明注射液在足三里行穴位封闭、口服中药汤剂、腹部进行理疗等均可在一定程度上促进肠蠕动的恢复，从而防止肠粘连的发生。

（2）其他：如浆膜面分离、减少腹腔内纤维蛋白沉积及抑制成纤维细胞增生等；如向腹腔内注入各种液体（如生理盐水、林格液、橄榄油、蓖麻油、透明质酸等），虽然在动物实验中均能防止腹腔粘连，但实践证明，这些物质不但不能预防粘连，反而有害。

可见，防止腹内粘连形成的最佳措施，首先是手术中操作要仔细轻柔，避免将大量异物（如棉屑、缝线）植入腹腔，注意勿使组织有缺血现象，大块的结扎和过紧的缝合属大忌。其次，在手术后应及时应用中西药物来促使肠蠕动恢复，防止麻痹的肠祥有被粘连在一起的机会；而对于腹腔内已有的广泛粘连，则在粘连分离后行肠排列术，避免再次粘连梗阻。

第二节 肠 扭 转

肠扭转是指一段肠祥沿着其系膜的长轴旋转或两段肠祥扭缠成结而造成的肠梗阻，是引起机械性肠梗阻的常见原因之一。肠扭转占所有肠梗阻的15%，其发病率在肠梗阻中较高，尤其是新生儿。肠扭转的病死率较高，可达15%～20%以上。扭转多为顺时针方向，轻者形成360°的旋转，重者可到720°～1080°。扭转发生后肠祥两段均受压，故而形成闭祥性肠梗阻，同时肠系膜血管受压，扭转肠祥很快发生血运障碍，闭祥的肠腔又高度膨胀，很容易造成肠穿孔和腹膜炎。肠扭转既是闭祥性肠梗阻，又是绞窄性肠梗阻，发病通常急骤，腹痛剧烈，腹胀明显，病程发展快，早期即可发生休克。因此，肠扭转的临床处理比较棘手，需及时解除扭转，恢复肠管正常生理结构，避免发生肠坏死、感染性休克等严重并发症。

一、病因及类型

（一）病因

肠扭转的发生与内在因素有关外，还与外界的诱因有关，一般认为解剖因素在发病中占主导地位，而物理因素及动力因素常成为发病的诱因。

1. 内在因素

（1）解剖学因素：从解剖学考虑器官扭转必须具备两个基本条件，即腹膜内位器官和形成"C"形肠祥。而这两个条件又决定着肠扭转好发于小肠和乙状结肠，其次是过于游离的盲肠和横结肠等部位。乙状结肠有时过长而其系膜根部较短，因此，乙状结肠是肠扭转最容易发生的部位。若有先天性中肠旋转不良，肠系膜未与后腹膜固定，小肠悬挂于系膜上，容易发生全小肠扭转；如盲肠、升结肠系膜未与后腹膜融合固定，形成移动性盲肠，也可以发生盲肠扭转。因此，当一段游离肠祥的两端固定，其间的距离较短，而这一肠祥的长度又过长时，则容易发生扭转。

（2）病理因素：这些因素可能是先天的，如先天肠旋转不良、乙状结肠冗长或小肠系膜过长等；也可以是后天的，如粘连束带、憩室、肿瘤、大网膜或肠系膜裂孔等。

（3）肠管动力学因素：如腹泻、便秘或肠麻痹等造成肠蠕动异常增强或减弱，肠管胀气或积液等使腹内压发生改变。

2. 外在因素

（1）物理因素：除解剖条件外，肠祥本身还需要一定的重量，才能使扭转有发生的可能。如饱餐后突然大量的食物涌入肠祥内，肠腔内积存有大量的粪便或蛔虫团，肠管有大的肿瘤、憩室或先天性巨结肠等都可使肠祥的重量显著增加。

（2）机械因素：当有了解剖的基础和肠祥的一定重量以后，还需要有一个推动力量，强烈的肠蠕动或体位的突然改变都可以起到推动肠祥而引起扭转。

（二）类型

根据扭转发生的部位，肠扭转分为小肠扭转、结肠扭转和盲肠扭转（图11-9～图11-11），而肠扭转又好发于小肠、乙状结肠和盲肠。

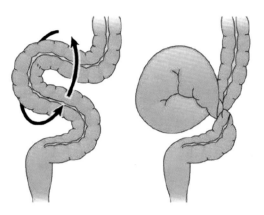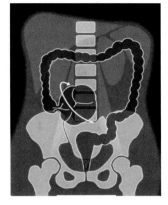

图11-9　肠扭转示意图（乙状结肠扭转、盲肠扭转）

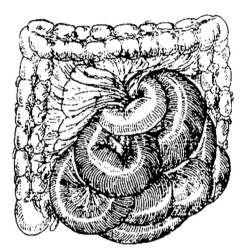

图11-10　小肠扭转

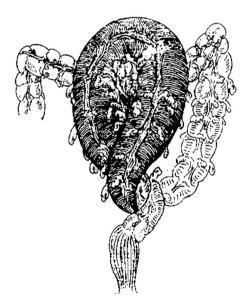

图11-11　乙状结肠扭转

二、小肠扭转

小肠扭转是我国肠扭转的主要类型，以小儿和青壮年发病为多见，尤其多见于成年体力劳动者。80%以上的小肠扭转为顺时针扭转。

1.病因

（1）解剖学因素：扭转肠袢的肠系膜过长，小肠系膜游离或附着不全，缺乏系膜的固定作用，而颇具游动性和旋转性，容易发生小肠扭转。

（2）病理因素：腹部手术后、腹腔炎症、结核等原因产生的腹腔内粘连束带、梅克尔憩室、脐部索带等，皆可使某段肠管以一定的角度束于其中。

（3）物理因素：肠袢重量改变及肠蠕动异常是肠扭转的主要诱因，如饱餐后立即参加剧烈运动或劳动，以及屈体姿势抬物、跑步、跳跃等，身体前俯时容易发生小肠扭转。

（4）神经因素及消化功能紊乱：神经与消化功能紊乱可导致肠蠕动功能失调，肠蠕动过于频繁，使肠管位置发生改变，容易诱发肠扭转。

2.类型　小肠扭转按病因可分为原发性和继发性。

（1）原发性小肠扭转：与某些解剖因素有关，如梅克尔憩室、先天性中肠旋转不良、游离盲肠、剧烈运动等因素有关，术中也仅见肠管扭转，没有其他器质性病灶。

（2）继发性小肠扭转：是由于腹腔局部粘连、炎症、肿瘤、系膜或网膜改变、蛔虫、内疝、妊娠等伴发病变或解剖结构变化所引起的小肠扭转，而小肠生长发育正常。

3.病理　正常情况下肠管存在着生理性旋转角度，加之肠管本身的弹性和柔韧性，不至于因轻微的旋转而发生肠梗阻。肠扭转初期，扭转梗阻的近端肠袢内的积气积液因肠蠕动亢进而可能被推入闭袢肠管内，由此加剧了闭袢肠管内的积气积液，使肠管重量增加，并进一步加重扭转。扭转部位肠管形成闭袢，又称死弧。肠腔完全闭塞后，梗阻以上部位肠腔内大量食物和消化液蓄积，导致肠管高度扩张，频繁呕吐，造成水和电解质大量丢失，患者出现水和电解质紊乱、酸碱失衡等。扭转肠段肠系膜受压，静脉血回流障碍，肠腔内积存液不能被吸收，导致该肠段极度扩张，肠壁淤血、水肿。肠扭转进一步发展，动脉也发生狭窄和闭塞，致使肠壁出现缺血性坏死、穿孔，发生弥漫性腹膜炎、感染性休克等严重并发症。

4.临床表现 小肠扭转患者在发病前常有饱餐后剧烈活动、劳动、突发体位变化等。有时可询问出既往有不明原因的间歇性腹痛、呕吐，提示曾有慢性小肠扭转的可能。本病发病急骤、发展迅速，主要表现为腹痛、呕吐、腹胀、停止排气排便，发展到绞窄性坏死时，因大量毒素吸收，患者可出现全身中毒症状，表现为高热、心率快、脱水、水和电解质紊乱、酸中毒、甚至休克等症状。患者表情痛苦，脱水貌，常取蜷曲侧卧位，腹式呼吸减弱，早期即可有压痛，但无肌紧张。腹部可见局部隆起及肠型、蠕动波，触诊可及压痛的肠袢。若发生肠穿孔、腹膜炎等症状时，可出现腹膜刺激征。梗阻早期肠鸣音亢进，可闻及气过水声。如已发生腹膜炎、肠麻痹、肠管严重扩张、肠管绞窄坏死，肠鸣音可减弱或消失。但老年人的临床表现可能不明显，需谨慎诊治。

5.辅助检查 小肠扭转早期，血常规及生化全项对患者病情的指导意义不大，而主要依靠影像学检查，尤其是腹部立位平片及多层螺旋CT。

（1）腹部超声：超声诊断肠扭转要点为小肠系膜内血管扩张，局部血管走行呈"漩涡"征改变，如肠系膜上动脉与肠系膜上静脉的血管位置关系改变，肠系膜上静脉位于肠系膜上动脉的左侧或前方，可诊断肠旋转不良；出现"漩涡"征则可诊断肠旋转不良合并肠扭转，多普勒超声可测及肠系膜上动、静脉血流信号及频谱图形，准确提供动静脉的位置关系，能提高诊断率（图11-12）。

（2）腹部立位X线片：腹部平片可见扭转的肠袢扩张、多个不规则、大小不等的阶梯状气液平面，位置及排列紊乱而呈多种形态，如"香蕉"形、"花瓣"形、"同心圆"形、"8"字形、"咖啡豆"形等，部分患者可表现为空回肠换位征、假肿瘤征、磨玻璃样阳性稀少征等（图11-13）。闭袢的肠管内充满液体呈软组织密度影而出现假肿瘤征。磨玻璃样阳性稀少征见于长段闭袢性肠梗阻，由于闭袢肠管缺血痉挛、闭袢以外的肠管反射性痉挛，患者梗阻晚期肠管及腹腔内充满液体，小肠内无气体呈磨玻璃样X线表现。

（3）腹部CT：CT的组织分辨率显著高于普通X线，它可显示肠壁及腹腔病变，可追踪显示肠管和血管的分布和走行，多层螺旋CT（MDCT）可多方位、多角度重组成像，渐成为肠梗阻病因诊断的首选检查。小肠扭转CT可见"漩涡"征、"鸟嘴"征、"C"形征、肠壁增厚呈靶征、门静脉及肠壁间积气、血性腹水或肠液、假肿瘤征等。而"漩涡"征、"鸟嘴"征、"C"形征为肠扭转特征性表现（图11-14，图11-15）。"漩涡"征是由肠管及肠系膜血管围着某一中轴盘绕聚集呈漩涡状，漩涡的中心部为紧密绞在一起的肠管与含脂肪成分的系膜。肠扭转近端肠管积气积液扩张，紧邻漩涡缘的肠管呈鸟嘴样变尖，形成"鸟嘴"征，而远端肠袢空虚萎陷也可表现为"鸟嘴"征。扭转后膨胀充满

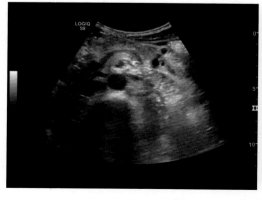
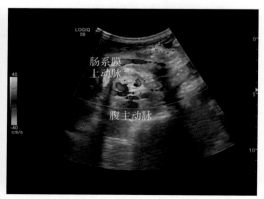

图11-12 肠扭转的腹部超声表现

液体的肠袢呈放射状分布，并向扭转点会聚，肠袢排列呈"C"形，即"C"形征。肠壁增厚呈靶征、门静脉及肠壁间积气、血性腹水或肠液、假肿瘤征为绞窄性肠梗阻的一般表现，与肠壁缺血、水肿、渗出或坏死有关。

6.诊断　小肠扭转的术前早期诊断比较困难，待出现明显的腹膜炎体质时，扭转小肠基本已坏死，同时可能合并中毒性休克等表现，抢救风险

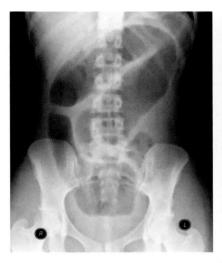
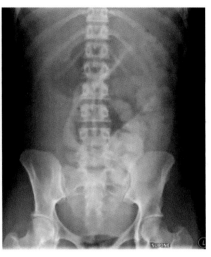

图 11-13　腹部立位 X 线片

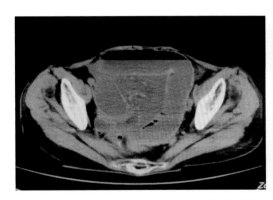
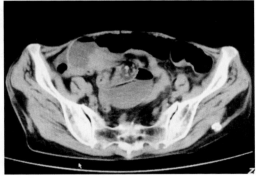

图 11-14　腹部 CT 可见肠管扩张、"漩涡"征

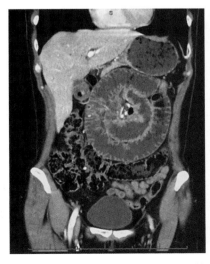
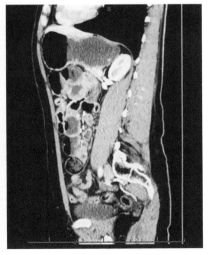

图 11-15　腹部 CT 矢状位及冠状位片，可见"C"形征、"漩涡"征

高。因此，有以下情况应考虑本病的可能：①饱食后剧烈运动病史。②持续性腹痛阵发性加重，向腰背部放射，而患者腹部体征相对较轻，呈症状与体征明显不符。③反复呕吐，或呕吐出咖啡样液体。④血白细胞计数升高明显，当白细胞计数 $> 18 \times 10^9$/L，提示绞窄性肠梗阻。⑤腹部立位 X 线片表现为空回肠换位或排列成多种形态的卷曲肠襻特有征象；腹部 CT 可见扭转肠管及系膜血管的"漩涡"征、近段肠管的"鸟嘴"征及坏死肠壁的"C"形征等。⑥腹腔穿刺有乳糜样或血性腹水。⑦既往有腹部手术史，术后长期无症状而突然出现剧烈腹痛的患者，需考虑肠扭转的可能。

7.治疗　小肠扭转的治疗原则是早期诊断，及时手术，恢复肠管及血运通畅，降低肠管坏死的切除率，提高患者生存质量。当急性小肠扭转诊断成立时，应立即手术探查。手术前的准备时间要短，速度快，快速进行扩容抗休克等治疗，纠正电解质紊乱和酸碱失衡，为麻醉和手术做好充分准备。手术方式宜简单快速，在扭转肠襻未发生坏死之前手术，可显著提高治愈率。发病的时间越短，手术中能保留肠管的概率就会越大，相反，发病时间越长，发生肠坏死、穿孔，中毒性休克的可能性将剧增，不仅保留肠管的可能性越小，甚至会危及患者的生命。

手术第一步是逆转复位，随后根据肠管生机决定是否行肠切除吻合术。肠扭转手术中正确判断肠管有无坏死及其坏死范围，是处理病变肠管的前提。术中肠管活力一般可以根据肠管色泽、蠕动功能和动脉搏动等情况来判断，具体如下：①肠管及系膜有无严重淤血及出血点；②肠道浆膜层的色泽是否正常；③有无肠蠕动存在；④系膜静脉有无血栓；⑤系膜动脉及肠缘动脉有无搏动；⑥腹腔有无臭味。

手术注意事项：①动脉搏动是重要的标志，如有可疑，可用热盐水纱布湿敷 5～10 分钟，也可应用普鲁卡因注射液在肠系膜根部或较大分支注射以解除血管痉挛。②对肠管积液扩张严重者，可在复位前先行肠减压术；③因粘连索带所致肠扭转者，应在直视下剪断索带；④因梅克尔憩室、小肠肿瘤、肠重复畸形等引起的肠扭转，应同时行病变肠管切除术；⑤对肠旋转不良、肠系膜附着不良者，应行 Ladd 手术及肠系膜固定术；⑥扭转复位后，小肠血液循环恢复者，可单纯行复位术；如肠管明显呈黑褐色坏死状，失去弹性，系膜血管摸不清，血管僵硬无蠕动，应行肠切除吻合术，切除线应在肯定的健康肠管组织上，血液循环障碍的肠管

切除不全将导致术后吻合口瘘的发生；⑦术中应尽量保留小肠，避免发生短肠综合征。

小肠扭转有明显的内稳态紊乱，腹腔内渗出较多，细菌与毒素进入腹腔的量大，易造成腹膜炎，故术后应重视水、电解质、酸碱平衡紊乱的纠正，输入胶体以维持胶体渗透压。必要时可给予肾上腺皮质激素，减轻机体的应激状态。腹腔内放置引流以减少腹膜炎的发生。肠梗阻、肠血液循环障碍都是肠细菌易位的诱因，可以引起肠源性感染。术后加强广谱抗生素与抗厌氧菌药物的应用实为必要。肠缺血时间稍长后，肠黏膜将坏死出现溃疡、出血，有时出血量较多，可造成休克，且多在术后 2 周左右出现。应给予肠外营养使肠道休息，同时给予生长抑素控制胃肠液的分泌，减少消化液对肠屏障已被损坏的黏膜的进一步损害。

对肠管缺血时间长的患者，应考虑行小肠外置造口，既旷置了病变最重的部分，又提供了直接观察肠黏膜改变的窗口。为了使患者能保留有一定长度的肠管，有时对那些活力处于临界状态的肠管不得不加以保留。这些患者术后 24 小时的观察必须很仔细，当发现有肠管失去活力的征象时应立即再剖腹处理。但是，有些患者的肠管虽已失去活力但腹部或全身并无症状出现，为进一步了解保留的肠管是否成活，可在 24 小时后再次剖腹观察并做相应的处理。再次剖腹观察在这些患者十分必要，是一种保证安全的措施，以免坏死的肠管遗留在腹内，产生严重的后果。再次剖腹观察通常在全身麻醉下进行，拆除第一次手术的腹壁切口缝线后进入腹腔，观察腹腔内是否有血性腹水、肠管是否有失活状态。需要注意的是不要遗漏局灶性的肠管坏死，根据发现的情况给予全部、部分或节段肠切除吻合。

因此，小肠扭转早期症状不典型，病情凶险，易出现肠坏死导致术后短肠综合征及吻合口瘘，病死率高，预后差。早诊断、早治疗及术中正确处理可使患者受益，改善其预后。

三、乙状结肠扭转

乙状结肠扭转占肠扭转致急性肠梗阻的 12.4%～26.4%，是继结肠肿瘤后第 2 位引起结肠梗阻的原因。在我国，结肠扭转的发病率约 1.47/10 万，占肠梗阻的 2%～4%。在结肠扭转中，以乙状结肠扭转最为常见，占 65%～80%，可发生于任何年龄，多见中老年男性，死亡率为 7%～20%（图 11-16）。

1.病因 乙状结肠扭转的发生与解剖因素、病理因素、结肠动力改变等因素有关。

（1）乙状结肠冗长：乙状结肠及其系膜冗长，活动度大，肠管的两端在乙状结肠系膜根部紧密接近，容易发生扭转。

（2）老年人结肠黏膜和肌层萎缩，结缔组织增多，而致结肠壁增厚，结肠长度延长。

（3）乙状结肠内粪便大量积聚，特别是活动量小，排便能力差的老年人，以及患有乙状结肠肿瘤、憩室、息肉、先天性巨结肠症等病变的患者，亦包括慢性便秘、长期服用缓泻药、容易发展为无症状性假性巨结肠症者。这类患者常形成乙状结肠重量和动力性改变，容易发生扭转。

（4）其他：部分患者无明显原因，扭转可能与肠动力改变有关。

2.病理 大部分乙状结肠扭转，是上部的肠祥在下端肠祥的前方绕过，肠系膜沿其长轴逆时针方向旋转180°～360°造成肠扭转；一般180°的扭转，其系膜无绞窄，而扭转360°以上，则系膜发生绞窄，形成绞窄性闭祥性肠梗阻，肠壁血运受到影响，肠屏障功能障碍，出现细菌易位。扭转的乙状结肠常极度扩张，肠腔直径高达15～20cm，受肠腔内增高的压力压迫，肠壁内静脉回流受阻，血运障碍，动脉血运也逐步出现障碍，最终可能导致肠壁坏死、穿孔。而在扭转的肠祥以上至回盲瓣之间

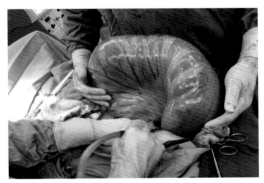

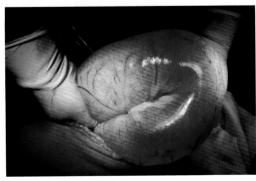

图11-16 乙状结肠扭转

的结肠中，肠腔积气积液，产生又一个闭祥性肠梗阻。巨大膨胀的肠祥，可导致腹腔压力明显增大，向上推移膈肌，造成患者的呼吸、循环障碍，有的患者扭转程度轻，肠系膜血管没有受累，扭转后可自行复位，排气后症状消失，但会反复发作。

因此，乙状结肠扭转可以呈顺时针或逆时针方向发生，扭转对肠管血液循环的影响程度，主要决定于扭转的多少和松紧程度，扭转的程度不一样会造成单纯性肠梗阻或绞窄性闭祥性肠梗阻或破坏肠黏膜屏障功能，严重者发生菌血症和毒血症，最终有可能会死于感染性和低血容量性混合性休克。

3.临床表现 乙状结肠扭转较突出的临床表现是腹痛、腹胀和便秘三联征，按其发病的缓急分为急性暴发型和亚急性渐进型。

（1）亚急性渐进型：临床多见且发病缓慢，占乙状结肠扭转的75%～85%，本类型患者既往有不规则腹痛发作史和经排气排便后腹痛消失的病史。临床表现为发作时左下腹绞痛，停止排便排气，腹胀不对称且进行性加重，恶心、呕吐，但呕吐量少，晚期呕吐有粪臭味。腹部查体可见腹部明显膨隆，为不对称性，以左侧为甚，左下腹压痛、反跳痛、肠鸣音亢进或气过水声。该型多见于老年患者，常伴有慢性便秘史。对于儿童及青少年而言，常有多年反复发作史，症状轻，无特异性，且几乎都能自发地扭转复位。

（2）急性暴发型：临床相对少见，发病急，病情发展迅速，为典型的低位肠梗阻表现。腹痛严重，为全腹弥漫性疼痛，呕吐出现早且频繁，大量体液丢失，容易发生休克，并发肠坏死及穿孔。查体腹膜刺激征明显，全腹均压痛及反跳痛，腹肌紧张明显，肠鸣音消失，提示可能发生肠坏死，与其他急腹症不易区别，常需手术探查，明确诊断。该型虽临床少见，但误诊率及病死率高，多见于中青年重体力人群。

4.辅助检查

（1）腹部X线片：可显示腹部偏左侧见明显的、巨大的双腔充气肠祥，在巨大的乙状结肠肠祥内，常可见数个处于不同平面的气液平面，左、右半结肠及小肠有不同程度的胀气（图11-17）。腹部X线片征象可有6种：①乙状结肠内气液比≥2∶1；②扩张的无结肠袋肠祥，呈"马蹄铁"状；③乙状结肠顶端位于左膈下或高于T_{10}；④乙状结肠内壁贴近真性骨盆线；⑤乙状结肠下端会聚点低于腰骶角；⑥乙状结肠重叠征。其中以前4种征象特异性

及准确性较高。6种征象中有4种或4种以上征象阳性，诊断本病可靠，诊断率可达77.8%。

（2）钡灌肠：对于腹部X线片可疑，一般情况较好，腹痛时间短，可行钡剂灌肠。造影提示钡剂在直肠和乙状结肠交界处受阻，钡柱尖端呈"锥形"或"鸟嘴形"，且灌肠容量通常不及500ml（正常可灌入2000ml），并向外流出，即可证明在乙状结肠处有梗阻（图11-18）。

（3）腹部CT：可作为术前诊断乙状结肠扭转较准确的影像检查手段，并指导临床早期手术。乙状结肠扭转在CT检查中常表现为结肠积液积气扩张，系膜血管呈"涡旋"征，肠管扭转处呈"双鸟嘴"征。乙状结肠扭转后上下两端各形成一梗阻点，但梗阻是不完全性的，而且上端梗阻点有活瓣作用，因此，近侧肠道内的气体和液体只能进入扭转的乙状结肠内但不能排出，致使乙状结肠极度扩

张，高达上腹部或横膈下，巨大扩张的肠袢横径一般在10cm以上，有些甚至达20cm，常把正常的胃腔推挤压扁或抬高膈肌；而扩张的肠管肠腔光滑，结肠袋大部分消失，在腹部X线片因位置重叠常误判为小肠梗阻。"鸟嘴"征为肠管扭转后其近端未被卷入的肠管因积气、积液扩张，而被卷入扭转的肠管逐渐变窄呈鸟嘴样变尖。部分乙状结肠扭转可见"双鸟嘴"征。虽然"鸟嘴"征和"漩涡"征被认为是胃肠道器官扭转的征象，但也不能认为是乙状结肠扭转的特异性征象，因为在部分粘连性肠梗阻、腹内疝、腹茧症病例中也出现此征象（图11-19）。

5.诊断及鉴别诊断　根据腹痛、腹胀、便秘等肠梗阻症状，并结合腹部X线表现，本病诊断一般并不困难。但乙状结肠扭转需与以下疾病相鉴别。

（1）结肠癌及乙状结肠癌：都有可能表现为低

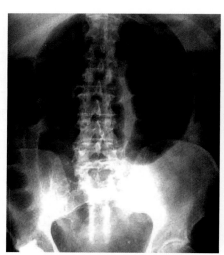
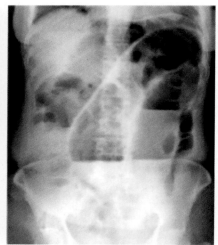

图11-17　腹部立位X线片

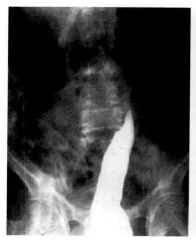
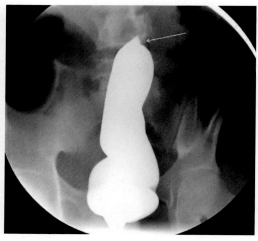

图11-18　乙状结肠扭转钡灌肠影像图

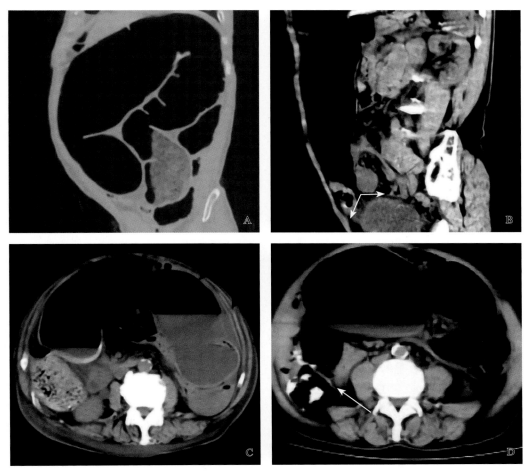

图 11-19　乙状结肠扭转的 CT 表现

A.多平面重组重组可见乙状结肠明显扩张、积气，呈倒"U"形肠袢；B.曲面重组图像，可见闭袢近端、远端呈"双鸟嘴"征（双白箭头）；C.轴位见乙状结肠闭袢内肠壁局部密度明显增高，肠腔可见大量积液；D.乙状结肠扭转轴位图，显示闭袢肠管两端呈鸟嘴样狭窄（白箭头）

位肠梗阻，但病史较长，一般无突然腹痛史。结肠癌的肿块坚硬，边界清楚。而乙状结肠扭转则是膨胀的肠管，触诊时质地较软，边界不清，钡剂灌肠可以确诊。

（2）结肠套叠：可延至乙状结肠，发病急，呈低位肠梗阻的表现，多发生在幼儿，症状为阵发性哭闹、恶心、呕吐，有果酱样粪便，触诊右下腹部空虚，右上腹部腊肠样肿块。钡剂灌肠可见钡剂呈杯口状阴影即可诊断。成人慢性肠套叠，较少见，多为肿瘤引起。

（3）消化性溃疡穿孔、急性胰腺炎：消化性溃疡穿孔、急性胰腺炎需与急性乙状结肠扭转合并肠坏死或穿孔时相鉴别，常需进行急诊手术探查。

（4）成人先天性巨结肠：是由于结肠远端神经节缺乏造成功能性肠梗阻，粪便运行困难滞留于近端结肠，肠管代偿扩大和肥厚，成人罕见。

6.治疗　乙状结肠一旦发生肠坏死，病死率高达 52.8%，老年人多合并心血管、呼吸系统疾病，由此增加了治疗的风险性。首先应按照肠梗阻治疗的原则，给予禁食水、胃肠减压、补液、纠正水和电解质紊乱、防止休克、应用抗生素预防感染等对症处理。然后根据病情和扭转的类型选择非手术治疗和手术治疗，但乙状结肠扭转的治疗必须达到解除梗阻，防止复发两个目的。

（1）非手术疗法：本法首先应是非手术复位与减压，以期减轻肠管血液循环障碍，减压后扭转有自行复位的可能性，适用于亚急性渐进型乙状结肠扭转，即无肠绞窄、肠坏死、急性腹膜炎征象者。值得注意的是，非手术治疗可能引起肠穿孔或延误手术时机导致肠坏死。①温水灌肠法：此法成功率低，对病情较轻，无休克，扭转肠管无绞窄坏死情况下，可试用此法。但压力不可过高，以免扭转肠管发生破裂。②乙状结肠插管法：在结肠镜检查下，施行置管减压。此方法盲目性小，安全性大，成功率高。复位成功的标志：①肛管通过扭转部位后有大量的气体与粪水排出；②腹痛、腹胀消失，患者情况随之改善；③无肠管损伤征象（如血性粪便排出）。当复位成功后应留置肛管3～4天，以助肠腔减压，排出肠内容物和气体，有助于肠壁水肿消退。非手术复位后有60%的患者容易复发，所以在复位后仍需择期行乙状结肠切除术，手术建议在复位后1～2周进行，择期手术可明显减低病死率。

（2）手术疗法

手术指征：①有肠坏死或腹膜炎征象者；②经非手术复位失败者；③插镜时见肠腔内有血性粪水，或肠黏膜有坏死，或溃疡形成者；④复位后有血性粪便排出、出现腹膜炎征象者；⑤手术复位后再次复发，或非手术治疗复位后，为了防止复发施行乙状结肠切除术。

1）乙状结肠生机状态正常的处理：属于良性情况，治疗应以预防扭转复发为主要目的，手术方式：①单纯扭转复位术。本法简单易行，仅适用于年轻且肠管扩张不明显、系膜游离不大的患者，复发率为20%左右。术中将肠袢按其扭转的相反方向回转复位，同时，手术台下助手插入一肛管，手术者在手术台上协助将肛管通过乙状结肠肠段，术后继续保留3～4天，以利于排空结肠，防止术后复发扭转。②复位加固术：本法适合于年龄较大和一般状况较差的患者，其疗效较单纯扭转复位术为优，可以预防复发。方法：复位后将过长的乙状结肠和侧腹膜固定数针或复位后将乙状结肠切口置入蕈状导尿管，从左下腹另戳口引出减压，形似乙状结肠造口，实为固定术。③一期乙状结肠部分切除术。例如，患者一般情况良好，无严重腹膜炎，肠壁水肿不严重，一期肠切除吻合可安全实施。手术要求切除乙状结肠段长短适宜，彻底减压，保证吻合口充分血供。

2）乙状结肠坏死的处理：术中发现肠管坏死，应先切除坏死的乙状结肠，再根据情况采用下列手术。①Hartman手术：本法适用于肠坏死切除及患者一般状况较差者，病死率为50%，尽管病死率高，但仍为首选术式。做法：切除坏死的乙状结肠后，近端结肠造口、远端封闭并固定于壁腹膜上。②Mikulice手术：即乙状结肠外置造口术，适用于脓毒性休克、年龄较大、病程较长的患者，手术后需再次行二次手术，远较单纯手术复位后再次肠

切除术复杂，且术后伤口感染并发症亦较多。肠外置术一般并不令人满意，因为受肠管坏死部位的限制，有时需广泛游离结肠，甚至可有使坏死肠段遗留腹腔的危险，因此，Mikulice手术的病死率远高于其他方法，目前已不采用。③一期切除吻合术：适用于肠管有坏死或血运不好、腹腔污染较轻者，或者乙状结肠特别冗长，估计行固定术效果不佳，则可将乙状结肠切除行根治性治疗。一切切除吻合术是防止扭转复发的根本措施和最佳方法，故近年来多提倡行此术式。在行一期切除吻合术时，为避免并发症的发生，必须做好术前准备，注意无菌操作，提高吻合技术，特别注意保持胃肠腔内负压吸引，肛门内存放肛管或定时扩肛等处理，手术效果优良。

四、盲肠扭转

盲肠扭转实质上是回盲部扭转，其附近的回肠和升结肠同时扭转。盲肠扭转于1984年由Rokitansky医生报道，但至今仍属少见病变，占肠扭转的10%～15%，占肠梗阻的1%。肠扭转危险性大，未经手术的急性盲肠扭转病死率几乎可达100%。

1.病因　盲肠扭转的病因可分为先天性与后天性两种，前者主要是由于胚胎第8个月时，盲肠下降不全或者由于出生后4个月内盲肠与后腹壁固定不良，使盲肠与升结肠的系膜过长而活动度过大，容易发生扭转。后者包括妊娠、分娩、损伤、高纤维素饮食、粪便秘结或由于远端结肠病变引起的强烈的肠管蠕动、腹部手术后出现腹腔内有粘连等许多因素。

盲肠扭转的诱因：饮食过多、腹泻、过度用力及腹腔内有粘连等，尤其是腹部手术常是诱发盲肠扭转的直接原因。盆腔肿瘤、妊娠等因素使盲肠位置改变，或盲肠远端梗阻造成盲肠膨胀，也使其容易发生扭转。

2.病理　盲肠扭转以顺时针扭转最为常见，且扭转程度达360°甚至更多，肠系膜也发生扭转，呈闭袢性肠梗阻，时间长可造成肠袢坏死，盲肠扭转可合并末端回肠和升结肠的一部分一起扭转。盲肠扭转可分为两种类型：①以回结肠血管为轴的旋转，约占90%；②盲肠翻折，约占10%。常见的回肠盲肠扭转是沿逆时针方向斜行扭转，回肠和盲肠换位；盲肠翻折是盲肠平面向前、向上翻折，在翻折处形成梗阻。盲肠扭转发生后，当其直径＞9cm

时，容易发生穿孔，故有学者称为9分法则，意即为盲肠直径达9cm时是发生肠穿孔坏死的危险信号。如盲肠部分扭转，则表现为不完全性肠梗阻，右下腹可触及囊性包块。

3.临床表现　盲肠扭转多见于40岁以下的年轻人，以女性多见。移动盲肠时可有慢性脐周痛或右下腹痛、腹部胀气等症状，当发生盲肠扭转时，主要有以下两种类型的临床表现。

（1）急性盲肠扭转：表现为右下腹或中腹部的突发性剧烈绞痛，阵发性加重，伴有恶心、呕吐、肛门停止排气排便等低位肠梗阻表现。病程晚期可出现休克和毒血症。腹部查体可见腹胀明显，呈不对称性腹部膨隆。右下腹腹肌紧张、压痛、反跳痛，隐约可触及胀气包块。听诊有肠鸣音亢进和气过水声。

（2）亚急性盲肠扭转：可表现为反复发作的不全性肠梗阻征象。发作时右下腹疼痛不适，有程度不同的腹胀。右下腹可触及有触痛的囊性肿块。病情可持续数天，扭转自动复位后症状缓解。

4.辅助检查

（1）腹部X线片：可见盲肠显著扩张，扩张的盲肠可见于腹部任何部位，有宽大的液平面，有时可误诊为急性胃扩张，可通过插鼻胃管进行鉴别。同时可呈现低位小肠梗阻的X线表现，腹部出现多个阶梯状气液平面（图11-20）。末端回肠可充满气体并可异常地位于盲肠右侧，而横结肠和降结肠内气体则相对减少。

虽然根据腹部X线片在术前做出盲肠扭转的准确率仅占50%作用，但其简单易行，即使在基层医院也能完成，因此，腹部X线片仍属首选的检查手段。

（2）钡灌肠：是较为准确的术前诊断方法，其成功率高达91%，既能查明扭转所在，也能排除左侧结肠梗阻性病变的同时存在（图11-21）。盲肠扭转时钡剂抵达升结肠后可出现一典型的"鸟嘴"征，为钡剂突然受阻而形成的光滑而尖锐的阴影。有时有少量钡剂可进入扩张的盲肠，至此盲肠扭转的诊断已可肯定。但并非所有患者都能顺利进行钡灌肠检查，有的患者因难以忍受而中途停止，有的患者因疑有肠坏死而不能进行，但也有学者认为进行钡灌肠检查是危险的和不必要的。

（3）腹部CT：腹部CT检查示结肠梗阻表现，梗阻近端肠管扩张，可伴气液平面；远端肠管变细或突然狭窄提示扭转部位，空肠多无明显扩张或扩张程度较轻（图11-22）。肠扭转CT检查中除传统的肠扭转影像学表现如回盲肠扭曲、近端肠管扩张、远端肠管塌陷、盲肠顶端位置旋转、"漩涡"征、"咖啡豆"征等外，还包括扭转交叉点征及肠壁分离征两个影像学征象。扭转交叉点征是指肠扭转时近端肠管与远端肠管X形交叉并趋聚于肠管扭转部位的征象；肠壁分离征是指肠系膜脂肪夹在反折的近、远端肠壁间，形成一种肠壁分离的征象。

5.诊断及鉴别诊断　盲肠扭转由于常伴有末端回肠的扭转，因而在临床表现上常伴有小肠梗阻的症状和体征。另外，在腹部X线片上，只有在早期可见典型的卵圆形的盲肠扩张肠袢，而在晚期则常出现小肠梗阻的X线征象，由于上述各种原因盲肠扭转的诊断相对较困难，因此，要借助腹部CT进

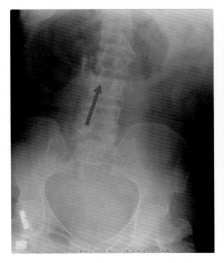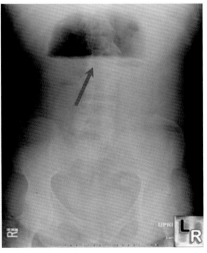

图11-20　盲肠扭转的X线表现（仰卧位、立位）

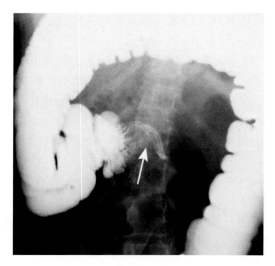

图 11-21　肠扭转的钡灌肠检查

行诊断。

　　盲肠扭转常与胃扩张、乙状结肠扭转、小肠扭转及回盲瓣功能完整时的结肠梗阻相鉴别。

　　6.治疗　盲肠扭转总病死率为 14%～22%，一旦出现盲肠扭转坏死，其病死率甚至高达 41%，故处理原则为早期剖腹探查，一经证实诊断，应解除梗阻，切除坏死肠段，防止复发。主要术式如下：

　　（1）无肠坏死者行盲肠扭转复位加盲肠固定术，但复发率高。

　　（2）对盲肠伴蠕动功能差，但尚无肠坏死，以及高龄、一般情况差的患者可选用扭转复位、盲肠内插管造口术。盲肠复位后，在盲肠上切一小口，或切除阑尾，在阑尾根部插入一导尿管，自右下腹引出行盲肠造口术，术后 2 周左右拔除尿管，造口处即自行愈合，但可合并伤口感染、腹腔内感染和持续性盲肠瘘等术后并发症。

　　（3）扭转肠袢无坏死者，患者一般情况好，可行一期右半结肠切除、回肠横结肠吻合术，此为根治性手术治疗，很少复发。

　　（4）若病情严重或有穿孔危险和弥漫性腹膜炎的患者，可行坏死肠管切除、近端回肠造瘘、远端横结肠造瘘术，3 个月后再行肠吻合术。

五、横结肠扭转

　　横结肠扭转为结肠扭转的一种类型，横结肠系膜有时长达盆腔，但因有结肠肝曲和脾曲的韧带固定，一般不易发生扭转，因此，其发病率极低，占结肠扭转的 3.85%，占肠扭转的 0.8%，仅占肠梗阻的 0.25%；女性多于男性，儿童偶尔发生。

　　1.病因　横结肠扭转常合并其他先天性畸形，如先天性索带和结肠脾曲过度活动；慢性便秘，远端阻塞性病变，曾有腹部手术和妊娠史等。因此，横结肠扭转发生的病因：①肠系膜较长，但系膜根部较窄，对造成扭转起着支点的作用；②肠管有较大的活动度，且肠管冗长；③肠腔内有内容物积存，由于重力作用，体位突然改变或强烈肠蠕动可诱发扭转；④脾结肠韧带或肝结肠韧带缺如，致横结肠活动度增加；⑤腹部炎症或手术粘连。

　　2.临床表现　横结肠扭转的临床表现和其他原因所致的大肠梗阻难以区别，既往常有类似发作史。较单纯结肠梗阻易发生早期呕吐，可能由于肠系膜扭转压迫十二指肠空肠曲所致。

　　3.辅助检查　腹部 X 线片：腹部平卧 X 线片可见一显著扩张的结肠袢并近端结肠扩张，远端结肠很少或无充气。小肠也可见梗阻征象。立位 X 线片可见在扭转袢内有两个（偶仅 1 个）液平面。亦可见第 3 个液平面在右侧结肠，因横结肠位置的变化可误诊为乙状结肠扭转。

　　4.治疗

　　（1）横结肠部分切除、一期吻合：对于扭转复位后横结肠活力良好、患者一般情况好者，可施行肠扭转肠段切除、一期对端吻合。单纯横结肠固定

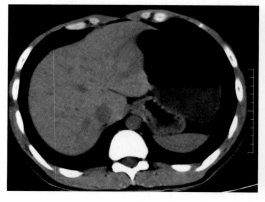
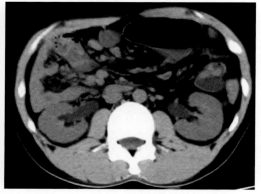

图 11-22　盲肠扭转 CT 表现（高度扩张伴气液平面，扭转位置位于胃前方）

术复发率高，故不宜采用。横结肠切除后两端距离不能吻合的，必要时连右半结肠一同切除，做回肠和左侧横结肠一期吻合。

（2）横结肠部分切除、两端结肠造口术：对于肠扭转复位后横结肠缺血坏死、腹腔有感染、患者高龄或一般情况差者，坏死结肠切除后，不宜做一期吻合，可将两侧结肠端分别行造口术，二期再做吻合术。

六、肠扭结综合征

肠管不同部位之间或肠管与腹腔另一器官之间形成扭结称为肠扭结综合征，最常见的是乙状结肠和回肠远端的扭结。本病于1903年由Ekehorn报告，1942年Frimann Dahl医生将其定义为肠扭结综合征。它和肠扭转有截然不同的概念，肠扭转是一段肠祥沿其系膜的长轴旋转而造成的肠腔梗阻，而肠扭结是两段肠祥之间或一段肠祥与另一器官同时扭转，并互相结成团。

肠扭结综合征在休克的发生率和肠管坏死的发生率方面均明显高于一般肠梗阻，本病较少见，占大肠扭转的0～20%，它和肠扭转的发生比例为1∶500，好发于50～60岁的男性。本病好发于经济水平较低的人群，如北欧、南非等地，国内以长江以北多见。

1.病因与病理 本病病因尚不清楚，可能与解剖变异有一定关系（如乙状结肠异常），本病与剧烈活动，低蛋白、低脂肪饮食，肠道蛔虫，以及应用强促进肠蠕动药物（如新斯的明）有关。

本病发生后可导致肠腔压力增高，持续的肠腔内高压损伤肠道血液循环，此时可形成绞窄坏死。当扭转绞窄的结肠被大量气体过度充盈膨胀时，则可出现穿孔，引发急性腹膜炎。

2.临床表现与诊断

（1）临床表现：本病起病急骤、发展迅速，主要表现为突发性腹痛、恶心、呕吐、肛门停止排气排便。查体可见腹部肠型，可触及包块，压痛、反跳痛，早期可以听到气过水声，晚期肠鸣音减弱或消失，迅速出现感染性休克。这些症状和体征均符合绞窄性肠梗阻的一般表现。

（2）实验室检查：白细胞计数与中性粒细胞比例均明显升高。

（3）影像学检查

1）腹部X线片和CT检查：可见梗阻以上肠管明显扩张，肠腔内可见液平面与气体向患侧肠管堆积现象。

2）腹部彩超：主要观察肠管是否扩张及腹腔有无积液，如发现有液性暗区多提示有肠绞窄或破裂。

本病诊断极为困难，尤其不容易与肠扭转相鉴别（表11-2），但结合病史、临床表现及影像学检查一般能做出需要手术的选择，通过手术进一步明确诊断。

3.治疗 手术探查是治疗肠扭结的有效方法。因60%肠扭结综合征有肠管坏死，因此，非手术治疗是没有其地位的。在纠正水、电解质紊乱的同时争分夺秒地手术是救治患者的唯一方法。早期可行复位术，若伴有肠坏死者应行肠切除、肠吻合术，或同时行肠造口术，并清除坏死组织，包括坏死的器官，并放置腹腔引流管。

第三节 肠 套 叠

肠套叠是指一段肠管套入与其相近的肠腔内从而引起的肠内容物通过障碍所致的肠梗阻。最早由荷兰教授Paul Barbette于1674年提出，是学龄前儿童发生急性肠梗阻最主要的原因，也是最常见的急腹症之一。肠套叠可分为急性肠套叠和慢性复发性肠套叠。前者多见于小儿，易出现中毒、高热、休克等危重情况；后者多见于成人，病情缓和，部分肠套叠

表11-2 肠扭结综合征、乙状结肠扭转、急性小肠梗阻的X线鉴别要点			
项目	肠扭结综合征	乙状结肠扭转	急性小肠梗阻
乙状结肠	中度胀气、有尖端，指向结扣，有液平面	高度胀气、有尖端指向左侧髂窝有液平面	偶有胀气，无尖端、无液平面
小肠	明显胀气、有气液平面	无或轻度胀气，无气液平面	高度胀气、有气液平面
其余结肠*	轻度胀气	有胀气	无或偶有胀气
钡灌肠	有鸟嘴样钡柱、有印戒样分支	有鸟嘴样钡柱，罕有印戒样分支	无鸟嘴样钡柱

*其余结肠胀气和就诊时间有关，一般肠扭结综合征就诊时间早于乙状结肠扭转。

患者可自行复位，多无中毒、休克、高热等表现。

肠套叠的产生可分为原发性和继发性。原发性肠套叠多见于小儿，与肠蠕动的节律失调或强烈收缩有关。继发性肠套叠多见于成人，多因肠腔或肠壁病变，使肠蠕动的节律失调，近端肠管强有力地蠕动将病变连同肠管同时送入远段肠管中。因此，成人肠套叠多与肠息肉、肠肿瘤、肠憩室、肠粘连、阑尾炎或阑尾周围脓肿等疾病有关。

肠套叠按照发病部位可分为下述几种类型（图11-23～图11-25）。①回盲型：临床上最为多见，占50%～60%。回盲瓣是套入的头部，与回肠末端进入升结肠，盲肠和阑尾随之套入升结肠内。②回结型：约占30%。回肠套入回肠末端，穿过回盲瓣进入升结肠，但盲肠和阑尾一般不套入。③回回结型：占10%～15%。回肠先套入远段回肠，然后再整个套入结肠内。④小肠型：分为空肠-空肠、空肠-回肠和回肠-回肠型。⑤结结型：一段结肠套入相邻一段结肠内。在小儿多为回肠-结肠套叠，而成人以小肠-小肠型套叠多见。

在治疗方面，自20世纪60年代以来，空气灌肠复位被广泛采用，并且取得了良好的疗效。其优点是复位率高、X线吸收少，除此之外，即使复位时出现穿孔也不会出现钡剂刺激的化学性腹膜炎。小儿肠套叠多采用非手术治疗，如空气灌肠复位、钡剂灌肠复位等方法，亦有报道在超声引导下水压灌肠治疗小儿肠套叠的经验。成人肠套叠多为继发性，多采用手术治疗。

因为小儿肠套叠和成人肠套叠在发病原因、临床表现及治疗上有显著性差异，故将进行分别论述。

一、小儿肠套叠

小儿肠套叠是小儿外科最常见的急腹症之一，多发生于2岁以内的婴幼儿，2岁以后发病率逐年减少，5岁以后罕见，偶可见于新生儿或胎儿。不同民族和地区的发病率有所差异，有研究报道，白色人种儿童高于黑色人种儿童，男童发病多于女童。肠套叠一年四季均可发病，但以春夏交替时最为集中，可能与腺病毒引起的上呼吸道及肠道感染有关，因此，部分患儿发病之前可有腹泻或呼吸道感染病史。

此外，肠套叠的发生与家族遗传有一定关系，有家族遗传倾向者发病率较正常人群高15～20倍，可能与遗传、体质及解剖特异性有关，也与家族内患儿对肠套叠的诱因（如腺病毒感染）易感性增高有关。

1.病因　2岁以内的小儿肠套叠多为原发性，

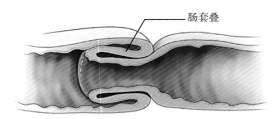

图11-23　肠套叠示意图

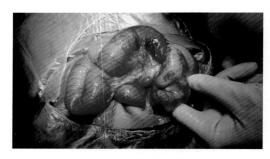

图11-24　小肠套叠（回盲型）

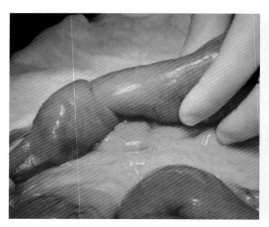
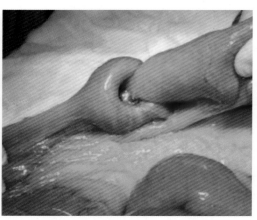

图11-25　小肠套叠（小肠型）

原因不十分明确；继发性小儿肠套叠多发生在4岁以后，多继发梅克尔憩室、息肉或肠道畸形。

（1）饮食因素：婴幼儿肠道功能尚不健全，添加辅食等饮食结构改变可引起肠道蠕动功能紊乱，从而导致肠套叠。一般在小儿出生后4个月开始添加辅食，增加乳量，其肠道不能立即适应饮食改变，而此时正是肠套叠高发期。

（2）解剖因素：小儿肠套叠以回盲部最为多见，许多研究表明，这可能与婴幼儿回盲部的解剖特点有关。婴幼儿时期，回盲部游离度大，小肠系膜相对较长；回盲口括约肌发育并不完整，回盲瓣系带又不发达，回盲口几乎处于开放状的卵圆形；盲肠内侧缘与回肠下缘形成的回盲角在婴儿期多小于90°，肠蠕动异常时此角度更加减小；另有研究发现，部分肠套叠患儿回肠末端与盲肠内侧缘之间有异常膜状的带血管组织（称为回盲部系带），可使回盲交角处形成隐窝并使回盲角减小；此外，该区淋巴组织丰富，肠内容物停留时间较长，炎症或其他因素刺激后易发生充血、水肿、淋巴结肿大，以上因素为肠套叠的发生提供了解剖基础。

（3）胃肠激素：是大量分布于胃肠道及大脑中的肽类激素，在许多疾病中发挥着重要作用。近年来，关于肠套叠与胃肠激素关系的研究越来越多，如血清促胃液素浓度增高及胰高血糖素降低可引起小肠蠕动增加及回盲部括约肌松弛和肠道痉挛、蠕动失调，故而引起肠套叠。

（4）肠胃功能紊乱：肠管的挛缩及舒张功能的异常导致肠道功能紊乱，诱发导致肠套叠的发生。而病毒性肠炎、细菌性肠炎、饮食不恰当、胃肠激素分泌紊乱等因素均能导致胃肠功能的紊乱。

（5）痉挛因素：由于各种原因的刺激，如食物、炎症（肠炎）、腹泻、细菌和寄生虫病的毒素等，使肠道产生痉挛，运动节律失调或有逆蠕动造成肠套叠。

（6）病毒感染：很多学者认为肠套叠的发生与病毒感染有关。有研究发现，胃肠道病毒感染可导致回肠末端淋巴组织增生和肠系膜淋巴结肿大，从而引起肠套叠。特别是2岁以内幼儿机体免疫功能不完善，易被病原体侵袭，致使肠系膜淋巴结肿大或肠壁局部免疫功能破坏。90%肠套叠患儿有肠淋巴组织增生，也提示肠套叠可能与感染关系密切。近年来，随着轮状病毒腹泻患儿逐渐增多和轮状病毒疫苗的问世，轮状病毒感染与肠套叠发病是否相关也受到了人们的关注。

（7）社会及环境因素：多项流行病学研究发现，小儿肠套叠的发生与居住环境、气候变化（如日照、降水、月平均气温）、经济状况等有关。

2.病理 肠套叠可发生于肠道任何部位，其病理变化大体相似。一般是沿肠蠕动方向使近端肠管套入远端肠管内，称为下行性或顺行性肠套叠。偶因强烈的逆蠕动使远端肠管套入近端肠管内，称为上行性或逆行性肠套叠。通常肠套叠仅发生在一处，亦有少数病例在2～3处同时发生，称为多发性肠套叠。

肠套叠的最外层称鞘部，进入里面的部分称套入部。有时整个的肠套叠再次套入远端肠管称复套。肠套叠其肠壁的折叠可形成3层：最内层是进入的肠管，中间是折回的肠管，两层的连接处称为肠套叠的顶部，为肠套叠的最狭窄部位。

肠套叠发生后，肠管连同系膜一并套入，系膜在内层与中层之间受到挤压，特别是颈部，因肠壁的痉挛而产生狭窄，从而产生梗阻。套入部的强烈蠕动，推动肠管继续向前伸入。若系膜很松，顶部可伸入较多，个别病例可由肛门突出。

由于系膜受到挤压，套入部肠管开始水肿、充血，血液及黏液的渗出造成典型的果酱样粪便。若不及时处理，套入部由于肠系膜的绞窄而发生缺血和坏死，导致穿孔和腹膜炎。鞘部的血液循环未到绞窄程度可无坏死，而作为一个保护的外套，偶尔整个套入肠管溃烂由肛门排出。

肠套叠一旦形成，很少自动复位，有学者报道自动复位率为5%～6%。肠套叠发生后，套入部随着蠕动的增强逐渐向前推进，该段肠管所附着的系膜也被带入鞘内，其颈部被束紧。由于鞘层肠管持续痉挛、紧缩而压迫肠管套入部，引起颈部血液循环发生障碍。初期静脉受阻，组织有充血、水肿，套入部的肠壁静脉明显扩张，浆膜细胞分泌大量黏液，黏液进入肠腔后与血液、稀粪混合成胶冻状排出。

肠壁水肿不断加重，导致静脉回流障碍加剧，最后引起动脉受累，供血停止，发生套入部肠壁坏死。由于各部位肠管血供受阻的程度不同，因而坏死最先发生于受压的中层及鞘部转折区，最内层发生坏死较晚，而鞘部很少出现坏死。但肠套叠鞘部也可因过度膨胀而使其小动脉受压，导致散在缺血坏死区，极易穿孔。

3.分类 小儿肠套叠按发病部位可分为回盲部套叠（回肠套入结肠）、小肠套叠（小肠套入小肠）、结肠套叠（结肠套入结肠）及多发性肠套叠。

（1）回盲部套叠：是指末端回肠、回盲瓣套入升结肠，连同盲肠、阑尾一并翻入结肠，此类肠套叠最多见。

（2）小肠套叠：即小肠套入小肠，此种类型少见。根据套入部位不同，又可分为空-空肠套叠、空-回肠套叠以及回-回肠套叠3种。

（3）结肠套叠：即结肠套入结肠，亦少见。有文献曾报道通过乙状结肠套入直肠的病例。

（4）多发性肠套叠：存在两处及以上肠套叠，此种类型极少见。

4.临床表现　肠套叠三大典型症状为婴儿腹痛、腹部肿物与血便。

（1）腹痛：绝大部分患儿可出现腹痛，为本病最早症状。患儿表现为突然发作剧烈的阵发性腹痛。腹痛发展时患儿哭闹、烦躁不安、面色苍白、出汗、拒食伴呕吐、两拳紧握、下肢屈曲。腹痛发作之后，患儿症状减轻，停止哭闹，甚至可以入睡，但间歇期后又重复发作。如此反复不止，久之患儿最终疲惫不堪、呻吟，并进入无力挣扎的半睡眠状态。

（2）腹部肿块：腹痛发作间歇期，患儿安静平卧时，常可扪及腊肠形肿块，有压痛，质地坚韧，表面光滑，稍可活动。腹部肿块最多见于脐右上方或右上腹肝缘下，其次位于上腹中部或偏右侧，右下腹扪诊有空虚感。肠套叠后期，因为腹胀明显，且出现肠绞窄、肠坏死、腹膜炎等情况，此时，患儿不能合作或出现全身中毒症状，很难触及肿块。

（3）血便：肠套叠是由于系膜受到卡压，套入部肠管充血、水肿，血液及黏液渗出导致血便，临床表现为果酱样便。若出现深红色血水，说明肠壁损伤严重，非手术复位应慎重。

（4）全身症状：早期患儿一般情况良好，随着症状加重病情逐渐恶化，多发生在24小时后，表现为表情淡漠、精神萎靡、嗜睡、面色苍白，体温常升高至39℃以上，脉搏加快。48小时因腹胀严重，膈肌抬高，影响呼吸。发生肠坏死后可出现腹膜炎体征，患儿全身中毒症状不断加重，脉搏细速、高热、昏迷、休克、衰竭以致死亡。

5.辅助检查　小儿肠套叠主要借助腹部X线、诊断性钡剂和空气灌肠、腹部彩超或CT检查以明确诊断。

（1）腹部X线片或透视：是肠套叠患儿灌肠前不可缺少的常规检查（图11-26）。观察有无气腹、肠梗阻、腹水及术前气体分布情况，从而对进行空气灌肠和钡灌肠诊断及复位的判断有指导作用，仅10%偶然能直接显示结肠内软组织块影。因婴幼儿乙状结肠部分位于右下腹部，有研究提出，左侧卧位腹部X线片可使结肠气体充盈盲肠及升结肠，能明显提高软组织肿块的显示率，但腹部X线片单一作为诊断肠套叠的手段有一定限度。例如，腹腔内有游离气体或肠梗阻较严重时为空气或钡剂灌肠复位的禁忌证。

（2）空气灌肠：注气前先做腹部正、侧位全面透视检查，以了解肠腔内积气情况、气体分布的部位及是否存在膈下游离气体。操作如下：将导管插入肛门内向结肠注气，可见空气在结肠受阻，阻端呈杯口状或弹簧状阴影，空气灌肠压力常为8.0kPa

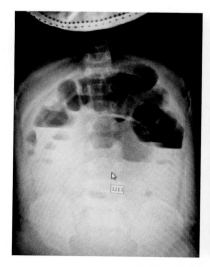
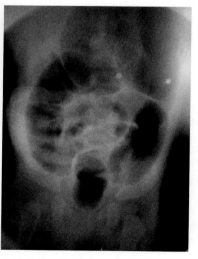

图11-26　小儿肠套叠腹部X线片

（60mmHg）。诊断过程常也是复位过程，可见套入部呈多形性软组织块影，且能随气体的进入而移动。肿块为临床诊断的唯一可靠依据。有资料显示，空气灌肠的诊断确诊率达100%，远高于腹部彩超和腹部X线片。

（3）钡剂灌肠：在X线透视下，由肛门缓缓注入稀释的钡剂后，可见乙状结肠及降结肠逐渐充盈，多数肠套叠为回盲部套叠，套叠部位于横结肠右侧，可见结肠套叠头部充盈缺损，不同体位观察可呈杯口状、球形、哑铃形、钳状影并可向结肠腔内退缩（图11-27）。尽管钡灌肠对肠套叠的确诊率较高，但是钡灌肠后的患儿由于钡剂易结成块状，排出困难，导致腹胀及肠功能恢复慢，整复失败进行手术治疗，术后出现腹胀等原因，国内已较少应用。

（4）腹部彩超：肠套叠具有典型的特征性的声像图，即"同心圆"征或"靶环"征。具体方法：患儿取平卧位，了解整个腹部有无盆腹腔积液及肠管扩张程度；探头从回盲部开始，沿结肠扫描可很好地显示肠套叠套入部软组织块影，发现有可疑声像时应多个方向探查分辨。横断面见环状低回声区，包绕高低相间混合回声区，或呈一致性高回声的圆形中心（液性暗区），即"同心圆"征（图11-28）或"靶环"征；纵切面声像与横切面相似，其套入端呈圆头结构，周围为低回声区，即"套筒"征，外层越厚，回声越低，表明肠套叠处肠管壁水肿越严重。例如套入部时间延长，套入部可逐渐坏死液化。超声还可以鉴别诊断小肠套叠与回肠－结肠型肠套叠，小肠套叠的套头端多位于右下

腹及脐周，套叠部前后径小（平均越13.8 mm），外壁厚度薄（平均约2.6mm），套叠部无淋巴结；而回肠－结肠型肠套叠头端多位于右上腹，套叠部前后径大（平均约25.3mm），外壁厚度厚（平均约5.3mm），多含肠系膜淋巴结。回肠－结肠型肠套叠在肠腔液体衬托下可表现为典型的"三环"征，为复杂型肠套叠较特征征象，内环为近端套入段，中环为远端套入段，外环为远端肠段。由于小儿小肠型肠套叠的特殊性，小肠积气较多，需采用高频超声显像能明显提高声像图分辨能力，相对容易探及小肠套叠部位，能提高确诊率。腹部彩超还可用于肠套叠整复前预测及肠管生机的预测，CDFI显像可检测被套肠管肠壁血供情况，判断有无肠管缺血坏死。

（5）腹部CT：小儿肠套叠在腹部CT上具有特征性表现，可见"套筒"征、"腊肠（香肠）"征，肠系膜具有独特的条纹状团样增粗改变。CT扫描在明确肠套叠是否存在，套叠部位及程度，是否有肠管缺血、坏死或绞窄等并发症方面有重要作用，尤其能准确诊断小肠套叠。增强CT是判断肠套叠肠管是否缺血和坏死最可靠的影像学检查方法，敏感度和特异度均较高。肠坏死常见CT表现：①肠壁环形增厚＞2mm；②肠壁强化异常，梗阻越重，强化越差，强化程度对判断肠壁缺血坏死的诊断价值较大。

（6）小儿电子结肠镜检查：注气后直视下见结肠腔内半球样或宫颈样套叠头部，随注气压力而移动，并可观察肠腔内的黏膜，判断是否肠缺血或坏死。

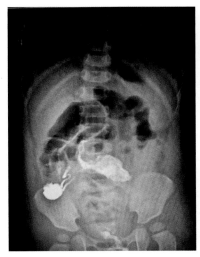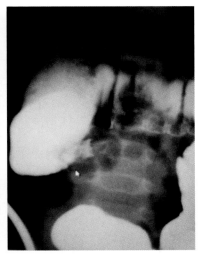

图11-27　钡剂灌肠显像

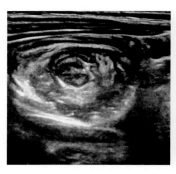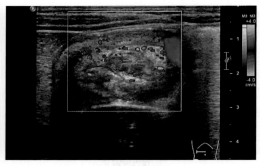

图11-28 腹部彩超可见"同心圆"征

6.诊断及鉴别诊断

（1）诊断：小儿肠套叠典型的三大症状为腹痛、腹内肿物与便血。几个小时以上的无故剧烈哭闹，时哭时停，就应该考虑肠套叠。这点在母亲育儿法中就应该强调宣传。肠套叠的诊断贵在早期确诊。诊断的重点在"腹内肿物"。有经验的医生靠触诊腹部，可疑者做彩超，基本上拟诊为肠套叠，可行空气灌肠确诊后立即复位。典型的肠套叠患者症状：①阵发性哭闹不安，表现为突然出现阵发性有规律的哭闹，可伴有手足乱动，面色苍白，拒食，异常痛苦表现，中间可有短时间的暂时安静，如此反复发作。②恶心、呕吐多在腹痛发作后出现，进食后呕吐更明显。③便血，可呈红色果酱样便或洗肉水样便。④嗜睡，精神萎靡，多伴腹泻，上呼吸道感染，发热；有少数肠套叠患儿以嗜睡、惊厥为早期表现。⑤腹部包块，是诊断肠套叠的重要体征，但因多种原因通常不容易摸到明显包块，腹胀时或哭闹不安时拒按也不容易扪及包块，套叠至肝曲以上，右下腹扪及空虚感。一般而言，患儿出现阵发性哭闹不安是肠套叠腹痛的起始症状，而出现呕吐、血便，则表明是发病有一段时间，对可疑病例及时行常规彩超检查，对早期诊断起很大作用。对2岁以下婴幼儿，特别是肥胖儿，突然出现可疑症状，排除嵌顿性斜疝后，尽管未出现血便或种种原因未触及肿块，仍应高度怀疑肠套叠。低压空气灌肠是最为直观而又准确的方法，可以作为疑诊患儿的常规检查，为早期诊断起决定性作用。

（2）鉴别诊断：小儿的语言表述及查体配合欠佳，因此，发生肠套叠后诊断相对困难，因此，临床上应与细菌性痢疾、消化不良及婴儿肠炎、腹型过敏性紫癜等疾病相鉴别。

1）细菌性痢疾：痢疾可引起肠壁的炎性刺激、肠蠕动增强和失调，偶尔也可继发肠套叠，以致造成混淆，难以判断。鉴别要点在于痢疾多见于夏秋季，起病急，常伴有恶心、呕吐、腹痛及脓血便，体温迅速升高。粪便检查可见大量脓细胞及吞噬细胞。患痢疾时腹痛不如肠套叠剧烈，而且体温在早期就升高，脓血便亦与肠套叠不同。痢疾发病数天后的高热、腹胀等中毒症状与肠套叠晚期不易鉴别。诊断确实困难时采用4.0kPa（30mmHg）低压空气灌肠，多可明确诊断，注意此时肠壁已有炎症溃疡，如压力过高容易引起肠穿孔，造成严重后果。

2）消化不良及婴儿肠炎：婴幼儿发生消化不良或急性胃肠炎时也有腹泻、呕吐和烦躁不安，但无便血、包块。肛诊有血便或腹部扪及肿块，诊断则可以明确。应注意消化不良也可以诱发肠套叠。

3）腹型过敏性紫癜：过敏性紫癜可有腹痛、呕吐、便血，由于肠壁出血、增厚，也可触及包块，皮疹出现前诊断困难。鉴别要点为过敏性紫癜腹痛位置不固定，腹肌柔软，腹痛、腹泻严重。如在膝关节、躯干或四肢发现新鲜出血点、紫色肿块，则可确定诊断。约有25%的腹型过敏性紫癜并发肠套叠，通常病史较久，故当症状加重、频繁呕吐及腹部触及肿块时可行超声检查。若行钡剂或空气灌肠复位危险性较大，如鉴别确有困难，应及时手术探查。

4）梅克尔憩室出血：该病便血为鲜红色，出血量多，且患儿无剧烈的阵发性腹痛，更缺乏腹部包块，与肠套叠不同。但是憩室有时也可引起肠套叠，术前明确诊断困难。两者均需手术治疗，其治疗原则无甚区别。

5）蛔虫性肠梗阻：该病无便血，腹痛不如肠套叠剧烈。腹部检查可触及单个或多个条索状蛔虫团，其肿块通常位于脐周，活动度较大，腹部立位X线片可见蛔虫阴影。粪便检查可发现虫卵，以助诊断。

6）直肠脱垂：少数完全肠套叠，其套入部可以通过全部结肠而由肛门脱出，可误认为直肠脱垂。直肠脱垂缺乏肠套叠的急腹症症状，当检查直肠脱垂时，可以清楚看到肠黏膜一直延续到肛门周围的皮肤，如在直肠周围插入指检，可触及脱出的反折顶部。当肠套叠时，在肛门口与脱出肠管之间伸入示指肛检，手指不能触及顶部。

7）其他：除上述情况外，结肠息肉脱落出血及肠内外肿瘤等引起的出血或肠梗阻，都可能与肠套叠混淆，必须特别警惕。有疑问时应行钡灌肠或纤维内镜检查。

7. 治疗 儿童肠套叠随着病程延长，并发症发生的概率逐渐增加，并且有可能导致肠坏死、中毒性休克等严重并发症的发生，因此，提倡早期诊治。目前，治疗儿童急性肠套叠的方法有非手术治疗和手术治疗两种方式。无论何种方式，其目的都是解除肠管套叠和肠梗阻、恢复肠管血液供应和血液回流、预防进一步肠管坏死和中毒性休克及肠穿孔的发生。

非手术复位是目前治疗肠套叠的首选治疗方法。灌肠疗法的目的是通过对肠套叠的顶端施加压力，将其从病理位置推入原来的位置，从而复位肠套叠。手术复位仅在灌肠复位失败或不符合灌肠指征时使用。手术方法可以通过剖腹手术或通过腹腔镜进行。无论采用哪种方法，肠梗阻或空气灌肠复位失败后而产生的肠管扩张都可能会给术者造成困扰。

（1）非手术治疗：利用空气、钡剂或盐水进行灌肠复位，主要是利用其产生的压力持续加压，使套叠的肠管缓缓退出复位，最后解除肠梗阻。常用的灌肠复位方法包括空气灌肠和钡剂灌肠复位，疗效可达90%，在我国，以空气灌肠复位为主，国外多采用钡剂灌肠复位。

1）空气灌肠：包括X线监视下空气灌肠、超声监视下空气灌肠及非透视下空气灌肠，具体如下所述。

适应证：病程不超过48小时，全身情况好，生命体征平稳、无中毒症状，腹部X线检查提示无严重肠梗阻，且腹腔内无游离气体者。

灌肠复位前给予解痉、镇痛药物，并先行腹部透视，进一步明确诊断，同时观察肠梗阻情况及膈下有无游离气体。

空气灌肠复位：将带有气囊的注气管插入肛门，深5～6cm，另一端接空气灌肠机。将气囊管注气，堵塞肛门防止气体泄漏，一般空气压力先用

8.0kPa（60mmHg），注气后气体遇到套叠头部侧阴影受阻，出现柱状、杯状、弹簧状影像。继续注气时可见空气影向前推进，套叠头部逐渐被挤后移。当肠套叠头部达到回盲瓣时，套叠阴影存在时间较长，复位进展最困难，此时应继续加压，必要时达到10.6kPa（80mmHg），同时可对准肿物经腹壁轻柔按摩，多可在透视下见到软组织肿块影逐渐减小，直至完全消失。与此同时，可见大量气体进入右下腹小肠，然后迅速扩展到中腹部和右侧腹部，透视下回盲部肿块影消失和小肠内进入大量气体，说明肠套叠已复位。

复位标准：灌肠过程中发现套叠阴影消失，大量气体或钡剂进入小肠可证实套叠复位成功。除此之外，还可通过观察患儿状况来判断套叠复位成功，主要有以下几点：①拔出带有气囊的注气管或肛管后，小儿排出大量臭气和一些紫红色黏液，并夹带大量黄色粪液；②患儿很快入睡，不再哭闹；③腹部包块消失；④炭剂试验，口服0.5～1g药用炭，在肠套叠已整复的患儿，炭末将于6～8小时后由肛门排出，或于6小时后灌肠液中找到黑色炭末。

禁忌证：发病超过48小时或全身情况不良，出现中毒症状者；腹胀明显且透视下肠腔内多个巨大张力性液平面及出现膈下游离气体者；已有腹膜刺激症状或疑有肠穿孔、肠坏死者；多次复发性肠套叠而疑有器质性病变者；便血早而量多，或出现深红色血水样便，肠壁血管损伤严重者；小肠型套叠；肿块过大已至横结肠脾曲以下，估计很难复位者；先患有痢疾等肠壁本身的损害性病变而合并肠套叠者。

2）钡剂灌肠：1948年，Ravitch教授首次描述了通过X线监视下行钡灌肠复位肠套叠的方法并取得成功。此后钡剂灌肠复位不断发展，该方法在北美得到推广，并作为小儿肠套叠的首选治疗方法，逐渐运用于世界各地的小儿肠套叠临床治疗中。通过钡剂灌肠复位时，可观察到肠套叠梗阻部位呈杯口状充盈缺损，钡剂进入鞘部与套入部之间表现为弹簧状，减少次数不超过3次，每次减少时间不超过3～5分钟，成功的肠套叠复位可见对比剂自由流入回肠末端，盲肠软组织肿块消失。钡灌肠不仅可以观察灌肠整个复位过程，还可以帮助诊断继发性肠套叠的病因，如肠肿瘤、息肉等。钡灌肠的成功率可达71%。虽然传统上广泛使用，但钡灌肠已不再推荐用于灌肠操作，一旦出现穿孔则有引起严

重腹膜炎的风险。钡剂灌肠的优点：①该方法临床经验丰富；②评价回肠残余肠套叠效果佳；③穿孔率低。缺点：①有辐射的风险；②穿孔可导致钡性腹膜炎。

钡剂灌肠的适应证、禁忌证、灌肠前准备及复位标准与空气灌肠相同。

钡剂灌肠方法：将钡剂配成20%～50%的溶液，盛于灌肠流筒内，流筒与Floey管相连。开始时将流筒悬挂高出检查台100cm，钡剂缓慢注入直肠，并观察钡剂的进展，在见到肠套叠的阴影后增加水柱压力，如有必要可将流筒提高130～150cm处，缓慢增加钡剂，耐心观察肠套叠阴影移位情况，直至完全消失。透视下盲肠完全显影，回肠末端充盈，停止的钡剂突然大量进入到回肠，证明复位成功。

3）水溶性对比剂灌肠：水溶性对比剂被一些研究者用来代替钡剂灌肠，这些高渗溶液可能会在穿孔时引起快速的液体移位和电解质紊乱，因此应将其稀释至等渗溶液，此法在北美地区得到应用。因其使用时即使发生穿孔，也不会像使用钡剂时产生钡性腹膜炎，因此，穿孔后所引起的腹膜（肉芽肿、粘连、腹水）的病理改变不明显。水溶性对比剂的整复成功率为80%，穿孔率为3%。

4）超声引导下水压灌肠复位：超声指导下灌肠是一种用生理盐水或林格乳酸溶液水压复位肠套叠的方法。于1982年由Sarin医师和他的团队首次报道。在超声监视下注入的温盐水进入套头位置，可显示水流受阻，呈"杯口"征声像，变化水压，可使套块逐渐向右下腹移动、变小，直至消失，当超声图像上显示呈"类葡萄"征或回盲瓣呈"蟹足"样改变，注水压力明显减低时，提示整复成功。文献报道其诊断和排除诊断率为100%，复位成功率为83%～96%，与传统的钡灌肠及空气灌肠整复成功率相似。

超声引导下的水压灌肠复位具有完全无辐射的优点，因此在灌肠复位时也没有时间限制。与空气灌肠相比，液体灌肠产生的静水压力更小，穿孔的风险也低于空气灌肠。此外，如果发生肠穿孔，盐水灌肠外渗至腹膜腔，既不会有钡的刺激作用所引起的化学性腹膜炎，也不会有张力性气腹的危险。其缺点主要是对超声医师的经验及技术熟练程度要求高，容易受人为因素的影响。近年来，使用超声引导下的静液灌肠术有上升趋势，对于那些条件成熟的医院可作为首选治疗方法。优点：①没有辐射

暴露的风险；②低穿孔率；③高整复成功率；④可识别是否存在病理因素及未完全整复的肠套叠。缺点：对超声医师的经验及技术熟练程度要求高。

5）消化内镜下充气复位术：通过消化内镜诊断并经气压复位治疗小儿肠套叠的方式较少见，属于一种新兴治疗小儿肠套叠的方法。在内镜直视下，通过反复充气及吸气操作，并将内镜的头端置入套入部和鞘部中间充气分离，当见到正常的回盲瓣结构时代表复位成功。复位过程中可同时观察了解肠套叠部位肠黏膜的色泽、血运、蠕动情况和套块类型，并观察有无肠管畸形、淋巴瘤、息肉等病理因素的存在。此法治疗肠套叠的原理与空气灌肠原理基本一致。此法优点在于无辐射伤害，可直视下观察肠套叠是否复位，了解肠管血运情况，观察肠管内部是否合并有病理因素存在，这对于继发性肠套叠的诊断和治疗更为有利。

6）单纯手法整复：关于手法还原复位的报道较少。此法需在镇静下进行，在超声的辅助下，通过右手在腹部寻找肠套叠的位置所在后，逐步压迫乙状结肠、降结肠、横结肠向升结肠及回盲部做充气试验，同时左手在背部协助，间歇性地用超声核对，当推挤套块到盲肠处时，继续朝回盲肠瓣和回肠远端施压，当肠套叠成功复位后，超声显示肠套叠消失，盲肠、回盲瓣及末端回肠可见，通常仍可摸到水肿的回肠盲瓣。单纯手法复位由于没有任何介质被注入肠腔，因此，该方法避免了肠扩张或痉挛等不适。但其主要通过外部加压还原肠套叠，有较大的肠穿孔风险，对操作者的技术及经验要求，且具有不稳定性。考虑其有一定的成功率，可在行手术治疗前试行手法复位，如失败即可行手术治疗。

7）腹腔镜下空气灌肠：腹腔镜下空气灌肠主要适用于那些非手术治疗失败的患儿，可用来替代开放性外科手术治疗。其特点是不再依赖X线或超声，在腹腔镜直视下观察套块复位情况，同时也比单纯腹腔镜下使用无损伤钳直接牵拉肠管复位的创伤小。另外，即使腹腔镜下空气灌肠失败后可以直接在腹腔镜下复位或中转为开腹手术复位。但腹腔镜手术属于有创手术，且操作复杂，所以临床应用较少。其优点：①腹腔镜直视下较容易发现套块所在部位，且复位完全，成功率高；②可以发现病理因素所致的继发性肠套叠，并同时治疗；③对于灌肠复位禁忌的小肠型肠套叠也可试行复位。

8）非手术治疗常见并发症及处理：常见并发

症有肠穿孔、复位不全及肠套叠复发。在操作过程中严格把握适应证与禁忌证，严格控制空气灌肠的速度与压力可有效避免以上并发症的出现。

肠穿孔：导致肠穿孔的原因多为未严格掌握适应证及禁忌证，对病程超过48小时或已出现肠缺血、肠坏死患儿进行灌肠复位所致。灌肠复位过程中注气速度过快、压力过高也是导致肠穿孔的重要原因。一旦出现肠穿孔，应立即停止灌肠，准备手术。

复位不全：多因操作者担心灌肠压力过高导致肠穿孔，而采用低压灌肠，导致复位不全，或是因空气灌肠影像不清晰，复位不全；或复位时套入部通过回盲部后尚未完全复位，此时气体通过间隙进入小肠，误认为复位成功而停止治疗，导致复位不全。

对首次灌肠失败及复位不全，生命体征稳定、腹胀不严重、体温正常、无腹膜刺激症状、初次灌肠已有部分复位的患儿，间隔一定时间后（0.5～3小时）可再次进行灌肠复位。

肠套叠复发：空气灌肠复位具有成功率高、复发率低的特点，因此国内多采用空气灌肠复位。

（2）手术治疗：对于肠套叠不能复位，或超过48小时，或怀疑肠坏死、空气灌肠复位后出现腹膜刺激征及全身情况恶化者，都应手术治疗，手术方法主要有开腹手术及腹腔镜手术，具体采用术式有手术复位、肠切除吻合术及坏死肠管切除近端造瘘、远端封闭、二期肠吻合术等。

切口多采用右侧经腹直肌切口或腹正中切口，中点平脐，利用上下延长切口，也可根据肿块位置选择横切口或阑尾切口。进入腹腔后，顺结肠走向探查套叠部位，在套叠部头部用右手示指和中指先把肿块逆行挤压，当肿块退至升结肠或盲肠时即可将其拖出切口。在直视下用两手拇指及示指缓慢地交替挤压直至完全复位。

在复位过程中切忌牵拉套入近端肠段，以免因此造成套入肠壁撕裂。复位时如发现浆膜层有细小裂开应予以修补。仔细观察复位肠管的血运情况，如见肠壁水肿、淤血发绀，浆膜下出现小块出血或黑色区，此时应使用温盐水纱布包裹该段肠管数分钟；若肠管色泽转红，肠壁血管搏动良好，肠管蠕动恢复、弹性正常，表明肠管生机良好；可将肠管还纳腹腔，不必做任何固定手术。若肠管坏死或疑有坏死者、无法复位者，在病情允许情况下可行肠切除一期肠吻合术。如果病情严重，患儿不能耐受肠切除时，可暂行肠造瘘或肠外置术，病情好转后再行二次手术。

（3）手术并发症：小儿肠套叠术后常面临着套叠复发、切口感染、发热、肠坏死等并发症，其病因及处理如下所述。

1）高热抽搐：由于肠系膜血管绞窄、肠壁坏死、肠腔内大量细菌繁殖、毒素吸收而发生全身中毒症状，加之因肠道梗阻，呕吐频繁造成严重脱水，术前术后均可出现高热、抽搐。因此，术后应采取对症支持措施，术后亦应采取有效措施控制体温，防止高热。

2）腹泻：与肠管水肿、黏膜出血及梗阻解除后肠内容物排出有关，多于数日内消失。严重腹泻可引起脱水与酸中毒，应予以补液及应用肠道抗生素。对于胃肠炎或消化不良基础上的肠套叠，应积极治疗原发疾病。

3）肠坏死、肠穿孔、腹膜炎：术中发现肠管颜色紫暗，用温盐水热敷，或在肠系膜根部以0.25%普鲁卡因封闭，如肠管恢复红润光泽，毛细血管出现搏动，证明该肠段活力存在。若术中不能确定肠管活力，宁可切除该段或肠外置，切不可盲目放回腹腔，以致形成肠穿孔、腹膜炎而危及生命。

4）术后肠套叠复发：复发原因未明，但与年龄有明显关系，约80%的复发患儿年龄在1岁半以下，以后逐渐减少，4岁以后甚为少见。复发性肠套叠与首次发作类型，多有腹痛、呕吐、肿块。由于家长警惕性较高，多能及时就诊，发生血便者很少。复发性肠套叠可先试用空气灌肠复位，多次复发、灌肠失败及疑有器质性病变者，应手术探查，同时可考虑行预防复发的手术，如回肠升结肠固定术。

5）伤口裂开：由于婴儿腹壁薄弱，腹肌发育不良，术后腹胀、咳嗽、哭闹等因素，导致腹压突然增加冲击缝合口，使缝线割裂腹膜，小肠移至皮下进而伤口裂开。腹腔及伤口裂开是发生伤口崩裂的另一主要原因。手术采用横切口，尽量减少腹腔污染，关闭切口时逐层缝合，术后胃肠减压，应用新斯的明注射促进肠功能恢复及腹带包扎腹部抵抗冲击力，均可有效防止伤口裂开的发生。术后一旦出现伤口裂开，应及时采取有效措施。切口裂开、肠管脱出，应急诊手术缝合切口。近年来，随着腹腔镜手术的应用，临床发生伤口裂开的病例显著减少。

6）肠粘连：腹腔手术后均可发生不同程度的粘连，尤其是肠坏死穿孔、肠切除吻合术后。粘连严重时可发生肠梗阻症状，术后早期炎性肠梗阻多可采用非手术治疗治愈，完全或非手术治疗无效者应采用手术治疗。

随着我国人民生活水平提高，医疗条件改善，又经过科普宣传，人们对小儿肠套叠认识大量普及，晚期患儿已很少见。生活条件艰苦地区也多能得到早期空气灌肠治疗，复位率都在90%左右，包括晚期手术切除患者在内，基本上已罕见死亡。小儿原发性肠套叠复位后一般不复发。个别复发两次以上者，可以考虑回盲折叠腹膜后固定手术。将回肠末段系膜缘与盲肠壁并拢缝合5cm，切开盲肠后腹膜，将缝合的回盲部埋于腹膜之后，缝合固定；随着腹腔镜技术的发展，腹腔镜下小儿肠套叠复位手术已成为首选。

二、成人肠套叠

成人肠腔或肠壁病变，使肠蠕动的节律失调，近段肠管强有力地蠕动将病变连同肠管同时送入远段肠管中，从而导致肠套叠。成人肠套叠相对少见，约占所有肠套叠的5%，肠套叠占成人肠梗阻的1%～5%，且多继发于其他病变，临床症状缺乏特异性，易误诊、漏诊。

1.病因　成人肠套叠多由潜在病因导致的继发性肠套叠，大于90%有明确的病因；小肠部位发生的肠套叠多由良性病变造成，常见病因为炎性息肉、腺瘤、脂肪瘤等；而结肠部位发生的肠套叠则多由结肠恶性肿瘤（如腺癌）引起；其他少见原因包括腹腔粘连、梅克尔憩室及先天性解剖异常（如盲肠过长）等。

2.病理　肠套叠形成后的病理改变主要为肠梗阻的病理变化，可引起绞窄性肠梗阻。时间较久的急性肠梗阻可发展为肠坏死，慢性肠梗阻少有肠坏死发生，由于肠坏死是发生在套入部的肠管，外层被鞘包裹，不易污染腹腔，因此，腹膜炎的表现常不明显。

3.临床表现　成人肠套叠临床表现通常不典型，常无典型肠梗阻的"胀、痛、吐、闭"表现，而腹痛、腹部包块、果酱样粪便等肠套叠三联征更是罕见。因此，在临床工作中，对于急腹症患者应考虑到肠套叠的可能，当出现以下任意一项临床特征时，应高度怀疑成人肠套叠。

（1）突发腹部绞痛，伴随腹痛而出现腹部包块

者，腹痛及腹部包块可自行消退。

（2）反复发作的腹痛，特别是伴有恶心呕吐，一直未明确病因。

（3）不明原因和反复发作的不完全性肠梗阻。

（4）腹痛，腹部包块，伴有黏液脓血便者。

成人肠套叠是继发于肠腔或肠壁病变，可有反复发作的病史。发生套叠后可自行复位，以后又套入、再复位，也有未复位但不产生完全性肠梗阻或肠绞窄，而出现慢性腹痛的现象。腹部手术或外伤后恢复期出现急、慢性肠梗阻，但怀疑有肠套叠，应多次反复行腹部检查，尤其是在腹痛发作时，易发现腹部包块。肛门指检应视为常规。个别病例肠套叠头部可在直肠内触及，粪便镜检可见红细胞及隐血试验阳性。

4.辅助检查

（1）腹部X线检查：腹部立位X线片可显示肠梗阻征象，有时可见软组织肿块影。

（2）腹部超声检查：超声检查无创、不受时间限制、可反复多次检查，尤其在腹痛形成包块时有经验的操作者可见低回声区和强回声区相间隔的同心圆结构。腹部超声检查可作为肠套叠首选检查方法，但肠梗阻时肠腔内积气较多，可能影响准确性。

（3）腹部CT检查：CT扫描可清晰显示肠套叠的特异性征象，成为确诊成人肠套叠主要的检查方法和金标准。CT对急腹症患者是否存在肠套叠、套叠的病因和导引点、套叠的分型、受累肠管和肠系膜脂肪和血管的情况及腹腔其他情况具有非常好的诊断价值。肠套叠CT表现常为复杂的软组织肿块，由套叠的中央肠管和外层肠管组成，中间被低密度的肠系膜及脂肪分隔，增强扫描见强化血管。根据扫描或重建的角度不同，套叠部位表现为具有特征性的"环靶"征、"肾"形征、"彗星尾"征和"双管"征等，并受套入肿块的形态、肠壁水肿的程度及肠系膜内脂肪含量的影响（图11-29，图11-30）。另外，CT扫描还有助于观察病变的血运情况，如套入部肠壁及肠系膜血管增厚伴肠壁内气体影，受累肠管有腹水包围征象，则提示有肠壁坏死、穿孔，应尽早手术探查。

5.诊断　成年人肠套叠具有病因复杂、病程长、临床症状不典型等特点。主要临床表现是阵发性腹痛。在腹痛发作时大多数患者腹部可触及大小不等的包块，并伴有不同程度的呕吐、腹胀、脱水、休克等肠梗阻症状，部分还表现有肉眼血便。

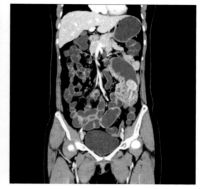

图 11-29 小肠腺瘤并肠套叠（"靶环"征及肿瘤强化）

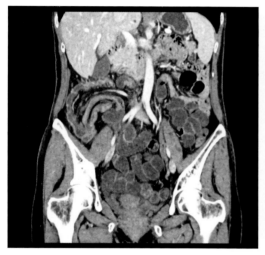
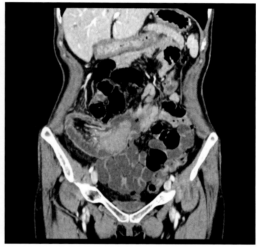

图 11-30 回盲部结肠肿瘤合并套叠（"肾"形征集彗星尾征、套叠头部不均匀强化）

部分成人肠套叠可自行复位，所以，发作后症状可完全缓解，包块也随即消失。套叠和复位有时反复发生，从而出现慢性腹痛的现象。成年人肠套叠的临床表现常与原发疾病、伴随的基础疾病相互交叉干扰，使得不同个体的临床表现差别很大。术前诊断主要依靠病史、体检和辅助检查。

（1）详尽询问病史：对慢性、反复发作性腹痛患者，应注意是否伴有呕吐、腹部包块和便血的情况。

（2）比较腹部包块发生部位、大小、形状及活动度等的变化及其与腹痛的关系。

（3）依据影像学检查进行诊断：腹部彩超可作为肠套叠首选检查方法；腹部X线片可作为诊断肠梗阻的首选方式；CT扫描可清晰显示肠套叠的特异性征象，成为确诊成人肠套叠主要的检查方法和金标准。

（4）腹腔镜探查：条件允许下积极进行腹腔镜探查可以迅速确定成人肠套叠的病因、病变部位、受累肠管的范围和程度，并可根据情况确定手术方式。

6.治疗 成人肠套叠多为继发性，难以自行复位。非手术治疗不能发现病因和并发症，不易确定是否完全复位，即使复位成功，难免遗漏恶性肿瘤的可能。因此，原则上一经确诊或高度怀疑，应及时手术探查，避免发生肠坏死和穿孔。应根据肠套叠的部位、类型、病因、受累肠管的生存情况及患者的一般情况决定手术方式。小肠套叠一般可先行手法复位，再检查肠管，发现病变后可切除肿物或局部肠段切除，行术中快速冷冻病理检查。明确为恶性病变者不应复位，以避免挤压致肿瘤扩散或血行扩散，应行根治性切除，同时清除相应的淋巴结，切除肠管后行一期或二期吻合。回盲部肠套叠多为自发性，可行手法复位，再行盲肠及回肠末端固定术。结肠套叠多由恶性肿瘤引起，应行规范的根治切除术并清扫相应的淋巴结。腹腔镜探查因其微创、术后恢复快等优势，在临床使用逐渐增多，对成人肠套叠的治疗方面亦如此，可快速明确病因、选择合理的手术方式。此外，成人肠套叠的预后多取决于原发疾病的处理。

三、直肠内套叠

直肠内套叠又称直肠内脱垂、隐性直肠脱垂或不完全性直肠脱垂、黏膜脱垂，是指在排便过程中近侧直肠黏膜层或全层向远侧肠腔内折入，形成套叠，套入部分不超出肛门缘。粪便排出后套叠持续存在并引起一系列临床症状。本病临床诊断极困难，因在直肠指检及乙状结肠镜检查时，套叠多复位，只有在排便时易发现，故排粪造影有助于诊断。

1. 发病率　由于对本病为功能性的认识尚在发展，范围不易界定，许多患者和医师还不认识。发病率不能确定，有研究显示，直肠内脱垂是直肠脱垂发病率的3～10倍。男女之比为1:7，35～70岁者多见。

2. 病因及发病机制　其病因为在解剖上直肠与周围结构间的固定松弛与直肠的黏膜下层较松弛；在直立位时，因腹泻的向下蠕动和便秘时粪便向下的摩擦力，均可使直肠黏膜或全层向远侧肠腔折叠。排便反射时本身有向肛管脱垂的动作，便后复位反射可使其恢复。若长期地过度用力挣便，则可以使反射恢复延迟，最终形成内脱垂；妇女的分娩也是内脱垂的重要因素。内脱垂到一定程度，就可造成粪便排出障碍；刺激结直肠而引起分泌的增加而增加便次，有黏液；黏液多溢出肛门，引起肛周瘙痒湿疹。长期挣便和多次的分娩，可致盆底腹膜下降而形成各类盆底疝，子宫下降及后位及膀胱下降脱垂而形成阴道前膨出，造成张力性尿失禁。最终形成全盆底脱垂。

3. 直肠内脱垂常伴有的疾病

（1）会阴下降综合征（descending perineum syndrome，DPS）：为放射学常用的诊断名词，是指排粪造影肛直角在力排时低于坐骨结节下缘3cm以上即可诊断为DPS。在临床上主要表现为盆底或会阴脱垂。实际上它是直肠内脱垂后经长期挣便而产生盆底肌肉松弛的结果。有研究发现，直肠内脱垂病例50%以上都伴有DPS。因此，在治疗直肠内脱垂时应减少挣便以防止DPS发生，长期的肛提肌锻炼是治疗的重要措施。

（2）盆底疝（pelvic floor hernia）：一般排粪造影可根据肠道下降至直肠前的程度而诊断肠疝。排粪造影结合盆腔造影发现并经手术证实：在盆底有腹膜下降所形成的疝囊时，不一定就有肠道进入；

而且有时进入的并非肠道，子宫、卵巢也可能进入疝囊。而且肠疝不单发生在盆底，还可以发生在其他部位，因此，这种由直肠内脱垂所引起的盆底直肠阴道隔和Douglas陷窝疝还是称为盆底疝较准确。它与盆底解剖异常所发生的闭孔疝和坐骨疝不同。一旦发生盆底疝，进入疝囊的肠道、子宫又可压迫直肠套叠上段直肠，产生直肠外压性的狭窄，造成粪便排出困难。所以，一旦确定有盆底疝存在，则通常需要经腹手术。

（3）膀胱脱垂（bladder prolapse）：主要为产伤伤及泌尿生殖膈，加上长期挣便，使膀胱和盆底同时下降，形成膀胱阴道前膨出。这也是直肠内脱垂引起盆底脱垂后所产生的后果。产伤引起泌尿生殖膈损伤至膀胱脱垂，后尿道括约肌也受损，盆底脱垂则加重症状，出现咳嗽、大笑时尿溢出的张力性尿失禁。一般加强盆底肛提肌的锻炼，可以减轻症状，严重时要做泌尿生殖膈的修复。

（4）大便失禁：据国外统计，直肠内脱垂中16%～20%有气体失禁，17%～24%可出现完全大便失禁。失禁的原因：套入肛管的直肠长期扩张，内括约肌使之松弛；分娩时损伤肌肉和牵拉阴部神经造成损伤；严重便秘所致的盆底脱垂会阴下降牵拉阴部神经损伤等。在国外，老年患者发生率很高，可能与后一原因有关。以上可看出，由于直肠内脱垂的长期挣便可造成盆底疝、盆底脱垂、膀胱脱垂和大便失禁，因此，治疗的重点是改变挣便排便的习惯。其严重者要做外括约肌缩短术或松弛肛提肌的缩短术。

（5）孤立性直肠溃疡综合征（solitary rectal ulcer syndrome，SRUS）：多发生在青壮年，过度用力挣便，造成脱垂的黏膜嵌顿、水肿、出血、溃疡，多发生在前壁。它与直肠内脱垂关系很明确。在行肠镜检查中发现直肠内脱垂有上述现象，点状出血、水肿较多、溃疡者少。而且有上述病变时，排粪造影又可发现直肠内脱垂。改变挣便习惯和治疗直肠内脱垂后，溃疡可以自行痊愈。而在老年直肠内脱垂患者中很少，可能与老年人直肠内脱垂长期扩张肛管使括约肌较松弛有关。

（6）结肠慢传输型便秘（slow transit constipation of colon，STC）：结肠STC的发生，大多数都是由于直肠内脱垂发生大便排出困难时，医师或患者用含蒽醌类的刺激性泻剂治疗，解决了一些症状。但因长期反复使用此类泻剂，使支配结肠蠕动的肌间神经丛和间质细胞、递质和受体等受到损伤及发生改变，使结肠的蠕动显著地减慢或消失而发生粪便传输减慢的便秘。患者感觉没有肠蠕动，没有大便的感觉。7天以上都不能自动地排出大便，所用的刺激性泻剂剂量越来越大而作用越来越小，甚至无作用。而大便时又有排便难、便不尽、费时费力及便条细等症状。排粪造影有直肠内脱垂及盆底疝等；结肠传输试验明显减慢。处理应切除传输减慢的结肠（大部为全结肠），回肠直肠吻合，同时要纠正直肠内脱垂的直肠和伴有的盆底疝等变化。

4.临床表现　本病发病缓慢，起初全身及局部无明显不适；病久可有便次增多，坠胀，直肠排空困难，排便不尽及肛门阻塞感，且用力越大，阻塞越重。有些患者在排便时有下腹部或骶部疼痛，有便血或黏液便，部分患者伴有精神症状，多为抑郁或者焦虑。晚期有可能出现会阴部神经损伤，可有不同程度的大便失禁。

5.辅助检查

（1）肛内指检：直肠内脱垂的诊断过程中，肛内指检的作用不可忽视。有研究发现，仅凭肛内指检就可以诊断约5%的直肠内脱垂患者。

（2）影像学检查（排粪造影、盆腔造影）：有研究显示，应用排粪造影结合盆腔造影，可把直肠内脱垂分为直肠黏膜内脱垂和直肠全层内脱垂两类。前者又分为直肠前壁黏膜内脱垂和直肠全环黏膜内脱垂；后者按先端到直肠或肛管分为直肠全层直肠内脱垂和肛管全层直肠内脱垂，而后者又可伴有盆底疝、盆底肠疝或盆底子宫疝、膀胱阴道前膨出等情况。

钡剂直肠造影检查法有明显的优点，充盈相即能明确显示其特征，且可正确测定其范围，为外科治疗提供确切定位，检查过程中患者有平时的排便感，能反映较确切的排便过程，透视观察和摄片的机会充分；钡悬液造影对直肠黏膜皱襞显示理想；但排粪造影对区别直肠黏膜层还是全层直肠壁脱垂套叠尚有困难。

（3）内镜检查：肛门镜和纤维结肠镜检查时，当患者稍加腹压，即可见直肠黏膜下垂堆积，似瓶塞样突入镜筒前端开口。若局部黏膜有炎症改变或孤立性直肠溃疡时，可见直肠黏膜充血、水肿，散在糜烂、溃疡和出血点，常易误诊为直肠炎症。因插入肛门镜或结肠镜时已将脱垂复位，所以不能发现直肠内脱垂。钡剂灌肠时向直肠内冲进较多的气体，此时直肠内脱垂已复位，诊断也较困难。但是纤维结肠镜和钡剂灌肠能排除器质性病变引起的便秘。

（4）肛管直肠压力测定：通过肛管直肠测压可发现不同深度的直肠内脱垂与测压和症状有关。

6.诊断　当患者诉其直肠内有阻塞感、排便不尽、便次多而每次粪便量减少时，应考虑患本病的可能。确诊应依靠辅助检查。因此，在有排便功能紊乱症状的基础上，排粪造影有直肠内脱垂表现者即可确诊。此外，肠镜检查若在直肠肛管交界出现环形或子宫颈状黏膜内折，若无其他病变发现，患者又有排便功能紊乱也应考虑直肠内脱垂。尤其对无肠道病变而又有肠炎症状者，再做排粪造影通常即可确定腹泻是否为直肠内脱垂所引起。对有肛周瘙痒湿疹者亦如此。对仅黏膜脱垂或全层脱垂的区别，是否伴有盆底疝则要进行排粪造影与盆腔造影的检查，此检查也可发现子宫移位的情况。若患者有尿失禁症状则应行直肠、盆腔、阴道及膀胱四重造影，以明确膀胱脱垂与直肠内脱垂的关系。

7.治疗　应首先行非手术治疗。①停止长时间的排便与挣便的习惯；②定时和便后在胸膝位下做肛提肌的收缩锻炼；③多进含膳食纤维的食物及多饮水；④不能或立即停止使用含蒽醌的刺激性泻剂，可用福松等容积性泻剂；⑤应用中药补中益气丸、固本益肠片等。对表现肠炎者可加用酪酸梭菌活菌片及谷参肠胺类药。肛周瘙痒湿疹可加局部外用药物。长期非手术治疗无效才考虑手术治疗。

（1）经会阴部手术：PPH术近期疗效良好，远期疗效尚待观察。改良黏膜环切肠肌折叠术（Delome术）、肛门圈缩窄术、黏膜折叠和肛管缩窄术（Gant术）等，优点在于创伤小，无开腹并发症；缺点是术后复发率及大便失禁率较高。经会阴部手术较适合年老体弱者。经会阴途径手术操作简便、创伤小、耗时短、对低位且无其他合并症的直肠内脱垂应为首选。而严重的高位直肠内脱垂，若合并腹膜疝、盆底疝、子宫后倾，或者传输延迟，非经腹手术难以全面纠正盆底形态异常及解除梗阻病因。

（2）经腹手术：对伴有盆底疝、子宫脱垂后倾或膀胱脱垂及严重盆底脱垂的直肠内脱垂经非手术治疗失败以后，应考虑经腹手术治疗；若伴有慢传输型便秘或冗长的乙状结肠者则更有指征。经典术式有经腹直肠前吊固定术（Ripsten术）、Ivalon海绵植入术（Well术）、直肠骶骨悬吊术（Orr术）、直肠前切除术等。优点是疗效确切，复发率相对较低，但上述手术均存在术中骶前出血，后便秘性功能障碍并发症等。

（3）腹腔镜手术：最大的益处是降低手术创伤，但有研究显示，腹腔镜手术后恢复时间短并不利于直肠内脱垂的治疗，因为直肠内脱垂的病因可能是由盆底肌功能缺陷所致，所以应适当延长盆底肌的休整、愈合时间。

（4）经骶尾手术：本手术经骶尾途径损伤小，不进腹腔，对全身干扰少；除纠正直肠内脱垂以外，还可同时切除冗长的乙状结肠，并可做肛提肌的修复与成形手术；但对盆底疝、子宫移位和膀胱脱垂则不能同时处理；但由于其手术干扰少，尤其适合男性老年患者。

直肠内脱垂的诊断存在一定难度，如何准确诊断直肠内脱垂是研究的重点；如何降低复发率和手术并发症发生率仍是今后重点改进和获取突破的方向。

四、胃大部切除术后空肠胃套叠

胃空肠吻合术后，空肠袢经胃肠吻合口套入胃内称空肠胃套叠，是胃空肠重建术后少见的并发症。这种少见的并发症有以下几个特点：①与手术术式相关，属于术后的一种少见并发症；②病因可能与空肠切断重建后的空肠运动功能紊乱有关，套叠更易发生于Roux袢；③与其他成年人肠套叠发病不同，这种少见的并发症通常没有特定的导引点；④女性发病率高，可达98%以上；⑤逆行套叠更常见。

1. 病因　空肠胃套叠的病因无确切的原因，多数学者认为可能与手术后胃无力和空肠逆蠕动有关。常见于为空肠吻合术、胃大部切除术Billroth Ⅱ式吻合术（图11-31，图11-32），胃空肠

Roux-en-Y式吻合术后，尤其术后胃瘫的患者发生率较高。

2. 分类　空肠胃套叠按空肠套入的方式可分为3种类型：①空肠输入袢套叠型；②空肠输出袢套叠型（图11-33）；③空肠输入、输出袢联合套入的混合型。

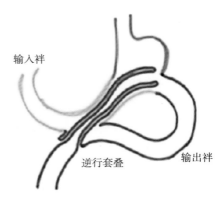

图11-32　Braun吻合后套叠示意图

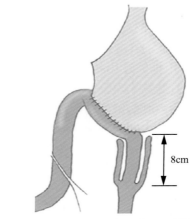

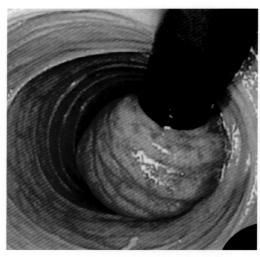

图11-33　胃空肠吻合后，输出袢顺行套叠示意图及胃镜检查图

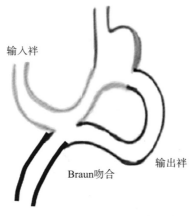

图11-31　胃空肠Braun吻合示意图

3.临床表现　胃大部切除术后空肠胃套叠临床罕见，随着减重手术和胃旁路手术的不断开展，越来越多的文献涉及胃旁路手术后的小肠顺行或逆行肠套叠的特殊并发症。其临床表现有以下特点。

（1）发病时间：多发生于术后胃肠功能恢复期或数年之后。

（2）急性发作者表现为急性完全性高位肠梗阻表现，典型症状为发病急骤，突发上腹阵发性绞痛、恶心、呕吐、呕血。当发生肠坏死、肠穿孔后表现为急性弥漫性腹膜炎表现。

（3）慢性发展者，表现为术后反复发作的阵发性上腹部不适、疼痛、呕吐，呈慢性消耗性表现。

4.辅助检查　临床上空肠胃套叠发病率较低，单靠临床症状诊断较困难，主要依靠腹部X线钡剂造影、上腹部增强CT及胃镜检查以明确诊断。

5.治疗　对于急性发作，或者慢性发作采用非手术治疗效果不佳者，均应行手术治疗。常用手术方法包括切除原胃肠吻合口，将Billroth Ⅱ式吻合改为Billroth Ⅰ式吻合术，或改为Roux-en-Y式吻合，或采用输入、输出袢间吻合；缝合肠袢的系膜部分；或将空肠输出袢与周围组织固定，以及缩小胃肠吻合口等措施，放置套叠复发。对已有肠坏死者，需切除坏死肠袢及部分胃组织，再行胃肠手术。

总之，胃大部切除手术后急性空肠胃内逆行套叠较为罕见，术前确诊困难，不加以重视及时处理，常导致严重后果，因此，对于既往有胃大部切除手术患者，在进食刺激性食物后出现急性腹痛，呕吐频繁且吐出物为血性液而无血块，迅速出现休克，体检肠梗阻体征不明显，上腹有明显压痛者，应要考虑到本病，积极进行内镜及CT检查以明确诊断，一经确诊或高度怀疑，应积极手术治疗。

第四节　腹部疝致肠梗阻

腹部疝包括腹内疝和腹外疝，腹内疝临床少见，腹外疝更为多见。腹股沟疝为腹外疝的代表疾病，约占腹外疝总数的90%。当疝内容物在疝环处受压，不能还纳，并伴有腹痛和腹胀、恶心、呕吐、肛门停止排气排便等消化道梗阻表现时，可诊断为嵌顿性疝，需积极治疗，一旦诊治错误，或延误病情，嵌顿疝疝内容物出现血运障碍，则诊断为绞窄性疝，若不及时处理，可因肠坏死、肠穿孔、腹膜炎而危及生命。

一、腹股沟疝嵌顿

嵌顿性腹股沟疝是普外科最常见的急腹症之一，据报道，每年每10万人口中有3.25～7.16人出现嵌顿性腹股沟疝；它的主要风险是疝内容物因血供障碍而出现绞窄坏死，约15%的嵌顿性腹股沟疝患者因肠缺血坏死而需要行肠切除术，且5%的患者因此死亡。早期诊断与手术治疗对改善嵌顿性腹股沟疝预后至关重要（图11-34）。

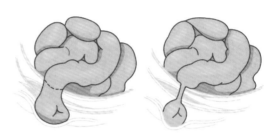

图11-34　腹股沟疝及腹股沟疝嵌顿示意图

1.病因病理　腹股沟区是指前外下腹壁一个三角形区域，其下界为腹股沟韧带，内界为腹直肌外侧缘，上界为髂前上棘至腹直肌外侧缘的一条水平线。腹腔器官或组织在腹股沟区通过腹壁缺损突出者，称为腹股沟疝，占全部腹外疝的90%。腹股沟疝可分为腹股沟斜疝与腹股沟直疝。斜疝从腹壁下动脉外侧的腹股沟内环突出，通过全腹股沟管，向内下前方斜行，再穿过腹股沟外环，形成疝块，并可下降至阴囊。直疝则位于腹壁下动脉内侧，直接从腹膜经腹股沟三角向前突出，既不经过内环、腹股沟管，也从不落入阴囊内。当腹股沟疝内容物不能回纳，同时出现腹痛等急性肠梗阻症状时，称为嵌顿性腹股沟疝。斜疝较直疝多见且更容易发生嵌顿，斜疝由于疝环口较为狭小，在腹压剧增的情况下，将疝内容物挤压进入疝囊内，嵌顿内容物大部分为肠管（80%），其余为大网膜（15%），少数情况下为内脏器官，如卵巢、甚至妊娠子宫等，疝环回缩后，疝内容物无法自行回纳入腹腔内，即发生嵌顿。如果疝内容物为肠管则肠壁及其系膜受压，早期出现静脉回流受阻，肠壁缺血、水肿，同时疝囊内渗出，后期可出现动脉供血障碍致肠坏死，即称为绞窄性腹股沟疝（图11-35）。肠管一般在发生绞窄6小时出现不可逆性坏死，大网膜时间会久一

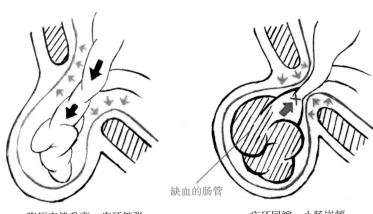

腹压突然升高，疝环扩张　　　　　疝环回缩，小肠嵌顿

缺血的肠管

图 11-35　绞窄性腹股沟疝发生示意图

些。嵌顿疝一旦发生，一般难以回纳，除一些特殊情况外，均需急诊手术治疗，一旦发生绞窄性疝，必须急诊手术治疗。

2.临床表现　多数患者有腹股沟区可复性肿物病史，一旦发生嵌顿则内容物不能回纳，出现局部疼痛不适。少数疝内容物首次脱出即发生嵌顿者，随之出现腹痛，腹痛程度随疝内容物不同而不同，若嵌顿的是大网膜则腹痛较轻，若为肠管嵌顿则腹痛呈阵发性，并逐渐加剧，一旦发生肠绞窄、肠穿孔则出现持续性腹痛（图 11-36，图 11-37）。多数患者伴有恶心、呕吐等消化道症状。

查体可见腹股沟区发现肿块，部分可进入阴囊，肿块压痛，如内容物为肠管则叩诊为鼓音，如是大网膜则为实音。若发生绞窄后肠管坏死，则疝块由紧变松触痛可减轻，晚期则出现表面皮肤暗红、水肿等。压痛部位一般在病变一侧下腹部，以腹股沟韧带上方为甚。早期腹肌软、触痛、无反跳痛、肠鸣音亢进，稍后则出现腹胀甚至肠型，一旦发生肠绞窄坏死，则出现局部或全腹压痛、反跳痛、腹肌紧张等腹膜刺激征。

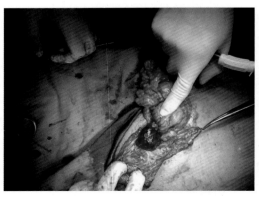

图 11-36　小肠及网膜嵌顿

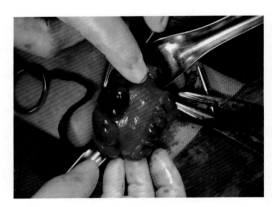

图 11-37　乙状结肠嵌顿

3.辅助检查

（1）超声检查：当出现嵌顿时可见腹股沟区肿块，中心为液性暗区，前后壁回声增强，无肠管蠕动。

（2）腹部X线检查：可见腹股沟区皮下有肠袢出现，可见液平面；腹腔内肠管扩张伴气液平面。

（3）腹部CT：结合CT重建技术，可快速明确诊断嵌顿疝及疝内容物，亦可对疝内容物血供进行判断。

4.诊断　腹股沟疝嵌顿患者通过详细询问病史及查体均可做出快速诊断。腹痛结合腹股沟区包块是诊断本病的关键，需要接诊医师全面查体，避免对腹股沟区的遗漏。

5.治疗　嵌顿性腹股沟疝特别是发生绞窄时，诊断确定后除能早期行手法复位外均应手术，解除梗阻，恢复肠管活力，挽救患者生命。

（1）手法复位

1）适应证：对于嵌顿时间较短（3～5小时）；老年患者同时伴有其他严重疾病而估计无肠坏死者；小儿嵌顿性腹股沟疝；疝块较大、腹壁缺损大、疝环较松者可以试行嵌顿疝复位。

2）复位方法：注射哌替啶以镇静、镇痛、松弛腹肌，让患者取头低足高位，用手托起阴囊，将突出的疝块向外上方的腹股沟管均匀缓慢、挤压式还纳，左手还可以轻轻按摩嵌顿的疝环处以协助回纳。手法复位时，切忌粗暴，以免挤破肠管。回纳后，应反复严密观察24小时，注意有无腹痛、腹肌紧张及粪便带血现象，也需注意肠梗阻现象是否得到解除。手法复位成功，也仅是一种姑息性临时措施，有一定的危险性，须严格控制应用，成功后建议患者择期进行手术治疗，以防复发。

3）禁忌证：①嵌顿时间过长、疝部皮肤已有水肿或潮红，估计已发生肠坏死者；②机械性梗阻，症状重已有休克或休克前兆者；③嵌顿性疝已诊断为难复性疝，疝内容物与疝囊有粘连不能完全复位者是手法复位的禁忌证。

（2）手术治疗：对于有脱水及电解质紊乱者应在短时间内予以纠正。术前应行胃肠减压，并选用抗生素以预防感染。

1）手术指征：凡手法复位不成功即应手术治疗；疑有肠绞窄者；新生儿嵌顿疝因描述不清且容易发生肠坏死，亦应采取手术。手术时除去已经形成的疝囊、内容物的还纳及加强腹壁的薄弱部分，借以消除形成疝的根本原因（图11-38）。

2）手术方法：①切开狭窄环，解除梗阻。切开皮肤及其各层后，勿先切开狭窄环以免疝内容物回入腹腔，应先剪开疝囊，并将疝内容物提起后再剪开疝环将嵌顿松解，手术治疗时应正确判断嵌顿性肠管的活力，特别注意是否存在逆行性嵌顿疝。如果嵌顿肠袢无坏死，可将其还入腹腔，若已有肠坏死则应行肠切除，对肠活力可疑者，应仔细观察其血运。②疝囊高位结扎及疝修补术。如果手术区无污染情况，可行各种传统疝修补术及近年来主张

的应用补片的无张力疝修补术等。对于已有穿孔、感染及合并腹膜炎及施行了肠切除、肠吻合者，因手术区感染较重，行疝囊高位结扎后，一般不行修补术，以免术后切口感染而造成更大的腹壁缺损使修补失败。对于清洁术野的急诊腹股沟疝手术类似于择期清洁疝手术，建议用补片修补；对于污染术野的急诊腹股沟区域疝手术不建议使用补片。

二、股疝嵌顿

凡经股环、股管而自卵圆窝突出的疝，称作股疝。股疝多见于中年以上的经产妇女，右侧较多见。股疝形成的原因：先天性疝囊存在；后天性腹部压力增大及股环松弛。由于股管几乎是垂直的，疝内容物似直线状下坠，但一出卵圆窝，却折转向前，形成一锐角。加以股环本身狭小，周围韧带坚韧，极易发生嵌顿，且迅速发展为绞窄。据统计，股疝的嵌顿率是腹外疝中最高的，可达60%，一旦发生股疝嵌顿，极易形成绞窄，需及时处理。

1.病因病理　股疝的病因与腹横筋膜不同程度的薄弱或缺损有关，股疝多发生在中老年女性，特别是经产妇，提示这与女性特有的生理解剖特性和妊娠增加腹内压有关。腹横筋膜胶原含量决定了腹横筋膜的张力，是维持腹股沟管后壁的最重要成分，横筋膜胶原的减少被认为是股疝发生的病理因素。

股管是一个漏斗形间隙，狭长，其方向几乎是垂直的，内部为疏松的结缔组织及淋巴组织，使股静脉有充分的空间扩张来适应站立时候下肢静脉的压力变化。股管的下口为卵圆窝，大隐静脉就是在此处穿过卵圆窝表面的薄膜进入股静脉。通常认为在各种因素作用下，一旦腹内压力增加，对应于股疝上口的腹膜就会被内脏向下推移，经股管突出从而形成股疝，继续增大突破股管下口。疝内容物在

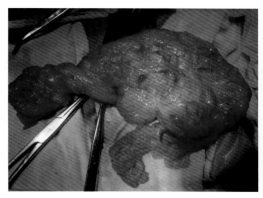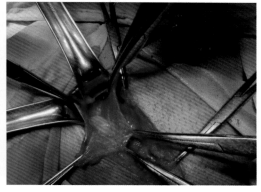

图11-38　嵌顿性腹股沟斜疝：疝内容物（网膜）及还纳后的情况

卵圆窝处突出，受到后方阔筋膜的影响向前反折，也就是卵圆窝上下的疝块形成角度，使得股疝很容易嵌顿。

Fruchaud提出"耻骨肌孔的解剖"理论，在腹股沟直疝、斜疝及股疝的发生过程中都具有里程碑式的意义，是现代腹股沟疝和股疝外科修补手术的解剖基础。耻骨肌孔又可以称肌耻骨孔，是一个卵圆形裂孔，是以耻骨和肌肉或肌腱为边界的一个裂孔，被腹股沟韧带和髂耻束分为上下两区，上区有男性精索，女性则子宫圆韧带经内环穿出，下区有股动静脉、股神经和卵圆窝。股疝嵌顿率高达60%，嵌顿物多为大网膜，其次为小肠甚至大肠肠管，股疝嵌顿肠管可能迅速发展为绞窄疝，造成肠管坏死（图11-39）。

2.临床表现 股疝多表现为腹股沟韧带下方半球形凸起，疝块通常不大，有些内有积液或嵌顿肠管，症状轻微，常不为患者注意，特别在肥胖者更易疏忽，仅在久站或咳嗽时，略有坠胀感，由于疝囊颈较狭窄，咳嗽冲击感不太明显。早期易回纳，病程长者不易还纳（因疝囊易与大网膜发生粘连导致）。可复性股疝有时肿块不能完全消失，主要是因为疝囊内外的脂肪所致。部分嵌顿股疝患者就医时，并没有主诉腹股沟区域的肿块，而是表现为疼痛等肠道梗阻症状，或腹部肠梗阻症状掩盖了腹股沟区症状，应引起注意，避免漏诊。因此，凡急性腹痛患者，特别是妇女，一律须检查卵圆窝部。约50%的患者是因股疝嵌顿后出现腹痛、肠梗阻症状前来就诊。

3.辅助检查 各种影像学检查对股疝的诊断都有意义，尤其是超声检查及CT检查。超声影像特征为肿块内有液性暗区，形态不规则，无明显包膜，无肠蠕动的强回声团。CT检查可以很好地显示局部组织结构，判断股疝及嵌顿。影像股三角CT冠状位显示上界为腹股沟韧带，内侧界为股长收肌，外侧界为股静脉，股管位于股三角内。

4.诊断及鉴别诊断 以往股疝的诊断通常根据症状体征即可明确，随着辅助检查的进步，各种影像学检查都对股疝诊断有重要意义。借助影像学检查可快速明确嵌顿组织、疝内容物等。

股疝需要与脂肪瘤、淋巴结肿大及大隐静脉曲张膨大、髂腰部结核脓肿相鉴别。只要提高对股疝的认识，警惕急性机械性梗阻患者的腹股沟区查体，误诊率就会下降。①慢性淋巴结炎：股三角区慢性淋巴结炎可扪及数个肿大的淋巴结，并易推动，还可能有急性感染史。②大隐静脉曲张膨大：股疝为单发难复性肿块；大隐静脉曲张于卵圆窝汇入处曲张的大隐静脉可形成一静脉团，如平卧后抬高患肢，静脉团块迅速消失，站立后又复出现，并伴有下肢静脉曲张，应考虑大隐静脉曲张所致。③圆韧带囊肿：位于腹股沟管内，在腹股沟韧带的上方，据此即可与股疝相鉴别。此外，肿块呈圆块或椭圆形，活动度较大，有囊性感。④髂腰部结核脓肿：腰椎结核形成的寒性脓肿常沿髂腰肌向下扩展出现于大腿根部内侧。它实际不在股疝出现的部位，如仔细确定解剖标志，不难做出鉴别；此外，寒性脓肿具有明显波动感，再结合腰椎X线片将发现结核病灶。

5.治疗 手术是股疝的唯一治疗方法，一旦确诊即需手术治疗，手术治疗的目的在于还纳疝内容物，切除疝囊，闭合股环以阻断内脏疝入股管的通道。19世纪Guy描述了股疝，1920年Cheatle首次报道股疝修补术。对股环的修补可分为传统修补术与无张力修补术，股疝手术的传统方法是McVay法，此法不仅能加强腹股沟管后壁，同时也能封堵股环来修补股疝；还有一种方法就是还纳疝囊后在腹股沟韧带下方将腹股沟韧带、腔隙韧带和耻骨肌筋膜缝在一起，来关闭股环。但是缝合张力较大，修补不牢靠，多被淘汰。近年来随着外科手术不断发展及新材料应用，越来越多的股疝得到其他手术方式诊治。无张力疝修补的方式较多，主要包括Lichtenstein网片法、网塞填充法及腹膜前无张力修补。

（1）腹股沟上修补术：采用斜疝切口，逐层解

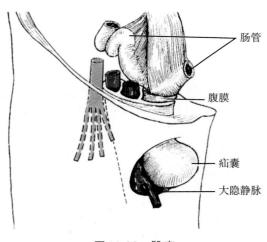

图11-39 股疝

剖显露腹股沟管后壁，将圆韧带（男性为精索）牵向上，在腹股沟韧带上内侧切开腹横筋膜，即可找到股环和疝囊颈。切开疝囊颈，回纳疝内容物，于股环上方行疝囊高位结扎，远端疝囊不需要处理。遇有嵌顿性股疝必须将股环内界的髂耻束反折部和陷窝韧带剪开松解，再将疝块推送回纳，切忌在股管上口提拉嵌顿的疝内容物。股疝的修补是将腹股沟韧带、髂耻束、陷窝韧带与耻骨梳韧带缝合以闭合股环，注意避免误伤股静脉；亦可采用McVay法将腹内斜肌、腹横腱膜弓、腹横筋膜的上切缘及联合肌腱缝合于耻骨梳韧带，并在外侧缝到股鞘和精索的内侧处。目前大部分外科医师认为腹股沟上修补的手术方式效果较好，因为此方法做到了疝囊高位结扎，同时缝闭了股管的入口，符合正常解剖结构。另外，在股疝发生嵌顿、绞窄时，此手术入路也为解除梗阻、检查肠管甚至切除肠管，行吻合手术等提供了方便。但此手术方式修补需时较长，手术需要较充分的解剖知识，同时，此手术也易继发腹股沟直疝。

（2）腹股沟下修补法：在腹股沟韧带下方卵圆窝处做一直切口，切开筛状筋膜显露疝囊，细心推开股静脉和大隐静脉，向上分离至疝囊颈部切开疝囊，回纳疝内容物、疝囊高位结扎后将腹股沟韧带、髂耻束、陷窝韧带与耻骨梳韧带、耻骨筋膜缝合以闭合股环。

（3）无张力修补术：随着补片技术及材料等进步，腹腔镜的应用，为股疝修补增加了新的方法。利用补片，可将腹股沟管后壁肌股环完整修补，显著减少了其复发的可能。

股疝嵌顿绞窄的发生率很高，延误治疗会增加手术并发症及病死率。故对中老年妇女，尤其是有腹痛及肠梗阻表现者应仔细检查，必要时行超声检查以帮助确诊。一旦确诊需尽早手术，减少术后并发症及病死率，避免复发。

三、切口疝

腹壁切口疝为医源性疾病，亦属腹外疝。切口疝是由于原手术的腹壁切口筋膜和（或）肌层未能完全愈合，在腹腔内压力的作用下形成的腹外疝，其疝囊可有完整或不完整的腹膜上皮细胞。一般见于腹前壁切口。切口疝形态多样、差异较大，分类繁杂（图11-40）。

1. 病因　切口疝的病因复杂多样，概括为患者因素和（或）原手术操作的因素。

（1）无法改变或不易改变的因素：包括患者的年龄、体质量、营养状况及是否患有基础疾病等。高龄、营养不良、糖尿病、肥胖、长期使用类固醇激素、免疫功能低下及长期吸烟史等均与切口疝发生相关。

（2）切口缝合关闭技术应用不当和（或）缝合材料选择不当。

（3）术后切口局部并发的血肿、感染或皮下脂肪液化、无菌性坏死和继发性感染等。

（4）术后早期的腹胀和突然的腹内压增高，如炎性肠麻痹和剧烈的咳嗽等。

2. 病理生理变化　切口疝是腹壁的完整性和张力平衡遭到破坏的结果，在腹腔内压力的作用下，腹腔内的组织或器官从缺乏腹肌保护的缺损处向外凸出。切口疝对机体造成的危害主要取决于疝囊和疝环的大小及疝出组织或器官的多少，切口疝也会发生嵌顿、绞窄。切口疝的疝囊容积可对全身机体产生影响。

腹壁的正常功能是由腹壁的4对肌肉（腹直肌、腹外斜肌、腹内斜肌和腹横肌）与膈肌共同维持。胸腔压力和腹腔压力相互影响，参与调节呼吸的幅度、频率和深度，以及回心血量，排便等重要

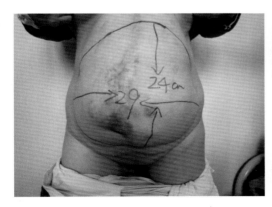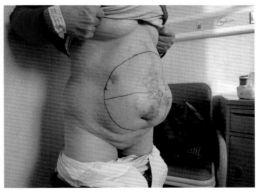

图11-40　切口疝正位、侧位图像

的生理过程。当腹壁出现缺损（切口疝）时，缺损部分的腹壁失去腹肌和膈肌的控制和约束。若为小切口疝，腹壁功能的缺损可依靠其余的腹肌与膈肌代偿。但在腹内压持续不断的作用下，切口疝（疝囊容积）会随着病程的延长而逐渐增大。如未获得有效的治疗，最终可能发生失代偿情况。腹腔内组织或器官逐步移位进入疝囊，当疝囊容积与腹腔容积比达到一定程度，将可能对机体的呼吸、循环系统构成威胁。这种状态称为巨大切口疝伴有腹腔容量丧失致腹壁功能不全。

巨大切口疝伴有腹腔容量丧失致腹壁功能不全可影响以下几个方面。①呼吸和循环系统：由于腹壁缺损巨大，呼吸时腹肌和膈肌均作用受限。腹部巨大的突起使膈肌下移，腹腔内脏向外移位，影响胸腔内压、肺活量，造成回心血量减少，心、肺储备功能降低。②腹腔器官：主要是指空腔器官，以肠道及膀胱尤为明显，随着腹腔组织或器官的疝出和移位，导致腹腔压力降低，易使空腔器官扩张，并影响其血液循环和自身的蠕动，加之腹肌功能受限，常引起排便和排尿困难。③脊柱和胸廓的稳定性：从整体来看，腹部的形态为桶状，这对维持脊柱的三维结构和稳定具有重要作用，前腹壁的肌肉对脊柱具有前支架样的作用，当腹壁肌肉因切口疝发生缺损和薄弱时，这种前支架作用受损，可导致或加重脊柱变形，巨大切口疝患者甚至可出现姿态改变和脊柱疼痛。

3. 分类　由于疾病、切口选择、手术方法及患者切口愈合的差异，切口疝在发生部位和缺损大小上存在明显区别，这也造成了修补的难度和疗效也存在较大的差异。因此，制订理想的切口疝分类方法对选择修补术式和方法、评估疗效具有重要的意义。然而，目前国际上尚无统一的分类方法。借鉴欧洲疝学会切口疝分类方法，结合我国临床实际，推荐从以下3个方面对切口疝进行分类。

（1）依据腹壁缺损大小分类：①小切口疝，腹壁缺损最大径＜4cm。②中切口疝，腹壁缺损最大径为4～8cm。③大切口疝，腹壁缺损最大径为＞8～12cm。④巨大切口疝，腹壁缺损最大直径＞12cm或疝囊容积与腹腔容积比＞20%（不论其腹壁缺损最大径为多少）。

（2）依据腹壁缺损部位分类：①前腹壁中央区域（中线或近中线处）切口疝，包括脐上、下切口疝，经（绕）脐上下切口疝。②前腹壁边缘区域切口疝，剑突下、耻骨上、肋缘下和近腹股沟区切口

疝等。③侧腹壁和背部（肋髂间和腰部）切口疝。

（3）依据是否为疝的复发分类：分为初发切口疝和复发性切口疝。推荐在切口疝诊断描述中包括上述三个方面特征。如"前腹壁脐上巨大复发性切口疝（切口长度19cm，腹壁缺损15cm×6cm）"。

4. 临床表现　在手术切口部位站立时或腹内压力增加时隆起或突出，在腹肌收紧时可扪及缺损的边缘，能摸到疝囊口部的缺损者更可以确定其类型。嵌顿的疝内容物常为小肠或大网膜等。由于切口下粘连的存在，可并发肠梗阻，可以引起腹痛、慢性便秘等症状。

5. 诊断　根据临床表现及体格检查，大多数切口疝即可明确诊断；对于小而隐匿的切口疝可经超声多普勒、CT（图11-41）和（或）MRI等影像学检查确诊；也有极少数在其他腹腔镜手术中发现原手术切口处有腹壁缺损和疝囊结构存在。推荐常规应用CT或MRI等影像学检查作为术前评估。除可清晰地显示腹壁缺损的位置、大小和疝内容物及疝被盖与腹腔内器官之间的关系外，还可用于计算疝囊容积与腹腔容积比、评价腹壁的强度与弹性，有助于临床治疗决策。影像学检查时使用多个体位（如侧卧位），和（或）辅助以屏气等动作，有助于显示及比较切口疝的实际状态。

6. 治疗　腹壁切口疝不能自愈，而且由于腹腔

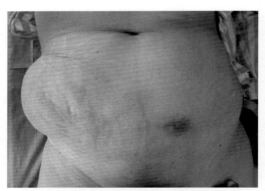

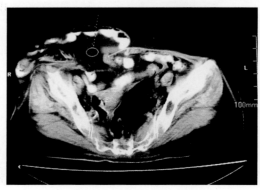

图11-41　切口疝及腹部CT表现

内压力的存在，切口疝有随着病程延长和年龄增长而增大的趋势。因此，所有切口疝患者均须采取积极的治疗措施（包括手术或非手术方法）。

（1）治疗原则和手术指征：①对于诊断明确，经过手术风险评估，适合手术治疗的患者，推荐择期手术。②对于诊断明确，存在手术风险者，推荐经适当的术前准备，如肺功能锻炼、腹腔容量扩充（人造气腹）等，再择期手术。③对术前诊断有巨大切口疝伴有腹腔容量丧失致腹壁功能不全的患者，推荐采用多学科综合治疗协作组（MDT）模式。主刀医师应邀请整形科、心血管科、呼吸科和重症监护科等多个学科共同参与制订手术方案。④不宜手术或暂不宜手术的患者，推荐采用适当的腹带包扎以限制切口疝的进展。

（2）择期手术禁忌证：①腹壁或腹腔内存在感染或感染灶。②腹腔内恶性疾病，或有肿瘤治疗后复发、转移，而且无法获得控制。③伴有全身性基础疾病尚未获控制，或不稳定的状态，或存在重要器官功能障碍者。

（3）切口疝手术风险评估：①从全身角度出发，考虑机体是否可以耐受手术，推荐采用美国麻醉医师协会（ASA）手术风险评估标准。②从局部缺损出发，测量和评估腹壁缺损缝合关闭后，是否可能引起腹腔内高压。

（4）手术时机：①对无感染的初发切口疝和复发切口疝患者，建议在切口愈合后，应经过一段时间的临床观察随访（≥3个月）；对有切口感染的患者，建议在感染彻底治愈、切口愈合后，经过一段时间观察（至少＞3个月）。②对曾应用补片材料修补，出现过感染的复发疝患者，应在感染治愈、切口愈合后，经过＞3个月观察再行修补手术。③因病情需要而行急诊手术时，应遵循"个体化治疗"原则，腹腔镜手术不是急诊手术禁忌，应慎重使用补片材料，需要考虑术后感染的风险。

（5）切口疝修补材料：①不被机体吸收的聚合物，如聚丙烯、聚酯和聚偏二氟乙烯等编织的网片。②可被机体吸收的生物材料，大多为其他生物体组织来源，如小肠黏膜下层组织、皮肤、心包、肌腱等。此类材料还可进一步分为交联和非交联。③部分可吸收材料，如在聚丙烯或聚酯材料表面复合有胶原蛋白或氧化再生纤维可吸收材料。

（6）手术方法：切口疝的手术治疗方法较多，但因手术操作复杂，为降低复发率及术后并发症发生，对于切口疝的手术治疗有以下建议。①对伴有污染创面的腹部手术切口疝，行直接缝合修补；②如果缺损大，可用自体组织移植或用可吸收人工材料修补；③急诊手术时，原则上不同时使用不可吸收材料修补腹部手术切口疝；④小切口疝：建议使用Prolene缝线连续缝合关闭疝环缺损，所用缝线的长度和切口长度比建议是4∶1；⑤中切口疝：可用直接缝合方法，但在拉拢对合组织有张力时，需使用修补材料修补；⑥大和巨大切口疝：建议采用修补材料修补。

1）单纯缝合修补：适用于小切口疝（腹壁缺损最大径＜4cm）。推荐使用不可吸收缝线，以长期维持切口的张力和强度。

2）使用材料的加强修补：推荐用于中切口疝或以上级别的切口疝患者。使用材料的加强修补（reinforcement）是指在修补过程中缝合关闭腹壁的缺损，在此基础上再用修补材料加强腹壁，修补材料须超过两侧缺损边缘（3～5cm）以产生维持腹壁张力的作用。在切口疝修补中强调肌肉、筋膜的缝合关闭，强调恢复腹壁的完整性。当无法关闭肌肉、筋膜时可部分使用修补材料的"桥接（bridge）"。

依据修补材料在腹壁不同层次间的放置，可分为：①腹壁肌肉前放置（onlay）（图11-42）；②腹壁肌肉后（腹膜前）放置（sublay）；③腹膜腔内放置（IPOM或underlay）。在腹腔内放置修补材料时，补片应紧贴腹膜放置，须注意，采用这种修补手术时，修补材料应具有防止粘连特性，腹腔镜下放置更具优势。

A.开放修补手术使用材料加强：多以onlay和sublay方法修补。

B.腹腔镜修补手术使用材料加强：多以IPOM或underlay方法，也可将修补材料部分放置腹腔内，另一部分放置在腹膜前间隙（即腹膜外，如部分放置在耻骨膀胱间隙），即TAPE方法。

3）杂交修补手术：以常规和腹腔镜技术相结合进行修补。

4）增加腹腔容量的修补：①组织结构分离技术（component separation technique，CST），这一技术是针对前腹壁中央区域缺损患者，利用腹直肌鞘的释放距离使腹壁张力降低、腹腔获得更大的空间和容积。②侧方腹横肌释放技术（transversus abdominis release，TAR），通过切断部分腹横肌，从而降低腹壁张力，并释放出较大的空间和容积的方法。在这些腹壁重建方法的基础上，通常还须辅

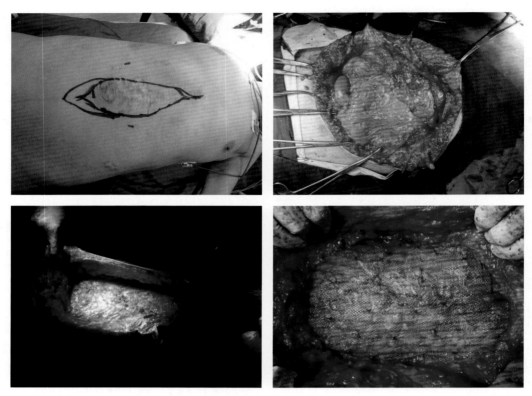

图 11-42　腹壁切口疝 onlay 手术

以材料加强修补。

5）肌肉筋膜皮瓣转移的腹壁重建：可辅以修补材料进行加强。

（7）手术并发症：主要包括腹腔间室综合征及术后腹壁感染等。

1）腹腔间室综合征（abdominal com-partment syndrome，ACS）：由于腹腔内高压导致心血管系统、呼吸系统、肾、腹腔器官、腹壁和颅脑等功能障碍或衰竭的综合征，是腹壁巨大切口疝术后可能出现的最严重并发症之一，以腹内高压、呼吸窘迫、少尿或无尿为特征，可危及生命。

2）术后腹壁切口皮下血肿、血清肿、腹壁切口感染、修补材料感染、修补材料外露、腹腔内感染、修补材料导致的消化道及邻近器官的侵蚀（如肠瘘）等。

（8）围手术期处理：包括术前准备及术后处理等。

1）术前准备：积极处理腹部手术切口疝患者伴有的全身性疾病。严密监测呼吸功能，包括常规胸部 X 线检查、肺功能及血气分析。对伴有呼吸功能不全的患者须进行充分的术前准备。如肺部有感染者，术前应用抗生素治疗，感染控制后 1 周再行手术。患者进行 1～2 周的呼吸肌锻炼。吸烟者术前 2 周停止吸烟。对于巨大切口疝，特别是疝囊容积与腹腔容积比＞20% 的巨大切口疝，为防止疝内容物还纳腹腔后发生呼吸窘迫综合征和 ACS，术前应进行相应腹腔扩容及腹肌顺应性训练（术前 2～3 周开始将疝内容物还纳腹腔，加用腹带束扎腹部或用渐进性人工气腹进行腹腔扩容）。推荐经过以上准备 2～3 周后，待患者的肺功能明显改善后再行手术。对于巨大的复杂的切口疝术前还应重视肠道的准备。

2）术前预防性抗生素的应用：预防性应用抗生素可明显降低腹部手术切口疝感染发生率，特别是对于高龄及合并糖尿病、免疫功能低下、长期应用激素患者，以及巨大或多次复发切口疝患者。

3）手术后处理：①术后抗生素应用。根据经验和细菌学监测指标进行调整，持续时间应根据患者情况而定。②术后应加用腹带包扎 3 个月或更长时间以确保切口的完全愈合。③术后早期，患者可在床上活动，2～3 天后可下床活动。但术后早期禁止剧烈活动和重体力劳动。

四、戳孔疝

戳孔疝即腹腔镜手术术后出现的腹壁缺损或间隙，伴或不伴腹腔内组织突出。戳孔疝是腹腔镜手术的一种罕见并发症。戳孔疝是在腹腔镜入口部位发生的疝气，此并发症可能导致肠绞窄的严重发病率和死亡率。

1. 发病率　腹腔镜手术戳孔较开腹手术切口为小，术后戳孔疝的发生率较低。自1974年Schiff等报道第1例腹腔镜术后戳孔疝至今，因治疗病种、操作入路、术者技术熟练程度的不同，各家报道其发生率存在很大差异。戳孔疝的患病率为0～5.2%，中位患病率为0.5%。但由于戳孔疝的发病较为隐匿，症状不突出，有16%～56%的脐部筋膜缺损患者可以表现为无症状。说明其真实发病率远不止于此。此外，戳孔疝的发病率也与手术类型相关，有研究报告外科结直肠术后戳孔疝发病率可高达7%。

2. 病因　腹腔镜术后戳孔疝的发生均是由于戳孔部位腹壁存在缺损，腹腔器官通过缺损突出至皮下间隙所致。一般认为戳孔疝与戳孔大小及部位、戳孔是否扩张、筋膜是否关闭、Trocar的类型、全身因素等有关。

（1）自身因素：根据戳孔疝发病机制，任何导致腹壁缺损、薄弱及腹内压增加的因素均可能成为其危险因素。

1）肥胖：肥胖患者腹内压力较高，腹膜较厚，腹膜前间隙较大，并且难以实现全层闭合，并且肥胖本身决定了切口感染的风险增加。有研究表明，发生戳孔疝的患者中50%患有病态肥胖（BMI＞40kg/m^2），83%患有肥胖症（BMI＞30 kg/m^2）。

2）年龄：多项研究证实高龄与戳孔疝发病存在明显的相关性，但高龄并不是一个独立的危险因素。高龄患者通常伴有腹壁薄弱、便秘、前列腺增生、慢性阻塞性肺疾病、慢性支气管炎、吸烟、营养不良、免疫力低下及长期使用类固醇激素等，这些均能成为腹腔镜术后发生戳孔疝的危险因素。

3）脐疝史：带疝患者自身已具备疝发生的高危因素，手术创伤及切口将进一步增加戳孔疝的发病率。其中，脐疝患者脐部已存在缺损，并且为达到美观、微创及良好的手术视野，脐部最常作为观察孔插入较大直径戳卡，这将进一步增加脐部腹壁的缺损，增加戳孔疝的发病率。

4）性别：目前，性别对于戳孔疝发病率的影响尚存争议。但有研究发现，女性患者更容易发生戳孔疝，可能与女性脂肪相对较厚、腹部肌肉薄弱及妊娠史等有关。

（2）戳卡因素：与戳卡直径、类型及穿刺部位均有关。

1）直径：戳孔直径直接反映了腹壁缺损的大小，这是腹腔镜术后患者发生戳孔疝的直接原因。目前，临床常用的戳卡直径有3mm、5mm、8mm、10mm、12mm，作为观察孔、主操作孔戳卡直径常选用10mm或12mm。美国妇科腹腔镜医师协会的一份可评估的3217份问卷调查结果中，报告了850例戳孔疝患者中戳卡直径＞8mm者占86.3%，直径≥8mm且＜10mm者占10.9%，直径＜8 mm者占2.7%。相同穿刺部位的戳卡尺寸从10～12mm，发生戳孔疝的风险从0.23%上升至3.1%。表明即使是小的戳卡直径差异也会对戳孔疝发病率产生明显影响。

2）类型：腹腔镜技术的快速发展使得不同类型的戳卡相继问世，大体可分为锐性戳卡和钝性戳卡。与锐性戳卡相比，钝性戳卡（包括锥形、金字塔形、径向扩张型和非盲型）产生的筋膜缺损表面区域较小，从而留下较小的筋膜缺损，并增加了戳卡移除后筋膜自发性重新吻合的可能性。钝性戳卡穿刺时，肌纤维是被分开而不是被切割，因此，移除戳卡后肌纤维通常会自发地聚集在一起。

3）穿刺部位：大部分学者认为戳卡的定位与戳孔疝的发生存在明显的相关性，中线以外的穿刺部位因为肌纤维和筋膜的交叉重叠而不易出现戳孔疝；下腹部不含腹直肌鞘的戳卡切口也会增加戳孔疝的发生。脐部作为戳孔疝发生风险最高的部位，可能与脐部薄弱的筋膜、中线上肌层缺乏、易感染、插入戳卡直径大及脐疝史等相关。

（3）手术因素：戳孔疝的发生与手术本身息息相关，包括穿刺方式、手术时间、手术类型、切口缝合及切口愈合情况。

1）穿刺方式：戳卡穿刺方式对于戳孔疝发病具有一定影响，具体穿刺方式的选择仍存在一定的争议。

2）手术时间：是戳孔疝发病确定的危险因素。手术时间越长，戳卡部位组织破坏的风险就越大，组织愈合过程就越长。

3）手术类型：不同的手术对于戳孔疝的患病率明显不同，手术类型决定了手术时间、手术切口感染风险及术后患者愈合情况等。

4）切口缝合：切口缝合关闭技术应用欠佳和（或）缝合材料选择不当是手术操作致戳孔疝发病的重要危险因素。腹腔镜手术切口相对较小，前后筋膜、腹膜缝合困难较大，普通缝合难以正确关闭腹腔，容易残留死腔，造成人为的腹壁缺损。快速可吸收缝线不能很好地固定筋膜，增加了腹腔器官组织突出的机会。

5）切口感染：将延迟切口愈合，影响腹壁切口对合甚至切口哆开，造成腹壁缺损进一步扩大，增加了戳孔疝的发病。戳卡切口感染常见原因为切除标本直接取出、胆汁等消化液污染、异物遗留（如结石、脓苔、残余组织等）及操作不当等。

3.发生机制　腹腔镜术后戳孔疝的发生均是由于戳孔部位腹壁存在着缺损，腹腔器官通过缺损突出至皮下间隙所致。腹腔镜手术具有保留腹壁完整性的优点，但戳孔疝会因腹壁张力失衡，破坏其完整性，尤其在腹腔压力急剧增高的情况下，腹腔内的组织或器官从缺乏腹肌保护的缺损处向外凸，疝囊和疝环大小随着时间的发展将不再局限于术中戳卡入腹的直径。

4.病理　戳孔疝可分为3种病理分型。①早期戳孔疝：腹壁肌肉筋膜前、后鞘及腹膜均裂开，通常在术后早期即发生戳孔疝，形成Richter疝，并合并肠梗阻。②迟发戳孔疝：腹壁肌肉筋膜前、后鞘裂开，腹膜完整，通常发生于术后几个月，可见腹部局部膨出，但不合并肠梗阻。③特殊类型戳孔疝：腹壁全层裂开，肠管或网膜外露。

5.临床表现与诊断　腹腔镜术后戳孔疝的症状因疝内容物的不同而有很大差别。从临床表现可以分为有症状型和无症状型两类，其发生时间也由术后数小时至数年不等。腹腔镜术后戳孔疝的内容物包括小肠、大网膜、脂肪组织等，甚至有肝圆韧带成为疝内容物的报道。疝内容物为大网膜或脂肪组织者，患者无明显临床症状或症状轻微，多就诊较晚，有症状者表现为切口皮下不适感，体检可见皮下可复性包块，多易于回纳。嵌顿疝内容物以小肠为主，多表现为部分或完全性肠梗阻。不完全性肠梗阻多为Richter疝所致，体检可见戳孔皮下包块，不易回纳，有轻微触痛，表现为恶心、呕吐、腹部疼痛等症。近期发生的戳孔疝多表现为完全性肠梗阻，除体检发现戳孔皮下包块外，上述临床症状则更为严重，表现为呕吐、腹胀、腹部剧痛或停止排气、排便，腹部体检可发现切口皮下包块，无明显活动，多不易回纳，腹部明显触痛，肠鸣音正常或亢进。白细胞计数正常或稍高，X线显示肠腔胀气或液气平面存在，绞窄性肠梗阻患者可出现水和电解质紊乱或代谢性酸中毒。CT检查可了解腹壁缺损的部位、范围、疝内容物的性质、是部分或是完全性肠梗阻，对体检未能发现戳孔皮下包块的疝同样能够明确诊断，在戳孔疝的诊断中具有重要作用。在肥胖患者腹腔镜术后戳孔疝体检时可无皮下包块发现，无戳孔皮下包块并不能排除腹腔镜术后戳孔疝引起嵌顿性肠梗阻的诊断。

6.治疗　腹腔镜术后戳孔疝的处理应根据疝环大小、疝内容物的性质、发病时间等综合分析，选择治疗方案。早发型戳孔疝可立即将戳孔略加扩大，如嵌顿肠管无血运障碍，将其还纳腹腔，并将腹膜及筋膜确实缝合即可，避免了开腹手术。迟发型戳孔疝疝内容物为大网膜或脂肪组织者可先观察暂不予处理，但当腹壁包块增大伴有明显不适症状时，可行剖腹探查，将疝内容物还纳后逐层缝合腹壁缺损。手术可以采用腹腔镜方式来进行，对于疝环较小者，可以直接缝合筋膜；腹壁缺损较大者则应用人工补片修补。至于腹腔镜治疗腹腔镜术后戳孔疝的戳孔部位，术者应选用直径小的戳卡，并在直视下仔细缝合戳孔，以免术后戳孔疝的再次发生。

7.预防　戳孔疝的预防需注意围手术期对容易导致腹内压力升高的内、外科疾病的处理，术中尽量避免残留小结石、小粪石、钛夹等异物导致戳孔切口感染等，具体措施如下。

（1）术前：应明确患者自身的高危因素，完善相关检查，避免相关基础疾病对于戳孔疝发病的影响，包括积极戒烟、纠正血糖；锻炼呼吸、心肺功能；缓解咳嗽、便秘、排尿困难；停用糖皮质激素；预防感染。

（2）术中

1）穿刺部位：中线切口可避免肋间神经的腹直肌分支的损伤，保持腹直肌的完整性。但中线切口缺乏腹肌保护，当腹内压增高时，腹腔内组织易经缝合的戳卡缺损中疝出。腹腔镜手术一般选用脐部作为腹腔镜观察孔，不仅美观，术口瘢痕隐化，还可以提供良好的术后视野。但脐部同时也是最常见的感染部位，术中做好术野尤其是脐部的清洁消毒至关重要。

2）戳卡置入：目前，就戳卡穿刺方式仍有争议。从操作安全的角度来讲，有一定的倾斜角度置入腹腔对预防戳孔疝发生有一定作用。并且为了预防不必要的腹腔内组织和腹肌、筋膜的损伤，选用钝性戳卡（如锥形、金字塔形等），且避免直接暴力插入。

3）腹腔探查：针对术前评估存在戳孔疝高危险性的患者，术中腔镜应常规探查腹股沟及脐带区域，观察有无明显的腹壁缺损，已存在的腹壁疝，因插入戳卡造成的腹壁切口路径出血，以针对性采取相应措施及确定是否有必要关闭5mm的切口。

4）戳孔感染：为防止戳孔感染，术中切除标本如经戳孔取出时，应使用标本袋。对于戳孔疝高风险手术可考虑术前预防性抗感染处理。

5）引流管：如无明显指征，不应常规留置引流管；如放置引流管，尽量选用3mm或5mm等较小戳卡孔留置引流管并严格把控引流管的拔出时机。避免引流管直接从较大的戳孔中放置，这对于后续缝合腹膜、筋膜层可以减轻一定的压力。

6）缝合切口：使用缓慢吸收或不可吸收的缝合材料缝合≥10mm的戳卡孔。

（3）术后：术后切口加压包扎以避免腹压增高导致戳孔疝发生。因此，根据患者的实际情况选择是否使用腹带加压；术后严重的腹胀也是导致切口疝发病的潜在因素，术后提倡患者早期下床活动、尽早饮食等来调节肠蠕动；咳嗽、便秘、排尿时应压住切口，减轻腹内压力传导，并且避免一切有可能增加腹压的体力劳动或活动，如出现持续的腹胀可采取有效的胃肠减压；术后饮食宜清淡易消化、高营养、高蛋白、多食新鲜蔬菜水果，保持大便通畅预防便秘；切口换药严格无菌操作，预防切口感染。对于年老体弱、腹壁薄弱、低蛋白、糖尿病等患者应适当延长切口拆线时间；术后积极防治慢性阻塞性肺疾病、慢性咳嗽、前列腺增生及便秘的相关高危基础疾病，严格控制体重，积极戒烟；术后应定期复查，及早发现已发生的戳孔疝，根据疝环大小、疝内容物性质、发病时间及症状等方面综合分析并选择治疗方案。

综上所述，腹腔镜手术作为微创外科的主要治疗手段仍存在这样或那样的并发症。在确定行腹腔镜手术之前应该仔细评估戳孔疝发病的相关危险因素并予以干预；合理选择戳卡型号及术中缝合方法；确切缝合筋膜、关闭戳孔切口；术后加强患者管理。在术前、术中、术后3个方面预防戳孔疝的发生，使腔镜技术的运用真正达到预期的创伤小、恢复快、并发症少、腹壁完整性高、患者受益大的优点。

五、脐疝

经脐环脱出的疝称为脐疝。脐位于腹部正中部，在人的生长发育中，脐为腹壁最晚闭合的部位。脐部缺少脂肪等皮下组织，仅有腹壁的皮肤、筋膜与腹膜连在一起，成为全部腹壁最薄弱的部位。同时，由筋膜构成的脐伸展性差，腹内压力增高时易发生撕裂，腹腔内容物容易于此部突出形成脐疝。脐疝占成人腹壁疝的6%。

1. 病理　临床上一般分为两种：婴幼儿脐疝（先天性）和成人脐疝。成人脐疝大多数为后天形成，但有少部分患者是由于婴儿时疝的继续。90%以上发生于女性，几乎都是发生在肥胖和多产妇女，也见于肝硬化腹水的患者，主要原因是腹腔压力的持续增高。脐疝嵌顿的发生率约17.7%，占所有嵌顿疝的13%，成人脐疝嵌顿发生率是儿童的14倍，一旦发生嵌顿约1/5的患者需要行肠切除肠吻合术。

2. 临床表现与诊断　脐疝最常见的表现为脐部的半圆形膨出，可自行回纳，与腹压的增加有关，婴幼儿一般发生在脐带脱落后的数天或数周内，不超过1年。成人疝一般发生在35～50岁，突出的疝囊内容物一般为大网膜，主要表现为腹痛隐痛、腹胀等，待患者或患儿安静、平卧后，疝内容物又可重新回纳入腹腔，疼痛等症状缓解。部分患者可能有小肠或结肠等疝入其中，出现腹痛等肠梗阻表现。因疝环口的筋膜坚韧，一旦发生嵌顿，形成绞窄的可能性很大，需要及时处理。成人脐疝因长期刺激，易发生囊壁广泛粘连，形成多房性结构。

体格检查时，婴幼儿疝诊断较为明确，于脐部右上方可见可复性肿物，安静、平卧消失，直立、哭闹时明显。而成人脐疝以极度肥胖患者多见，突出肿物可能难以与脂肪组织相鉴别，在这种情况下，可让患者平卧，抬头，同时嘱患者咳嗽，于脐部肿块可感觉到冲击感。此外，通过超声、CT等检查，可进一步明确诊断，同时可对疝环进行进一步测量，制订相应的处理方案。

3. 治疗　对于婴幼儿脐疝，在2岁以内，且疝直径不超过1cm而又无明显症状者，只要它不再继续增大或发生其他症状，可不予特殊治疗。成人脐疝一旦发生，如不经手术治疗，基本无自愈机会。而且疝囊可能随时间的进展，逐渐增大，疝内容物发生粘连而无法回纳，甚至发生嵌顿、绞窄等。故成人脐疝一旦发现，如条件许可，应及早手术。而针对疝囊较小、存在手术禁忌证而未发生嵌顿、绞窄等情况时，可使用疝带来限制它的发展。但疝带的应用不能根治脐疝，而且长期的摩擦可致疝内容物粘连，并对以后手术造成困难。

（1）手术适应证：①不可回纳性疝，有绞窄或嵌顿情况必须紧急手术；②可复性疝出现症状者或疝囊逐步增大者；③即使为一般疝，但无手术禁忌者也可手术；④婴幼儿非手术治疗无效者。

（2）手术过程：包括切开、分离疝囊，回纳疝内容物，切除多余疝囊，缝合疝环口，修补腹壁缺损。

补片的使用使得脐疝的修补得到了长足的进步，明显降低了复发率。在腹直肌后鞘的深面和腹膜之间分离腹膜外脂肪，形成可以放置补片的腔隙，补片大小要求超过疝环3cm，分离面较大时，需放置负压引流。

（3）腹腔镜技术：近年来，使用腹腔镜修补脐疝的比例正在逐渐增多。腹腔镜可以帮助外科医生明确缺损边缘，发现合并的上腹疝或隐匿疝。这在开放手术时很难做到，尤其当脐疝缺损较小，不能满意的用手指进行腹腔内探查。许多大缺损周围存在小缺损，如果遗留会导致复发率增加。腹腔镜技术因为将补片放置在腹腔内，可以提供足够的覆盖范围。

（4）选择开放手术还是腹腔镜手术：腹腔镜脐疝修补术于20世纪90年代首次提出。临床研究证实，腹腔镜在术后血清肿、血肿、肠梗阻、伤口感染、住院时间均明显少于开放手术，但增加了手术时间和心肺并发症。少数RCT显示开放补片修补与腹腔镜修补在复发率方面无差异。与开放手术相比，腹腔镜修补的优点是可以提供足够的覆盖范围，避免遗漏其他缺损。缺点是进腹和固定补片难度大；可能需要进行复杂的粘连松解；费用高及可能出现的补片与腹腔器官的粘连。固定补片时，穿透筋膜全层固定可避免补片移位，但可增加慢性疼痛。在肥胖的患者，仅仅钉枪固定可能导致复发率增高，因为枪钉可能无法穿透腹膜外脂肪而使钉合不牢靠。

脐疝通常被认为是一种简单的疝，其实它仍是外科领域的一个挑战，远期随访结果并不尽如人意。如何选择修补技术仍是一个很难回答的问题。对于每一例脐疝患者，要进行个体化治疗。最佳的脐疝修补术应该根据疝缺损的大小、患者是否合并高危因素、伤口的清洁及污染情况、外科医生自身的技术水平和经验来决定。

六、造口旁疝

造口旁疝是指腹腔内的器官或组织，经腹壁结肠、回肠或膀胱造口等部位的薄弱或裂隙向体表突出所形成的特殊切口疝，是造口术后常见并发症。造口旁疝的发生率可达50%～70%，其中

结肠造口旁疝为4.8%～81.0%，回肠造口旁疝为1.8%～65.0%。切口早期愈合不良，腹膜化组织长入切口使肌肉筋膜薄弱或连续性中断是造口旁疝形成的重要机制。造口旁疝因部位不同分为多种，如结肠造口旁疝、回肠造口旁疝、空肠造口旁疝、尿道造口旁疝等，其中最常见的是结肠造口旁疝，同时也是造口后最常见的晚期并发症。

1.造口旁疝的危险因素　包括患者相关因素和手术相关的因素。

（1）患者相关危险因素：包括女性、年龄＞60岁、肥胖、糖尿病、慢性阻塞性肺疾病等。

（2）手术相关危险因素：包括急诊手术、造口类型、术前是否造口定位、术者经验、手术类型及术后手术部位感染、造口技术和护理等。

2.病因　与切口疝一样，造口旁疝与患者的全身和局部情况有关。腹壁薄弱、术后腹压增高、营养不良、肥胖和局部感染等均是造口旁疝发生的基础。同时，造口部位的选择、造口技术也与造口的发生明显有关。

（1）手术操作不当：术中血管或神经损伤过多导致肌肉萎缩，腹壁强度降低；无菌操作不严格，止血不彻底，术后出现切口感染；麻醉不满意，强行牵拉缝合，局部张力过大、组织撕脱；各层组织对合不良。

（2）造口位置选择不当：一般认为，造口旁疝的发生率与造口位置的选择有密切的关系。研究发现，经腹直肌造口，造口旁疝发生率较低，而经腹直肌旁和经切口造口，造口旁疝发生率相对较高；而腹膜外造口，更可降低造口旁疝及手术后早期疝的发生率。

（3）腹内压力的升高：术后患者出现剧烈咳嗽、严重腹胀、排尿困难、腹水或腹内存在较大的肿瘤及婴幼儿哭啼，均可导致腹内压升高，从而诱发造口旁疝的发生。

（4）其他：营养不良、恶性肿瘤、贫血、低蛋白血症、过度肥胖、糖尿病、肝肾功能不全、维生素缺乏及使用激素等，均可影响造口周围组织愈合，增加造口旁疝的发生机会。

3.形成机制　所有疝的病因都是肌肉/腱膜层的缺损，造口旁疝发生机制的核心因素是造口肠管与腹壁肌肉/腱膜层的连接是"线性"粘连、瘢痕组织无回缩弹性。造口旁疝的产生过程和形成机制（图11-43）：①造口周围腹壁肌肉/腱膜层与肠管浆肌层缝合；②组织愈合后，造口周围肌肉/腱膜

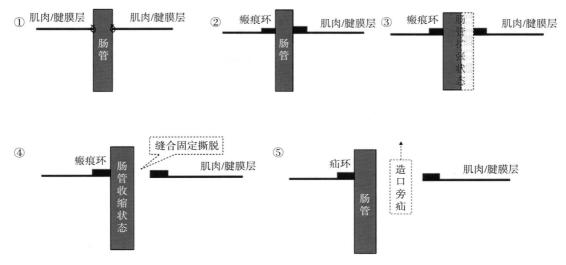

图11-43　造口旁疝的产生过程和形成机制图解（引自张剑）

层形成环状瘢痕，环状瘢痕组织与肠管本质上是一圈"线性"粘连；③术后肠内容物经过、蠕动波扩张肠管、环状瘢痕被扩张；④肠管收缩时，瘢痕组织僵硬、无回缩弹性，致瘢痕组织与肠管间的"线性"粘连被撕脱；⑤肠管与环状瘢痕分离，形成造口旁疝。

4.病理生理　造口旁疝是一种特殊的腹壁疝，腹腔内容物通过肠造口周围环形腹壁的腹壁缺损周围突出，形成的异常突起，表现为腹壁膨出、造口袋渗漏、局部疼痛、肠梗阻及肠坏死等。病理基础是造口位置的腹壁缺损，造口位置腹壁缺损是后天手术后人工再造的腹壁通道，这一通道仅容造口肠管通过。造口旁疝发生时造口肠管与腹壁的愈合处部分分离，这一通道扩大，在造口肠管周围形成疝囊，突出至肌肉间至皮下脂肪层，同时，造口肠管也是疝囊壁的一部分，类似于滑疝，而造口脱垂属于肠管内套叠。

5.类型　造口旁疝分类的价值在于评估造口并发症的风险，确定手术干预的适应证，以及统一研究报告，以确保结果的可比性和综合性。临床上常按疝内容物脱出位置和疝囊的解剖结构进行分类，沿用Rubin等于1994年所提出的分类方法：①真性造口旁疝：最为多见，占90%，疝内容物经造口旁缺损突出，造口肠管没有脱出和脱垂。②造口间疝：造口肠管和疝内容物一起脱出，造口肠管一周均为缺损。③造口皮下脱垂：造口周围没有缺损，造口肠袢突出于皮下或经造口肠袢腔内脱出。④假性疝：造口周围没有缺损，也没有疝内容物突出，但造口周围在站立或腹压增加时膨出，与腹侧壁薄弱或失神经支配有关。而《欧洲疝学会（EHS）造口旁疝分型（2014年版）》提出的分类，既考虑了缺损的大小和合并切口疝，又提供了不同类型疝的明确定义，并具体说明了初发或复发造口旁疝（表11-3）。

表11-3　欧洲疝学会造口旁疝分型		
造口旁疝分型	小（≤5cm）	大（＞5cm）
不合并切口疝	Ⅰ	Ⅲ
合并切口疝	Ⅱ	Ⅳ
	初发□	复发□

注：分类时要标注原发（P: primary PH）和复发（R: recurrence after previous PH treatment）。

6.临床表现　造口旁疝的临床表现与其大小是否出现并发症有关。大部分造口旁疝的症状是轻微的，患者通常的主诉是局部出现一个隆起，也有少数在造口周围出现瘘。有时巨大疝影响了体形，尤其在穿着宽松的衣服还遮挡不住时就会产生心理负担。但是，由于严重的症状而需要手术解除的仅占10%～20%的病例。

此外，早期的造口旁疝比较小，因此临床表现不明显。典型的造口旁疝，首先有造口的手术既往史。有造口周围的不适或胀痛牵拉感，造口旁有直径＞5cm的肿块，肿块在站立时出现，平卧时可消失或缩小，用手按肿块并让患者咳嗽时有膨胀性的冲击感，可以扪及造口旁的缺损。如果造口旁疝内的肠管发生嵌顿和绞窄时，有急性肠梗阻的临床表现。

7.诊断　对于造口旁疝的诊断，主要通过询问病史、体格检查，以及影像辅助检查。体格检查十分重要，在患者站立位或让患者做Valsalva动作以增加腹内压力的情况下，可以更好地使疝显露，触摸腹壁可发现筋膜缺损。其他临床表现主要由相关并发症引起，如肠梗阻引起的腹胀、停止排气排便，甚至是腹膜炎等体征，但仅仅依靠体格检查是不可靠的。因为体格检查的结果比较主观，同时也缺乏对筋膜缺损细节的描述。使用超声、CT、MRI等影像学检查是诊断的重要工具。腹部CT不仅可以检测到隐蔽疝，还可以同时检测腹壁的其他部分，在术前，其对于腹壁肌肉的连续性、造口疝的位置，造口的大小等信息的评估对于造口疝的治疗意义重大。CT还有一项重要的功能，即可以进一步判断肥胖、肺部情况及是否存在肿瘤等，这对术中可能出现的情况和术后须重点关注的问题做出评估。应用MRI检查造口疝的情况较少。

8.治疗　造口旁疝的治疗包括非手术治疗和手术治疗。

（1）非手术治疗

适应证：①早期的或症状比较轻微的患者，尤其是造口旁疝对腹壁缺损＜10cm且平卧时肿块可以完全回纳者；②全身情况差，有重要器官的严重器质性疾病，晚期肿瘤，年老体弱的患者。造口旁疝非手术治疗的目的是加强腹壁强度和减少腹内压，以加强腹肌锻炼，避免肥胖和过度消瘦。主要采用合适的造口腹带，来缓解症状，预防其发展。大部分患者可以行非手术治疗得到良好的效果。

（2）手术治疗：约70%的造口旁疝患者不需要外科手术处理，但30%的造口旁疝患者需要手术治疗。疝手术的基本原则：还纳疝内容物、关闭疝环、重建腹壁的连续性。

1）手术治疗的适应证：①疾病对患者的生活质量造成了严重的影响，影响造口护理；②疾病造成了严重并发症，如长期或难以忍受的疼痛、造口出血、造口狭窄、肠梗阻、嵌顿或绞窄，必须进行手术治疗；③造口的突出、移位或下垂，导致无法正常使用造口袋；④患者有强烈的美观要求。

2）手术禁忌证：①肿瘤姑息切除、已发生转移者；②有严重心、肺疾病者；③过度肥胖可为相对禁忌证，术前应尽可能控制体重。

3）手术时机：造口旁疝手术难度大、风险高、复发率高，因此，造口旁疝的手术时机把握非常关

键，一旦时机不当，则会出现肠破裂、肠梗阻、肠瘘、复发等严重并发症。因此，造口旁疝急诊手术适应证是造口旁疝合并无法解除的肠梗阻或肠绞窄时需要行急诊手术；造口旁疝择期手术需要有经验的医生根据患者的具体情况个体化制订治疗方案，须全面评估患者情况，判断手术能够解决哪些问题及可能带来的风险；其适应证概括为：①存在造口狭窄、肠管严重脱垂、无法佩戴造口袋及影响美观等问题时需要重建造口，同时行疝修补手术。②存在明显的临床症状，如不适、慢性疼痛及排便困难等；造口旁疝择期手术。

4）手术方式：外科手术修补方式主要包括3种，传统缝合修补术、造口移位术及补片修补术。其中后者因补片放置腹壁层次的不同又分为3类：onlay法、sublay法和腹腔内补片修补法（intraperitoneal onlay mesh，IPOM），IPOM法又分为Keyhole术式、Sugarbaker术式和Sandwich术式等。也有学者将造口旁疝修补方式分为开放修补术、腹腔镜修补术及两者相结合的修补方式。

9.预防　影响造口旁疝发生的主要因素是造口过程中对腹壁的破坏和肠管蠕动对腹壁的持续冲击。对于如何减少造口过程中对腹壁的破坏，欧洲疝学会指南建议在不影响排便和肠管血运的前提下筋膜孔应该尽可能小；而抑制肠管蠕动是预防造口旁疝发生和复发的重点，因此，在进行造口时进行限制肠管蠕动的手术方式是有效的；此外，在初次造口手术使用补片可以降低造口旁疝的发生率。

七、腹内疝致肠梗阻

腹内疝性肠梗阻是指肠管自原来位置通过腹膜、肠系膜或腹腔内先天性的或手术后的孔道、裂隙进入腹腔内的某一解剖间隙所引起的肠梗阻。腹内疝临床较少见，其发病率仅0.2%～0.9%，由腹内疝引起的肠梗阻占肠梗阻的0.22%～0.35%。腹内疝临床诊断困难，误诊率高，需要及时诊治，避免发生肠坏死等严重并发症。

1.病因与病理　腹内疝的形成机制是肠袢因腹内压增大或体位改变使其从原来的位置穿过腹腔内正常或异常的孔道进入另一腔隙。根据病因临床上将腹内疝分为原发性和继发性两大类。原发性腹内疝多是由于先天发育畸形所致；继发性腹内疝主要由手术、炎症、外伤所致。

（1）原发性腹内疝：在胚胎发育时期，腹腔内会有一些腹膜隐窝或裂孔形成，如十二指肠隐

窝、回盲肠隐窝、食管裂孔、小网膜孔、肠系膜裂孔等，如肠旋转异常，还可能有异常的隐窝或裂孔形成，这些隐窝如较大、较深可能为内疝形成创造条件。正常的腹腔内并无压力差，肠管的各种运动（蠕动）和肠内容物的重力作用及体位突然改变，能够使肠管脱入隐窝或裂孔成为内疝。部分内疝由于肠管运动，可自行复位，这是出现发作性或慢性腹痛的原因。原发性腹内疝好发部位依次为小肠、横结肠、乙状结肠及阑尾系膜，而小肠系膜裂孔又以末端回肠系膜区域最为常见。

（2）继发性腹内疝：可见于腹部胃肠道手术后、肝胆胰脾手术后，甚至子宫附件手术后。

1）粘连导致腹内疝：任何的腹部手术后均可导致腹腔器官之间、腹壁和器官之间不同程度的粘连而形成缝隙，增加了构成疝环主要成分——粘连带的发生率（图11-44）。

2）胃大部切除术后：Billroth Ⅱ式术后吻合口存在的空隙是腹内疝致肠梗阻的潜在危险因素。包括输入祥内疝和输出祥内疝。无论结肠前或结肠后胃空肠吻合术，对吻合口周围的孔隙都要适当的缝闭。

3）术后缝隙型：肠切除系膜遗留裂隙形成内疝，结肠造瘘术后，结肠旁沟遗留间隙、肠侧侧吻合遗留间隙、盆底腹膜间隙形成内疝，与腹膜缝合不严合，肠管进入间隙导致。

2.临床表现　腹内疝临床表现缺乏特征性，多表现为肠梗阻的症状和体征。同时，不同患者临床症状轻重、疾病进展快慢存在很大差异。大部分患者一般起病急骤，腹痛较剧烈，持续性，可伴有恶心呕吐，部分患者甚至出现休克；少部分患者起病初期腹痛症状较轻，但持续性、进行性加重，体格检查有腹部压痛、腹肌紧张及肠鸣音消失等绞窄性肠梗阻的征象。

值得注意的是，当腹内疝未发生嵌顿时，可表现为腹部的间断性不适及隐痛，也可终身无异常反应。只有当腹内疝嵌顿时才会出现典型肠梗阻表现。腹内疝并发肠梗阻时在短时间内易并发肠绞窄或缺血，致死率高，因此早期诊断和及时予以手术治疗至关重要。

3.辅助检查　腹内疝的临床表现特异性低，影像学检查在明确病因方面具有明显的优势，因此借助于影像学辅助检查至关重要。

（1）腹部X线片：腹部立位X线片是诊断肠梗阻的常规手段，多次腹部立位X线片检查均显示同一部位孤立肠祥积气、积液影则具有一定的提示意义。

（2）腹部超声：腹内疝并发肠梗阻的超声表现：①具有单纯性肠梗阻的肠管扩张伴积气积液的改变；②局部肠管变窄，呈"鸟嘴"样改变或"系带样"改变（图11-45）；③异常扩张的和位置较固定的肠祥回声，呈"C"或"U"形改变（图11-46）；④局部肠壁水肿增厚或变薄；⑤肠管蠕动减弱或消失；⑥局部小肠黏膜皱襞消失或脱落；⑦血性腹水。

（3）腹部CT：CT是腹内疝首选检查方法（图

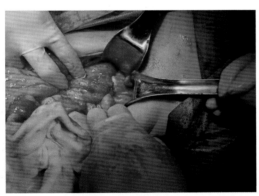

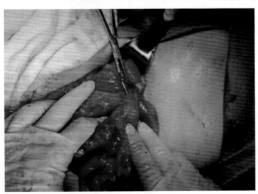

图11-44　腹内疝嵌顿

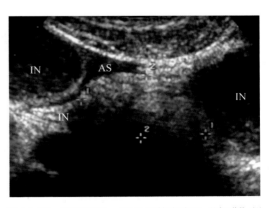

图11-45　肠管扩张，部分肠管变窄呈"鸟嘴"样

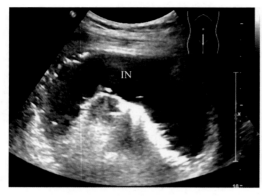

图11-46　扩张的肠袢呈"C"形

11-47），主要表现如下所述。①肠管位置异常征象：肠管位置异常移动，真性腹内疝表现为包裹的囊袋状肿块，假性腹内疝则表现为肠管的堆积，不同部位的内疝占位征象各异。②肠管堆积占位效应，对邻近器官有挤压和推移的现象，可表现为"假肿瘤"征，此表现有助于明确腹内疝的分型。③肠系膜血管异常走行：腹内疝时可见肠系膜血管的异常聚集或扭转，但在肠绞窄时可见系膜血管的中断或不显影，若同时伴发肠管扩张积液积气，肠壁水肿增厚，形态僵硬等，则可做出明确诊断。

4.诊断　腹内疝术前诊断困难，常规影像学检查均可用于临床辅助诊断，但影像学辅助检查对腹内疝的诊断多数仅能诊断为肠梗阻，确诊是否为腹内疝引起最终还是靠手术证实。因此，腹内疝致肠梗阻的诊断要点：①突然发病、出现重度急性绞窄性肠梗阻症状但无其他原因解释时，应考虑腹内疝。②既往有肠梗阻伴腹部手术史的患者应考虑腹内疝。③长期腹部不适胀痛，突然发生急性肠梗阻，触诊腹部时触摸到液气状肠袢，多次腹部物理检查和改变体位时显示同一部位积液影和肠袢积气

是腹内疝的特征性表现。④对于肠梗阻的患者，腹部有包块，但不可用肠套叠、肿瘤来解释。⑤经禁食、输液、胃肠道减压6～8小时内观察无效的患者。⑥腹部CT显示小肠有团簇状聚集，可见"缆绳"征；出现以上症状的患者，要注意发生腹内疝导致肠梗阻的可能性。

5.治疗　早期明确诊断对于腹内疝引起的急性肠梗阻是否需要手术治疗及何时采取手术治疗至关重要。一旦确诊，在积极做好术前准备的同时应迅速采取手术治疗避免病情的进一步加重，出现不必要的肠绞窄、肠坏死等严重并发症。腹内疝手术的关键在于疝内容的减压恢复和系膜缺陷的关闭。

（1）手术指征：出现以下症状时应急诊手术。①持续加重的腹膜炎体征；②动态腹腔穿刺出血性腹水，血常规及降钙素原持续升高；③腹部CT提示肠管有团簇状或移动等改变提示腹内疝的可能。

（2）手术方法：根据术中情况行肠管复位及肠系膜裂孔修补术；或行肠管切除，肠吻合术（适用于已发生肠坏死者）。复位困难时可行肠减压术或扩大疝环，注意避免损伤疝环的大血管，仔细判断疝入肠管的生机，切除坏死肠管时先阻断两端，再处理系膜，可减少毒素吸收。用不吸收缝线间断缝合闭锁裂孔，以防复发。肠切除及吻合后，尤其是裂孔修补完成后，要仔细检查小肠的血运，可于术中行普鲁卡因肠系膜根部封闭，以免继发肠系膜血栓形成。

6.预防　由于腹内疝的死亡率高，且诊治相对困难，故重点在于预防。尤其是后天性腹内疝，可以通过一系列措施有效预防。主要预防措施：①手术时应轻柔、细心操作，减少手术的损伤和机械刺激，保护好肠管，尽量防止引起粘连的因素。注意

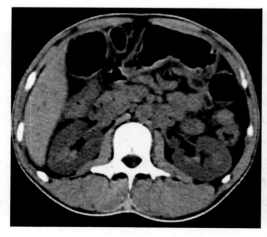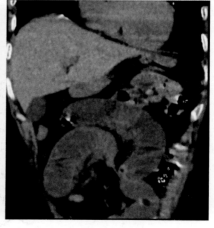

图11-47　腹部CT表现（水平位见肠管扩张、积液；冠状位见"鸟嘴"征）

保护手术部位的肠管，避免在空气中过久暴露和过度牵拉创面。②术中对腹腔内各种脓性液体、炎性反应必须尽量洗净，清除坏死组织。炎性反应严重的患者进行大网膜切除，术后进行有效的腹腔引流。③应切实缝合修补好胃肠切除术后的间隙，预防发生腹内疝。④胃肠术后短时间内不可暴饮暴食，防止长时间卧床和及早下地活动。

总之，腹内疝性肠梗阻虽然发病率不高，但其临床表现隐匿而复杂，难以做出精准诊断，提高对其临床特征的认识，早期精确诊断，合理治疗，及时手术并辅以恰当的术后综合措施，实现全要素管控，提高治愈率，减少死亡率。

第五节　粪石性肠梗阻

粪石性小肠梗阻是临床上引起肠梗阻较为少见的病因，但近年来随着饮食结构的变化，粪石性小肠梗阻的发病率存在上升趋势。粪石引起肠梗阻占急性小肠梗阻的1%～2%。粪石性肠梗阻术前诊断相较困难，多按肠梗阻进行探查而发现，因此，掌握粪石性肠梗阻的诊疗非常有临床意义，可以最大限度地避免漏诊、误诊的发生。

1.病因病理　粪石性肠梗阻发病率低，但却是小肠梗阻值得注意的原因之一。粪石性肠梗阻的病因依粪石形成的原因可分为植物性粪石、毛发性粪石、药物性粪石及混合性粪石，以植物性粪石多见；当机体摄入过多富含鞣酸、果胶等成分的食物后（如柿子、黑枣、苹果、山楂、石榴、年糕等），在胃酸作用下与胃蛋白质结合形成不溶于水的鞣酸蛋白，在胃内沉淀，进而与不易消化的植物纤维黏合形成粪石核心，并不断沉积变大；当粪石排入相对狭窄的肠腔内时即可引起机械性肠梗阻，由于粪石对肠壁及肠壁血管的压迫，可导致肠壁增厚、水肿等病理改变。此外，胆道来源的结石因内瘘或胆肠吻合口进入肠道嵌顿造成机械性肠梗阻。

粪石性肠梗的另一类原因系胃肠运动或排便功能障碍，大便排出不净，久之凝结成粪石。对于有腹腔手术病史的患者，术后腹腔粘连，肠道内容物通过障碍，易形成粪石。

2.临床表现　粪石性肠梗阻相对少见，好发于儿童和老年人。患者多有一次性食用大量柿子、山楂、黑枣等食物的病史。发病初期常呈间歇性发作，表现为腹胀、腹痛、呕吐、停止排气排便，部分患者可伴有酸碱失衡、电解质紊乱等。查体常有腹部膨隆，部分可见肠型及蠕动波，腹部压痛，偶可触及腹部质硬、可活动包块，但阳性率不高，可闻及肠鸣音亢进，可有气过水声和高调金属音。当粪石对肠管产生压迫，可导致肠壁水肿、缺血等，甚至出现肠壁的坏死、穿孔，此时可出现发热等全身症状，同时，腹部可出现压痛、反跳痛、腹肌紧张等腹膜炎体征。

粪石嵌顿部位最常见于回肠，其次为胃、空肠、结肠等部位。引起肠梗阻的粪石直径一般为2.5cm以上，偶有数枚小粪石积聚在一起或肠道内其他物质以小粪石为中心附着其上逐渐增大，也可导致肠梗阻。

与其他类型肠梗阻相比较，粪石性小肠梗阻腹痛、腹胀等表现相对较轻，部分病例经过灌肠、胃肠减压等非手术治疗粪石排出后症状可消失。但也有部分病例经非手术治疗症状不但没有减轻反而加重，此时需要手术治疗。

3.辅助检查

（1）腹部X线检查：腹部立位X线片可见阶梯状气液平面，肠管扩张。但由于部分粪石可透过X线，或由于粪石的密度接近于肠腔积液，因此，对于肠腔内的粪石X线检查可无阳性表现。

（2）超声检查：粪石性肠梗阻的声像图特征为肠道内可见不均质强回声团堵塞管腔，后方伴有声影，随肠蠕动未见明显移动，彩色多普勒可见"伪彩"征（图11-48）。近端肠管扩张伴积气积液，较长时间的梗阻可见腹腔内游离积液等。

（3）腹部CT：小肠粪石性梗阻大多具有典型的CT征象（图11-49）。①小肠梗阻：常表现为机械性低位小肠梗阻，梗阻近端肠管扩张，其直径常大于2.5 cm，肠腔内积气、积液，并可见多发气液平面，梗阻远端肠管塌陷。②粪石：一般呈椭圆形，长径大于横径，密度不均匀呈蜂窝状，其内常夹杂气泡影，表面呈细线状等密度的壳，复查常可见粪石位置改变。③梗阻段肠管壁轻度增厚，增强扫描有延迟强化。④少量腹水：与梗阻肠壁血运障碍、渗出有关，严重时可合并肠坏死穿孔，腹盆腔可见少量积液。

（4）电子胃十二指肠镜检查：大部分粪石都是在胃内形成，胃镜检查可以明确胃腔内是否有粪石残留，以助制订诊疗方案，避免出现手术后粪石再次残留的发生，也可通过内镜进行取石或碎石治疗。

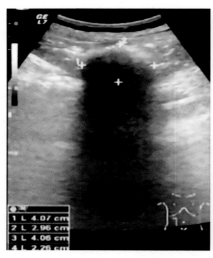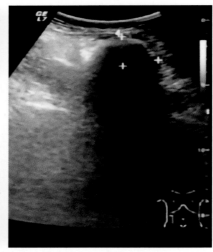

图11-48　小肠肠腔内可探及圆弧形稍强回声团，后方见声影

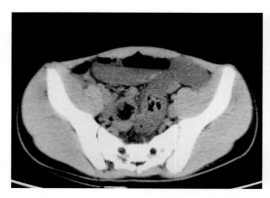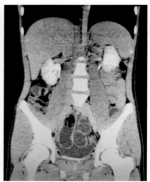

图11-49　粪石性肠梗阻CT表现

4.诊断及鉴别诊断

（1）诊断：粪石性肠梗阻的诊断多依赖患者有典型肠梗阻症状，一般无腹部手术史但有发病前进食柿子、枣类等食物的病史；结合腹部立位X线片、超声及CT检查有助于明确诊断。对于结石性肠梗阻患者，更要注意胆结石病史，如辅助检查提示胆道系统内结石突然消失，更要考虑结石性肠梗阻的可能。

（2）鉴别诊断：临床常与粘连性肠梗阻、肿瘤性肠梗阻及肠套叠相鉴别，腹部CT检查有助于鉴别。

1）粘连性肠梗阻：多发生在有手术史的患者，CT检查在肠腔内未见明显肿块影，肠壁未见明显增厚，在梗阻部位未见移行带，近段肠管扩张，有的病例可见局部粘连束带，其血管三维重组一般无明显血管移位变形，主要征象有"鸟嘴"征、"漩涡"征。

2）肿瘤性肠梗阻：肿瘤所致肠梗阻CT表现为梗阻部位软组织肿块、肠壁不规则增厚或不规则充盈缺损，增强扫描有强化，观察肿块内部密度、肠壁移行带及强化情况可基本确定肿瘤的性质。

3）肠套叠：肠套叠的"同心圆"征及绞窄性梗阻的征象，如肠壁水肿、周围渗出性腹水等，在粪石性小肠梗阻患者中均未显示，三维重建可见粪石位于腔内游离于梗阻段内，其后方显示肠管塌陷。

5.治疗　粪石性肠梗阻的治疗主要为非手术治疗和手术治疗，非手术治疗可根据情况进行胃肠减压、口服液状石蜡润滑或灌肠等，部分患者可将粪石排出，解除梗阻，一旦粪石无法排出，易导致严重并发症，应及时进行手术治疗。

（1）非手术治疗：有持续胃肠减压、禁饮食、经鼻型肠梗阻导致置入、经胃管注入液状石蜡、维持水电解质酸碱平衡、完全肠外营养、温盐水或甘油灌肠剂灌肠等。

（2）手术治疗：目的是取出粪石，解除梗阻。手术时机的把握非常重要，延迟手术有可能发生肠坏死、肠穿孔，因此，当粪石位于远段小肠，非手术治疗时间超过72小时、CT提示有腹水、患者有持续性腹痛、肠管扩张程度≥3.7cm、白细胞计数升高时应考虑积极手术治疗。

1）肠外手法碎石：首先，此法仅适用于质地较软的粪石，否则在挤压粪石时易损伤肠壁，引起肠管破裂穿孔。其次，手法碎石后粪石仍可能重新聚集成块，导致无法通过回盲部，所以术中需将粪石全部赶至结肠内，防止梗阻的再发。

2）小肠切开取石术：此术式最为常用，但需注意的是，术中应避免切开水肿的肠壁，防止术后因肠壁血运障碍而出现肠瘘。应选择梗阻位置远端较正常肠管，沿纵轴切开，切口长度达粪石最短直径即可。术中应仔细、全面探查，若为多发粪石，可视情况将其推挤至一处切口取出，避免肠壁多处切口，减少术后肠瘘风险（图11-50）。

3）肠切除肠吻合术：适用于肠管出现血运障碍、肠坏死的患者，将粪石及坏死的肠管一并切除，再将正常肠管进行吻合，需保证吻合口有充足的血液供应且避免吻合过度狭窄，以免再次引起梗阻。

4）腹腔镜在粪石性肠梗阻中的应用：腹腔镜能够在直视下检查小肠，对病因不明的小肠梗阻具有重要的诊断意义：①腹腔镜能从小肠腔外的

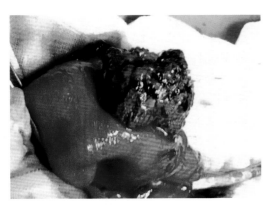

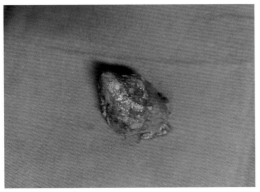

图11-50　小肠切开取石术及取除的粪石

视角对Treiz韧带至盲肠间所有小肠进行充分探查，从而弥补常规影像学和小肠镜检查的盲区和不足。②腹腔镜在明确诊断的同时还可以直接实施相应手术进行治疗，这是所有内镜学和影像学诊断方法不可能具备的优势。③腹腔镜探查对病变确诊后可立即行手术治疗，基本替代了以往剖腹探查术，尽量避免盲目开腹；即使部分行腹腔镜探查患者不能通过腹腔镜进行确定性手术，但对于开腹的切口部位选择仍具有重要的指导作用。④应用腹腔镜下推挤法可将粪石夹碎，并推挤至结肠中，避免了开腹和小肠切开的损伤，患者术后恢复快。

（3）粪石性肠梗阻的诊治需注意以下几点。①季节性食物：水果成熟季节，遇不明原因的肠梗阻患者，应警惕食源性粪石肠梗阻。②多灶性：对于粪石肠梗阻手术治疗时，应注意有形成多块粪石的可能，不仅对梗阻部位进行探查，还应对全消化道进行探查。③治疗方式的选择：结肠梗阻初期可行肠镜探查，并可对粪石进行分解，避免不必要的手术创伤；如梗阻加重，非手术治疗无效，手术时机的选择要果断。④防止并发症，术中操作轻柔、仔细，术后鼓励患者早期下床活动，促进肠道功能尽早恢复，术后可以早期灌肠治疗，在防止肠粘连的同时可将肠道内小的粪块排出。

粪石性肠梗阻是一种临床不多见的肠梗阻类型，具有起病急，发展快，易漏诊等特点，需要临床医师在面对急腹症患者时提高警惕性。粪石性肠梗阻的治疗方案众多，各有利弊，在选择治疗方案时，应根据不同患者，制订个性化治疗方案，灵活运用。在采取手术治疗时，应准确把握手术时机，严格把握手术指征，降低手术风险，提高患者的生存率，使患者得到最佳的治疗效果。

第六节　血运障碍性肠梗阻

血运障碍性肠梗阻是由于肠系膜动静脉血管阻塞（栓塞或血栓形成），导致肠壁血运障碍并失去蠕动功能，肠内容物不能向前运行，出现剧烈的中上腹部绞痛、腹胀及肠鸣音消失，并可以伴有不同程度的腹膜刺激征，既属于麻痹性肠梗阻又属于绞窄性肠梗阻的范畴，但其后果较一般的绞窄性肠梗阻更为严重，临床较少见，死亡率可高达70.0%～90.0%。

血运性肠梗阻是肠梗阻中少见的一种，在各

种肠梗阻病因中约占30%，按其解剖病理可分为：①急性肠系膜上动脉闭塞症；②非闭塞性急性肠系膜缺血；③肠系膜上静脉血栓形成；④慢性肠系膜血管闭塞性缺血。

一、急性肠系膜上动脉闭塞症

急性肠系膜上动脉闭塞症（superior mesenteric artery occlusion，SMAO）是肠缺血最常见的原因，是由外源性栓子阻塞或内源性血栓形成引起肠系膜循环障碍的一种急腹症，主要包括肠系膜上动脉栓塞和血栓形成两种类型，两组比例为1.4∶1。SMAO起病急，进展快，一旦发生肠坏死，病死率高达60%～90%，有学者称为"腹中风"。SMAO的人群发病率为8.6/10万人年，平均死亡年龄为70岁。

1.病因

（1）肠系膜上动脉栓塞：肠系膜上动脉从腹主动脉呈锐角分出，本身几乎与主动脉平行，与血流的主流方向一致，因而栓子易进入形成栓塞。栓子通常堵塞在肠系膜上动脉自然狭窄部，或是更远的部分。

引起栓塞的90%以上的栓子来源于心脏，主要为风湿性心脏病与慢性心房纤颤的左心房，急性心肌梗死后的左心室，或陈旧性心肌梗死形成的壁栓，心内膜炎，瓣膜疾病或心脏瓣膜置换术后等，也可来自自行脱落的，或是经心血管导管手术操作引起的脱落。

（2）肠系膜上动脉血栓形成：急性肠系膜上动脉血栓形成几乎都发生在其开口原有动脉硬化狭窄处，在某些诱因如充血性心力衰竭、心肌梗死、脱水或大手术后引起血容量减少等影响下形成血栓。血栓形成都发生在肠系膜上动脉开始有动脉粥样硬化部分，常发生于结肠中动脉近侧的主干，病变广泛而迅速，因此，急性肠系膜上动脉血栓形成所导致的急性肠缺血预后比肠系膜上动脉栓塞差。

2.临床表现　SMAO症状缺乏特异性，在发病早期和进展期又存在隐匿性。

（1）早期：以突发脐周或上腹部痉挛性疼痛起病，同时可伴有剧烈的胃肠道排空症状，如恶心、呕吐、腹泻等，但腹部查体仅有轻度压痛，肠鸣音正常或稍亢进。

（2）进展期：随着肠壁黏膜下神经丛的缺血受损，腹痛反而会减轻，出现3～6小时间歇性无痛阶段。

（3）晚期：最终肠管进展至全层坏死：患者腹痛转为持续、部位弥漫、胃肠道有血性分泌物，出现腹膜炎、脓毒症休克、多器官功能障碍等。肠管可耐受12小时内的75%的血流量减少，但血管完全闭塞6小时即导致不可逆的肠黏膜损伤。

3.辅助检查

（1）实验室检查：可见白细胞计数升高，可达$20×10^9/L$以上，并有血液浓缩和代谢性酸中毒表现，少数患者白细胞计数正常，约有50%患者血清淀粉酶浓度轻度升高。

（2）腹部X线检查：腹部X线片难以明确有肠缺血的征象，主要用于排除其他急腹症。在早期仅显示肠腔胀气，当有肠坏死时，可见拇指印痕征、肠壁积气、腹腔游离气体、门静脉积气。

（3）超声检查：腹部血管超声对SMAO的敏感度和特异度达85%～90%，可显示肠系膜上动脉血流和栓塞部位，简便、快速、有效，但超声易受肠管胀气干扰且难以评估远端和分支血管，可将其作为首选筛查。

（4）数字减影血管造影术（digital subtraction angiography，DSA）：DSA对本病检查敏感度达100%，传统上被认为是诊断的金标准，不仅能帮助诊断，还可鉴别是动脉栓塞、血栓形成或血管痉挛，亦可进行治疗。DSA可以清晰显示栓塞部位，侧支循环，甚至可以发现分支动脉的微小栓子，但其为有创检查、操作耗时且具有潜在的肾毒性，现多作为一种补充或独立的治疗方法，进行导管灌注溶栓、血管成形术、支架置入术等。

（5）腹部CT：CT血管成像（CT angiography，CTA）能准确地评估肠系膜动脉的血供及肠管灌注情况，诊断的准确率为95%～100%。SMAO的直接征象：肠系膜上动脉无增强显影，腔内充盈缺损；间接征象：肠壁增厚、肠腔扩张积液、肠系膜水肿，如肠管坏死可见肠壁和门静脉积气等。CTA优秀的成像质量、广泛的随时应用、具有鉴别其他腹部疾病的能力等使其成为检查的首选，并逐渐取代DSA成为诊断检测的金标准。

4.诊断及鉴别诊断

（1）诊断：本病的诊断主要依据病史（如既往有无瓣膜性心脏病、心脏手术史等）、临床表现和辅助检查。

本病出现肠缺血坏死时，可出现腹腔及肠腔的大量积液，腹腔穿刺抽出血性液体，腹部X线片可见腹部密度增高。当急腹症患者痛苦的表情和剧烈的腹痛程度超过腹部体征表现，尤其伴有心脏病者，应高度怀疑本病可能，及时的腹部彩色多普勒血管检查可确诊本病。

本病在肠坏死发生前确诊称为早期诊断。过去在临床上一直是个难题，1951年，Klass首先描述了急性肠系膜上动脉闭症（急性剧烈腹部疼痛，器质性心脏病，以及强烈的胃肠道排空症状，如恶心、呕吐或者腹泻），但临床上仍有大量的漏诊、误诊，首诊误诊率达90%～95%；直至2014年，Acosta等认为，随着CTA在临床上的应用，早期诊断肠系膜缺血成为可能。

（2）鉴别诊断：容易与之混淆，让人误诊的有胰腺炎、阑尾炎、胆囊炎、消化性溃疡等多种急腹症，但另外一种症状非特异，体征不明显的疾病也不容忽视：急性胃肠炎，易盲目观察而贻误病情。此外，一些肠系膜静脉血栓患者，发病年龄较轻，D-二聚体值较高，但如果术前没有腹部血管超声、增强CT等检查，易与SMAO相混淆；缺血性肠炎的老年患者，也会出现腹痛、不明原因的消化道出血，但预后较好。

5.治疗　SMAO发病凶险、预后差，一经确诊，必须迅速进行治疗，包括基础治疗、介入治疗、手术治疗。融合了手术与介入治疗的杂交手术，被认为是治疗SMAO的新发展方向。

（1）基础治疗：监测生命体征、禁食水、胃肠减压、快速补液，纠正水、电解质紊乱和酸碱失衡，预防性应用广谱抗生素等相关支持治疗是围介入手术期一切治疗的基础，其间可行经动脉导管或外周静脉注入尿激酶、链激酶溶栓，肝素等抗凝剂预防血栓蔓延、罂粟碱扩张血管等药物治疗。

术后外科重症监护极有必要，患者术后因菌群易位，毒素吸收，易并发感染性休克；开通栓塞的血管可能导致缺血再灌注损伤。术后TPN对改善SMAO的预后也至关重要，因此，有学者提出术后TPN和应用CTA诊断并列为降低肠系膜缺血性疾病病死率的保护因素。

（2）介入治疗：至今，国内外有很多介入治疗SMAO的成功报道，大宗临床回顾性研究也显示，与开放手术相比，介入治疗表现出更低的肠管切除率、肠外营养使用率、并发症发生率和死亡率。而且，即使介入治疗失败，也没有显著影响生存。但是，大多数SMAO患者就诊时已出现肠坏死、腹膜炎情况，因此，介入治疗SMAO的范围明显受限。目前，最常用的介入治疗方法为机械血栓清除术、血管成形术和支架置入，在未发生腹膜炎情况下，

辅以局部置管溶栓。

（3）手术治疗：对于药物及介入治疗无效者，症状进一步加重、出现腹膜刺激征、消化道出血或早期休克等征象，应及早手术。

SMAO手术治疗经历了三个阶段。

1）20世纪60～90年代：剖腹探查、肠系膜上动脉切开取栓/动脉旁路术、肠切除肠吻合。未发生肠坏死者，行肠系膜上动脉切开Fogarty球囊导管取栓；已发生肠坏死者，首先切除坏死界线清楚的肠管，以减少毒素吸收，接着取栓或动脉旁路重建肠系膜血运，挽救缺血但未坏死的肠管，最后观察肠壁的色泽、肠蠕动、肠系膜动脉搏动等判断肠管的活力，切除坏死肠管上、下端各15～20cm的正常肠管和栓塞的系膜，肠管一期吻合。

2）20世纪90年代：在严重的炎症状态下，肠管淤血水肿，即使经过仔细评估，仍有10%～20%的概率误判肠管活力，致使术后吻合口瘘发生的可能性显著增加。1998年，Betzler认为，实行二次剖腹法，即保留活力可疑肠管，行肠外置术，术后24～36小时后二次剖腹探查，将无活力的肠管切除。但再次麻醉和手术对伴有心血管疾病的老年患者又是一次严重的打击。

3）损伤控制外科：近年来，损伤控制外科（damage control surgery，DCS）的提出和发展，被认为是治疗SMAO这类严重外科急症的最佳方法，不仅避免吻合口瘘这一严重的并发症，还可减少因切除过多肠管而发生的短肠综合征，同时有利于促进患者肠道功能的恢复和营养状况的改善。DCS的基本措施：一期行简便可行、有效且损伤较小的应急救命手术。即小肠双腔造口（将肠管的远近两端造口于腹壁），并于远端肠管内置管给予肠内营养支持；持续积极的ICU复苏，使患者生命得以保全，病情平稳；有计划地再次确定性手术，3个月后肠管血供和功能恢复，行二期造口还纳。

（4）杂交手术：即将外科手术与介入治疗融合在一起，既可以行坏死肠管切除，又可以行导管溶栓取栓，同时不需要在手术室之间转移，不需要二次麻醉，降低了手术风险。

开腹逆行肠系膜动脉支架置入术（retrograde open mesenteric stenting，ROMS）是杂交手术的典型术式，最早由Milner等于2004年报道，开腹后切除坏死肠管，行动脉血栓内膜剥脱术＋球囊扩张动脉成形，逆行支架置入，开通肠系膜上动脉；近年，有报道ROMS后辅助以动脉腔内置管直接接触

溶栓,取得了良好疗效。但杂交手术仍多以个案或小宗病例报道为主,缺乏大型临床试验研究结果,且杂交手术室的造价较为昂贵,并且需要同时具备手术和介入治疗的能力,这就决定了其现阶段只能在比较大的临床中心开展。

6.预防 由于心房颤动在SMAO的重要作用,心房颤动患者需长期服用华法林、阿司匹林等药物抗凝治疗;如有必要及时行射频消融、经皮左心耳封堵等介入治疗。预防血栓形成与预防动脉粥样硬化的方法基本一致:建立低盐低脂饮食、适量运动、控制体重、规律作息、吸烟戒酒等健康的生活方式;对患有高血压、糖尿病、心脏病的患者要控制基本病情,保持血压、血糖稳定。

总之,SMAO是一危重的外科急腹症,早期诊断是影响预后的最重要因素,普通外科、血管外科、急诊科等医师一定要加强对本病的认识,面对50岁以上的腹痛患者时,一定要保持高度警惕,查体没有阳性发现,更要考虑到SMAO的可能,应用CTA、腹部血管超声可有助于诊断,对于诊断明确的患者,及时根据临床情况进行手术或介入治疗,才能真正降低SMAO的病死率。

二、非闭塞性急性肠系膜缺血

非闭塞性急性肠系膜缺血(non-occlusive mesenteric ischemia,NOMI)占急性肠系膜血管缺血的20%~30%,常见于老年人。NOMI于1958年由Ende教授在充血性心力衰竭伴发肠梗死病例的尸解基础上提出,并推测肠梗死的发生与肠系膜血管痉挛导致低血流量状态有关。由于原发病严重,常掩盖本病的存在,且其临床症状多不典型,早期诊断困难,一旦出现肠坏死,病死率可达70%~90%。

1.病因病机 产生NOMI的病因是一些间接引起广泛血管收缩的因素,如心源性疾病、低血容量、败血症、终末期肾衰竭或其他疾病引发的肠道缺氧、缺血再灌注损伤、肠道新陈代谢增加、感染等。腹部和心血管大手术、内脏血管收缩药物如α肾上腺素能药物、洋地黄等也有发生NOMI的风险。近来也有报道由肠内营养不耐受导致NOMI。NOMI主要受累的靶器官为右半结肠和末端回肠,可能与其终末动脉血管较长、侧支血供较差有关。

肠系膜动脉持续性痉挛和肠管血供急剧下降,肠道血流灌注减少,肠壁缺血缺氧,导致肠管缺血坏死,肠壁由黏膜层坏死开始发展至全层坏死,在全层缺血梗死前,患者即可能出现全身毒性反应和

感染性并发症。

2.临床表现 NOMI的症状和体征缺乏特异性,很少能在早期或术前做出诊断。主要表现为腹痛、恶心、呕吐、腹泻、便血等,早期具有"症状和体征不相符"的特点,即早期腹痛症状非常明显,但腹部查体时却没有腹膜刺激征等典型的体征。严重者可出现肠坏死、肠穿孔、腹膜炎、血运性肠梗阻,甚至感染中毒性休克等表现。病情进展,当发生肠坏死后,腹膜刺激症状明显,可出现休克。

NOMI典型的腹痛位于脐周,多呈弥漫性,起初都有肠痉挛,腹痛呈阵发性绞痛,肠梗死时腹痛转变为持续性,全身大汗淋漓,患者痛苦的表情和腹痛剧烈的程度常超出腹部体检的发现。

3.辅助检查

(1)实验室检查:大多数患者的白细胞计数水平升高,而且多高于$15×10^9/L$,但白细胞计数对于NOMI的诊断无特异性,仅可作为疾病严重程度的参考。肌酸激酶(CK)及其同工酶CK-MB、乳酸、肌酐及尿素氮均升高,对NOMI诊断有一定参考意义。

(2)腹部X线片:其诊断NOMI取决于肠道缺血的时间长短及肠系膜血管狭窄/堵塞的部位。根据对NOMI的诊断价值,可将腹部X线片的表现分为3种情况:①肠管内不同程度的气体积聚但不伴有肠壁的增厚被认为是无特异性的表现;②大/小肠扩张肠袢并伴有肠壁水肿增厚及肠腔内有液气平面被认为是可疑NOMI的表现;③而肠壁内积气,门静脉及其分支内气体影则是小肠缺血特异性的典型表现。整体而言,腹部X线片对于NOMI的早期诊断价值较小,而对于继发的肠坏死的诊断具有一定参考价值。

(3)腹部CT:NOMI的CT征象:①肠壁增厚;②肠腔扩张,积气积液;③肠壁积气和肝门静脉积气,也是肠壁坏死不可逆的标志,常提示预后不良;④肠间隙或腹水及肠系膜脂肪密度增高;⑤肠壁密度改变,在肠管横断面可表现为"面包圈"征或"靶环"征。

(4)DSA:可以直接显示出狭窄或痉缩的血管,在NOMI的早期可做出准确诊断,对于高度可疑的NOMI患者,且腹部X线片及CT检查未见明显异常时,应行血管造影检查。DSA显示肠系膜痉挛的诊断标准:①肠系膜上动脉多个分支起源部分的缩窄;②肠系膜血管扩张与缩窄交替出现,呈现腊肠串样表现;③肠系膜血管弓痉挛;④肠壁间血管充

盈障碍。

4.诊断 由于NOMI早期缺乏特异性临床表现，因此，对于NOMI早期诊断的关键在于提高对本病的认识。凡临床上出现下述情况时均应考虑NOMI的可能性：①NOMI的临床表现及腹部X线片酷似肠梗阻，但肠鸣音明显减弱或消失。②以慢性腹痛起病并逐渐加重，疼痛呈持续性剧烈疼痛。③高龄患者多见，常伴有严重的内科疾病，尤其是心血管疾病。④起病后生命体征不稳定，严重者伴血便。⑤术中见坏死肠管扩张，但找不到原因；肠系膜上动脉搏动性血流存在，切除肠祥大体标本找不到血栓，但病理结果通常符合小肠梗死。

5.治疗 本病是在严重的原发病基础上发生的，对引起长血管收缩的原因如充血性心力衰竭、心律失常等加以处理，使血管收缩的因素去除，改变循环功能尤为重要。

选择肠系膜上动脉造影甚为重要，不但可明确诊断，也是药物治疗的一个重要途径。在动脉主干未闭塞的情况下可以灌注罂粟碱、妥拉唑林、胰高血糖素、前列腺素E$_2$及血管扩张药。经过非手术治疗后症状有好转时，可再次造影观察肠循环的情况，如循环有改变可继续进行药物治疗。此外，还应重视对再灌注损伤的治疗，胃肠减压、吸氧与抗生素也都是重要的辅助治疗措施。

外科手术治疗仅限于坏死肠段的切除，但对本病肠切除术应持较非手术的态度，对明确有肠坏死者才考虑肠切除术。

本病多合并严重原发病，发生后难以及时治疗，并发症多，病死率高，死亡的主要原因是不可逆的休克或进展性肠坏死。对于可疑本病者，或高风险者，早期性选择性动脉造影及灌注治疗可降低其死亡率。

三、肠系膜静脉血栓形成

肠系膜静脉血栓形成（mesenteric venous thrombosis，MVT）是一种肠缺血性疾病，发病率较低，但误诊率和病死率较高。临床流行病学调查显示，MVT占整个肠缺血性疾病的5%～15%。肠系膜静脉血栓通常累及肠系膜上静脉，很少累及肠系膜下静脉。

1.病因 肠系膜静脉血栓分为原发性和继发性两种。临床上绝大多数是继发性肠系膜静脉血栓，约占80%。MVT的因素主要概括为以下几点。

（1）血液成分的改变：真性红细胞增多症，抗凝血酶Ⅲ不足，口服避孕药等。

（2）创伤性因素：腹部手术、创伤、门静脉高压症、脾切除术等。

（3）腹腔炎症：阑尾炎、腹腔/盆腔脓肿、脓毒血症、游走性静脉炎等。

2.病理 病因不同，MVT形成的方式也不相同，如继发于肝硬化、肿瘤或手术创伤的MVT，常先在梗阻部位形成血栓，然后向外周蔓延；而由高凝状态导致的MVT，则由小分支向主干蔓延。在肠系膜静脉血栓已经形成但侧支循环未能充分建立之前，肠管表现为充血、水肿、发绀。肠管发生出血性梗死常伴浆液血性渗出，此时动脉血管收缩明显，但肠壁仍有动脉搏动。后期发生透壁梗死时，则很难区分是动脉还是静脉阻塞所致。大量液体丢失导致水和电解质紊乱，扩张的肠管使腹内压明显提高，膈肌活动受限，影响肺内气体交换而使氧分压下降，缺氧又加剧了肠损伤。随着梗阻的持续，肠道内细菌大量繁殖，导致毒血症、休克，最终可发生多器官功能障碍。

3.分期 肠系膜静脉血栓可以表现为急性、亚急性及慢性。突然发病的患者诊断为急性MVT；患者表现为腹痛数日或数周不伴有肠坏死者诊断为亚急性MVT；对患有门静脉或脾静脉血栓并发症如食管曲张静脉出血的诊断为慢性MVT。急性MVT最危险的是易发生肠坏死或腹膜炎。亚急性MVT突出的症状是腹痛但不伴有肠坏死或食管曲张静脉出血。慢性MVT则以门静脉、脾静脉血栓形成后门体静脉交通支大量开放为主要特征，无腹痛，可出现一系列门静脉高压的临床表现。

4.临床表现 急性、亚急性和慢性发病者临床表现不同。对于急性MVT，临床表现一般为非特异性，如进行性腹痛、腹胀、恶心、呕吐、腹泻、便秘等，容易发生误诊。急性期症状多突然加重，可出现剧烈持续性腹痛，定位不明确，出现腹痛症状与体征相分离。病情继续进展，可出现血便等急性肠缺血症状，血性腹水多提示有肠坏死。相对于急性肠系膜上动脉栓塞，急性MVT腹部症状出现迟，病情发展慢，早期诊断相当困难，1/3～2/3的急性MVT患者存在腹膜炎体征。腹水形成及肠腔积液可引起患者有效血容量减少而出现循环不稳定的临床表现，当动脉收缩压＜90mmHg（1mmHg＝0.133kPa）时，通常提示患者预后较差。

亚急性和慢性者，可表现为数日至数周内无明显腹部体征，通常容易被忽略或误诊。尤其慢性者病程多超过3周,由于侧支循环形成,故腹痛多不明显,常因慢性小肠缺血、肠管狭窄、蛋白丢失性肠病等肠梗阻症状就诊,由于缺乏特异性,常被误诊。

5.辅助检查

(1)实验室检查:可见白细胞计数升高并有血液浓缩的现象。当发生肠坏死时可出现磷、血清乳酸水平升高或发生代谢性酸中毒;D-二聚体在急性MVT时含量明显增高,可为临床诊治提供一定参考。

(2)腹部X线片:几乎所有患者在腹部X线片均可见肠梗阻征象,可见肠道内不均匀积气,有阶梯状气液平面。钡剂透视可见由于系膜水肿增厚造成的肠袢分离影像"僵袢"征。肿胀的肠壁使肠腔变窄,黏膜皱襞消失。局部出血可呈现假性肿瘤的影像。

(3)腹部超声:彩超能探及静脉内血流的异常或栓子,并能显示肠管壁增厚、腹水等征象。其局限性包括检查结果因彩超操作者而异、彩超仪器对血流敏感程度、腹腔肠管内气体的干扰等,另外,门脉系统的大量侧支循环也可能被误认为门静脉血流。

(4)腹部CT检查:CT是最敏感的诊断急性MVT的影像学检查方法。最常见的阳性表现是肠系膜上静脉增粗,中心可见低密度的血栓影像及静脉壁高密度的组织光环。同时在门静脉及脾静脉内也可见血栓存在。另外,CT检查可见肠壁增厚,肠管积气及条纹状肠系膜。

6.诊断与鉴别诊断 急性MVT的症状和体征均没有特异性,以往诊断一般是在开腹探查中确定。近年来,随着影像学技术的发展,急性MVT的早期诊断率明显提高。诊断过程中应重视存在MVT相关因素及不明原因的腹痛、腹胀、腹腔渗液的患者。对可疑患者,应行针对肠系膜上静脉的彩超、CT、MRI等影像检查。

需要与急性MVT鉴别的疾病包括其他血管因素或非血管因素引起的肠缺血性疾病。其中,肠系膜动脉因素引起的缺血包括动脉硬化狭窄、主动脉夹层致肠系膜上动脉撕裂缺血、肠系膜上动脉栓塞等。非血管因素如嵌顿疝、肠扭转、肠套叠等。

7.治疗 MVT的治疗包括非手术治疗和手术治疗。

(1)非手术治疗

1)抗凝治疗:是有效防止血栓的蔓延的手段,急性MVT的患者血栓复发占1/3,抗凝治疗也可有

效预防血栓复发;对于已复发的病例,抗凝治疗的死亡率为22%,未抗凝治疗者死亡率为59%。具体用法:肝素25mg,每6小时1次,皮下脂肪层注射;或低分子量肝素0.4ml,每12小时1次,皮下脂肪层注射。若能口服,改华法林抗凝,注意华法林应和肝素类重叠使用3天后停用后者。

2)溶栓治疗:多用尿激酶50万~100万U,微量泵持续静脉给药,一般用药5~7天。局部导管溶栓治疗可能提高治疗效果,多将导管置入肠系膜上动脉持续灌注溶栓药。

3)应用抗凝溶栓药物治疗期间,应注意检查凝血功能,观察有无皮肤、黏膜、消化道及泌尿道出血,并权衡利弊,及时调整治疗方案及药物剂量。

(2)手术治疗:原则是一旦有局限性或弥漫性腹膜炎存在时就应迅速进行剖腹探查术。即使正常或轻微异常的血液化验或补充放射线检查,都不能替代临床的手术探查指征。手术中对受累及肠管的处理原则是充分切除广泛血栓形成者的坏死肠段,尽量保留有生机的肠管,以防术后短肠综合征的发生。这就需要在术中准确地判断坏死肠管的范围。对有广泛肠管受累,没有完全坏死但又很难判断其生机时,可先保留肠管24小时后再次探查。这种方法加上抗凝疗法可以避免切除缺血但可逆转的肠管,达到尽可能多保留肠管的目的。

8.预后 MVT具有复发性,它的复发多在发病后的30天之内。术后的抗凝治疗可减少复发,提高存活率。MVT的预后关键在于早期诊断后立即应用适当的抗凝溶栓疗法,这样可取得较好的临床治疗效果。

四、慢性肠系膜血管闭塞性缺血

慢性肠系膜血管闭塞性缺血属于慢性肠系膜缺血疾病的范畴,又称肠绞痛、腹绞痛、Ortner综合征、慢性内脏痛等。在临床上较为少见,约占肠系膜缺血性疾病的5%,由于长期以来对本病的认识不足,使诊治延误,常导致严重的并发症及较高死亡率。

1.病因病机 本病发病多在50岁以上人群,女性比男性多见。其主要病因如下所述。

(1)动脉粥样硬化:95%以上的病例由动脉粥样硬化性血管狭窄所致,糖尿病也可引起。因动脉粥样硬化进展缓慢而有足够时间形成侧支循环,并且经常是轻微的亚临床性狭窄,故而尽管常发生肠

系膜动脉粥样硬化，而具有慢性肠系膜缺血症状者并不多见。

（2）血管炎：包括大动脉炎、系统性红斑狼疮、韦氏（Wegener）肉芽肿病、结节性多动脉炎、变应性肉芽肿性血管炎、闭塞性血栓性血管炎（Buerger病）、白塞综合征、克罗恩病等亦可累及中、小动脉导致管腔狭窄、闭塞。

（3）其他原因：包括胸腹段主动脉瘤、肠系膜动脉自发性血管内膜增生、血管壁纤维发育异常、非特异性动脉发育异常、腹部外伤、放射病及外在压迫等；另有抗心脂质抗体综合征等高凝状态病等亦可引起本病。

病变部位多位于腹腔干、肠系膜上动脉及肠系膜下动脉起始部，动脉硬化斑块导致动脉管腔的狭窄或闭塞，但由于发展缓慢，且有丰富的侧支循环建立，患者多无明显自觉症状。但如动脉硬化累及范围较广，2～3支均有病变时，将会出现血供应量不足，加之餐后胃肠道需要更多血供，侧支循环不能满足内脏的血液需求，患者即出现典型的餐后疼痛。

2.临床表现　慢性肠系膜血管闭塞性缺血的经典三联征：餐后腹痛、恐食症和晚期消瘦，腹部查体多无阳性体征，腹平软，无明显压痛，虽然60%～90%的患者可在上腹部听到收缩期杂音，但无特异性。

（1）腹痛：典型症状为餐后腹痛，一般发生在餐后15～30分钟开始，1～2小时后达高峰，维持数个小时。80%～90%的患者具备这一腹痛特点。餐后腹痛的原因：在胃消化时相内由于肠血流转流向胃而致肠灌注减少，因而不能满足餐后肠分泌、消化、蠕动增强等高代谢状态的需求而导致腹痛。疼痛一般位于上腹部或脐周，呈钝痛、咬啮样痛、痉挛性痛或绞痛，偶尔可呈剧痛或锐痛。疼痛的严重程度与食物中所含热量和脂肪的多寡及血管狭窄的程度相一致。疾病早期和轻微系膜动脉阻塞，少量进食并不引起腹痛，而疾病后期或严重阻塞，即使少量进食也可能引起剧烈和持续性腹痛。

（2）消瘦、体重下降和营养不良：随着血管阻塞的进展，因餐后腹痛，患者惧怕进食（恐食症），限制进食量，久之渐渐出现消瘦、体重减轻和营养不良。消瘦程度与腹痛的严重程度和持续时间相平行。一般减轻体重9～10kg，常被疑有腹部恶性肿瘤。此外，内脏缺血导致吸收不良也是消瘦的原因。

（3）其他：主要表现为肠胀气、便秘、腹泻或恶心、呕吐，粪便量多，呈泡沫状，还有大量气与脂肪。

3.辅助检查

（1）实验室检查：一般无异常，可有吸收不良的表现，如D-木糖试验、维生素A耐量试验及^{131}I三油酸甘油酯吸收试验异常和血清维生素B_{12}及β-胡萝卜素水平下降，但无特异性。其他还有贫血、白细胞减少、低蛋白血症、低胆固醇血症、粪便隐血试验阳性等。疑有脂肪泻的患者，粪便苏丹Ⅲ染色显示脂肪球。24小时粪便脂肪定量，当粪便中一天脂肪量＞7g时，有诊断意义。

（2）腹部X线检查：无特殊表现，但可排除腹部其他疾病。胃肠钡剂检查有些病例可见小肠蠕动异常，肠袢扩张并因肠系膜增厚而彼此分离明显。有的可见肠狭窄。有炎性病变单个或多个溃疡，提示急性肠系膜上动脉阻塞后，侧支循环充分，肠未坏死。

（3）腹部超声：多普勒超声因其简便、无创等优点，成为筛选慢性肠系膜缺血的重要方法。但该检查方法只能查看主干血管近端病变，其准确性受呼吸运动、腹腔气体、既往剖腹手术、肥胖及操作者经验等因素影响。肠系膜动脉狭窄的程度可以通过超声测定血流速度来确定，狭窄越严重，则血流速度越快。

（4）DSA：是诊断本病的金标准。DSA可用于确定诊断、评价疾病的轻重和制订血管再通方案等。通过DSA可显示血管狭窄或阻塞的部位、性质、范围和程度及侧支循环建立情况。

（5）腹部CT：非增强CT可发现慢性肠系膜血管缺血的血管硬化斑块等。近年来随着多层螺旋CT技术的发展，CTA在肠系膜缺血性病变中的诊断中起到越来越重要的作用，尤其是血管三维重组、最大密度投影等技术的应用，显著提高了CT诊断缺血性肠系膜病变的特异度和敏感度。CTA能够显示主动脉、肠系膜动脉粥样斑块及其引起的肠系膜动脉狭窄和梗阻、侧支循环形成情况。

4.诊断及鉴别诊断

（1）诊断：主要根据临床症状如餐后腹痛、体重减轻及影像学检查，腹部X线片及钡灌肠检查和内镜检查对诊断虽然意义不大，但可排除胃肠道的其他器质性病变。腹部超声及腹部CT可进一步排除腹腔或腹膜后占位病变，血管造影剂CTA对本病诊断至关重要。总之，不能用其他疾病解释的腹痛，具有动脉硬化症，均应考虑本病的可能，同时做进一步的检查以确诊。

（2）鉴别诊断：本病缺乏特异性临床表现，鉴别诊断困难，应排除胃溃疡、慢性胰腺炎、胆囊炎、胰腺癌等。

1）胃溃疡：虽然上腹痛在餐后 0.5～1 小时出现，经 1～2 小时后逐渐缓解，但疼痛发作有周期性，易在秋末至初春季节发病，并且服用抑酸剂可缓解疼痛，胃镜检查可确诊。

2）慢性胰腺炎：有进食后腹痛、体重减轻、消化不良等症状，与本病相似，需鉴别。①慢性胰腺炎可有胆道疾病史或急性胰腺炎病史；②患者可有上腹饱胀、食欲缺乏、脂肪泻、糖尿病等胰腺外、内分泌不足的表现；③腹部超声、CT、ERCP 显示胰管变形、扩张、结石、钙化和囊肿及胆道系统病变等，有助于鉴别。

3）慢性胆囊炎：①多有急性胆囊炎、胆绞痛病史，可于饱食或进油腻食物后发作；②疼痛多位于右上腹，可向右肩背部放射，常伴有恶心、少数有呕吐、发热及黄疸；③右上腹有压痛，墨菲征阳性，有时可触及肿大并有触痛的胆囊；④腹部超声检查可见胆囊壁增厚或萎缩，胆囊内有结石和沉积物，有时胆囊积液者可见胆囊增大。

4）胰腺癌：有进食后腹痛、体重减轻、营养不良等症状，与本病相似，需鉴别。①胰腺癌腹痛为持续性、进行性加重，夜间尤为明显，身体屈曲可稍缓解；②胰头癌患者可有进行性加重的黄疸，晚期患者有时可触及上腹部包块；③腹部超声、CT、ERCP 及细针穿刺活检可显示癌肿征象。

5.治疗　本病可发展为威胁生命的急性肠系膜缺血，故宜早期诊断，及早治疗，改善或重建肠道血流，缓解或消除腹痛等症状，预防急性肠系膜缺血和肠梗死发生。治疗选择取决于血管疾病的程度和部位。

（1）非手术治疗：适用于症状轻的患者。具体治疗方法：①先治疗原发病，消除病因；②少量多餐，避免暴饮暴食或用要素饮食，减少消化道负担，从静脉补充部分营养；③口服维生素C、维生素E及血管扩张药，改善肠缺血减轻症状；④静脉滴注低分子右旋糖酐，防止血液浓缩，促进形成侧支循环。

（2）介入治疗

1）适应证：①外科治疗风险高，有外科治疗禁忌证或作为外科手术的过渡性治疗。②外科治

疗后再狭窄。③三支血管病变、外科治疗难度大。④对无症状的腹腔干、肠系膜上动脉狭窄患者是否需要治疗，目前存在争议；一般认为，对无症状的腹腔干狭窄多无须处理，而对无症状的肠系膜上动脉狭窄特别是狭窄程度＞60%则应给予积极治疗，因为肠系膜上动脉狭窄是急性血栓形成的基础，最终有 15%～20% 患者血栓形成。

2）介入治疗技术：常使用肠系膜动脉血管成形及支架置入技术。入路选择股动脉或左侧肱动脉，穿刺成功后置入 7F 导管鞘，行后前位主动脉造影了解肠系膜上下动脉、腹腔干分支情况、侧位造影了解血管开口情况及狭窄程度。根据具体情况选择合适的造影导管行选择性插管，导丝通过病变血管狭窄段，退出造影导管，引入 7F 导引管于病变近端的主动脉内，球囊扩张或支架释放前经导引管造影准确定位病变部位，支架释放后经导管注入罂粟碱 30mg，以解除可能的血管痉挛。

3）介入治疗效果：肠系膜动脉血管成形术治疗慢性肠系膜血管闭塞性缺血的有效率在 80% 以上，症状缓解时间 7～28 个月。另外，在上述主要动脉狭窄处放置支架者，操作成功率可达 70%～100%，并发症少，但 4～28 个月后复发率达 10%～50%，可反复进行操作。

（3）手术治疗：外科手术治疗是解除慢性小肠缺血、缓解症状、防止急性肠梗死的重要方法。如非手术治疗效果不佳或血管狭窄严重，患者一般状态较好时，应积极考虑手术治疗。小动脉分支广泛硬化狭窄或广泛小血管炎者不适宜手术。外科手术治疗目的：①减轻餐后腹痛；②停止或逆转体重减轻、营养不良；③预防疾病进展和最终导致肠管坏死。主要术式：①动脉内膜剥脱术；②血管旁路术（人工材料或自体组织）；③内脏血管再植术。

总之，慢性肠系膜血管闭塞性缺血临床发病率低，诊治难度大，并发症发生率和死亡率高，临床表现缺乏特异性，因此，临床上如遇到无法解释的餐后腹痛、体重下降及营养不良的中老年患者，要警惕本病的可能，尽早进行介入或外科干预，避免发生严重的并发症。

第七节　麻痹性肠梗阻

麻痹性肠梗阻（paralytic ileus，PI）又称功能性肠梗阻、无动力性肠梗阻，是由多种原因所致肠

道运动功能失调引起肠内容物通过障碍，而无肠腔内梗阻性病变的临床综合征。患者常表现为腹胀、肠蠕动减弱或消失，停止排气排便等现象，但无机械性梗阻表现，是临床常见的一种情况，尤其在腹部外科患者中常有产生，它可累及整个胃肠道，也可局限在胃、部分小肠或结肠。根据临床情况不同，麻痹性肠梗阻可以分为急性麻痹性肠梗阻和慢性麻痹性肠梗阻。

一、急性麻痹性肠梗阻

1.病因 神经、体液、代谢和毒素等因素皆可造成急性麻痹性肠梗阻。一般急性麻痹性肠梗阻常见原因如下所述。

（1）腹部大手术后：病变严重程度与手术操作时的副损伤大小有关。多见于结肠手术后，亦偶见于腹部以外手术后，如脊柱手术。

（2）脊柱、脊髓损伤。

（3）各类急性腹膜炎。

（4）空腔器官穿孔、如溃疡穿孔、阑尾穿孔、各类肠穿孔。

（5）外伤性胃肠破裂、膀胱破裂、输尿管断裂、胰腺损伤或肾损伤。

（6）其他感染如急性肾盂肾炎、肺炎、肠炎和败血症。

（7）尿毒症等。

（8）腹膜后血肿、感染。

（9）电解质紊乱，如低钾、低镁等。

（10）某些药物可诱发急性麻痹性肠梗阻。

急性麻痹性肠梗阻的确切发病机制尚未完全清楚，可能同交感神经过度兴奋有关。肠交感神经自脊髓 $T_6 \sim L_2$ 节段发出，副交感神经自延髓迷走神经脊核发出。肠交感和副交感神经都是肠运动神经，对肠形成双重支配。正常情况下，两者处于相对平衡状态。手术操作的刺激使交感神经兴奋性增强，肠壁去甲肾上腺素的合成和释放增加，从而抑制消化期间移行运动复合波出现，肠内容物推进因此减慢。

2.临床表现

（1）症状：急性麻痹性肠梗阻的病程短则几天，多则数周。患者有明显的腹胀，常累及全腹，腹痛较轻，一般为胀痛。呕吐物无粪臭味。停止排气、排便。手术后胃肠减压的患者一般有腹痛、腹胀和呕吐的表现。其他症状：患者因体液大量丢失，而感口渴、尿量减少。

（2）体征：腹部膨隆，腹式呼吸消失，见不到肠型及肠蠕动波；腹部压痛多不显著；叩诊呈均匀鼓音，肝浊音界缩小或消失；听诊时肠鸣音明显减弱或完全消失。因腹腔内器官破裂、穿孔或外伤等因素导致腹膜炎者，可出现相应体征，患者腹痛明显，活动后腹痛加重，腹部压痛明显，肌肉紧张，肠鸣音完全消失。

3.辅助检查

（1）腹部X线检查：无肠梗阻的定位征象，整个胃肠道胀气扩张，无孤立性肠袢，小肠、结肠普遍积气，尤以结肠明显。

（2）腹部超声：表现为肠管无蠕动，肠内容物呈静态或紧随体位漂动。

（3）胃肠造影：当麻痹性肠梗阻较轻时，可服用泛影葡胺造影，在服药3～6小时后复查，碘剂多可进入结肠，而排除小肠机械性肠梗阻。麻痹性肠梗阻较严重时，对比剂下行极为缓慢，在服药3～6小时后仍停留在胃和十二指肠、上段空肠内。

（4）腹部CT：可见胃、小肠、结肠均有充气扩张，以结肠改变较为明显，可见液平面，与机械性肠梗阻比较，动力性肠梗阻肠腔扩张广泛但程度较轻。

4.诊断及鉴别诊断

（1）诊断：根据患者病史、临床表现，结合腹部X线、CT等检查，诊断即可明确。立位X线片检查时，通常可见整个胃肠道扩张积气现象，并可见肠腔内有多个液平面。但也有少数病例只有个别肠袢发生局限性的肠麻痹。

（2）鉴别诊断：本病应与机械性肠梗阻、急性肠系膜上动脉栓塞相鉴别。

1）机械性肠梗阻：腹痛明显，表现为阵发性绞痛，早期腹胀不显著，查体可见肠型及蠕动波，听诊可闻及高亢的金属音或气过水声。X线检查显示胀气限于梗阻部位以上的肠管，而麻痹性肠梗阻表现为结肠、小肠全部均匀充气扩张。

2）急性肠系膜上动脉栓塞：常发生在既往有心脏病史的患者。发病急骤，表现为突然发作的剧烈腹痛。临床上的特点为腹痛症状与体征不符。表现为腹胀明显，肠鸣音消失。肠系膜上动脉造影、彩色多普勒超声有助于进一步明确诊断。

5.治疗 急性麻痹性肠梗阻应首先明确病因，这对于治疗有着重要的指导作用。详细询问病史可发现脊柱损伤、腹部损伤、肾功能不全病史。脊柱、脊髓损伤可伴有下肢感觉和运动障碍；急性腹膜炎、肾盂肾炎、肺炎、肠炎和败血症也各有其特有的临床表现；实验室检查可提示存在电解质紊乱；腹部超声、腹部CT可以证实腹膜后血肿、感染的诊断。

急性麻痹性肠梗阻原则上应采用非手术疗法。在恢复肠道正常功能的同时，应特别注重病因治疗。

（1）病因治疗：急性麻痹性肠梗病因治疗十分重要，是治疗成功的关键。急性麻痹性肠梗阻多数有原发性病变，去除病因后大多能够缓解。例如，腹部手术后或腹膜炎等所致的麻痹性肠梗阻给予胃肠减压后，可使病情好转；感染性因素导致的麻痹性肠梗阻，应寻找感染源并积极控制感染；电解质紊乱导致的麻痹性肠梗阻应积极纠正电解质紊乱；卵巢囊肿蒂扭转等病因消除后，肠麻痹多能自行痊愈。

（2）促进肠道正常动力恢复：应用各种积极有效的方法，减轻肠腔压力、促进肠蠕动、解除梗阻。

1）持续胃肠减压或肠管排气：可以减少肠腔内积气、缓解肠管扩张、减轻腹胀，利于胃肠功能恢复。推荐使用经鼻型肠梗阻导管进行肠腔减压，可快速缓解肠道压力及腹腔高压引起的腹腔间室综合征。

2）应用各种副交感神经兴奋药：如毒扁豆碱、新斯的明、垂体后叶素等，对预防和治疗麻痹性肠梗阻有一定疗效。

3）针刺或穴位注射：对促进肠道动力功能恢复有益，以选择足三里穴、内关穴等四肢穴位为主，使用针刺或穴位注射新斯的明。

4）肾周围脂肪囊封闭：对麻痹性肠梗阻的肠道功能恢复有一定疗效。用0.25%普鲁卡因30～50ml，单侧或双侧皆可，临床上较少应用。

5）硬膜外阻滞：对于手术后患者，选T_{10}～T_{11}穿刺，以2%利多卡因12～15ml分次注入硬膜外腔，可抑制肠交感神经的过度兴奋，促进胃肠功能恢复。此项治疗兼具有术后镇痛和缩短麻痹性肠梗阻时间的作用，应在临床上推广应用。

6）其他可刺激肠蠕动的方法：10%高渗盐水溶液75～100ml静脉滴注或10%的高渗盐水300ml保留灌肠，均有刺激肠蠕动的作用。口服热水对刺激肠蠕动有一定的作用。

急性麻痹性肠梗阻患者一般进行非手术治疗大多都可获得痊愈。对于临床非手术治疗无效的患者，应密切观察病情变化。一旦出现腹痛、腹胀加重，局部腹膜炎及肠坏死征象，应考虑外科手术治疗。

二、慢性麻痹性肠梗阻

1.病因　慢性麻痹性肠梗阻病因复杂，至今尚未完全阐明。按生理学标准可分为肌源性紊乱和神经源性紊乱。肌源性紊乱表现为肠收缩缺如或收缩低幅度；神经源性紊乱则肠收缩幅度正常，而其收缩方式不协调。目前，临床广泛应用的分类系统是根据病因将其分为原发性和继发性两大类。

（1）原发性慢性麻痹性肠梗阻：有明显的遗传倾向，最常见的遗传方式为常染色体隐性遗传，其次为常染色体显性遗传，也有X性连锁显性遗传的报道。

（2）继发性慢性麻痹性肠梗阻：常继发于某种疾病，病因明确，如结缔组织病、内分泌疾病、神经系统疾病、药物不良反应等。

此外，继发性慢性麻痹性肠梗阻的病因还包括小肠憩室病、EB病毒感染、带状疱疹病毒感染、巨细胞病毒感染、甲状腺功能减退、嗜铬细胞瘤、甲状旁腺功能减退、急性间歇性卟啉病、系统性硬化症、硬化性肠系膜炎。长期服用阿托品类、吗啡、吩噻嗪、茶碱和三环类抗抑郁药等药物的患者也偶可引起本病。

2.临床表现

（1）症状：本病起病缓慢，症状持续时间很长，或是反复发作，发作期可自数天到数周、数月，间以缓解期，缓解期可达数月至数年。患者可见于任何年龄段，发病年龄与病因有关。如为先天异常所致者，多在婴幼儿期发病；由退行性改变所致者，则多在中老年期发病。男女发病率相近。

最主要的临床表现为腹胀、腹痛、恶心呕吐，腹胀程度取决于病因、病变范围及程度。轻者不明显，重者腹胀难忍，腹部膨隆如足月妊娠女性。呕吐多发生在进食数小时至10小时后，呕吐量较大。腹痛性质以腹胀为主，也可表现为绞痛、钝痛。疼痛部位可位于脐周，也可弥漫性腹痛。有无腹泻与是否伴有小肠细菌过度生长有关，腹泻多为稀水样便，偶可为脂肪泻。病变累及结肠者可出现排便困难。少数患者表现为腹泻、排便困难交替出现。随着病情发展，继发体重下降、营养不良、叶酸和维生素缺乏及低蛋白血症。

（2）体征：腹部膨隆，无明显肠型，叩诊呈鼓音，振水声（＋），肠鸣音减弱或消失。

另外，病变可累及食管、胃、膀胱。食管受累引起吞咽困难；胃受累可引起胃排空延迟，饱胀；膀胱受累较少见，可表现为排尿异常、泌尿系感染。

3.辅助检查

（1）实验室检查：对于营养不良的患者，常规实验室检查能够确定贫血和低蛋白血症的存在及严重程度。一些特殊实验室检查有助于明确病因。如ANNA-1和克氏锥虫IgG血清学检查分别用于诊断Chagas病和副癌综合征。RET基因测定提示先天性巨结肠或多发性内分泌腺瘤ⅡB的存在；卟啉测定可用于卟啉病的诊断。

（2）影像学检查：腹部X线片（立位或侧位）应作为常规检查，可显示胃、小肠、大肠扩张、积气及液平面。对腹胀伴腹泻的患者，可行X线钡剂或小肠气钡造影，目的是仔细检查肠道各部位有无引起肠梗阻的各种原因，但钡剂使用有引起钡剂残留的风险，临床可选择碘油造影；影像学所见还可能对病变性质（肌源性或神经源性）有提示作用。内脏肌病型的典型特征是十二指肠扩张而缺乏肠袋的形成，结肠直径增大而收缩活动缺乏或缺失，内脏神经型的主要特征是平滑肌收缩紊乱。

（3）内镜检查：对排便困难者应行结肠镜检查，有助于排除机械性肠梗阻。检查中应避免过度充气，镜检同时可行活检并进行病理学检查，有助于病因的明确。

（4）胃肠测压：禁食和进餐状态下胃肠测压对于慢性麻痹性肠梗阻的诊断有一定作用。其特征性的测压改变为消化间期动力低下和消化期进餐后动力反应低下。具体表现为缺少典型的移行运动复合波；MMC收缩波的频率减少，波幅减低；缺少或缺乏某一时相；持续性收缩紊乱（压力变化不协调）或逆向蠕动；餐后不出现进餐诱导性收缩。由于目前测压检查还不能在全消化道进行，空肠下段和回肠上段无法进行测压检查，测压检查的仪器和方法尚未标准化，而且检查结果的敏感度和特异度有限，因此，目前国内外尚未广泛用于临床，多用作发病机制和病理生理研究。

（5）病理学检查：由于病变通常累及肌层或肌间神经丛，故内镜下活检常因深度不够而不能反映其病理变化。深层活检有助于明确病变的性质。组织学检查应包括石蜡切片的常规HE染色和厚切片的银染色，后者有利于检出肌间神经丛病变。免疫

组化可了解肽能神经支配情况。

4.诊断

慢性麻痹性肠梗阻的诊断应具备以下3点：①有肠梗阻的临床表现及腹部X线表现；②有肠道运动功能异常的证据；③排除机械性肠梗阻。其中①、③为必备条件。

慢性麻痹性肠梗阻确诊后，还应做定位和定性诊断。所谓定位诊断是指明确病变累及的主要部位，如结肠或小肠，并了解有无肠外器官受累。定性诊断是指明确有无引起慢性麻痹性肠梗阻的各种原发疾病和因素。

5.治疗

（1）病因治疗：积极处理引起和加重慢性麻痹性肠梗阻的病因，对于治疗十分重要。原发病治愈后，慢性麻痹性肠梗阻的症状即好转或消失，预后较好。

（2）支持疗法：轻症患者可视病情给予含多种维生素的低乳糖、低纤维的流质、半流质或普食，同时注意补充蛋白质和微量元素，如铁、钙、叶酸盐、维生素D、维生素K、维生素B_2。成功的饮食治疗可减轻部分患者的症状，饮食疗法应个体化，根据患者的生活习惯、病变类型、病情轻重来安排，尚无固定、统一的饮食配方。

重症患者需禁食禁水，采用全胃肠外营养，并注意纠正水、电解质紊乱。对病程较长的患者、应视病情补偿热量、维生素和微量元素。

（3）减低肠管张力：若腹胀较为严重，可采用胃肠减压，低压灌肠排便或肛管排气，亦可使用经鼻型肠梗阻导管或经肛型肠梗阻导管。轻-中度患者也可考虑选用缓泻药。

（4）合理应用抗生素：本病患者，特别是腹泻患者，常伴有肠内细菌过度生长。经静脉给予广谱抗生素，可抑制肠内细菌的生长，减轻严重的腹泻、腹胀和继发性脂肪吸收不良。一般疗程需要10～14天。长期应用抗生素有一定不良反应，应使用肠道内活菌制剂可纠正肠道菌群紊乱。

（5）胃肠动力药物：一直被用于本病的治疗，文献报道不乏有效者，但因缺乏大宗病例的对照研究，其有效性尚待进一步探讨。拟胆碱能药物、多巴胺受体阻滞药、西沙必利等药物有一定报道。生长抑素或奥曲肽：可抑制消化液分泌，增加肠蠕动，抑制细菌过度生长。总之，目前应用的许多药物尚不能令人满意，故临床大多选择联合药物治疗。

（6）手术治疗：本病多不选用手术治疗，但对

于内科治疗效果欠佳；腹胀等症状严重，患者难以忍受；病程较长而致严重营养不良，不能排除机械性肠梗阻的患者，才考虑外科治疗。胃肠造口术能解除积气引起的肠道扩张，缓解症状。当病变局限时，局部肠管切除术和旁路术疗效较好。术前需仔细定位，并尽可能保留小肠的功能。对病变广泛、梗阻症状持续并且严重的患者，可选用次全小肠切除术可缓解症状。但切除肠段较长，易导致短肠综合征；也有部分患者术后复发，或又引起粘连性肠梗阻者。

小肠起搏术、小肠移植术被认为是从根本上治愈慢性麻痹性肠梗阻的方法，但目前仍处于研究探索阶段，且慢性麻痹性肠梗阻患者多合并食管、胃、膀胱动力障碍，无论是小肠起搏，还是小肠移植都不能解决上述问题。

6.预后　本病的预后取决于病因。继发性慢性麻痹性肠梗阻的预后与原发病有关，如继发于一些良性疾病的患者，若无严重营养不良并发症，可长期生存；如继发于一些恶性疾病者，则预后不良。原发于肠平滑肌和肠肌间神经丛病变者预后较好，但因肠平滑肌和肠肌间神经丛病变所致的婴幼儿，多在未成年前死亡。

第八节　肿瘤性肠梗阻

肿瘤性肠梗阻多指消化道肿瘤阻塞或压迫肠道导致肠腔阻塞，肠内容物无法向前运行而引发的肠梗阻。临床以大肠肿瘤多见，而小肠肿瘤发病率较低，故临床少见。肿瘤性肠梗阻占机械性肠梗阻的27.3%～32.4%，随着生活环境的改善、生存年龄的延长，结直肠肿瘤的发生率日渐增加，肿瘤性肠梗阻在中老年机械性肠梗阻中的占比也随之提高。

一、胃肠道间质瘤

胃肠道间质瘤（gastrointestinal stromal tumor, GIST）是胃肠道最常见的间叶组织源性肿瘤，被认为起源于Cajal细胞或其前体细胞，占胃肠道恶性肿瘤的0.1%～3%，全球GIST的发生率和患病率分别为（1～2）/10万和13/10万，发病年龄多为60岁左右的中老年人，发病率在性别方面无显著性差异，但与男性患者相比，女性患者在初始诊断时常已经发生疾病的转移。GIST可发生于消化道的任何部位，其临床症状无特异性，与发生的部位、大小及生长方式相关。所有GIST均有恶性倾向，且10%～30%为恶性肿瘤。因此，GIST的早期诊断、治疗和规律随访尤为重要。

1.发病机制　c-kit基因和（或）血小板生成因子受体A（PDGFRA）基因突变被认为是导致胃肠道间质瘤发病的"罪魁祸首"。约4/5的胃肠道间质瘤显示c-kit基因突变阳性，常见的基因突变方式有框内缺失、框内插入或近膜结构域内的错义突变；10%的GIST有PDGFRA基因突变；GIST的基因是否突变及突变程度取决于肿瘤的位置。PDGFRA基因的突变多发生于胃，恶性程度较低。c-kit和PDGFRA基因均无突变的GIST，即野生型GIST占10%～15%，以儿童和青年多见，其发生机制可能与酪氨酸激酶被激活有关。

2.病理分型　GIST可涉及整个胃肠道，大多数分布于胃（60%）或小肠（30%），也可出现在十二指肠（4%～5%）、结肠或阑尾（1%～2%）、食管（1%），罕见于以下部位，如肠系膜、网膜、腹膜后和胰腺（胃肠外GIST）。GIST可向腔内、腔外或同时向腔内外生长，通常周围组织界线清晰，可有或无包膜，呈结节状或多结节状，切面呈黄色、棕色或浅褐色，质嫩、细腻，可伴局部出血、溃疡或囊性变，其直径大小在0.3～44 cm，中位直径约为6.0cm。根据肿瘤主体位置将GIST分为：①腔内型，向腔内生长，表面可形成溃疡；②壁内型，沿胃肠道管壁内生长，肿瘤表面黏膜隆起；③腔外型，向腔外生长肿物；④哑铃型（混合型），腔内、腔外同时生长；⑤发生在肠腔以外的GIST被称为胃肠道外间质瘤，常见于网膜、腹膜或肠系膜等。

梭形细胞型、上皮细胞型和混合型是GIST最常见的3种细胞学形态，分别占比70%、17%、13%。

3.临床表现　GIST通常无特异性症状，常于体检或手术治疗其他疾病时偶然发现，大多数患者以胃肠道出血为首要症状。因肿块位置的不同，较大的肿瘤可能通过内生性生长引起肠管梗阻或外生性生长压迫胃肠道，进而导致便秘、梗阻性黄疸或吞咽困难等，且GIST易复发和转移，从最初确诊到出现转移的平均时间约为3.6年，以肝或腹膜转移多见。

（1）消化道出血：约25%GIST患者存在消化道出血，GIST增长的过快以至于肿瘤血供不足导致黏膜缺血、糜烂、溃疡、肿瘤中心坏死，破溃于胃及肠腔导致出血。亦有GIST破裂进入腹腔引起大量腹腔出血的报道。

（2）腹部隐痛不适、腹痛、部分出现急腹症（溃疡、穿孔）。

（3）腹部包块（外向生长及周围组织浸润）。

（4）其他：多达25%的GIST无特异性症状，仅乏力、恶心、呕吐、早饱、体重下降等。

GIST常见的转移方式多为血行转移和种植转移，转移部位是肝和腹膜。与胃肠道腺癌不同的是很少发生早期淋巴结、肺、骨转移，即使发生，大部分也已经是肿瘤晚期。也有报道女性阴道和卵巢转移的病例。

4.辅助检查

（1）腹部CT：可准确判断肿瘤大小、肿瘤位置、浸润深度、有无远处转移等，目前已成为GIST诊断和随访的主要方式。在CT扫描中，大于5cm的GIST通常表现为外生性生长和血管增生，而小于5cm的GIST通常呈腔内息肉样生长。

（2）MRI：与CT具有相仿的诊断准确率，较CT而言，MRI对机体软组织的分辨率较高，且没有辐射损伤，在肿瘤的诊断、分期、评估预后等方面得到了广泛认可，对于小GIST，在MRI上通常表现为圆形肿瘤，并且可出现强而均匀的动脉强化；大的GIST通常表现为分叶状肿瘤，呈轻度的不均匀渐进强化，且常伴有瘤内囊变。

（3）PET/CT：对肿瘤的细胞代谢水平、早期转移及判断恶性潜能方面具有重要的诊断价值，且对GIST分子靶点药物的疗效评估有高度的敏感性，但由于部分GIST对其不敏感，且价格相对较高，故在临床上并不常用。

（4）内镜与超声内镜：消化道内镜可以近距离观察肿物的大小、形状和外观，以及肿物表面有无溃疡、出血等，同时取活检行病理检查。

（5）免疫组化：GIST免疫组化检测主要采用CD117（c-kit）、DOG1、CD34、琥珀酸脱氢酶B（SDHB）及ki67五个标记分子，可酌情增加检测SDHA，CD117与DOG1建议加用阳性对照。

（6）液体活检：是检测患者血液循环中肿瘤细胞DNA（circulating tumor DNA，ctDNA）的一项新型技术，检测外周血中ctDNA的浓度对于肿瘤的早期诊断、疗效评估及监测复发等提供了重要帮助。约在65.8%的GIST患者外周血液中可以检测出含c-kit或PDGFRA突变的ctDNA，92%的活动性GIST患者中检测到了含相同突变的ctDNA。ctDNA

检测不受时间限制，采样方便快捷，使其有广泛的应用前景。

5.手术前活检原则　由于GIST瘤体质地软碎，不适当的术前活检可能导致肿瘤种植播散和出血。

（1）对于大多数可以完整切除的GIST，手术前不推荐常规活检或穿刺。

（2）需要联合多器官切除者或手术后可能影响相关器官功能者，术前可考虑行活检以明确病理诊断，并且有助于决定是否直接手术，还是术前先用药物治疗。

（3）对于无法切除或估计难以获得完整切除的病变，拟采用术前药物治疗者，应先进行活检。

（4）经皮穿刺可适用于肿瘤播散、复发患者的活检。

（5）初发疑似GIST，术前如需明确性质（如排除淋巴瘤），首选EUS-FNA，EUS-FNA造成腔内种植的概率较小。

（6）直肠和盆腔肿物如需术前活检，推荐经直肠前壁穿刺活检。

（7）活检应该由富有经验的外科医师操作。

6.诊断　GIST需要病理诊断，非组织学检查方法无法对其进行确切诊断。临床首先应该将病变寻找出来，然后定性判断病变，从而将非手术治疗及手术治疗确定下来。术后应该有效鉴别肌性和神经源性肿瘤，从而将GIST确诊下来，将进一步的治疗方案确定下来。

7.治疗　GIST治疗方式包括手术治疗、药物治疗及内镜治疗。手术是目前的主要治疗方式；药物如伊马替尼等常用于手术的辅助或新辅助化疗，且是复发转移或不可切除GIST的一线治疗方案；内镜下治疗已开始作为一部分GIST的常规治疗手段。

（1）手术治疗：GIST手术治疗基本原则包括通过外科手术完整切除肿瘤，保证切缘的组织学阴性，不推荐常规淋巴结清扫，术中避免肿瘤破裂和注意保护肿瘤假性包膜完整。

1）手术适应证：对于临床上考虑为GIST的患者，应先进行临床评估，判定肿瘤部位、大小、是否局限、有无转移，综合评判进而决定治疗方式。

A.直径≤2cm的胃GIST伴临床症状者，可考虑行手术切除。

B.直径＞2cm的胃GIST或其他部位的局限性GIST：评估无手术禁忌证，预期能实现R0切除且不需要联合器官切除或严重影响器官功能者，手术切除是首选的治疗方法；临界可切除的局限性GIST或虽可切除但手术风险较大、需要行器官联合切除或严重影响器官功能者，宜先行甲磺酸伊马替尼（imatinib mesylate，IM）术前治疗，待肿瘤缩小后再行手术。食管、十二指肠或直肠的GIST，由于部位较为特殊且复发风险通常较高，不易随访或随访过程中肿瘤增大对手术切除和术后功能影响更为严重，一旦发现建议积极处理。

C.可切除的局部晚期和孤立性的复发或转移GIST：局部晚期GIST的定义为术前影像学评估或术中发现GIST侵犯周围器官或局部转移，但无远处转移者。估计能达到R0切除且手术风险不大，不会严重影响相关器官功能者，可直接行手术切除；如果术前评估不确定手术能否达到R0切除，或需要行联合多器官手术，或预计术后发生并发症的风险较高，应考虑术前行IM治疗，在肿瘤缩小且达到手术要求后，再进行手术治疗。

D.不可切除的或复发、转移性GIST：对于不可切除的或复发、转移性GIST，分子靶向药物是首选治疗，在药物治疗过程中进行动态评估，在靶向药物治疗后达到疾病部分缓解或稳定状态，估计所有复发转移灶均可切除的情况下，可考虑行手术切除所有病灶；在靶向药物治疗后大部分复发转移病灶达到控制，仅有单个或少数病灶进展，可以考虑谨慎选择全身情况良好的患者进行手术，切除进展病灶，并尽可能多地切除转移灶，完成较满意的减瘤手术；靶向药物治疗过程中发生广泛进展的复发转移性GIST，原则上不考虑手术治疗；姑息减瘤手术严格限制于能够耐受手术且预计手术能改善患者生活质量的情况。

E.合并各类急腹症的GIST：GIST合并各类急腹症，如穿孔、出血、梗阻时，评估患者全身情况及术者的经验综合考虑决定是否行急诊手术。

2）GIST的腹腔镜手术治疗

A.腹腔镜手术治疗GIST的基本原则：同样遵循开腹手术的基本原则。手术中要遵循"非接触、少挤压"的原则，注意避免肿瘤破溃播散，导致腹腔种植或血行转移，必须使用"取物袋"，应避免为追求微创和切口小而分块切取肿瘤取出，影响术后的病理学评估。

B.腹腔镜手术治疗GIST的适应证：胃GIST的腹腔镜手术治疗适应证一般推荐：肿瘤直径2～5 cm；肿瘤位于腹腔镜下易操作的部位（如胃大弯、胃前壁）；辅助检查提示肿瘤边界清晰，质地均匀，呈

外生性生长，无胃外侵犯和腹腔转移征象的原发局限性的胃GIST可行腹腔镜手术治疗。其他部位或肿瘤直径＞5 cm的容易操作部位的胃GIST，可尝试行腹腔镜手术治疗，如肿瘤需要较大腹部切口才能完整取出，不建议应用腹腔镜手术。一般较小的十二指肠GIST，特别是向腔外生长的肿瘤，可谨慎应用腹腔镜手术治疗；对于瘤体比较游离的直径≤5 cm小肠GIST，可考虑行腹腔镜手术切除，但手术探查必须轻柔、有序，一定要避免瘤体破裂。部分腹膜后GIST，如肾上腺区较小的GIST可考虑行腹腔镜手术。

C.腹腔镜手术治疗胃GIST的手术方式选择：腹腔镜手术切除胃GIST方式多种，应根据术中肿瘤位置、大小及其生长方式决定。单纯腹腔镜手术方式主要有胃楔形切除、胃大部切除（包括近端胃切除、远端胃切除）和全胃切除；特殊部位的胃GIST还可采取腹腔镜与内镜双镜联合切除或其他方式等。对于术前不能明确肯定肿瘤位置从而影响手术方式选择时，有时需要行术中胃镜帮助定位肿瘤位置及大小。

（2）内镜治疗

1）内镜下切除GIST的原则：①术前充分评估无淋巴结或远处转移；②肿瘤可完整切除，且保证瘤体包膜完整；③根据肿瘤起源、大小、部位、并发症发生风险等因素综合选择内镜下治疗方式。

2）内镜下切除GIST的适应证：①内镜治疗与病理诊断技术均成熟的单位；②具有丰富经验的内镜医师（如胃ESD累计量应大于300例）；③直径≤2cm的GIST，瘤体短时间内增大及患者治疗意愿强烈；④直径＞2cm且≤5cm的低风险GIST，术前应全面评估以除外淋巴结或远处转移，且应确保肿瘤可完整切除。

3）内镜治疗GIST的禁忌证：①明确发生淋巴结或远处转移者；②体积较大（直径＞5cm），无法完整切除者；③一般状况差、无法耐受气管插管下麻醉与内镜手术者。

4）内镜下切除方式的选择：内镜下切除GIST方式多种，应根据术前EUS及影像学检查及肿瘤位置、肿瘤大小及其生长方式决定。内镜下直接切除方式主要有内镜圈套切除术，内镜黏膜下挖除术及内镜全层切除术。对于困难部位或瘤体较大的GIST，可考虑内镜和腹腔镜联合技术，对于术前不能明确肯定肿瘤位置从而影响手术方式选择时，须根据术中内镜表现选择手术方式。

5）内镜下切除后补充治疗：对内镜下切除的GIST患者，应根据病理学检查结果进行肿瘤大小、核分裂象、切除完整性和复发危险度评估，进而决定是否需要补充治疗，如追加外科手术或药物治疗等。另外，由于内镜下切除存在出血、穿孔的风险，如果出现上述情况，可能需要急诊外科手术干预。

（3）药物治疗：分子靶向药物用于GIST术前治疗、术后辅助治疗及转移复发或不可切除GIST的治疗。其中甲磺酸伊马替尼（imatinib mesylate，IM）为一线治疗药物，对于IM治疗进展或不能耐受的患者，舒尼替尼可作为二线治疗。IM和舒尼替尼治疗均进展的GIST患者，建议参加新药临床研究，或者考虑给予既往治疗有效且耐受性好的药物行维持治疗；也可以考虑使用其他分子靶向药物，如索拉非尼可能有一定的治疗效果。

8.预后　普遍认为所有GIST均有恶性潜能，但是还没有统一影响其生存的最大具体因素。GIST的预后影响因素主要为周围组织肿瘤侵犯、肿瘤大小和性别等。肿瘤大小、发生部位、核分裂象等均对GIST的良恶性及预后造成了直接而深刻的影响。与胃GIST相比，肠及胃肠外的GIST具有较高的恶性程度、较差的预后。现阶段，生存预后的独立因素为肿瘤大小，腹腔是复发的高发部位。在肿瘤恶性潜能的判断中，肿瘤大小、分裂象可以作为有效指标。免疫表型只将细胞的分化方向及程度表现了出来，但是并无法对GIST的恶性程度进行判定。

总之，作为胃肠道中的一种间叶恶性肿瘤，尽管GIST发病率较低，但GIST患者的生存质量严重受到影响。随着人们生活方式的改变和对健康的逐渐重视，借助影像学、内镜等诊断方法，再结合病理学检查，GIST的发生率和检出率不断升高。在治疗上，各种新型的微创手术方法不断推出，具有优良效果的靶向药物也在不断问世，显著改善了患者的生存期。另外，新型治疗靶点的研发和监测预后的新型指标的出现，也为GIST的治疗开拓了新的前景。

二、原发性小肠肿瘤

小肠肿瘤是指十二指肠至回盲瓣区间内的小肠肠管内所出现的肿瘤，其发病率低，早期缺乏典型的症状和体征，诊断困难、误诊率高，近些年，随着医疗水平的提高及患者健康意识的增强，小肠肿瘤的诊治水平明显提高。

1.发病情况　小肠约占整个消化道长度的75%，然而，小肠原发肿瘤发病率却较低。仅占全部消化系统肿瘤的5%，占胃肠道恶性肿瘤的1%～2%。小肠肿瘤良、恶性发生之比为1:3，男性通常比女性多发，男女比例约为3:2。小肠肿瘤的主要发病部位是十二指肠，其次为空肠和回肠；在小肠良性肿瘤中以平滑肌瘤与腺瘤为主，恶性肿瘤以腺癌最常见，依次为恶性淋巴瘤、平滑肌肉瘤和类癌。

2.病因　原发性小肠肿瘤的发病机制尚不明确，大多数学者认为该类肿瘤与大多数肿瘤的发病机制一致，是多种因素共同作用的结果，发病的危险因素有以下几点：①不良的饮食习惯，如高脂肪、高蛋白、低纤维素饮食，吸烟，酗酒等。②肥胖。既往的研究认为，BMI与结肠癌危险性升高有关，说明肥胖相关因素可促进结肠癌发生。推测小肠癌与结肠癌发生机制相似，故肥胖可能会促进小肠癌的发生。③癌前病变。此类肿瘤的癌前病变主要有家族性腺瘤性息肉病、遗传性非息肉性结直肠癌、克罗恩病、乳糜泻、溃疡等疾病，癌前病变得不到及时治疗，反复迁延不愈会进展为癌症。④除上述危险因素外，分子遗传学亦对其发生起重要作用，*K-RAS*、*BRAF*基因突变，5q等位基因缺失，DNA错配修复均与原发性小肠肿瘤的发病有关。

3.病理　小肠肿瘤可来自小肠的各类组织，如上皮、结缔组织、血管组织、淋巴组织、平滑肌、脂肪、神经组织等，因此小肠肿瘤可呈各种类型。虽然在胃肠道肿瘤中只占据较少一部分，但是表现出较其他胃肠道肿瘤更高的恶性程度及更差的预后。

（1）良性肿瘤：腺瘤或息肉、平滑肌瘤或腺肌瘤、纤维瘤、脂肪瘤、血管瘤、神经纤维瘤、黏液瘤或黏液纤维瘤、错构瘤、畸胎瘤、神经鞘膜瘤、淋巴管瘤、黑色素瘤等。

（2）恶性肿瘤：类癌或嗜银细胞瘤；霍奇金病；恶性色素瘤；恶性血管瘤；恶性神经鞘膜瘤。

（3）生长部位、临床分型

1）生长部位：国内报道恶性肿瘤在回肠多见，良性肿瘤多位于空肠。良恶性合在一起常见生长部位依次为回肠、空肠、十二指肠。

2）临床分型：根据肿瘤生长部位分型。①原发性十二指肠肿瘤：梗阻黄疸型、幽门或肠梗阻型、上消化道大出血型、慢性胃病型、腹块型；②空、回肠肿瘤：慢性肠梗阻型、急腹症型、胃肠道出血型、腹块型、潜在型。

4.临床表现　小肠肿瘤种类繁多，起病隐匿，早期症状不明显，中晚期症状也不特殊，临床表现复杂。早期可无症状，当肿瘤体积较大时会出现各种消化道症状。

（1）腹痛：属于最常见的症状，肿瘤牵伸、肠管蠕动功能紊乱等是导致腹痛的关键因素，常表现为隐痛、胀痛或剧烈绞痛，若并发有肠梗阻，疼痛感更明显，部分患者可伴有腹泻、食欲缺乏等症状。

（2）消化道出血：主要表现为间接性柏油样便或血便，甚至大量出血。部分患者由于长期反复小量出血，却未被察觉，可转变为慢性贫血。

（3）肠梗阻：肠套叠是导致急性肠梗阻的主要原因，多数患者表现为慢性复发性。肿瘤引起的肠腔狭窄和压迫邻近肠管也可能诱发肠梗阻。

（4）腹部肿块：约有50%以上的小肠肿瘤可触及腹部肿块。瘤体在浆膜层，向腔外生长，体积大，容易触及，若位于黏膜层，向腔内突出，腹块小，不易触及。肿块多位于脐周或下腹部，良性的多光滑，活动度大；恶性的边缘不规则，活动度小。早期因小肠系膜较游离，肿块位置不固定且可推动，有肠套叠者肿块时隐时现。

（5）急性穿孔可引起腹膜炎：慢性穿孔可形成腹腔内炎性肿块或肠瘘，诊断困难。

（6）其他：如食欲缺乏、腹泻、贫血、体重下降等。恶性肿瘤可有发热、腹水等。十二指肠肿瘤常表现为恶心、呕吐，压迫胆管可出现黄疸。少数类癌患者可伴有类癌综合征，如血管神经性异常、皮肤潮红、低血压、肠蠕动亢进、阵发性腹痛等。

5.临床分类　以临床症状为划分依据，可将原发性小肠肿瘤分为4类。

（1）出血型：主要表现为排柏油样便。

（2）腹痛型：主要表现为不同程度的腹痛，如隐痛、胀痛或酸痛，一般情况下，腹痛部位与肿瘤位置相吻合。

（3）腹块型：主要表现为腹部有肿块、肿物。

（4）其他型：以食欲缺乏、乏力、消瘦和黄疸等为主要表现。

6.辅助检查　虽然大部分患者早期可无不适的症状，但患者的血常规通常有贫血的表现，当肿瘤合并出血时血红蛋白会进行性缺乏，粪便隐血试验呈阳性。该阶段不易被察觉，使多数患者错过治疗的最佳时期，因此，选择敏感度高的检查手段，对

提高早期诊断率有重要意义。当前的检查方法主要分为影像学检查和内镜检查两大类。

（1）小肠气钡双重造影：目前，对于发现位于空回肠的小肠疾病的首选检查方法为小肠气钡双重造影，其主要表现：①充盈缺损，即腔内和壁内的肿瘤常产生边缘清楚的充盈缺损。②肠袢推移，即肿瘤主要向腔外生长时，可推移邻近肠袢。③龛影，因肿瘤表面破溃而出现龛影，但一般较小而不易显示。良性肿瘤龛影边缘常规则，恶性多不规则；④套叠或梗阻，因肿瘤可使肠管产生套叠或梗阻而出现相应的X线征象。

（2）腹部CT：临床只用于了解恶性肿瘤侵及程度和是否有远处转移；当前准确快速而无创伤检查方法首选小肠多层螺旋CT检查，尤其适应器质性病变而肠段不能充分扩张的小肠肿瘤有一定的诊断价值，CT可直接显示肠壁情况，观察肠壁是否有水肿和肿瘤生长的情况，如向内还是向外生长，也可以用于观察胸腔及腹腔内的其他器官以明确是否有远处转移及后腹膜的情况，从而指导治疗。增强扫描可观察肿瘤的血供及血流动态变化等，尤其对肠梗阻的定位定性诊断有重要价值，但CT对于小肠肿瘤早期发现效果欠佳。

（3）选择性肠系膜动脉造影：此法对并发出血的小肠肿瘤，在活动性出血期间，紧急动脉造影是最有价值的诊断方法，即使在出血停止后也具有重要的诊断价值。对平滑肌瘤、肉瘤、血管瘤、腺癌和类癌的诊断有较大价值。小肠恶性肿瘤动脉造影表现：①肿瘤浸润和推移血管；②肿瘤新生血管的形成；③肿瘤囊性变及坏死区为对比剂充盈呈"湖"状、"池"状或"窦"状；④肿瘤包绕引起血管的狭窄和闭塞；⑤毛细血管灌注时间延长或通透性增加，出现肿瘤染色影；⑥动静脉分流，静脉早期充盈。类癌的动脉造影表现：①原发部位的肿瘤染色影常呈星状；②肠系膜的动脉分支有狭窄、阻塞和扭结征象。恶性淋巴瘤的显影极少有上述典型迹象。

（4）内镜检查：①胃镜和结肠镜检查可发现十二指肠和回肠末端病变，这两个部位分别为腺癌和恶性淋巴瘤的好发部位。检查方便、容易，而且阳性率较高。②小肠镜：包括推进式小肠镜和双囊电子小肠镜。③胶囊内镜：操作简单，检查过程中安全且患者无痛苦，属于无创性检查，能在合并较严重多器官功能障碍的老年人及更大范围内应用，最佳适用器官是小肠。在小肠镜所能及的范围内小

肠镜的敏感性高于胶囊内镜，但在小肠镜不能到达的肠段则胶囊内镜具有优势，在特异性方面胶囊内镜和小肠镜相近，将成为经胃镜、大肠镜检查阴性患者的首选检查方法。

（5）腹腔镜技术：利用腹腔镜检查可对小肠肿瘤的诊断与治疗有极大的帮助。腹腔镜能够从小肠腔外对十二指肠悬韧带至盲肠甚至全部胃肠道进行充分检查，从而弥补了其他影像学检查诊断中的不足，更重要的是腹腔镜在明确诊断的同时可以进行相应的手术治疗，这是其他小肠镜和影像学检查所无法替代的优势。腹腔镜技术可以代替剖腹探查，是当今小肠疾病诊断和治疗的重要发展方向。

7.诊断　小肠肿瘤诊断困难，文献报道误诊率达70%，而术前确诊率可达34.5%。误诊率高的主要原因：①发病率低，临床医生缺乏对本病应有的警惕；②早期缺乏特异性症状及体征，易与其他消化道疾病相混淆；③病理类型及肿瘤部位变化大；④为急腹症所掩盖，常因肠梗阻、腹膜炎或消化道出血而就诊；⑤由于小肠位于消化道中间部，且占消化道总长度的70%，目前尚缺乏准确率高、简单易行、无创性的诊断方法。为此，应提高对本病的警惕性，凡有腹痛、腹部肿块、消瘦、贫血，尤其是伴有反复性的消化道出血及不明原因的慢性不完全性肠梗阻患者，在排除胃肠道其他疾病后，均应考虑本病。

8.治疗

（1）治疗策略：小肠肿瘤因部位及种类不同所选择的治疗方式也不同，对于小肠肿瘤的整体原则是无论良恶性，能手术切除的都应尽早行手术治疗，对于小肠恶性肿瘤，术后行化疗及靶向治疗。

（2）手术治疗：对于诊断明确的小肠肿瘤患者，要尽早手术治疗。手术方式包括开腹手术及腹腔镜手术。当下，临床多采用腹腔镜联合开腹手术治疗，不仅手术切口小、恢复快，而且对肿瘤的切除范围掌控准确，是治疗小肠肿瘤首选的手术方案。

（3）放疗和化疗：除小肠肉瘤对放疗有一定的敏感性，大多数小肠恶性肿瘤对放疗不敏感，通常不选择放疗治疗，但对肝内多发性转移灶的小肠神经内分泌瘤患者，放疗有缓解症状的作用。对于小肠淋巴瘤的化疗和疗效已得到医学界的广泛肯定，小肠淋巴瘤切除术后常用化疗方案有COP、CHOP、BACOP方案等，对于其他类型的术后化疗疗效尚不十分明确。

（4）靶向治疗：现阶段靶向治疗尚未有太多证据，部分病例提示对于K-RAS野生型的患者，利妥昔单抗治疗可能有效，对患者临床症状的缓解及生存率均有显著改善。甲磺酸伊马替尼主要用于CD117表型的小肠间质瘤患者。对于小肠肿瘤转移至大肠的患者，术后可以考虑使用贝伐珠单抗，可抑制血管内皮生长因子，具有抗血管生成的作用。也有报道贝伐珠单抗对小肠淋巴瘤及神经内分泌瘤可能有效，目前靶向治疗尚在研究阶段，临床暂无太多的证据。

9.预后　小肠恶性肿瘤通常预后较差，5年生存率在21%～42%，其中腺癌约为40%，类癌为65%，淋巴瘤为28%，肉瘤为24%。一方面是因为小肠肿瘤不易被发现，检出时已属晚期，另一方面小肠黏膜含有丰富淋巴组织，早期即可发生远处转移。小肠肿瘤要根据具体的临床表现相应地选择相关检查以明确诊断，进一步提高对小肠肿瘤的临床检出率，从而尽早进行干预治疗，以期提高对小肠肿瘤的治愈率。

总之，对于小肠疾病而言，明确诊断及合理运用相关的检查手段及早期发现病变是临床工作中的重点，也是难点，必要时外科手术探查在某些诊断困难的病例中也具有重要的作用。另外，近年来随着MDT的出现使小肠肿瘤疾病诊断进一步规范化，从初步诊断到后续治疗，相关学科均起到了举足轻重的作用。因此，有机地结合相关临床各学科，建立小肠疾病诊治的相关学科群，加强各科群的整体实力，是提高小肠疾病临床诊治水平的重要保证。

三、结肠和直肠肿瘤

（一）平滑肌瘤

消化道内平滑肌瘤大多数发生在胃和小肠，在大肠内少见，结肠又不如直肠多见，大肠平滑肌瘤可发生于任何年龄，但发病率与年龄呈正相关，60岁患者易恶变。根据形状和生长方向可将平滑肌肉瘤分为4型：肠内型（又称黏膜下垂），可有蒂或无蒂；肠外型（又称浆膜下型），向肠外生长，存在于腹腔内；哑铃型可同时向肠内和腹腔生长，占胃肠道平滑肌瘤的4%，该型肿瘤较大；狭窄型可环绕不同长度的肠袢生长。

1.临床表现与诊断　主要临床表现为腹痛、排便习惯改变、消化道出血、腹部肿块及肠梗阻。一般来说，结肠平滑肌瘤常无特异性症状，消化道出血常为间断小量出血，持续时间不等。偶有大出血致休克者，出血的主要原因是肿块受压或由于肿瘤供血不足，中心部位缺血坏死及表面溃疡形成所致。腹痛为较常见的症状，常在出血前或肿块发现前即已出现，肿块最大径＜3cm时腹痛症状少见，多数为隐痛或胀痛，部位不确切，可能因瘤体牵拉、压迫邻近组织或部分肠梗阻引起。结肠平滑肌瘤临床诊断较为困难，常发生误诊。

2.辅助检查

（1）结肠镜活检：对黏膜下型的平滑肌瘤诊断有一定的可靠性，但对其他类型的病例诊断无太多帮助。

（2）X线钡剂检查特点：①壁间型常因肿瘤较小而不产生X线征象；②黏膜下型呈肠腔内边缘整齐的圆形充盈缺损，黏膜皱襞因肿瘤向上提拉而变薄，有时充盈缺损出现典型的"脐样中心"的溃疡或深入充盈缺损的窦道；③浆膜下型很小时可无X线征象，较大时可出现肠外软组织肿块影；④腔内外型可造成腔内充盈缺损和腔外压迫的双重征象。

（3）腹部超声及CT检查：有助于了解肿块的位置、大小与肠壁的关系及有无囊性变，因而对肿物是炎症性或肿瘤性具有鉴别诊断意义。

3.治疗及预后 一般采用局部手术切除，效果较好。结肠平滑肌瘤少见，预后比发生在十二指肠与直肠者好。

（二）平滑肌肉瘤

平滑肌肉瘤较多见于子宫及胃肠道，偶可见于腹膜后、肠系膜、大网膜及皮下软组织。患者多见于中老年人。肉瘤细胞多呈梭形及轻重不等的异型性。大肠平滑肌肉瘤多起源于肠壁固有肌层，少数起源于黏膜肌层及血管平滑肌。肿瘤的大小不一，大者可达数十厘米，小者不足1cm。大体类型分为以下4型。

（1）腔内型：又称黏膜下型，瘤组织突入腔内，主要在黏膜下生长。

（2）腔外型：又称浆膜下型，瘤组织主要向肠壁外生长。

（3）混合型：肿瘤在肠壁间同时向肠腔内外生长，多呈哑铃状。

（4）壁内型：又称缩窄型，瘤组织沿肠壁生长，常累及肠壁全周，致肠腔狭窄。

病理组织学类型根据分化程度可分为高分化肉瘤和低分化肉瘤，目前多数学者认为平滑肌肉瘤的

恶性程度随核分裂象的增多而增高。平滑肌肉瘤除局部浸润邻近器官和组织外血行播散是其主要转移途径，淋巴结转移少见。

1.临床表现与诊断 大肠平滑肌肉瘤常无特异性临床表现，早期仅出现一般的消化系统症状，如腹部不适、腹痛等，当肿瘤侵犯黏膜层时可出现血便或黏液血便，当肿瘤生长过大时可出现排便困难或肠道梗阻。本病的诊断常较困难，实验室及其他辅助检查有助于诊断，但缺乏特异性。因大肠平滑肌肉瘤好发于直肠，故直肠指检检查对提供诊断线索有较大意义，常可触及圆形或椭圆形肿物，质韧如橡皮，活动性差，黏膜光滑。当黏膜受侵出现溃疡时与癌症较难区分。

因肿瘤来源于平滑肌层，故活检取材时必须达到一定深度，且应多处取材，有时良、恶性鉴别殊为不易。

2.辅助检查

（1）气钡双重造影：检查主要表现为充盈缺损，管腔狭窄，多无黏膜改变。当肿瘤侵犯黏膜时可出现龛影，与溃疡型癌难以区分。

（2）结肠镜检查：可见黏膜下占位改变，肠腔呈外压性改变。

（3）直肠腔内超声和CT检查：有助于本病的诊断，且对决定手术方式有一定意义。

3.治疗 手术治疗是大肠平滑肌肉瘤的主要治疗手段，常采用根治性手术切除方式，对于复发转移病例，也应采取积极的手术治疗。本病对化疗、放疗均不敏感。

Randleman于1989年提出的对肛管直肠平滑肌肉瘤治疗的建议可作为临床治疗上的参考。

（1）瘤体直径＜2.5cm，仅局限于肠壁内者，行扩大局部切除术。

（2）瘤体直径≥2.5cm并浸透肠壁者，建议行根治性腹会阴联合切除术、低位前切除术或盆腔联合器官切除术。

（3）放疗、化疗不应作为本病的常规治疗手段。

（三）结直肠癌

结直肠癌（colorectal cancer，CRC）是我国发病率前五位的恶性肿瘤，随着生活方式和饮食结构的变化，发病率呈上升趋势，给人民生命健康及社会经济带来巨大的负面影响。CRC也是引起肠梗阻重要的病因，很多患者首次就诊的原因为肠梗阻，

因此，CRC的诊疗亦是肠梗阻治疗的重点。

1.流行病学　CRC是常见的恶性肿瘤，发病率和死亡率均呈上升趋势，据2020年全球癌症统计数据，我国CRC新发病例为55.5万，居恶性肿瘤第三位。发病率为23.9/10万，男性高于女性。死亡率为12.0/10万，居第五位。CRC死亡病例数男性和女性分别为16.5万和12.1万，死亡率分别为14.8/10万和9.4/10万。国家癌症中心最新统计数据显示，我国CRC新发人数占所有新发恶性肿瘤的9.9%。不同地域发病率及死亡人数不同，城市远高于农村，东部地区高于中部地区和西部地区。

结肠癌在41～65岁人群发病率高，近20年，尤其是在大城市中，该人群发病率明显上升，且有结肠癌多于直肠癌的趋势。

2.临床表现

（1）症状：早期结直肠癌患者可无明显症状，病情发展到一定程度可出现下列症状：①排便习惯改变；②粪便性状改变（变细、血便、黏液便等）；③腹痛或腹部不适；④腹部肿块；⑤肠梗阻相关症状；⑥全身症状：如贫血、消瘦、乏力、低热等。

（2）体征：①一般状况评价，全身浅表淋巴结特别是腹股沟及锁骨上淋巴结的情况。②腹部视诊和触诊，检查有无肠型、肠蠕动波，腹部是否可触及肿块；腹部叩诊及听诊检查了解有无移动性浊音及肠鸣音异常。③直肠指检：对疑似CRC者必须常规做直肠指检。了解直肠肿瘤大小、形状、质地、占肠壁周径的范围、基底部活动度、肿瘤下缘距肛缘的距离、肿瘤向肠外浸润状况、与周围器官的关系、有无盆底种植等，同时观察有无指套血染。④三合诊：对于女性直肠癌患者，怀疑肿瘤侵犯阴道壁者，推荐行三合诊，了解肿块与阴道后壁关系。

3.辅助检查

（1）实验室检查：①血常规，了解有无贫血；②尿常规，观察有无血尿，结合泌尿系影像学检查了解肿瘤是否侵犯泌尿系统；③粪便常规及隐血试验，注意有无红细胞、白细胞，针对消化道少量出血的诊断有重要价值；④生化、电解质及肝肾功能等；⑤肿瘤系列，如肿瘤患者及高龄患者应检测外周血癌胚抗原（CEA）、CA19-9；有肝转移患者建议检测甲胎蛋白（AFP）；疑有腹膜、卵巢转移患者建议检测CA125。

（2）内镜检查：所有疑似结直肠癌患者均推荐全结肠镜检查，但以下情况除外。①一般状况不佳，难以耐受；②急性腹膜炎、肠穿孔、腹腔内广泛粘连；③肛周或严重肠道感染。

（3）影像学检查：临床诊断CRC最常用的影像学检查为CT，腹部X线检查对肠梗阻患者的诊断价值较高；随着影像学技术的发展，MRI在临床中的应用范围扩大，尤其在直肠癌的诊断中成为首选。PET/CT可作为全身转移瘤的首选检查，但其价格昂贵，不推荐常规使用。

（4）病理组织学检查：病理检查是诊断CRC的金标准，力争在治疗前获得病理诊断。活检诊断为浸润性癌的病例行规范性CRC治疗。活检诊断为高级别上皮内瘤变或黏膜内癌的病例，建议临床医师综合其他临床信息包括内镜或影像学评估的肿瘤大小、侵犯深度、是否可疑淋巴结转移等，确定治疗方案。低位直肠肿瘤可能涉及是否保肛决策时，建议病理科医师在报告中备注说明活检组织有无达到"癌变"程度。对临床确诊为复发或转移性CRC患者进行*KRAS*、*NRAS*基因突变检测，以指导肿瘤靶向治疗。

（5）开腹或腹腔镜探查术：以下情况建议行开腹或腹腔镜探查术：①经过各种诊断手段尚不能明确诊断且高度怀疑结直肠肿瘤；②出现肠梗阻，非手术治疗无效；③可疑出现肠穿孔；④非手术治疗无效的下消化道大出血。

4.诊断　CRC诊断步骤见图11-51，诊断结束后推荐行cTNM分期。

5.治疗

（1）MDT to HIM原则：CRC的治疗模式是以手术为主的整合治疗。多学科整合诊治团队（MDT to HIM）诊疗模式可有效提升肿瘤诊疗水平，有条件的单位，CRC患者应纳入整合诊疗模式，即由结直肠外科/胃肠外科、肝外科、肿瘤内科、放疗科、放射科和超声影像科及其他相关专业有一定资质的医生组成团队，定时、定点对患者的一般状况、疾病诊断、分期、发展及预后做出全面评估，并根据当前国内外治疗规范和指南，制订并实施最适合、最优的整合诊治方案。

（2）CRC手术治疗原则：①全面探查，由远及近。必须探查并记录肝、胃肠道、子宫及附件、盆底腹膜及相关肠系膜和主要血管旁淋巴结和肿瘤邻近器官的情况；②推荐常规切除足够的肠管，清扫区域淋巴结，并进行整块切除，建议常规清扫两站以上淋巴结；③推荐锐性分离技术；④推荐遵循无瘤手术原则；⑤对已失去根治性手术机会的肿瘤，

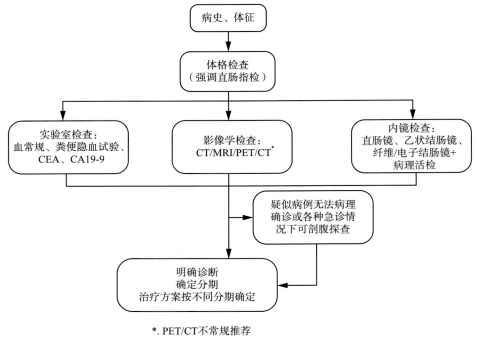

*. PET/CT不常规推荐

图 11-51 CRC临床诊断流程图

如果患者无出血、梗阻、穿孔症状或压迫周围器官引起相关症状，则根据多学科会诊评估确定是否需要切除原发灶；⑥结肠新生物临床诊断高度怀疑恶性肿瘤及活检报告为高级别上皮内瘤变，如患者可耐受手术，建议行手术探查。

（3）结肠癌的手术治疗：根据TNM分期进行，具体如下。

1）早期结肠癌（cT1N0M0）的治疗：建议采用内镜下切除、局部切除或肠段切除术。侵入黏膜下层的浅浸润癌（SM1），可考虑行内镜下切除，决定行内镜下切除前，需要仔细评估肿瘤大小、预测浸润深度、肿瘤分化程度等相关信息。术前内镜超声检查属T1或局部切除术后病理学检查证实为T1，如果切除完整、切缘（包括基底）阴性而且具有良好预后的组织学特征（如分化程度良好、无脉管浸润），则无论是广基还是带蒂，不推荐再行手术切除。如果具有预后不良的组织学特征，或者非完整切除，标本破碎切缘无法评价，则推荐追加肠段切除术加区域淋巴结清扫。

如行内镜下切除或局部切除必须满足如下要求：①肿瘤直径<3 cm；②肿瘤侵犯肠周<30%；③切缘距离肿瘤>3mm；④活动，不固定；⑤仅适用于T1期肿瘤；⑥高-中分化；⑦治疗前影像学检查无淋巴结转移的征象。

2）结肠癌（T2～4，N0～2，M0）：①首

选的手术方式是相应结肠肠段的切除加区域淋巴结清扫。区域淋巴结清扫必须包括肠旁、中间和系膜根部淋巴结。建议标示系膜根部淋巴结并送病理学检查；如果怀疑清扫范围以外的淋巴结、结节有转移，推荐完整切除，无法切除者视为姑息切除。②家族性腺瘤性息肉病如已发生癌变，根据癌变部位，行全结直肠切除加回肠储袋肛管吻合术、全结直肠切除加回肠直肠端端吻合术或全结直肠切除加回肠造口术。尚未发生癌变者可根据病情选择全结直肠切除或者肠管节段性切除。林奇综合征患者应在与患者充分沟通的基础上，在全结直肠切除与节段切除结合肠镜随访之间选择。③肿瘤侵犯周围组织器官建议联合器官整块切除。术前影像学报告为T4的结肠癌，在MDT讨论的前提下，可行术前化疗或放化疗再施行结肠切除术。④行腹腔镜辅助的结肠切除术建议由有腹腔镜经验的外科医师根据情况酌情实施。⑤对于已经引起梗阻的可切除结肠癌，推荐行Ⅰ期切除吻合，或Ⅰ期肿瘤切除近端造口远端闭合，或造口术后Ⅱ期切除，或经肛型肠梗阻导管置入、支架置入术后限期切除。如果肿瘤局部晚期不能切除，建议给予包括手术在内的姑息性治疗，如近端造口术、短路手术、支架置入术等。

（4）直肠癌的外科治疗

1）早期直肠癌（cT1N0M0）：治疗处理原则

同早期结肠癌。早期直肠癌（cT1N0M0）如经肛门切除（非经腔镜或内镜下）必须满足如下要求：①肿瘤直径＜3cm；②肿瘤侵犯肠周＜30%；③切缘距离肿瘤＞3mm；④活动，不固定；⑤距肛缘8cm以内；⑥仅适用于T1期肿瘤；⑦无血管淋巴管浸润（LVI）或神经浸润（PNI）；⑧高-中分化；⑨治疗前影像学检查无淋巴结转移的征象。

2）直肠癌（cT2～4，N0～2，M0）：推荐行根治性手术治疗。中上段直肠癌推荐行低位前切除术；低位直肠癌推荐行腹会阴联合切除术或慎重选择保肛手术。中下段直肠癌切除必须遵循直肠癌全系膜切除原则，尽可能锐性游离直肠系膜。尽量保证环周切缘阴性，对可疑环周切缘阳性者，应追加后续治疗。肠壁远切缘距离肿瘤1～2cm，直肠系膜远切缘距离肿瘤≥5cm或切除全直肠系膜，必要时可行术中冷冻切片病理学检查，确定切缘有无肿瘤细胞残留。在根治肿瘤的前提下，尽可能保留肛门括约肌功能、排尿和性功能。

治疗原则：①切除原发肿瘤，保证足够切缘，远切缘至少距肿瘤远端2cm。下段直肠癌，距离肛门＜5cm且远切缘距肿瘤1～2cm者，建议术中冷冻切片病理学检查证实切缘阴性。直肠系膜远切缘距离肿瘤下缘≥5cm或切除全直肠系膜。②切除直肠系膜内淋巴脂肪组织及可疑阳性的侧方淋巴结。③尽可能保留盆腔自主神经。④术前影像学提示cT3～4和（或）N＋的局部进展期中下段直肠癌，建议行术前放化疗或术前化疗，术前放化疗必须重新评价，MDT讨论是否可行手术。⑤肿瘤侵犯周围组织器官者争取联合器官切除。⑥合并肠梗阻的直肠新生物，临床高度怀疑恶性，而无病理学诊断，不涉及保肛问题，并可耐受手术的患者，建议剖腹探查。⑦对于已经引起肠梗阻的可切除直肠癌，推荐行Ⅰ期切除吻合，或Hartmann手术，或造口术后Ⅱ期切除，或放置经肛型肠梗阻导管、支架置入解除梗阻后限期切除。Ⅰ期切除吻合前推荐行术中肠道灌洗。如估计吻合口漏的风险较高，建议行Hartmann手术或Ⅰ期切除吻合及预防性肠造口。⑧如果肿瘤局部晚期不能切除或临床上不能耐受手术，推荐给予姑息性治疗，包括选用放疗来处理不可控制的出血和疼痛、近端双腔造口术、支架置入来处理肠梗阻及支持治疗。⑨术中如有明确肿瘤残留，建议放置金属夹作为后续放疗的标记。⑩行腹腔镜辅助的直肠癌根治术建议由有腹腔镜经验的外科医师根据具体情况实施

手术。

（5）内科治疗：内科药物治疗的总原则如下所述。必须明确治疗目的，确定属于术前治疗/术后辅助治疗或姑息治疗；必须在全身治疗前完善影像学基线评估，同时推荐完善相关基因检测。推荐对临床确诊为复发或转移性结直肠癌患者进行KRAS、NRAS基因突变检测，以指导肿瘤靶向治疗。BRAF V600E突变状态的评估应在RAS检测时同步进行，以对预后进行分层，指导临床治疗。推荐对所有结直肠癌患者进行错配修复（mismatch repair，MMR）蛋白表达或微卫星不稳定（microsatellite instability，MSI）检测，用于林奇综合征筛查、预后分层及指导免疫治疗等。MLH1缺失的MMR缺陷型肿瘤应行BRAF V600E突变分子和（或）MLH1甲基化检测，以评估发生林奇综合征的风险。一些结直肠癌抗HER2治疗临床研究获得了可喜的成果，但目前尚无规范的检测判读标准，有条件的单位可适当开展相关工作。在治疗过程中必须及时评价疗效和不良反应，并在多学科指导下根据患者病情及体力评分适时地进行治疗目标和药物及剂量的调整。重视改善患者生活质量及合并症处理，包括疼痛、营养、精神心理等。

1）直肠癌的新辅助治疗：新辅助治疗的目的在于提高手术切除率，提高保肛率，延长患者无病生存期。推荐新辅助放化疗仅适用于距肛门＜12cm的直肠癌。①直肠癌术前治疗推荐以氟尿嘧啶类药物为基础的新辅助放化疗。②T1～2N0M0或有放化疗禁忌的患者推荐直接手术，不推荐新辅助治疗。③T3和（或）N＋的可切除直肠癌患者，原则上推荐术前新辅助放化疗；也可考虑在MDT讨论后行单纯新辅助化疗，后根据疗效评估决定是否联合放疗。④T4期或局部晚期不可切除的直肠癌患者，必须行术前放化疗。治疗后必须重新评价，MDT讨论是否可行手术。新辅助放化疗中，化疗方案推荐首选卡培他滨单药或持续灌注5-FU或5-FU/LV，在长程放疗期间同步进行化疗。⑤对于不适合放疗的患者，推荐在MDT讨论下决定是否行单纯的新辅助化疗。

T4b期结肠癌术前治疗：①对于初始局部不可切除的T4b结肠癌，推荐化疗或化疗联合靶向治疗方案（具体方案参见结直肠癌肝转移术前治疗）。必要时，在MDT讨论下决定是否增加局部放疗。②对于初始局部可切除的T4b结肠癌，推荐在MDT讨论下决定是否行术前化疗或直接手术治疗。

CRC肝和（或）肺转移术前治疗：结直肠癌患者合并肝转移和（或）肺转移，转移灶为可切除或者潜在可切除，具体参见相关章节。MDT讨论推荐术前化疗或化疗联合靶向药物治疗，靶向药物包括西妥昔单抗（推荐用于*KRAS*、*NRAS*、*BRAF*基因野生型患者），或联合贝伐珠单抗。化疗方案推荐CapeOx（卡培他滨＋奥沙利铂）、FOLFOX（奥沙利铂＋氟尿嘧啶＋醛氢叶酸）、FOLFIRI（伊立替康＋氟尿嘧啶＋醛氢叶酸）或FOLFOXIRI（奥沙利铂＋伊立替康＋氟尿嘧啶＋醛氢叶酸）。建议治疗时限2～3个月。

治疗后必须重新评价，并考虑是否可行局部毁损性治疗，包括手术、射频和立体定向放疗。

2）CRC辅助治疗：辅助治疗应根据患者原发部位、病理分期、分子指标及术后恢复状况来决定。推荐术后4周左右开始辅助化疗（体质差者适当延长），化疗时限3～6个月。在治疗期间应该根据患者体力情况、药物毒性、术后TN分期和患者意愿，酌情调整药物剂量和（或）缩短化疗周期。有放化疗禁忌的患者不推荐辅助治疗。

3）复发/转移性CRC全身系统治疗：目前，治疗晚期或转移性CRC使用的化疗药物有5-FU/LV、伊立替康、奥沙利铂、卡培他滨、曲氟尿苷替匹嘧啶和雷替曲塞。靶向药物包括西妥昔单抗（推荐用于*KRAS*、*NRAS*、*BRAF*基因野生型患者）、贝伐珠单抗、瑞戈非尼和呋喹替尼。

4）其他治疗：晚期患者在上述常规治疗不适用的前提下，可以选择局部治疗，如介入治疗、瘤体内注射、物理治疗或者中医中药治疗。

5）最佳支持治疗：应该贯穿于患者的治疗全过程，建议多学科综合治疗。最佳支持治疗推荐涵盖下列方面：①疼痛管理。准确完善疼痛评估，综合合理措施治疗疼痛，推荐按照疼痛三阶梯治疗原则进行，积极预防处理镇痛药物的不良反应，同时关注病因治疗。重视患者及家属疼痛教育和社会精神心理支持，加强沟通随访。②营养支持。建议常规评估营养状态，给予适当的营养支持，倡导肠内营养支持。③精神心理干预。建议有条件的地区由癌症心理专业医师进行心理干预和必要的精神药物干预。

（6）放射治疗

CRC放射治疗主要模式：直肠癌放疗或放化疗的主要模式为新辅助/辅助治疗、根治性治疗、转化性治疗和姑息治疗。

新辅助放疗的适应证主要针对Ⅱ、Ⅲ期中低位直肠癌（肿瘤距肛门＜12cm）：长程同步放化疗（CRT）结束后，推荐间隔5～12周接受根治性手术；短程放疗（SCRT）联合即刻根治性手术（在放疗完成后1周手术）推荐用于MRI或超声内镜诊断的可手术切除的T3期直肠癌；而短程放疗联合延迟根治性手术，且在等待期间加入新辅助化疗的模式，则推荐用于具有高危复发因素的Ⅱ、Ⅲ期直肠癌。辅助放疗主要推荐用于未行新辅助放疗，术后病理分期为Ⅱ、Ⅲ期且为高危局部复发的直肠癌患者。不具备放疗设备和条件的医疗单位，对需要术前或术后放疗的患者，应推荐至有放疗设备和条件的医疗单位做放疗。

低位直肠癌有强烈保肛意愿的患者，可建议先放化疗，如果肿瘤对放化疗敏感，达到临床完全缓解，可考虑等待观察的治疗策略；未达临床完全缓解，建议行根治性手术。对于复发/转移但具有根治机会的直肠癌患者，如直肠病灶局部复发且切除困难，在之前未接受放疗的前提下，可考虑局部放疗使之转化为可切除病灶再行手术切除；直肠癌患者姑息放疗的适应证为肿瘤局部区域复发和（或）远处转移灶，或某些不能耐受手术者，无法通过放疗和综合治疗达到治愈效果。结肠癌姑息切除手术后，置标记，也可考虑术后放疗。

6.随访　CRC治疗后推荐定期随访：①病史和体检及CEA、CA19-9监测，每3个月1次，共2年，然后每6个月1次，总共5年，5年后每年1次。②胸腹/盆CT或MRI每半年1次，共2年，然后每年1次，共5年。③术后1年内行肠镜检查，如有异常，1年内复查；如未见息肉，3年内复查；然后每5年1次，随诊检查出现的结直肠腺瘤均推荐切除。若术前肠镜未完成全结肠检查，建议术后3～6个月行肠镜检查。④PET/CT不是常规推荐的检查项目，对已有或疑有复发及远处转移的患者，可考虑PET/CT检查，以排除复发转移。

总之，CRC发病率高，危害性大，精确诊断、合理治疗是决定患者预后的关键。随着影像学及内镜技术的不断发展，以及分子生物学研究的深入，为CRC的根治提供了更多可能。但过去50年来，CRC术后生存率并未显著提高，这与早期确诊率低及术后复发率高相关。临床在不断完善诊疗方法的同时，还需加强CRC的预防管理及癌前病变筛查，以提高早期确诊率，减少CRC的发生，改善患者预后。

参 考 文 献

［1］李亮，王光霞，崔云峰．超声评分系统在粘连性肠梗阻严重程度评估中的应用价值［J］．中国中西医结合外科杂志，2020，26（3）：557-567．

［2］王丽亚，霍习敏．400例小儿粘连性肠梗阻病因分析［J］．中国全科医学，2003，6（9）：772．

［3］李培宁，罗敏辉，任海涛，等．肠粘连动物模型及模型评价方法的研究进展［J］．中国实验动物学报，2015，23（1）：101-104．

［4］任建安，黎介寿．粘连性肠梗阻的手术防治［J］．中国实用外科杂志，2008，28（9）：697-699．

［5］任建安，黎介寿．肠排列术在预防粘连性肠梗阻中的应用［J］．中国实用外科杂志，2000，20（8）：502-504．

［6］牛少雄，唐晓勇，王学军，等．肠梗阻导管在38例急性肠梗阻患者中临床应用［J］．甘肃科技纵横，2021，50（5）：91-93．

［7］李新平，Hassan D，邹建华，等．成人肠扭转的病因及诊疗分析［J］．中华胃肠外科杂志，2014，17（1）：85-86．

［8］程俊，项和平，李贺，等．小肠扭转的发病机制及早期诊断探讨［J］．安徽医学，2014，35（9）：1206-1207．

［9］吴爱国，黄宗海．肠扭转的病因诊断与防治［J］．第一军医大学学报，2001，21（2）：149．

［10］于刚，刘彤，王鹏志，等．肠扭转48例临床分析［J］．天津医科大学学报，2003，9（4）：491-493．

［11］韩代成，夏世文，陈样．新生儿肠旋转不良并中肠扭转的临床诊治分析［J］．临床急诊杂志，2022，23（2）：143-146．

［12］纪建松，王祖飞，徐兆龙，等．肠扭转的CT表现［J］．中华放射学杂志，39（11）：1185-1187．

［13］颜宏，丁学奎．超声诊断小肠扭转1例［J］．中国超声医学杂志，2012，28（8）：744．

［14］龙腾河，崔惠勤，罗焕江，等．成人肠扭转MSCT的诊断价值［J］．临床放射学杂志，2015，34（5）：756-758．

［15］曾祥芹，胡道予，庞颖，等．MSCTA诊断肠扭转［J］．放射学实践，2011，26（10）：1075-1078．

［16］束平，曹小曼，高晓东，等．成人慢性小肠扭转2例报告［J］．中国实用外科杂志，2017，37（4）：457-460．

［17］仲兴阳，匡荣康．成人小肠扭转23例诊治分析［J］．中国临床研究，2016，29（11）：1550-1551．

［18］朱代华，张兴明．成人小肠扭转早期诊断的探讨［J］．中国实用外科杂志，2000，20（4）：229-230．

［19］曹振杰，胡梦蝶，谭诗坤，等．腹腔镜与开腹Ladd手术治疗新生儿先天性肠旋转不良的疗效比较［J］．郑州大学学报（医学版），2021，56（6）：879-883．

［20］余招焱，郝朗松，杨晓飞，等．小肠扭转手术方式的探讨［J］．中国普通外科杂志，2010，19（10）：1161-1163．

［21］杨维良，彭威．乙状结肠扭转的病因、诊断与治疗［J］．中国医师进修杂志，2008，31（5B）5-7．

［22］欧鸿儒，贾红明，简坚成，等．CT仿真结肠镜及肠系膜血管CTA成像在乙状结肠扭转的诊断价值［J］．中国临床医学影像杂志，2017，28（9）：647-656．

［23］吴政谦．乙状结肠扭转诊治分析［J］．临床合理用药，2009，2（1）：23-24．

［24］刘细平，钟德玝，林辉．乙状结肠扭转预后因素分析［J］．中国医学工程，2007，15（8）：684-686．

［25］李力波，陈新岐，陈志良，等．乙状结肠扭转手术方式选择与疗效的临床分析［J］．中国实用医药，2016，11（18）：12-14．

［26］张渭兵，李锋．乙状结肠扭转鉴别诊断及治疗体会［J］．吉林医学，2012，33（26）：5713-5714．

［27］胡丽，杨涛，余刚，等．乙状结肠扭转的MSCT诊断［J］．CT理论与应用研究，2016，25（3）：377-384．

［28］杨栋梁，郑可国，刘红艳，等．乙状结肠扭转的CT征象诊断［J］．世界华人消化杂志，2012，20（35）：3609-3613．

［29］魏振．乙状结肠扭转的急诊手术治疗［J］．中国中西医结合外科杂志，2010，16（1）：70-72．

［30］张国华．乙状结肠扭转1例的X线及CT征象分析［J］．西部医学，2013，25（3）：481．

［31］顾晓方，黄渊全，史新平，等．多层螺旋CT对乙状结肠扭转的诊断价值［J］．江苏医药，2012，38（7）：855-856．

［32］汪洋，孙宗琼，林林，等．14例乙状结肠扭转多层螺旋CT诊断临床观察［J］．延边大学医学学报，2015，38（4）：327-329．

［33］宋长河，韩升，刘志刚．乙状结肠扭转的诊断及治疗（附57例分析）［J］．黑龙江医药，2021，25（6）：910-911．

［34］刘智龙．乙状结肠扭转的诊断及治疗［J］．基层医学论坛，2010，14（S）：64-65．

［35］邱云峰，瞿敏，任重，等．48例乙状结肠扭转的病因诊断及治疗［J/CD］．中华普外科手术学杂志（电子版），2011，5（4）：435-440．

［36］Johnson C，Kaewlai R．WONCA Online电子病例介绍——盲肠扭转［J］．中国全科医学，2008，11（4B）：673．

［37］夏振龙．盲肠扭转的病因、病理、诊断与治疗［J］．中国急救医学，1989，9（1）：6-7．

［38］李兆亭，李克．盲肠扭转［J］．普外临床，1994，9（1）：24-26．

［39］张鹏，纪丙军，谷川．CT诊断盲肠扭转1例报告［J］．山东医药，2014，54（26）：108-109．

［40］王英姿，王鸿艳，赵文强．12例肠扭转CT诊断中

肠管位置异常的征象分析［J］. 中国实验诊断学，2015，19（10）：1772-1774.

［41］李锦福. 肠扭结综合征［J］. 实用外科杂志，1988，8（6）：317-318.

［42］黄波，谭维. 横结肠扭转致肠梗阻2例报告［J］. 实用医院临床杂志，2008，5（1）：65.

［43］赵子艾，赵健，赵呈龙. 肠套叠的病因分析与治疗进展［J］. 中国药业，2009，18（10）：82-83.

［44］吕榜军，郑文彬，陈蔚恩. 肠套叠流行及病因研究进展［J］. 应用预防医学，2020，26（1）：85-88.

［45］胡章春，谭亚兰，郭万亮，等. 儿童继发性肠套叠发病原因及治疗效果的研究［J］. 临床小儿外科杂志，2018，17（3）：197-201.

［46］宋伟，江月媛，钱云忠，等. 小儿急性肠套叠的病因分析与手术治疗［J］. 中国妇幼保健，2011，26（11）：1759-1760.

［47］袁捷，陈鑑惺，洪亚强，等. 小儿肠套叠发病诱因初查及预防对策［J］. 江西医药，2011，46（12）：1076-1078.

［48］张金哲. 小儿肠套叠——痉挛学说［J］. 临床小儿外科杂志，2002，1（4）：289-292.

［49］杨立健，陈秀秉. 小儿肠套叠的诊治进展［J］. 中国临床研究，2020，33（2）：265-267，271.

［50］常斌. 不同手术时机对小儿急性肠套叠预后的影响比较［J］. 罕少疾病杂志，2021，28（4）：82-83.

［51］乔向彬，梁红雨，欧新伟，等. 彩色超声对小儿肠套叠诊断及治疗指导价值分析［J］. 重庆医学，2013，42（33）：4017-4018，4021.

［52］庞恩文. 小儿肠套叠影像学诊治进展［J］. 中外医学研究，2011，9（24）：152-155.

［53］黄茂勇，李维金，易文中，等. 小儿肠套叠的CT诊断［J］. 医学临床研究，2007，24（5）：778-780.

［54］李光亮，舒中甫. 134例小儿急性肠套叠诊治体会［J］. 重庆医学，2008，37（16）：1880-1881.

［55］张锋刚，李传光，徐萌，等. 小儿肠套叠的外科手术治疗［J］. 中国现代普通外科进展，2015，18（6）：494-495.

［56］孙俊，徐伟珏，吕志宝，等. 腹腔镜与传统开腹手术治疗小儿肠套叠的临床疗效比较［J］. 中国微创外科杂志，2017，17（5）：422-424.

［57］李亮，刘颖涵，王广智. 成人肠套叠的临床分析［J］. 中国实用医药，2021，16（31）：44-46.

［58］张志强. 成人肠套叠临床诊疗经验总结［J］. 中国现代医药杂志，2017，19（9）：9-11.

［59］杨敏芳，何年安. 成人继发性肠套叠的病因诊断与声像图特征分析［J］. 解放军医学杂志，2021，46（6）：634-636.

［60］马晋平. 成年人肠套叠［J/CD］. 中华结直肠疾病电子杂志，2015，4（6）：602-606.

［61］李依明，郑吟诗，黄文起，等. 成人肠套叠的MDCT特征与病因分析［J］. 医学影像学杂志，2022，32（3）：

465-468.

［62］肖桂卿，郑晓红，林睿英. 多层螺旋CT结合多平面重建技术对成人肠套叠诊断的临床价值［J/CD］. 创伤与急诊电子杂志，2020，8（2）：86-89.

［63］黄显凯，张胜本，张连阳. 直肠内套叠手术方式的探讨［J］. 中国实用外科杂志，1993，13（12）：733-735.

［64］赵军超，欧春. 直肠内脱垂的中西医诊治进展［J］. 世界中西医结合杂志，2009，4（3）：222-224.

［65］张胜本. 直肠内脱垂的诊断与治疗［J］. 中国实用外科杂志，2002，22（12）：714-716.

［66］廖章元，赵旁益，唐绍华. 胃大部切除术后急性空肠胃逆行套叠误诊2例分析［J］. 中国误诊学杂志，2005，5（11）：2143-2144.

［67］吴浩，叶再元，高国栋，等. 嵌顿性腹股沟疝内容物绞窄的影响因素分析［J］. 预防医学，2020，32（12）：1257-1259.

［68］赵学飞，王明刚. 老年嵌顿性腹股沟疝治疗策略［J］. 中国实用外科杂志，2018，38（8）：880-884.

［69］陶发明，王强，张冬辉. 嵌顿性腹股沟疝患者的围手术期处理［J］/［CD］. 中华疝与腹壁外科杂志（电子版），2017，11（5）：390-391.

［70］庞凌坤，蒋志庆. 股疝的诊断及手术治疗进展［J］. 微创医学，2016，11（3）：381-383.

［71］秦联芳，秦刘青. 股疝的手术治疗策略［J］. 临床合理用药，2015，8（5）：171-172.

［72］中华医学会外科学分会疝与腹壁外科学组，中国医师协会外科医师分会疝和腹壁外科医师委员会. 腹壁切口疝诊断和治疗指南（2018年版）［J］. 中国普通外科杂志，2018，27（7）：808-812.

［73］李骥宇，崔明，朱俊，等. 腹壁切口疝的治疗进展［J］. 西南国防医药，2018，28（8）：797-798.

［74］巴明臣，陈训如，陈积圣. 腹腔镜术术后戳孔疝［J］. 中华消化内镜杂志，2001，18（2）：123-125.

［75］黄永刚，顾卯林，郭吕，等. 腹腔镜术后戳孔疝的原因分析及防治（附3例报告）［J/CD］. 中华腔镜外科杂志（电子版），2011，4（1）：66-68.

［76］阿合提别克·塔布斯，李剑辉，周军，等. 腹腔镜术后戳孔疝18例临床分析［J/CD］. 中华疝和腹壁外科杂志（电子版），2015，9（3）：224-226.

［77］罗京，孙岩波，陈永平，等. 腹腔镜术后戳孔疝的病因分析与预防［J/CD］. 中华疝和腹壁外科杂志（电子版），2022，16（1）：14-17.

［78］赛甫丁·艾比布拉，艾克拜尔·艾力，于文庆，等. 腹腔镜下成人脐疝修补术的临床应用［J/CD］. 中华疝和腹壁外科杂志（电子版），2016，10（5）：361-363.

［79］张维东，秦伟，戴勇，等. 成人脐疝的外科治疗进展［J］. 中西医结合心血管病杂志，2018，6（33）：17-18，22.

［80］李琦，孟祥朝，孙惠军. 成人脐疝手术治疗的现状

［J］．山西医药杂志，2019，48（4）：438-441．

［81］张剑．造口旁疝的发生机制和预防注意事项［J/CD］．中华疝和腹壁外科杂志（电子版），2021，15（1）：1-3．

［82］楼征，张卫．肠造口的规范化实施及造口旁疝的预防策略［J］．中国实用外科杂志，2022，42（7）：734-736，742．

［83］陈双，王辉，吴丁财．从腹壁结构和生物力学分析造口旁疝的发生与发展．中国实用外科杂志，2022，42（7）：743-747．

［84］何凯，姚琪远．从发病机制谈肠造口旁疝的治疗前景［J］．外科理论与实践，2016，21（2）：118-120．

［85］佟贵繁，王峰，杜瑞，等．造口旁疝的外科治疗现状及展望［J/CD］．中华普手术学杂志（电子版），2022，16（1）：115-118．

［86］杨宏宇，杨福全．造口旁疝的外科治疗与术式选择［J/CD］．中华疝和腹壁外科杂志（电子版），2020，14（3）：213-217．

［87］徐琨，孟相真，杨福全．造口旁疝的形成机制及手术修补方式研究进展［J/CD］．中华疝和腹壁外科杂志（电子版），2021，15（5）：450-454．

［88］陈革，唐健雄．造口旁疝的诊断和治疗［J］．中国实用外科杂志，2008，28（12）：1068-1069，1083．

［89］朱乐乐，王飞通，刘星，等．造口旁疝的诊治现状及展望［J/CD］．中华疝和腹壁外科杂志（电子版），2018，12（1）：10-13．

［90］傅晓键，姚琪远．造口旁疝发生嵌顿及绞窄的治疗策略［J］．中国实用外科杂志，2022，42（7）：752-754．

［91］陈杰，史晓洋，朱熠林，等．造口旁疝手术时机、适应证及术式选择［J］．中国实用外科杂志，2022，42（7）：747-749．

［92］李航宇，魏士博．造口旁疝相关国内外指南和专家共识解读［J］．中国实用外科杂志，2022，42（7）：761-764．

［93］唐健雄，顾岩，李绍春．造口旁疝诊断和治疗中值得关注的若干问题［J］．中国实用外科杂志，2022，42（7）：730-733．

［94］孟令宽，傅鑫，陈东风，等．2011年至2021年我国416例腹内疝性肠梗阻患者临床特征及相关因素的分析［J］．胃肠病学和肝病学杂志，2022，31（1）：22-27．

［95］曾辉，谢勇．腹内疝的诊断和治疗［J］．中国普通外科杂志，2005，14（3）：212-214．

［96］王伟，王光霞．腹内疝合并肠梗阻的超声诊断价值［J］．中国中西医结合外科杂志，2016，22（5）：501-503．

［97］李坤，赵丽君，曹廷宝，等．腹内疝性肠梗阻的临床诊断与治疗［J］．中国临床研究，2019，32（9）：1246-1248．

［98］刘志坚，姜海平，张文斌，等．腹内疝致肠梗阻二例［J/CD］．中华疝和腹壁外科杂志（电子版），2019，

13（3）：287-288．

［99］张炜，陈利民．术后腹内疝致急性肠梗阻的临床诊治分析［J］．临床合理用药，2015，8（3）：165-166．

［100］邹浩，魏东，朱红，等．植物粪石性小肠梗阻的临床诊治［J］．昆明医学院学报，2011，32（11）：103-105．

［101］莫生明．柿石性肠梗阻的诊治［J］．中国普通外科杂志，2007，16（7）：721．

［102］黄梅，王光霞．结石性肠梗阻27例超声诊断分析［J］．中国中西医结合影像学杂志，2011，9（1）：65-67．

［103］王美艳，王朝棋．粪石性小肠梗阻的超声表现并文献复习［J］．中国医药指南，2013，11（36）：538-539．

［104］王建立，吴仁昌，卢贺峰，等．64层螺旋CT对粪石性小肠梗阻的诊断价值［J］．中国老年学杂志，2013，33（13）：3187-3189．

［105］王龙胜．粪石性小肠梗阻CT诊断——2019年读片窗（4）［J］．安徽医学，2019，40（4）：474-475．

［106］杲霄源，孟红秀，董立杰，等．MSCT对评估粪石性小肠梗阻非手术治疗可通过性的价值研究［J］．临床放射学杂志，2022，41（1）：112-115．

［107］王斌，吕龙，荀江，等．成人急性粪石性小肠梗阻的诊断及治疗［J］．中国现代普通外科杂志，2018，21（3）：236-237，241．

［108］王野，刘志升，孙风波，等．腹腔镜在粪石性小肠梗阻中的应用［J］．中国微创外科杂志，2014，14（12）：1144-1146．

［109］王学军，李亮，刘强光，等．腹腔镜柿石性肠梗阻的手术治疗体会［J］．中华普通外科杂志，2017，31（5）：447-448．

［110］李耀辉，李云龙，贺奋飞，等．急性肠系膜上动脉闭塞的诊治进展［J］．临床外科杂志，2017，25（5）：395-398．

［111］段建峰，刘晓晨，豆发福，等．急性肠系膜上动脉闭塞2例报告并文献复习［J］．中国误诊学杂志，2011，11（28）：6984．

［112］史争鸣，蔺锡侯，柏楠．非闭塞性肠系膜缺血的诊断和治疗三例报告［J］．中华普通外科杂志，2001，16（12）：730-731．

［113］许颖，李俊霞，王化虹，等．急性非闭塞性肠系膜缺血一例报道并文献复习［J］．中国全科医学，2013，16（8C）：2908-2910．

［114］刘洪健．非闭塞性急性肠缺血的诊断和治疗（附5例报告）［J］．中国医师杂志，2005，7（1）：103．

［115］傅积薪，李世宽，王东飞，等．非闭塞性肠系膜缺血致肠坏死的临床分析（附11例报道）［J］．现代生物医学进展，2014，14（11）：2110-2114．

［116］王刚，陈建立，张国志．肠系膜静脉血栓形成的诊治进展［J］．河北联合大学学报（医学版），2014，16（2）：182-184．

［117］张健. 肠系膜静脉血栓形成的诊断和治疗［J］. 临床外科杂志, 2015, 23（8）: 574-576.

［118］李世权, 康振华, 闫国强, 等. 急性肠系膜上静脉血栓形成诊断与治疗［J］. 中国老年学杂志, 2015, 35（17）: 5037-5039.

［119］戈小虎, 朱锋. 急性肠系膜静脉血栓形成的诊治进展［J/CD］. 中国血管外科杂志（电子版）, 2015, 7（4）: 217-219.

［120］罗光泽, 戴向晨. 慢性肠系膜缺血的治疗方法选择［J/CD］. 中国血管外科杂志（电子版）, 2018, 10（3）: 169-173.

［121］崔春吉. 慢性肠系膜缺血的诊断与治疗［J］. 医学理论与实践, 2007, 20（6）: 648-650.

［122］张靖博, 刘振生, 李澄. 慢性肠系膜缺血的影像学诊断及介入治疗［J］. 放射学实践, 2008, 23（9）: 1052-1054.

［123］王成交, 张浩. 慢性肠系膜缺血综合征的诊断与外科治疗四例［J］. 中华普通外科杂志, 2006, 21（9）: 686.

［124］周宪华, 刘凤芝. 慢性肠系膜缺血诊治进展［J］. 中国临床医学, 2003, 10（1）: 106-107.

［125］郑树森. 麻痹性肠梗阻病理生理和治疗［J］. 浙江医科大学学报, 1987, 16（6）: 277-280.

［126］陈宪范. 麻痹性肠梗阻病理生理进展［J］. 医师进修杂志, 1988, 11（10）: 14-16.

［127］张同建, 李莲花. 麻痹性肠梗阻的治疗［J］. 菏泽医专学报, 1995, 7（4）: 34-35.

［128］孙家邦, 李铎. 机械性、麻痹性、假性肠梗阻的鉴别诊断与治疗［J］. 中国胃肠外科杂志, 1999, 2（2）: 67-70.

［129］简志刚, 池锐彬, 罗醒政, 等. 危重病患者麻痹性肠梗阻床旁腹部平片的影像学特征［J］. 广东医学, 2011, 32（8）: 1025-1026.

［130］古应超, 于健春. 术后麻痹性肠梗阻的治疗进展［J］. 基础医学与临床, 2011, 31（12）: 1400-1401.

［131］何正敏. 普外科开腹手术患者术后功能性肠梗阻发生的相关危险因素分析研究［J］. 当代医学, 2020, 26（12）: 125-126.

［132］陈维平, 谢芸. 开腹手术后麻痹性肠梗阻发生危险因素分析［J/CD］. 中华普外科手术学杂志（电子版）, 2016, 10（1）: 79-81.

［133］中国医师协会外科医师分会胃肠道间质瘤诊疗专业委员会, 中华医学会外科学分会胃肠外科学组. 胃肠间质瘤规范化外科治疗中国专家共识（2018版）［J］. 中国实用外科杂志, 2018, 38（9）: 965-973.

［134］王芳芳, 韩宇, 张彩凤. 胃肠道间质瘤的研究进展［J］. 现代消化及介入诊疗, 2021, 26（10）: 1318-1322.

［135］王军, 张文胜, 裴效瑞, 等. 胃肠道间质瘤临床诊断与治疗研究进展［J］. 中国肿瘤临床与康复, 2019, 26（1）: 122-124.

［136］中华医学会消化内镜学分会消化内镜隧道技术协作组, 中国医师协会内镜医师分会, 北京医学会消化内镜学分会. 中国胃肠间质瘤内镜下诊治专家共识意见（2020, 北京）［J/CD］. 中华胃肠内镜电子杂志, 2020, 7（4）: 176-185.

［137］王立书, 徐洪雨. 胃肠道间质瘤诊断方法的研究进展［J］. 现代肿瘤医学, 2020, 28（10）: 1769-1772.

［138］宋世博, 严秋霞, 余涛, 等. 腹腔镜手术在胃间质瘤治疗中的研究现状［J］. 腹腔镜外科杂志, 2020, 25（1）: 75-80.

［139］邱云峰, 瞿敏, 杨维良. 原发性小肠肿瘤［J/CD］. 中华普外科手术学杂志（电子版）, 2010, 4（3）: 259-263.

［140］刘君, 吴广利, 肖欣, 等. 原发性小肠肿瘤的研究进展［J］. 当代医学, 2020, 26（10）: 188-191.

［141］陈庆民, 汤庆超, 王锡山. 小肠肿瘤诊治的基础与临床研究进展［J/CD］. 中华结直肠疾病电子杂志, 2015, 4（5）: 72-74.

［142］朱华, 许春芳. 105例原发性小肠肿瘤临床分析［J］. 江苏医药, 2014, 40（2）: 238-239.

［143］靳纪强, 谢薇. 探讨原发性小肠肿瘤的临床特点［J］. 临床医药文献杂志, 2016, 3（47）: 9327.

［144］俞利结, 李淑德, 傅传刚, 等. 小肠恶性肿瘤625例临床特征分析［J］. 肿瘤, 2012, 23（10）: 811-818.

［145］李开春, 杜杰, 程诗宇, 等. 小肠腺癌诊治进展［J］. 中国肿瘤临床, 2016, 43（13）: 585-588.

［146］王琛, 黄瀚章, 周锋, 等. 小肠良性肿瘤的临床特点及诊治分析［J］. 中华普通外科杂志, 2018, 33（4）: 347-348.

［147］练磊, 兰平. 国家卫健委中国结直肠癌诊疗规范解读（2020版）——外科部分［J］. 临床外科杂志, 2021, 29（1）: 10-12.

［148］陈海东. 结直肠癌患者的临床诊疗进展［J］. 吉林医学, 2020, 41（8）: 1965-1966.

［149］中华人民共和国国家卫生健康委员会医政医管局, 中华医学会肿瘤学分会. 中国结直肠癌诊疗规范（2020年版）［J］. 中国实用外科杂志, 2020, 40（6）: 601-625.

［150］中国抗癌协会, 中国抗癌协会大肠癌专业委员会. 中国恶性肿瘤整合诊治指南-结肠癌部分［J/CD］. 中华结直肠疾病电子杂志, 2022, 11（1）: 1-16.

第十二章

特殊类型肠梗阻的诊治

肠梗阻病因复杂,临床诊治的难点较多。除了掌握常见肠梗阻的诊治方法外,还要对特殊类型的肠梗阻进行重点研究,以期在接诊患者后能得到一个快速而有效的诊疗计划,最大限度地避免陷阱,提高治愈率。我们在临床常会见到粘连性肠梗阻、肿瘤性肠梗阻、嵌顿疝所致的肠梗阻,也会遇到腹腔结核导致的肠梗阻、术后早期炎性肠梗阻、放射性肠炎导致的肠梗阻等,相较于前面几种类型的肠梗阻,后面几种类型的肠梗阻属于特殊类型的疾病,虽临床发病率不高,但临床处理难度非常高,诊疗计划的制订也更需要谨慎,一旦处理失误将造成不可逆的伤害,甚至导致患者死亡。因此,本章将对临床少见的特殊类型肠梗阻进行详细的描述,以期为大家提供更多的参考依据。

第一节 结核性肠梗阻

结核病是严重影响中国乃至世界的公共卫生难题,是由结核分枝杆菌复合群引起的一类慢性感染性疾病,在全球感染性疾病中病死率居首位。近年来,结核病的发病率明显回升,作为肺外结核的腹腔结核发病率也明显增高,加之耐药菌株的增多,使感染灶的控制更加困难。2017年全球新发结核病患者约1000万,据统计,中国的结核病新发患者数近88.9万,结核病发病率约为63/10万。2019年世界卫生组织全球结核报告中指出,2018年全球估计有1000万新发结核患者,结核病导致约145.1万人死亡,其中成年女性占32%,儿童占11%。

结核性肠梗阻是结核性腹膜炎和肠结核引起的肠内容物不能正常运行、顺利通过肠道的一种状态,常表现为慢性不全性肠梗阻。结核性肠梗阻属于机械性肠梗阻中特殊类型的肠梗阻,治疗应以抗结核治疗为基础,解除梗阻、恢复肠道功能为治疗的核心。

一、发病机制

结核性肠梗阻为结核杆菌蔓延至腹腔,结核病灶侵袭腹腔组织,腹膜水肿、渗液,渗出液中含有大量纤维蛋白,沉积于肠系膜、肠管之间,使肠管与肠管、肠管与腹膜间形成广泛粘连而导致粘连性肠梗阻。

1. *肠结核* 结核分枝杆菌引起肠道感染的途径主要有肠源性、血源性和直接蔓延。主要经消化道感染,食用被结核菌污染的食物可引起肠道的原发性或继发性感染;排菌的肺结核患者,可由自己的痰液或呼吸道排泄物将结核菌带入肠道,引起继发性肠结核。肠结核的发病是人体和结核分枝杆菌相互作用的结果,经上述途径而获得的感染仅是致病的条件,只有当侵入的结核分枝杆菌数量较多,毒力较大,并有人体免疫功能低下,肠功能紊乱引起局部抵抗力削弱时,才会发病。

2. *肠系膜淋巴结结核* 多因结核分枝杆菌经小肠黏膜 Peger 淋巴管进入淋巴结引起,或继发于肠结核而与肠结核并存,或因肺等其他部位结核经血行播散引起,常同时有腹膜结核。肠系膜淋巴结结核常首先累及回肠末端和回盲部系膜淋巴结。

3. *结核性腹膜炎* 在所有形式结核病中的发病率约占3%,目前在临床中也是较常见的慢性腹膜炎性病变。主要是结核分枝杆菌造成的弥漫性腹膜感染,腹腔内结核病灶持续性蔓延是其传播的主要方式。

(1)淋巴血行播散:在肺部或其他部位发生结核原发感染后,结核菌可通过淋巴血行播散感染腹膜,引起急性粟粒性腹膜炎,此为全身血行播散性结核的一部分,其他器官或腹膜常同时受累。

(2)直接蔓延:由肠结核、肠系膜淋巴结结核及阑尾结核直接蔓延所致,在女性可由输卵管结核直接蔓延引起结核性腹膜炎。

二、病理改变

1.肠结核 可累及十二指肠到直肠的各个部位，主要位于回盲部。其病理分型可分为溃疡型、增生型及混合型3种。

（1）溃疡型肠结核：肠壁病理为干酪样坏死，并形成边缘不规则、深浅不一的溃疡。病灶可累及周围腹膜或邻近肠系膜淋巴结，引起局限性结核性腹膜炎或淋巴结结核。因病变肠段常与周围组织发生粘连，故多不发生急性穿孔，因慢性穿孔而形成腹腔脓肿或肠瘘亦远较克罗恩病少见。

（2）增生型肠结核：病变多局限在回盲部，黏膜下层及浆膜层可有大量结核肉芽肿和纤维组织增生，可使肠腔狭窄，引起梗阻。

（3）混合型肠结核：兼有上述两种病变。

2.肠系膜淋巴结结核 按其病理组织学改变，肠系膜淋巴结核可分为结核性肉芽肿性淋巴结炎、结核性淋巴结干酪样坏死、结核性淋巴结脓肿和结核性淋巴结钙化。肠系膜淋巴结结核除结核本身症状外可引起多种并发症，如急性或慢性肠梗阻；形成腹腔巨大结核性脓肿；脓肿穿破肠壁致急性或慢性肠穿孔，引起消化道出血或肠瘘，脓肿穿破腹壁形成窦道等。

3.结核性腹膜炎 由于机体反应性、免疫状态不同；入侵的结核菌数量、毒力、类型、感染方式不同；以及治疗措施不同等因素的影响，腹膜的病理改变可表现为渗出、粘连、干酪三型。以粘连型最多见，渗出型居次，干酪型最少见。临床上三型常互相并存，称为混合型。

（1）渗出型：腹膜充血、水肿，表面覆以纤维蛋白渗出物，可见许多黄白色或灰白色细小结核结节或互相融合。腹腔内有浆液纤维蛋白渗出物积聚，腹水为黄色，有时微呈血性。

（2）粘连型：腹膜明显增厚，大量纤维组织增生。肠袢间或与其他器官紧密粘连，肠曲可受束带压迫而出现梗阻。肠系膜增厚、缩短，大网膜亦增厚变硬，呈团块状，严重者腹腔完全闭塞。

（3）干酪型：以干酪样坏死为主要病变。肠曲、大网膜、肠系膜或腹内器官之间互相粘连而分隔成多数小房，小房腔内有混浊或脓性积液，同时有干酪坏死的肠系膜淋巴结参与其间，形成结核性脓肿。有时小房可向肠曲、阴道或腹壁穿破而形成瘘管。

以上3种病理改变可同时并存，尤其是结核性肠梗阻患者，大量的干酪样坏死侵入腹腔，存留在盆腔、肠间隙，引起腹腔脓肿、腹腔感染，但由于结核性肠梗阻患者的腹腔表现为"冰冻腹腔"，组织粘连致密，故化脓坏死的组织常较为局限，很少发生弥漫性化脓性腹膜炎。但结核病变的肠管在细菌感染的侵袭下，肠壁水肿、质脆，愈合能力极差，容易并发肠瘘或吻合口瘘，此种患者的腹腔脓肿常同时存在细菌性脓液和干酪样坏死，尤其是干酪样坏死物被细菌分解而液化成稠厚的混合性脓液。

三、临床表现

结核性肠梗阻多见于20～40岁的青壮年，女性多于男性，症状无特异性，患者常因腹痛、腹胀、恶心、呕吐、肛门间断排气排便为首发症状而就诊，或在结核病的诊疗过程中出现腹痛、腹胀而就诊，甚至有部分患者因出现并发症，如腹腔脓肿而就诊，因此，结核性肠梗阻患者常伴随肠梗阻和结核病两种疾病的特征。

1.全身症状 起病缓慢，常有低热、乏力、盗汗、食欲缺乏及消瘦等结核中毒症状。由血行播散或干酪样肠系膜淋巴结破溃、坏死所引起的急性结核性腹膜炎，多有高热、腹痛、腹胀及呕吐等腹膜刺激症状。

2.腹部症状 以腹胀为主，腹痛相对较轻，可伴有恶心、呕吐及肛门停止排气排便，腹部柔韧，可触及肿块或压痛性肿块，尤其以下腹部及右下腹部多见，局部多有压痛。重症结核性肠梗阻患者腹部可出现反跳痛，肠鸣音减弱或消失。穿孔者可引起弥漫性腹膜炎，也可局限形成脓肿或向腹壁穿透形成腹壁瘘。增生型肠结核患者肠梗阻症状较重且常见，腹部可扪及肿块，坚韧、不易推动、多无压痛、常不易与回盲部肿瘤和阑尾周围脓肿相鉴别。

四、诊断

本病的诊断有赖于临床医师对本病的足够重视，同时应强调综合性诊断。结核性肠梗阻患者常以低蛋白、贫血、低体重（或进行性体重下降）为特点，因此，凡有肺结核或其他肠外结核病史的青壮年患者，出现肠梗阻的一系列表现，或不明原因的肠梗阻患者出现低蛋白、贫血、进行性体重下降的表现，即高度怀疑结核性肠梗阻的可能。

1.病史及症状　一般均有结核中毒表现，多属年轻人，可以找到腹腔外结核的证据。起病缓慢，逐渐出现腹胀、腹部隐痛等消化道症状。增生型肠结核在回盲部可扪及肿块；溃疡型肠结核伴局限性腹膜炎时，局部有压痛和反跳痛，有时可触及肿大的肠系膜淋巴结。结核性腹膜炎患者可出现腹水，并以腹水征为主要表现。查体可见腹部膨隆，全腹压痛，并发脓肿或腹腔感染时可有局部反跳痛，触诊腹壁柔韧。渗出型有移动性浊音和冲击感；粘连型可见腹部肠型、蠕动波，触诊有不规则肿块；干酪型除并发肠梗阻和腹腔肿块外，还可有肠袢间瘘管、肛瘘或脐瘘形成。

2.辅助检查

（1）结核菌素试验（PPD试验）：广泛应用于结核病临床诊断、流行病学调查、结核病的筛查等。PPD试验对青少年、儿童及老年人结核病的诊断和鉴别有重要作用，是较为重要的辅助检查方法。PPD结核菌素反应越强，说明结合菌感染可能性越大，但不能肯定疾病的存在。由于许多国家和地区广泛推行卡介苗接种，PPD阳性不能有效区分是结核分枝杆菌的自然感染还是卡介苗接种引起的免疫反应。因此，在卡介苗普遍接种的地区，PPD对检出结核分枝杆菌感染受到了很大限制。

（2）γ-干扰素释放试验（IGRA）：由于PPD试验单项检测的特异性受到一定限制，目前常联合其他检验方法，共同提高诊断的特异性，而γ-干扰素释放试验就是一项非常好的选择，近年来，其被证实在检测结核分枝杆菌感染中具有较好的特异度和敏感度，国内外已逐步应用于临床常规检测。

（3）X线检查：胸部X线检查可发现肺或胸膜有结核病灶，腹部X线片可发现肠系膜淋巴结核钙化造影。肠结核患者X线钡餐造影可表现为肠黏膜增粗紊乱或破坏，溃疡型可见肠壁溃疡边缘不整，即"跳跃"征，且肠管常显现激惹征象，肠黏膜皱襞紊乱等。增殖型肠结核则有肠腔对称性狭窄或息肉样透亮影、盲肠变形和升结肠短缩、结肠袋消失、回盲部充盈缺损等征象。透视下可见病变肠段排空迅速，充盈不佳。腹水型可见透过度减低，肠管呈漂浮征象。消化道造影可明确梗阻部位，肠管形态，但对结核病的诊断帮助不大（图12-1）。

（4）腹水检查：大多数结核性肠梗阻患者常有贫血、低蛋白、低体重、腹水等表现，因此，行腹腔穿刺抽取腹水检查是一项不错的选择。腹腔结核性患者腹水常为渗出液，外观呈草黄色，李凡他（Rivalta）试验阳性。如腹水比重＞1.015，白细胞计数＞5×10^8/L，淋巴细胞或单核细胞＞70%，蛋白定量＞25g/L，应首先考虑结核性腹膜炎的可能。腹水涂片找到结核菌即可确诊，但阳性率极低。结核菌培养虽可确诊，但需时较长，对临床帮助不大。

（5）内镜检查：结肠镜联合活检是确诊肠结核最可靠的方法，可以做出定位并定性诊断。需要注意的是，肠结核病变多在黏膜下层，要求采集组织要有一定的深度，务求钳取黏膜下组织，否则极易仅得到非特异性炎症改变的阴性报告，严重影响诊断及治疗。对活检组织行PCR检查，可明显提高肠结核诊断的敏感度和特异度。

（6）腹腔镜检查：为最直接观察腹腔病变的

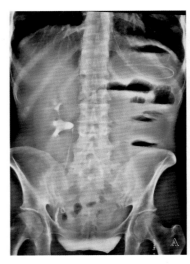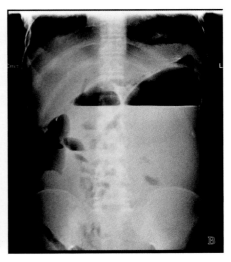

图12-1　结核性肠梗阻腹部立位X线片表现

A.阶梯状气液平面；B.腹腔脓肿

微创方法，可直接观察腹腔内情况，如腹腔内粘连、灰白色粟粒样结节改变、干酪样坏死组织、草黄色腹水等，此外，腹腔镜检查可快速切取可疑的肿大肠系膜淋巴结进行活检，用以证实或排除结核诊断。

（7）其他：影像学检查（如腹部超声、腹部CT等）有助于提供病变定位、了解病变累及周围组织器官的情况、寻找梗阻部位、腹腔占位情况等，但对诊断结核病帮助不大。粪便常规检查发现隐血阳性，培养有时可查到结核杆菌；对于诊断不明，高度怀疑结核病者，可给予足量抗结核药物2～4周，进行诊断性治疗。

可见，结核性肠梗阻的诊断具有非常高的难度，应强调综合性诊断，予以全面检查。凡有肺结核或其他肠外结核病史的青壮年患者，近期出现一系列胃肠道症状，即应高度怀疑结核性肠梗阻的可能；或青壮年的肠梗阻患者，伴有贫血、低蛋白、进行性体重下降等营养不良的表现，即应考虑结核病所致。目前，认为结核性肠梗阻的诊断标准可归纳总结为以下几项：①具有典型的肠梗阻表现，腹痛、腹胀、恶心、呕吐，肛门停止排气排便或间断排气排便；②出现贫血、低蛋白、进行性体重下降等营养不良表现；③结核菌素试验阳性或IGRA阳性时应高度怀疑；④病灶中组织学检查找到抗酸杆菌；⑤组织学检查有结节合并干酪样坏死；⑥手术标本大体检查发现典型的结核病变，而其相关的系膜淋巴结组织学证实为结核病变；⑦临床诊断为结核，经抗结核治疗效果好。

五、鉴别诊断

本病应与克罗恩病、溃疡性结肠炎、急性阑尾炎、回盲部肿瘤、阿米巴病、慢性菌痢等相鉴别。

（1）克罗恩病：病程较长，但无中毒症状，抗结核治疗无效。典型的X线表现是回肠末端肠腔狭窄，黏膜皱襞消失；电子结肠镜可见"铺路石"样表现。

（2）回盲部肿瘤：发病年龄较肠结核大，腹泻与便秘交替出现，可有突发性便血，无结核中毒症状。肿瘤标志物CEA升高，X线钡餐检查有充盈缺损，结肠镜检查可见肿物，病理活检可确诊。

（3）阿米巴性结肠炎和血吸虫性肉芽肿：有痢疾病史和血吸虫病流行区居住史，可在粪便中查到阿米巴滋养体和血吸虫虫卵。

（4）化脓性腹膜炎：起病急剧，有高热、腹痛。血常规显示白细胞计数增高，核左移。查体腹肌紧张呈板状，局部压痛、反跳痛明显，可因肠穿孔或阑尾穿孔等疾病引起。

六、治疗

结核性肠梗阻作为特殊类型的机械性肠梗阻，其治疗原则除了贯穿全程的抗结核化学治疗外，仍然以内科非手术治疗为主，当内科非手术治疗无效或出现并发症时应果断手术。

1. 内科治疗　结核性肠梗阻患者以低蛋白、贫血、低体重（或进行性体重下降）为特点，存在严重的营养风险，如急诊行手术治疗，围手术期死亡率及术后并发症发生率明显增高，严重影响患者的生活质量。因此，应设法将急诊手术变为择期手术，纠正营养不良，进行综合治疗，降低营养风险后再行手术，从而让此类患者获益。

（1）积极抗结核治疗：用药原则为早期、足量、联合及全程。结核性肠梗阻一经确诊或高度拟诊，应尽早系统抗结核化疗，抗结核治疗应贯穿于结核性肠梗阻治疗的始末，应持续1年以上，常以3或4种药物联合应用。首先选择口服方案，HRZE方案（异烟肼、利福平、吡嗪酰胺、乙胺丁醇）；如无法口服，则静脉抗结核治疗，常选用HRZS方案（异烟肼、利福平、吡嗪酰胺、链霉素）。

（2）支持治疗：全身支持治疗应特别注意纠正贫血、低蛋白血症、营养不良和维生素缺乏，保持电解质平衡。对于不完全性肠梗阻患者，应进行肠内＋肠外的联合使用，而对于完全性肠梗阻患者，应进行肠外营养，尤其注意每日热量、出入量的平衡，避免过剩及缺失。

（3）体能锻炼：对于肠梗阻患者，应进行体能锻炼和呼吸功能锻炼，在医护人员的指导下，由家属陪伴，遵循由慢至快、由低至高、循序渐进的体能锻炼方法，最大限度地恢复患者体能，促进肠功能的恢复。

（4）肠梗阻导管置入：由于结核性肠梗阻患者多以肠梗阻为主要表现，因此，及时放置肠梗阻导管常能获益（图12-2）。首选经鼻型肠梗阻导管置入，以最大限度地向内置入，置入成功后可对梗阻部位近端进行有效的减压，减压完成后可让患者经口进食或经肠梗阻导管滴入肠内营养剂，恢复肠道功能，避免细菌易位而引起肠源性感染。

肠梗阻导管的置入不仅起到肠腔减压的作用，通过对有效肠管的利用，可最大限度地恢复肠道功

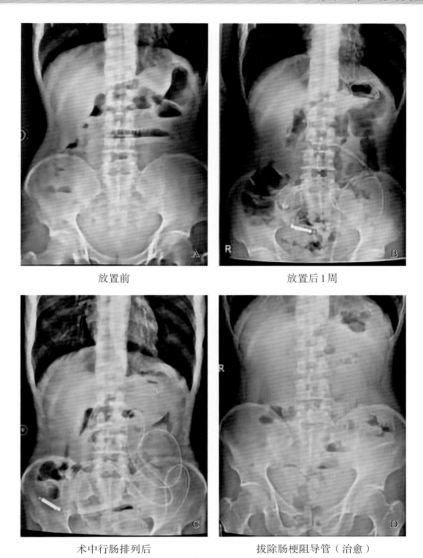

放置前　　　　　　　　　　　　放置后1周

术中行肠排列后　　　　　　　拔除肠梗阻导管（治愈）

图12-2　结核性肠梗阻在围手术期放置肠梗阻导管腹部立位X线片

能，增加体质，恢复体能，创造有利的手术时机。通过放置肠梗阻导管，可最大限度地延长内科非手术治疗的时间，营养状况的纠正，体能的恢复，将有利于确定性手术的完成。因此，肠梗阻导管的放置的时间应最大限度地延长，经过一段时间的非手术治疗，如梗阻仍然无法解除，就应该及时进行手术治疗。

2.外科治疗　外科治疗结核性肠梗阻的主要目的是解除梗阻，恢复肠道通畅度，使患者能快速恢复肠外营养，以期改善身体状况、战胜疾病。

（1）手术原则：清除结核感染灶、解除梗阻、及时保证缺血肠管血氧供应、恢复肠道内营养，最终改善身体状况、战胜疾病。

（2）手术指征：①腹腔结核合并完全性肠梗阻，不能排除肠绞窄时应尽早手术；②腹腔结核合并肠梗阻，经内科非手术治疗后症状不能缓解或反复发作的患者宜及早手术；③腹腔结核合并不完全性肠梗阻，同时合并有腹部包块或包裹性积液，经非手术治疗无效者，宜手术治疗；④如仅为腹腔结核合并不全性肠梗阻，宜行有效抗结核治疗3个月以上，待结核病得到有效控制后再行手术治疗；⑤急性穿孔合并急性腹膜炎；⑥慢性穿透出现内外瘘或局限性脓肿；⑦合并消化道大出血，经内科治疗不能控制。

（3）手术要点：①结核病灶常侵犯腹膜、肠管、大网膜及女性附件，并形成干酪样坏死灶及脓肿，手术时应彻底清除结核病灶，切除网膜组织及受累的附件（图12-3）。②粘连肠管被覆的纤维板组织应全部切除，彻底释放肠管（图12-4）。③结核性肠梗阻患者肠管常粘连成团，组织错综复杂，小肠远、近端判断非常困难，这时可顺着肠梗阻导管前球囊将导管向远端送入，导管到达的部位为近端，通过这种方法更有利于进行粘连肠管的分离（图12-5）。④保持肠管的完整性非常重要，这就要求在分离过程中要轻柔、仔细，切除肠管时要慎重，避免术后肠瘘的发生，当然，需要行肠切除时还是要有决心，不能将已失去活性的肠管留下来而导致更为严重的并发症。⑤手术的最后要行肠排列术，应将肠梗阻导管全部送入肠腔直达回盲部，然后开始进行小肠排列，通过肠梗阻导管的支撑，使

不规则的肠粘连变成有序的粘连，从而预防肠梗阻的发生。

术后治疗仍然以肠外营养为主，联合使用广谱抗生素及抗结核治疗，适当补充白蛋白，鼓励患者早期下地活动。有经鼻型肠梗阻导管的支撑，可早期给予肠内营养及口服抗结核药物，亦可联合使用中药汤剂、针灸等中医药技术刺激肠功能的恢复。经鼻型肠梗阻导管的术后使用时间一般为2～3周，这时腹腔的有序粘连已形成，可及时拔除。但对于出现肠瘘等严重并发症的患者，可适当延长留置时

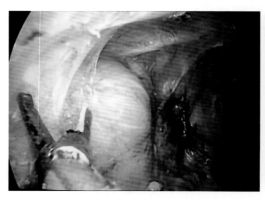
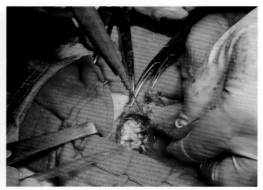

图12-3 结核病灶侵犯腹膜、肠管并形成干酪样组织

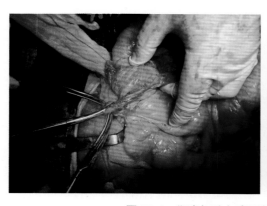
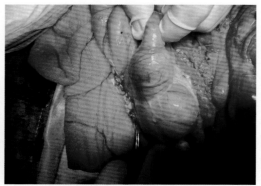

图12-4 彻底切除包裹肠管的纤维板，完全释放肠管

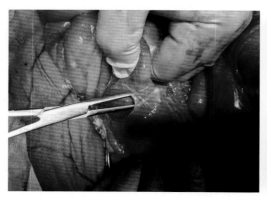
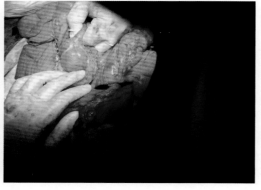

图12-5 完全松解粘连

间，可通过肠梗阻导管进行肠内营养的滴入，促进肠瘘的早期愈合。

第二节　术后早期炎性肠梗阻

术后早期炎性肠梗阻（early postoperative inflammatory small bowel obstruction，EPISBO）由我国著名普通外科专家、中国工程院院士黎介寿于1995年首次提出，即腹部手术后早期（2周左右）发生的肠梗阻，除因肠麻痹及内疝、肠扭转、吻合口狭窄等机械因素造成外，还有因手术操作范围广，创伤重或已有炎症，特别是曾进行手术的病例，腹腔内有广泛粘连，剥离后肠浆膜层有炎性渗出，肠袢相互黏着，有些可能还有成角的现象。因此，这类肠梗阻既有机械性因素，又有肠动力障碍性因素，但无绞窄的情况。它并不是一种新类型，只不过为突出其特征，黎介寿院士将其称为"术后早期炎性肠梗阻"。

术后早期炎性肠梗阻的发病率较低，为0.69%～1.40%，但是在腹部术后早期肠梗阻中比例高达90%以上，是腹部术后最常见的并发症之一，也是延长住院时间的重要原因。

一、发病机制

术后早期炎性肠梗阻是由于腹部手术创伤或腹腔内炎症等原因导致肠壁水肿和渗出而形成的一种机械性与动力性同时存在的粘连性肠梗阻。本病变的主要解剖基础是由于肠袢间的炎症、水肿致肠腔狭窄、不通畅，由于肠袢的高度水肿、黏着可能牵扯肠袢成角，待炎症、水肿缓解后，肠袢形成的锐角不再存在或还存在但不影响肠袢的通畅。

1.腹部手术创伤　指广泛分离肠管粘连、长时间的肠管暴露及其他由于手术操作所造成的肠管损伤等。

2.腹腔内炎症　指无菌性炎症，如腹腔内积血、积液或其他能够导致腹腔内无菌性炎症的残留。亦可是细菌感染所致的腹膜炎，如腹部手术后局部炎症残留。

3.术后早期肠动力障碍　早期炎性肠梗阻多发生在小肠手术后，主要出现在手术操作范围大，腹腔内创面广泛、创伤重、腹腔污染重、炎性渗出多、肠管浆膜面广泛损伤及坏死组织残留多的病例，特别是多次手术者。

二、病理改变

术后早期炎性肠梗阻的本质仍是粘连性肠梗阻，只是发病时间在手术后早期，因而在肠管粘连的同时还合并有肠壁炎症、水肿和渗出（图12-6）。普通粘连性肠梗阻的原因来自肠腔以外，如肠管受压狭窄或成角，而炎性肠梗阻造成梗阻的原因主要来自肠管本身，即肠壁充血水肿造成的管壁增厚及肠腔狭窄，同时合并肠蠕动障碍。因此，术后早期炎性肠梗阻的病理生理变化主要为肠壁高度充血、水肿，并有广泛粘连，严重时肠管呈脑回状，肠壁脆性增大，极易受到损伤。

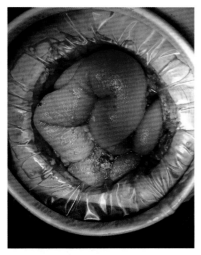

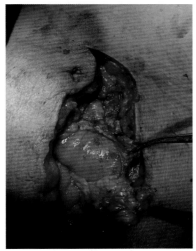

图12-6　术后早期炎性肠梗阻腹腔内表现

三、临床表现

术后早期炎性肠梗阻的临床表现与其他肠梗阻有相同之处，都表现为腹胀、呕吐、停止排气排便，但术后早期炎性肠梗阻有明显的特殊性。

1. 临床特点

（1）近期有腹部手术的病史。

（2）发病时间：发病常在术后3～7天，有90%的病例发生在术后2周内。

（3）肠蠕动曾一度恢复，并有排气、排便，部分患者在已经恢复饮食后出现恶心、呕吐等肠梗阻症状，且逐渐加重。

2. 腹部症状 本病以腹胀为主，腹痛相对较轻或无腹痛，部分患者有少量肛门排气。腹部膨隆多呈对称性，但腹胀程度不如机械性或麻痹性肠梗阻严重，腹部常有新鲜手术切口，部分切口呈感染状，腹部触诊有不均匀的柔韧感，最显著的部位通常是梗阻最重的部位，多位于脐周或切口下方；通常触不到明显的肠袢或包块，可伴有腹膜炎体征、低热和白细胞计数增高，但通常无高热。

四、诊断

腹部手术后早期，肠道功能一度恢复后又出现肠梗阻的表现，应首先考虑术后早期炎肠梗阻的诊断。在排除内疝、肠扭转、肠套叠、吻合口狭窄导致的机械性肠梗阻及继发于腹腔内感染、电解质紊乱造成的麻痹性肠梗阻等情况后，结合腹部X线片和腹部CT表现，多能确诊。

1. 病史及症状 患者于近期（2周内）常有腹部手术病史，术后（3～5天）出现排气、排便情况，开始进食后出现肛门停止排气排便，之后出现持续的腹胀，且症状加重。

2. 辅助检查

（1）血常规：对于术后早期炎性肠梗阻患者，白细胞计数和中心粒细胞比例常正常或接近正常，而对于并发腹腔感染的患者，白细胞计数和中细粒细胞比例升高。

（2）血清白蛋白：此类患者血清白蛋白降低，常伴发低蛋白血症，尤其是外院转诊的患者，血清白蛋白降低程度非常大。

（3）X线检查：腹部立位X线片表现为典型的阶梯状气液平面，可见小肠积气和液平面；而口服对比剂可见肠管广泛扩张，表现为全腹扩张（图12-7）。

（4）腹部CT：对本病的诊断具有重要的参考价值，联合三维重建，可见肠壁增厚、肠管均匀扩张、粘连成团，肠腔内积液、积气等表现。亦可见腹腔内积液或包块，腹腔内渗出，腹壁水肿、感

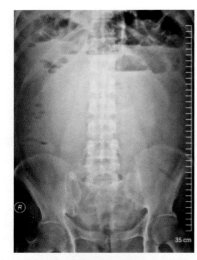

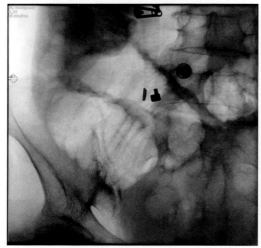

图12-7 腹部立位X线片及口服法造影图

染、缺损等状况（图12-8）。

术后早期炎性肠梗阻的诊断主要依靠详细的病史询问及查体，结合腹部立位X线片或腹部CT检查即可做出诊断。

五、鉴别诊断

本病应与术后早期肠梗阻、麻痹性肠梗阻、血运性肠梗阻等相鉴别，尤其不能将其简单归纳为术后早期肠梗阻。

术后早期肠梗阻与术后早期炎性肠梗阻二者临床表现有一定的相似性，均发生在术后早期，肠蠕动恢复后再次出现肠梗阻的症状。术后早期肠梗阻中，除了术后早期炎性肠梗阻，还包括其他原因导致的术后早期梗阻。

六、治疗

由于早期炎性肠梗阻很少发生绞窄，又无须

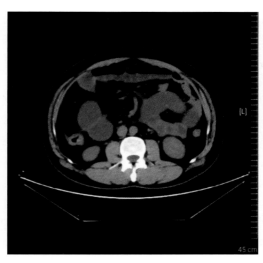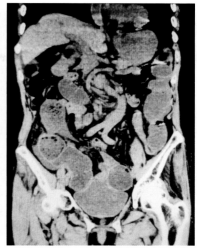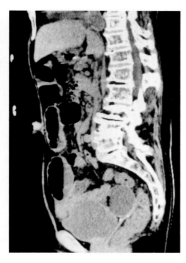

图12-8　腹部CT影像表现

手术才能解决的机械性梗阻因素存在，绝大部分患者采用非手术治疗有效。术后早期炎性肠梗阻发生时肠粘连及炎症正处于较严重的阶段，此时手术易导致肠管损伤、手术范围扩大，造成术后出血、感染、肠瘘等并发症，甚至再次发生肠梗阻，反而加重病情、延长病程。因此，术后早期炎性肠梗阻的治疗主要包括禁食、胃肠减压、抑制消化液分泌、纠正水和电解质紊乱与酸碱失衡、监测生命体征、营养支持等，除非出现肠绞窄及肠坏死等严重的并发症，一般不行手术治疗。

1.非手术治疗

（1）完全禁食水并行胃肠减压：对于术后早期炎性肠梗阻应严格禁食禁水，减少胃肠道内液体的积聚。有效的胃肠减压有助于减轻腹胀症状，由于鼻胃管的减压效果有限，近年来，使用经鼻型肠梗阻导管进行肠腔减压在临床的应用也越来越广泛，且减压效果更佳，逐渐得到临床医生的青睐。因此，对于术后早期炎性肠梗阻患者，一旦确诊，应尽快放置经鼻型肠梗阻导管。

（2）肠外营养支持：营养支持治疗是术后早期炎性肠梗阻治疗的重要手段，大多数患者可以得到有效缓解。对于术后早期炎性肠梗阻患者，应及早放置中心静脉导管进行肠外营养，总供能为20～30kcal/（kg·d），其中30%～50%的热能由脂肪乳剂提供，其余20%～50%由葡萄糖注射液补充，糖脂比以（1～2）:1为宜；采用中/长链脂肪乳剂可避免肝功能损伤和免疫供能抑制。采用氨基酸溶液供氮，亦可加入丙氨酸谷氨酰胺，促进肠绒毛的恢复，供氮量为0.15～0.20g/（kg·d）；当然，进行全营养混合液输注对营养的补充效果更

好，将糖、脂肪、氨基酸、电解质、维生素、微量元素、胰岛素按比例配制后经中心静脉匀速输注。近年来，有成品的脂肪乳氨基酸（17）葡萄糖（11%）注射液应用于临床，分为1920ml、1440ml、900ml三种规格，可以方便液体的配置和输注，最大限度地降低了液体配制所导致的并发症及其液体的稳定性。

此外，在肠外营养支持的同时还应关注血浆白蛋白，纠正低蛋白血症，有助于肠壁水肿的消退。待患者肠道功能恢复，腹部膨隆变软，肠梗阻导管引流变少，肛门排气、排便，肠鸣音恢复，可考虑由肠外营养支持逐渐转为肠内营养支持。

（3）纠正和维持水电解质和酸碱平衡：量出为入，保证液体平衡，并定期测定血清电解质浓度和血气分析，了解患者内环境的变化，指导纠正水、电解质紊乱及酸碱失衡，随时调整，保证患者水电解质和酸碱平衡。

（4）生长抑素的应用：在肠外营养支持的基础上应用生长抑素可以有效地抑制消化液的分泌，减少肠内炎性渗出，减轻梗阻近端肠壁的水肿和肠腔积液，缓解腹胀症状，并可促进肠蠕动的恢复。目前常用的十四肽的生长抑素，6mg/d，以250μg/h持续泵入。

（5）应用小剂量肾上腺皮质激素：肾上腺皮质激素具有确切的抗感染和减轻术后肠管粘连的作用，可抑制腹腔内局部的炎症反应，促进炎症消退，有利于减轻肠壁水肿和促进粘连松解。由于在炎性肠梗阻的早期肠管纤维蛋白渗出、水肿等病理生理改变最为显著，因此，激素的应用宜及早进行（一经诊断明确，立刻应用）。常用剂量为地塞米松

5mg 静脉注射，每8小时一次，持续7～10天。也可采用短期、小剂量地塞米松治疗的策略，起始剂量为10～15mg/d，5～6天后逐渐撤减。使用地塞米松减轻肠壁炎症水肿，多数患者在治疗后2～4周症状逐渐消退。

（6）抗生素的应用：由于腹腔炎症多为无菌性炎症，一般不需要使用广谱抗生素。如出现明显腹膜炎症状，体温升高，白细胞计数升高时，应考虑继发腹膜炎而应用广谱抗生素。

术后早期炎性肠梗阻的病程较长，大多数患者经非手术治疗1周后症状出现好转；如非手术治疗病情稳定、好转者，应坚持非手术治疗2周以上，甚至可延长至4～6周，直至症状缓解或消失。症状缓解的标准：①大量排出水样便及排气；②胃肠减压引流液明显减少，每天少于400ml；③腹胀症状消失、肠鸣音活跃，恢复饮食后不再出现肠梗阻症状；④腹部立位X线片示小肠液平面减少或消失。

2.手术治疗　非手术治疗是治疗术后早期炎性肠梗阻的有效方法，但有部分患者仍需要行手术治疗。如在非手术治疗过程中出现下列情况，应考虑中转手术治疗。手术应力求简单，以解除梗阻为原则，切忌广泛而不必要地剥离而导致肠瘘。

（1）非手术治疗2周以上，肠梗阻症状无改善或有加重者。

（2）治疗过程中出现肠梗阻症状进行性加剧，甚至出现绞窄性肠梗阻症状者，应考虑诊断有误而中转手术。

（3）腹胀、腹痛进行性加重，出现明显腹膜炎体征，体温和白细胞计数持续上升者。

（4）有文献报道口服水溶性对比剂有助于判断有无肠坏死的情况，口服水溶性对比剂24小时内到达结肠者可继续非手术治疗，否则，应考虑有肠坏死而改行手术治疗。

七、预防

在很多情况下，术后早期炎性肠梗阻是可以预防的，预防的关键是提高对本病的认识。

（1）腹腔内任何异物（包括自体血液和组织碎屑等）都能刺激腹膜单核巨噬细胞系统，产生大量细胞因子和炎性介质，造成无菌性炎症和肠管粘连，从而导致术后早期炎性肠梗阻的发生。所以，在手术结束时应用大量生理盐水冲洗腹腔，清除其中的细胞因子、炎性介质、异物和坏死组织。

（2）在手术操作过程中应特别注意保护肠管，避免钝性剥离，采用锐性剥离，尽量消灭肠管粗糙面，使之浆膜化。减少肠管在空气中的暴露时间和暴露面积，用湿盐水纱垫保护肠管，有助于肠管浆膜面的保护和减少不显性失水。

（3）术后使用内排列术，尤其是使用了经鼻型肠梗阻导管的患者，可以利用肠梗阻导管进行内排列术，可有效避免术后肠管粘连成角，且通过肠梗阻导管的支撑、吸引，早期进行肠内营养，促进肠梗阻恢复。

（4）应警惕术后早期炎性肠梗阻的可能性，对术后很早出现的排气症状应慎重对待，延长禁食时间，避免过早进食加重术后早期炎性肠梗阻，同时，应积极改善患者的营养状况，使患者尽早康复。

第三节　恶性肠梗阻

恶性肠梗阻（malignant bowel obstruction，MBO）是晚期癌症患者常见的并发症之一；MBO一般指由原发性或转移性恶性肿瘤造成的肠道梗阻，广泛概念包括恶性肿瘤占位直接引起的机械性肠梗阻和肿瘤相关功能性肠梗阻。

随着各类肿瘤的发病率及死亡率的不断攀升，由恶性肿瘤引起的肠道梗阻已成为临床诊疗的一大难题，严重困惑着广大临床医师。国外文献报道，肿瘤并发肠梗阻的发生率为5%～43%。常见并发肠梗阻的原发肿瘤为卵巢癌（5.5%～51%）、结直肠癌（10%～28%）和胃癌（30%～40%）；在我国，由于胃癌发病率占消化道肿瘤的首位，胃癌并发MBO的比例可能更高；MBO可以是单一部位梗阻，亦可以是多部位梗阻。

一、原因及分类

1.病因　恶性肠梗阻病因可分为癌性和非癌性两大类。癌性病因：癌症侵犯、播散（小肠梗阻常见）和原发肿瘤（结肠梗阻常见）是造成机械性肠梗阻的主要原因。恶性肿瘤导致的机械性肠梗阻可能合并炎性水肿、便秘、肿瘤及治疗所致的纤维化、恶病质或电解质紊乱（如低钾血症）、肠道动力异常、肠道分泌降低、肠道菌群失调及药物不良反应等因素。非癌性病因：术后或放疗后出现肠粘连、肠道狭窄、低钾血症、腹内疝、年老体弱者粪便嵌顿等。非癌性原因所致的MBO发生率占MBO的3%～48%，也是功能性肠梗阻常见的病因。

2.类型　恶性肠梗阻分为机械性肠梗阻和功能性肠梗阻。

（1）机械性肠梗阻：是恶性肠梗阻最常见的类型，主要包括以下3种类型。①肠腔外占位性MBO：由原发肿瘤、肠系膜和网膜肿物、腹腔或盆腔粘连、放疗后纤维化等所致。②肠腔内占位性MBO：由原发肿瘤或转移癌引起的息肉样病变、肿瘤沿肠腔环形播散所致。③肠壁内占位MBO：恶性肿瘤沿肠壁内部纵向生长，如皮革肠。

（2）功能性肠梗阻：又称动力性肠梗阻，是由于肿瘤浸润肠系膜、肠道肌肉、腹腔及肠道神经丛，导致肠运动障碍。①肠运动障碍：肿瘤浸润导致。②副癌综合征性神经病变：多见肺癌。③副癌性假性肠梗阻。④慢性假性肠梗阻。⑤麻痹性肠梗阻：化疗药物神经毒性作用等。

二、病理生理改变

MBO的病理生理机制是多因素、多方面的。肠道内液体分泌-吸收平衡破坏是MBO的关键性病理生理变化。MBO导致肠道扩张，水、电解质吸收障碍，肠液分泌进一步增加及肠道异常不协调蠕动。肠道持续不协调蠕动，使肠梗阻近端肠道进一步扩张。梗阻肠腔内压增高，导致肠壁静脉回流障碍，毛细血管及小静脉淤血，肠壁充血水肿。随着病情进展，肠壁动脉血运受阻，动脉内血栓形成，肠壁坏死、穿孔。肠壁充血水肿还可导致前列腺素、血管活性肠肽等炎性因子分泌增多，从而增加细胞膜通透性，进一步加剧肠腔内液体的积聚。

肠梗阻部位的炎性反应还可引起肿瘤水肿，瘤体增大，进一步导致病情恶性循环。肠腔内大量液体积聚，细菌繁殖，引起全身病理生理变化。MBO一旦发生"分泌—扩张—分泌""扩张—分泌—运动"的恶性循环，将引发一系列严重的临床表现。因此，恶性肠梗阻的主要病理生理表现为水和电解质紊乱、酸碱失衡、循环血容量减少、细菌毒素入血、感染、中毒，病情严重时引起多器官功能衰竭，最终导致休克、死亡。

三、临床表现

恶性肠梗阻大多缓慢发病，常为不完全性肠梗阻。常见症状包括恶心、呕吐、腹痛、腹胀、排便排气消失等，其临床表现与肠梗阻部位及程度相关。恶性肠梗阻因肿瘤导致，因此，在查体过程中常有肿瘤和肠梗阻两种疾病的共同表现，常发现患者消瘦、贫血、毛发稀疏，腹部查体可见舟状腹及手术瘢痕，局部可见隆起，肠型。触诊腹软，局部有压痛，并可触及包块，叩诊呈鼓音，肠鸣音亢进或消失等。

四、诊断

恶性肠梗阻的，应从以下4点出发：①首先明确是否发生恶性肠梗阻；②疾病的系统评估；③症状体征与梗阻部位的关联；④影像学检查方法的选择。

1.确定是否发生恶性肠梗阻

（1）诊断要点：①恶性肿瘤病史；②既往未行或曾行腹部手术、放疗或腹腔内灌注药物治疗；③间歇性腹痛、腹胀、恶心、呕吐等症状，伴或不伴肛门排气或排便；④腹部体检可见肠型、腹部压痛、肠鸣音亢进或消失；⑤腹部CT或腹部X线片可见肠腔明显扩张和多个液平面。

（2）明确分类及亚型。

2.疾病的系统评估

（1）患者一般状况：①生命体征，监测心率、血压、体温和呼吸情况；②症状及体征，如恶心、呕吐、腹痛、腹胀、排便排气渐进消失，以及肿瘤病灶引起的其他症状体征；③营养状态，常规进行营养状况评估（PG-SGA法），确立营养诊断；④体力活动状态评分，采取ECOG评分法；⑤心理测试，针对心理健康问题，包括强迫、人际关系、抑郁、焦虑、敌对和恐怖症状，利用自评量表SCL-90进行测试。

（2）器官功能及代谢状态：①器官功能，即肝、肾、心脏、肺脏和骨髓造血功能等检测；②三大营养素代谢指标、血清电解质监测；③感染相关指标：降钙素原血清水平监测。

（3）肿瘤学评估：①病理组织学及分化程度、分子靶标表达情况。个别情况采用细胞学诊断结果。②明确临床分期，了解病灶部位、浸润情况等详细情况。③肿瘤标志物血清水平检测。④明确梗阻原因，梗阻分类亚型，部位及数量。

3.症状体征与梗阻部位的关联

（1）多数起病缓慢，从不全性肠梗阻渐进为完全性肠梗阻。

（2）症状与梗阻部位、程度有关：①部位近口侧者（十二指肠、小肠梗阻）多见间歇性呕吐，呕吐物可见胆汁且无臭味。粪便样呕吐物提示结肠梗阻。②脐周剧烈疼痛，间歇时间短者提示小肠梗阻。大肠梗阻则疼痛较轻，间歇时间较长。③排便和排气消失提示完全性肠梗阻，不全性肠梗阻可间歇排便。④间歇性水样便是因肠道细菌导致粪便液化。⑤腹部膨胀原因，可见肿瘤病灶肿大，腹水，肠腔积水积气。

4.影像学检查方法

（1）腹部立位X线片：腹部立位X线片是诊断肠梗阻的常用检查方法。可以显示肠梗阻的一些征象，如肠曲胀气扩大、肠内液气平面（图12-9）。

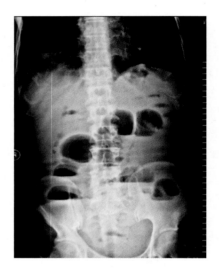

图12-9　腹部立位X线片

（2）腹部CT扫描：在有条件的情况下推荐腹部CT扫描作为肠梗阻影像学诊断的首选方法（图12-10）。腹部CT可评估肠梗阻部位及程度，还可能评估肿瘤病变范围，为决定进一步治疗方案（如抗肿瘤治疗、手术治疗、支架治疗或药物姑息治疗等）提供依据，同时还可用于术后随访。

（3）肠造影：上段小肠梗阻可口服造影，结直肠梗阻采取灌肠造影，有助于确定梗阻的位置和范围及伴随的胃肠运动异常。值得注意的是，钡剂虽能提供清晰的对比影像，但因不能吸收，可能导致严重的梗阻，MBO禁忌使用；推荐使用水溶性碘对比剂（复方泛影葡胺注射液、碘佛醇等），该对比剂可提供与钡剂相似的影像，并且在某些情况下对一些可逆性梗阻可能有助于恢复肠道正常运动，有助泻作用而优先使用。

（4）MRI：肠梗阻为无肠道准备检查提供了天然的充盈状态，MRI具有较高软组织分辨率，MRI多序列成像肠梗阻积液信号对比明显，无需注入对比剂，尤其是MRI弥散加权成像序列，有助于肠梗阻病因的良恶性判定。

五、治疗

肿瘤所致肠梗阻患者的治疗成功与否受到多种因素的影响，如梗阻程度、病变类型、肿瘤临床分期及总体预后、之前和未来可能进行的抗肿瘤治疗及患者的健康和体力状况等。早期手术为主要手段，但对手术治疗后可能预后不良的患者，如肿瘤腹腔内广泛播散者、一般状况差者和大量腹水者则不应常规实施手术治疗。对于无法接受手术的恶性肠梗阻患者，目前已有多种治疗手段可供选择。

（一）手术治疗

手术治疗仍然是恶性肠梗阻主要的治疗方法，

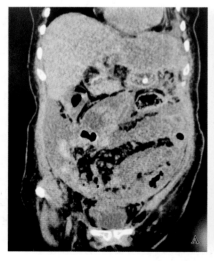
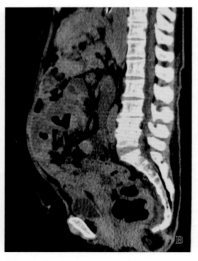

图12-10　腹部CT

A.冠状位；B.矢状位

但应严格掌握手术指征，手术治疗仅适用于机械性梗阻和（或）肿瘤局限、部位单一的梗阻，并且有可能对进一步化疗及抗肿瘤治疗获益的患者。对于经过选择的适当患者，手术可以达到缓解症状、提高生活质量和延长生存时间的目的。

1.手术治疗适应证　①粘连引起的机械性梗阻；②局限肿瘤造成的单一部位梗阻；③进一步化疗可能会有较好疗效的患者（化疗敏感者）。

2.手术治疗禁忌证

（1）相对禁忌证：①有腹腔外转移产生难以控制的症状（如呼吸困难）；②腹腔外疾病（如广泛转移、胸腔积液）；③一般情况差；④营养状态较差（如体重明显下降或恶病质，明显低蛋白血症）；⑤高龄；⑥既往腹腔或盆腔放疗。

（2）绝对禁忌证：①评估无法耐受手术治疗；②近期开腹手术证实无法进一步手术；③既往腹部手术显示肿瘤弥漫性转移；④影像学检查证实腹腔内广泛转移，并且造影发现严重的胃运动功能障碍；⑤触及弥漫性腹腔内肿物；⑥大量腹水或难以控制的腹水，引流后复发；⑦预计生存时间小于2个月者。

3.手术方案　手术应该选择能最快、最安全和最有效地解除梗阻、缓解症状的方式，包括肿瘤根治术、姑息性手术、旁路手术、肠造瘘、胃造口等，需根据患者的年龄、蛋白水平、肿瘤部位、性质、分期及合并症选择相应的术式。而手术治疗的预后不良因素包括大量腹水、肿瘤广泛转移、可触及的腹内包块、多处肠梗阻及以前曾接受过腹部或盆腔放疗。

（1）肿瘤根治术：适用于肿瘤局限且部位单一的梗阻，或单一部位复发者，清除手术视野内全部病灶。可延长生存时间，为辅助化疗创造条件。

（2）姑息性手术：适用于恶性肠梗阻合并腹腔广泛转移的患者。姑息性手术的目的是解除因肿瘤复发转移导致的单一部位的肠梗阻，吻合口重建，改善患者生存质量；减小肿瘤体积，延长患者生存时间。手术方式包括姑息性肿瘤切除、肠段吻合、肠造瘘等。

（3）旁路手术（捷径手术）：适用于梗阻部位肿瘤无法切除、多段多处肠梗阻或不能耐受根治手术的恶性肠梗阻患者。本着改善患者生活质量的原则，可以绕过梗阻部位，将近远端肠管进行侧侧吻合，包括小肠小肠的侧侧吻合和小肠结肠的侧侧吻合。捷径手术虽然没有切除肿瘤，对总生存期无

改善，可能还会出现盲袢综合征；但可以达到解除肠梗阻的目的，而且可以行一处以上的肠管的侧侧吻合，解决了多段多处梗阻的难题。且多项研究报道，旁路手术治疗受益的患者生存质量要优于药物治疗的患者。

（4）胃肠造口术：按胃肠造口是否还纳分为临时性和永久性肠造口。临时性肠造口适用于急性结肠梗阻放置金属支架及肠梗阻导管失败的患者，这类患者可将肿瘤切除、远端肠道封闭、近端肠管单腔造口，或近远端肠管吻合加近端肠管双腔造口。若预期生存时间在1年以上者，可于3～6个月后将肠造口还纳。对于腹腔广泛转移导致的低位肠梗阻患者，如术中发现腹腔内肠管无法分离，应找到近端扩张的肠管行永久性双腔造口术，改善患者生活质量。对于高位小肠梗阻的患者，当药物不能缓解症状时，应考虑行胃造口术。

（5）粘连松解术：适用于原发病灶根治术、腹部放疗、腹腔灌注化疗导致腹腔纤维化引起肠梗阻。粘连松解术可延长生存时间和提高生存质量。

（二）综合治疗

1.治疗目标　不使用减压装置或在使用胃肠减压装置的同时，控制恶心、呕吐、腹痛和腹胀等症状。

2.适应证　①近期开腹手术证实无法进一步手术，既往腹部手术显示肿瘤弥漫性转移，病灶累及胃近端；②弥漫性腹腔内肿物，影像学检查证实腹腔内广泛转移；③功能性肠梗阻，造影发现严重的胃肠运动功能障碍；④大量腹水，引流后复发；⑤营养不良，腹腔外转移症状难控，高龄，一般情况差；⑥既往腹腔或盆腔放疗。

3.用药要点　药物治疗的剂量和给药途径需个体化，大多数恶性肠梗阻患者不能口服给药；静脉给药建议经中心静脉置管给药；可选择皮下注射、经直肠或舌下途径给药。

4.具体方法

（1）胃肠减压：是肠梗阻的经典治疗手段，也是基础治疗方法，无论是否进行手术治疗，胃肠减压都应该放置，设法减少肠腔压力，减轻症状。

肠道内液体分泌-吸收平衡障碍导致的梗阻近端肠管压力增加，是恶性肠梗阻病理生理变化的关键。邻近端肠管减压是阻断3个"恶性循环"的有效方法。通过减压，可将积聚在肠管里的消化液引流出来，减轻胃肠道负荷，使肠壁充血水肿消退，

是恶性肠梗阻急性期常用治疗手段；而对于恶性肠梗阻患者来说，鼻胃管减压效果远远不够，多数需要肠梗阻导管减压，以抽出肠道内的液体和气体。小肠梗阻首选经鼻肠梗阻导管减压；结肠梗阻首选肠管支架置入，暂时不能放置支架的可放置经肛肠梗阻导管减压；对于大小肠管均有梗阻或结肠梗阻合并小肠扩张的亦行经鼻肠梗阻导管减压；经皮穿刺排气胃造口管仅限于危重的癌性肠梗阻治疗，穿刺部位感染和腹腔感染是最常见的并发症。

（2）抑制消化液分泌：抑制胃肠液分泌是肠梗阻治疗的通用基本原则，通过减少胃肠道分泌调节胃肠道功能，降低肠道运动、减少胆道分泌、降低内脏血流、增加肠壁对水和电解质的吸收，从而有效控制恶性肠梗阻相关的恶心、呕吐症状。常用药物有生长抑素类似物和抗胆碱能药物两类，二者均可减少鼻胃管留置，前者更具有优势。

1）生长抑素类似物：是恶性肠梗阻的基本用药，目前有14肽（生长抑素）和8肽（奥曲肽）两种环状化合物。生长抑素半衰期为 $1.1 \sim 3.0$ 分钟，而奥曲肽半衰期为 $80 \sim 160$ 分钟，明显长于生长抑素。生长抑素在控制消化道出血、抑制消化液分泌方面更具优势，而奥曲肽较多用于恶性肠梗阻、消化道肿瘤及神经内分泌肿瘤的治疗。奥曲肽有长效和短效两种制剂，二者作用和安全性相似，但长效奥曲肽使用更加方便。

奥曲肽是恶性肠梗阻患者抑制分泌的第一选择。推荐尽早使用，从 0.2mg、每天 3 次开始，一般第 5 天显效，可酌情长期维持使用，用药量差异很大，有患者用到 2.2mg/d。

2）抗胆碱能药物：是传统用药，包括丁溴东莨菪碱、氢溴酸东莨菪碱及甘罗溴铵，具有抑制平滑肌蠕动、抑制消化液分泌的双重作用，抑制蠕动作用明显，而抑制分泌作用较弱，可能加重腹胀，引起口腔干燥和口渴。

（3）止吐药：包括促进动力药和中枢性止吐药。而不同作用机制的止吐药联合应用比单一使用任何一种止吐药效果更好。

1）促动力药：加强胃和上部肠道的运动，促进胃蠕动和排空，提高肠内容物的通过率；同时也具有中枢性镇吐作用。促动力药适用于肠梗阻早期、不完全性梗阻。由于促动力类止吐药可能会引发腹部绞痛，故不推荐用于完全性机械性肠梗阻。经典的止吐药物是甲氧氯普胺。

2）中枢止吐药：通过作用于与呕吐反应相关的中枢化学感受器，从而达到中枢性止吐作用。根据病情选择神经安定类药物，如氟哌啶醇、氯丙嗪和丙氯拉嗪等；或抗组胺药，如茶海拉明、塞克利嗪。

（4）抑制炎症：抗感染是恶性肠梗阻治疗的重要措施。常用药物为糖皮质激素和非甾体抗炎药。

1）糖皮质激素：在恶性肠梗阻治疗中所发挥的作用是多方面的，不仅可以起到止吐作用，还可以减轻肿瘤周围及肠道的炎性反应和水肿，从而使肠道梗阻得到缓解，同时亦能降低对肠神经的压迫，因而纠正神经功能障碍，改善与功能相关的梗阻；恶性肠梗阻合并有炎性反应及应激状态的患者，使用糖皮质激素（如地塞米松 $4 \sim 12mg/d$）可以减轻肿瘤及肠壁炎症，减轻肠道膨胀，起到间接镇痛，中枢性止吐作用。

2）非甾体抗炎药：慢性低度炎症是肿瘤的生物学特征之一。COX-2抑制剂不仅抑制炎症，而且抑制肿瘤，是肿瘤患者的辅助治疗措施之一。临床可选择阿司匹林肠溶片小剂量口服。阿司匹林疗效与COX-2表达密切相关，表达阳性患者获益更多，而弱表达或无表达患者阿司匹林不能降低死亡风险。

（5）控制疼痛：恶性肠梗阻患者的疼痛主要包括与肠梗阻有关的疼痛和其他部位的疼痛。前者主要由肿瘤原发灶或转移灶浸润肠管、肠系膜淋巴结或腹盆神经丛引起，这也是导致恶性肠梗阻的常见原因，此时疼痛多为持续性钝痛，腹盆神经丛受累会导致神经病理性疼痛，也会产生麻痹性肠梗阻。肠梗阻时还可因梗阻上端肠管的蠕动增加导致腹部绞痛，疼痛多为阵发性，逐渐加重。晚期癌症患者还可因肿瘤浸润或转移至其他组织、器官，导致疼痛，也会因合并其他并发症导致疼痛，要仔细、全面评估。因此，恶性肠梗阻时选择镇痛药物应注意以下几个方面。

1）给药途径：其选择要兼顾患者合并用药情况、给药的简便性和安全性及患者的经济承受能力等诸多方面。按WHO三阶梯镇痛指南，癌痛药物治疗首选口服途径给药。但恶性肠梗阻患者多合并呕吐，口服药物吸收不稳定，所以此时口服途径不再作为首选给药途径。不完全性肠梗阻时，可选口服途径给药，需同时处方缓泻剂和胃肠动力药；一旦诊断为完全性肠梗阻，应采用口服以外的给药途径，如注射泵皮下持续给药（无条件时可采用间断皮下注射代替）、经皮吸收的贴剂、持续静脉泵入、直肠给药、口腔黏膜给药等。

2）合理选择阿片类镇痛药：阿片类药物仍是恶性肠梗阻患者疼痛时的首选镇痛药，对持续性疼痛及绞痛都有效。吗啡价格低廉、剂型多样，医生的使用经验丰富，是恶性肠梗阻时常用的镇痛药。其他可选择的药物有芬太尼、氢吗啡酮、羟考酮、美沙酮等。

3）辅助镇痛药物：合理选择辅助镇痛药即可有效控制疼痛，还可能减轻梗阻及其他症状，是恶性肠梗阻镇痛治疗的重点。常用的辅助镇痛药物有抗胆碱类药物、糖皮质激素、生长抑素类似物等。联合使用不仅可以提高镇痛的效果，而且可以减少阿片类药物的用量，延长镇痛时间。

4）应避免使用的镇痛药：非甾体药物及哌替啶在恶性肠梗阻镇痛治疗中应慎重选择。恶性肠梗阻多合并肠壁水肿、缺血，此时服用非甾体药物，易发生溃疡、出血，甚至消化道穿孔，如须使用，应同服抑酸药物，严密观察，更要避免与糖皮质激素同时使用；哌替啶因其镇痛作用时间短，代谢产物易产生严重不良反应，故不推荐用于癌痛治疗，也不用于恶性肠梗阻时的镇痛治疗。

（6）营养治疗：恶性肠梗阻发生时，由于肠黏膜对水与电解质吸收能力减弱、分泌增加，加上禁食水、呕吐，临床常见水和电解质紊乱、酸碱失衡、循环血容量减少、低蛋白、消瘦等表现。因此，恶性肠梗阻患者必须进行营养治疗，进而补充日常所需。恶性肠梗阻患者营养治疗的途径包括肠内营养（口服、管饲）及肠外营养（周围静脉和中心静脉）。虽然恶性肠梗阻患者有完全性或不完全性肠梗阻，但肠外营养治疗是多数恶性肠梗阻患者营养治疗的主要选择方式。

在进行肠外营养治疗时，由于恶性肠梗阻患者常伴有重度营养不良和恶病质，一般推荐能量需求量为 30 ～ 40kcal/（kg·d）。恶性肠梗阻患者常有消化液的显性或隐性丢失，需确保每日摄入适量的电解质、微量元素和维生素等。合并肝肾功能障碍或者处于应激状态的恶性肠梗阻患者，需提高脂肪乳剂的比率。恶性肠梗阻患者营养治疗的制剂和配方总体上与其他肿瘤没有原则性区别。对于梗阻未解除的患者，原则上应用高蛋白、高能量、无渣饮食，因此，恶性肠梗阻患者三大产热营养素推荐摄入量：推荐减少碳水化合物（推荐热占比40% ～ 50%），适当提高脂肪在总能量中的供能比例（推荐热占比30% ～ 35%，饱和脂肪酸：单不饱和脂肪酸：多不饱和脂肪酸 ＝ 1∶1.3∶1），保证优质蛋白质的供给量（推荐蛋白质热占比15% ～ 20%，其中优质蛋白质 ≥ 50%）。蛋白质目标摄入量应提高为 1.5 ～ 2.5g/（kg·d），才能达到更理想的效果。建议给予"全合一"营养制剂，其优点在于易管理，可减少相关并发症，有利于各营养素的利用，并节省费用。

恶性肠梗阻患者一般情况较差，对肠外营养耐受性较低，使用鱼油脂肪乳剂能减轻患者炎性反应，提高患者肠外营养耐受性；使用丙氨酰谷氨酰胺可明显改善萎缩肠黏膜的恢复；恶性肠梗阻患者使用代谢调节剂可以减少机体分解代谢、促进能量-营养素吸收合成代谢、为细胞提供必需的营养素，胰岛素、ω-3多不饱和脂肪酸、甲地孕酮、支链氨基酸、糖皮质激素等药物有利于改善恶性肠梗阻患者的营养状况。

（7）利尿：成人消化腺每日分泌约8000ml，恶性肠梗阻患者消化液积聚肠腔，局部扩张，肠壁变薄，肠道对水、电解质吸收能力下降，肠壁表面积增大，肠腔内液体分泌量进一步增加，肠壁充血水肿致炎性因子分泌增多，加剧肠腔内液体积聚，形成"分泌-扩张-分泌"的恶性循环。另外，恶性肠梗阻患者肠管狭窄致肠道持续不协调蠕动，梗阻近端肠道扩张，肠腔内压增高，肠壁静脉回流障碍，毛细血管、小静脉淤血，肠壁充血水肿，炎性因子分泌增多，局部肿瘤组织水肿，瘤体增大加重局部肠管狭窄，这些因素形成"不协调蠕动-组织水肿-不协调蠕动"恶性循环。因此，恶性肠梗阻患者多伴有营养不良、低蛋白血症、组织水肿等，补充白蛋白、血浆或代用品以提高渗透压，并配合使用利尿药有利于减轻肠壁水肿，阻断"不协调蠕动-组织水肿-不协调蠕动"恶性循环的发生、发展，缓解恶性肠梗阻症状，因此，可联合使用人血白蛋白（10 ～ 20g）和呋塞米注射液（20 ～ 80mg），分别于白蛋白使用前后静脉注射利尿药。腹胀和肠梗阻症状严重的患者对肠外营养治疗和液体输入耐受性降低，应下调液体供给量，保持尿量1000ml/d为宜。

（8）促进排空：在众多的促进排空药物中，以口服水溶性显影剂（如复方泛影葡胺注射液、碘佛醇等）对肠梗阻的作用最为明确，既有诊断作用，又有治疗目的，但要注意潜在的肾毒性。水溶性显影剂是一种含碘显影剂，是泛影酸钠和泛影葡胺的高渗溶液；多项临床研究发现，口服对比剂可明显提高肠梗阻患者的排便频率及排气时间，有效缓解梗阻症状。传统中药在手术后粘连性肠梗阻也有很多应用，如大承气汤、番泻叶口服可对肠梗阻有明显的治疗作用。灌肠在很多地方是肠梗阻治疗常规，灌肠液内加入甘露醇等高渗液体，既可刺激肠道排空，又可消除肠道黏膜水肿，但是对完全性、机械性肠梗阻作用有限。

（9）改善体能：包括全身体能锻炼和口腔运动。2007年，美国运动医学学会提出"运动是良医"理念，多项研究发现，运动可以显著提高肿瘤患者生活质量、身体功能，减轻疲劳。循序渐进的呼吸肌训练可明显增加肿瘤患者呼吸肌力量、减轻呼吸困难症状、提高运动能力和生活质量；另外，体力活动/运动能够缓解和降低肿瘤患者的心理压力，运动及功能锻炼既可促进肠蠕动，利于营养吸收、营养代谢，又利于维持肌肉保有量。因此，运动通过物理和内分泌机制调节肿瘤生长动力学和代谢，通过增加先天性和细胞毒性免疫细胞的动员和浸润增强抗肿瘤免疫，通过减少代谢副产物调节肿瘤免疫原性，通过调节肠道菌群促进免疫和代谢平衡，通过减低系统炎症反应水平。

（10）中医中药治疗：中医古籍无关于恶性肠梗阻的专门论著，但根据其症状表现，该病与肠结、便秘、呕吐、腹痛相类似。病位在胃肠，与肺、脾关系密切，病因多样，其病理基础为痰瘀互结，脏腑不通，属本虚标实之证。肠腑气机阻滞是关键病机，即在脾胃亏虚，正气不足的基础上，感受寒毒之邪，出现湿浊、痰毒、瘀血等病理产物，互相蕴结，阻滞肠道气机，上下格拒不通，受盛传化受阻而发病。主要以扶正祛邪，行气通腑为治则。实际治疗中应根据患者症状及一般情况的差异，选取不同的治疗方法。常用的中医治法有中药内服、中药灌肠、中药贴敷、针灸等。

恶性肠梗阻是一个现实挑战，一方面，患者人数众多，他们经受着巨大的身心折磨，另一方面，目前没有理想的解决方案。无论从研究结果来看，还是临床工作体会，恶性肠梗阻目前没有一个适用于所有患者的金科玉律，也没有一把可以确切解决所有问题的万能钥匙。理想的恶性肠梗阻治疗是个体化基础上的综合治疗。恶性肠梗阻患者千差万别，因此，要根据每一位患者的实际情况制订方案。每一种治疗手段都有一定的作用，但是同时又没有任何一种是确定性治疗，所以需要综合治疗。组建跨专业的多学科恶性肠梗阻诊疗团队，制订平衡理想与现实的恶性肠梗阻诊疗规范，确立以解决主要矛盾——"提高生活质量"为导向的治疗目标，充分听取患者本人及亲属的意见，恶性肠梗阻的治疗仍然可以收获高质量、长生存的理想生活。

第四节　放射性肠炎与肠梗阻

放射性肠炎是盆腔、腹腔、腹膜后肿瘤经放射治疗（放疗）引起的肠道并发症之一，一般发生于放疗结束后12～24个月，也可能在数十年后出现，为一个进行性的病理过程，与放射剂量有关，其70%～90%发生在直肠，25%～30%发生在小肠。其发生率国外文献报道为5%～15%，国内为2.7%～20.1%。放射性肠炎患者最终有1/3会发生各种外科并发症，如肠梗阻、肠瘘、肠穿孔和肠出血等，其中肠梗阻占71.3%，其次是肠瘘占16.6%，肠穿孔占9.7%，其余2.4%的患者因肠出血而手术，虽然绝大部分的放射性肠炎导致的肠梗阻需要手术治疗，但临床上所见到的此类病例却很少，仅占小肠梗阻的0.5%，因此，许多外科医师对慢性放射性肠炎并发肠梗阻的外科治疗缺乏经验，以致于临床治疗结果不理想。

一、原因及分类

1. 病因　放射性肠炎是腹腔、盆腔及腹膜后肿瘤经放射治疗后出现的最严重并发症之一，其发生与照射剂量成正比，当照射剂量达45Gy时约有5%的患者会出现放射性肠炎症状，当剂量达65Gy时，发生率高达50%，而这些剂量与常见肿瘤的治疗剂量十分接近，放疗后并发放射性肠炎的危险目前尚不能完全避免。电离辐射对肠道有双重的损伤作用，包括直接损伤和进行性血管炎所致的慢性间接损伤，肠管发生一系列缺血性改变，黏膜缺血可导致黏膜脱落而发生出血，肌层缺血可形成肠管狭窄或由于肠壁全层缺血而形成穿孔或肠瘘，发生严重的急性放射性肠炎的患者发生慢性放射性肠炎的危险性增高，但是，放疗期间没有发生不良反应的患者仍有可能发生灾难性的慢性放射性肠炎。放射性肠炎并发肠梗阻的原因亦不能都归于放射性肠炎，患者很可能同时合并存在腹腔癌灶，或癌灶促进了梗阻的发生，甚至梗阻直接起源于癌灶。

引起肠道放射性肠炎的因素主要有以下几个方面：①照射的强度和时间；②腹腔或盆腔内粘连固

定的肠段易发生放射性肠炎；③子宫切除后直肠所受到的辐射量较子宫未切除者高，更易发生放射性直肠炎；④不同部位的肠道对辐射耐受量的强弱依次为直肠、乙状结肠、横结肠、回肠、空肠、十二指肠。

2. 发生机制　既往研究认为放射性肠炎的发病机制可能与炎症因子表达异常、肠道菌群失调、肠道上皮通透性增加及血管损伤等有关，而近年来研究发现，放射性肠炎的发生主要与肠道黏膜干细胞凋亡、血管内皮损伤有关。

（1）肠道黏膜干细胞凋亡机制：机体中抑癌基因 *p53* 主要参与维护细胞基因稳定、调控细胞周期、促进细胞凋亡等过程。目前发现，*p53* 在放射性肠炎的病理生理机制中扮演着重要的角色。辐射可直接损伤 dsDNA，也可以通过损伤线粒体氧化呼吸链产生大量的氧自由基损伤 dsDNA。损伤的 dsDNA 可引起 *p53* 基因大量表达，*p53* 通过激活半胱氨酸蛋白酶（Caspase）家族诱导肠道黏膜干细胞凋亡。

（2）血管内皮损伤机制：放疗引起的微血管内皮损伤及血栓形成导致细胞缺氧在放射性肠炎的发病中起到重要作用，在此机制中，内皮细胞纤溶酶原激活物抑制剂 I 型（plasminogen activator inhibitor-type I，PAI- I）的表达上调起到关键作用。辐射导致内皮缺氧，从而激活于 PAI- I 启动子上的缺氧反应元件而增加 PAI- I 的转录，促进微循环血栓形成，导致缺氧进一步加重，长时间的缺氧引起黏膜细胞坏死脱落。

（3）肠道菌群失衡：肠道菌群对于帮助消化、代谢外源性化学物质、维持肠道上皮的正常更新、培育肠道免疫系统、调节出生后肠道的发育都有重要作用。但是从 1900 年开始就观察到肠道菌群会加重放射性肠炎，主要表现在以下几个方面：①引起肠道无菌小鼠放疗后 50% 致死剂量大于肠道有菌小鼠；②在接受全身放疗的致死剂量后，肠道无菌小鼠的存活时间更长；③使肠道无菌小鼠产生放射性肠炎病理学改变需要的放射剂量更高。

（4）炎症因子的变化：虽然某些炎症因子在放疗后升高可以一定程度减少肠道干细胞的凋亡，但是炎症因子的过度表达会引起肠道不可逆的病理改变并导致慢性纤维化。炎症因子一般分为促进炎症的因子（IL-1β1、IL-6、IL-8、TNF-α）和抑制炎症的因子（IL-4、IL-10、IL-1ra）。在放射性肠炎中，两者之间的平衡被打破。很多炎症反应，特别是肠

道被 NF-B 及 AP-1（activator protrin-1）所调节，在未受刺激的细胞中，NF-B 与 inhibitor B（IB）结合在细胞质中处于一种不活化的状态，炎症因子如 IL-1β1 和 TNF-α 刺激 NF-B 后，引起一个级联反应，导致 IB 的磷酸化及蛋白酶降解，活化的 NF-B 进入细胞核，启动更多细胞因子的转录，形成一个炎症的正反馈回路，放大炎症反应和增加炎症的慢性损伤。在放射性肠炎中可以观察到 IL-1β、TNF-α 和 IL-6 在放疗后 6 小时即高表达。IL-1β 和 IL-6mRNA 的高转录水平一直要持续 3 天。而 IL-1β、TNF-α 和 IL-6 可以刺激血管内皮细胞、平滑肌细胞、巨噬细胞、肌纤维母细胞分泌 IL-8 进一步促进中性粒细胞在炎症部位的聚集，IL-8 直接与炎症反应的程度呈正相关。

IL-1β 的促炎症作用一般是由 IL-1ra 等因子来对抗减轻炎症。IL-1ra/IL-1β 保持稳定是使炎症不向严重方向发展的一个重要因素，但是放疗 24 小时后 IL-1ra/IL-1β 的比率就可以下降一半。TGF-β1 在放疗后一天表达就增高，TGF-β1 是一个促进纤维化的因子并可以促进胶原蛋白的沉积，TGF-β1 晚于 IL-6 和 IL-1ra 的表达，而 IL-10 是一个强有力的抗炎症因子，能使 IL-1β1 和 TNF-α 的合成下降，并使 IL-1ra 的合成增高。IL-10mRNA 水平在放疗后一天就开始下降。所以放疗后炎症因子的变化可能是引起慢性放射性肠炎的重要原因。

（5）感觉神经元：肠道的感觉神经对于维持肠道黏膜的稳态及对损伤的反应有重要作用。已有证据表明，肠道传入神经原及同免疫系统之间的相互作用影响放射性肠炎的严重程度。切除小鼠的肠道感觉神经元，可以加重放射性肠炎的严重程度。肠道神经元释放很多神经肽直接或间接地调整神经免疫系统。降钙素基因相关肽及 P 物质广泛分布于肠道感觉神经元末端，为辣椒素敏感神经的主要神经传递物质。实验证明，降钙素基因相关肽及 P 物质受体拮抗剂可减轻放疗反应。而肥大细胞是感觉神经元的重要效应细胞，去除肥大细胞会部分抵消去除感觉神经元对放射性肠炎的加重。

3. 类型　放射性肠炎依据病理学分期、特征和临床表现分为急性放射性肠炎和慢性放射性肠炎两种；根据累及的部位，又可分为放射性直肠炎、放射性结肠炎及放射性小肠炎。

（1）急性放射性肠炎：指发生在放疗照射期，肠道组织结构与功能的异常变化在放疗结束后 4～6 周缓解，放疗结束后 6 个月肠黏膜组织康复。

（2）慢性放射性肠炎：指发生在放疗结束后6个月至2年。

二、病理生理改变

现代分子生物学的发展，使人们认识到电离辐射引起细胞内水产生氧自由基，后者刺激转化生长因子β1的表达，引起肠壁过度纤维化而产生临床症状。从病理学角度来看放射性肠炎可分为3个阶段。

1. **急性期** 发生于放疗辐射期间或之后，主要影响黏膜层，多表现为上皮细胞变性脱落，肠黏膜变薄、绒毛缩短，毛细血管扩张，肠壁黏膜充血水肿，可发生局部或弥漫性溃疡，黏膜病变易出血，周围黏膜常呈结节状隆起。

2. **亚急性期** 发生于照射后2～12个月，主要表现在黏膜下层。黏膜有不同程度的再生和愈合，但黏膜下小动脉内皮细胞肿胀形成闭塞性脉管炎，血管的闭塞导致肠壁进行性缺血，黏膜下层纤维增生伴有大量纤维母细胞，并可见平滑肌的透明变性，胶原含量减少。

3. **慢性期** 可达数月至数年，可影响肠壁全层。进行性闭塞性动脉内膜炎和间质纤维化是其主要病理特征。主要是由于进行性血管炎导致小肠终末小动脉闭塞，小静脉因管腔被泡沫细胞和纤维斑阻塞而发生闭锁。

这些病理学变化最终导致肠管缺血，使小肠黏膜萎缩变薄，黏膜下层致密纤维化，浆膜纤维化增厚，小肠无规则粘连和萎缩狭窄，进而导致肠道梗阻，有文献报道，慢性放射性肠炎患者最终有1/3将会发生各种外科并发症，如肠梗阻、肠瘘、腹腔感染等，其中肠梗阻约占71.3%。

三、临床表现

急性放射性肠炎一般出现在放疗后第2周，其症状包括腹泻、腹痛、恶心、呕吐、里急后重、肛门坠胀、黏液便、大便失禁及便血，多可自限；慢性放射性肠炎则多发生于放疗后6个月到5年，更有甚者30年后发生，持续时间3个月以上，伴有反复腹痛、腹泻、乏力、腹胀、消化不良、食欲缺乏、贫血等，严重者可见狭窄、穿孔、瘘管及梗阻等。放射性肠炎的患者普遍有吸收不良和营养不良。

当放射性肠炎并发肠梗阻后，患者将出现"胀、痛、吐、闭"的表现，常以不全性肠梗阻为主要特点，伴有严重的营养不良和体重减轻。

四、诊断

放射性肠炎患者有明确的放射治疗史，这是诊断放射性肠炎的前提；全面细致的全身体格检查十分必要，腹部查体更要注意肠型、压痛、包块和肠鸣音的特点，避免漏诊。此外，详细的诊断要依靠内镜和影像学。

1. 内镜检查

（1）结肠镜检查：是诊断放射性肠炎，尤其是放射性直肠炎的首要辅助手段，依据典型的镜下改变可以评估病变程度。主要表现为黏膜充血、血管扩张、质脆、自发或接触出血、糜烂、溃疡形成等（图12-11）。病程晚期可伴肠腔狭窄，甚至有瘘管形成或穿孔。急性期或重症检查可能会引起肠穿孔。常用的维也纳直肠镜评分（Vienna rectoscopy score，VRS），与临床的严重程度有很好的一致性（表12-1，表12-2），VRS早期内镜检查结果的评分可以预测晚期放射性肠炎发生可能。因此，结肠镜检查对于放射性肠炎来说，属于一种安全且有效的检查手段，广泛应用于放射性肠炎的诊断和评价。

（2）超声内镜（endoscopic ultrasonography，EUS）：是将内镜和超声相结合的消化道检查技术，该检查可在内镜直视下对消化道壁或邻近脏器进行断层扫描，既可通过内镜直接观察黏膜的病变形态，通过活检进行细胞学检查，又可进行超声实时扫描，获得胃肠道各层次的组织学影像特征及周围邻近脏器的超声图像，还可在超声的引导下行穿刺检查和治疗，从而进一步提高了内镜和超声的诊断及治疗水平。

放射性直肠炎的超声内镜特征包括以下几点：①直肠弥漫性环形增厚，增厚的主要是黏膜和黏膜下层；②直肠前壁和直肠周围脂肪层显示光滑和均匀的低回声，而后壁回声相对正常；③无软组织肿块或区域淋巴结；但目前超声内镜应用于放射性肠炎的诊断仍较少。

（3）双气囊小肠镜（double-balloon enteroscopy，DBE）：具有可对整个小肠进行直视观察、可控性强的特点，对多种小肠相关疾病具有较高的诊断率，还能在检查过程中进行活检、止血、息肉切除、球囊扩张等治疗，实现了检查、治疗于同一过程中完成，在临床应用中具有独特的优势。

放射性小肠炎的镜下特点为毛细血管扩张，肠壁增厚，壁缘为棘状，小肠呈现蚯蚓状外观，肠蠕

评分	黏膜充血	毛细血管扩张	溃疡	狭窄	坏死
			表12-1　维也纳直肠镜评分		
0	1级	无	无	无	无
1	2级	1级	无	无	无
2	3级	2级	无	无	无
3	任何	≥3级	1级	无	无
4	任何	任何	2级	1级	无
5	任何	任何	≥3级	≥2级	无

症状	评分	内镜所见
		表12-2　维也纳直肠镜评分
毛细血管扩张	0级	无
	1级	单个毛细血管扩张
	2级	多个不融合毛细血管扩张
	3级	多个融合的毛细血管扩张
黏膜充血	0级	无
	1级	局限性的黏膜红肿
	2级	弥漫非融合的黏膜红肿
	3级	弥漫且融合的黏膜红肿
溃疡	0级	无
	1级	有或无表面<1cm² 的微小溃疡
	2级	面积>1 cm²
	3级	深溃疡
	4级	深溃疡形成瘘或穿孔
狭窄	0级	无
	1级	>2/3原肠腔直径
	2级	1/3～2/3原肠腔直径
	3级	<1/3原肠腔直径
	4级	完全闭塞
坏死	0级	无
	1级	有

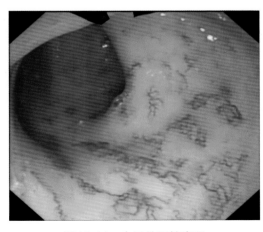

图12-11　电子结肠镜表现

动部分丧失（图12-12）。与其他内镜检查相比，其缺点在于小肠镜检查的时间相对较长，约90分钟，并发症包括食管、胃或小肠黏膜损伤，术后腹痛腹胀及肠道穿孔和出血等。

（4）胶囊内镜（capsule endoscopy，CE）：是一种非侵入性和高度可靠的用于小肠检查的诊断工具，自2000年CE应用于临床以来，其已成为胃肠检查较有价值的工具之一，给小肠疾病诊断带来突破。一些国外学者认为CE可安全地诊断放射性小肠炎。CE具有检查方便、无创伤、不影响患者的正常工作等优点。

放射性小肠炎在CE下最常见的病变包括黏膜

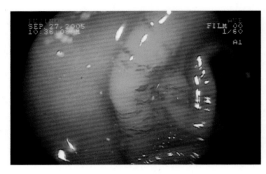

图12-12 小肠镜下表现

水肿、红斑和新生血管形成，最具特色的是萎缩和不规则散在的白色绒毛黏膜（图12-13）。

胶囊内镜的不足在于续航、定位及可控性，最严重的并发症是由肠腔狭窄引起的胶囊潴留。大多数胶囊滞留对于自然病程无明显影响。一旦确诊胶囊滞留，可通过小肠镜或手术取出。

2.影像学检查 放射性肠炎的典型影像学表现是：损伤段肠和非损伤段肠有明显分界，且不发生于放射野内。具体表现包括：肠壁增厚水肿，附近肠系膜脂肪炎性改变。

（1）CT检查：放射性肠炎的CT检查表现不具有特征性，但有助于评估腹腔纤维化的严重程度和判断梗阻位置；特征性CT表现为：不断增厚的狭窄肠管，肠壁的脂肪密度靶，亦被称为"脂肪晕轮"征。此"晕轮"可为"双环"或"三环"，原因是脂肪沉积于有水肿或炎症的小肠黏膜下层而形成。该种征象较易与克罗恩病混淆，不同的是克罗恩病的"晕轮"为非对称性的；另外，"脂肪晕轮"征还可出现于部分正常体胖者或移植物抗宿主病患者中，应注意鉴别。

随着CT技术的发展，增强多层螺旋CT已成为鉴别诊断肠壁增厚的主要手段，其优势在于能够显

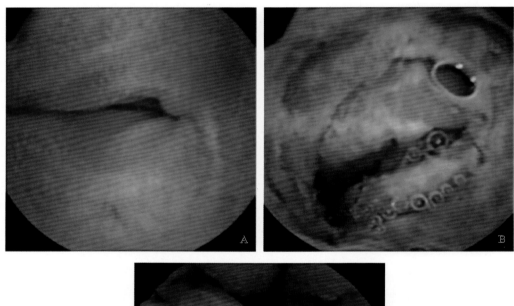

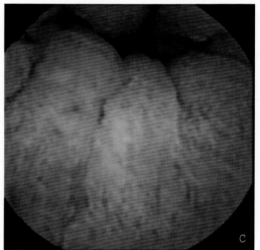

图12-13 胶囊内镜表现
A.黏膜萎缩；B.白色绒毛黏膜；C.黏膜水肿

示相关肠外异常征象，如腹水、肠瘘及肠系膜密度增高呈束状等肠系膜病变征象。延迟相CT强化不明显，较易与肠道恶性肿瘤鉴别。

（2）MRI检查：在对放射性肠炎的MRI影像诊断中，病变末端回肠会出现小肠壁的增厚，对比剂的增强，肠系膜密度增高和管腔的狭窄。因此，放射性肠炎的MRI信号特点如下：①病变肠壁在T_2WI和DWI上主要表现为特征性"同心圆"分层状高信号，T_1WI呈等信号，增强后呈较明显的"同心圆"分层状环形强化。②绝大多数肠壁环形较均匀性肿胀增厚，内壁光滑，未见明确壁结节及软组织肿块；少部分病例表现为肠壁不均匀性环形肿胀增厚，局部内缘不规整呈隆起状，甚至伴溃疡形成。③少部分病例可出现肠壁穿孔，瘘管形成。

（3）X线检查：肠道X线钡剂检查有助于病损范围与性质的确定，但征象无特异性。钡剂灌肠可见结肠黏膜呈细小的锯齿样边缘，皱襞不规则，肠黏膜水肿，肠袢分开，肠壁僵硬或痉挛。有时可见肠腔狭窄、变直和结肠袋消失、溃疡和瘘管形成。少数溃疡边缘的黏膜可隆起，其X线征酷似癌肿，其鉴别点是病变肠腔段与正常肠腔段间逐渐移行而无截然的分界线，与癌肿不同，乙状结肠位置较低并折叠成角。应从不同角度摄片对鉴别病变性质有重要意义。

五、治疗

辐射引起肠黏膜损伤并导致炎症反应，放射性肠炎的治疗机制多从辐射保护、抗氧化、抗感染等方面入手。截至目前，只有氨磷汀因其清除自由基的能力而被用作细胞保护佐剂来减轻肿瘤患者的辐射诱导症状，但其作用有限。因此，放射性肠炎的预防、急性期的处理及慢性期的外科处理尤其重要。

1.预防和急性期处理原则　放射性损伤具有"迟发效应"，急性放射性肠炎的严重程度可以作为慢性放射性肠炎的预测指标。因此，尽可能减轻肠管的急性放射损伤对预防慢性放射性损伤具有重要意义。慢性放射性肠炎的根本预防措施在于放疗方案中减少小肠的照射剂量和照射体积。另外，可以通过物理方法减少放射野中暴露的肠管的体积，包括俯卧位放疗、充盈膀胱、腹板技术和外科手术等。

急性放射性肠炎主要表现为黏膜炎性反应，多为自限性病程，其治疗以对症治疗和营养治疗为主，包括饮食调整、阿片类受体阻滞剂和生长抑素等药物控制腹泻（含胆汁性腹泻）、抗生素治疗小肠细菌过度生长、给予糖皮质激素等，必要时使用肠外营养。

2.慢性放射性肠炎的治疗

（1）外科治疗：根据美国肿瘤放射治疗协作组的后期放射损伤分级标准，3、4级的肠损伤需要手术治疗，包括梗阻、出血、肠坏死、穿孔和瘘。约1/3的慢性放射性肠炎患者需要手术治疗。由于肠管慢性缺血和纤维化具有不可逆性，所以外科手术切除病变肠管是最理想的治疗措施，但由于考虑到手术并发症的高发生率和病死率，早期曾提出了各种短路和姑息手术，经过40余年的讨论，也随着放射技术和外科营养支持的不断进步，其治疗的总体原则已经过渡至确定性的切除和消化道重建手术，姑息性手术仅适用于部分特殊患者。在具体术式方面，有研究提出，包括回盲部的肠切除可以降低术后再手术率，其主要原因是升结肠相对健康，小肠和升结肠吻合口位于放射野之外，这可能有助于降低术后复发率。这一广泛性切除的原则提高了围手术期安全性，但是增加了发生远期短肠综合征的风险。

对于急性期患者，病变主要表现为急性炎性改变，未至不可逆性纤维化，病变范围亦未明确，此时手术可能造成病变肠管切除不足或切除过多，除非急诊情况，一般不宜手术，应该进行充分的营养支持治疗，待慢性期病变范围明确后再行手术。

急诊手术、急性放射性肠炎手术，或对于重度营养不良、腹腔感染、肠管广泛放射损伤、腹腔粘连无法分离的患者，应进行损伤控制性手术。这部分患者或腹腔条件复杂导致手术困难、或面临严重术后并发症的风险、或处于严重应激及休克状态，不适合完成确定性切除手术，应按照损伤控制原则，先行造口或短路手术而不进行广泛肠切除，使患者能够恢复肠内营养，待进入慢性期感染和炎症消退后再考虑确定性手术。

手术治疗的最大困难是放疗后盆腔的致密粘连，即"冰冻盆腔"，盆腔内肠管及其他器官浆膜面广泛融合，正常解剖界限消失，分离极其困难，容易发生膀胱、输尿管、髂血管、乙状结肠直肠等组织器官损伤，损伤的乙状结肠、直肠修补后难以愈合，易发生肠瘘或需要行近端肠造口手术。在外科技术方面，多数学者主张行侧侧吻合，其可能的优点在于血供相对更好，降低了发生吻合口瘘的风险。

1）梗阻的外科治疗：由于病变的肠管将被切除，所以在松解粘连时只需松解邻近组织器官（如腹壁、膀胱、乙状结肠、直肠、子宫附件、后腹膜等）和病变肠管之间的粘连，无须松解病变肠袢内的粘连。由于大部分粘连位于盆腔，为腹腔镜手术提供了可能。腹腔镜手术的戳孔安放和术者站位均与直肠手术类似，在腹腔镜下完成病变肠袢与周围组织间粘连的分离后，消化道重建可在腹腔镜下或经辅助切口进行。多项研究证据显示，腹腔镜手术可以降低切口并发症发生率，其他优势需要进一步的研究（表12-3）。腹腔粘连可分为5级，3、4级粘连是腹腔镜手术的相对禁忌证，腹腔镜手术的中转开腹率约为23%。术前通过影像学检查评估腹腔粘连有助于降低腹腔镜手术的中转开腹率。

表12-3 放射性肠炎腹腔镜手术腹腔粘连分级标准

分级	腹腔表现
0级	病变肠袢与周围组织器官之间无粘连
1级	粘连和纤维化局限于右侧盆腔后腹膜和侧壁，可与直肠乙状结肠粘连，与膀胱和前盆壁无粘连
2级	粘连范围包括整个盆腔，与直肠乙状结肠粘连，下方可与膀胱粘连，与前盆壁无粘连，粘连通常为重度，难以分离
3级	粘连范围包括整个盆腔，与膀胱和前盆壁粘连，重度粘连
4级	粘连范围包括整个盆腔并向上累及前腹壁，重度粘连

注：不包括病变小肠袢之间的粘连。

经腹会阴联合直肠癌根治术及部分直肠前切除术后盆底留下狭小空隙，小肠容易嵌入这一空隙造成放射性损伤，因此，对可能进行术后放疗的患者应关闭盆底腹膜。放射性肠炎手术中可分离、切除嵌入的小肠，但术后小肠易再次嵌入而很快复发梗阻或瘘。因此，对于此类患者术中应关闭盆底腹膜，但由于是二次手术且经历过盆腔放疗，关闭盆底腹膜难度较高，目前常采用带血管蒂大网膜填塞方法，其安全可行且效果确切。

2）瘘的外科治疗：手术治疗慢性放射性肠炎导致的瘘时，因腹腔感染和肠液腐蚀，增加了手术的复杂性和组织愈合的难度。肠瘘以回肠瘘最多见，其次为直肠阴道瘘、小肠阴道瘘、直肠膀胱瘘、小肠膀胱瘘等。须注意，内瘘另一端的器官也是放疗损伤的靶器官，修补和重建的失败率高，确

定性的切除和重建手术常增加病情的复杂性，控制性手术往往是更稳妥的选择。因此，短路手术、旷置手术以及分期手术在瘘的治疗中仍然占有重要地位。

3）消化道出血的外科治疗：慢性放射性肠炎造成的需要外科干预的出血并不多见，通常是小肠的单个深溃疡，因为腹腔粘连，术前未必能够顺利经小肠镜定位，须综合胶囊内镜、腹腔血管造影和结肠镜检查明确病变部位，术中内镜检查有助于确定出血部位和切除病变肠袢范围，肠管切除范围应综合考虑肠管质量和保留肠管的长度。

（2）营养治疗：放射性肠炎患者治疗的全程发生营养不良的风险均较高。肿瘤状态、小肠细菌过度生长、短肠综合征、抑郁造成的食欲缺乏均为营养不良的原因，而发生梗阻、肠瘘、消化道出血等并发症的患者更易出现营养不良。需要行外科手术治疗的慢性放射性肠炎患者中，约1/3存在营养不良。因此，营养支持治疗是慢性放射性肠炎的重要治疗方式之一，是外科治疗的基础。据统计，高达10.6%的长期家庭肠外营养的肠衰竭患者的病因是放射性肠炎。

1）慢性营养不良患者的营养治疗：对慢性放射性肠炎患者应规范化进行营养风险筛查和评估，对其中营养不良者常规进行营养治疗，首选肠内营养。对于反复发作的慢性不全性肠梗阻及肠瘘的患者，如暂无手术指征，应进行家庭口服营养补充以维持营养状况，建议肠内营养选择等渗、低渣配方以减少大便容积和对肠黏膜的刺激。研究表明，对慢性放射性肠炎合并肠梗阻或肠瘘的患者进行长期家庭肠外营养也是治疗方法之一。但在我国由于家庭肠外营养尚未广泛开展，而且手术的并发症发生率和病死率已明显降低，并无必要选择此治疗方法。

2）围手术期营养治疗：对不能耐受肠内营养的患者，如符合外科手术适应证，建议积极进行手术治疗，否则营养状况显著恶化后手术风险将明显增加。在临床实践中，大部分患者就诊时已发生显著的体重减轻，其术前准备阶段应进行肠外营养治疗。

慢性放射性肠炎患者的营养治疗应贯穿于整个围手术期。其术后肠功能恢复缓慢，大部分术后需要较长时间营养支持。在术后早期通常需要继续给予肠外营养，根据肠功能恢复情况逐渐过渡至肠内营养。如果患者所剩小肠≤200cm，符合短肠综合

征的诊断标准，手术中应考虑建立必要的肠内营养通路（如胃插管造口），如果患者为空肠造口型短肠综合征，应行远端肠管插管造口以回输肠液。出院后建议继续口服营养补充直至体重恢复或二期手术。对遗留短肠综合征的患者，应按照相应治疗原则进行长期营养治疗或者手术治疗。

（3）手术并发症的预防与处理：吻合口漏是慢性放射性肠炎的常见严重术后并发症，发生率可达30%，其中有40%～60%的患者需要多次手术治疗。术后发生吻合口漏等并发症的危险因素包括高血压、低血小板、术中大量失血、美国麻醉医师协会（ASA）分级较高、残留病变肠管等。其中，充分切除病变肠管，保证利用健康肠管进行吻合，是预防术后吻合口漏的最重要处理措施。此外，合理的围手术期营养治疗和良好的手术时机选择也是减少慢性放射性肠炎术后并发症的关键。

第五节 闭孔疝与肠梗阻

闭孔疝指腹腔脏器经髂骨闭孔向股三角区（由腹股沟韧带、缝匠肌内缘和内收长肌组成）突出的腹外疝，是一类临床罕见的腹外疝，其发病率占所有腹壁疝的0.05%～1.4%，男女发病比例为1∶（6～9）；这一疾病是由Amaud de Ronsil医师于1724年首次报道，好发于有多胎妊娠史、体质瘦弱的高龄女性，因此，又被称为"小老太太疝"。闭孔疝术前诊断困难，常以急性肠梗阻而就诊，具有诊断困难，病死率高的特点，因此，要提高临床对闭孔疝的认识和掌握正确的诊治方法，减少发病率及死亡率。

一、解剖学基础与分型

1.解剖学基础 闭孔为耻骨支与坐骨围成的人体中最大的孔，多呈三角形。闭孔被一个强韧的四边形薄层肌肉腱膜屏障封闭，其上方形成一纤维性管道——闭孔管，直径2～5mm，长20～30mm，从骨盆前壁斜向前、下、内，终止于耻骨肌的深面，闭孔动脉、静脉及闭孔神经被脂肪垫包裹由此通过。闭孔神经来源于$L_{2\sim5}$神经，最常见神经分为前、后两支，前支支配髋关节、耻骨肌、股薄肌、内收短肌和内收长肌；后支支配闭孔外肌、大收肌和膝盖。闭孔动脉来源于髂内动脉，分为内、外两支，闭孔动脉变异高达69%，常见来源腹壁下

动脉和较少来源髂外动脉。闭孔动脉与髂外动脉之间交通支称为死冠，可以是动脉、静脉或两者都有，存在40%变异（图12-14，图12-15）。

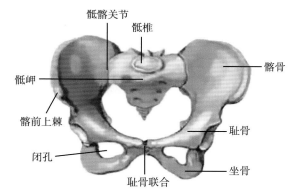

图12-14 骨盆骨性结构

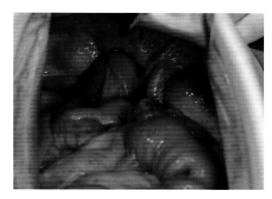

图12-15 右侧闭孔疝

闭孔疝好发于高龄女性，女性易发可能与特有的骨盆结构有关，解剖上女性的闭孔较男性的更宽大、倾斜度更大（图12-16）。闭孔疝的危险因素常见于高龄、腹膜外脂肪丢失、重体力劳动及多次妊娠。慢性阻塞性肺疾病已证实是切口病、腰疝等腹壁疝的危险因素，而文献报道闭孔疝患者中17%～44%的患者术前合并慢性阻塞性肺疾，提示闭孔疝的危险因素可能还包括导致腹压增高的各种合并症，如慢性阻塞性肺病、慢性便秘和腹水等。

2.解剖型分型 闭孔疝的分型主要从疝发生的解剖途径及形成阶段进行分型。

（1）根据闭孔疝发生的解剖途径：2002年，Losanoff等根据闭孔疝发生的解剖途径，将闭孔疝分为三型（图12-17）。

Ⅰ型：疝囊伴行于闭孔神经前分支经闭孔管后从外口突出，位于闭孔外肌前方和耻骨肌下方，此型最常见。

Ⅱ型：疝囊沿闭孔神经后分支向下进入闭孔

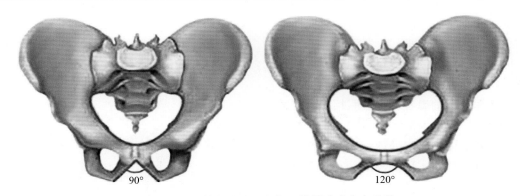

图12-16　男性骨盆（左）与女性骨盆（右）比较

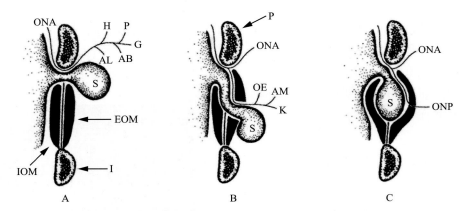

图12-17　闭孔疝发生的解剖途径分型（股部上段纵切面）

A.疝囊（S）伴行闭孔神经前支（ONA）经闭孔管从外口突出。ONA支配髋关节（H）、耻骨肌（P）、股薄肌（G）、内收短肌（AB）和内收长肌（AL）。EOM.闭孔外肌；IOM.闭孔内肌；I.坐骨

B.疝囊沿闭孔神经后分支向下进入闭孔内、外肌之间，后于闭孔外肌上、中纤维束之间突出。闭孔神经后支支配闭孔外肌（OE）、大收肌（AM）和膝盖（K），耻骨（P）；

C.疝囊突入闭孔内、外肌之间。ONP.闭孔神经后分支

内、外肌间，后于闭孔外肌上、中纤维束之间突出，位于内收短肌后方。

Ⅲ型：疝囊突入闭孔内、外肌和筋膜之间，此型最少见。

（2）根据闭孔疝形成阶段：1974年，Gray等则按闭孔疝形成阶段进行分型，将闭孔疝分为三型（图12-18）。

Ⅰ型：为腹膜外脂肪突入闭孔管内口，形成脂肪栓。

Ⅱ型：为腹膜疝入闭孔管内形成疝囊。

Ⅲ型：为腹腔内脏器进入疝囊并出现临床症状。

3.闭孔疝形成的诱因

（1）盆底支持组织衰退：闭孔疝多发于高龄患者，盆底肌群萎缩，局部支持组织退化。

（2）闭孔区薄弱：闭孔内肌及闭孔外肌组成闭孔肌，任何原因导致闭孔肌薄弱，在腹压增高的情况下腹腔内容物容易疝出。疝囊多由闭孔管突出，

疝囊多位于闭孔外肌与耻骨肌之间。

（3）闭孔管宽大：女性闭孔管本身较男性宽大，特别是反复妊娠者，造成盆底组织过于松弛，因此，闭孔疝高发于多次妊娠的女性。

（4）腹腔压力增高：慢性支气管炎、长期咳嗽、便秘等导致腹内压增高的疾病。

（5）消瘦：消瘦可致闭孔内口局部失去脂肪组织的衬垫保护作用，其上方腹膜易沿闭孔管突出而形成疝囊。

二、临床表现

闭孔疝缺乏特异性的临床表现及体征，常以肠梗阻症状和闭孔神经受压表现为主；另外，闭孔疝临床症状轻重不一，主要与腹腔器官疝入的程度及疝入的内容物能否自行回纳有关，轻者因部分肠管壁疝入或疝内容物自行回纳表现为不完全性肠梗阻；重者则可因嵌顿肠管坏死表现为腹膜炎，甚至导致休克等；部分患者因闭孔管外上方的闭孔神经

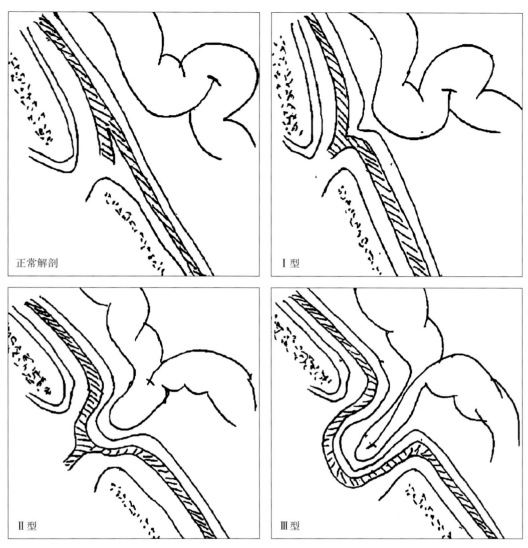

图12-18 闭孔疝按形成阶段分型示意图

（图中标注：正常解剖、Ⅰ型、Ⅱ型、Ⅲ型）

被突出的疝囊压迫，产生放射性疼痛，称为闭孔神经痛（Howship-Romberg征及Howship-Kiff征）。

1. 急性肠梗阻症状 闭孔疝中70%以上表现为病因不明的急性肠梗阻：初期由于疝囊底部较浅，疝内容物易自行复位，表现为反复发作的腹痛，当疝内容物为肠管并嵌顿，则表现为"腹痛、腹胀、恶心、呕吐、肛门停止排气排便"的急性机械性肠梗阻症状；其中肠管壁嵌顿（Richter's疝）占61%～70%，表现为急性不全性肠梗阻；晚期嵌顿肠管缺血、坏死，则表现为急性腹膜炎、休克的症状和体征。

2. 闭孔神经受压表现 闭孔神经受压的表现具有特征性，临床发生率较低，需专科医师仔细观察才能发现，主要为Howship-Romberg征及Howship-Kiff征。

（1）Howship-Romberg（HR）征：为闭孔疝最早且最具特征性的表现，是由于闭孔神经在闭孔管内受疝囊压迫，引起同侧大腿内侧和膝部放射痛，屈髋外旋或者大腿伸直外展时加重。即患者在咳嗽或其他使腹腔压力增高的情况下，大腿及膝关节内侧发生局部刺痛或麻木、或感觉异常的表现，当伸直、内收、内旋大腿时疼痛加重，屈曲大腿时可缓解，因此，患者多呈屈髋位以减轻疼痛。Howship-Romberg征的阳性率仅为15%～50%，临床中，疝囊伴行闭孔神经前分支（Ⅰ型）时HR征发生率明显高于伴行后分支（Ⅱ型）。

（2）Hannington-Kiff征：主要表现患侧大腿内收反射消失，由于闭孔神经受压所致；用示指在膝关节上方5cm处越过内收肌用气锤叩打可激发这一反射，并可见该肌收缩，此征特异性更强，但更加少见；值得注意的是，当出现肠管嵌顿时，闭孔神经痛容易被肠梗阻的表现所掩盖。

3.其他临床表现

（1）腹股沟韧带下方、大腿根部可触及的质软包块，多呈椭圆形或圆形，可为疝入的肠管或大网膜等腹内脏器；发生嵌顿时包块不可还纳并伴有明显疼痛，此为闭孔疝特征性表现，但此表现仅在10%～20%的患者中能发现。由于疝囊通常位于耻骨肌深面而易误诊为股疝。

（2）10%的闭孔疝患者中行直肠指检或阴道内诊时可在骨盆内前壁触及压痛的条索物或包块，以消瘦老年女性多见。

（3）较少见的是腹股沟韧带下方处的淤青，这是由于肠缺血坏死后血性渗液流入股三角部，对早期诊断意义不大。

三、诊断

闭孔疝的术前诊断困难，误诊率高达60%～100%，其主要原因为临床发病率低，接诊医生临床认识甚少，经验不足，且多以肠梗阻为首诊原因，因此，早期做出诊断相当困难。因此，闭孔疝通常需要临床医师结合病史、体格检查、血清学指标、影像学检查甚至开腹探查等多种手段以明确诊断，其中，CT在闭孔疝的诊断中诊断率最高，为影像学诊断的首选。

1.影像学诊断　腹部超声、腹部立位X线片、疝囊造影及CT均可用于闭孔疝的术前诊断。常规腹部X线片检查闭孔疝虽能有效显示腹腔肠梗阻表现，如小肠扩张、肠腔积液等，但X线片难以显示闭孔疝位置、形态等情况（图12-19），仅能通过肠梗阻表现判断闭孔疝可能，临床易与单纯肠梗阻等病症混淆。疝囊造影对疝囊可清晰显示，但属于有创操作且价格相对高，不适用闭孔疝合并肠梗阻急性诊断。超声检查闭孔疝以闭孔区回声、团块等为依据，但因为疝囊比较深，进而很难被探查到。

1983年，Meziane等首次应用CT诊断闭孔疝，使闭孔疝的诊断率明显提高，随着影像学技术的发

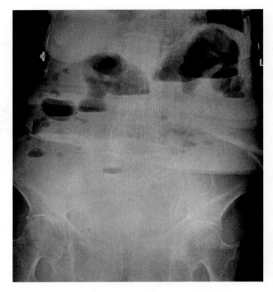

图12-19　闭孔疝腹部立位X线片表现

展，多层螺旋CT（MSCT）借助其强大的后处理功能及高分辨率显像，使得诊断闭孔疝的正确率和敏感度可达100%，成为诊断闭孔疝的金标准，也有助于对闭孔疝进行临床分型。

闭孔疝在MSCT中的表现：闭孔区出现一充满气体或液体的嵌顿肠袢（疝影），伴有肠梗阻的患者可见肠管扩张，盆腔的疝侧扩张的肠管突然塌陷呈"鸟嘴"样改变（图12-20），增强CT可显示小肠缺血坏死、穿孔等并发症。

MSCT对闭孔疝合并肠梗阻诊断优势：

（1）MSCT扫描范围广，密度分辨率及空间分辨率均较高，矢状位、冠状位等多方位现象对闭孔疝特征可全面显示，能有效促进术前闭孔疝诊断准确率明显提升。

（2）MSCT不仅可多方位成像，而且成像质量较高，能清晰显示肠壁增厚、肠系膜等情况，同时通过增强扫描可判断是否存在绞窄或肠壁缺血现象。

（3）MSCT后处理功能强，对疝囊、疝颈直径

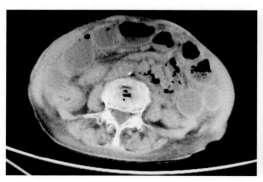

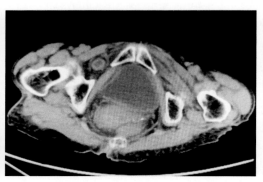

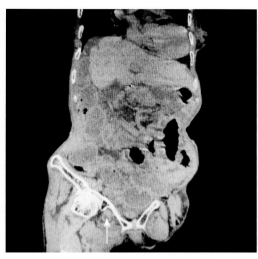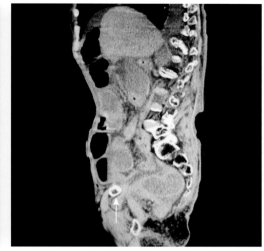

图12-20　闭孔疝的CT表现

可精确测量，且可清晰显示其他腹壁疝情况，便于疾病把握及治疗方案确定。

2.诊断误区及诊断思路

（1）临床误诊原因：闭孔疝常见于高龄患者，临床误诊率高，由于不能及时诊断并做出正确的治疗，围手术期死亡率极高，给医师及患者带来了非常大的困惑，究其原因，主要有以下几点：①诊断经验不足：本病临床少见，发病率很低，临床医师对此病缺乏警惕性，满足于肠梗阻的症状诊断。②分析病情不全面：患者多为高龄、身体瘦弱者，合并疾病较多，反应也较迟钝，对相对有特征的HR征容易被肠梗阻的表现所掩盖。③临床表现不典型：疝块位于耻骨深面不易扪及，查体容易被忽略；当出现闭孔疝嵌顿时，闭孔神经痛常被剧烈腹痛所掩盖。④未能果断作出手术决策：患者多为老年人，合并多种内科疾病，手术风险大，因此，家属及接诊医师均希望通过非手术方法解决问题，从而影响手术决心。

（2）诊断思路：临床上对于老年女性患者，消瘦体型、有多次生育史、有肠梗阻表现者，均应考虑闭孔疝可能；早期行下腹部及盆腔CT检查，能极大提高闭孔疝术前诊断率。

四、治疗

闭孔疝是一种高致命性疾病，围手术期死亡率高达70%，因此，一经诊断，应尽早手术治疗，尤其是伴有肠梗阻的闭孔疝患者，更要立即手术，以防出现严重并发症而导致患者死亡。

手术根据有无肠管嵌顿分为急诊手术或择期手术。对于肠管组织无缺血坏死的嵌顿性闭孔疝，可尝试手法复位后，再择期手术治疗。手术入路包括传统剖腹探查、经腹膜外入路和经腹腔镜入路手术；修补方式包括直接缝合和补片修补。

1.非手术治疗或手法复位　针对肠管无缺血坏死的嵌顿性闭孔疝，可尝试非手术治疗或手法复位。具体方法为：首先缓慢屈曲患腿并反复轻微外旋，后取仰卧位轻微内收，在此过程中疼痛突然消失，表示闭孔疝复位成功，亦可在超声引导下进行复位。目前，非手术治疗多局限于病例报道，并针对选择性患者，远期仍需手术治疗，简单盲目的非手术治疗只会增加患者死亡率。

2.手术治疗

（1）传统剖腹探查手术：由于70%闭孔疝患者术前表现为急性肠梗阻，且本病的术前诊断率较低，肠管是否缺血坏死亦需要术中才能正确判断，因此，采用下腹部正中切口是闭孔疝修补的首选手术方式（图12-21）。其优点体现：①不需术前明确诊断；②该法术野清晰，容易显露神经血管，一定程度上避免了因术中异常血管的损伤而导致的致命性出血；③闭孔疝的肠切除率为25%～50%，当肠嵌顿发生坏死或穿孔时，下腹部正中切口为肠修补、切除、吻合提供便利；④易于进行腹腔的冲洗；⑤为全面腹腔探查提供了便利条件。因此，经腹正中探查切口能快速明确腹腔内异常，是治疗肠梗阻、肠坏死的首选。

（2）经腹膜外入路手术：包括经耻骨后腹膜外入路、经腹股沟入路及经股入路修补。对于术前诊断明确，且估计肠管未有坏死的，可采用经腹膜外入路，放置补片于腹膜外间隙。

虽然传统剖腹探查手术为闭孔疝修补的首选

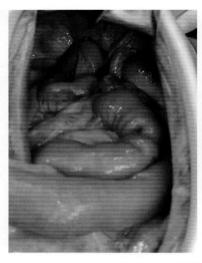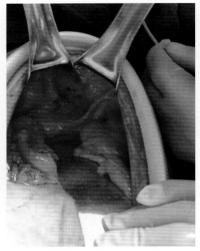

图 12-21　开腹视角下的闭孔疝

术式，但也有缺点，对于部分闭孔疝，手术时嵌顿的肠袢被回纳后，嵌顿的腹膜外脂肪依然存在于闭孔内，导致压迫闭孔神经，术后患者的相关症状依然存在。而经腹股沟腹膜外入路则可以解决这个问题，其便于完整探查腹膜外脂肪是否突入闭孔，同时当发现存在其他盆底疝时，也便于回纳和修补。

（3）经腹腔镜入路手术：闭孔疝的腹腔镜手术可采用经腹腹膜前修补（TAPP）或全腹膜外疝修补术（TEP）的方式进行修补（图 12-22）。腹腔镜探查与开放手术相比，其具备以下优势：①具备更大视野，可全面探查腹腔，可探查有无合并隐匿疝或复合疝；②术野更清晰，容易显露神经血管，减少副损伤；③对于肠切除患者可以完全腹腔镜下完成或加行腹部小切口拖出腹腔后完成肠切除；④方便腹腔的冲洗；⑤腹腔干扰小，术后胃肠恢复快、进食早、切口感染率低及住院时间短优点。

TEP 及 TAPP 手术方式的选择：TEP 及 TAPP 修补是两种成熟的手术方式。比较 TEP 与 TAPP，

TEP 对于修复闭孔疝更有优势，因为可以减少潜在的腹腔内并发症，可用于大多数嵌顿闭孔疝的治疗；而 TAPP 可以观察嵌顿肠管的血运及全腹腔状况，并可以冲洗腹腔。因此，广大学者对于使用 TEP 或 TAPP 进行修补没有一致结论，笔者认为，闭孔疝患者多要进行肠管切除，TAPP 更容易判断肠管血运，且为肠管切除做准备，应为腹腔镜修补的首选。

（4）闭孔疝修补的方法：可采用直接修补，亦可采用补片无张力修补；文献报道，闭孔疝经补片修补的术后复发率明显低于直接缝合，但对因肠管坏死而行肠切除的闭孔疝患者是否使用补片无张力修补仍存在争议。术中情况允许应力争修补疝口，疝口较小可缝扎关闭，疝囊较大可用血管钳伸入疝囊底部将其翻转后在疝囊颈部缝扎，多余囊壁可重新回纳疝孔内。有时因闭孔边缘组织坚韧，疝环口不能完全缝闭，为防止复发可将子宫固定在疝口，或用带蒂肌肉瓣、自体的筋膜填塞或生物网片

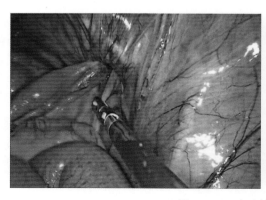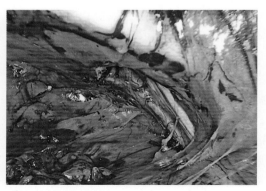

图 12-22　腹腔镜下的闭孔疝情况

修补，但发生绞窄性肠梗阻时尽量不用异体修补材料。

五、预后

闭孔疝术后死亡率高，平均死亡率为12.8%，考虑与术前诊断困难有关，死亡原因包括小肠穿孔、心力衰竭、败血症或肺炎，手术中肠管运动缺乏和血清尿素水平是术后死亡的独立因素，充分的围手术期复苏可能改善患者术后结局。闭孔疝术后复发率小于10%；初次闭孔疝术后2年和5年的生存率分别为74%和55%，因此，嵌顿性闭孔疝患者术后依然可以享受超龄生活。

第六节　克罗恩病与肠梗阻

克罗恩病（Crohn's disease，CD）由一种病因不明的慢性、反复发作肠道炎性疾病，是炎性肠病（inflammatory bowel disease，IBD）的一种亚型。早期临床表现不典型，缺乏特异性，大部分CD患者常因为并发症而就诊，如消瘦、青少年发育不良、肛瘘、腹部脓肿，肠穿孔、肠梗阻等，其中以肠梗阻最为常见；有7.2%的患者在CD确诊1年内即出现肠梗阻症状，而在病程超过20年的患者中，这一比例高达39.9%～48.2%。与其他原因所致肠梗阻不同，CD所致肠梗阻的诊治更为复杂，包括肠梗阻病因的鉴别（肠道纤维化狭窄或炎性狭窄）、治疗方案的制订（内科治疗或外科干预）、手术时机的判断、手术方式的选择以及围手术期处理等。

一、发病机制

CD的发病因素尚未明确，可能与环境、感染、遗传及免疫因素有关。对CD发病机制的现代理解来自于对淋巴细胞相互作用、细胞因子表达、遗传学、肠屏障功能及黏膜免疫系统与微生物之间关系的研究，但是CD引起肠道纤维化及肠管狭窄的确切发生机制尚未得到阐明。

当肠道黏膜存在损伤创面时，间质细胞（包括成纤维细胞、肌成纤维细胞和平滑肌细胞）在损伤创面积聚，并分泌细胞外基质成分，如胶原和纤维连接蛋白，以修复损伤创面。CD由于慢性反复发作的炎症在修复过程中过度产生细胞外基质成分，可导致肠壁增厚、肠腔狭窄并最终引起肠梗阻。在此过程中，炎症与纤维化紧密交织，并在不同程度

上共存于肠狭窄中。越来越多的证据证明细胞外基质仅仅是其中一个因素，纤维化是炎症介质在慢性炎症过程中激活的多重效应共同作用的结果，已知生长因子如转化生长因子β1、胰岛素样生长因子、血小板衍生生长因子、碱性成纤维细胞生长因子及细胞因子如IL-13或IL-17均可引起组织结构和功能的改变，从而最终影响肠道的结构与功能。基质金属蛋白酶或组织蛋白酶及其金属蛋白酶组织抑制剂可能导致组织降解失衡。肠道微生物群可以表现为促纤维化的方式起作用，进一步增加了机制的复杂性。

由于CD的透壁性病变特性，广泛的纤维化影响肠壁的所有层次，显微镜下表现为黏膜下层和肌层的广泛纤维化造成肠腔的狭窄，并有胶原量的增加和代谢的异常。然而，迄今为止尚无有效地得到普遍接受的组织病理评分系统来对纤维化的严重程度进行分级，也没有有效方法来确定哪些患者会出现肠腔严重狭窄，哪些患者会出现疾病的快速进展。

二、临床表现

CD主要表现为肠黏膜炎症、溃疡，出现消化障碍、腹痛、稀便、营养不良、发育迟缓等，并可发生一系列并发症，如穿孔、出血、梗阻、局部脓肿、腹腔脓肿及癌变，其中肠梗阻是最常见的首发外科并发症。

CD并发肠梗阻的临床表现通常是一个长期、慢性过程。肠梗阻通常是不全性的，但也可发展为完全性肠梗阻。临床以腹痛为主，可伴有腹部包块、脓肿或瘘管形成。腹痛以进餐后加重可伴有肠鸣，排便后可缓解。CD并发肠梗阻患者就诊时有两种情况，一种是既往已具有病理和（或）内镜及影像学证据，明确诊断为CD，因病情进展而出现的肠梗阻，此类患者诊断相对容易，但应注意与术后粘连性肠梗阻鉴别；另一种是以肠梗阻进行首诊的患者，由于缺乏特异的临床表现，病因诊断十分困难，术前误诊率可高达66.7%。因此，详细了解患者有无腹痛、腹泻、体重下降等病史，充分的影像学评估，如可能行内镜检查和活检病理检查有助于诊断，以肠梗阻进行首诊的患者应与阑尾切除术后粘连性肠梗阻、结肠癌、肠结核及肠白塞病等疾病相鉴别。

根据维也纳分类，77%的患者在首次确诊CD时表现为单纯的黏膜炎症，而狭窄发生率为11%，瘘

发生率为16%。随着时间的推移，大多数患者从炎症进展出现外科并发症，如狭窄和瘘。狭窄可出现在受CD累及的任何部位，其中新发生的狭窄最常见的部位是末端回肠和回盲部，可能原因是回肠相对于结肠的管径较小。在肠切除术后发生狭窄的并发症，好发于术后吻合口，尤其是在回结肠吻合口（表12-4）。

表12-4　CD维也纳分型

诊断时的年龄（A）	A1：<40岁
	A2：≥40岁
部位（L）	L：末端回肠
	L2：结肠
	L3：回结肠
	L4：上消化道
疾病行为（B）	B1：非狭窄
	B2：狭窄
	B3：穿孔

三、诊断

　　CD合并肠梗阻是临床工作中经常遇到的问题，并兼具CD和肠梗阻的疾病特点，诊疗相对复杂。诊断应根据WHO推荐的CD诊断要点（临床表现、影像学检查、内镜检查及活检）确诊CD（表12-5），根据临床症状和体征及影像学检查确诊肠梗阻。

　　1.内镜技术　包括结肠镜（图12-23）、小肠镜或胶囊内镜等，可以直观判断黏膜浅层的变化，通过可视化或内镜无法通过肠腔来判断管腔狭窄的严重度。内镜下可见节段性非对称性黏膜炎症、纵行或阿弗他溃疡、鹅卵石样改变、可有肠腔狭窄和肠壁僵硬等，病变呈跳跃式分布；内镜超声检查有助于确定病变范围和深度，发现腹腔内肿块或肿胀。

　　内镜下组织活检病理检查有助于对CD的诊断提供帮助，尤其是以肠梗阻进行首诊的患者，可以与肠道肿瘤、肠结核及肠白塞病等疾病鉴别；活检组织病理可见裂隙状溃疡、结节病样肉芽肿、固有膜底部和黏膜下层淋巴细胞聚集，而隐窝结构正常杯状细胞不减少，固有膜中量炎症细胞浸润及黏膜下层增宽。

　　胶囊内镜与其他检查比较的优点是非侵袭性、无痛舒适，可以直接观察到整个小肠表面病变的黏膜、部位及病变范围。胶囊内镜扩展了传统内镜的视野范围，尤其对小肠疾病的诊断获得了突破性进展，得到世界范围内消化界的广泛应用。但胶囊内镜有出现滞留现象甚至诱发完全性肠梗阻的可能。

　　2.消化道造影　全消化道钡剂造影是用于评估肠道狭窄状况的传统影像学检查，可判断狭窄的程度、长度和严重程度，但由于钡剂不可吸收，有堵塞肠腔诱发完全性肠梗阻的风险。

　　近年来，小肠钡灌检查的应用逐渐增加，其适应证为小肠CD、小肠肿瘤、平滑肌瘤、腺上皮瘤、憩室性疾病、非适应证血管性疾病、小肠占位性病变。小肠钡灌表现有节段性肠道炎症改变，如裂隙状溃疡、鹅卵石症、假息肉、多发性狭窄（图12-24）、瘘管形成等。

　　3.腹部CT检查　CT在评估小肠疾病患者中越来越被接受，并且已经完全取代了传统的钡剂检查，而在常规CT基础上改进的小肠造影CT（computed tomography enterography，CTE）已经成为评价CD最常用的技术，CTE不仅可明确肠壁是否增厚及病变对肠腔外结构是否有侵犯，而且可以判断CD病变活动情况，因此，CTE对小肠病变包括狭窄的检测优于常规CT（图12-25）。

　　CD主要的CT表现：①肠壁增厚。肠壁通常可均匀增厚达1～2 cm。回肠末端和回盲瓣是小肠

表12-5　WHO推荐的CD诊断要点

项目	临床表现	X线表现	内镜表现	活检	切除标本
非连续性或节段性病变		+	+		+
铺路石样表现或纵行溃疡		+	+		+
全壁性炎症病变	+（腹块）	+	+		+
干酪样肉芽肿				+	+
裂沟、瘘管	+	+			+
肛门部病变	+			+	+

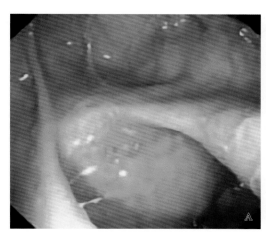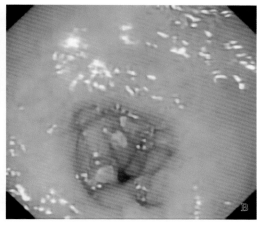

图 12-23　CD 的结肠镜表现

A.阿弗他溃疡；B.肠黏膜呈跳跃式损害、浅溃疡及鹅卵石样改变

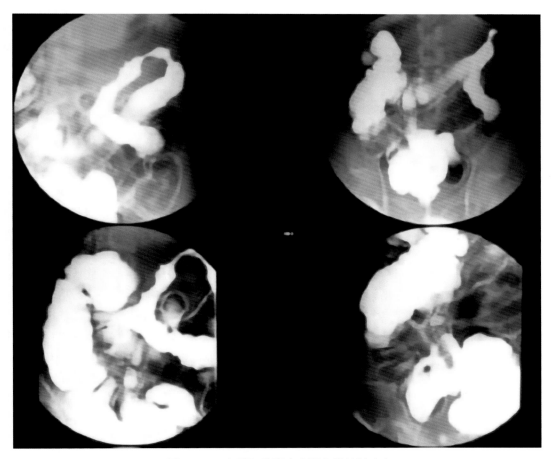

图 12-24　小肠钡灌肠（小肠多发性狭窄）

肠壁增厚的最常见部位，可见于 90% 的 CD 的病例中。②黏膜强化。CD 肠壁强化显示为多层（≥3 层），或肠壁分为两层伴有显著黏膜强化和黏膜下低密度的现象。这两种情况均是炎症活动表现。③肠系膜血管改变。肠系膜血管呈扭曲、扩张、增多，也是 CD 活动期的特征之一。④淋巴结肿大。肠系膜淋巴结肿大在 CD 患者中并不少见，但通常

小于 1 cm。在淋巴结大于 1 cm 时，需警惕可能伴有肿瘤或淋巴瘤情况。⑤肠外并发症。CT 在诊断瘘管、窦道、脓肿、蜂窝织炎、肠穿孔、肠狭窄和恶变等 CD 的并发症时明显优于传统的造影检查。

4.腹部 MRI 检查　MRI 具有许多优点，如良好的软组织对比度、多平面重建等，更重要的是该技术不会给人体造成辐射损伤；MRI 能够清晰地显示

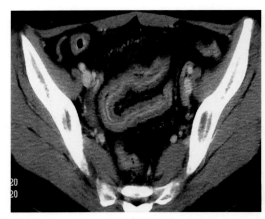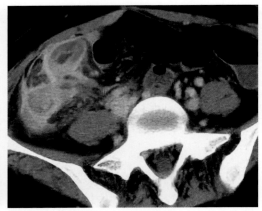

图 12-25　CD 的腹部 CT 表现

肠壁及肠腔异常改变，MRI 对 CD 的诊断敏感度达 78%，特异度达 85%。较高场强的 MRI 技术更具优越性，如 3.0T 的 MRI 具有更好的信噪比和空间分辨率，能够更好地显示 CD 患者受累肠段的细微病变结构，包括肠壁厚度改变、肠壁异常强化、肠段狭窄、肠系膜血管异常增多（"木梳"征）、肿大淋巴结、瘘管、溃疡和脓肿等。多项研究发现，相较于 CT，MRI 能更好地显示软组织对比度，而且没有射线所造成的损害，因此，MRI 在评估 CD 的活动性方面更具优越性。

5. 彩色多普勒超声检查　超声检查具有无创、安全、价格低廉等优点，是一种有效的检测 CD 的影像学检测方法。越来越多的文献表明，灰阶超声能清楚显示 CD 患者病变段肠壁全层增厚，尤其以内侧肠壁增厚明显；黏膜肌层回声减低增厚；黏膜下层回声增高增厚；外侧肠壁增厚不明显。而多普勒超声则能看到 CD 患者病变段肠壁。能量多普勒 Limberg 0 型：正常肠壁；Limberg Ⅰ 型：肠壁增厚；Limberg Ⅱ 型：肠壁增厚并有较短的血管出现；Limberg Ⅲ 型：肠壁增厚并出现较长的血管；Limberg Ⅳ 型：肠壁增厚且出现能与肠系膜相连的长血管。另外，超声造影动脉期主要表现为两种增强模式：模式 1 为同时开始的全肠壁增强；模式 2 为从内侧肠壁开始的以内侧肠壁为主的增强。静脉期及延迟期造影剂缓慢消退。

四、治疗

由于 CD 是一种需用内科药物控制的疾病，外科手术治疗不能改变 CD 的基本病变进程，仅适用于其他疗法无效的并发症，对大部分致残或危及生命的并发症通过手术可使病情明显改善。因此，CD 合并肠梗阻时首先可行非手术治疗，如禁食、胃肠减压、纠正水电解质失衡、营养支持、生长抑素减少肠液分泌、维护重要脏器功能、抗感染，同时可选用皮质激素、水杨酸柳氮磺吡啶、甲硝唑、抗酸剂等药物治疗，甚至其他免疫抑制剂如 6-巯基嘌呤、环孢素及甲氨蝶呤等。经上述治疗无效则应手术。

1. 药物治疗　有研究显示，CD 合并肠梗阻患者极少需要急诊手术，这就为治疗方式的选择及手术患者的术前优化提供了机会。以下这些情况需要优先进行药物治疗：①临床上以轻-中度间歇性肠梗阻为表现的初发 CD 患者；②同时存在多个梗阻部位；③实验室和影像学检查均提示狭窄肠段有明显炎症反应，狭窄肠段的肠壁分层强化伴水肿性增厚为主；④狭窄段内镜尚可通过，近端肠管扩张十分明显；⑤有内瘘存在伴有腹腔蜂窝织炎；⑥较明显的营养不良、贫血或重要脏器功能不全等。

CD 的常用治疗药物包括氨基水杨酸制剂、糖皮质激素和免疫抑制剂等。近年来，生物制剂尤其是抗肿瘤坏死因子-α 单克隆抗体（单抗）的应用极大改变了 CD 的病程和预后，已成为治疗中-重度 CD 的一线用药；目前，整合素抑制剂（韦得利珠单抗）、细胞因子抑制剂（乌司奴单抗）等不同类别的生物制剂及酪氨酸蛋白激酶（JAK）抑制剂、1-磷酸鞘氨醇（S1P）受体调节剂、反义核酸药物等小分子药物均处于研究和发展中，相关临床试验结果提示 CD 患者可能获益，部分药物已获批上市用于 CD 的治疗。

2. 肠内营养治疗　由于尚无有效逆转肠壁纤维化的药物，肠内营养（EN）治疗尤其是完全肠内营养（EEN）越来越受到临床的重视。EN 对 CD 治疗的机制包括以下几个方面：①为 CD 患者提供营养，改善营养状态。尤其重要的是肠道黏膜的营养30%来自于肠系膜动脉血液供应，70%来自于腔内营养物质，EN不仅可以满足整个机体的营养需求，还可以直接为肠黏膜供给营养；②EN制剂或其中某些组分，对肠道免疫系统有重要的调节作用；③EN可以促进肠黏膜修复，保护肠黏膜屏障；④EN可以调节肠道菌群；⑤减少甚至避免食物中抗原成分的刺激。

EN是CD营养支持治疗的首选方式，而且EN不仅可以诱导CD缓解，还能维持临床和内镜下缓解，减少CD复发。除此之外，EN对CD并发的肠梗阻也有很好的治疗效果。需要特别指出，EN支持治疗对于CD并发狭窄有特殊治疗和支持作用，常与内科药物、外科手术联合使用。

3.内镜治疗　已逐渐成为IBD及IBD手术相关并发症的主要治疗方式，其中最常见的适应证是肠道狭窄。内镜治疗的主要技术包括内镜下球囊扩张术、内镜下狭窄切开术和内镜下支架置入术。在过去30年中，内镜下球囊扩张术已常规用于治疗CD的原发性或继发性肠道狭窄，也是治疗短程症状性狭窄的首选技术。球囊直径18～20mm是扩张狭窄肠段达到的目标。内镜能顺利通过狭窄段表示获得即时成功。内镜下球囊扩张术的适应证应符合以下要求：①狭窄长度≤5cm；②无与狭窄有关的瘘或脓肿；③狭窄处无深部溃疡。

虽然内镜下狭窄切开术较内镜下球囊扩张术有更好的扩张效果，且穿孔风险更低，但出血风险及对操作者的技术要求高。而支架扩张一般作为临时性治疗方案，放置时间从数天到数周不等。

4.手术治疗　虽然外科手术无法根治CD，但仍是目前治疗CD不可或缺的重要手段。在药物治疗失败和内镜下球囊扩张或不能进行球囊扩张后，手术治疗是最常用的治疗策略。虽然外科手术技术并不困难也不复杂，但具有以下易被临床忽略的特点，需要引起注意：①外科手术处理CD并发症的目的是控制症状，并不能达到切除病变以达到治愈的目的。②CD是急性发作与缓解间隙交替的慢性炎症性疾病，在发作期行手术，创伤可促进炎症加剧，可能增加并发症发生率。③患者曾经接受过免疫抑制剂、炎性因子抗体等治疗，免疫功能受到抑制，抗感染能力下降。④CD患者多有长期营养不良，尤其是低蛋白血症。因此，CD的围手术期处理有其特殊性，要处理"适时""有效"，这对CD患者的术后康复极其重要。

（1）手术时机：当有大出血或穿孔、腹膜炎

时，需要急诊处理，不宜延缓手术时机。CD是一慢性病，有急性发作与缓解期。外科并发症多发生在急性发作期，此期是否行外科手术，应严密考虑。CD并发肠梗阻术前应进行充分的风险评估，存在营养不良、急诊手术、术前使用激素超过3个月及复发CD等都是CD并发肠梗阻手术并发症的风险因素，其中，术后并发症最主要的影响因素是营养不良导致的低蛋白血症、皮质醇激素的使用及术前存在的脓毒血症。因此，应重视CD患者术前优化策略。

1）纠正营养不良：营养不良是CD患者的特征之一，因此，要进行肠内营养，提升白蛋白水平并控制炎症，使C反应蛋白降至正常水平并消除或减轻腹腔感染。

2）控制腹腔感染：对于存在腹腔脓肿或蜂窝织炎的患者，应进行经皮穿刺置管引流，并联合抗生素及营养治疗予以纠正。

3）戒烟：术前戒烟8周可以显著改善CD手术预后，戒烟4周也有助于提高手术安全性，即使因各种原因未能戒烟，术前6～8周减少吸烟同样可以降低术后并发症发生率。

4）术前撤减药物：术前逐步撤减激素可以提高手术安全性并利于术后疾病缓解的维持。至少停用激素4周，即使无法完成全部停用激素，也应当尽量减少激素的剂量并在术后逐步撤药。手术患者至少停用英夫利昔单抗4周后再行手术。

5）纠正贫血：对于存在贫血的CD患者应予以补充铁剂及叶酸治疗。由于口服铁剂的不良反应较多且可能增加CD疾病活动度，因此，铁剂的补充首选静脉方式。输血会增加CD术后并发症风险，因此对于血红蛋白＞70 g/L的患者，并不推荐围手术期输血

（2）手术方式：应以解决症状为主，切除CD肠病病变时，仅以切除有病变的部分为主，一是认为CD的病变呈节段性，二是为以后的再次、三次手术保留肠袢。最常见的手术方式为病变肠段切除肠吻合，手术时仅切除诱发症状的肠管，将没有引起症状的病变肠管留在体内，这样也避免了扩大切除术引起的短肠综合征及由此产生的肠衰竭。

对于造成不全梗阻的小肠狭窄性病变，特别是多处狭窄病变，除采用传统的肠切除肠吻合方法外，还可以采用狭窄成形术。这种手术方式的目的在于纠正梗阻性狭窄，同时，尽可能保留更多的肠段，避免因肠切除过于广泛而导致短肠综合征。

腹腔镜技术在CD并发肠梗阻的择期手术治疗中的应用日益普遍，腹腔镜手术具有术中出血少、术后疼痛轻、肠蠕动恢复快、术后住院时间短等优点。对于经验丰富的外科医生，多次腹腔镜下CD手术是可行且安全的。腹腔镜手术的近期益处包括减少术中失血、降低肠梗阻发生率、缩短住院时间并且减少切口疝发生率。而远期的内镜复发和影像学复发及再次手术率，开放组与腹腔镜组相似，腹腔镜手术的远期益处是降低粘连性肠梗阻的发生率。

5.术后复发的监测与预防　术后复发是CD常出现的问题，几乎是不可避免的，手术吻合口是好复发的部位。CD术后复发的影响因素包括吸烟、术前使用激素、发病年龄、病程、既往手术史、病变类型、是否存在术后并发症等。如何有效减少CD术后复发，是医务工作者及患者密切关注的问题，术后药物治疗联合定期复查，是目前推荐的预防措施。

为避免或推迟CD肠梗阻术后复发而行再次手术问题，术后内科用药治疗十分重要，包括术后缓解期的维持治疗、术后复发的发作期诱导治疗。皮质类固醇对减少术后复发无效，可供选择的药物主要有美沙拉嗪、硫唑嘌呤和抗肿瘤坏死因子制剂。EN可以显著降低CD患者术后复发。

综上所述，CD是累及肠壁全层的慢性炎性疾病，肠梗阻是其最常见的外科并发症。肠梗阻往往是CD进展至肠壁肌层导致的慢性纤维化所致，药物逆转慢性纤维化导致的狭窄性病变作用有限，非手术疗法中内镜下球囊扩张与EN治疗可以取得较好的治疗效果。如果药物、EN及内镜下球囊扩张不能缓解的肠梗阻或者肠梗阻症状反复发作，手术则成为最终的选择。术前风险评估非常重要，建议使用肠内营养进行预康复，对于合适病例，建议首选腹腔镜手术。术后复发的预测、监测与药物预防非常重要。

参 考 文 献

［1］高俊.肠结核合并结核性腹膜炎患者的临床特点及诊疗效果分析［J］.医药论坛杂志，2020，41（2）：52-54.

［2］郑兴杰，武俊平.结核性腹膜炎临床特点研究［J］.中国城乡企业卫生，2021，36（2）：4-6.

［3］吴合，张明，李小玲.肠系膜淋巴结核的诊治体会［J］.中国实用内科杂志，2006，26（S2）：137-138.

［4］李鹏飞，陈岩，所剑.肠结核诊断及其外科手术方法探讨（附23例肠结核外科诊治分析）［J］.中国防痨杂志，2014，35（10）：827-830.

［5］吴颖，李迎春，杨雪.肠结核82例临床分析［J］.中国实用内科杂志，2020，40（9）：768-771.

［6］姜军，王代科.肠系膜淋巴结结核的诊断和外科治疗［J］.中华结核和呼吸杂志，1998，21（5）：273-275.

［7］黄雪芝，罗建冬，吴登助，等.重症肠结核并发肠瘘患者的营养支持治疗［J］.中国防痨杂志，2021，43（2）：194-196.

［8］赵爱斌，康玮霞，赵玉霞，等.重症结核性肠梗阻"滴定式营养序贯"治疗策略临床观察［J］.中国药物与临床，2015，15（4）：528-530.

［9］何翼君，张浩然，辛赫男，等.结核菌素皮肤试验的应用及其优化［J］.中国防痨杂志，2021，43（3）：204-210.

［10］屠德华.结核菌素试验的应用［J］.中国防痨杂志，2001，23（2）：123-125.

［11］李卫彬，侯琰，程新征.结核菌素试验的临床应用进展［J］.临床肺科杂志，2014，19（4）：737-739.

［12］王策，刘欢，王娜，等.PCR技术鉴别肠结核病和克罗恩病的应用及进展［J］.国际检验医学杂志，2018，38（7）：863-867.

［13］梅玫，罗雁，刘会领.XpertMTB/RIF检测在肠结核快速诊断中的应用观察［J］.实用医学杂志，2016，32（18）：3073-3075.

［14］Li L，Xue B，Zhao Q，et al. Observation on the curative effect of long intestinal tube in the treatment of phytobezoar intestinal obstruction［J］. Medicine，2019，98（11）：1-6.

［15］卢勇，郭敏慧，毕铁男，等.肠梗阻导管联合早期肠内营养对粘连性肠梗阻的治疗效果观察［J］.中华全科医学，2017，15（5）：879-882.

［16］崔渊博，陈其亮，李伟，等.外科治疗腹腔结核的研究［J］.吉林医学，2012，33（5）：997-998.

［17］任建安，黎介寿.肠排列术在预防粘连性肠梗阻中的应用［J］.中国实用外科杂志，2000，20（8）：502-504.

［18］黎介寿.认识术后早期炎症性肠梗阻的特性［J］.中国实用外科杂志，1998，18（7）：387-388.

［19］黎介寿.《认识术后早期炎症性肠梗阻的特性》一文发表10年感悟［J］.中国实用外科杂志，2009，29（4）：283-284.

［20］李幼生，黎介寿.再论术后早期炎性肠梗阻［J］.中国实用外科杂志，2006，26（1）：38-39.

［21］朱维铭.再谈胃肠道术后早期炎性肠梗阻［J］.中国实用外科杂志，2013，33（4）：270-271.

［22］任建安，李宁.深入认识术后炎性肠梗阻［J］.中国实用外科杂志，2009，29（4）：285-286.

［23］朱维铭，李宁.术后早期炎性肠梗阻的诊治［J］.中国实用外科杂志，2000，20（8）：456-458.

［24］康文哲，邵欣欣，田艳涛. 术后早期炎性肠梗阻研究进展［J］. 世界华人消化杂志，2018，26（2）：105-109.

［25］龚剑峰，朱维铭，李宁，等. 营养支持在术后早期炎性肠梗阻治疗中的应用［J］. 腹部外科，2004，17（4）：209-211.

［26］王建忠，朱维铭，曾祥福，等. 腹部手术后早期炎性肠梗阻18例的营养支持治疗［J］. 中国老年学杂志，2010，30（8）：1140-1141.

［27］尹路，黎介寿，李宁，等. 腹部手术后早期炎性肠梗阻的处理［J］. 中国胃肠外科杂志，1999，1（1）：33-36.

［28］李幼生，李民，李宁，等. 术后早期炎性肠梗阻疗效的长期随访分析（附121例报告）［J］. 中国实用外科杂志，2010，30（4）：291-293.

［29］许鹤洋，褚忠华. 恶性肠梗阻的治疗进展［J］. 岭南现代临床外科，2012，12（6）：469-472.

［30］陈彻，李幼生. 恶性肠梗阻的治疗［J］. 实用临床医药杂志，2015，9（9）：43-45.

［31］刘洪全，刘典夫，盖风. 恶性肠梗阻的诊断方式与治疗方案探讨［J］. 中国实用医药，2013，8（28）：27-28.

［32］李辉，冯志鹏，高鹏，等. 恶性肠梗阻手术风险的评估［J］. 齐鲁医学杂志，2015，30（1）：24-25，28.

［33］李苏宜，石汉平. 恶性肠梗阻诊断治疗的临床路径［J/CD］. 肿瘤代谢与营养电子杂志，2014，1（3）：27-30.

［34］陈永兵，于恺英，饶本强，等. 癌性肠梗阻内科治疗的"6字方针"［J/CD］. 肿瘤代谢与营养电子杂志，2020，7（2）：141-144.

［35］杨士民. 恶性肠梗阻的外科治疗进展［J］. 山东医药，2015，55（34）：99-101.

［36］周蕊，朱翠凤. 恶性肠梗阻的营养治疗策略［J/CD］. 肿瘤代谢与营养电子杂志，2020，7（3）：375-379.

［37］赵禹博，王锡山. 恶性肠梗阻的诊断与治疗［J/CD］. 中华结直肠疾病电子杂志，2015，4（5）：80-81.

［38］于世英，王杰军，王金万，等. 晚期癌症患者合并肠梗阻治疗的专家共识［J］. 中华肿瘤杂志，2007，29（8）：637-640.

［39］成红艳，李苏宜. 恶性肠梗阻的诊治进展［J］. 肿瘤学杂志，2014，20（8）：625-630.

［40］石汉平，陈永兵，饶本强，等. 恶性肠梗阻的整合治疗［J/CD］. 肿瘤代谢与营养电子杂志，2019，6（4）：421-426.

［41］马骏，霍介格. 恶性肠梗阻的治疗现状与进展［J］. 世界华人消化杂志，2017，25（21）：1921-1927.

［42］王骁，李兆星，范焕芳. 恶性肠梗阻的中西医治疗进展［J］. 中国老年学杂志，2020，40（3）：1101-1105.

［43］钟岗. 恶性肠梗阻的中医防治进展［J］. 中国中西医结合外科杂志，2016，22（2）：196-200.

［44］边美琪，马骏，霍介格. 恶性肠梗阻的中医药诊治进展与展望［J］. 中国中医急症，2017，26（10）：1777-1780.

［45］金维. 中西医结合治疗恶性肠梗阻临床观察［J］. 中国中医急症，2014，23（12）：2275-2276.

［46］刘艳，蒋霆辉，陈越. 中医药在恶性肠梗阻治疗策略选择中的联合作用［J］. 辽宁中医药大学学报，2014，16（8）：246-248.

［47］吴雨珊，宋依杰，王冰. 放射性肠炎的病理机制、治疗策略及药物研究进展［J］. 中国现代应用药学，2022，39（2）：277-284.

［48］吴振东，倪楚燕，于涛，等. 放射性肠炎的发病机制及治疗进展［J］. 岭南急诊医学杂志，2019，24（6）：596-597.

［49］张丽娟，燕忠生. 放射性肠炎的发病相关因素及预防研究进展［J］. 临床医学研究与实践，2022，7（2）：196-198.

［50］黄子健，李纪强，周洁灵，等. 放射性肠炎的诊疗进展［J］. 中国肿瘤临床，2019，46（21）：1121-1125.

［51］中华医学会外科学分会胃肠外科学组，中国研究型医院学会肠外肠内营养学专业委员会. 慢性放射性肠损伤外科治疗专家共识（2019版）［J］. 中国实用外科杂志，2019，39（4）：307-311.

［52］王剑，李幼生，姚丹华，等. 慢性放射性肠炎并肠梗阻的腹腔镜手术治疗［J/CD］. 中华腔镜外科杂志（电子版），2013，6（1）：64-65.

［53］周创业，周振理，马军宏，等. 慢性放射性肠炎并发肠梗阻的治疗［J］. 世界华人消化杂志，2011，19（28）：2995-2998.

［54］李茜，康发财，杨廷旭，等. 慢性放射性肠炎并发肠梗阻的治疗研究［J］. 世界最新医学信息文摘，2017，17（17）：70.

［55］许发培，周建农，尚俊清，等. 慢性放射性肠炎并发小肠梗阻的外科治疗［J］. 河北医学，2003，9（9）：773-775.

［56］兰勇，龙晚生，李伟，等. 慢性放射性肠炎的多排螺旋CT评价［J］. 临床放射学杂志，2014，33（5）：749-752.

［57］邱啸臣，张博，李元新. 慢性放射性肠炎的研究进展［J］. 大连医科大学学报，2015，37（3）：306-310.

［58］张少一，李幼生. 慢性放射性肠炎的诊断进展［J］. 医学研究生学报，2012，25（6）：654-657.

［59］苗延巍，刘爱连，伍建林. 小肠非肿瘤疾病的CT表现［J］. 国外医学临床放射学分册，2001，24（2）：107-110.

［60］张仙海，高明勇，周新韩，等. MRI诊断妇科盆腔恶性肿瘤放疗后的放射性肠炎［J］. 中国医学影像技术，2012，28（9）：1695-1698.

［61］龚剑峰，朱维铭，虞文魁，等. 慢性放射性肠炎合并梗阻病变肠管切除术后早期并发症危险因素分析［J］. 中国实用外科杂志，2013，33（7）：571-575.

［62］李幼生，黎介寿．慢性放射性肠炎外科治疗的思考［J］．中国实用外科杂志，2012，32（29）：697-699.

［63］郭驰波，张霆，卢建跃，等．慢性放射性小肠炎致肠梗阻的外科治疗［J］．临床军医杂志，2012，40（1）：233-234.

［64］Mantoo SK，Mak K，Tan TJ．Obturator hernia：diagnosis and treatment in the modern era［J］．Singapore Med J，2009，50（9）：866-870.

［65］Hsu CH，Wang CC，Jeng LB，et al．Obturator hernia：a report of eight cases［J］．Am Surg，1993，59（11）：709-711.

［66］李绍春，唐健雄，陈革．盆底疝的生理特点及诊疗现状［J］．老年医学与保健，2019，25（2）：268-270.

［67］Tchupetlowsky S，Losanoff J，Kjossev K．Bilateral obturator hernia：a new technique and a new prosthetic material for repair—Case report and review of the literature［J］．Surgery，1995，117（1）：109-112.

［68］Yip AW，AhChong AK，Lam KH．Obturator hernia：a continuing diagnostic challenge［J］．Surgery，1993，113（3）：266-269.

［69］Takada T，Ikusaka M，Ohira Y，et al．Paroxysmal hip pain［J］．Lancet，2011，377（9775）：1464.

［70］杨永光，陈伟峰，邓春梅，等．闭孔疝临床诊疗分析：附5例报告［J］．中国普通外科杂志，2021，30（10）：1197-1202.

［71］许阳贤，章学林，谢金昆．容易误诊的闭孔疝：老年急性肠梗阻的特殊类型［J］．临床误诊误治，2017，30（5）：41-43.

［72］Sá NC，Silva VCM，Carreiro PRL，et al．Rare case of incarcerated obturator hernia：Case report and review of literature［J］．Int J Surg Case Rep，2017，37（2）：157-160.

［73］Igari K，Ochiai T，Aihara A，et al．Clinical presentation of obturator hernia and review of the literature［J］．Hernia，2010，14（4）：409-413.

［74］Meziane MA，Fishman EK，Siegelman SS．Computed tomographic diagnosis of obturator foramen hernia［J］．Gastrointest Radiol，1983，8（4）：375-377.

［75］陈革，唐健雄．盆底疝中闭孔疝的手术治疗［J/CD］．中华疝和腹壁外科杂志（电子版），2012，6（3）：826-827.

［76］Lai CC，Huang SH，Liao WH，et al．Usefulness of ct for differentiating between obturator hernia and other causes of small bowel obstruction［J］．Postgrad Med J，2013，89（1058）：729-730.

［77］Gray SW，Skandalakis JE，Soria RE，et al．Strangulated obturator hernia［J］．Surgery，1974，75（1）：20-27.

［78］任海亮，张抒，刘展，等．双侧闭孔疝一例及文献复习［J/CD］．中华疝和腹壁外科杂志（电子版），2020，14（6）：711-713.

［79］Kullkarni SR，Punamiya AR，Naniwadekar RG，et al．Obturator hernia：A diagnostic challenge［J］．Int J Surg Case Rep，2013，4（7）：606-608.

［80］王祥峰，刘宝华，叶景旺，等．闭孔疝9例临床诊治分析［J］．中国普外基础与临床杂志，2015，22（3）：354-356.

［81］Karasaki T，Nomura Y，Tanaka N．Long-term outcomes after obturator hernia repair：retrospective analysis of 80 operations at a single institution［J］．Hernia，2014，18（3）：393-397.

［82］Togawa Y，Muronoi T，Kawaguchi H，et al．Minimal incision transinguinal repair for incarcerated obturator hernia［J］．Hernia，2014，18（3）：407-411.

［83］中华医学会消化病学分会炎症性肠病学组．炎症性肠病外科治疗专家共识［J］．中华炎性肠病杂志，2020，4（3）：180-199.

［84］李雪华，冯仕庭，黄丽，等．中国炎症性肠病影像检查及报告规范专家指导意见［J］．中华炎症性肠病杂志（中英文），2021，5（2）：109-113.

［85］周单，邢智浩，杨翔，等．克罗恩病诊断技术研究进展［J］．局解手术学杂志，2017，26（12）：913-916.

［86］陆星华．克罗恩病诊断和治疗［J］．中国消化内镜，2007，1（6）：26-35.

［87］杨想，吴莺．克罗恩病早期诊断研究进展［J］．中华炎症性肠病杂志（中英文），2022，6（2）：165-169.

［88］赛蒂斯，陈纪伟，吴云．克罗恩病的诊断与外科治疗［J］．武汉大学学报（医学版），2006，27（4）：542-545.

［89］李元新．克罗恩病肠梗阻的外科治疗［J］．实用临床医药杂志，2005，9（9）：36-42.

［90］钟捷，沈博，朱维铭．克罗恩病肠道狭窄治疗方式的选择［J］．中华炎性肠病杂志，2019，3（2）：169-172.

［91］王革非．克罗恩病并发肠梗阻的诊断与治疗［J］．肠外与肠内营养，2019，26（1）：1-5.

［92］朱维铭，李毅．炎症性肠病规范化外科治疗值得注意的几个问题［J］．中国实用外科杂志，2017，37（3）：210-216.

［93］朱维铭．准确把握克罗恩病手术指征［J］．中国实用外科杂志，2013，33（7）：538-540.

［94］李毅，龚剑峰，朱维铭．围手术期外科之家理念及其在炎症性肠病管理中应用［J］．中国实用外科杂志，2020，40（5）：511-514.

［95］黎介寿．认识克罗恩病的特性［J］．中国实用外科杂志，2013，33（7）：535-537.

［96］李冬琳，管忠安．克罗恩病中外研究进展综述［J］．中国医药科学，2021，11（16）：36-39.

［97］郭振，朱维铭．克罗恩病围手术期处理要点［J/CD］．中华结直肠疾病电子杂志，2018，7（2）：109-112.

［98］郭坤，王革非，吴秀文．克罗恩病外科围手术期优化策略［J］．肠外与肠内营养，2018，25（3）：180-

183.

[99] 唐琴，胥梅，彭清海，等. 克罗恩病手术治疗时机
探讨 [J]. 中国实用内科杂志，2016，36（2）：155-

158.

[100] 郭振，朱维铭. 克罗恩病并发症内外科治疗的整合
[J]. 中国实用内科杂志，2018，38（3）：180-183.

第十三章

典型与复杂病例介绍

病例1 防粘连液导致肠梗阻

患者女性，50岁，因"间断腹痛1月余，加重伴恶心、呕吐2天"于2021年7月6日入院。患者于1个月前无明显诱因出现腹部疼痛，呈间歇性胀痛，伴有恶心、呕吐，吐出物为胃内容物，未出现发热症状，遂就诊于当地医院，诊断为肠梗阻，给予对症治疗后好转出院，此后1个月上述症状反复出现。本次入院前2天再次出现腹痛、腹胀等不适症状，疼痛性质同前，程度加重，当地医院建议转我院治疗，故门诊以肠梗阻收住我科。既往于2018年11月因卵巢癌行卵巢癌根治术，术后行阿帕替尼化疗至2020年11月，有输血史。否认家族遗传病史。

体格检查：T 36.2℃，P 95次/分，R 20次/分，BP 107/73mmHg，身高163cm，体重60kg，BMI 17.3kg/m²，神志清晰，精神尚可，呼吸平稳，发育正常，体型偏胖，营养中等，面色萎黄，表情痛苦，步入病房，自主体位，表达自如，查体合作。皮肤、头颈部、心肺（-），腹部膨隆，腹壁未见胃肠型及蠕动波，中下腹部有一长约20cm的手术瘢痕（图13-1），腹肌柔软，肝脾肋下未触及，腹部压痛，以手术切口正下方及下腹部为主，无反跳痛，叩诊呈鼓音，墨菲征（-），听诊肠鸣音4次/分，可闻及气过水声，移动性浊音（-）。

实验室检查：尿常规、粪常规、生化全项、病毒系列、凝血系列无特殊；血常规：WBC 7.49×10⁹/L，NEUT% 68.60%，RBC 3.00×10¹²/L，Hb 103g/L，HCT 32.80%，Plt 299×10⁹/L；肿瘤系列：CA125 42.770U/ml。

影像学资料：全腹彩超示脂肪肝，胆囊、胰腺、脾、双肾声像图未见异常；妇科彩超示子宫全切术后，盆腔积液；腹部立位X线片示腹部部分肠管积气（图13-2）；全腹CT（平扫）示卵巢癌术后改变（子宫及双附件缺如），腹水、盆腔积液（图13-3）；电子结肠镜示直肠及结肠未见异常；电子胃镜示食管、胃、十二指肠未见明显异常。

诊疗经过：患者因"间断腹痛1月余，加重伴恶心、呕吐2天"就诊本院，既往有妇科肿瘤手术病史及化疗史，入院查体检查发现腹部膨隆、切口下方有明显压痛，结合既往病史及辅助检查，考虑粘连性肠梗阻，故给予禁食水、肠梗阻导管置入（图13-4）、肠外营养、清洁灌肠、对症等治疗，之后患者腹痛消失，间断排气、排便；饮水后胀痛不适再次出现，故行肠梗阻导管造影见远端小肠呈团块样粘连，通过不畅（图13-5），故非手术治疗1周

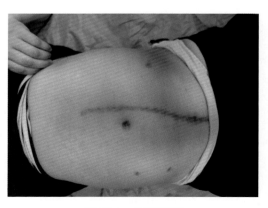

图13-1 腹部形态

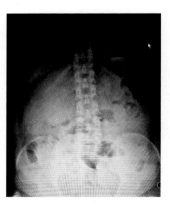

图13-2 腹部立位X线片

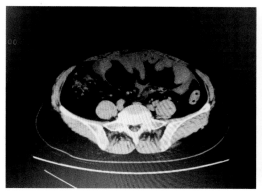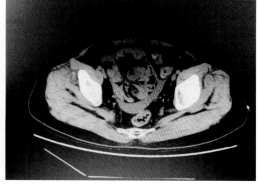

图13-3　腹部CT表现

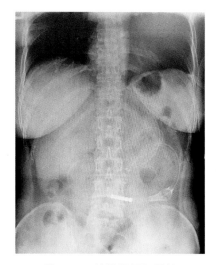

图13-4　放置肠梗阻导管

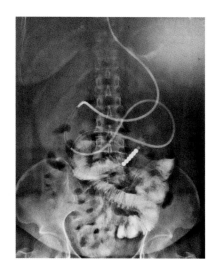

图13-5　小肠造影

后行手术治疗。术中行腹腔镜探查，见小肠扩张，小肠被一层纤维板样物质严密包裹，小肠间互相粘连，结肠未见扩张，乙状结肠处可见一大约1cm的肿物，行术中冷冻（提示脂肪坏死及纤维组织包裹形成结节），中转开腹，见腹腔内肠管被纤维板包裹紧密，部分肠管呈团块样包裹，肠管蠕动极差，故剥除纤维板并送病理学检查（图13-6，图13-7），

彻底释放肠管后见小肠蠕动恢复，一并分离肠管间粘连后进行肠排列，结束手术。术后给予抗感染、肠外营养等治疗，术后56小时排气、72小时排便。术后病理回报：送检囊壁组织由增生成熟纤维组织及血管、少量脂肪组织组成，局灶出血，少量淋巴细胞浸润。肠梗阻导管放置1个月后拔除。最终诊断：粘连性肠梗阻，卵巢恶性肿瘤术后。

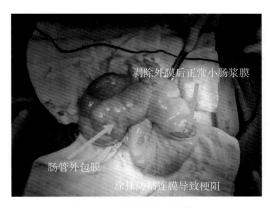

图13-6　肠管间粘连情况

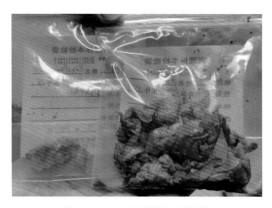

图13-7　术中剥除的纤维板

◆ 诊疗思路：

（1）患者有卵巢恶性肿瘤手术史及化疗史，出现肠梗阻，应从粘连及恶性肠梗阻两方面考虑；辅助检查提示未发现肿瘤复发及转移迹象，故考虑粘连性肠梗阻。

（2）放置经鼻型肠梗阻导管后减压效果好，经造影发现肠管呈团块样粘连，通过不畅，故行手术治疗。

（3）术中发现肠管被防粘连液包裹，影响通过，故剥除防粘连液涂层，完全松解粘连，行内排列后完成手术。

（4）从术中情况看，此防粘连产品有一定的防粘连能力，但更多的是形成了纤维包裹，导致了肠梗阻。这种梗阻的出现，必须将这些纤维包膜剥除才能有效治疗。

综合分析，防粘连液在临床导致的肠梗阻属于医源性，因此，在使用防粘连产品时应慎重，一旦并发肠梗阻，手术治疗为最佳。

病例2　小肠肿瘤导致肠梗阻

患者男性，74岁，因"反复呕吐20余天"于2021年9月30日入院。患者于20天前无明显诱因出现恶心、呕吐，呕吐物为胃内容物，无胃灼热、反酸，遂去当地医院行胃镜检查示反流性食管炎（B级）、慢性萎缩性胃炎、胃潴留；腹部彩超示胰体尾交界处肿物，建议转上级医院就诊，故来我院就诊，门诊以"呕吐"收住我科。既往有脑梗死病史，并留有轻微后遗症。

体格检查：T 36.7℃，P 69次/分，R18次/分，BP 97/72mmHg，身高170cm，体重65kg，BMI 22.5kg/m²，神志清晰，精神差，发育正常，体型偏瘦，营养不良，面色萎黄，表情自然，轮椅推入病房，表达欠佳，查体合作。皮肤、头颈部、心肺（-），腹部平坦，未见胃肠型及蠕动波，全腹无明显压痛及反跳痛，叩诊呈鼓音，听诊肠鸣音减弱。

实验室检查：尿常规、粪常规、病毒系列、肿瘤系列无特殊；血常规：NEUT%75.50%，RBC $3.99×10^{12}$/L，Hb 126g/L，HCT 36.40%，Plt $387×10^9$/L；生化全项：ALB 28.40g/L，Fe^{2+} 2.67μmol/L，Zn^{2+} 9.94umol/L，Ca^{2+} 2.05mmol/L；凝血系列：FIB5.40 g/L，AT_3 59.40%。

影像学资料：胸部＋全腹CT（平扫＋三维重建＋增强）示双肺上叶小片状磨玻璃密度影，少许渗出可能，双下肺轻度间质性改变，局限性肺气肿；十二指肠升部管腔内异常强化软组织密度肿块伴以上肠管腔扩张积液，间质瘤可能；腹盆腔内多发钙化灶；胃潴留（图13-8）。上腹部MRI示十二指肠扩张、空肠起始段肿物，腹腔多发肿物（钙化灶）（图13-9）。

诊疗经过：患者因"反复呕吐20余天"就诊本院，既往有脑梗死病史，腹部查体无明显异常，结合辅助检查，考虑"胃潴留、腹腔肿瘤"，故给予禁食水、胃肠减压、肠外营养、对症等治疗。并

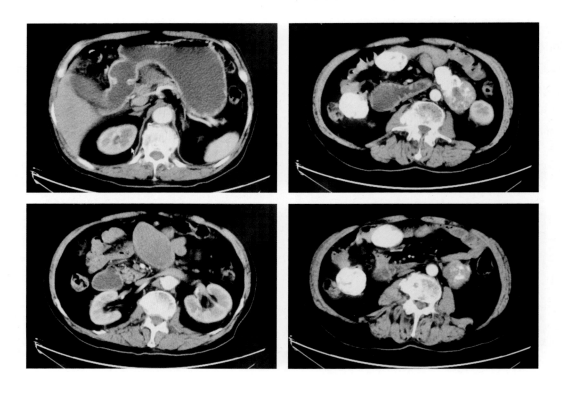

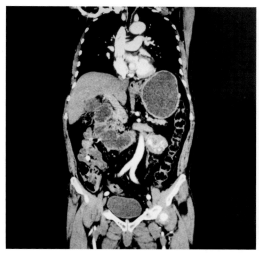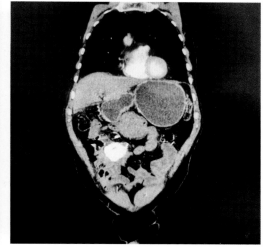

图 13-8　全腹 CT

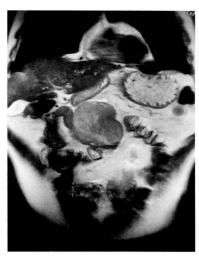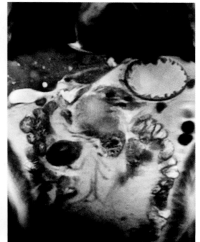

图 13-9　腹部 MRI

行上消化道造影见对比剂可进入小肠，但速度缓慢，故决定行手术治疗。术中见空肠起始部有一大约 10cm×8cm×8cm 的肿瘤，肿瘤位于肠腔内，与肠壁融合，肿瘤光滑，与周围组织轻度粘连，另于腹腔内网膜、系膜、后腹膜上找到 6 枚 2 ～ 5cm 的肿瘤，故决定行小肠肿瘤切除＋肠吻合术，同时切除 6 枚肿瘤，术中冷冻，考虑炎性肌纤维母细胞肿瘤（图 13-10）。术后给予抗感染、肠外营养、对症等治疗，于术后 46 小时通气，62 小时通便，遂开始进流质饮食。病理回报：（小肠肿瘤）符合去分化脂肪肉瘤，（网膜组织肿瘤）去分化脂肪肉瘤伴骨肉瘤分化。

病情变化：于术后第 8 天，突然出现胃胀，吐出大量消化液（约 500ml），立即放置胃肠减压管，吸引出约 2500ml 消化液。行腹部 CT 检查示肠管不扩张，十二指肠吻合口处条形高密度，肠壁未见明确增厚

（图 13-11）。遂在鼻胃镜下进行检查，发现吻合口水肿，故放置经鼻型肠梗阻导管于吻合口近端，进行肠腔减压，每日吸引出 1500 ～ 2000ml 消化液，同时给予禁食水、肠外营养、地塞米松、生长抑素、对症等治疗。经 1 个月的非手术治疗，排气排便正常，术后 40 天出院。最终诊断：小肠肿瘤（脂肪肉瘤），腹膜后及网膜肿瘤（脂肪肉瘤伴骨肉瘤），肠梗阻，中度营养不良，低蛋白血症，胃潴留。

◆ 诊疗思路：

（1）患者高龄、具有典型的上消化道梗阻症状，无手术史，故考虑肿瘤性肠梗阻。

（2）腹部 CT 及 MRI 提示上消化道积液、扩张，故考虑空肠起始部肿瘤。

（3）手术证实为空肠起始部去分化脂肪肉瘤，堵塞肠腔，故行肿瘤切除肠吻合术，术后早期恢复平稳。

（4）患者术后并发肠梗阻，经内镜及上消化道

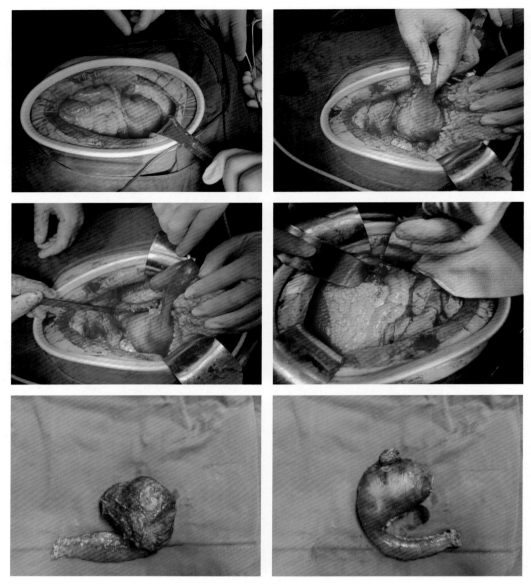

图13-10 术中所见

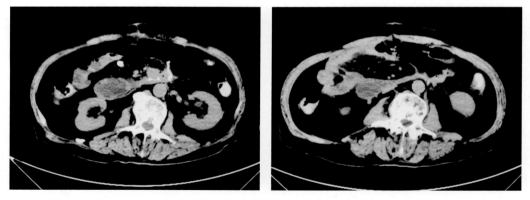

图13-11 术后第8天复查CT

造影证实吻合口水肿，经积极非手术治疗后痊愈。

（5）肠管切除术后近期出现肠梗阻，要考虑到吻合口水肿的可能，非手术治疗是其最佳选择，贸然手术，适得其反。

综合分析：小肠肿瘤所致肠梗阻在临床上较少见，本患者为一例典型的病例，其治疗难度为术后并发肠梗阻，考虑术后早期炎性肠梗阻，经积极非手术治疗后好转，因此，对于此类术后早期炎性肠梗阻，要明确病因，坚决非手术治疗，避免盲目再次手术。

病例3　间位结肠导致肠梗阻

患者男性，78岁，因"腹痛、腹胀不适3个月，加重1周"于2021年11月30日入院。患者长期便秘，口服泻药（具体不详）维持，近3个月来排便困难情况加重，出现腹痛，呈间歇性胀痛，未出现恶心、呕吐、发热症状，遂就诊于当地医院，诊断为肠梗阻，给予对症治疗（具体用药不详）后好转出院，1周前再次出现腹胀，排便障碍，故来我院就诊，门诊以肠梗阻收住我科。既往患有高血压40余年，口服缬沙坦控制尚可；50年前因急性阑尾炎在当地医院行阑尾切除术；患有间位结肠综合征。

体格检查：T 36.5℃，P 81次/分，R 20次/分，BP 139/99mmHg，身高175cm，体重55kg，BMI 17.9kg/m²，神志清晰，精神尚可，呼吸平稳，发育正常，体型偏瘦，营养不良，面色萎黄，表情自然，步入病房，自主体位，表达自如，查体合作。皮肤、头颈部、心脏、肺（-）；腹部膨隆，腹壁可见肠型及蠕动波（图13-12），腹肌柔软，肝脾肋下未触及，全腹无明显压痛及反跳痛，叩诊呈鼓音，

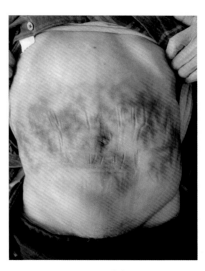

图13-12　腹部形态

墨菲征（-），听诊肠鸣音5次/分，可闻及气过水声，移动性浊音（-）。

实验室检查：尿常规、粪常规、生化全项、病毒系列、凝血系列无特殊。血常规示NEUT%75.60%，RBC 4.11×10¹²/L，HCT 37.20%；肿瘤系列示CEA 6.040ng/ml。

影像学资料：全腹彩超示脂肪肝，胆囊、胰腺、脾脏、双肾声像图未见异常；胸部X线片、腹部立位X线片示右侧膈下大片状气体密度影伴右下腹气液平面（图13-13）；胸部＋全腹CT（平扫）示间位结肠，升结肠、横结肠明显扩张、积气（图13-14）；电子结肠镜示肠镜到达降结肠，可见大量粪团堵塞肠管，内镜无法通过（图13-15）。

诊疗经过：患者因"腹痛、腹胀不适3个月，加重1周"就诊本院，既往有便秘、间位结肠病史，入院查体发现腹部可见肠型，结合既往病史及辅助检查，考虑肠梗阻、间位结肠、便秘、原发性高血压病，故给予流食、清洁灌肠、口服泻药、部分肠外营养等治疗，之后腹痛、腹胀症状不能缓解，大便排出困难，故非手术治疗1个月后行手术治疗。术中行腹腔镜探查，见结肠扩张严重，肝、胆囊被结肠压迫，腹腔内操作困难，故中转开腹。开腹见结肠严重扩张，平均宽度约15cm，肠管内充满粪便，故行全结肠切除、回肠-乙状结肠吻合术（图13-16）。术后给予抗感染、肠外营养等治疗，术后75小时排气、术后5天排便，术后病理回报：神经节细胞减少症伴肠梗阻。最终诊断：神经节细胞减少症伴肠梗阻，间位结肠，便秘，原发性高血压2级（极高危）。

◆ 诊疗思路：

（1）便秘为导致老年患者肠梗阻常见病因，尤其是长期卧床、截瘫者更易发生。

（2）间位结肠综合征临床罕见，表现不典型，容易合并其他疾病而产生多种临床表现，肠梗阻、阑尾穿孔、急性腹膜炎、脾曲肠扭转等为常见并发症；该患者由于长期便秘结肠充满粪便，使间位结肠压迫邻近器官产生症状。

（3）本患者经积极非手术治疗无效，采取手术治疗，手术选择全结肠切除，完全解决患者症状。

（4）术后病理证实神经节细胞减少症伴肠梗阻，而神经节细胞减少症是一种罕见的肠道神经元发育不良疾病，类似先天性巨结肠；诊断需经组织病理学证实；也是一种罕见的慢性便秘的原因。

综合分析：间位结肠在临床中属于少见病例，

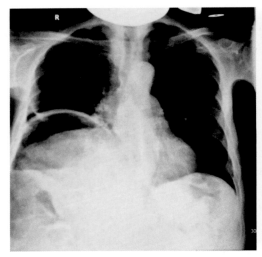
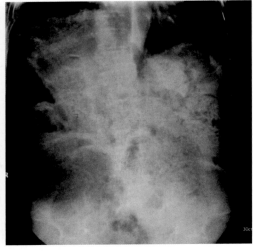

图 13-13　胸部正位及腹部立位 X 线片

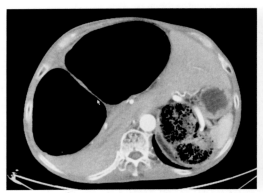
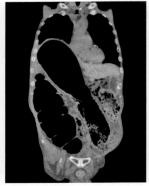
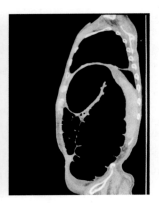

图 13-14　胸腹部 CT 表现

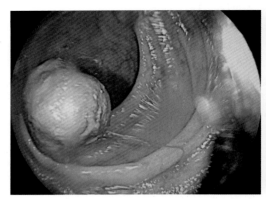
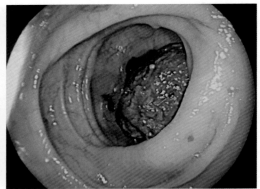

图 13-15　电子结肠镜表现

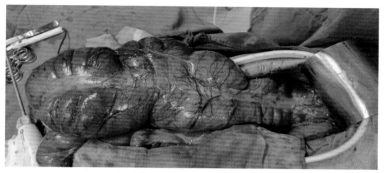

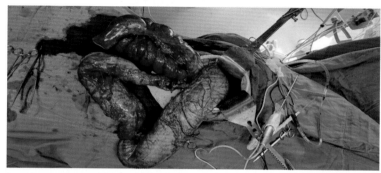

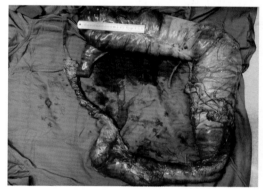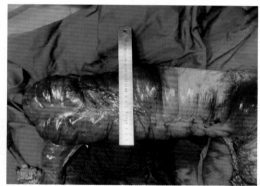

图13-16 术中所见

尤其并发肠梗阻时更少见，本患者长期便秘，神经节细胞减少症，多原因导致患病，唯有手术治疗可解除病痛。

病例4 克罗恩病并发肠梗阻

患者女性，24岁，因"下腹部胀痛不适2月余，加重1周"于2010年5月27日入院。患者于2个月前无明显诱因出现下腹部疼痛，呈间歇性胀痛，伴有恶心，无呕吐，近1周疼痛加重，故来我科就诊，门诊以"腹痛"收住，既往体健。

体格检查：T 36.0℃，P 82次/分，R20次/分，BP118/74mmHg，身高163cm，体重60kg，BMI 22.5kg/m²，神志清晰，精神可，营养中等，正常面容，表情自然，自行步入病房，自主体位，表达自如，查体合作。皮肤、头颈部、心肺（-），腹部平坦，未见胃肠型及蠕动波，腹软，右下腹隐约可触及一包块，右下腹有轻微压痛，无反跳痛，叩诊呈鼓音，听诊肠鸣音正常。

实验室检查：尿常规、粪常规、生化全项、病毒系列、肿瘤系列、凝血系列、结核抗体、红细胞沉降率无特殊异常；血常规：RBC3.63×10¹²/L，Hb 92g/L，HCT28.90%；自身抗体：C₃15.2g/L。

影像学资料：妇科检查示双侧附件炎；胸部正位片示双肺纹理增重。全消化道造影示回肠末端持续充盈扩张，回盲部未见显示，盲肠较长并宽大，碘剂通过缓慢，但未见明显增长征象，多考虑回盲部纡曲、扩张并重叠（图13-17）；全腹CT示回盲部肠壁增厚，多考虑肿瘤性病变；胃镜检查示慢性浅表性胃炎，贫血胃黏膜相，胃黄色斑；结肠镜检查示回盲部溃疡，周边可见息肉样增生，局部肠管

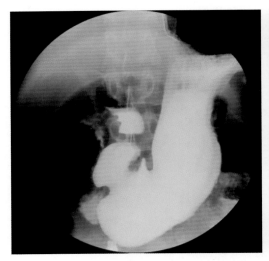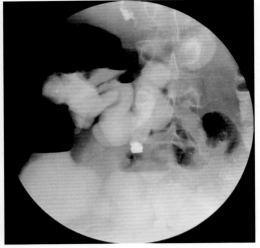

图13-17　全消化道造影

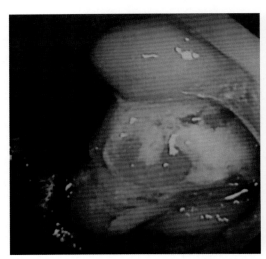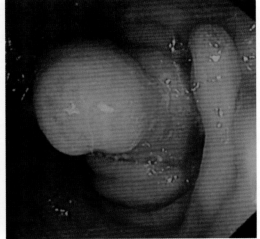

图13-18　电子肠镜检查

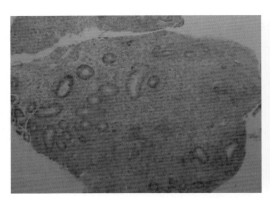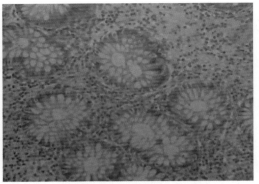

图13-19　内镜病理图片（左：HE，10×4；右：HE，10×10）

狭窄，镜身不能通过（图13-18）。内镜病理检查示符合溃疡型结肠炎（图13-19）。

诊疗经过：患者因"下腹部胀痛不适2月余，加重1周"就诊于我院，入院查体并结合辅助检查，考虑"回盲部肿瘤"，在完善相关检查过程中，患者出现呕吐，肛门停止排气排便表现，行腹部立位X线片示中腹部可见多个气液平面征象，考虑肠梗阻（图13-20A）；经非手术治疗后腹胀好转，复查立位X线片腹部气液平面未见明显好转（图13-20B），故决定行手术治疗，术中证实回盲部肿瘤，故行右半结肠切除术。术后病理回报：克罗恩病，累及回盲部及升结肠，溃疡深达肌层，浆膜层水肿、炎性细胞浸润（图13-21）。最终诊断：克罗恩病，肠梗阻。

◆ 诊疗思路：

（1）本例患者以下腹部胀痛不适2月余，加重1周入院，查体于右下腹隐约可触及一包块，故行进一步检查（内镜及CT）证实回盲部占位。

（2）患者有不明原因的贫血病史，考虑胃肠道隐性失血或吸收不良导致。

（3）溃疡性结肠炎与克罗恩病同为炎性肠病，其相鉴别较困难。

（4）克罗恩病以回盲部发病多见，且容易并发梗阻；当炎性肠病并发肠梗阻时，选择手术治疗，手术以病变肠段切除肠吻合为主，术后口服美沙拉嗪控制疾病复发。

综合分析，本患者术前诊断与术后病理有出入，但是手术原则没有问题。此类患者术后应加强随访，观察患者术后恢复情况。

病例5　闭孔疝与肠梗阻

患者女性，86岁，因"腹痛、腹胀、恶心、呕吐，伴肛门停止排气排便5天余"于2022年2月5日入院。患者5天前无明显诱因出现腹部疼痛，呈持续性胀痛，伴有恶心、呕吐（吐出物为胃内容物）症状，并出现肛门停止排气排便，遂去当地医

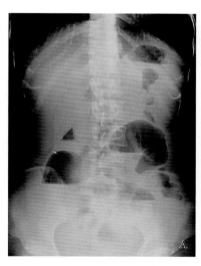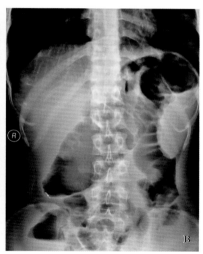

图13-20　腹部立位X线片（非手术治疗前后）

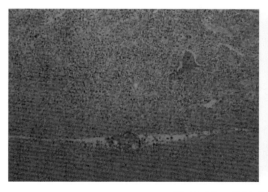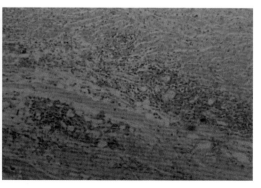

图13-21　术后病理（HE，10×4）

院住院治疗，诊断为肠梗阻，给予对症治疗（具体用药不详）后未见明显好转，为求进一步治疗，故来我院就诊，门诊以"肠梗阻"收住我科，2018年因右侧股骨头骨折在当地医院行髋关节置换术。患者生育5个子女。

体格检查：T 36.0℃，P 96次/分，R 21次/分，BP 85/89mmHg，身高150cm，体重35.7kg，BMI15.9kg/m²，神志清晰，精神尚可，呼吸平稳，发育正常，体型偏瘦，营养不良，面色萎黄，表情淡漠，轮椅推入病房，被动体位，表达自如，查体合作，皮肤、头颈部、心肺（-）。腹部膨隆，可见肠型（图13-22），腹软，全腹无明显压痛及反跳痛，叩诊呈鼓音，听诊肠鸣音亢进，可及高调金属音。

实验室检查：尿常规、病毒系列、肿瘤系列无特殊；血常规：WBC 10.60×10⁹/L，NEUT% 81.80%，NEUT# 8.67×10⁹/L，RBC 3.35×10¹²/L，HCT 34.70%；生化全项：TBIL 65.58μmol/L，DBIL 30.94μmol/L，IBIL 34.64μmol/L，TP 56.0g/L，ALB 32.2g/L，LDH 328U/L，CK-MB 79U/L，Fe²⁺ 2.40μmol/L，Na⁺ 136.91mmol/L，Ca²⁺ 1.82mmol/L；凝血系列：FIB 5.70 g/L，AT₃ 74.50%，FDP 9.40μg/ml，DD 2.89 mg/L。

影像学资料：常规心电图检查示窦性心律，电轴左偏，ST-T改变。全腹彩超示肠梗阻，胆结石、胆泥沉积，肝血管瘤，右肾囊肿。腹部卧位X线片可见小肠积气（图13-23）。胸部＋全腹CT（平扫＋成像＋三维重建）示双肺间质性改变；双肺多发结节、索条，考虑陈旧性肺结核可能；左肺上叶舌段及右肺中叶局部支气管扩张伴感染；主动脉、冠状动脉钙化，心包增厚；双侧胸膜增厚、粘连；右侧第4、5肋陈旧性骨折后改变；腹腔内小肠肠管扩张、积液，并见多发气液平面，考虑小肠梗阻可能，必要时进一步检查；胆囊结石；副脾结节；节育器置入术后；右侧人工髋关节置换术后（图13-24）。

诊疗经过：患者因"腹痛、腹胀、恶心、呕吐，伴肛门停止排气排便5天"就诊本院，既往有髋关节置换术史，入院查体检查腹部膨隆，可见肠型，腹软，全腹无明显压痛及反跳痛，叩诊呈鼓音，听诊肠鸣音亢进，可及高调金属音。结合辅助检查，考虑肠梗阻，故给予禁食水、肠梗阻导管置入（图13-25）、肠外营养、对症等治疗，之后患者恶心、呕吐症状减轻，腹痛、腹胀症状未减轻，多

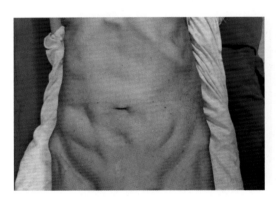

图13-22 腹部形态

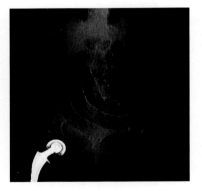

图13-23 腹部卧位X线片

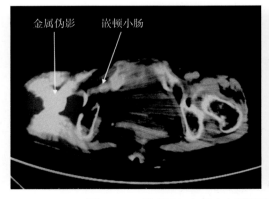

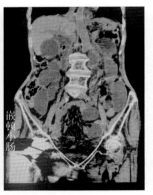

图13-24 腹部CT表现（右侧闭孔内肠管嵌顿）

次复查腹部立位X线片，见肠梗阻导管无法继续向前通行（图13-26），遂行电子结肠镜检查，提示乙状结肠狭窄。多次查体时发现患者右下肢常处于屈曲状态；观察腹部CT，发现肠管嵌顿于右侧闭孔内，考虑闭孔疝嵌顿，故行手术治疗，术中证实右侧闭孔疝，遂行嵌顿小肠还纳、小肠切除吻合、闭孔疝修补术（图13-27～图13-31）；术后给予抗感染、肠外营养、对症等治疗，术后56小时排气、72小时排便，术后1周痊愈出院，最终诊断：嵌顿性闭孔疝，肠梗阻，心律失常，胆囊结石，低蛋白

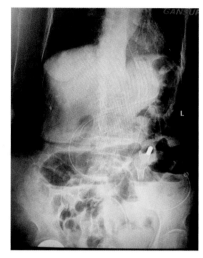

图13-25　放置肠梗阻导管

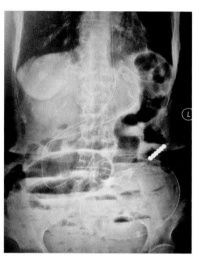

图13-26　复查腹部立位X线片

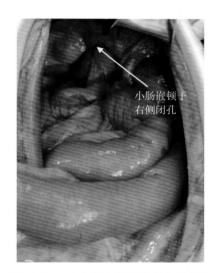

图13-27　术中见小肠嵌顿于右侧闭孔

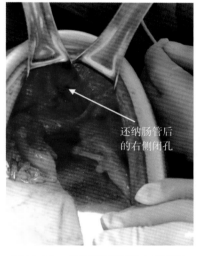

图13-28　还纳肠管后的右侧闭孔

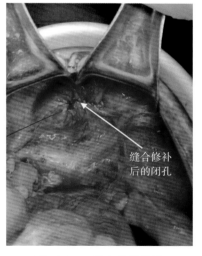

图13-29　缝合关闭闭孔

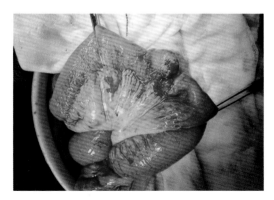

图13-30　卡压缺血的肠管

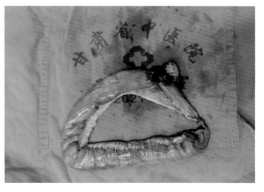

图13-31　切除后的肠管

血症。

◆ **诊疗思路：**

（1）患者具有闭孔疝（又称"小老太太疝"）的典型特征：高龄、女性、多次妊娠、体形瘦小。

（2）腹部CT检查被认为是诊断闭孔疝的金标准，但本患者有右侧股骨头置换史，而金属股骨头在CT检查显像中产生伪影，容易干扰闭孔疝的图像显示，导致漏诊，因此，在观片时应引起注意。

（3）在查体时发现右下肢处于屈曲状态，此为闭孔疝患者为缓解大腿及膝关节内侧局部不适时采取的被动体位，即Howship-Romberg征；Howship-Romberg征为闭孔疝最早、最具特征性的表现，但容易被忽视，因此，在遇到此类患者时，应重点关注。

（4）本例患者以肠梗阻入院，入院后给予经鼻型肠梗阻导管减压，患者梗阻症状缓解，遂给临床诊疗争取了时间，以便纠正水、电解质紊乱，营养不良等，同时，可行内镜检查以排除肿瘤性病变。

（5）闭孔疝一经诊断，应尽早手术，故本患者在诊断闭孔疝嵌顿后行手术治疗，术中证实为右侧闭孔疝嵌顿（小肠）导致肠梗阻，遂行肠切除、闭孔疝修补后结束手术。

综合分析，闭孔疝临床罕见，误诊率高，死亡率高，因此，对于体型消瘦、多次生育史的高龄女性，一旦出现不明原因的腹部疼痛或小肠梗阻症状，要考虑闭孔疝的可能，应及时行腹部CT检查以明确病因，一旦诊断为闭孔疝，应及时手术，可明显提高疾病诊断率，降低病死率。

病例6　结核性肠梗阻的治疗

患者男性，17岁，因"间歇性腹胀、腹痛伴呕吐半年"于2022年5月23日入院。患者于入院前半年无明显诱因出现恶心、呕吐，朝食暮吐，呕吐物为黄绿色液体夹杂未消化的食物残渣，遂去当地医院就诊，诊断为肠梗阻，给予对症治疗后稍有缓解；1个月前上述症状再次出现，遂至传染病医院就诊，诊断为"结核性腹膜炎、肺结核、肠梗阻"，给予抗结核、胃肠减压、营养支持等治疗后未见好转，故转我科就诊，门诊以肠梗阻收住我科，1个月前诊断为结核性腹膜炎、肺结核、肠梗阻。

体格检查：T 36.5℃，P 137次/分，R 18次/分，BP 97/78mmHg，身高172cm，体重45kg，BMI

15.2kg/m^2，神志清晰，精神差，呼吸平稳，发育正常，体型消瘦，营养差，面色蜡黄，表情痛苦，轮椅推入病房，自主体位，表达自如，查体合作。皮肤、头颈部（－），胸廓无畸形，双肺叩诊呈清音，听诊呼吸音清，心前区无隆起，心界不大，心率137次/分，心律失常。腹部平坦，腹软，未见胃肠型及蠕动波，全腹无明显压痛及反跳痛，叩诊呈鼓音，听诊肠鸣音亢进，可闻及高调金属音。

实验室检查：结核抗体、病毒系列、肿瘤系列无特殊；尿常规：尿胆原（＋），抗坏血酸（＋＋）；血常规：NEUT% 78.40%，LYMPH% 14.80%，EO% 0.10%，NEUT# 8.67×10^9/L，EO# 0.01×10^9/L，RBC 3.55×10^{12}/L，Hb 88g/L，HCT 29.20%，MCH 24.8pg，MCHC 301g/L，Plt 433×10^9/L。凝血系列：PT 17.90秒，PTINR 1.58，APTT 50.30秒，FIB 4.33g/L，DD 0.92mg/L。生化全项：BUN 15.47mmol/L，ALB 28.9g/L，TBIL 43.95μmol/L，DBIL 29.98μmol/L，Na$^+$ 133.33mmol/L，Cl$^-$ 95.25mmol/L，Fe^{2+} 3.30μmol/L；ESR 78ml/h。贫血三项：SF ＞ 2000，维生素B$_{12}$ ＞ 1476pmol/L，FA 2.24nmol/L。

影像学资料：常规心电图检查示窦性心动过速。全腹彩超示胆囊腔内胆泥形成，肝内胆管壁回声增强，肠间隙积液。胸部＋全腹CT（平扫＋成像＋三维重建）示双肺上叶、右肺中叶及左肺下叶胸膜下多发斑片影技片絮影，考虑感染；贫血征象；右下腹肠管内多发致密影，腹盆腔肠管部分积气（图13-32）。电子胃镜示食管下段溃疡，非萎缩性胃炎伴糜烂。

诊疗经过：患者因"间歇性腹胀、腹痛伴呕吐半年"就诊本院，既往有结核性腹膜炎、肺结核、肠梗阻病史，入院查体腹部叩诊呈鼓音，听诊肠鸣音亢进，可闻及高调金属音；结合辅助检查，考虑肠梗阻，故给予禁食水、肠梗阻导管置入（经鼻胃镜放置）（图13-33）、肠外营养、对症等治疗，经鼻型肠梗阻导管通过屈氏韧带后管道无法进入，造影时见对比剂通过缓慢，局部肠管扩张。经积极对症治疗，患者腹胀症状明显好转，偶有排气，少量排便的表现。因患者BMI低、营养不良，无法接受手术创伤，故决定继续非手术治疗，同时给予抗结核治疗（异烟肼、利福平静脉输注）及体能锻炼。

通过2个月的治疗，患者可每日排出大便，可经口进食流质食物，肠梗阻导管引流量减少，再次复查腹部立位X线片，导管位置无变化

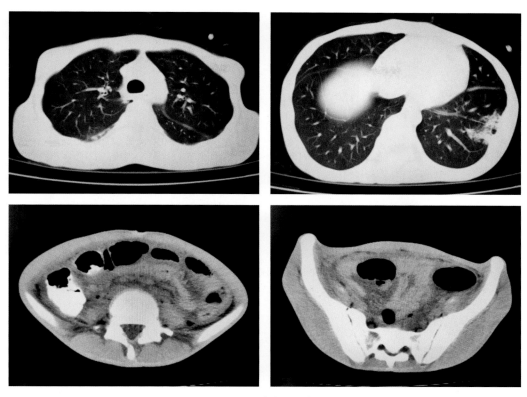

图 13-32　腹部 CT 表现

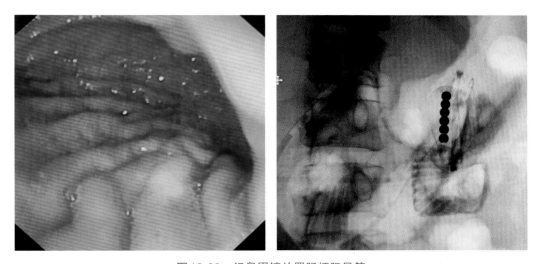

图 13-33　经鼻胃镜放置肠梗阻导管

（图 13-34）。生命体征：T 36.1 ℃，P 110次/分，R 20次/分，BP 92/57mmHg，身高172cm，体重45kg，BMI15.2kg/m²。复查全腹CT：腹腔肠管部分扩张、积液并积气，肠管周围脂肪间隙模糊（图13-35）。支气管镜检查：可见主支气管及各叶段支气管通畅，可见少量白色稀薄分泌物，黏膜充血（图13-36）。支气管刷片抗酸染色：未找到抗酸杆菌；患者一般情况及精神状况明显好转，体能较前

明显恢复，并可少量进食，故决定继续当前治疗方案治疗。

　　患者在治疗80天时，突然出现腹部疼痛，呈间歇性胀痛，伴有恶心、呕吐，肠梗阻导管引流不出液体，遂放置鼻胃管，每日可吸出1000～2400ml消化液，故决定行手术治疗。术中取腹部正中切口，见腹腔内广泛粘连，网膜炎性呈板状，与腹腔、盆腔粘连，肠管被纤维板完全包

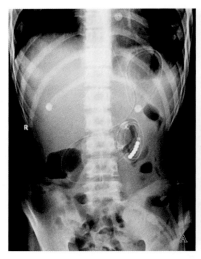
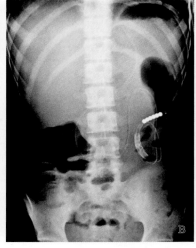
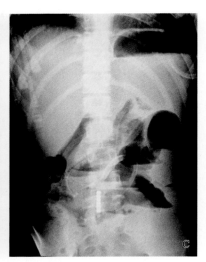

图 13-34　腹部立位 X 线片表现
A.住院 1 周；B.住院 1 个月；C.住院 2 个月

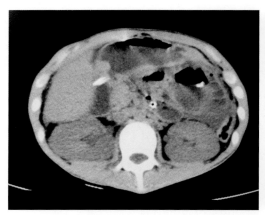
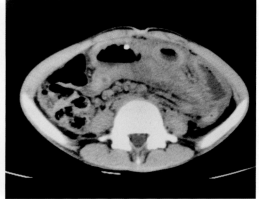

图 13-35　全腹 CT（治疗 2 个月后）

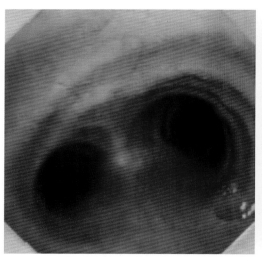
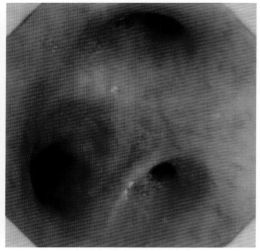

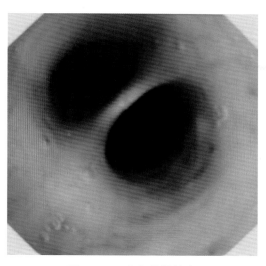

图 13-36　支气管镜检查

裹，打开纤维板并切除后，见全小肠广泛粘连，肠壁水肿明显，故决定行回肠造口术，将小肠行内排列后结束手术（图 13-37）。术后给予肠外营养、抗感染（美罗培南＋万古霉素）等治疗，术后 40 小时排气、65 小时排便，术后第 5 天开始口服抗结核药（异烟肼片、利福平胶囊、吡嗪酰胺片、乙胺丁醇片）；术后 20 天带肠梗阻导管出院。最终诊断：腹腔结核，肠梗阻，肺结核，重度营养不良伴消瘦，电解质紊乱，贫血。

◆ 诊疗思路：

（1）结核性肠梗阻为结核杆菌蔓延至腹腔，结核病灶侵袭腹腔组织，腹膜水肿、渗液，渗出液中含有大量纤维蛋白，沉积于肠系膜、肠管之间，使肠管与肠管、肠管与腹膜间形成广泛粘连而导致粘连性肠梗阻。

（2）结核性肠梗阻患者具有低蛋白、贫血、低体重（或进行性体重下降）的特点，存在严重的营养风险，因此，应积极纠正营养不良选择恰当的手

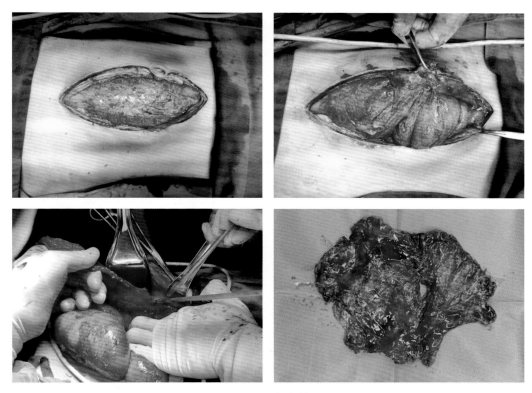

图 13-37　术中所见

术时机为关键。

（3）基于以上特点，本患者入院后给予了充分的营养支持、体能锻炼、心理支持、抗结核治疗后才进行了手术治疗。

（4）小肠造口在此类严重营养不良患者中采用，具有避免吻合口瘘、早期经口进食的优势。

综合分析，腹腔结核导致的肠梗阻处理是比较困难的；该患者一般情况很差，同时是青少年，父母的期望值极高，医护压力大，因此，防传染、抗结核、营养支持、心理支持都是在3个月的治疗中非常重要的环节；抗结核治疗后，手术的治疗也是治疗腹腔结核导致梗阻的最后手段，本例患者手术采取肠梗阻导管支持下，将所有肠管进行游离，并行小肠造口，结束手术，术后早期开始经口进食并抗结核治疗，迅速康复出院。

病例7　膈疝导致肠梗阻的治疗

患者男性，59岁，因"腹痛、腹胀、伴肛门停止排气排便10天余，加重3天"于2020年12月23日入院。患者于入院前10天干重活（劈柴30分钟）后出现腹部疼痛，呈间歇性胀痛，伴有恶心、呕吐，吐出物为胃内容物，并出现肛门停止排气、排便，遂去社区医院就诊，给予通便药物后未见好转，遂去当地医院就诊，给予胃肠减压等对症治疗后，腹胀未见缓解，但昨日突发胸闷、气短，故来我院就诊，急诊以肠梗阻收住我科。既往患有高血压12年，血压最高达170/120mmHg，未服用降压药物，曾有右侧腹部外伤史及左侧多发肋骨骨折史。

体格检查：T 36.9℃，P 109次/分，R 20次/分，BP 100/80mmHg，身高173cm，体重72kg，BMI 24.1kg/m^2，神志清晰，精神尚可，发育正常，体型正常，营养中等，面色萎黄，表情痛苦，轮椅推入病房，被动体位，表达自如，查体合作。皮肤、头颈部（-）。胸廓无畸形，左肺呼吸活动度减弱、叩诊呈浊音、未闻及呼吸音，右肺呼吸动度正常、叩诊呈清音、呼吸音正常、未闻及干湿啰音，心前区无隆起，心界不大，心率109次/分，心律齐。腹部平坦，右侧腹可见一长约10cm的陈旧性瘢痕，未见胃肠型及蠕动波，腹欠软，右侧腹部压痛（+），无反跳痛，叩诊呈鼓音，听诊肠鸣音活跃。肛门及生殖器未查，四肢脊柱无畸形，神经系统检查（-）。

实验室检查：肿瘤系列、病毒系列无特殊；血常规示WBC 11.22×10^9/L，NEUT% 83.40%，RBC 6.98×10^{12}/L，Hb 206g/L。凝血系列：PT 27.10秒，PTINR 2.25，APTT 47.20秒，FIB 8.93g/L，AT$_3$ 70.90%，FDP 6.60μg/ml，DD 1.43ng/L。生化全项：GLU 10.99mmol/L，BUN 8.82mmol/L，ALB 28.90g/L，Apo-A 10.47g/L，Apo-B 0.51g/L，Fe^{2+} 2.80μmol/L，Zn^{2+} 6.15mmol/L，Na$^+$ 135.14mmol/L，Cl$^-$ 94.24mmol/L，Ca^{2+} 1.97mmol/L。感染三项：CRP 249.48mg/L，PCT 38.14ng/ml，SAA 363.40mg/L。

影像学资料：胸部正位X线片、腹部立位X线片示左侧液-气胸征象，右肺紊乱增重；肠梗阻征象（图13-38）。胸部+全腹CT：左侧胸腔气-液平改变，多考虑液-气胸，左肺组织受压膨胀不全，纵隔右移；左侧膈疝；不全性小肠梗阻，梗阻点位于左上腹膈疝处；左侧第8～11肋骨陈旧性骨折后改变（图13-39）。

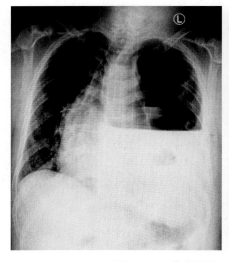
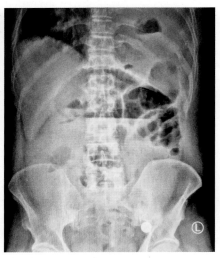

图13-38　胸部正位＋腹部立位X线片表现

诊疗经过：患者因"腹痛、腹胀、伴肛门停止排气排便10天余，加重3天"入院，既往有腹部外伤史，左侧肋骨陈旧性骨折史。追问病史，患者入院前10天曾劈柴30分钟后开始不适。入院查体结合辅助检查，患者既往左侧腹部外伤，加上剧烈的劈柴动作，导致膈肌破裂，左侧腹部器官进入胸腔，考虑肠梗阻、左侧液-气胸、左肺不张，左侧膈疝，故请胸外科开胸探查并行膈疝修补术，术中见左侧胸腔内有大量黄褐色臭味胸腔积液，约

1600ml，结肠及网膜疝入胸腔，嵌顿淤血坏死，坏死结肠端可见一大约2cm破口，有粪便溢出，彻底清理胸腔后行膈肌修补术；可见结肠破口位于横结肠近脾区，切除坏死结肠并预防性行近端回肠双腔造口，结束手术（图13-40）。术后给予呼吸机辅助通气、抗感染、肠外营养等治疗，术后47小时排气、64小时排便，于术后18天痊愈出院。最终诊断：膈疝，肠破裂，肠梗阻，血-气胸，感染性休克（脓毒血症、脓胸），呼吸衰竭，低蛋白血症，

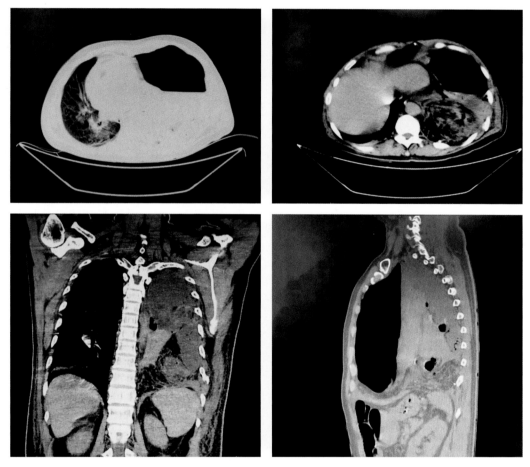

图13-39　胸部CT表现

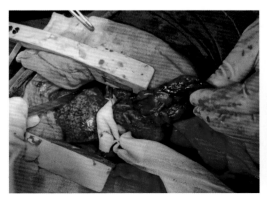
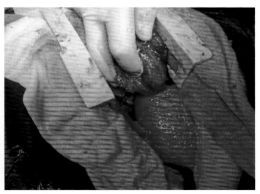

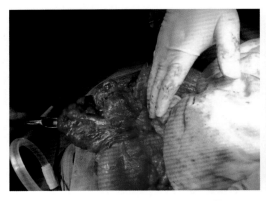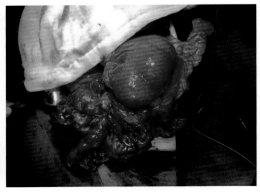

图 13-40　术中所见

凝血功能紊乱，酸碱平衡紊乱（呼吸性酸中毒）。

◆ 诊疗思路：

（1）胸腹部外伤是引起膈疝的主要诱因，因此，对于既往病史的询问非常关键；患者突发腹痛、腹胀，伴肛门停止排气排便，主要原因为腹腔内器官疝入胸腔导致肠梗阻。

（2）影像学检查对诊断本病具有关键作用。

（3）膈疝以手术治疗为主，且本患者并发感染性休克、肠梗阻，手术指征明确，术中亦证实为结肠疝入胸腔，并发结肠破裂导致，经胸腹联合手术后痊愈出院。因此，对于本类患者，应积极手术治疗，避免发生肠坏死、肠穿孔事件。

综合分析：外伤是继发性膈疝常见原因，腹腔脏器疝入胸腔后引起一系列症状，手术为治疗此病的唯一有效手段。

病例8　内疝导致肠梗阻

患者男性，72岁，因"腹痛、腹胀、恶心、呕吐，伴肛门停止排气排便2天"于2022年5月6日入院。患者于入院前2天无明显诱因出现腹部疼痛，呈间歇性胀痛，伴有恶心、呕吐，吐出物为胃内容物，并出现肛门停止排气排便，遂去当地医院就诊，诊断为肠梗阻，给予胃肠减压、灌肠、对症等治疗，经治疗稍有好转，但腹痛仍然较重，故转我院就诊，急诊以"腹痛"收住我科。既往患有高血压7年，口服阿托伐他汀钙片、缬沙坦、美托洛尔控制尚可；患有癫痫2年，口服卡马西平控制；患有二尖瓣关闭不全2年，未予治疗。

体格检查：T 36.5℃，P 125次/分，R 22次/分，BP 149/101mmHg，身高176cm，体重70kg，BMI 22.6kg/m²，神志清晰，精神尚可，呼吸平稳，发育正常，体型正常，营养中等，面色萎黄，表情痛苦，轮椅推入病房，自主体位，表达自如，查体合作。皮肤、头颈部、心肺（-）。腹部膨隆，未见胃肠型及蠕动波，腹欠软，下腹部有轻微压痛，无反跳痛，叩诊呈鼓音，听诊肠鸣音弱。

实验室检查：尿常规、病毒系列、肿瘤系列无特殊；血常规示 RBC $5.86×10^{12}$/L，Hb 198g/L，Plt $124×10^9$/L。生化全项：TBIL 32.66μmol/L，DBIL 10.05μmol/L，IBIL 22.61μmol/L，LDH 288U/L，CK 270U/L，Zn^{2+} 7.53mmol/L。凝血系列：PT 14.00秒，FIB 4.20 g/L，DD 1.17 ng/L。

影像学资料：全腹彩超示肝外胆管上段扩张，左肾囊肿，前列腺增生，腹水，腹腔内肠管广泛性扩张。腹部立位X线片示中上腹肠区见气液平面改变，考虑肠梗阻征象（图13-41）。腹部CT示盆腔段部分小肠肠腔内异常密度，右侧中下腹部分小肠肠壁水肿征象；胆总管扩张；腹水（图13-42，图13-43）。电子结肠镜检查示结肠炎，结肠多发息肉。

诊疗经过：患者因"腹痛、腹胀、恶心、呕吐，伴肛门停止排气排便2天"就诊本院，既往无手术史，入院查体结合辅助检查，考虑"肠梗阻、二尖瓣关闭不全、癫痫、原发性高血压2级（极高危）"，故给予禁食水、肠梗阻导管置入（图13-44）、肠外营养、对症等治疗，之后患者恶心、呕吐症状减轻，腹痛、腹胀症状未减轻，故行小肠造影，见小肠扩张，远端小肠无法显影（图13-45），遂行手术治疗。术中进镜见小肠扩张、水肿，腹腔内有暗红色腹水，部分肠管颜色暗红，故决定中转开腹，开腹见距屈氏韧带100cm处小肠扩张，水肿，颜色暗红，此处肠管疝入网膜组织内（图13-46），嵌顿缺血，离断卡压肠管的网膜组织，解除嵌顿，肠管长约40cm，远端小肠颜色正常，故决定行小肠切除侧侧吻合术，关闭系膜后将肠梗阻导管送入吻合口远端，将小肠进行肠排列，之后结束手术。术后给予抗感染、肠外营养等治疗，术后56

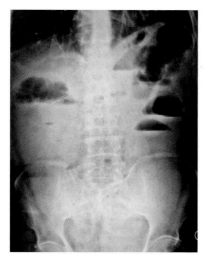

图 13-41　腹部立位 X 线片

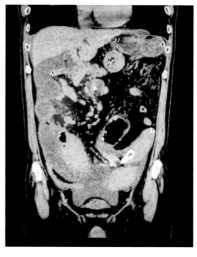

图 13-42　腹部三维重建（矢状位）

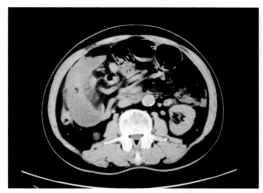
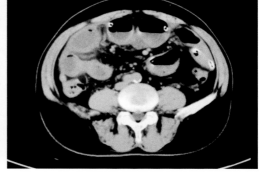

图 13-43　腹部 CT 表现（可见肠管扩张）

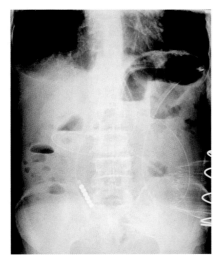

图 13-44　放置肠梗阻导管后表现

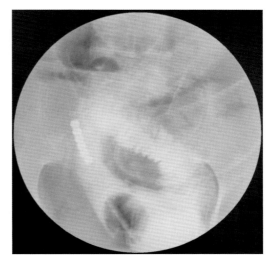

图 13-45　肠梗阻导管造影

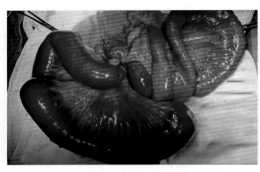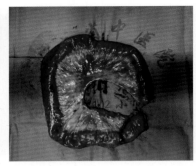

图13-46 术中所见

小时排气、72小时排便。肠梗阻导管放置1周后拔除。术后病理回报：部分肠管切除标本（空肠）肠壁组织，黏膜下层疏松水肿，纤维组织增生，血管腔扩张、淤血，局部出血，部分肠壁坏死，肠系膜组织内血管腔扩张、淤血、出血。局部炎性细胞浸润；符合肠壁缺血性坏死，肠系膜淋巴结5枚，呈淤血性改变。最终诊断：肠梗阻，空肠嵌顿，腹腔粘连，低蛋白血症，原发性高血压2级（极高危），癫痫。

◆ **诊疗思路：**

（1）患者具有肠梗阻典型症状：胀、痛、吐、闭，但未出现绞窄性肠梗阻的表现（白细胞计数不高、体温正常、无腹膜炎体征），故选择非手术治疗，同时完善相关检查。

（2）经鼻型肠梗阻导管的置入快速缓解疼痛，给了可以进行胃肠镜检查、心功能评估等机会。

（3）因再次出现腹痛而手术，发现为小肠疝入大网膜组织内导致梗阻，同时出现了血运障碍，解除嵌顿、切除缺血肠管后结束手术。

综合分析，在临床诊疗中，无腹部病史的患者，也不能完全排除内疝导致绞窄的可能。

病例9　腹股沟疝导致肠梗阻

患者男性，58岁，因"左侧腹股沟区可复性包块2年余，伴腹痛、腹胀1天"于2020年7月19日入院。患者于2年前发现左侧腹股沟区出现一鸡蛋大小的肿物，可进入阴囊，咳嗽、站立活动后出现，平躺休息时消失，偶有轻微压痛，遂使用疝气带治疗；昨日包块不能自行还纳，腹部出现持续性胀痛，伴有恶心，呕吐，肛门停止排气排便，故来我科就诊，门诊以"左侧腹股沟嵌顿性疝、肠梗阻"收住，既往因右侧腹股沟疝在当地医院行两次手术治疗（30年前、10年前），具体术式不详。患有2型糖尿病5年，口服二甲双胍缓释片控

制可。

体格检查：T 36.2℃，P 78次/分，R 18次/分，BP 137/70mmHg，身高175cm，体重60kg，BMI 19.6kg/m²，神志清晰，精神尚可，呼吸平稳，发育正常，体型偏瘦，营养中等，面色萎黄，表情痛苦，轮椅推入病房，被动体位，表达自如，查体合作。皮肤、头颈部、心肺（-）。腹部平坦，未见胃肠型及蠕动波，右侧腹股沟区可见两处陈旧性手术瘢痕，腹软，下腹部有轻微压痛，无反跳痛，叩诊呈鼓音，听诊肠鸣音亢进，可闻及气过水声，左侧腹股沟区可见一肿物突出，周围皮肤颜色发红，触诊皮温微高，质硬，活动度差，按压时疼痛明显，不能还纳入腹腔，可闻及肠鸣音（图13-47）。

实验室检查：凝血系列、病毒系列无特殊；尿常规：葡萄糖（++），尿蛋白（-），酮体（-）；血常规：NEUT% 75.20%，RBC 3.74×10¹²/L，Plt 100×10⁹/L；生化全项：GLU 6.89mmol/L，ALB 34.7g/L，TBIL 31.90μmol/L，DBIL 10.74μmol/L，IBIL 21.16μmol/L，Zn²⁺ 6.91μmol/L，P³⁺ 0.65mmol/L，K⁺ 3.43mmol/L，Ca²⁺ 2.06mmol/L。

影像学资料：全腹彩超示腹腔内肠管广泛性扩张；局部彩超（左侧腹股沟区）示左侧腹股沟混合回声区（腹股沟疝多考虑）。胸部正位X线片、腹部立位X线片：双肺纹理增重，肠梗阻征象（中上腹肠区见多发气液平面）（图13-48）；

诊疗经过：患者因"左侧腹股沟区可复性包块2年余，伴腹痛、腹胀1天"就诊本院，既往有右侧腹股沟疝手术病史，入院查体检查下腹部有轻微压痛，无反跳痛，叩诊呈鼓音，听诊肠鸣音亢进，可闻及气过水声，左侧腹股沟区可见一肿物突出，周围皮肤颜色发红，触诊皮温微高，质硬，活动度差，按压时疼痛明显，不能还纳入腹腔，可闻及肠鸣音；结合辅助检查，考虑左侧腹股沟区嵌顿性疝、肠梗阻、2型糖尿病，故急诊行手术治疗，术

中见左侧腹股沟区小肠嵌顿，见疝囊局部水肿，局部瘢痕形成，打开疝囊后见小肠嵌顿，颜色发红，水肿，肠壁与疝囊粘连严重，分离粘连后还纳小肠，并行疝修补术（图13-49）。术后3天恢复肠功能，1周痊愈出院。最终诊断：左侧腹股沟疝嵌顿，肠梗阻，2型糖尿病。

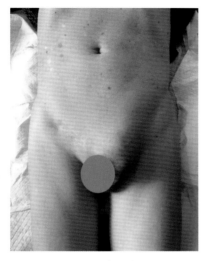

图13-47　腹股沟外形

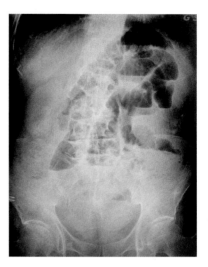

图13-48　腹部立位X线片

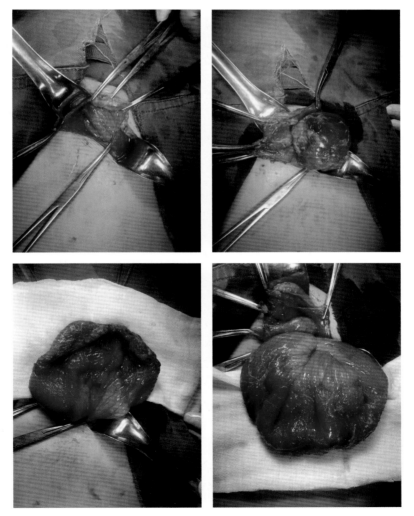

图13-49　术中所见

◆ 诊疗思路：

（1）腹股沟疝为引起肠梗阻的常见病因，临床诊断相较容易。

（2）详细的病史询问及腹股沟区查体对于诊断此类疾病非常重要；一旦确诊，应及时复位，如无法还纳，应立即手术；手术可以选择腹腔镜手术、亦可行开放手术。

（3）术中对于肠管血运的判断非常关键。

综合分析：腹股沟疝为引起肠梗阻最常见原因之一，嵌顿性腹股沟疝容易并发肠管缺血，因此，一旦确诊，应立即手术。

病例10 小儿腹股沟疝导致肠梗阻

患儿男性，3岁，因"右侧腹股沟区可复性肿物1年余，伴局部嵌顿4小时"于2019年10月29日入院。患者于入院前1年发现右侧腹股沟区出现一肿物，约3cm，哭闹、活动时出现，平躺安静时消失，可进入阴囊，使用疝气带治疗。4小时前肿物突出，疝内容物无法还纳，局部疼痛较重，伴有恶心、呕吐症状，故来我院就诊，门诊以"嵌顿性腹股沟疝"收住。

体格检查：T 37.1℃，P 98次/分，R 22次/分，神志清晰，精神差，呼吸平稳，发育正常，营养中等，家属抱入病房，面色萎黄，表情自然，强迫体位。皮肤、头颈部、心肺（-），下腹部微膨隆，未见胃肠型及蠕动波，腹肌欠柔软，下腹部可触及压痛，无反跳痛，叩诊呈鼓音，肠鸣音亢进，另于右侧腹股沟区可见一大约3cm×4cm×3cm的肿物，未进入阴囊，周围皮肤颜色正常，触诊肿物质硬，无法还纳入腹腔，还纳时疼痛明显，双侧睾丸存在，透光试验（-）。

实验室检查：尿常规、生化全项、病毒系列、凝血系列无特殊；血常规：WBC 13.08×10⁹/L，LYMPH% 18.60%，HCT 38.70%。

影像学资料：心电图示窦性心律不齐，电轴右偏，正常心电图。腹股沟区彩超示右侧腹股沟区可见局限性肠管回声，范围约33mm×20mm，未见明显蠕动，与腹腔相通，开口约14mm，考虑右侧腹股沟疝（嵌顿）。

诊疗经过：患儿因"右侧腹股沟区可复性肿物1年，伴局部嵌顿4小时"就诊本院，既往被诊断为右侧腹股沟疝，并使用疝气带治疗，局部查体发现右侧腹股沟区可见一大约3cm×4cm×3cm的肿物，未进入阴囊，周围皮肤颜色正常，触诊肿物质硬，无法还纳入腹腔，还纳时疼痛明显，结合辅助检查，考虑右侧嵌顿性腹股沟疝，肠梗阻，故急诊行手术治疗。术中见小肠嵌顿，牵拉出嵌顿肠管，见肠管颜色、血运正常，局部微有水肿，故还纳肠管，行疝囊高位结扎术，结束治疗（图13-50）。术后3天出院。最终诊断：右侧嵌顿性腹股沟疝，肠梗阻。

◆ 诊疗思路：

（1）小儿腹股沟疝多为先天性（鞘状突未闭）疾病，因此，询问患儿腹股沟疝病史对诊断病变具有非常高的价值。

（2）腹股沟疝嵌顿为小儿肠梗阻常见病因，一旦确诊应设法解除嵌顿，无法复位，则及时手术，避免因嵌顿导致肠坏死。

（3）手术方式以解除肠管嵌顿、疝囊高位结扎

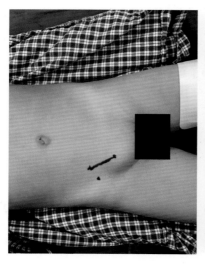
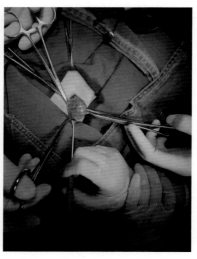

图13-50 术中所见

为主。

综合分析：询问病史在小儿腹股沟疝临床诊断时占据重要地位，当并发嵌顿时应没法解除，一旦无法还纳应及时手术。

病例11 乙状结肠扭转行肠切除治疗

患者男性，78岁，因"持续性腹部胀痛4天，加重2天"于2019年1月24日入院。患者于4天前无明显诱因出现腹胀、腹痛，呈持续性胀痛，伴有恶心、干呕，偶有呕吐绿色水样物，遂去当地医院就诊，诊断为肠梗阻，给予抗感染、抑酸护胃及胃肠减压等治疗后症状未见明显好转，故来我科就诊，门诊以"肠梗阻"收住我科。既往高血压病史，未进行治疗。

体格检查：T 36.8℃，P 84次/分，R 20次/分，BP 106/86mmHg，身高173cm，体重70kg，BMI 23.4kg/m²，神志清晰，精神尚可，呼吸平稳，发育正常，营养中等，面色正常，步入病房，自主体位，表达自如，查体合作，皮肤、头颈部、心肺（－），腹部膨隆，可见斜45°肠型，未见蠕动波，腹

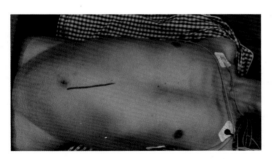

图13-51 腹部形态

肌欠柔软，上腹部有压痛，无反跳痛，叩诊呈鼓音，听诊肠鸣音弱（图13-51）。

实验室检查：尿常规、病毒系列无特殊；血常规：NEUT% 89.50%，RBC 3.88×10¹²/L，HCT 39.2%，Ph 122×10⁹/L；生化全项：BUN 14.56mmol/L，UA 165umol/L，TP 51.70g/L，ALB 25.70g/L，Ca²⁺1.90mmol/L；凝血系列：APTT41.50秒；肿瘤系列：CEA4.780ng/ml。

影像学资料：常规心电图检查示窦性心律，电轴正常，ST段改变。全腹彩超示腹水（少量）；胸部正位＋腹部立位X线片：两肺间质性改变伴感染，肠梗阻征象（"马蹄"征）（图13-52）；胸部＋全腹CT：双肺间质性改变，双上肺异常、多考虑感染性病变，胃及腹腔肠管异常改变、多考虑胃扭转（"漩涡"征）并胃及结肠扩张、积液积气、部分胃壁水肿，腹水（图13-53）。

诊疗经过：患者因"持续性腹部胀痛4天，加重2天"就诊本院，既往有高血压史，入院查体腹部膨隆，可见斜45°肠型；结合辅助检查，考虑乙状结肠扭转，故急诊行剖腹探查术，术中见乙状结肠明显扩张，直径约20cm，颜色紫红，表面渗出明显，乙状结肠系膜根部逆时针旋转360°，肠系膜增厚水肿，系膜内部分血管可见明显血栓形成，腹腔见淡血性渗液约200ml，遂将乙状结肠扭转方向顺时针方向还原扭转，温盐水纱布热敷后肠管情况未见明显改善，故行乙状结肠切除＋乙状结肠造口术（图13-54）。术后给予禁食水、肠外营养、对症治疗。病理提示：送检肠黏膜糜烂、坏死，病变符合肠淤血性梗死。最终诊断：乙状结肠扭转，肠梗

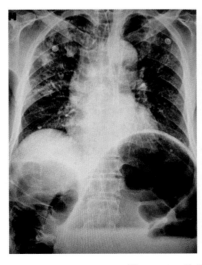
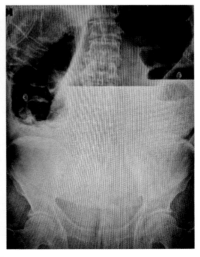

图13-52 胸腹部立位X线片

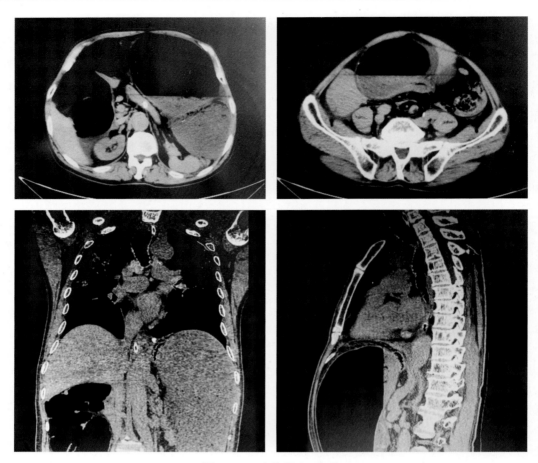

图 13-53　上腹部 CT 表现

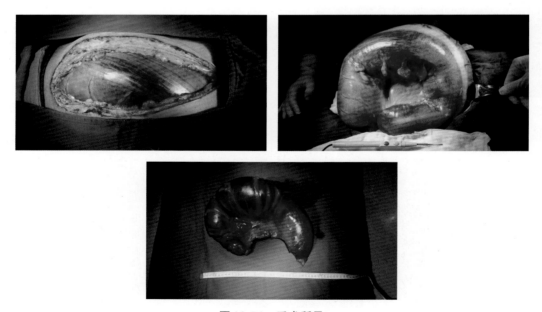

图 13-54　手术所见

阻，原发性高血压。

◆ 诊疗思路：

（1）本患者为急性肠扭转，感染指标及 CT 和立位腹部 X 线片均支持急性肠扭转诊断。

（2）急性肠扭转腹部立位 X 线片可见"马蹄"征、腹部 CT 可见系膜为"漩涡"征，具有诊断意义。

（3）一旦确诊，应立即手术，坏死肠管及时切除并做造口可使患者迅速恢复。

综合分析：乙状结肠扭转为临床常见引起肠梗阻的原因，常伴有血运障碍。因此，一旦诊断应立即手术，腹部X线立位平片中的"马蹄"征及腹部CT"漩涡"征为特征性的标志，有助于临床诊断。

病例12 乙状结肠恶性肿瘤导致肠梗阻

患者女性，87岁，因"肛门停止排气排便伴腹痛、腹胀半月余"于2021年10月31日入院。患者间断性便秘6年余，半个月前加重，出现停止排气排便，伴腹痛、腹胀，自行购买益生菌片，服用后未见明显缓解，故来我院就诊，门诊以"肠梗阻"收住我科。既往患有原发性高血压，口服硝苯地平缓释片控制可。

体格检查：T 36.1℃，P 93次/分，R 20次/分，BP 128/73mmHg，身高155cm，体重61kg，BMI 25.4kg/m^2，神志清晰，精神尚可，呼吸平稳，发育正常，营养中等，面色正常，步入病房，自主体位，表达自如，查体合作。皮肤、头颈部、心肺（-）。腹部膨隆，未见胃肠型及蠕动波，未见腹壁静脉曲张，腹韧，全腹无明显压痛及反跳痛，叩诊呈鼓音，听诊肠鸣音活跃（图13-55）。

实验室检查：尿常规、血常规、病毒系列无特殊；生化全项：UA 343μmol/L，TG 1.70 mmol/L，CK 334 U/L，HCY 44μmol/L，Zn^{2+} 10.38mmol/L，Na$^+$ 135.00mmol/L，Cl$^-$ 97.09 mmol/L；凝血系列：DD 1.80mg/L，FDP 5.5μg/ml；肿瘤系列：CEA 5.490ng/ml。

影像学资料：常规心电图检查示窦性心律，电轴正常，ST段改变。全腹彩超示胆囊炎、胆囊结石，肠间隙积液，胃潴留，腹腔积气并肠蠕动缓慢。腹部立位X线片示部分肠腔扩张、积气（图13-56）；全腹CT示降乙交界区肠壁局限性增厚，结合强化，多考虑肿瘤性病变，并近侧结肠梗阻征

象；胆囊结石（图13-57）。

诊疗经过：患者因"肛门停止排气排便伴腹痛、腹胀半月余"就诊本院，入院查体腹部膨隆，全腹无明显压痛及反跳痛，叩诊呈鼓音，听诊肠鸣音活跃；结合辅助检查，考虑乙状结肠肿瘤并肠梗阻，故给予禁食水、肠外营养、对症治疗，并积极行电子结肠镜检查提示乙状结肠肿物（性质待病检），直肠未见异常（图13-58）。病理提示（乙状结肠）中分化腺癌。故诊断：乙状结肠恶性肿瘤

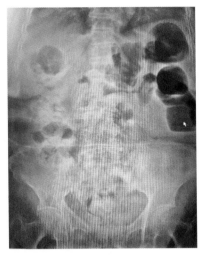

图13-56 腹部立位X线片

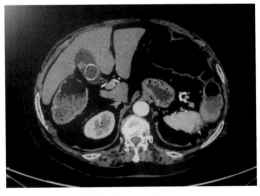

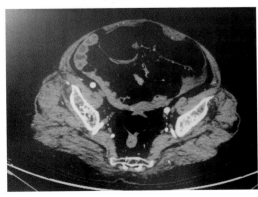

图13-57 腹部CT表现

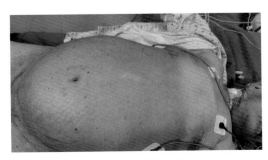

图13-55 腹部形态

（中分化腺癌），肠梗阻。手术治疗，术中于乙状结肠处可见肿瘤，肿瘤突破浆膜并与膀胱后壁的腹膜粘连，肿块大小约10cm×10cm×10cm，肿块近端结肠明显扩张，小肠扩张，故行Hartmann手术（图13-59）。术后给予抗感染、补液、对症等治疗，术后30小时排气、46小时造口排便。术后病理回报：（乙状结肠）溃疡型中分化腺癌，病理分期：AJCC pT3N0。最终诊断：乙状结肠恶性肿瘤（溃疡型中分化腺癌，AJCC pT3N0），肠梗阻，原发性高血压。

◆ 诊疗思路：

（1）患者为高龄，无上腹部手术史，不明原因梗阻，首先要考虑肠道肿瘤的可能。

（2）腹部CT及内镜检查具有非常高的诊断价值，应争取时机进行检查。

（3）对于高龄乙状结肠恶性肿瘤患者，采用Hartmann具有非常好的实际价值。

综合分析，患者为乙状结肠肿瘤导致梗阻，对于高龄患者，尤其近端长期梗阻导致肠管扩张，直接采取一期吻合，吻合口瘘的可能性较大。一旦发生吻合口瘘，对患者来说将是致命的结果。因此，行肠造口术的选择非常重要。

病例13　直肠肿瘤导致肠梗阻（放置肠梗阻导管）

患者女性，68岁，因"直肠恶性肿瘤放化疗后2月余，停止排便4天"于2022年10月10日入院。患者于10个月前因直肠恶性肿瘤（距肛门约10cm，低分化腺癌，cT3N2M0）就诊于当地医院，遂行术前新辅助化疗，给予XELOX方案化疗6周期后评估，建议行手术治疗，但家属要求继续化疗，暂不手术，近2个月来自觉腹胀较前明显，间断恶心，无呕吐，近4天突然出现肛门停止排便，少量排气，故来我院就诊，门诊以"直肠恶性肿瘤"收住。既往患有高血压5年，口服硝苯地平缓释片控制可，有胆囊切除手术史，近1年来体重降低30kg。

体格检查：T 36.6℃，P 103次/分，R 21次/分，BP 150/104mmHg，身高163cm，体重66kg，BMI 24.8kg/m^2，神志清晰，精神差，营养中等，面色正常，表情痛苦，自行步入病房，自主体位，表达

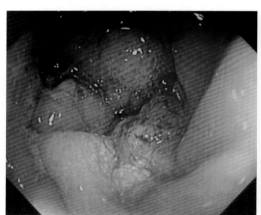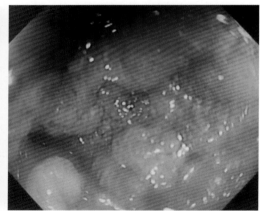

图13-58　电子结肠镜所见

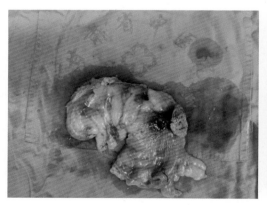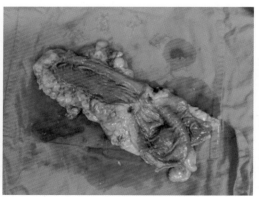

图13-59　手术切除后大体标本

自如，查体合作。皮肤、头颅、心肺（－）。腹部平坦，腹部可见3处长约1cm的手术瘢痕，未见胃肠型及蠕动波，腹软，下腹部有轻微压痛，无反跳痛，叩诊呈鼓音，听诊肠鸣音活跃，可闻及气过水声。

实验室检查：尿常规、血常规、病毒系列、肿瘤系列无特殊。生化全项：TBIL 42.32μmol/L，DBIL 24.73μmol/L，K^+ 2.95mmol/L；凝血系列：FDP 5.5μg/ml，DD 1.36mg/L。肿瘤系列：CEA 4.44ng/ml。

影像学资料：心电图示窦性心律，电轴左偏，左前分支阻滞，ST-T改变。腹部彩超示肝囊肿，腹腔肠管广泛扩张并肠间隙积液；胸部正位、腹部立位X线片示双肺纹理增重，中上腹部可见阶梯样气液平面，左腹区肠管积气扩张，考虑肠梗阻（图13-60）。胸部＋全腹CT（平扫＋增强＋三维重建）示双肺间质性改变，直肠恶性肿瘤治疗后（直肠壁不均匀明显增厚，乙状结肠局部明显狭窄并结肠梗阻征象，腹水、盆腔积液）（图13-61）；电子结肠镜检查示距肛门10cm可见环周隆起新生物，管腔

狭窄，内镜无法通过（图13-62）。

诊疗经过：患者因"直肠恶性肿瘤放化疗后2月余，停止排便4天"就诊于我院，10个月前在外院诊断为直肠恶性肿瘤（低分化腺癌，cT3N2M0），并给予XELOX方案化疗6周期，本次以肛门停止排便4天入院，入院查体并结合辅助检查，考虑直肠恶性肿瘤、肠梗阻，建议行手术治疗，但家属仍然拒绝手术，并要求非手术治疗，故放置经肛型肠梗阻导管，导管成功放置越过肿瘤，减压效果佳，患者腹胀症状消失。2天后复查腹部立位X线片示腹腔积气明显减轻（图13-63）。放置经肛型肠梗阻导管1周后出院。出院时再次与家属交代病情，建议择期手术。

患者于放置经肛型肠梗阻导管2周后因肛门部不适再次住院，经与家属沟通后同意行手术，术中见肿瘤突破浆膜，盆腔可见结节样肿物，肠壁水肿明显，故行腹腔镜下直肠癌根治（Dixon）＋回肠造口（图13-64）。术后病理诊断：肿瘤退缩评分2分，直肠印戒细胞癌（AJCC ypT3NxMx）。最终诊

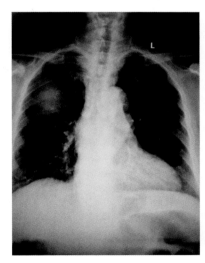
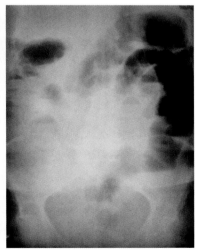

图13-60 胸部正位、腹部立位X线片

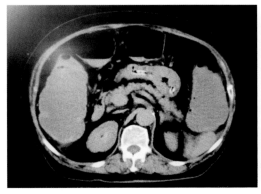
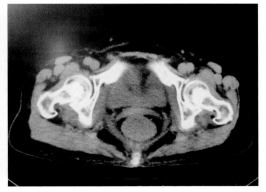

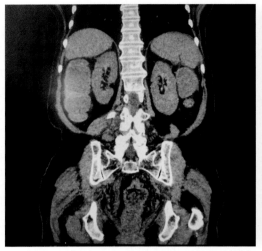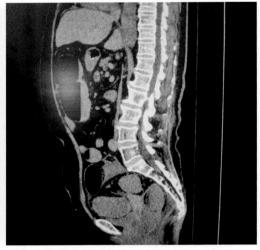

图13-61 腹部CT

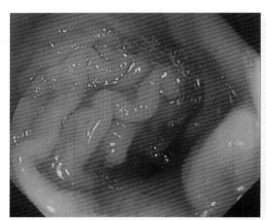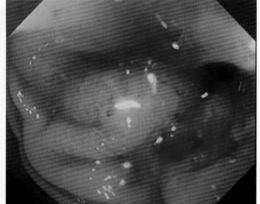

图13-62 电子结肠镜检查

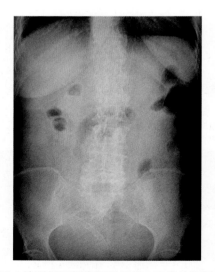

图13-63 放置经肛型肠梗阻导管2天后的腹部X线片

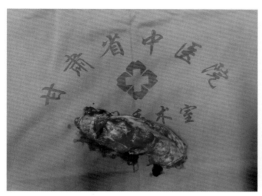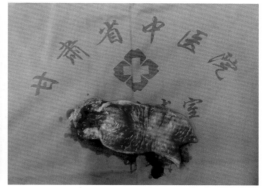

图 13-64　手术切除标本

断：直肠恶性肿瘤，肠梗阻。

◆ **诊疗思路：**

（1）本患者因直肠恶性肿瘤导致梗阻，近年来，术前新辅助化疗对于 T3 期及以上患者，尤其对于局部晚期肿瘤患者具有非常高的使用价值。

（2）经肛型肠梗阻导管为左半结肠及直肠肿瘤梗阻非常好的减压方法，成功放置，可快速减压，消除肠管水肿，为一期吻合提供条件。

（3）对于此类患者，可在肠梗阻导管减压或使用结肠支架扩张局部梗阻部位，缓解局部症状后行直肠癌根治手术，但本患者及家属拒绝手术，故治疗结束；后期因肛门部不适，患者选择手术治疗，肠管水肿明显减轻，但肿瘤局部水肿明显，故行 Dixon ＋预防性造口。

综合分析：肠道肿瘤为大肠梗阻最常见病因，肠道支架及经肛型肠梗阻导管为急性期治疗的有效方法，可解除梗阻，为手术治疗争取机会。

病例14　结肠冗长症导致肠梗阻

患者女性，24岁，因"腹痛伴肛门停止排气排便1天"于2021年10月6日入院。患者于入院前1天无明显诱因出现肛门停止排气排便，自行口服泻药后出现腹胀，伴有恶心、呕吐，吐出物为胃内容物，故来我科就诊，门诊以"肠梗阻"收住我科。患者长期便秘，1周1次，并口服泻药维持；近1个月来未排便。1个月前在我院诊断为结肠冗长症，并建议行手术治疗（患者拒绝手术）。

体格检查：T 36.5℃，P 78次/分，R 19次/分，BP 121/63mmHg，身高165cm，体重40kg，BMI 14.7 kg/m²，神志清晰，精神尚可，呼吸平稳，发育正常，体型偏瘦，营养不良，面色萎黄，急性病容，被动体位，表达自如，查体合作。皮肤、头颈部、心肺（－）。腹部膨隆，未见胃肠型及蠕动波，腹韧，肝脾肋下未触及，全腹轻压痛，无反跳痛，叩诊呈鼓音，听诊肠鸣音活跃，可闻及气过水声，移动性浊音（－）。

实验室检查：肝功能、感染三项、病毒系列、肿瘤系列无特殊。血常规：WBC $10.02×10^9$/L，NEUT% 86.50%，RBC $3.67×10^{12}$/L，Hb 103g/L，HCT 30.70%。肾功能：UA 116μmol/L，ALB 29.4g/L。离子测定：Ca^{2+} 1.98mmol/L。凝血系列：FIB 1.45g/L，FDP 9.60μg/ml、DD 4.30mg/L。

影像学资料：全腹彩超示肝、胆囊、胰腺、脾、双肾声像图未见异常。胸部正位、腹部立位X线片示腹腔宽大气液平面改变，考虑肠梗阻（图13-65）；全腹CT示左上腹小肠肠腔扩张、积气，并结肠肠腔弥漫扩张，降结肠及乙状结肠内见高密度影，肠腔内未见明显气液平面改变，右侧结肠旁沟内见肿大淋巴结影，邻近器官受压移位（图13-66）。

诊疗经过：患者因"腹痛伴肛门停止排气排便1天"就诊本院，既往有便秘、结肠冗长症病史，本次入院前1个月未排粪便，本次入院后CT检查示结肠充满粪便，结肠最宽处约12cm，查体腹部膨隆严重，结合既往病史及辅助检查，考虑肠梗阻，结肠冗长症，便秘，故急诊行手术治疗。术中见横结肠及升结肠扩张，最宽处约12cm，肠壁菲薄，降结肠及乙状结肠无明显扩张，结肠内充满粪便，考虑巨结肠，故行巨结肠切除（右半结肠＋部分结肠）＋回肠造口术（图13-67）。术后给予抗感染、肠外营养等治疗，术后40小时排气、术后2天造口排便；术后病理回报：符合先天性巨结肠，结肠黑变病。最终诊断：肠梗阻，乙状结肠冗长，便秘。

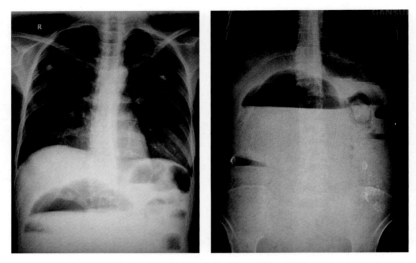

图13-65 胸部正位及腹部立位X线片

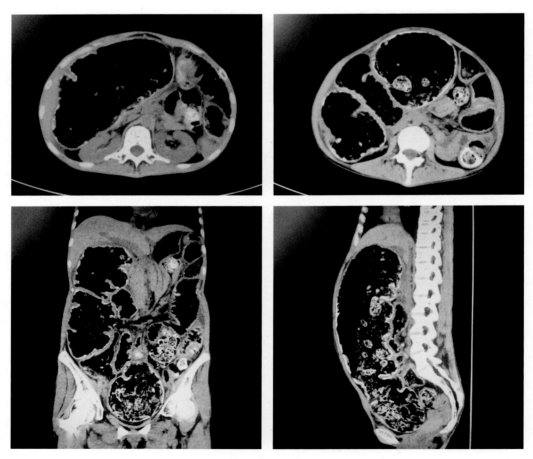

图13-66 腹部CT表现

患者于3个月后二次入院，要求还纳造口。查体见腹部平坦，见腹部有一长15cm的手术瘢痕，并于右下腹见一造口，腹部无明显阳性体征。

实验室检查：尿常规、肝功能、肾功能、病毒系列、凝血系列、肿瘤系列无特殊。血常规：Hb 112g/L，HCT 36.40%；离子测定：Fe^{2+}5.90μmol/L；

粪常规：隐血（＋）。

影像学资料：全腹CT示回肠造瘘术后改变，降结肠及乙状结肠内高密度（图13-68）。电子结肠镜示顺利到达降结肠和乙状结肠交界，降结肠和乙状结肠交界可见巨大成形粪块，乙状结肠及直肠黏膜略水肿（图13-69）。

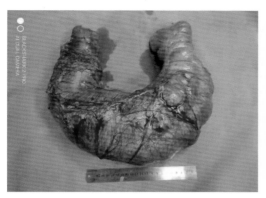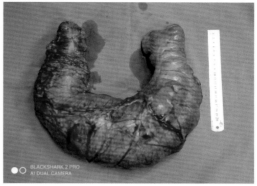

图13-67　切除的升结肠及部分横结肠

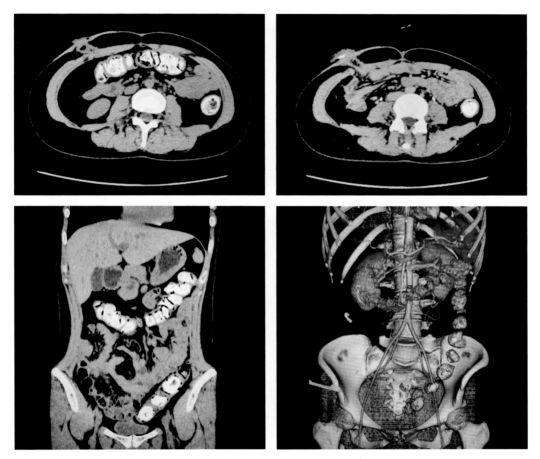

图13-68　全腹CT

诊疗经过：患者因"结肠造口术后要求还纳造口"就诊本院，结合上次住院情况，入院后完善检查后行"腹腔镜下全结肠切除＋回肠造口还纳术"，术中切除横结肠、降结肠及乙状结肠，在直肠壶腹部行回肠直肠吻合（图13-70）。术后给予抗感染、肠外营养等治疗，术后20小时排气、术后36小时排便。术后病理回报：符合慢性特发性假性肠梗阻。最终诊断：巨结肠，关闭回肠造口，乙状结肠炎。

◆ 诊疗思路：

（1）结肠冗长症在临床中较多见，但发展为急性肠梗阻者相对少见。

（2）患者为年轻女性，因结肠冗长而导致急性肠梗阻，第一次入院时出现腹腔高压，腹部症状明显，故急诊手术，切除扩张结肠（右半），并行小肠造口后结束手术。

（3）二次手术，明确患者为幼年时先天性巨结肠，故再次还纳造口时，考虑不切除剩余结肠，会

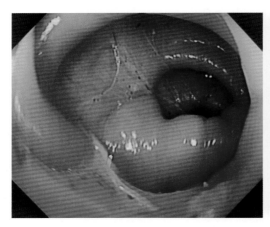
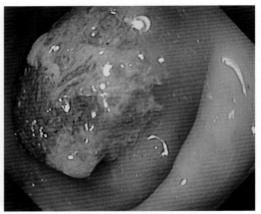

图13-69 电子结肠镜检查

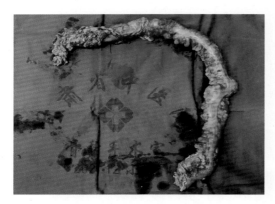

图13-70 术中切除标本

再次导致梗阻，故行全结肠切除。术后患者恢复良好。

综合分析：结肠冗长症为青少年常见疾病，并发便秘时严重影响生活质量，手术切除全部结肠可有效治疗本病，预后较好。

病例15 肠套叠

患者男性，84岁，因"腹痛、腹胀、恶心呕吐、伴肛门停止排气排便5天"于2017年7月6日入院。患者于5天前无明显诱因出现下腹部疼痛，呈间歇性胀痛，伴有恶心、呕吐（吐出物为胃内容物）症状，并出现肛门停止排气排便，未出现发热症状，遂就诊于当地医院，诊断为肠梗阻，给予对症治疗（具体用药不详）后未见好转，故转我科就诊，门诊以肠梗阻收住我科。

体格检查：T 36.7℃，P 86次/min，R 19次/分，BP 101/150mmHg，身高170cm，体重63kg，BMI 21.8kg/m²，神志清晰，精神差，呼吸平稳，发育正常，体型偏瘦，营养中等，面色萎黄，表情痛苦，步入病房，被动体位，表达自如，查体合作。

皮肤、头颈部、心肺（-）。腹部膨隆，下腹部脐周有一明显的突出物，下腹部可见肠型，无胃型及蠕动波，腹肌柔软，肝脾肋下未触及，下腹部突出物质软，有压痛，无反跳痛，叩诊呈鼓音，墨菲征（-），听诊肠鸣音弱，可闻及气过水声，移动性浊音（-）。

实验室检查：尿常规、病毒系列、凝血系列、肿瘤系列、病毒系列无特殊。血常规：WBC 10.15×10⁹/L，NEUT% 88.10%；生化全项：UA 186μmol/L，TP 49.70g/L，ALB 26.00g/L，P³⁺ 0.60mmol/L，Zn²⁺ 8.70μmol/L，Ca²⁺ 2.80mmol/L。

影像学资料：全腹彩超示下腹部肠管扩张并蠕动差、腹水（肠梗阻），胆囊内胆泥填充，左肾囊肿。腹部立位X线片示小肠扩张，可见阶梯状气液平面。全腹CT（平扫）示双肾多发囊肿，符合肠梗阻征象（考虑小肠肠扭转并梗阻所致，局部小肠壁水肿）、腹水（图13-71）。

诊疗经过：患者因"腹痛、腹胀、恶心呕吐、伴肛门停止排气排便5天"就诊本院，入院查体发现腹部膨隆，下腹部脐周有一明显的突出物，局部有压痛，结合辅助检查，考虑肠梗阻、小肠扭转，故急诊行手术治疗。术中见距屈氏韧带100cm处小肠扭转套叠，扭转长度约30cm，远端可触及一大约4cm的肿物，质硬，活动度可，扭转套叠处肠管颜色暗红，水肿严重，套叠无法解除，故切除套叠肠管后行侧侧吻合，结束手术（图13-72）。术后给予抗感染、肠外营养等治疗，术后5天排气排便。术后术后病理回报：（回肠）符合肠套叠、肠扭转伴肠坏死，浆膜层脂肪瘤一枚，伴缺血、淤血及坏死。最终诊断：回肠肿瘤（脂肪瘤），回肠套叠、扭转伴肠坏死，肠梗阻。

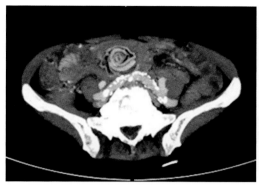
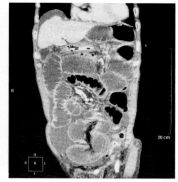

图 13-71　腹部 CT 图像

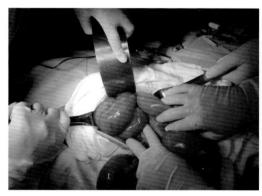
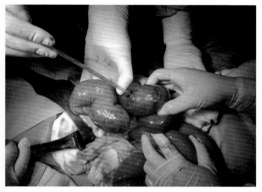

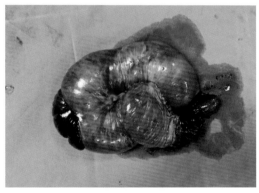

图 13-72　术中所见

◆ **诊疗思路：**

（1）小肠肿瘤导致肠套叠为临床常见的病因，多因肿瘤牵拉使肠管套入导致。

（2）本患者高龄，突发腹痛，根据临床表现诊断肠梗阻无误。

（3）腹部 CT 在诊断肠套叠时具有非常高的价值，可见"同心圆"征；一旦确诊，应立即手术，解除梗阻，以免出现肠坏死、穿孔等严重并发症。

（4）术中证实为回肠浆膜层脂肪瘤牵拉导致肠管套叠、扭转导致；手术切除套叠肠管后结束手术。

综合分析：本例肠套叠因脂肪瘤牵拉所致，腹部 CT 可见"同心圆"征，有明确指导意义，一旦确诊，应立即手术。

病例 16　肠系膜血栓导致肠坏死

患者男性，73 岁，因"左下腹疼痛不适 4 天"于 2019 年 3 月 25 日入院。患者于 4 天前无明显诱因出现左下腹疼痛，呈间歇性胀痛，伴有胃脘部胀痛不适，进食后加重，未出现恶心、呕吐、反酸、肛门停止排气排便等症状，亦无发热症状，遂来我院就诊，门诊以"腹痛"收住。既往患有高血压 20 年，口服硝苯地平缓释片控制尚可，于 50 年前行胆囊切除术。

体格检查：T 36.6℃，P 80次/分，R 18次/分，BP 101/70mmHg，身高170cm，体重50kg，BMI 17.3kg/m²，神志清晰，精神差，发育正常，体型偏瘦，营养一般，面色萎黄，表情痛苦，步入病房，被动体位，表达自如，查体合作。皮肤、头颈部、心肺（－）。腹部平坦，未见胃肠型及蠕动波，腹肌欠柔软，左下腹有明显压痛及反跳痛，叩诊呈鼓音，墨菲征（－），听诊肠鸣音弱。

实验室检查：尿常规、病毒系列无特殊。血常规：WBC 11.04×10⁹/L，NEUT% 76.70%，Hb 199g/L，HCT 59.60%，Plt 111×10⁹/L。生化全项：TBIL 59.01μmol/L，DBIL 17.15μmol/L，IBIL 41.86μmol/L，Apo-A₁ 0.85g/L，CK-MB 75U/L，Fe²⁺ 5.90μmol/L，Zn²⁺ 9.61μmol/L。凝血系列：FIB 4.30g/L，血浆AT₃ 66.90%，FDP 54.80μg/ml，DD 8.40mg/L。肿瘤系列：TPSA 21.62 ng/ml，FPSA 4.53ng/ml。

影像学资料：心电图示窦性心动过速，频发房性期前收缩伴短阵房室。腹部彩超示腹水（少量），腹腔内肠管广泛扩张。胸部正位X线片示双肺间质性改变，双肺野散在陈旧性病变。全腹CT（平扫）示小肠及结肠异常改变伴肠系膜渗出、腹水，多考虑炎性改变，肠管缺血所致不除外，建议进一步检查；右半结肠异常改变，多考虑肠管增厚、聚集；肝S6段异常密度，建议增强扫描进一步检查；副脾；左侧腹股沟疝（图13-73）。

诊疗经过：患者因"左下腹疼痛不适4天"就诊本院，入院查体检查发现左下腹疼痛，局部有明显压痛及反跳痛，结合辅助检查，考虑腹痛，故行腹腔穿刺术，穿刺出暗红色液体，故急诊行手术治疗。术中见腹腔内有少量不凝血，距屈氏韧带60cm处的小肠到距回盲部110cm处的小肠肠管呈酱紫色坏死，肠壁明显水肿，与正常小肠肠管界线明显，小肠系膜根部可见大量暗红色血栓样物，坏死小肠段相应动脉搏动消失，术中考虑肠系膜血管栓塞、小肠坏死，故行小肠切除吻合术，切除坏死肠管约260cm（图13-74），术后入ICU治疗。术后给予抗感染、抗休克、输血、抗凝、对症等治疗，术后3天突发消化道出血，故放弃治疗而出院。病理回报：小肠缺血坏死，系膜血管内充满血栓。最终诊断：肠系膜血栓，小肠坏死，感染性休克，

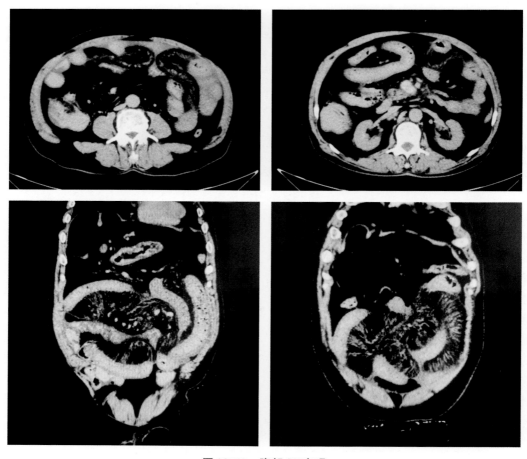

图13-73 腹部CT表现

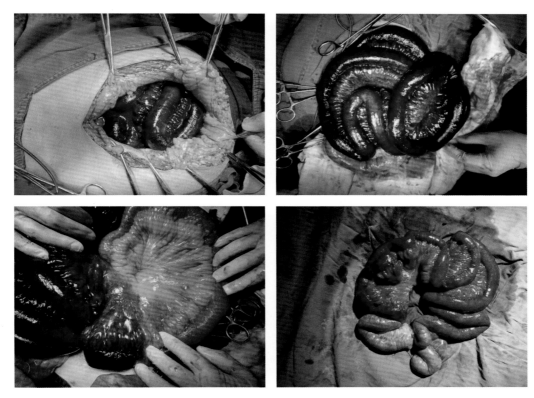

图13-74　术中所见

消化道出血，肺部感染，低蛋白血症，左侧腹股沟疝。

◆ **诊疗思路：**

（1）此患者虽诊断为肠系膜血栓导致的肠梗阻，但临床表现缺乏特异性，给临床诊断提供了难题。

（2）影像学检查对诊断此病具有非常高的价值，尤其是CTA可准确地评估肠系膜动脉的血供及肠管灌注情况，诊断的准确率为95%～100%。

（3）腹腔穿刺抽出暗红色液体为肠缺血坏死的表现，应立即剖腹探查。

（4）术中对于肠管活性的判断非常关键。

综合分析，本患者因腹痛收住，入院时一般情况可，腹部CT提示肠管缺血，故行腹腔穿刺术，抽出暗红色液体，故急诊剖腹探查，发现大量小肠因血栓堵塞而缺血，遂行肠切除术，术后因并发消化道出血而放弃治疗。因此，对于此类高龄腹痛患者，接诊后要想到肠缺血的可能，及时行增强CT可快速明确诊断，此外，一旦发现有肠系膜血栓发生的可能，也可行介入溶栓治疗。

病例17　柿石性肠梗阻

患者男性，48岁，因"腹痛、腹胀5天"于2016年9月20日入院。患者于入院前5天因进食柿子后出现腹痛、腹胀，伴有恶心，无呕吐，并出现肛门停止排气排便，遂来我院就诊，门诊以肠梗阻收住我科。

体格检查：T 36.5℃，P 95次/分，R 21次/分，BP 133/102mmHg，身高167cm，体重70kg，BMI 25.0kg/m^2，神志清晰，精神尚可，呼吸平稳，发育正常，营养中等，面色正常，步入病房，自主体位，表达自如，查体合作。皮肤、头颈部、心肺（-）。腹部微膨隆，未见胃肠型及蠕动波，未见腹壁静脉曲张，腹软，下腹部有轻微压痛，无反跳痛，叩诊呈鼓音，听诊肠鸣音活跃。

实验室检查：尿常规、血常规、病毒系列、肿瘤系列无特殊。生化全项：TBIL 26.52μmol/L，DBIL 9.15μmol/L，ALB 34.2g/L，P^{3+} 0.73mmol/L，K$^+$ 3.34mmol/L，Ca^{2+} 1.96mmol/L。凝血系列：FDP 47.90μg/ml，DD 11.78mg/L。

影像学资料：常规心电图检查示窦性心律，电轴正常，ST段改变。全腹彩超示腹腔内肠管扩张。腹部立位X线片示腹部见部分肠腔积气影，上腹部多发气液平面（图13-75）。腹部CT示小肠肠管扩张，于小肠中段（盆腔内）可见粪石填塞，堵塞可能（图13-76）。

诊疗经过：患者因"腹痛、腹胀5天"就诊本院，既往体健，入院前有口服柿子史，入院查体腹部微膨隆，下腹部有轻微压痛，无反跳痛，叩诊呈鼓音，听诊肠鸣音活跃，结合辅助检查，考虑"柿石性肠梗阻"，故急诊行手术治疗，腹腔镜探查见小肠中段可见肠管扩张、水肿，远端小肠无异常，挤压小肠示肠腔内有异物，故取下腹部切口，牵拉出肠管，切开肠管，见有一大约4cm×4cm×4cm的柿石，去除柿石，缝合肠壁后结束手术（图13-77），术后1周出院。最终诊断：柿石性肠梗阻。

◆ **诊疗思路：**

（1）本患者具有典型的进食柿子的病史，因此，询问近期饮食史非常重要。

（2）柿子内含有鞣酸和果胶等十几种成分，鞣酸能与胃肠液反应形成胶冻状凝固，当空腹进食柿子、进食量多且胃内游离酸较高时就容易形成柿石。当柿石进入肠腔停留于狭窄部位时容易引起肠梗阻。

（3）当发生柿石性肠梗阻时可口服碳酸类饮料溶石，亦可使用经鼻型肠梗阻导管进行肠腔减压，待柿石溶解后可解除梗阻，如非手术治疗无效，则果断行手术治疗，切开肠管，取除柿石即可。

综合分析：柿石性肠梗阻的发生具有典型的进食柿子的饮食史，与季节有一定关系（秋冬多产柿子），柿石容易堵塞回肠导致梗阻，手术取出柿石为有效的治疗方式。

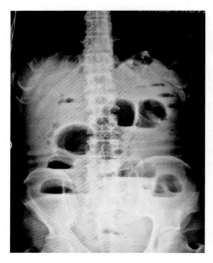

图13-75 腹部立位X线片

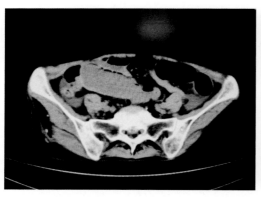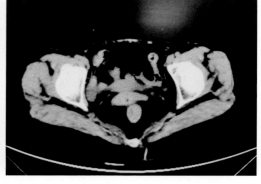

图13-76 腹部CT

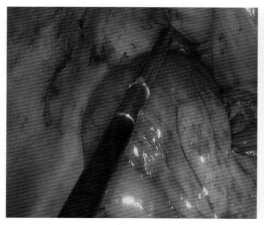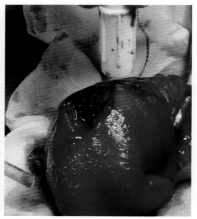

图13-77 手术情况

病例18　癌性肠梗阻

患者男性，67岁，因"间断性腹痛、腹胀、恶心、呕吐3月余，加重4天"于2017年12月5日入院。患者于3个月前无明显诱因出现腹部疼痛，呈间歇性胀痛，伴有恶心、呕吐，吐出物为胃内容物，以进食后症状严重，并逐渐出现进食困难，遂去当地医院就诊，诊断为肠梗阻、胃恶性肿瘤个人史、骨转移，给予对症治疗（具体用药不详）后未见好转，故来我科就诊，门诊以肠梗阻收住我科。既往于2016年9月行胃癌根治术（全胃切除），术后行化疗（具体方案不详）。

体格检查：T 36.0℃，P 137次/分，R 21次/分，BP 129/99mmHg，身高170cm，体重50kg，BMI 17.1kg/m²，神志清晰，精神差，呼吸平稳，发育正常，体型偏瘦，营养不良，面色萎黄，表情痛苦，轮椅推入病房，自主体位，表达自如，查体合作。皮肤、头颈部、心肺（-），腹部膨隆，腹壁可见肠型及蠕动波，腹部正中有一长约15cm的手术瘢痕（图13-78），腹肌柔软，全腹无明显压痛及反跳痛，叩诊呈鼓音，墨菲征（-），听诊肠鸣音弱，移动性浊音（-）。

实验室检查：尿常规、血常规、病毒系列、凝血系列无特殊。生化全项：BUN 11.8mmol/L，AST 53U/L，ALP 764U/L，LDH 286U/L，CK 197U/L，CK-MB 309U/L，Na⁺ 126.8mmol/L，Cl⁻ 94.80mmol/L。肿瘤系列：CEA 7.83ng/ml，CA19-9 431U/ml，TPSA 4.02ng/ml。

影像学资料：全腹彩超示肠梗阻，肝内实性占位（血管瘤可能），胆囊结石。胸腹部立位X线片：多考虑肺、骨转移，肠梗阻改变，腹部软组织区转移不除外（图13-79）；全腹CT（平扫）示胃癌术后改变，结肠肝曲异常密度影，结合强化肿瘤性病变并继发肠梗阻可能，双肾囊肿，脾周少量积液（图13-80）。

诊疗经过：患者因"间断性腹痛、腹胀、恶心、呕吐3月余，加重4天"就诊本院，既往有胃癌手术病史，入院查体发现腹部膨隆、肠型，结

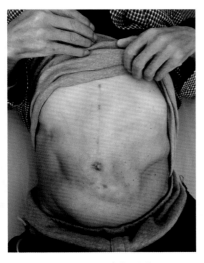

图13-78　腹部形态

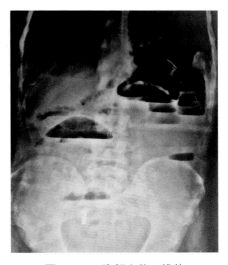

图13-79　腹部立位X线片

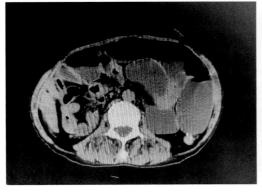
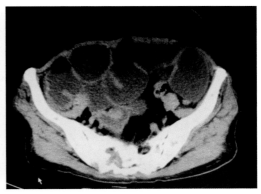

图13-80　腹部CT表现

合既往病史及辅助检查，考虑"癌性肠梗阻，胃恶性肿瘤个人史，中度营养不良，骨转移瘤，升结肠转移性癌"，入院后立即放置经鼻型肠梗阻导管，并给予禁食水、生长抑素250μg微量泵持续泵入、泮托拉唑8mg微量泵持续泵入、完全胃肠外营养治疗。首日放置肠梗阻导管后共吸引出3550ml消化液，患者自觉腹胀明显减轻，之后每日吸引出400～2500ml不等的消化液（图13-81）；患者腹胀逐渐消失，经多次调整肠梗阻导管位置及深度，放置10天后肠梗阻导管到达230cm，并于住院2周后开始经肠梗阻导管滴入肠内营养乳剂600～800ml/d，患者无腹胀不适。在积极治疗同时，继续完善相关检查，电子结肠镜示升结肠隆起性病变，结肠息肉。病理回报（结肠肝区）低分化腺癌。与家属沟通下一步治疗方案，家属决定继续非手术治疗，后患者每日可打入肠内营养乳剂1000ml，吸引出消化液约400ml，出现排气表现后出院，出院后继续进行家庭肠内营养治疗，出院后半年去世。最终诊断：癌性肠梗阻，胃癌术后，骨转移瘤，结肠转移癌（低分化腺癌），肺转移癌。

◆ 诊疗思路：

（1）恶性肠梗阻为临床棘手的一种肠梗阻类型，本患者有胃恶性肿瘤手术史及化疗史，因此，遇到此类肠梗阻患者，应首先考虑恶性肠梗阻的可能。

（2）此类患者多有营养不良、低体重、贫血的特点，临床诊治非常棘手，且效果差。

（3）恶性肠梗阻治疗以改善生活质量、延长生命为前提。故采取各种办法，能够减少患者痛苦，就是最好的办法。

（4）本患者采用肠梗阻导管引流，减轻患者腹部症状，最后达到治疗目的，也是终晚期肿瘤患者出现肠梗阻可使用的办法之一。

综合分析：恶性肠梗阻为晚期癌症患者常见的并发症之一，诊断相较容易，早期治疗以手术为主，终晚期治疗应以对症治疗，减轻病痛，提高生活质量为目标。肠梗阻导管的使用为一种非常好的减压装置，对此类患者治疗有一定的效果。

病例19　粘连性肠梗阻

患者男性，67岁，因"腹痛、腹胀，伴恶心半天"于2021年8月1日入院。患者于入院前半天无明显诱因出现下腹部疼痛，呈持续性胀痛，伴有恶心，无呕吐，并出现肛门停止排气、排便，自用开塞露后排出少量粪便，但腹痛未见好转，故来我科就诊，门诊以肠梗阻收住我科，既往于2010年因贲门部肿瘤行近端胃切除术，2012年因胆囊结石行胆囊切除术，2015年因肠梗阻行肠粘连松解术，2016年6月因肠梗阻、肠坏死行肠切除术，2016年12月因肠梗阻在我科行腹腔镜探查、肠粘连松解、小肠部分切除肠吻合术，1个月前因腹壁脓肿在我科行腹壁窦道切开引流术。

体格检查：T 36.2℃，P 77次/分，R 20次/分，BP 91/68mmHg，身高165cm，体重50kg，BMI 18.3kg/m²，神志清晰，精神尚可，呼吸平稳，发育正常，体型偏瘦，营养中等，面色萎黄，表情痛苦，步入病房，被动体位，表达自如，查体合作。皮肤、头颈部、心肺（－）。下腹部膨隆，可见肠型

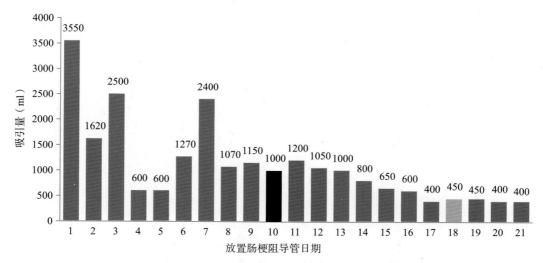

图13-81　放置肠梗阻导管后每日引流量
第10日腹胀消失；第18日开始进行肠内营养

及蠕动波，腹部可见5处手术瘢痕，右上腹新鲜手术瘢痕愈合良好，腹肌欠柔软，全腹有轻微压痛，无反跳痛，叩诊呈鼓音，听诊肠鸣音亢进，可闻及气过水声，无移动性浊音（图13-82）。

实验室检查：尿常规、生化全项、感染三项、病毒系列、肿瘤系列、凝血系列无特殊。血常规：NEUT% 77.70%。

影像学资料：全腹彩超示胆囊切除术后，局部肠管扩张。腹部立位X线片示下腹部肠管腔内宽大气液平面形成（图13-83）。全腹CT（平扫＋成像＋三维重建）示盆腔内见囊状肠管扩张及腹腔内多发液平面，多考虑不完全性肠梗阻，近端胃切除术后改变，胆囊切除术后改变（图13-84）。电子胃镜检查示食管炎（B级），萎缩性胃炎伴糜烂（图13-85）。

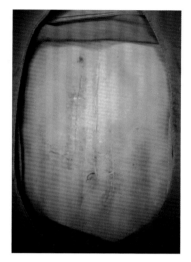

图13-82　腹部形态

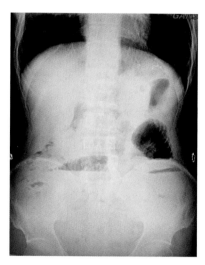

图13-83　腹部立位X线片

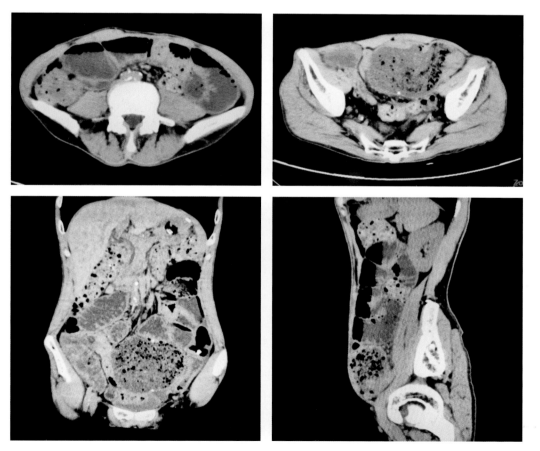

图13-84　腹部CT表现

诊疗经过：患者因"腹痛、腹胀，伴恶心半天"就诊本院，既往有多次腹部手术史，入院查体腹部膨隆，可见肠型及蠕动波，腹部可见4处手术瘢痕，结合辅助检查，考虑肠梗阻，故给予禁食水、胃肠减压、肠外营养、对症等治疗，经治疗症状好转，开始进流食，进食流食后再次出现腹痛，遂给予肠梗阻导管置入，肠外营养治疗，并行肠镜检查（未见异常），故行手术治疗，术中见腹腔粘连严重，肠壁与腹壁粘连严重（尤其与既往切口下方粘连），遂行腹腔粘连松解，肠排列术（图13-86），术后2周拔除肠梗阻导管后院。最终诊断：肠梗阻（粘连性）。

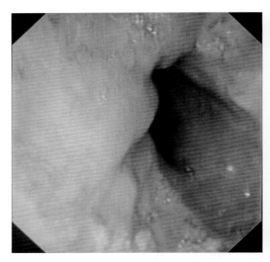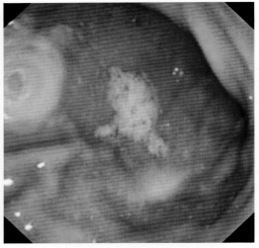

图13-85　电子胃镜检查

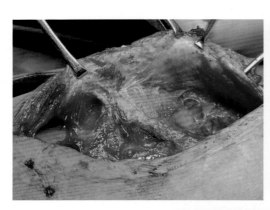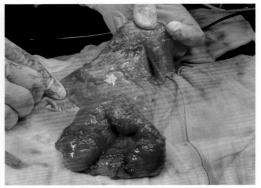

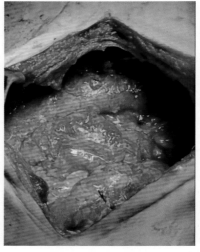

图13-86　术中所见

◆ 诊疗思路：

（1）本患者具有粘连性肠梗阻典型的特征：腹部手术史、不完全性梗阻。

（2）反复的梗阻发生，应选择手术治疗，手术要彻底分离粘连，并进行行肠排列术。

（3）经鼻型肠梗阻导管为进行内排列术非常好的一种支撑管道，不仅可进行减压、肠排列支撑，而且可进行早期肠内营养，促进患者康复，一般放置时间为术后1～2周。

综合分析：粘连性肠梗阻为临床最常见的一种肠梗阻类型，多与手术、外伤、炎症等有关。诊断相较容易，反复发作时应选择手术，彻底分离粘连，行内排列有很好的治疗效果。

病例20　粘连性肠梗阻导致肠管变形、嵌闭

患者女性，28岁，因"腹痛、腹胀、恶心、呕吐，伴肛门停止排气排便3周余"于2022年5月17日入院。患者于3周前无明显诱因出现腹部疼痛，呈间歇性胀痛，伴有恶心、呕吐，吐出物为胃内容物，并出现肛门停止排气排便，未出现发热不适，遂去社区医院就诊，诊断为"急性胃炎"，行输液治疗（具体用药不详），症状未见明显好转，4天前，以上症状加重，遂去当地医院就诊，诊断为肠梗阻并给予胃肠减压、对症治疗后未见缓解，故转我科就诊。既往于2018年行剖宫产手术，月经周期规律。

体格检查：T 36.3℃，P 85次/分，R 21次/分，BP 102/70mmHg，身高165cm，体重51kg，BMI 18.7kg/m²，神志清晰，精神尚可，呼吸平稳，发育正常，体型偏瘦，营养中等，面色萎黄，表情痛苦，步入病房，被动体位，表达自如，查体合作。皮肤、头颈部、心肺（－）。腹部微膨隆，脐下正中有一长约5cm的横行手术瘢痕，可见肠型，未见胃型及蠕动波，腹欠软，下腹部有轻微压痛，无反跳痛，叩诊呈鼓音，听诊肠鸣音弱。

实验室检查：尿常规、粪常规、病毒系列、肿瘤系列无特殊。血常规：WBC 3.32×10⁹/L，Hb 128g/L，HCT 38.60%。生化全项：BUN 0.87mol/L，CREA 39μmol/L，UA 142μmol/L，ALT 49U/L，AST 46U/L，LDH 265U/L，Mg²⁺ 0.68mmol/L，K⁺ 3.26mmol/L。凝血系列：DD 0.86mg/L。

影像学资料：全腹彩超示胆囊壁厚毛糙、胆囊腔内胆泥沉积。腹部立位X线片示中上腹见多个气液平面，考虑肠梗阻（图13-87）；全腹CT示胆囊腔内胆泥沉积征象；子宫异常改变；肠梗阻征象（下腹部中部偏右环形"旋涡"状高密度影，多考虑肠系膜扭转可能）；盆腔积液（图13-88）。

诊疗经过：患者因"腹痛、腹胀、恶心、呕吐，伴肛门停止排气排便3周"就诊本院，既往有剖宫产手术史，入院查体见腹部微膨隆，脐下正中有一长约5cm的横形手术瘢痕，可见肠型，未见胃型及蠕动波，腹欠软，下腹部有轻微压痛，肠鸣音弱，结合辅助检查，考虑肠梗阻，故给予禁食水、肠梗阻导管置入（图13-89）、肠外营养、对症等治疗，行肠梗阻导管造影发现肠梗阻导管位于小肠中

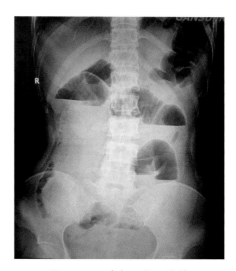

图13-87　腹部立位X线片

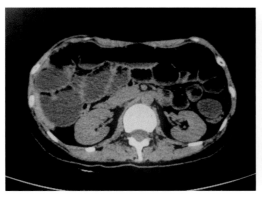

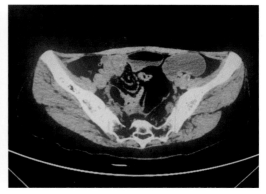

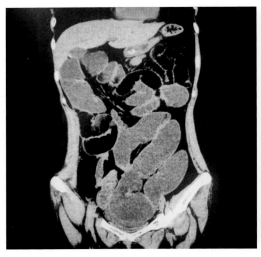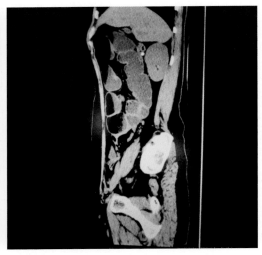

图 13-88　腹部 CT 表现

段，对比剂无法通过梗阻部位，近端肠管扩张（图 13-90），故决定行手术治疗。术中见位于入盆处小肠互相粘连，肠管成团块样粘连，部分呈瘢痕化（图 13-91），沿肠梗阻导管探查，见一段肠管严重狭窄，瘢痕形成，呈闭锁状态（距离回盲部 40cm 处），分离肠管间粘连后切除粘连闭锁的肠管并行侧侧吻合，结束手术。术后给予抗感染、肠外营养等治疗，术后 50 小时排气、76 小时排便，肠梗阻导管放置 1 周后复查腹部立位 X 线片无异常后拔除（图 13-92）。最终诊断：肠梗阻伴粘连，腹腔粘连。

◆ 诊疗思路：

（1）腹部手术引起的粘连为肠梗阻发生的常见原因，但剖宫产后引起肠粘连、肠道梗阻者临床相对少见。

（2）放置经鼻型肠梗阻导管为减轻肠腔压力，恢复梗阻症状非常有价值，且可通过肠梗阻导管造影，以明确梗阻部位及类型。

（3）对于既往有手术史的患者，且不是近期完

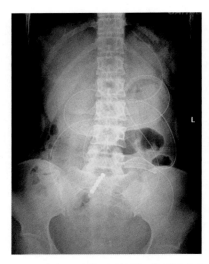

图 13-89　腹部 X 线片（放置经鼻型肠梗阻后）

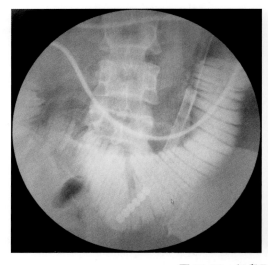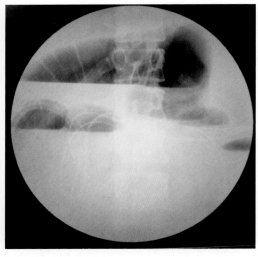

图 13-90　经鼻型肠梗阻导管造影

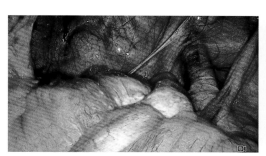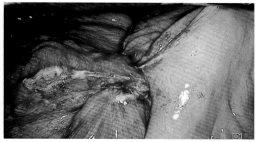

图 13-91 术中所见

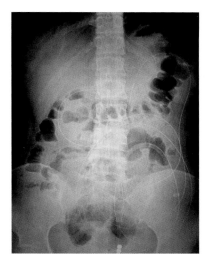

图 13-92 术后 1 周复诊腹部立位 X 线片

成手术，肠梗阻导管置入后仍旧在短期内无法缓解者，应考虑手术探查。腔镜的探查是较好的选择，尤其是在肠梗阻导管的指引下，可快速找到狭窄部位，轻松完成手术。

（4）临床中，因长期粘连、瘢痕形成而导致肠管变形、嵌闭的情况比较少见，临床处理时应切除闭锁肠管，恢复肠管正常形态。

综合分析：本患者具有典型的粘连性肠梗阻的特点，但粘连导致肠管变形、嵌闭者少见，一旦诊断，应立即手术。

病例 21 造口旁疝导致肠梗阻

患者女性，41 岁，因"小肠造口旁腹壁可复性包块，伴疼痛 2 月余"于 2021 年 7 月 26 日入院。患者于 2 个月前造口部位出现持续性疼痛，呈抽痛样，于饱餐后加重，休息时缓解，并于造口旁出现一肿物，约 6cm，站立、行走后出现，平卧时可消失回纳，未予及时处理，局部疼痛时服用布洛芬缓释胶囊后可缓解，近半个月加重，大便不通，故来我院就诊，门诊以"肠造口旁疝"收住。既往于 2004 年 11 月、2009 年 8 月行剖宫产术，于 2016

年 10 月因结肠息肉病行全结肠切除＋小肠造口术，2017 年 11 月（手术方式为 Keyhole）、2019 年 9 月（手术方式为 Sugarbaker）分别行造口旁疝修补术。

体格检查：T 36.6℃，P 82 次 / 分，R 18 次 / 分，BP 103/67mmHg，身高 160cm，体重 65kg，BMI 25.3kg/m²，神志清晰，精神可，呼吸平稳，发育正常，营养中等，正常面容，表情痛苦，走路蹒跚，自主体位，反应正常，查体合作。皮肤、头颈部、心肺（－）。腹部平坦，中下腹正中可见一长约 15cm 的手术瘢痕，右下腹可见造口，造口旁可见一肿物，大约 6cm×4cm×4cm，腹软，肝脾未触及肿大，右下腹造口旁明显压痛，拒按，无反跳痛，叩诊呈鼓音，听诊肠鸣音活跃（图 13-93）。

实验室检查：尿常规、肿瘤系列、病毒系列无特殊。血常规：RBC 4.09×10¹²/L，Hb 76g/L，HCT 28.30%。生化全项：ALB 33.60g/L，Zn²⁺ 10.34μmol/L，P³⁺ 0.79mmol/L。凝血系列：FIB 4.80g/L，AT₃ 69.40%，DD 1.08mg/L。

影像学资料：全腹彩超示肝内实性占位（血管瘤可能），胆囊壁毛糙；腹部立位 X 线片示中下腹平面见金属高密度影，多考虑异物（图 13-94）；全腹 CT（平扫＋三维重建＋成像）示右下腹腹壁造瘘术后，造瘘口周围多发致密结节，邻近肠系膜间隙内多发淋巴结显示，造瘘口肠壁局部增厚并周围片絮影，考虑感染，请结合临床（图 13-95）。

诊疗经过：患者因"小肠造口旁腹壁可复性包块，伴疼痛 2 月余"就诊本科，既往有全结肠切除、造口旁疝修补手术史，查体见右下腹可见造口，造口旁可见一肿物，大约 6cm×4cm×4cm，右下腹造口旁明显压痛，结合辅助检查，诊断为造口旁疝；肠梗阻。住院后完善相关检查后行手术治疗，术中见腹腔内大面积粘连，造口深层补片感染，大量脓液流出，吸尽脓液，切除补片，分离小肠粘连，缝合原造口后，于左下腹重新造口，结束手术（图 13-96）。术后 2 周出院。最终诊断：造口

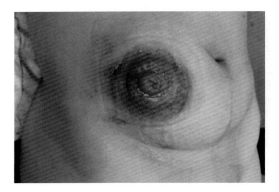

图 13-93　腹部形态

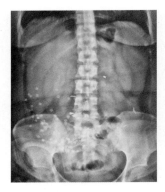

图 13-94　腹部立位 X 线片

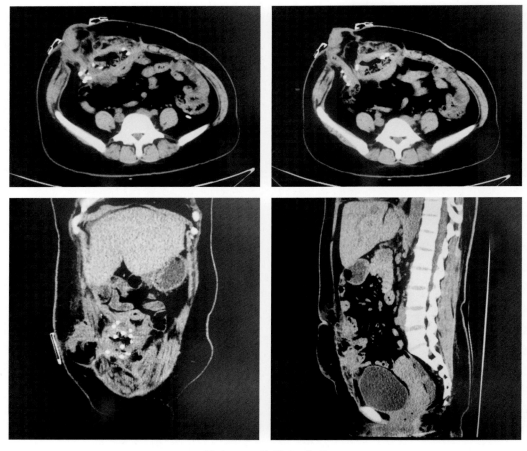

图 13-95　腹部 CT 表现

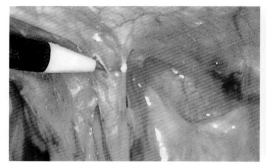
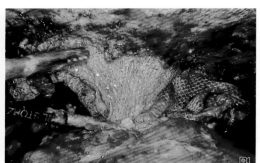

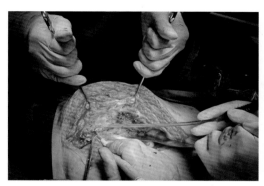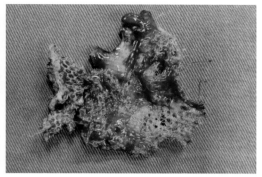

图13-96　术中所见

旁疝，补片感染，肠梗阻。

◆ **诊疗思路：**

（1）患者多次手术史，经详细查体诊断造口旁疝比较容易。

（2）此患者由于术前实验室检查无感染证据，虽CT提示造口周围考虑感染，且造口周围拒按、压痛，但无发热等全身症状，术者术前并未考虑造口旁疝合并造口周围感染。术中证实脓液并未流入腹腔，而是在补片与腹膜之间，当游离肠管时脓液开始流出。也印证了实验室检查的结果、CT的表现和临床的症状和体征。

（3）造口疝修补后发生补片感染的情况临床相较少见，因此，对于此类患者，手术时应完全切除补片，清除造口感染，重新造口。

综合分析：造口旁疝导致肠梗阻在临床少见，但其为造口患者常见的并发症，手术解除梗阻为此类患者有效的治疗方法。当补片感染时明显增加了手术难度：手术时应完全清除补片，重新造口。

病例22　十二指肠淤积症

患者女性，31岁，因"间断性恶心、呕吐4天，加重1天"于2019年12月23日入院。患者于4天前无明显诱因出现间断性恶心，呕吐，吐出物为胃内容物及胆汁样物，无反酸、胃灼热、腹泻、发热等不适，遂来我院就诊，急诊以呕吐收住我科。

体格检查：T 36.2℃，P 85次/分，R 18次/分，BP 122/76mmHg，身高166cm，体重60kg，BMI 21.8kg/m²，神志清晰，精神可，发育正常，形体适中，营养中等，表情痛苦，步入病房，自主体位，表达自如，查体合作。皮肤、头颈部、心肺（－）。腹部平坦，未见胃肠型及蠕动波，腹肌柔软，中上腹部有轻微压痛，无反跳痛，叩诊呈鼓音，墨菲征（－），听诊肠鸣音正常。

实验室检查：尿常规、粪常规、生化全项、病毒系列无特殊。血常规：RBC 3.86×10¹²/L，Hb 117g/L，HCT 34.20%。凝血系列：FIB 1.82g/L。

影像学资料：心电图示窦性心动过速，频发房性期前收缩伴短阵房室。腹部彩超示肝、胆、胰、脾、双肾、输尿管、门静脉系声像图未见明显异常。腹部立位X线片示未见明显异常（图13-97）。上消化道造影示胃呈无力性并蠕动缓慢，十二指肠明显扩张（图13-98）；全腹CT（平扫）示十二指肠球部、降段肠腔明显扩张，结合上消化道造影，考虑十二指肠淤积症；脾大（图13-99）。电子胃镜检查示十二指肠淤积症？，慢性非萎缩性胃炎伴胆汁反流（重度）。

诊疗经过：患者因"间断性恶心、呕吐4天，加重1天"就诊本院，入院查体发现上腹部有轻微压痛，结合辅助检查，考虑"十二指肠淤积、胃下垂、胆汁反流"，故行手术治疗。术中见胃、十二指肠明显扩张，十二指肠直径约5cm，十二指肠扩张至肝下，屈氏韧带以下空肠未见异常，故行十二

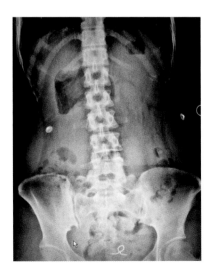

图13-97　腹部立位X线表现

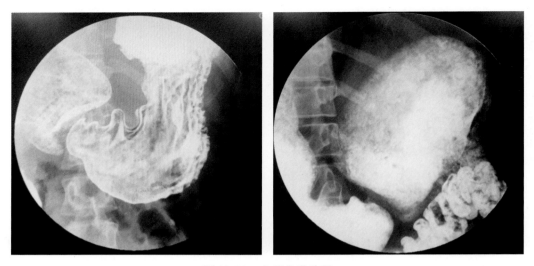

图13-98 上消化道造影

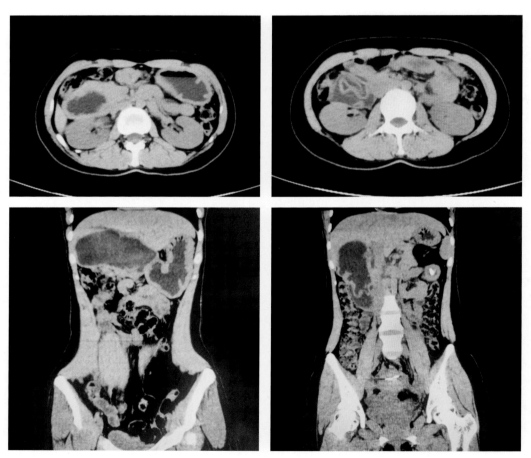

图13-99 全腹CT

指肠-空肠吻合术，术后给予抗感染、肠外营养、抑酸、对症等治疗，术后34小时通气，52小时排便，术后2周痊愈出院。最终诊断：十二指肠淤积、胃下垂、胆汁反流。

◆ 诊疗思路：

（1）十二指肠淤积症多为先天异常导致，临床

发生率较低。

（2）典型的症状是诊断本病的重要依据，而上消化道造影及电子胃镜具有非常高的辅助价值。

（3）手术为治疗十二指肠淤积并发肠梗阻的重要手段，治疗效果佳。

综合分析，本患者为十二指肠淤积导致肠梗

阻，诊断是关键，影像学检查可以明确诊断。

病例23　戳卡孔疝导致肠梗阻

患者女性，70岁，因"腹痛、腹胀、恶心、呕吐，伴肛门停止排气排便2周"于2021年9月30日入院。患者于入院前3周因回盲部肿物行腹腔镜下右半结肠切除术，术后1周突然出现腹痛，呈间歇性胀痛，伴有恶心，呕吐，肛门停止排气排便等，遂给予禁食水、胃肠减压，对症等治疗，患者腹痛未见好转，故转我科就诊，门诊以"肠梗阻"收住我科。既往患有高血压18年，口服马来酸依那普利控制可，2年前因胆囊结石行腹腔镜下胆囊切除术。

体格检查：T 36.2℃，P 98次/分，R17次/分，BP 117/65mmHg，身高155cm，体重48kg，BMI19.9kg/m²，神志清晰，精神差，呼吸平稳，发育正常，体型正常，营养中等，面色萎黄，表情痛苦，轮椅推入病房，被动体位，表达自如，查体合作，留置胃肠减压管。皮肤、头颈部、心肺（－）。腹部膨隆，未见胃肠型及蠕动波，下腹部可见一长约5cm的手术瘢痕，两侧腹各见两处戳卡孔瘢痕，腹欠软，左侧腹部压痛（＋），无反跳痛，叩诊呈鼓音，听诊肠鸣音活跃。

实验室检查：尿常规、肝功能、肾功能、肿瘤系列、病毒系列无特殊；血常规：WBC 17.69×10⁹/L，NEUT% 76.30%，RBC 4.01×10¹²/L，Hb 129g/L，Plt 510×10⁹/L。离子测定：Na⁺135.54mmol/L，Cl⁻95.35mmol/L。感染三项：CRP 9.95mg/L，SAA 28.60mg/L。凝血系列：血浆FIB 6.00g/L，AT₃ 57.50%，FDP 13.30μg/ml，DD 4.14ng/L。

影像学资料：腹部彩超示左侧腹腹壁缺损，考虑腹壁疝形成。胸部正位、腹部立位X线片示胸部未见异常，中上腹部肠区见气液平面改变（图13-100）；全腹CT示左侧腹壁渗出、积气，左侧腹壁切口疝不除外（图13-101）。

诊疗经过：患者因"腹痛、腹胀、恶心、呕吐，伴肛门停止排气排便2周"入院，3周前有腹腔镜手术史，入院查体发现左侧腹部压痛（＋），结合辅助检查，考虑戳卡孔疝、肠梗阻，故急诊行手术治疗，术中证实左下腹戳卡孔处小肠嵌顿，故还纳嵌顿小肠，缝合戳卡孔后结束手术，术后1周

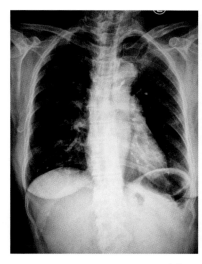
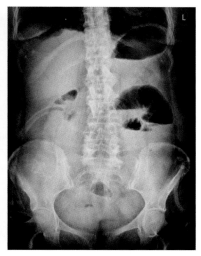

图13-100　胸部正位＋腹部立位X线片

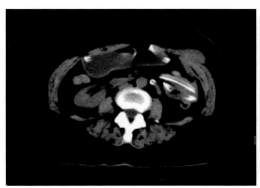
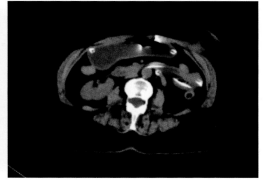

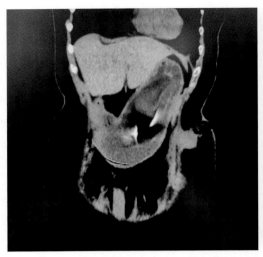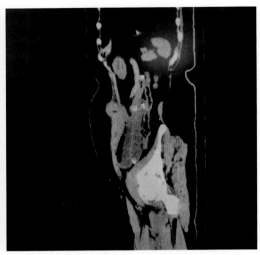

图 13-101 全腹 CT

出院。最终诊断：戳卡孔疝，肠梗阻，原发性高血压3级（高危）。

◆ 诊疗思路：

（1）本患者于3周前行腹腔镜下右半结肠切除术，术后1周出现肠梗阻，多考虑术后早期炎性肠梗阻，故给予非手术治疗无效后转我科治疗。

（2）术后早期炎性肠梗阻以腹胀为主，腹痛相对较轻或无腹痛，腹部膨隆多呈对称性，腹部触诊有不均匀的柔韧感，最显著的部位通常是梗阻最重的部位，多位于脐周或切口下方；而本患者腹部查体与术后早期炎性肠梗阻不符，因此，要考虑到其他原因所致。

（3）全腹 CT 为快速诊断戳卡孔疝的有力检查；一旦明确，应手术治疗。

综上分析，戳卡孔疝导致肠梗阻在近几年中比较多见，患者多接受了腹腔镜手术，一般是12mm以上的戳卡孔洞容易发生疝。一旦在微创手术结束后发生肠梗阻应该高度怀疑此并发症，诊断较易，早期手术效果好。

病例24　肠道支架治疗结肠肝曲恶性肿瘤导致肠梗阻

患者女性，84岁，因"腹部胀痛不适1周"于2022年2月22日入院。患者既往有心房颤动病史，于3个月前因胆囊恶性肿瘤行胆囊癌根治术（低分化腺癌，AJCC pT3N1），术后未进行放化疗，术后恢复满意，近1周自觉腹部胀痛，停止排气排便，伴有呕吐，呕吐物为胃内容物，食入即吐，故来我院就诊，门诊以肠梗阻收住。

体格检查：T 36.5℃，P 78次/分，R19次/分，BP 125/79mmHg，身高160cm，体重60kg，BMI

23.4kg/m^2，神志清晰，精神可，呼吸平稳，发育正常，营养中等，正常面容，表情痛苦，轮椅推入病房，被动体位，反应正常，查体合作。皮肤、头颈部、心肺（－）；腹部膨隆，右肋缘下有一长约15cm的手术瘢痕，未见胃肠型及蠕动波，腹软，肝脾未触及肿大，右侧腹有轻微压痛，无反跳痛，叩诊呈鼓音，听诊肠鸣音亢进，可闻及高调金属音及气过水声。

实验室检查：尿常规、肿瘤系列无特殊。血常规：RBC 3.57×10^{12}/L，Hb 117g/L，HCT 34.10%。生化全项：ALB 29.0g/L，Zn^{2+} 9.10μmol/，K$^+$ 3.01mmol/L，Na$^+$ 133.08mmol/L，Ca^{2+} 1.94mmol/L。凝血系列：FDP 10.00μg/ml，AT$_3$ 67.20%，DD 3.50mg/L。

影像学资料：全腹彩超示肝内实性占位（血管瘤可能）。腹部立位 X 线片示腹部肠管积气（图13-102）。全腹 CT（平扫＋三维重建＋成像）示升结肠

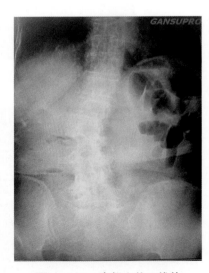

图 13-102 腹部立位 X 线片

增宽，伴周围脂肪间隙及邻近腹壁肌肉增厚、模糊（图13-103）。

诊疗经过：患者因"腹部胀痛不适1周"就诊，既往有胆囊癌手术病史，查体右侧腹有轻微压痛，无反跳痛，叩诊呈鼓音，听诊肠鸣音亢进，可闻及高调金属音及气过水声，结合辅助检查，诊断为"肠梗阻，结肠占位"，故给予禁食水，经鼻胃镜放置肠梗阻导管（图13-104）、肠外营养，经肠梗阻导管减压后行电子结肠镜检查，发现升结肠近肝曲附件见新生物阻塞肠管，内镜无法通过，考虑结肠肿物，遂放置6cm长金属支架一枚于结肠狭窄部位（图13-105），放置支架后患者出现排气、排

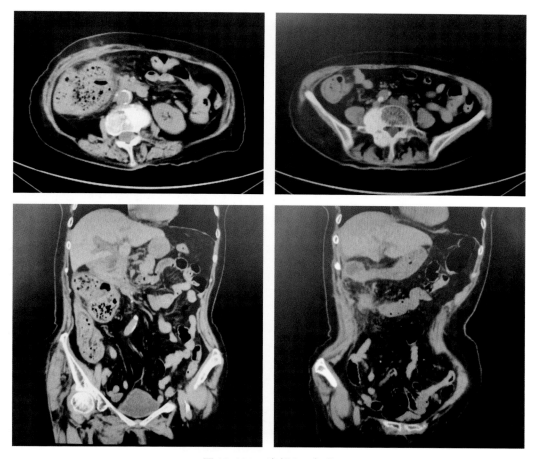

图13-103　腹部CT表现

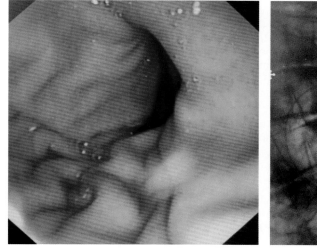
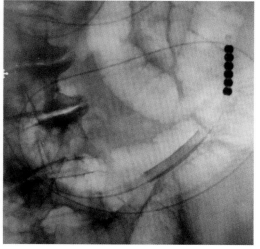

图13-104　经鼻内镜放置肠梗阻导管

便表现，腹胀症状消失，经口进食后无不适，遂复查腹部立位X线片示气液平面消失（图13-106）；经肠梗阻导管造影见肠道支架位置无移位，对比剂通过顺利（图13-107）；拔除经鼻型肠梗阻导管后出院。最终诊断：结肠肝曲肿瘤，肠梗阻，胆囊恶性肿瘤术后。

◆ 诊疗思路：

（1）本患者诊断相对较容易，但其治疗非常棘手，高龄、胆囊癌术后、肠梗阻，综合评估，采取非手术治疗、延长生命、提高生活质量比较现实。

（2）肠道支架在肿瘤性肠梗阻患者中的使用逐渐增多，可快速缓解梗阻症状；为二次手术争取机会。

综合分析，对于结肠肿瘤导致肠梗阻，在患者高龄，一般情况较差，不能立即接受手术情况下，

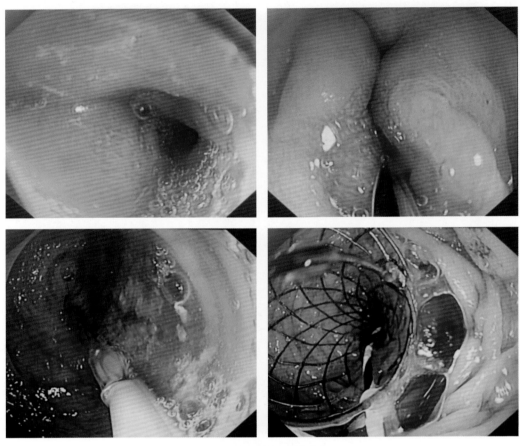

图13-105　放置肠道支架

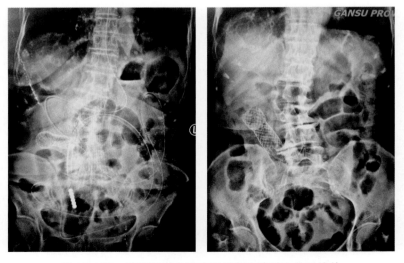

图13-106　放置肠道金属支架后复查腹壁立位X线片

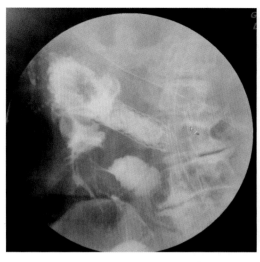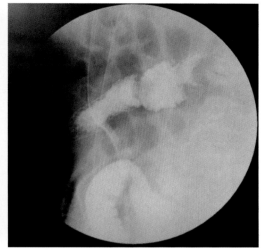

图13-107 消化道造影显示肠道支架位置固定，对比剂通过顺利

结肠镜下放置肠道支架是一个较好的选择，可以快速缓解患者症状。如果患者情况转好，甚至可行肠癌根治性手术。

病例25 肠梗阻术后肠瘘

患者男性，63岁，因"手术后肛门停止排气排便11天"于2017年4月11日入院。患者于2011年因腹腔脓肿行手术治疗，术后出现肠瘘至今。于11天前因肠瘘行手术治疗（具体术式不详），术后一直未排气排便，自觉腹胀疼痛，伴有恶心、呕吐，呕吐物为胃内容物，给予对症治疗后症状无法缓解，故以"肠梗阻"转入我科。

入院查体：T 35.6℃，P 98次/分，R20次/分，BP140/89mmHg，身高170cm，体重50kg，BMI 17.1kg/m^2，发育正常，营养差，体型偏瘦，扶入病房，自主体位，心肺（-）。腹部微膨隆，腹壁未见胃肠型及蠕动波，右中下腹有一长约15cm的手术切口行减张缝合，切口无渗出，周围无红肿，腹肌欠软，肝脾未触及肿大，上腹部有轻微压痛，无反跳痛，叩诊上腹部呈鼓音，下腹部呈实音，墨菲征（-），听诊肠鸣音弱，可闻及气过水声，移动性浊音（-）。

实验室检查：尿常规、血常规、病毒系列、结核抗体无特殊。生化全项：ALT 62U/L。凝血系列：DD 2.80mg/L。肿瘤系列：CEA 4.14ng/ml。

影像学资料：全腹彩超示胆囊壁胆固醇沉积，降结肠增宽，右下腹肠粘连增厚性改变。腹部立位X线片示左、中腹部见多处较大气液平面排列成"阶梯状"，下腹部肠管轻度积气。全腹CT示中上腹肠管积气、积液，右下腹肠壁局部增厚，盆腔少量积液。

第一阶段诊疗经过：患者以"手术后肛门停止排气排便11天"收住入院，既往有手术史及肠瘘病史，结合查体及辅助检查，诊断为肠梗阻、肠瘘术后、营养不良。故完善检查后急诊在鼻胃镜引导下行肠梗阻导管置入，送入肠梗阻导管230cm，吸引出1600ml消化液及大量气体（图13-108）；同时给予生长抑素、完全肠外营养、抗感染、对症（清洁灌肠、针刺）治疗；经积极非手术治疗，患者出现排气、排便（灌肠后）情况，但不能自主排便，肠梗阻导管引流液保持在500~1500ml，造影见肠梗阻导管位置固定，无法继续前行（图13-109），考虑梗阻部位无法自通，故决定行手术治疗。

第二阶段诊疗经过：非手术治疗2周后行手术治疗，术中见腹腔肠管粘连成团，结构紊乱，手术极其困难，经仔细分离、辨认后切除粘连成团的肠管，留取距屈氏韧带120cm健康小肠，小肠与升结肠行断侧吻合，放置两根腹腔引流管后结束手术（图13-110）。术后给予禁食水、完全肠外营养、生长抑素、抗感染治疗、经鼻型肠梗阻导管打入中药以助排气排便等治疗。患者于术后第5天于引流管及切口内流出消化液，进行造影确认为肠瘘（图13-111），遂给予切口冲洗引流、瘘口行双套管冲洗引流，逐渐消灭瘘口并形成管状瘘（图13-112）。

第三阶段诊疗经过（关闭瘘口）：经过2个月的持续冲洗引流、清洁换药、肠外营养等治疗，患者切口已愈合，右下腹管状瘘已形成，患者胃肠道恢复通畅，可正常进食，故决定堵瘘，关闭瘘口，遂给予禁食水、完全肠外营养、逐渐更换小型号双套管冲洗引流，充分评估后堵瘘（图13-113），患

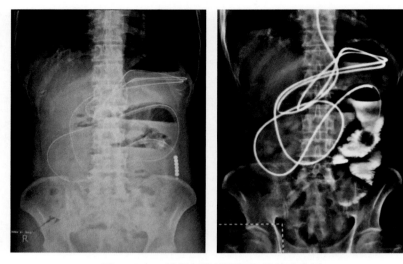

图 13-108　放置经鼻型肠梗阻导管后造影

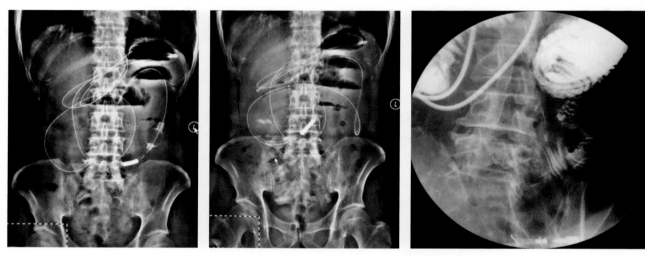

图 13-109　放置后 1 周与 2 周对比图及造影

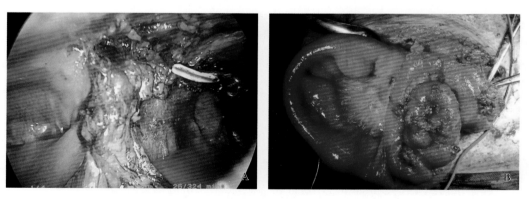

图 13-110　术中所见

A. 腹腔镜探查；B. 分离粘连后肠管情况

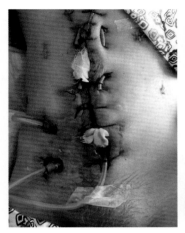
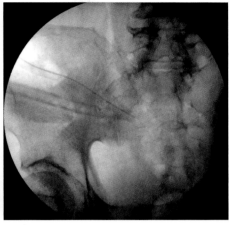
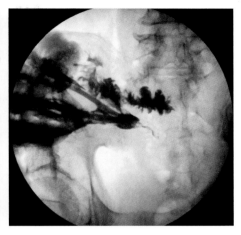

图 13-111　引流管及切口内引流出消化液，造影确认为肠瘘

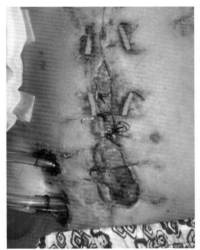
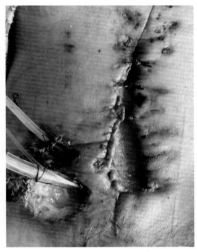
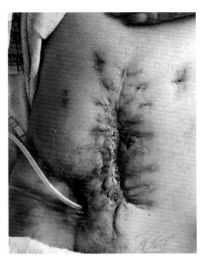

图 13-112　诊断为肠瘘后的冲洗引流

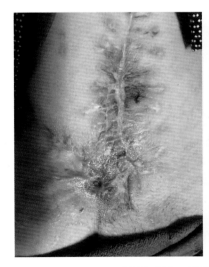
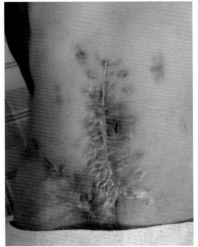

图 13-113　堵瘘前及堵瘘后形态

者于术后3个月，瘘口愈合。最终诊断：肠梗阻、肠瘘、腹腔感染、营养不良。

◆ **诊治思路：**

（1）肠瘘为肠梗阻术后严重并发症，术后从引流管或切口内流出消化液即可确诊肠瘘。

（2）本患者治疗始终围绕着"肠梗阻—肠瘘—感染"而进行，采取了抗感染、肠外营养、手术、肠排列、腹腔冲洗引流、控制感染、肠内营养+肠外营养的序贯治疗、堵瘘等手段，治疗非常困难、艰辛。

（3）双套管腹腔冲洗引流对控制腹腔感染具有非常好的作用。

（4）营养治疗（肠内、肠外）在此类患者的治疗中非常关键。

（5）将唇状瘘变为管状瘘、多发瘘变为单发瘘是治疗肠瘘的关键。

综合分析，本患者治疗异常艰辛，时间长达3个月。入院时应考虑术后早期炎性肠梗阻，因此，应积极非手术治疗，而手术时机的选择非常关键。在患者一般情况良好的情况下，应该顶住患者及家属的压力，坚决地等待二次手术的最佳时机。

病例26　腹腔开放治疗造口还纳后的肠瘘和肠梗阻

患者男性，69岁，因"乙状结肠癌根治术后2年余，行造口还纳"于2022年5月11日入院。患者于2年前因乙状结肠肿瘤致肠梗阻行乙状结肠癌根治术，术后出现吻合口瘘，遂行结肠造口术，术后病检为中分化腺癌，给予XELOX化疗，近两年复诊未发现复发迹象，故决定还纳造口，门诊以"结肠造口状态"收住入院。既往患有高血压10年，口服非洛地平控制可。

体格检查：T 36.4℃，P 90次/分，R 20次/分，BP 154/88mmHg，身高170cm，体重82kg，BMI 28.3kg/m²，神志清晰，精神可，呼吸平稳，发育正常，营养中等，正常面容，表情自然，自主体位，反应正常，查体合作；皮肤、头颈部、心肺（-）；腹部平坦，未见胃肠型及蠕动波，未见腹壁静脉曲张，下腹部可见一长约15cm的陈旧性手术瘢痕，左下腹可见结肠造口，腹软，无压痛及反跳痛，未触及明显包块，叩诊呈鼓音，听诊肠鸣音正常。

实验室检查：尿常规、血常规、生化全项、病毒系列无特殊。凝血系列：FIB 4.80g/L，AT₃ 69.40%，DD 1.08mg/L。肿瘤系列：CEA 3.76ng/ml。

影像学资料：全腹彩超示肝囊肿，胆囊炎、胆囊壁胆固醇沉积。胸部正位、腹部立位X线片示双肺间质性改变，腹部无特殊（图13-114）。全腹CT（平扫+三维重建+成像）示结肠癌术后，未见明显复发征象，左下腹造瘘口形成；肝实质多发小囊肿；胆囊底壁局限性增厚（图13-115）。电子结肠镜检查示结肠息肉（病理：低级别管状腺瘤）（图13-116）。

诊疗经过：患者因"乙状结肠癌根治术后2年，行造口还纳"就诊本科，既往有乙状结肠癌根治手术及乙状结肠造口手术史，结合查体及辅助检查，诊断为"结肠造口状态，乙状结肠恶性肿瘤个人史"，完善检查后行手术治疗，术中见腹腔严重粘连，分离粘连后行乙状结肠造口还纳，于盆腔放置两根引流管后从下腹部两侧引出，结束手术。

病情变化：术后第5天，两根引流管无异常液体流出，换药时发现切口有墨绿色渗液，拆除部

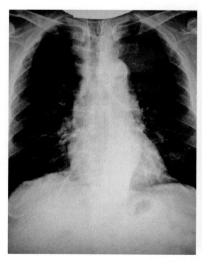
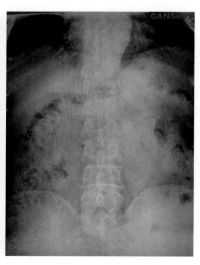

图13-114　胸部正位、腹部立位X线片

AT_3

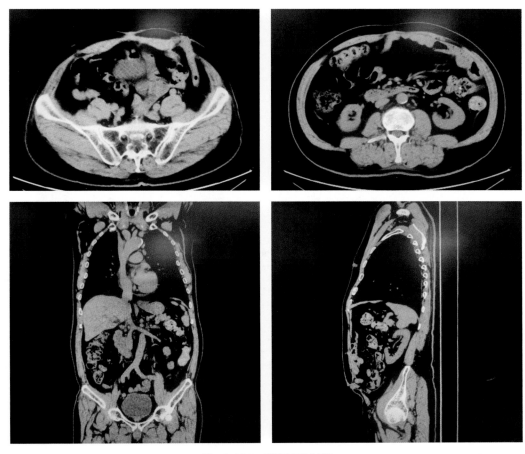

图 13-115　腹部 CT 表现

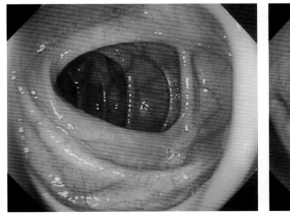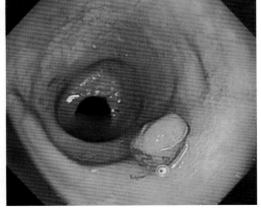

图 13-116　电子结肠镜表现

分缝线，考虑肠瘘，遂予以负压引流管持续负压吸引，术后第 7 天，切口全层裂开，部分肠管外露，故放置双套管后持续冲洗引流，腹部切口予以 3L 袋缝合覆盖（图 13-117）；患者肠管压力高，持续不通气，腹胀明显，为防止肠空气瘘的发生，遂放置经鼻型肠梗阻导管（图 13-118）；经双套管冲洗引流、肠梗阻导管减压后，患者于术后 10 天排气排便，瘘口于 1 个月后愈合，冲洗引流管引流液清

亮，遂停止冲洗引流。腹部术区伤口逐渐缩小，遂使用凡士林纱布覆盖，肉芽组织快速爬行（图 13-119），于术后 3 个月切口愈合出院。出院诊断：关闭结肠造口，肠瘘，低蛋白血症，结肠恶性肿瘤个人史。

◆ 诊疗思路：

（1）患者手术切口内流出消化液，可以快速诊断肠瘘；肠瘘发生后会发生腹腔高压，进而导致

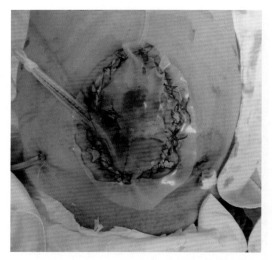

图 13-117　3L 袋覆盖切口并用双套管冲洗引流

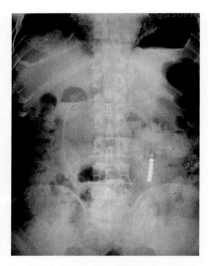

图 13-118　放置经鼻型肠梗阻导管

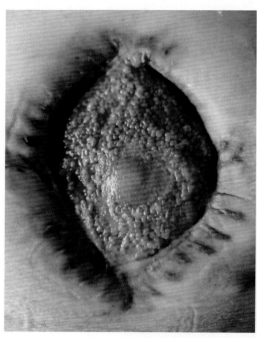

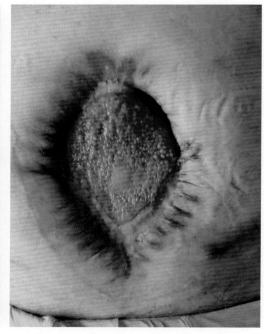

图 13-119　腹壁生长情况

ACS，腹腔开放可有效解决腹腔高压引起的器官功能障碍。

（2）腹腔开放后肠管外露，预防肠空气瘘的发生非常关键，肠梗阻导管的成功应用，可减轻肠腔压力，联合 3L 袋的切口保护，可最大限度地减少肠空气瘘等并发症的发生。

（3）进行双套管冲洗引流，可快速控制感染，使肠瘘愈合。

综合分析：腹腔粘连分离后肠功能不能快速恢复，容易并发肠瘘及腹腔高压，腹腔开放可快速解决腹腔高压，而此套管冲洗引流是控制肠瘘及腹腔感染有效的方法。

病例 27　放射性肠炎导致梗阻

患者女性，53 岁，因"间歇性腹胀 9 月余，加重 2 天"于 2022 年 3 月 7 日入院。患者于 9 个月前无明显诱因出现间断性腹胀、腹痛，进食后加重，出现双下肢水肿，遂去当地医院就诊，给予对症处理后好转，4 个月前因肠梗阻在我科放置肠梗阻导管后好转出院，出院后仍感腹胀，进食后加重，2 天前腹胀加重，故来我科就诊，门诊以"肠梗阻"收住。既往于 2020 年 9 月因宫颈癌行子宫切除、同时放置右侧输尿管支架，术后行化疗及放疗（方案不详）。

体格检查：T 36.2℃，P 110次/分，R 18次/分，BP 96/83mmHg，身高160cm，体重35kg，BMI 13.67kg/m²，神志清晰，精神差，呼吸平稳，发育正常，营养欠佳，贫血貌，表情痛苦，轮椅推入病房，被动体位，反应迟钝。皮肤、头颈部、心肺（-）。腹部膨隆，无胃肠型及蠕动波，中下腹正中可见一长约13cm的手术瘢痕，腹软，肝脾未触及肿大，下腹部有轻微压痛，以左下腹为主，无反跳痛，叩诊呈鼓音，听诊肠鸣音弱，移动性浊音（＋）。

实验室检查：尿常规、病毒系列无特殊。血常规：WBC 1.10×10⁹/L，RBC 2.94×10¹²/L，Hb 103g/L，HCT 28.60%，Plt 73×10⁹/L。生化全项：GLU 2.33mmol/L，BUN 10.90mmol/L，TP 45.1g/L，ALB 33.60g/L，TBIL 28.37μmol/L，DBIL 5.23μmol/L，Zn²⁺ 6.30μmol/L，K⁺ 2.88mmol/L，Ca²⁺ 1.87mmol/L。感染三项：CRP 161.89mg/L，PCT 0.56ng/ml，SAA 285.90mg/L。凝血系列：FIB 1.58g/L，DD 1.09mg/L。

影像学资料：全腹彩超示腹水（大量），腹腔内肠管扩张（考虑肠梗阻）。胸部＋全腹CT（平扫＋三维重建＋增强）示双下肺渗出性改变，双侧少量胸腔积液，双肺部分膨胀不全；肠壁水肿；胆囊炎、胆囊积液征象；腹水（图13-120）。

诊疗经过：患者因"间歇性腹胀9月余，加重2天"就诊本科，既往有子宫切除＋放疗病史，亦有肠梗阻发作史，查体见腹部膨隆，下腹部有轻微压痛，以左下腹为主，听诊肠鸣音弱，移动性浊音（＋），结合辅助检查，故诊断为"肠梗阻，低蛋白血症，重度营养不良，白细胞减少，放射性肠损伤"。住院后入住SICU监护治疗，给予肠外营养、升高白细胞、血小板、抗感染（美罗培南）、纠正低蛋白、放置经鼻型肠梗阻导管（图13-121）、对症等治疗，同时完善电子结肠镜及心脏彩超（无特殊）（图13-122）；在经过40天的营养治疗及体能锻炼后，患者可正常下地活动，5分钟步行距离达320m，但BMI无变化；出现排气，偶有排便情况，遂复查头颅＋胸部＋腹部CT，提示空肠近段管壁增厚，考虑炎性改变，腹水、盆腔积液，余无

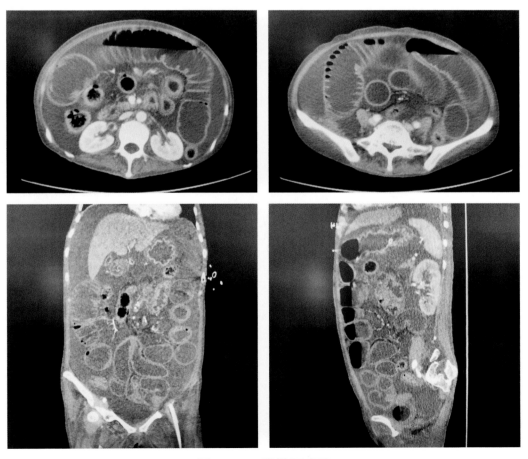

图13-120　腹部CT表现

特殊（图13-123）。故决定行手术治疗。术中见回盲部肠管粘连成团，并与盆腔粘连，彻底分离粘连后行回肠造口、肠排列术（图13-124），术后2周痊愈出院。出院诊断：肠梗阻，重度营养不良伴消瘦，贫血，低蛋白血症，放疗后骨髓抑制，放射性肠炎。

◆ **诊疗思路：**

（1）本患者有妇科肿瘤手术及放疗史，且因肠梗阻在我科就诊，诊断肠梗阻明确。

（2）本次住院有重度营养不良、贫血、骨髓抑制及无法行走表现，BMI 13.67kg/m^2，因此，对本患者的治疗重点首先在于纠正营养不良、恢复

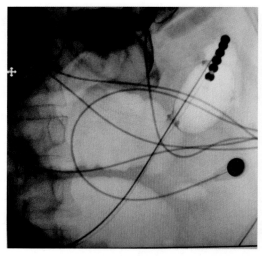
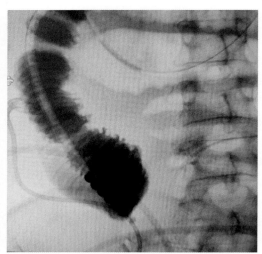

图13-121　放置肠梗阻导管并造影

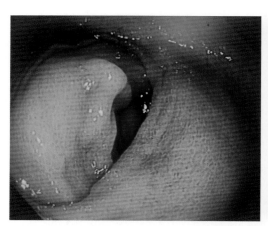
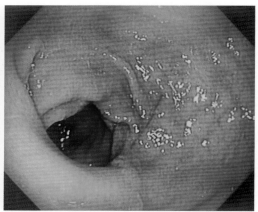

图13-122　电子结肠镜图片

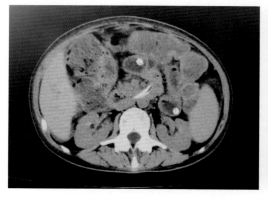
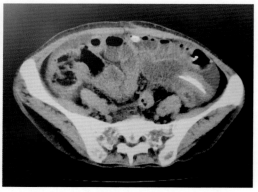

图13-123　治疗40天后复查腹部CT表现

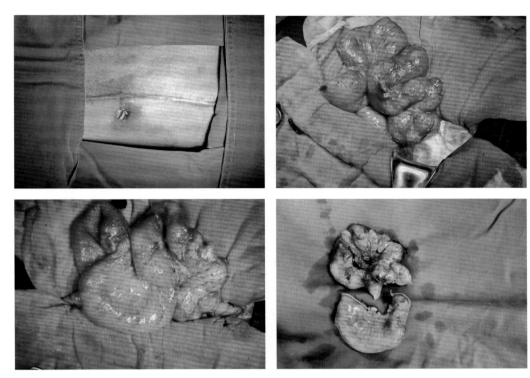

图13-124 术中所见

体能。

（3）通过放置肠梗阻导管，抽吸出大量消化液，可明显减轻肠腔及腹腔压力，减轻细菌易位，同时，可给予肠内营养乳剂口服，对恢复肠道功能起到促进作用。

（4）在充分的预康复前提下，患者的腹水、营养、贫血、体能状况得到了非常好的改善，故行手术治疗。

（5）术中选择了小肠造口，小肠造口可快速进食，进行经口饮食，最大限度地减少液体的输注，避免发生心力衰竭的同时，可有效地防止肠瘘的发生，对此类患者是一种非常好的选择。

综合分析，本患者放疗后肠梗阻，致严重营养不良，救治难度极大。对于此类患者，一方面纠正营养不良的状态，另一方面采取手术治疗。由于放疗后肠管质量差，所有肠管水肿严重，在切除部分质量较差的肠管后，不宜做肠管的吻合，故选择小肠造口，在避免了吻合口瘘发生风险的同时，可快速进行肠内营养。

病例28 胃窦肿瘤导致幽门梗阻

患者男性，67岁，因"上腹部胀满伴乏力、消瘦20天余"于2022年1月7日入院。患者于20天前无明显诱因出现上腹部胀满不适，进食后明显，伴乏力纳差、反酸烧心、恶心，无呕吐，未出现发热症状，体重下降明显，约降低4kg，遂来我院就诊，故门诊以"消瘦原因待查"收住。既往患有2型糖尿病13年，使用甘舒霖控制可，于2019年行腹股沟疝修补术。

体格检查：T 36.5℃，P 82次/分，R 17次/分，BP 121/62mmHg，身高174cm，体重65kg，BMI 21.5kg/m^2，神志清晰，精神欠佳，呼吸平稳，发育正常，体型偏瘦，营养一般，正常面容，表情自然，步入病房，自主体位，反应迟钝，查体合作。皮肤、头颈部、心肺（-），腹部平坦，腹壁未见胃肠型及蠕动波，右侧腹股沟区可见一手术瘢痕，腹肌柔软，肝脾肋下未触及，上腹部近剑突处有压痛，无反跳痛，叩诊呈鼓音，墨菲征（-），听诊肠鸣音4次/分，未闻及气过水声，移动性浊音（-）。

实验室检查：血常规、肝功能、离子测定、病毒系列、凝血系列无特殊。糖化血红蛋白8.60%。肾功能：GLU 12.23mmol/L，UA 191μmol/L。肿瘤系列：CEA 3.960ng/ml。尿常规：葡萄糖（+），尿蛋白（-）。粪常规：隐血（+）。

影像学资料：全腹彩超示肝内实性占位（肝血管瘤），胆囊、胰腺、脾、双肾声像图未见异常。全腹CT（平扫）示胃大弯侧、胃小弯侧、胃窦部不均匀增厚（最厚处超过28mm），结合强化，多考虑胃癌，并胃周、后腹膜区小淋巴结（图13-125）。电子胃镜示胃腔内大量食物潴留，胃角/胃窦变形，呈弥漫性充血水肿，斑结节样改变，后壁及大弯侧见深凹溃疡（约10mm深），覆污苔，于胃窦部取6块组织活检（图13-126）。病理活检：（胃窦）低分化腺癌，局灶呈印戒细胞癌。

诊疗经过：患者因"上腹部胀满伴乏力、消瘦20天余"就诊本院，近20天体重持续下降约4kg，进食后上腹部饱胀感明显，结合辅助检查，诊断"胃窦癌（低分化腺癌，局灶呈印戒细胞癌，cT4N2M0），幽门梗阻"。患者住院后呕吐逐渐加重，呕吐出大量胃内容物，放置鼻胃管后吸出约800ml消化液；考虑肿瘤周围组织分界不清，淋巴结肿大，手术效果不佳，故与家属沟通后行新辅助化疗（FLOT方案），但患者幽门梗阻，无法进食，决定先行放置鼻肠营养管（图13-127）、肠内营养＋肠外营养联合治疗，患者精神状况较前明显好转，开始了FLOT新辅助化疗，患者呕吐症状逐渐减轻，并可开始经口进食。

行3个疗程FLOT方案化疗后评估化疗效果，CEA 2.9ng/ml。全腹CT：胃大弯侧、胃小弯侧胃壁不均匀肥厚，最厚处约21mm，胃周、后腹膜区见多发小淋巴结（图13-128）；电子胃镜：胃底可见较多食物残渣潴留，黏膜充血水肿，胃体黏膜充血水肿明显，上部后壁可见凹陷性病灶，表面发红，与之前胃镜比较病灶明显缩小（图13-129）。综合考虑，FLOT方案对患者有明显效果，肿瘤较前显著变小，周围间隙清楚，患者已开始进半流质饮食，体重保持不变，遂决定行手术治疗。术中见胃小弯侧、胃窦部异常，肿瘤较大，周围淋巴结肿大，故决定行"全胃切除＋胆囊切除＋食管空肠吻合术"（图13-130），术后病理提示（胃窦）溃疡型低分化腺癌，局灶可见印戒细胞癌，AJCC pT3N1，CD34（提示脉管侵犯），CK8/18（＋），D2-40（提示淋巴管侵犯），S-100单（提示神经侵犯）；故术后继续予以FLOT方案化疗。最终诊断：胃恶性肿瘤（溃疡型低分化腺癌，局灶可见印戒细胞癌，AJCC pT3N1），幽门梗阻。

◆ 诊疗思路：

（1）胃窦部肿瘤为引起幽门梗阻的常见原因，

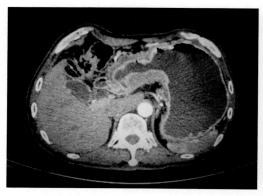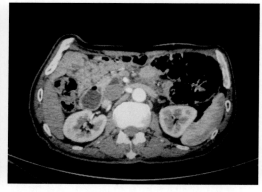

图13-125 腹部CT表现

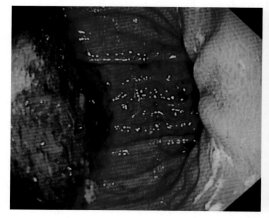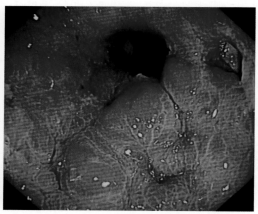

图13-126 电子胃镜图片

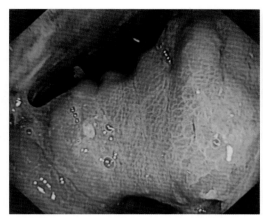
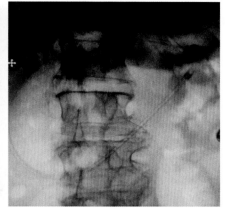

图 13-127　经内镜放置鼻肠营养管

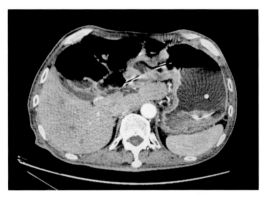
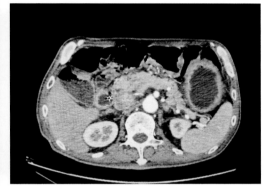

图 13-128　3 个疗程新辅助化疗后的 CT 图

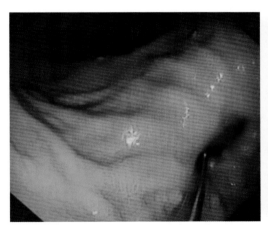
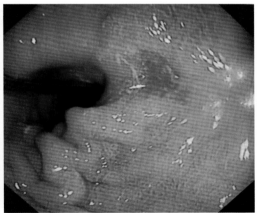

图 13-129　3 个疗程新辅助化疗后的电子胃镜图

电子胃镜可快速诊断。

（2）对于临床考虑 T4 期的肿瘤患者，术前新辅助化疗常能获益；同时，放置鼻肠营养管进行肠内营养，可快速纠正营养不良，降低手术风险。

（3）本患者在经过营养治疗及新辅助化疗后，成功完成了胃癌根治手术，治疗效果满意。

综合分析：胃窦部肿瘤为导致幽门梗阻的常见病因，手术治疗为此类患者的有效方法。随着化疗技术的发展新辅助治疗联合肠内管并可有效提高术前营养，缩小肿瘤，提高手术疗效。

病例 29　术后早期炎性肠梗阻

患者女性，50 岁，因"子宫切除术后 2 周，伴腹痛、腹胀、恶心、呕吐"于 2022 年 4 月 8 日入

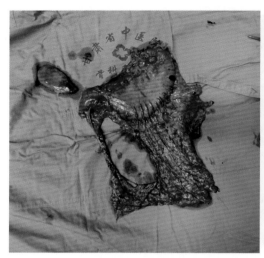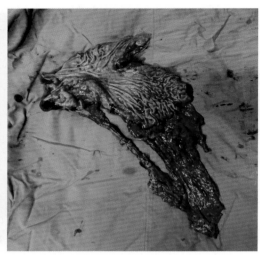

图 13-130　术后大体标本

院。患者于2周前因子宫内膜癌行子宫内膜癌根治术，术后恢复满意，开始排气、排便，开始进食后出现腹痛，呈间歇性胀痛，恶心、呕吐、伴有肛门停止排气排便，当时考虑术后肠梗阻，给予胃肠减压、抗感染、补液、对症等治疗，未见明显好转，故转我科就诊，门诊以"肠梗阻"收住。既往于2016年因直肠癌行直肠癌根治术（Dixon术）。

体格检查：T 36.6 ℃，P 95次/分，R 20次/分，BP 97/64mmHg，身高163cm，体重62kg，BMI 23.3kg/m²，神志清晰，精神尚可，呼吸平稳，发育正常，体型正常，营养中等，面色萎黄，表情痛苦，步入病房，被动体位，表达自如，查体合作。皮肤、头颈部、心肺（－）。腹部微膨隆，可见肠型，无胃型，下腹部正中有一长约15cm的手术瘢痕，并可见多处长约1cm的手术瘢痕，腹软，下腹部有轻微压痛，尤以右下腹部疼痛明显，无反跳痛，叩诊呈鼓音，听诊肠鸣音亢进，可闻及气过水声。

实验室检查：尿常规、病毒系列无特殊。血常规：RBC 4.28×10¹²/L，Hb 126g/L，HCT 39.30%。

生化全项：CREA 33μmol/L，UA 96μmol/L，ALT 210 U/L，AST 151U/L，Fe²⁺ 6.10μmol/L。凝血系列：FIB 4.56 g/L，FDP 7.70μg/ml，DD 1.90mg/L。

影像学资料：全腹彩超示胆囊壁毛糙、胆囊腔内胆泥形成，腹水，盆腔偏右侧囊性区。全腹CT示胆囊泥沙样结石，部分小肠肠管扩张、积液，考虑肠梗阻可能（图13-131）。

诊疗经过：患者因"子宫切除术后2周，伴腹痛、腹胀、恶心、呕吐"就诊本院，2周前有妇科手术史，术后恢复排气、排便，开始进食出现腹痛，腹胀，恶心、呕吐，肛门停止排气排便的情况，结合辅助检查，考虑"术后早期炎性肠梗阻"，故给予禁食水、肠梗阻导管置入（图13-132）、全胃肠外营养、生长抑素持续泵入、地塞米松静脉注射、对症等治疗，经治疗10天后患者排气、排便恢复正常，恶心、呕吐症状减轻。复查腹部立位X线片：见肠梗阻导管置入深度约200cm，无法向前移动，造影见远端肠管显影，对比剂进入大肠（图13-133），故留置肠梗阻导管，逐渐开始肠内营养，

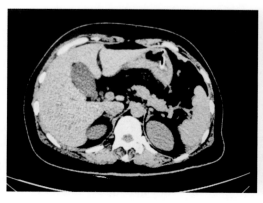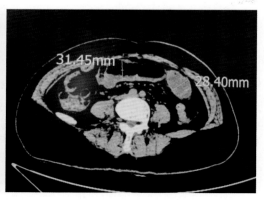

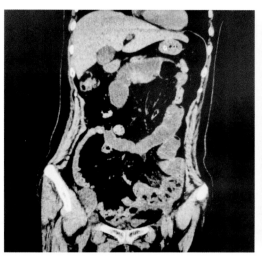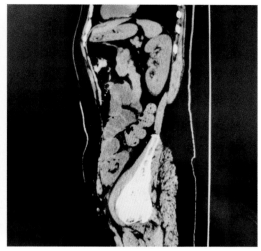

图13-131　全腹CT

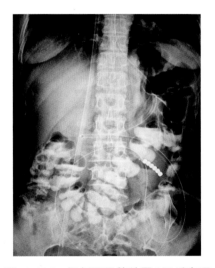

图13-132　肠梗阻导管放置3天后表现

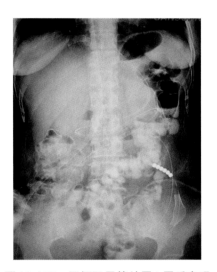

图13-133　肠梗阻导管放置1周后表现

患者带管出院，出院1个月后拔除经鼻型肠梗阻导管。最终诊断：术后早期炎性肠梗阻。

◆ 诊疗思路：

（1）本患者具有典型的术后早期炎性肠梗阻的特点：近期腹部手术史；肠蠕动曾一度恢复，并有排气、排便，恢复饮食后出现恶心、呕吐等肠梗阻症状，且逐渐加重。

（2）术后早期炎性肠梗阻的治疗应以非手术治疗为主，包括禁食、胃肠减压、抑制消化液分泌、纠正水和电解质紊乱与酸碱失衡、监测生命体征、营养支持等。

（3）经鼻型肠梗阻导管可有效减轻肠腔压力、减轻水肿，对此类患者有非常好的利用价值，有效避免了二次手术。

综合分析：本例患者诊断术后早期炎性肠梗阻

明确，本患者一经诊断，应积极非手术治疗，避免盲目手术。

病例30　外伤肠破裂导致肠梗阻

患者女性，55岁，因"撞击后致腹部疼痛不适1周，加重1天"于2021年10月12日入院。患者于入院前1周在骑电动车时不慎摔倒，撞击腹部，出现全腹疼痛，当时无意识丧失、大小便失禁，就诊于当地医院急诊科，给予对症治疗后疼痛缓解，回家休养。其间上述症状加重，伴大便不通，恶心、呕吐，遂去当地医院住院治疗，1天前腹痛、腹胀症状加重，并出现恶心、呕吐不适，急查全腹CT考虑肠梗阻、胆囊大。腹部立位X线片：肠管扩张；故转我院就诊，门诊以"腹痛"收住入科。

体格检查：T 36.9℃，P 122次/分，R 20次/分，

BP 89/57mmHg，身高160cm，体重68kg，BMI 26.6 kg/m²，呈嗜睡状，呼之可应，发育正常，营养良好，急性病容，查体合作。皮肤、头颈部、肺（－）。心率122次/分，心律失常。腹部膨隆，未见胃肠型及蠕动波，未见腹壁静脉曲张，腹欠软，上腹部近剑突及右上腹部压痛明显，无反跳痛，叩诊呈鼓音，听诊肠鸣音未闻及。

实验室检查：尿常规、病毒系列无特殊。血常规：WBC 16.04×10⁹/L，NEUT% 83.70%，MONO% 1.20%，NEUT# 13.42×10⁹/L，LYMPH# 15.00%，Plt 403×10⁹/L。生化全项：GLU 10.18mmol/L，BUN 12.37mmol/L，CO₂-CP 20mmol/L，TP 60.5g/L，ALB 32.2g/L，A/G 1.1，TBIL 28.87μmol/L，DBIL 12.72μmol/L，SOD 89U/ml，Fe²⁺ 2.20μmol/L，Zn²⁺ 7.85mmol/L，P³⁺ 2.05mmol/L，Ca²⁺ 2.09mmol/L。凝血系列：FIB 8.73g/L，FDP 13.10μg/ml，DD 3.43mg/L。肿瘤系列：CA 125 99.060U/ml。

影像学资料：常规心电图检查示窦性心动过速，ST段改变。全腹彩超示腹水（少量，必要时进一步检查），脾实质回声增粗（患者腹腔积气显著，配合欠佳，各器官探查欠满意）。

诊疗经过：患者因"撞击后致腹部疼痛不适1周，加重1天"就诊本院，入院查体腹部膨隆，腹欠软，上腹部近剑突及右上腹部压痛明显，无反跳痛，叩诊呈鼓音，听诊肠鸣音未闻及；结合辅助检查，考虑"腹腔感染并肠梗阻、感染性休克"，故急诊行剖腹探查术，术中见腹腔内有大量消化液积聚，满布腹腔，吸引器吸尽消化液，约1000ml，小肠扩张明显（图13-134），见距离屈氏韧带150cm处小肠有两处破裂，有消化液流出，周围肠管水肿、颜色发黑，破口近端肠管扩张，故行破裂小肠部分切除、肠吻合术，术中放置经鼻型肠梗阻导管

至吻合口远端，大量温盐水彻底冲洗腹腔并行小肠排列术后结束手术。术后给予抗感染、抗休克、补液、肠外营养、纠正低蛋白血症等治疗，患者胃肠功能恢复慢，术后6天排气。全胸腹CT检查示双侧少量胸腔积液，伴双肺下叶部分膨胀不全并渗出；肠梗阻置管减压术后改变；腹水、盆腔积液（少量）并盆腔引流管留置（图13-135）。9天排便，术后2周拔除肠梗阻导管后出院。出院后2周复诊见恢复满意，腹部立位X线片未见异常（图13-136）。术后病理回报：（部分肠管切除标本）（小肠）符合肠破裂伴肠壁全层化脓性炎及肠系膜组织化脓性炎，肠系膜淋巴结3枚，呈反应性增生。最终诊断：感染性休克，肠破裂，腹腔感染，肠梗阻，低蛋白血症。

◆ 诊疗思路：

（1）该患者外伤后1周入院，入院即呈休克状态，肠梗阻是由于肠破裂导致腹膜炎引起的麻痹性肠梗阻。

（2）对于腹腔感染并肠梗阻、感染性休克的患者，入院急诊手术是必要的，在肠破裂肠管质量不佳的情况下，不做肠管修补，直接切除肠管，效

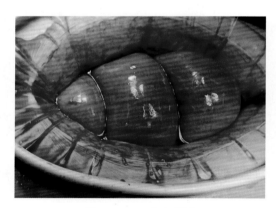

图13-134 术中所见

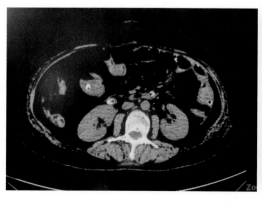
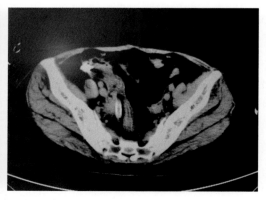

图13-135 腹部CT

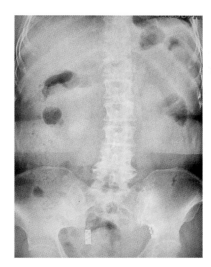

图 13-136　腹部立位 X 线片

果好。

综合分析：腹腔感染为引起麻痹性肠梗阻的原因，患者出现感染性休克表现，故急诊手术。切除坏死肠管，清除腹腔感染后患者快速康复，因此，去除引起梗阻病因才是治疗肠梗阻的有效方法。

病例31　胆石性肠梗阻

患者男性，65岁，因"间断心前区疼痛5天，加重伴呕吐3天"于2022年7月25日入院。患者5天前食肉后出现胃脘不适，次日出现间断心前区闷痛，无大汗淋漓，无肩背部放射痛，无一过性黑矇及晕厥，自行服用药物（具体不详）后恶心、呕吐症状有所减轻，心前区闷痛症状仍间断发作，遂来我院就诊，门诊以"冠状动脉粥样硬化性心脏病"收住入心内科。

体格检查：T 37.0℃，P 95次/分，R 16次/分，BP 86/64mmHg，身高170cm，体重70kg，BMI 24.2 kg/m²，神志清晰，精神可，心前区轻度闷痛，呼吸平稳，发育正常，体型微胖，营养中等，正常面容，表情自然，自行步入病房，自主体位，表达自如，查体合作。皮肤、头颈部、肺（-）。心前区无隆起，心界不大，心率95次/分，心律失常。腹壁柔软，外形对称，外观平坦，无胃肠蠕动波、皮疹、色素、条纹、瘢痕、静脉曲张、无腹部肿块、压痛、反跳痛、液波震颤。听诊肠鸣音正常，无振水声、血管杂音。

实验室检查：血常规示 WBC 18.32×10⁹/L，NEUT% 78.80%，NEUT# 14.43×10⁹/L，RBC 5.82×10¹²/L，Plt 468×10⁹/L。生化全项：GLU 17.68 mmol/L，BUN 30.99mmol/L，CREA 391μmol/L，UA 764μmol/L，TBIL 55.99mol/L，DBIL 11.15μmol/L，IBIL 44.84μmol/L，LDH 265U/L，Na⁺ 183.78μmol/L。凝血系列：PT 14.50秒，APTT 19.10秒，FDP 23.20 μg/ml，DD 5.98mg/L。尿常规：尿蛋白（+），尿胆原（+），隐血（+++）。胃液常规：隐血（+）。肿瘤系列：TPSA 4.690ng/ml。

影像学资料：心电图示窦性心律，电轴右偏，窦性心动过速，下壁心肌梗死，ST-T改变。全腹彩超示餐后胆囊、胆囊结石（多发）；胃潴留。腹部立位 X 线片示腹部部分肠管积气（图13-137）。胸部+全腹 CT（平扫+增强+成像）示双肺轻度间质性改变，肺气肿；胆囊、胃窦异常改变，多考虑胆囊结石，胆囊-胃窦瘘（Bouveret综合征）并胃腔、十二指肠及空肠内异位结石；近端小肠梗阻（图13-138）。

诊疗经过：患者因"间断心前区疼痛5天，加重伴呕吐3天"就诊于我院心内科，既往体健。入院查体并结合辅助检查，考虑"冠状动脉粥样硬化性心脏病，腹痛待查"，入院后给予阿托伐他汀钙片、硫酸氢氯吡格雷片，在排除心内科疾病后请我科会诊，会诊后以"肠梗阻、胆囊结石、冠状动脉粥样硬化性心脏病"转入我科，入我科后再次行全腹 CT 检查，考虑胆石性肠梗阻，故决定性行腹腔镜探查，术中见肝下大网膜粘连，胆囊未见，肠间隙有淡脓性分泌物，自屈氏韧带80cm处肠管明确充血水肿，局部见脓苔附着，肠管浆膜未见破溃，以远肠管未见明显异常，于屈氏韧带以下50cm处，探及肠管内异物，可以上下活动，结合术前CT检查考虑肠腔内结石，遂切开肠管后取出椭圆结石（约2.6cm×2.3cm）一枚（图13-139），探查其余部

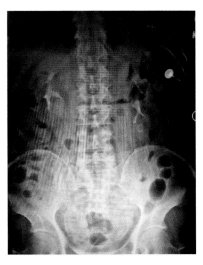

图 13-137　腹部立位 X 线片

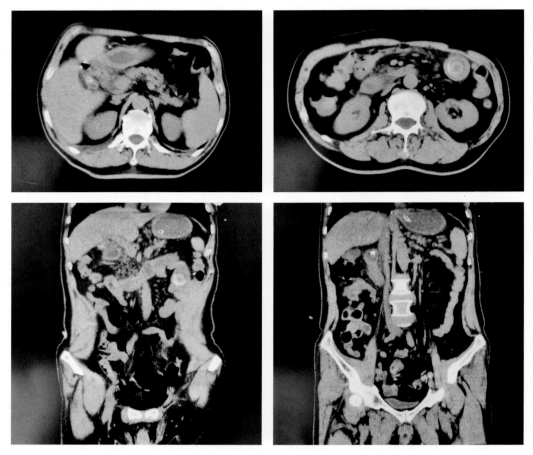

图13-138 全腹CT检查

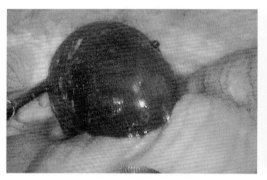 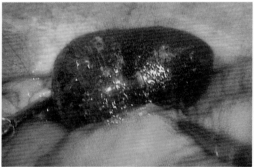

图13-139 切开小肠后取出的胆石

位未见异常，故缝合小肠切口，结束手术。术后30小时排气、52小时排便。最终诊断：肠梗阻，小肠胆石，冠状动脉粥样硬化性心脏病，胆囊结石。

◆ **诊疗思路：**

（1）胆石性肠梗阻的临床发病率逐渐减少，其发生与胆道结石有关，如胆囊-胃瘘、胆囊-十二指肠瘘，胆石进入消化道引起梗阻，故其胆道系统结石病史在疾病诊断中具有非常高的价值。

（2）腹部CT检查可见胆石影，基本可以确诊。

（3）手术是治疗胆石性肠梗阻非常重要的手

段，一旦出现肠梗阻，应积极手术治疗，去除肠道内结石即可解除梗阻。

综合分析：胆石性肠梗阻好发于胆道结石患者，故询问病史非常重要，腹部CT有很高的诊断价值，一旦确诊，应积极手术治疗，取出结石。

病例32 消化道穿孔导致肠梗阻

患者男性，48岁，因"持续性腹痛伴恶心、呕吐及肛门停止排气排便20天"于2022年8月12日入院。患者于入院前20天无明显诱因出现腹部疼痛，呈持续性胀痛，伴有恶心，呕吐，呕吐物为胃内容物，并出现肛门停止排气排便，无发热不适，遂去当地医院住院治疗，考虑肠梗阻，给予对症治疗后呕吐症状明显缓解，其余症状无明显改善，故来我院就诊，门诊以"肠梗阻"收住入科。2008年因外伤致脾破裂行脾切除术。

体格检查：T 36.2℃，P 90次/分，R 20次/分，BP 116/72mmHg，身高168cm，体重65kg，BMI 23.0kg/m²，神志清晰，精神尚可，发育正常，营养中等，正常面容，表情痛苦，自主体位，步入病房，查体合作。皮肤、头颈部、心肺（－）。腹部稍膨隆，下腹部可见明显肠型，未见蠕动波，左上腹部可见一长约15cm的手术瘢痕，腹肌柔软，腹部无明显压痛及反跳痛，叩诊呈鼓音，听诊肠鸣音弱。

实验室检查：尿常规、病毒系列、肿瘤系列无特殊。血常规：WBC $11.02×10^9$/L，NEUT% 86.00%。生化全项：TP 60.4g/L，ALB 30.6g/L，Fe^{2+} 3.40μmol/L，Zn^{2+} 9.70mmol/L，Na^+ 132mmol/L，Cl^- 90.59mmol/L。

感染三项：CRP 214.91mg/L，PCT 0.55ng/ml，SAA 273.40mg/L。凝血系列：FIB 8.10g/L，FDP 9.00μg/ml，DD 1.99mg/L。

影像学资料：常规心电图检查示窦性心动过速，ST段改变。全腹彩超示腹腔肠管广泛性扩张（多考虑肠梗阻）。腹部立位X线片（自带）示膈下可见新月形游离气体影，可见阶梯样气液平面（图13-140）。全腹CT示双侧膈下游离气体密度影，请结合临床考虑除外空腔脏器穿孔，小肠梗阻征象（图13-141）。

诊疗经过：患者因"持续性腹痛伴恶心、呕吐及肛门停止排气排便20天"就诊本院，入院查体腹部稍膨隆，下腹部可见肠型，既往有手术史，结合辅助检查，考虑"肠梗阻、消化道穿孔？、低蛋白血症、低钠血症"，患者发病时间较长，无发热，无腹膜刺激征表现，故决定行非手术治疗，给予禁食水、抗感染、抑酸护胃、肠外营养、胃肠减压、对症等治疗；经72小时治疗，患者出现排便、排

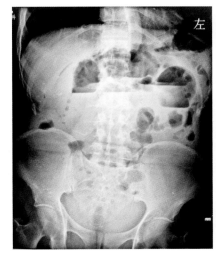
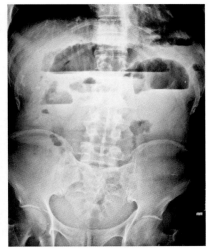

图13-140　腹部立位X线片

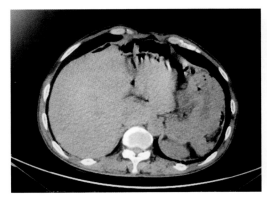
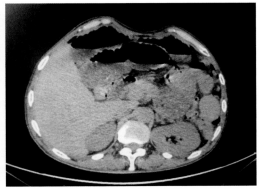

图13-141　腹部CT表现

气表现，但腹胀无明显改善，复查腹部立位X线片示膈下未见明显游离气体，中下腹区多发不规则气液平面（图13-142）。故在胃镜引导下放置肠梗阻导管，见胃角有一约0.6cm的溃疡，底覆白苔（图13-143）；放置肠梗阻导管后继续给予对症治疗，并调整肠梗阻导管位置（图13-144），消化液吸出量从400ml逐渐减少，放置1周后肠梗阻导管深度达260cm，患者腹胀基本消失，开始经口进食，进食后无不适，遂停止液体治疗，完全经口进食，观察1周后带管出院。最终诊断：肠梗阻，消化道穿孔，低蛋白血症，低钠血症，胃溃疡。

◆ 诊疗思路：

（1）本患者腹部X线片提示有膈下游离气体，故考虑空腔器官穿孔导致肠梗阻。

（2）患者无腹膜刺激征表现，故选择非手术治疗，放置经鼻型肠梗阻导管后好转出院。

（3）此患者虽经非手术治疗缓解，由于前期有脾切除手术史，加上空腔器官穿孔引起的腹膜炎导

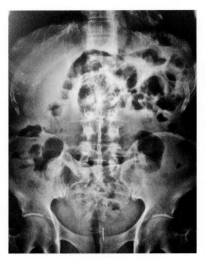

图13-142　腹部立位X线片

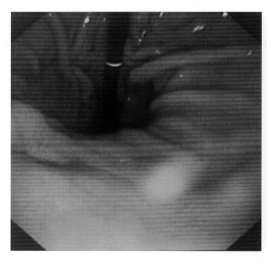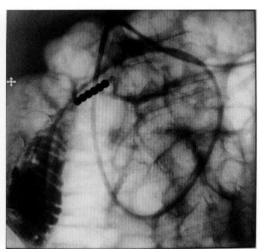

图13-143　胃镜检查图（胃角溃疡）及放置肠梗阻导管时X线表现

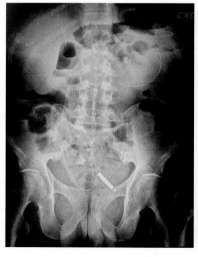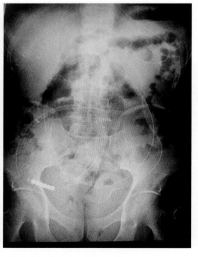

图13-144　调整肠梗阻导管位置后腹部X线图片

致梗阻，后期再次梗阻的可能不排除。

综合分析：本患者为空腔器官穿孔所致肠梗阻，因发病时间长，无急诊手术指征，故选择非手术治疗。治疗效果满意。因此，临床上对于此类患者，非手术治疗可取，但二次梗阻的发生率较高。

病例33　乙状结肠扭转腹腔镜手术治疗

患者女性，69岁，因"间断性左下腹疼痛3天"于2021年7月16日入院。患者于3天前无明显诱因出现左下腹疼痛，呈间歇性刀割样疼痛，伴有恶心，无呕吐、发热，并出现肛门停止排气、排便，遂去当地医院就诊，给予灌肠等对症治疗后未见缓解，故来我科就诊，门诊以"肠梗阻"收住我科。既往有高血压病史，口服硝苯地平控释片控制可。

体格检查：T 36.4℃，P 87次/分，R 21次/分，BP 167/107mmHg，身高157cm，体重62kg，BMI 25.1kg/m²，神志清晰，精神尚可，呼吸平稳，发育正常，营养中等，面色正常，平车推入病房，被动体位，表达自如，查体合作。皮肤、头颈部、心肺（−）。腹部微膨隆，未见胃肠型及蠕动波，腹肌柔软，左下腹部有压痛，无反跳痛，叩诊呈鼓音，听诊肠鸣音弱（图13-145）。

实验室检查：尿常规、病毒系列无特殊。血常规：WBC 9.46×10⁹/L，NEUT% 82.00%。生化全项：TBIL 37.67μmol/L，IBIL 31.13μmol/L，CK 194U/L，CK-MB 33U/L，Zn²⁺ 10.49μmol/L，Na⁺ 134.64mmol/L，Cl⁻ 97.86mmol/L。凝血系列：APTT 19.60sec，FDP 11.1μg/ml，DD 3.76mg/L。肿瘤系列：CEA 3.910 ng/ml。

影像学资料：常规心电图检查示窦性心律，电轴正常，ST段改变。全腹彩超示双肾囊肿，右下腹肠间隙积液。胸部正位＋腹部立位X线片：右肺下野钙化结节，右侧胸膜增厚、粘连，肠梗阻征象

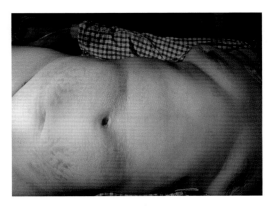

图13-145　腹部形态

（"马蹄"征）（图13-146）。腹部CT示乙状结肠异常改变伴横结肠明显扩张积气，多考虑乙状结肠扭转可能（"漩涡"征），双肾囊肿，少量腹水、盆腔积液（图13-147）。

诊疗经过：患者因"间断性左下腹疼痛3天"就诊本院，既往有高血压史，入院查体左下腹疼痛，腹部微膨隆，结合辅助检查，考虑"乙状结肠扭转"，故急诊行腹腔镜探查术，术中见乙状结肠扭转，扭转肠管颜色正常，轻度水肿，故行腹腔镜下乙状结肠扭转复位固定术，将乙状结肠复位后观察肠管颜色，血供正常后，将乙状结肠与左下腹腹壁固定（图13-148）。术后给予抗感染、对症治疗，5天后痊愈出院。最终诊断：乙状结肠扭转，肠梗阻，原发性高血压。

◆ 诊疗思路：

（1）本患者腹部立位X线片提示"马蹄"征，腹部CT提示"漩涡"征，可快速诊断肠扭转。

（2）乙状结肠扭转应急诊手术，本患者选择腹

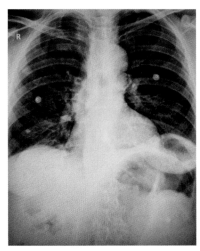

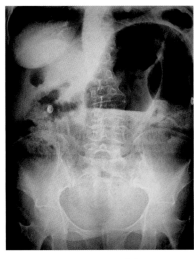

图13-146　胸部正位＋腹部立位X线片

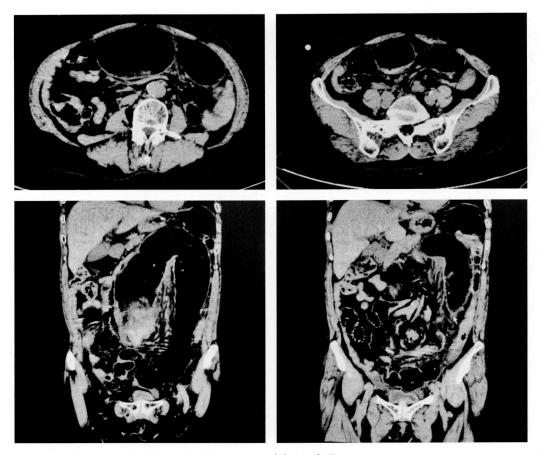

图 13-147　腹部 CT 表现

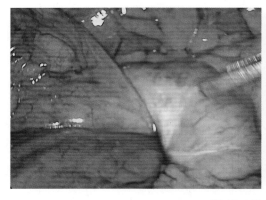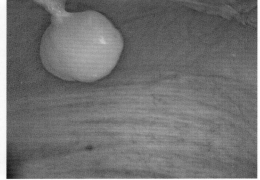

图 13-148　术中情况

腔镜下手术，发现肠管血运正常，故选择扭转复位＋肠管固定术，术后恢复满意。

综合分析："马蹄"征为乙状结肠扭转的特有征象，一旦诊断乙状结肠扭转应急诊手术。当肠管血运无异常时，选择扭转复位＋肠管固定术是一种较简便的术式，但术后复发率较高。

病例34　粘连内疝导致梗阻

患者女性，33岁，因"下腹部疼痛伴恶心、呕吐1天"于2020年11月18日入院。患者于入院前1

天无明显诱因出现腹部疼痛，呈持续性绞痛，疼痛难忍，伴有恶心，呕吐，呕吐物为胃内容物，并出现肛门停止排气排便，遂去当地医院就诊，给予抗感染、护胃、对症治疗后上述症状明显缓解，回家后上述症状再次发作，故来我院就诊，门诊以完全性肠梗阻收住，既往于6年前行剖宫产术。

体格检查：T 37.5℃，P 97次/分，R 20次/分，BP 105/87mmHg，身高165cm，体重55kg，BMI 20.2kg/m²，神志清晰，精神差，呼吸平稳，发育正常，体型偏瘦，营养中等，面色萎黄，表情痛苦，强迫体位。皮肤、头颈部、心肺（－）。下腹部明显膨隆，可见一长约10cm的陈旧性剖宫产切口，可见肠型，无胃型及蠕动波，腹肌欠柔软，下腹部明显压痛及反跳痛，叩诊呈鼓音，肠鸣音弱（图13-149）。

实验室检查：血常规示WBC 25.70×10⁹/L，NEUT% 91.90%。生化全项：ALB 32.70g/L，ALP 26U/L，Zn²⁺ 2.98mmol/L，Ca²⁺ 1.98mmol/L。感染三项：CRP 15.94mg/L，SAA 330.10mg/L。凝血系列：PT 16.40秒，FDP 14.90μg/ml，DD 4.21ng/L。

影像学资料：全腹彩超示肝外胆管上段扩张，左肾囊肿，前列腺增生，腹水，腹腔内肠管广泛性扩张。胸部正位、腹部立位X线片示未见明显异常（图13-150）；腹部CT：右下腹肠管异常聚集，伴肠管扩张、积液，邻近脂肪间隙渗出，考虑小肠扭转（图13-151）。

诊疗经过：患者因"下腹部疼痛伴恶心、呕吐1天"就诊本院，既往有剖宫产手术史，入院查体下腹部明显膨隆，可见一长约10cm的陈旧性剖宫产切口，可见肠型，无胃型及蠕动波，腹肌欠柔软，下腹部可触及明显压痛及反跳痛，叩诊呈鼓音，肠鸣音弱，结合辅助检查，考虑完全性肠梗阻，故急诊行手术治疗。术中见腹腔有少量暗红色血性液体溢出，可见子宫底与原剖宫产切口下方左侧腹膜形成致密粘连，子宫侧壁与腹膜形成一明显间隙，部分回肠从此间隙疝入，疝入小肠肠系膜明显扭曲，高度充血水肿，小肠及系膜呈暗黑色，腹腔吸出血性液体约800ml，松解子宫底部与腹膜之间粘连后，将扭转肠管复位，可见肠系膜明显发黑并大量血栓形成，故行小肠切除吻合术（共切除坏死肠管60cm）后结束手术（图13-152）。术后给予抗感染、肠外营养等治疗，术后40小时排气、72小时排便。术后1周痊愈出院。术后病理回报：小肠坏死。最终诊断：腹腔内疝，小肠扭转，小肠坏死，完全性肠梗阻，腹腔粘连。

◆ 诊疗思路：

（1）本患者发病时间短，但腹痛症状重，感染重，诊断为完全性肠梗阻，一经诊断，应立即手术

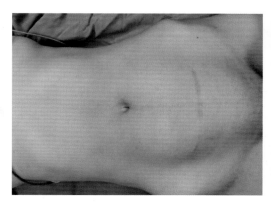
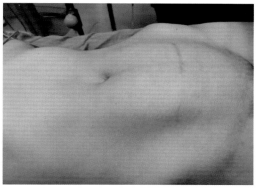

图13-149　腹部形态

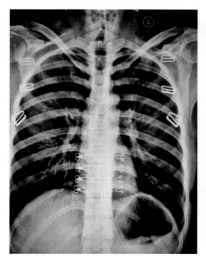
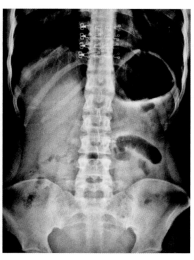

图13-150　胸部正位，腹部立位X线片

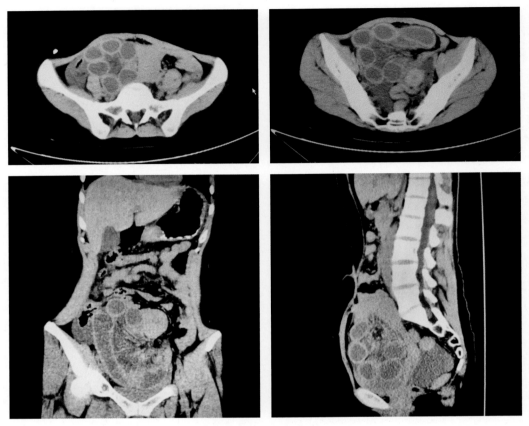

图13-151 腹部CT表现

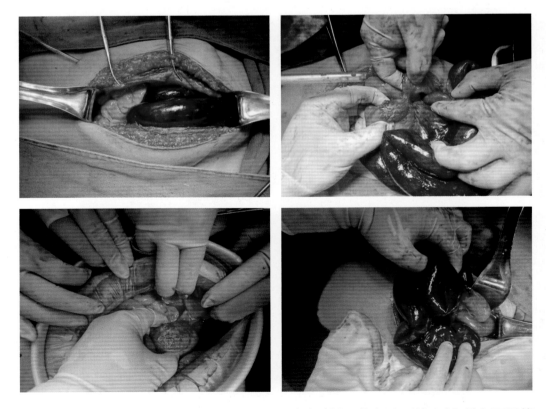

治疗。

（2）术中发现为粘连导致内疝形成，并出现小肠扭转，导致肠管缺血，因此，术中判断肠管活力

非常关键，若失活，则迅速切除坏死肠管，效果好。

（3）腹部CT对诊断肠扭转具有非常高的价值。

综合分析：本患者为急性肠梗阻。完全性肠梗

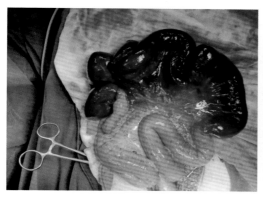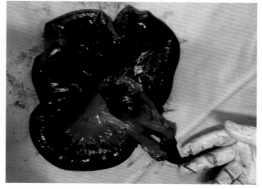

图13-152　术中所见

阻、绞痛性肠梗阻，一旦确诊，应立即手术，术中判断肠管活力对手术医师是一项挑战。

病例35　腹腔结核导致腹腔脓肿引起肠梗阻

患者男性，36岁，因"腹痛、腹胀、恶心、呕吐，伴肛门停止排气排便半年，加重1周"入院。入院前半年出现腹部疼痛，呈间歇性胀痛，伴有恶心、呕吐，吐出物为胃内容物，并有肛门停止排气排便的表现，遂去当地医院就诊，给予对症治疗后好转，但常于进食过量后发作。1周前进食大量牛肉后再次出现上述症状，腹胀严重，无法忍受，故来我院就诊，门诊以"腹痛"收住。发病半年体重减轻20kg；既往患有肺结核病史，并口服抗结核药物半年后停药。

查体：T 37.2℃，P 89次/分，R 19次/分，BP 85/61 mmHg，身高165cm，体重40kg，BMI 14.6kg/m²；神志清晰，精神差，消瘦貌，面色苍白，营养不良，轮椅推入病房，皮肤、头颈部、心肺（-）。腹部膨隆，无胃肠型及蠕动波，腹软，全腹无明显压痛及反跳痛，墨菲征（-），移动性浊音（-），肠鸣音弱。

实验室检查：结核抗体、凝血系列、病毒系列、肿瘤系列无特殊。血常规：NEUT% 93.20%，RBC 3.44×10¹²/L，Hb 101g/L。生化全项：BUN 8.31mmol/L，CREA 30μmol/L，ALB 22.4g/L，K⁺ 3.43mmol/L，Na⁺ 122.82mmol/L，Cl⁻ 90.06mmol/L，Ca²⁺ 1.69mmol/L；ESR 31ml/h。感染三项：CRP 11.49 mg/L，PCT 33.83ng/ml。

影像学资料：腹部彩超示腹腔内以囊性为主混合性占位；腹水（少量）（图13-153）。胸部正位、腹部立位X线片：右肺上野结核后遗改变，右侧胸膜炎，少量积液，肠梗阻征象（左中上腹、右腹区见多个大小不等气液平面，下腹部实密），请结合临床（图13-154）。全腹CT示腹部肠管扩张并气液平面，考虑肠梗阻（图13-155）。

诊疗经过：患者因"腹痛、腹胀、恶心、呕吐，伴肛门停止排气排便半年，加重1周"就诊本院，既往有肺结核病史，入院查体腹部膨隆，无胃肠型及蠕动波，腹软，全腹无明显压痛及反跳痛，肠鸣音弱，结合辅助检查，考虑"肠梗阻，腹

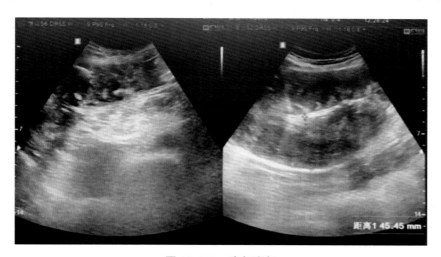

图13-153　腹部彩超

腔囊肿？，重度营养不良，肺结核个人史，电解质紊乱，低蛋白血症"，故给予肠外营养、肠梗阻导管置入（图13-156）、抗感染、生长抑素、纠正低蛋白等治疗；肠梗阻导管放置位置仅进入十二指肠水平部，再无法向远端进入。经过1周的非手术治疗，肠梗阻导管通过屈氏韧带，造影见远端肠管显影（图13-156），患者自我症状改善但各项检测指

标恶化（图13-157），患者血小板、白细胞、降钙素原持续恶化，故决定行手术治疗。

术中取腹部正中切口，进入腹腔后见有大量脓液流出，吸出约1000ml黄绿色脓液，腹腔内结构复杂，不能确定脓液来源，故术中于脓腔及肠梗阻导管分别造影，发现脓腔与肠管不相通，彻底冲洗脓腔，放置脓腔引流管后结束手术（图13-158）。术

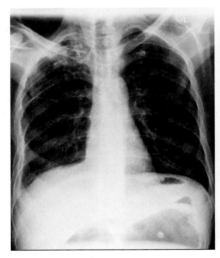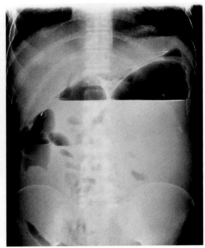

图13-154　胸部正位、腹部立位X线片

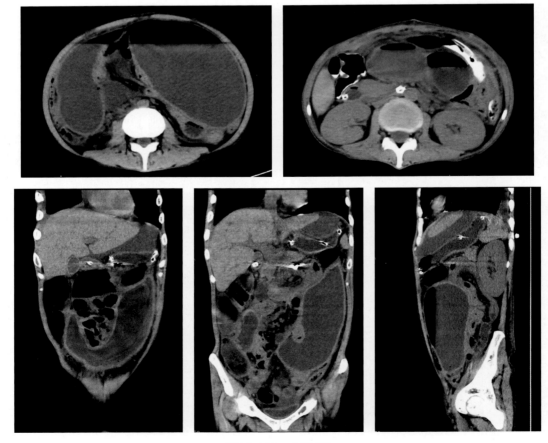

图13-155　全腹CT

后给予禁食水、抗感染（美罗培南＋万古霉素＋氟康唑注射液）、肠外营养、腹腔冲洗引流、对症等治疗，术后5天排气、自觉腹胀症状消失；术后6天时排便，并开始进流质食物；肠梗阻导管吸引量逐渐减少，于术后10天造影后见小肠积气积液消失，大肠有积气（图13-159），患者自觉无特殊不适。术后两周停止抗生素，减少肠外营养液量，增加肠内营养的治疗，行腹部CT检查腹腔脓肿消失（图13-160），故拔除腹腔冲洗引流管后带管出院（图13-161）。最终诊断：腹腔脓肿，脓毒血症，肠梗阻，腹腔结核，重度营养不良，肺结核个人史。

◆ **诊疗思路：**

（1）本患者有肺结核病史，并接受半年的抗结核治疗，并具有营养不良、低体重、低蛋白的特点，故诊断结核性肠梗阻相对较容易。

（2）本患者诊断难点在于腹腔脓液是肠腔中液体还是肠腔外液体，以至于一度认为形成了闭袢性

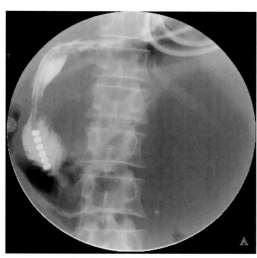

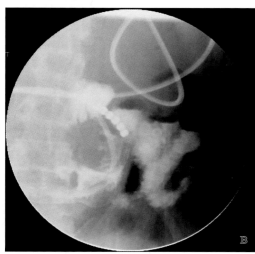

图13-156　经鼻型肠梗阻导管放置情况
A.首次；B.放置1周

肠梗阻。

（3）患者感染指标持续恶化，手术指征明确，故行手术探查，术中证实为腹腔脓肿；术中大量脓液被抽吸冲洗干净，腹腔内所有的感染灶被彻底清除是手术及术后康复的关键。术中游离肠管需谨慎，防止肠壁损伤发生。

（4）术中在无法判断脓肿位置时，果断采用了消化道和脓腔造影，有力地帮助临床诊断。

综合分析：结核性肠梗阻临床表现复杂，治疗方法不确定，当并发腹腔感染时手术指征明确，本患者采用了脓肿切开引流术，通过术中造影明确了脓肿来源，对全程治疗有明显帮助。

病例36　术后早期炎性肠梗阻

患者女性，64岁，因"腹痛、腹胀、恶心、呕吐，伴肛门停止排气排便18天"入院。入院前18天无明显诱因出现腹部疼痛，呈间歇性胀痛，伴有恶心、呕吐，吐出物为胃内容物，并有肛门停止排气排便的表现，遂去当地医院就诊，诊断为肠梗阻，并行剖腹探查、部分小肠切除术，术后一直未排气、排便，饮水后呕吐明显，精神状况急剧恶化，故转我科就诊。既往于30年前因子宫肌瘤在当地医院行子宫切除术，11天前因肠梗阻在当地医院行剖腹探查、粘连松解、部分小肠切除术（切除回肠30cm，并行端端吻合）。

体格检查：T 36.6℃，P 113次/分，R 20次/分，BP 120/70mmHg，身高155cm，体重40kg，BMI 16.6kg/m²；神志清晰，精神差，呼吸平稳，营养不良，消瘦貌，面色萎黄，平车推入病房，皮肤、头颈部、心肺（－）。腹部膨隆，腹壁可见胃肠型，无蠕动波，下腹部可见一长约10cm的手术切口，切口感染，探查切口可见一大约14cm×4cm×2cm的空腔，腹肌欠柔软，全腹轻微压痛，无反跳痛，Murphy征（－），移动性浊音（－），叩诊呈鼓音，肠鸣音弱，未闻及气过水声及高调金属音（图13-162）。

辅助检查：结核抗体、病毒系列、凝血系列、肿瘤系列无特殊。血常规：NEUT% 80.90%，RBC 3.38×10¹²/L，Hb 108g/L，HCT 31.20%，Plt 436×10⁹/L。生化全项：CREA 33.00μmol/L，ALB 29.30g/L，Na⁺129.49mmol/L，Cl⁻ 99.39mmol/L，Ca²⁺ 2.12mmol/L。感染三项：CRP 58.50mg/L，PCT 0.25ng/ml。

影像学检查：腹部彩超示腹部肠管广泛性扩

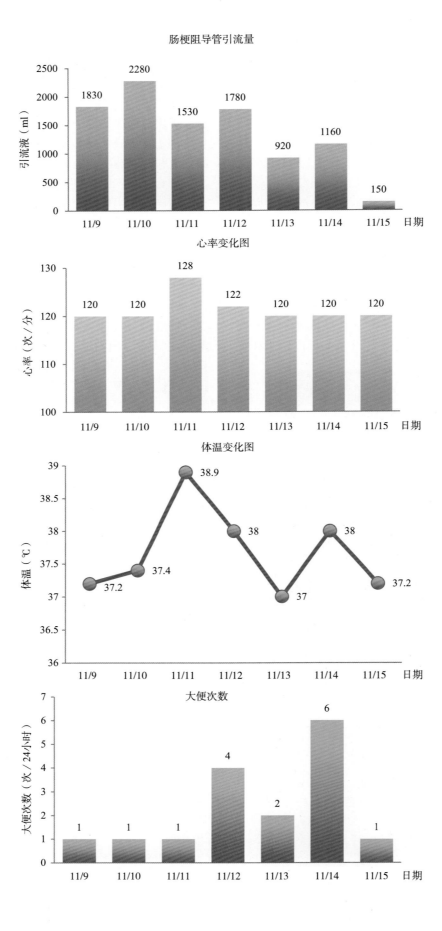

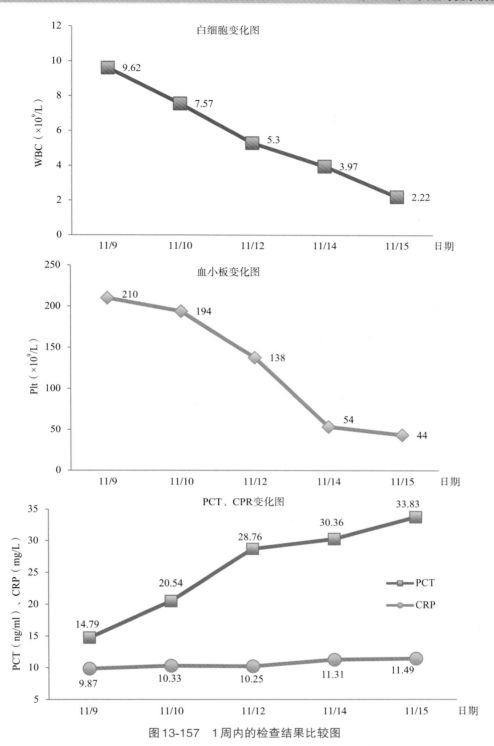

图 13-157　1 周内的检查结果比较图

张，较宽处约 53mm，腹水（少量）（图 13-163）；胸部正位、腹部立位 X 线片：双肺纹理增重，左侧肋膈角钝；肠梗阻征象（右腹部及中腹部见多个气液平面排列成"阶梯状"，中上腹部肠管积气扩张）（图 13-164）；腹部 CT：肠管广泛扩张，积液（图 13-165）。

诊疗经过：患者因"腹痛、腹胀、恶心、呕吐，伴肛门停止排气排便 18 天"入院，既往于 30 年前因子宫肌瘤在当地医院行子宫切除术，11 天前因肠梗阻在当地医院行剖腹探查、粘连松解、部分小肠切除术（切除回肠 30cm，并行端端吻合）；入院查体结合辅助检查，考虑"肠梗阻，腹壁切口感染，营养不良"，故给予禁食水、肠梗阻导管置入（图 13-166）、肠外营养、对症等治疗。肠梗阻导管放置后第 1 天引流出 600ml 消化液，第 2 天共引流出 2000ml 消化液，患者恶心、呕吐症状减轻，腹

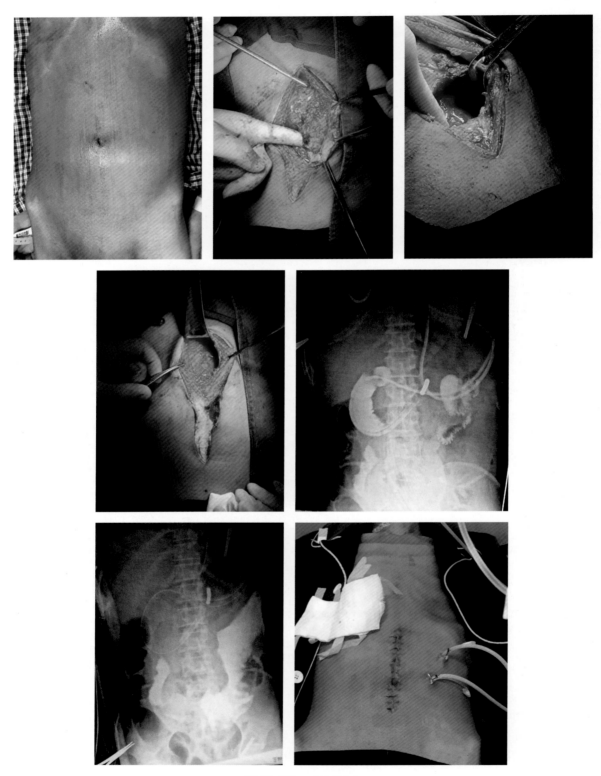

图 13-158　术中所见

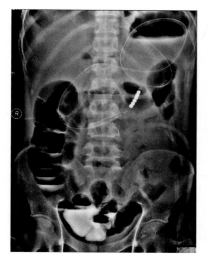

图13-159　腹部立位X线片

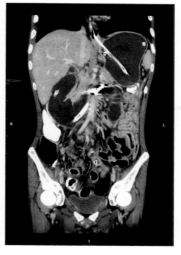

图13-160　腹部CT（冠状位）

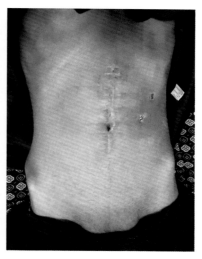

图13-161　出院时的腹部形态

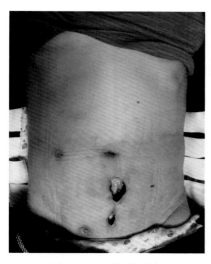

图13-162　腹部形态

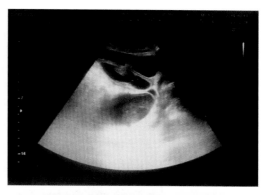

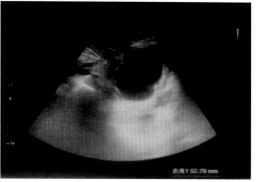

图13-163　腹部彩超

痛、腹胀症状未减轻，故行小肠造影，见小肠积气积液未改善，肠梗阻导管位置亦未改变，远端小肠无法显影（图13-167），并行肠镜检查示：电子结肠镜进镜约25cm，到达直乙交界附近后，肠镜无法通过，故结束操作（考虑因肠壁粘连较重导致扩张；故决定行手术治疗，沿原切口打开进腹，见切口下腹壁与网膜组织粘连，肠管水肿严重，互相粘连，右下腹盆腔有脓液流出，吸尽脓液，由于肠管间粘连致密，无法继续分类，故距十二指肠悬韧带100cm处小肠离断，行小肠造口（近端与远端小肠分别造口）（图13-168）。术后给予肠外营养、抗感染、对症等治疗，3天后开始口服肠内营养剂，患者一般情况好转，病情平稳，一切趋于好的方向发展。但因经济原因，患者家属选择在术后第6天自动出院。出院后60小时死亡。死亡原因未知。最终诊断：炎性肠梗阻，腹腔脓肿，腹壁切口感染

（脓肿）。

◆ 诊疗思路：

（1）此患者为一例治疗失败的术后早期炎性肠梗阻案例，通过此患者的诊治，让我们体会到了术后早期炎性肠梗阻非手术治疗的重要性及手术难度，坚定了非手术治疗的信念。

（2）本患者虽完成了手术，但在高位小肠造口，肠液丢失多，管理难度大，患者经济条件较差情况下，很难有较好的结局。

综合分析：本患者为一例治疗失败的术后早

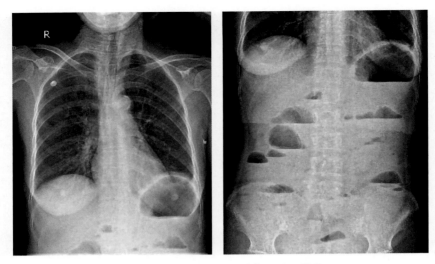

图 13-164　胸部正位、腹部立位 X 线片

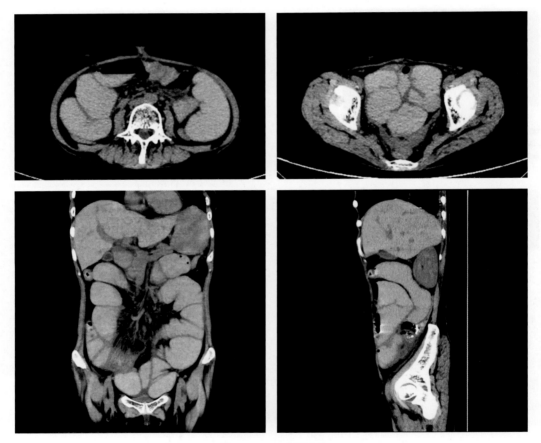

图 13-165　全腹 CT

期炎性肠梗阻案例，手术操作十分困难，虽完成手术，但预后差。通过此案例，让我们坚定了术后早期炎性肠梗阻非手术治疗的信念及手术时机的选择。

病例37　胃石导致梗阻

患者男性，63 岁，因"间断性上腹部胀痛不适 1 年余，加重 1 个月"于 2021 年 4 月 7 日入院。患者于 1 年前无明显诱因出现上腹部不适，呈阵发性胀痛，发作时疼痛游走不定，进食后稍缓解，遂去当地医院就诊，行胃镜检查示"胃角溃疡（隆起型），慢性萎缩性胃炎伴糜烂，胃石"；给予奥美拉唑、庆大霉素口服后症状明显改善，同时建议赴上级医院就诊，但患者未重视，近 1 个月来上腹部间断性

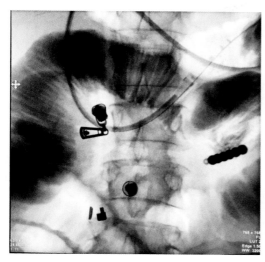

图 13-166 放置经鼻型肠梗阻导管

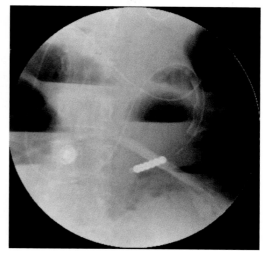

图 13-167 小肠造影图片

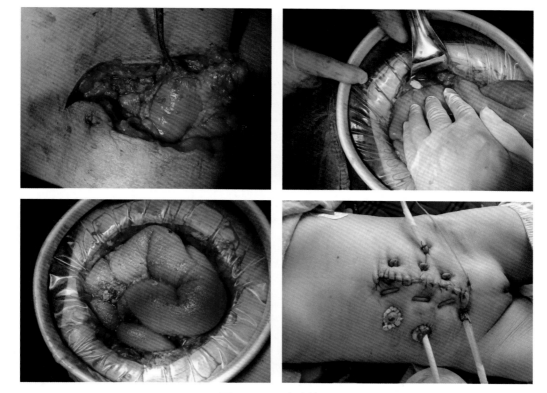

图 13-168 术中情况

胀痛，故来我院就诊，门诊以"胃结石"收住，平素有饮白酒嗜好（500ml/d）。

体格检查：T 36.0℃，P 91次/min，R 20次/分，BP133/86mmHg，身高175cm，体重70kg，BMI 22.8kg/m²，神志清晰，精神可，营养中等，正常面容，表情自然，步入病房，自主体位，表达自如，查体合作。皮肤、头颈部、心肺（－）。腹部平坦，未见胃肠型及蠕动波，腹软，上腹部近剑突处有轻微压痛，无反跳痛，叩诊呈鼓音，听诊肠鸣音正常。

实验室检查：粪常规、生化全项、病毒系列、肿瘤系列、凝血系列无特殊；血常规：Plt 113×10⁹/L。尿常规：尿蛋白（＋），尿胆原（＋），隐血（＋＋＋）；胃液常规：隐血（＋）。

影像学资料：胸部正位X线片：双肺纹理增重。胃镜检查：胃多发溃疡，胃结石（8cm×10cm），贲门口糜烂。

诊疗经过：患者因"间断性上腹部胀痛不适1年余，加重1个月"就诊，入院查体并结合辅助检查，考虑"胃结石、胃溃疡"，入院后在内镜下试行碎石，但胃石巨大、坚硬，无法操作，故以"胃结石、胃溃疡、结肠息肉"转入我科，入我科后行腹腔镜下胃切开、胃石取出术。术中于胃体可触及一大约8cm×4cm×4cm肿物，质硬，活动度好，取出结石（图13-169）。术后46小时排气、65小时排便，3天后开放饮食，5天出院。最终诊断：胃结石，慢性萎缩性胃炎，胃多发溃疡。

◆ 诊疗思路：

（1）胃腔内结石导致肠梗阻在临床较少见，临床表现无特异性，容易漏诊。

（2）电子胃镜可快速诊断胃腔内结石，同时可进行碎石、取石等治疗。

（3）较小的胃结石可在胃镜下用活检钳捣碎后排出；较大的结石，在腹腔镜下取出，方便快捷。

综合分析：较大的胃结石可导致幽门梗阻，是手术取石的明确指征，可采用腹腔镜下切开取石，手术创伤小，术后恢复快。

病例38　腹腔感染（脓肿）导致肠梗阻

患者男性，62岁，因"腹部胀痛5天"于2022年9月13日入院。患者于5天前无明显诱因出现上腹部疼痛，呈间歇性胀痛，伴干呕，并出现肛门停止排气排便，遂去当地医院就诊，诊断为肠梗阻，给予灌肠、胃肠减压、抗感染治疗后未见好转，故来我院就诊，门诊以"肠梗阻"收住。既往于11年前因胆囊炎、阑尾炎在当地医院行胆囊切除、阑尾切除术；于8年前因"胃恶性肿瘤"在当地医院行胃癌根治术，术后曾3次出现肠梗阻，经非手术治疗后好转。

体格检查：T 36.3℃，P 85次/分，R 21次/分，BP 99/69mmHg，身高170cm，体重49kg，BMI 16.9kg/m^2，神志清晰，精神差，营养不良，贫血貌，表情痛苦，自行步入病房，被动体位，表达自如，查体合作。皮肤、头颈部、心肺（−）。腹部膨隆，上腹部可见一长约5cm的手术瘢痕，右上腹可见一长约10cm的弧形手术瘢痕，右下腹可见一长约5cm的手术瘢痕，上腹部可见胃型，未见肠型及蠕动波，腹软，上腹部压痛明显，无反跳痛，叩诊呈鼓音，听诊肠鸣音弱（图13-170）。

实验室检查：尿常规、血常规、病毒系列无特殊；生化全项：ALB33.3g/L；感染三项：CRP38.15mg/L，PCT0.58ng/ml，SAA149.80mg/L；凝血系列：FIB4.30g/L，DD1.14mg/L；肿瘤系列：CEA4.44ng/ml。

影像学资料：腹部彩超：肝脏多发实性占位（血管瘤？、转移灶待排除），腹水（少量），完全性肠梗阻；腹部立位X线片：肠梗阻征象（图13-171）。胸部＋全腹CT（平扫＋增强＋三维重建）：残胃壁稍厚；肝右后叶异常密度影，结合强化，转移灶首先考虑，建议复查；小肠肠腔扩张，符合肠梗阻征象（图13-172）；胃镜检查：食管、残胃、十二指肠未见明显异常（图13-173）；结肠镜检查：进境40cm后无法进境及观察，所示直肠未见异常。

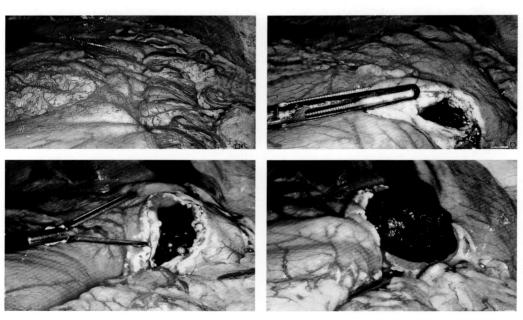

图13-169　切开胃壁后取出的胃石

诊疗经过：患者因"腹部胀痛5天"就诊于我院，既往有胃癌手术、阑尾切除、胆囊切除病史，并有3次肠梗阻发作史，入院查体并结合辅助检查，考虑"肠梗阻、中度营养不良、胃恶性肿瘤个人史、肝脏转移癌?"，考虑患者营养不良，一般情况差，急诊手术风险高，故给予禁食水、肠外营养、肠梗阻导管置入、纠正低蛋白、对症等治疗，放置肠梗阻导管后患者腹胀明显减轻（图13-174），一般情况好转，故决定行手术治疗。术中见结肠肝区、回盲部及左下腹有多个脓腔，有脓液流出，远端回肠与回盲部粘连严重，故行粘连松解、脓腔冲洗、回肠造口术（图13-175）。术后恢复满意，2周

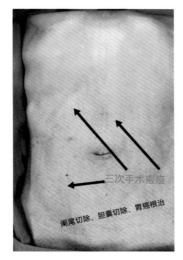

图 13-170 腹部形态

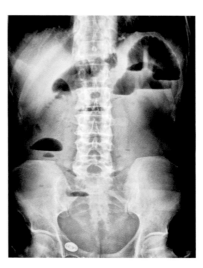

图 13-171 腹部立位X线片

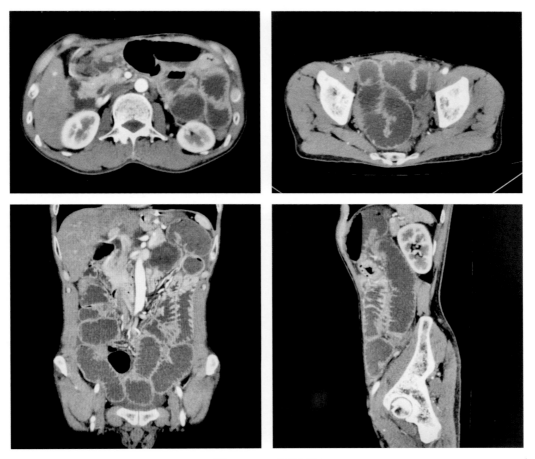

图 13-172 腹部CT

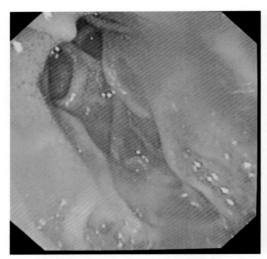
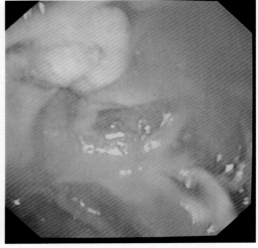

图 13-173 电子胃镜检查

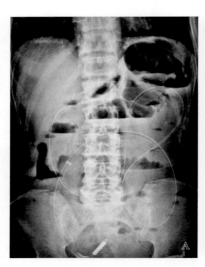
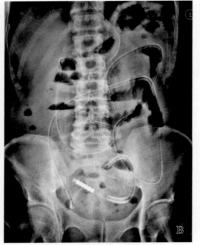

图 13-174 放置肠梗阻导管后的腹部 X 线片
A.1 天；B.1 周

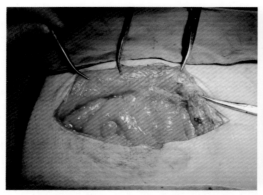
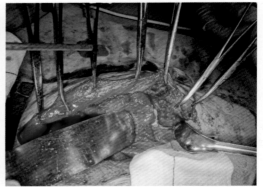

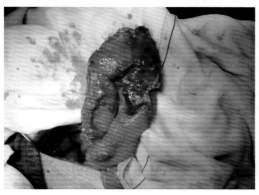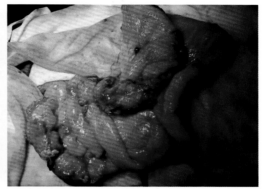

图 13-175　术中情况

出院。最后诊断：腹腔脓肿；肠粘连；肠梗阻；胃恶性肿瘤个人史。

◆ **诊疗思路：**

（1）本患者有腹部手术史，3次肠梗阻发作史，故诊断粘连性肠梗阻较容易；同时，不能排除肿瘤复发的可能。

（2）患者具有营养不良，在没有急诊剖腹指征的前提下，放置经鼻型肠梗阻导管减压，为围手术期准备、完善检查提供了机会。

（3）术前虽考虑到手术的难度，但是脓肿造成的梗阻使肠管粘连十分致密，肠管水肿也是非常严重。此类手术原则就是将所有的小肠肠管一定要完全游离，并利用肠梗阻导管做小肠的内排列手术，避免发生再次梗阻。术后的营养和术后的抗生素使用都是康复的重点。

综合分析：近年来，腹腔脓肿所致的肠梗阻在临床上屡屡可见，基发病原因为：手术后炎症、异物存留、穿孔、结核灶感染等。一旦确诊，应及早手术。

病例39　类天疱疮与肠梗阻

患者男性，64岁，因"全身红斑、丘疹、水疱伴瘙痒2年余，加重1个月"于2022年8月12日入院。患者于2年前无明显诱因出现全身散在红斑、丘疹，上覆有水疱，瘙痒明显，遂来我院就诊，给予对症治疗后微有好转，1个月前上述症状加重，皮损部位疼痛不适，故来我院就诊，门诊以"大疱性类天疱疮"收住我院皮肤科。

体格检查：T 37.0℃，P 56次/分，R 18次/分，BP 135/73mmHg，身高170cm，体重65kg，BMI 17.1kg/m^2，神志清晰，精神好，呼吸平稳，发育正常，营养正常，自主体位，表达自如，查体合作。全身散在红斑、丘疹、水疱，水疱绿豆大小，部分融合成片，伴有糜烂，见少量渗出（图13-176），无色素沉重、色素脱失，湿度正常，弹性正常，无瘀斑瘀点、紫癜、皮下结节、肿块等，皮肤及巩膜

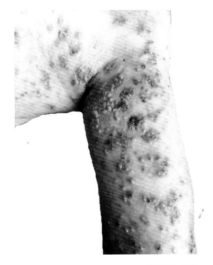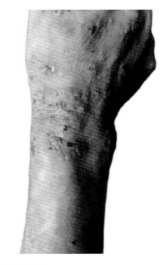

图 13-176　皮肤皮损情况

无黄染，浅表淋巴结无肿大，头颅、心、肺、腹部、脊柱及四肢（－）。

实验室检查：尿常规、血常规、生化全项、病毒系列无特殊；感染三项：CRP40.11mg/L，SAA 222.7mg/L；凝血系列：FIB 4.60g/L，FDP 17.40μg/ml，DD 5.28mg/L；免疫五项IgM0.4g/L；自身抗体：抗核抗体（＋）。

影像学资料：全腹彩超：脂肪肝；胸部正位X线片：双肺上野、下野小结节灶；左肺中野条索灶。

诊疗经过：患者因"全身红斑、丘疹、水疱伴瘙痒2年余，加重1个月"就诊我院皮肤科，入院查体、结合辅助检查，考虑"大疱性类天疱疮"，故给予抗过敏、糖皮质激素（甲泼尼龙）治疗，经2周的对症治疗，患者全身皮损迅速控制，疱疹、红斑逐渐消退，但患者突然出现腹痛、腹胀、恶

心、呕吐、肛门停止排气排便情况，遂行腹部立位X线片检查，提示腹腔多发阶梯样气液平面，考虑肠梗阻（图13-177），故以肠梗阻转入我科，入我科后查体见腹部膨隆，未见胃肠型及蠕动波，腹软，肝脾未触及肿大，全腹无明显压痛及反跳痛，叩诊呈鼓音，听诊肠鸣音亢进，可闻及气过水声（图13-178）。给予禁食水、肠梗阻导管置入（图13-179）、肠外营养、对症等治疗，同时完善检查。肿瘤系列：CEA32.48ng/ml，CA19-9 122.400U/ml；全腹CT：回肠末端肠壁增厚并异常强化，多考虑肿瘤性病变（图13-180）。电子结肠镜检查：回肠末端占位灶，溃疡性结肠炎？（图13-181）；内镜病理：高分化腺癌。故决定行根治性右半结肠切除术＋回肠造口，术中证实回盲部肿瘤，肿瘤完全堵塞回盲瓣（图13-182）。病理提示：溃疡型中分化腺癌，AJCC pT3N0，术后继续给予糖皮质激素治

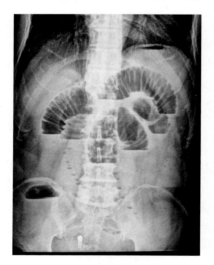

图13-177 腹部立位X线片

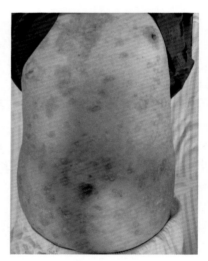

图13-178 腹部形态

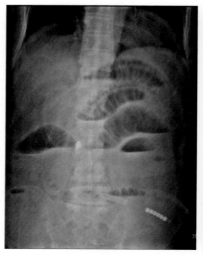

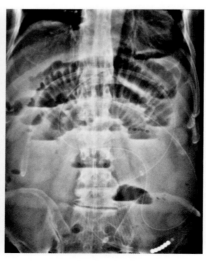

图13-179 肠梗阻导管治疗3天后腹部X线表现

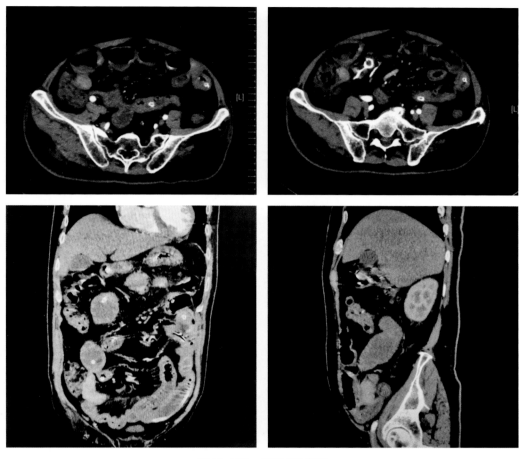

图 13-180　腹部 CT 表现

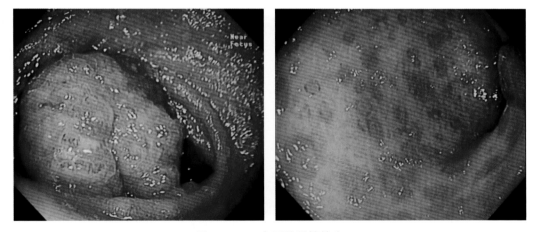

图 13-181　电子结肠镜检查

疗，并行术后化疗（mFOLFOX6 方案）后痊愈出院。最终诊断：回盲部恶性肿瘤（溃疡型中分化腺癌，AJCC pT3N0），大疱性类天疱疮。

◆ 诊疗思路：

（1）本患者为进行皮肤科疾病治疗时突然出现梗阻症状，经腹部 CT 及内镜证实为回盲部恶性肿瘤导致梗阻，诊断较易。

（2）本患者的围手术期治疗难度为：患者正在

接受激素治疗，还需肿瘤手术治疗，免疫力低下，对临床医师治疗提出了问题。术后吻合口瘘、切口愈合、激素治疗等，因此，激素治疗和手术方式的选择较为困难。

（3）经 MDT 讨论，查阅文献，提示大疱性类天疱疮为副肿瘤反应，其发生可能与肠道肿瘤有相关性。

（4）本患者在围手术治疗期间，未停用激素，

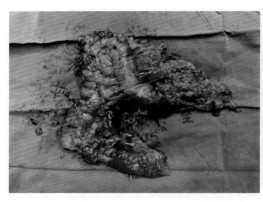
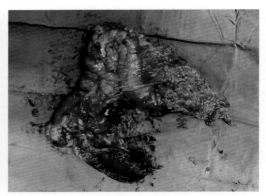

图 13-182　术后切除标本

予以肿瘤根治性手术。但为预防吻合口瘘，做了回肠单口造口，患者恢复较好。

（5）关于大疱性类天疱疮为与肠道肿瘤的相关性问题，由于时间短，尚在随访中，暂不能得出确切结论。

综合分析：肠道肿瘤为老年患者并发肠梗阻的最常见原因，本患者诊断较易，但患者使用激素治疗大疱性类天疱疮，因此，围手术期处理非常棘手。mOT讨论在本患者的围手术期治疗中起到了非常高的价值。

病例40　术后早期炎性肠梗阻9月后手术

患者男性，54岁，因"反复腹胀、腹痛，加重20天"于2021年07月21日入院。患者于9月前因急性阑尾炎在外院行腹腔镜下阑尾切除术，术后1个月因肠梗阻在当地医院行"剖腹探查，肠粘连松解术"，术后出现炎性肠梗阻，故转我科治疗，给予肠外营养、抗炎、肠梗阻导管置入等治疗后好转出院。20天前再次出现腹痛，呈间歇性胀痛，伴有恶心，无呕吐、发热，肛门间断排气、排便，故来我科就诊，门诊以"肠梗阻"收住。30年前有输血史，否认家族遗传病史。

体格检查：T36.4℃，P60次/分，R18次/分，BP98/65mmHg，身高179cm，体重65kg，BMI20.2kg/m²，神志清晰，精神欠佳，呼吸平稳，发育正常，体型偏瘦，营养一般，正常面容，表情自然，走路蹒跚，自主体位，反应迟钝，查体合作。皮肤、头颈部、心肺（-）。腹部膨隆，右侧中下腹可见一长约10cm的手术瘢痕，下腹部可见多处1～1.5cm的手术瘢痕，腹软，肝脾未触及肿大，右下腹部切口下方轻微压痛，无反跳痛，叩诊呈鼓音，听诊肠鸣音弱（图13-183）。

实验室检查：尿常规、生化全项、凝血系列无特殊。血常规：WBC3.12×10⁹/L，NEUT%54.50%，RBC5.26×10¹²/L，Hb155g/L，HCT47.40%，Plt138×10⁹/L；病毒系列：丙肝抗体（+）。

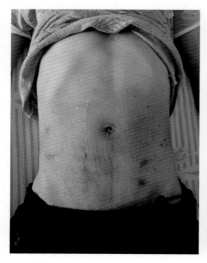
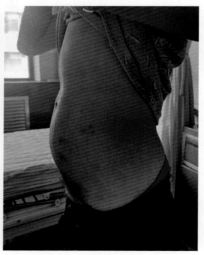

图 13-183　腹部形态

影像学资料：全腹彩超：右肾囊肿，左下腹肠管轻度扩张，腹腔积液（少量）；胸部正位片、腹部立位X线片：腹部肠管积气并可见多发气液平改变，肠管内导管影置入（图13-184）；全腹CT（平扫＋三维重建＋成像）：小肠肠管扩张，肠壁厚，肠腔内见积液积气影，盆腔积液（图13-185）；电子结肠镜：直肠及结肠未见异常。

诊疗经过：患者因"反复腹胀、腹痛，加重20天"就诊本院，8月前因术后早期炎性肠梗阻在我科住院治疗后好转出院，结合既往病史及辅助检查，考虑"肠梗阻"。行小肠造影，见部分小肠积液、扩张明显，造影剂可进入结肠（图13-186）；故决定行手术治疗，取中下腹部正中切口，见右侧腹原切口下方周围有成片粘连，小肠间成片、成团粘连，肠管颜色正常，小肠轻度扩张，故行"肠粘连松解、肠排列术"（图13-187）。术后给予抗炎、肠外营养、对症等治疗，并于术后第2天开始进

水，术后30h通气，53h通便，术后1周复查腹部立位平片示：腹腔肠管轻微积气（图13-188），术后2周带管出院，术后1个月拔除肠梗阻导管。最后诊断：肠梗阻。

◆ 诊疗思路：

（1）患者因术后早期炎症肠梗阻玉8月前在本科室住院，经保守治疗后好转出院，出院后反复腹胀、腹痛入院，故诊断不完全性肠梗阻。

（2）术中见原切口下方成片粘连、小肠间成片、成团粘连，肠管颜色正常，小肠轻度扩张，行粘连松解、肠排列术后结束手术。

综合分析，术后早期炎性肠梗阻经保守治疗后腹腔水肿、炎症明显消退，术中粘连以膜性成团粘连为主，手术操作相对容易，故选择手术时机非常关键。另外，对于大多数术后早期炎性肠梗阻保守治疗后可不行手术治疗，如行手术治疗，可在梗阻发生后3个月手术较为恰当。

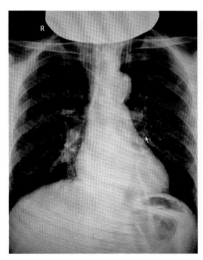
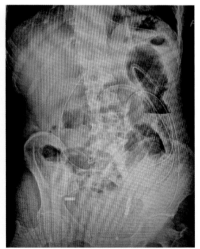

图13-184　胸部正位、腹部立位X线片

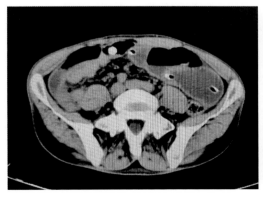
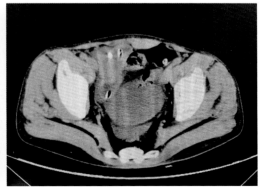

图13-185　腹部CT表现

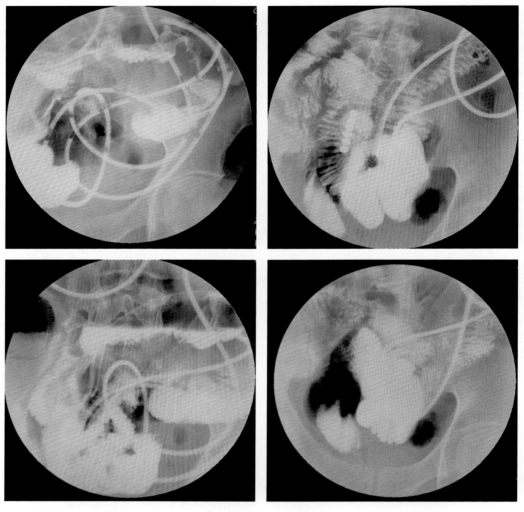

图 13-186 小肠造影

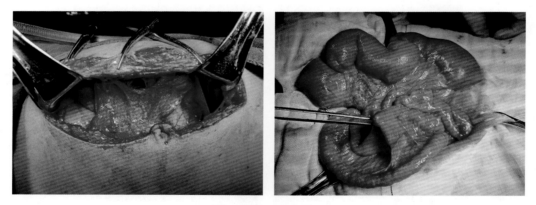

图 13-187 术中所见

（原切口下粘连及肠管间粘连）

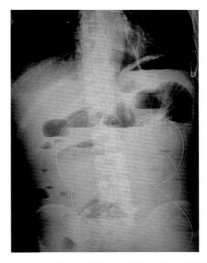

图 13-188 术后 1 周复查腹部立位 X 线平片

缩略词表

缩写	英文	中文
3-MH	3-methylhistidine	3-甲基组氨酸
5-HT	5-hydroxytryptamine	5-羟色胺
γ-GT	γ-glutamyl transpeptidase	γ-谷氨酰转肽酶
γ-IFN	interferon-γ	γ-干扰素
	A	
AB	actual bicarbonate	实际碳酸氢盐
ACCM	American College of Critical Care Medicine	美国重症医学会
ACD	acid citrate dextrose	酸性枸橼酸盐葡萄糖保存液
ACD	automated compounding device	自动化配制设备
ACS	abdominal compartment syndrome	腹腔间隔室综合征
ACT	activated clotting time	活化凝血时间
ADA	American Dietetic Association	美国营养师协会
ADH	antidiuretic hormone	抗利尿激素
ADP	adenosine diphosphate	腺苷二磷酸
ADQI	acute dialysis quality initiative group	急性透析质量倡议组织
AFI	acute hepatic injury	急性肝损伤
AG	anion gap	阴离子间隙
AGA	American Gastroenterology Association	美国胃肠病学会
AGI	acute gastrointestinal injury	急性胃肠损伤
AHF	acute hepatic fai1ure	急性肝衰竭
AI	Artificial Intelligence	人工智能
AIO	All-in-One	全合一
AKI	acute kidney injury	急性肾损伤
AKIN	acute kidney injury network	急性肾损伤网络组织
ALB	Serum albumin	血清白蛋白
ALF	acute liver failure	急性肝衰竭
ALI	acute lung injury	急性肺损伤
ALP	alkaline phosphatase	碱性磷酸酶
ALT	alanine transaminase	丙氨酸氨基转移酶，谷丙转氨酶
AM	adhesion molecule	黏附分子

缩写	英文	中文
AMC	arm muscle circumference	上臂肌围
AND	Academy of Nutrition and Dietetics	美国营养和饮食学会
APTT	active partial thromboplastin time	部分凝血活酶时间
APP	abdominal perfusion pressure	腹腔灌注压
APUD	amine precursor uptake decarboxylation	胺前体摄取和脱羧作用
ARDS	acute respiratory distress syndrome	急性呼吸窘迫综合征
ASPEN	American Society for Parenteral and Enteral Nutrition	美国肠外肠内营养学会
AST	Aspartate aminotrans ferase	门冬氨酸氨基转移酶/谷草转氨酶
AT	antithrombin	抗凝血酶
ATP	adenosine triphosphate	腺苷三磷酸
AuSPEN	Australasian Society for Parenteral and Enteral Nutrition	澳大利亚肠外与肠内营养学会
		B
BA	blood ammonia	血氨
BB	buffer base	缓冲碱
BE	base excess	碱剩余
BEE	basal energy expenditure	基础能量消耗
BNP	B-type natriuretic peptide	B型钠尿肽
BMI	body mass index	身体质量指数、体质指数
BMR	basal metabolism rate	基础代谢率
BPS	behavioral pain scale	行为疼痛量表
BT	bleeding time	出血时间
Bun	blood urea nitrogen	血尿素氮
		C
CaO_2	arterial content of O_2	动脉血氧含量
CARS	Compensatory anti-inflammatory response syndrome	抗炎介质泛滥引起代偿性抗炎反应综合征
CD	Crohn's disease	克罗恩病
CDFI	color Doppler flow imaging	彩色多普勒血流显像
CEAA	conditionally essentialamino acid	条件必需氨基酸
ChE	cholinesterase	胆碱酯酶
CHI	creatinine-height index	肌酐/身高指数
CI	cardiac index	心脏指数
CI-AKI	contrast-induced acute kidney injury	造影剂相关性急性肾损伤
CK	Creatine Kinase	肌酸激酶
CKD	chronic kidney disease	慢性肾脏病
CNS	Chinese Nutrition Society	中国营养学会
CO_2CP	carbondioxide combining power	二氧化碳结合力
COPD	chronic obstructive pulmoriary disease	慢性阻塞性肺疾病
CP	creatinephosphate	磷酸肌酸
CPAP	continuos positive airway pressure	持续正压通气

缩写	英文	中文
CPN	central parenteral nutrition	经中心静脉肠外营养治疗
CPOT	critical-care pain observation tool	重症监护疼痛观察量表
CPR	curved projection reformation	曲面重建
CRP	C-reactive protein	C反应蛋白
CRRT	continuous renal replacement therapy	连续性肾替代治疗
CRS	cardiorenal syndrome	心肾综合征
CS	crush syndrome	挤压综合征
CSONSC	Chinese Society for Oncological Nutritio & Supportive Care	中国抗癌协会肿瘤营养与支持治疗专业委员会
CSPEN	Chinese Society for Parenteral and Enteral Nutrition	中华医学会肠外肠内营养学分会
CT	Computerized tomography	计算机体层成像
CTA	CT angiography	CT血管造影
CTL	cytotoxic T cell	细胞毒性T细胞
cTn	cardiac troponin	心肌肌钙蛋白
CVC	central venous catheter	中心静脉插/置管、留置中心静脉导管
CVP	central venous pressure	中心静脉压
	D	
DCB	dual-chamber bag	双腔袋
DCH	delayed cutaneous hypersensitivity	延迟性皮肤超敏反应
DCS	damage control surgery	损伤控制外科
DD	D-dimer	D-二聚体
DEHP	Di（2-ethylhexyl）phthalate	邻苯二甲酸二（2-乙基己）酯
DHA	docosahexaenoic acid	二十二碳六烯酸
DIC	disseminated intravascular coagulation	弥散性血管内凝血
DLW	double labelled water	双标记水法
DSA	digital subtraction angiography	数字减影血管造影
DSCT	dual source CT	双源CT
	E	
EAA	essential amino acid	必需氨基酸
ECCO$_2$R	extracorporeal carbon dioxide removal	体外二氧化碳清除
ECF	extracellular fluid	细胞外液
ECG	electrocardiogram	心电图
ECMO	extracorporeal membrane oxygenation	体外膜肺氧合
EFA	essential fatty acid	必需脂肪酸
EN	enteral nutrition	肠内营养
EPA	eicosapentaenoic acid	二十碳五烯酸
ERCP	encoscopic retrograde cholangio pancreatography	经内镜逆行性胆胰管造影
ERV	expiratory reserve volume	补呼气量
EPISBO	early postoperative inflammatory small bowel obstruction	术后早期炎性肠梗阻
ESPEN	European Society for Parenteral and Enteral Nutrition	欧洲肠外肠内营养学会

续表

缩写	英文	中文
ESPEN	The European Society for Clinical Nutrition and Metabolism	欧洲临床营养和代谢学会
EVA	ethylene vinyl acetate copolymer	乙烯-醋酸乙烯酯共聚物
EVOH	ethylene vinyl alcohol copolymer	乙烯-乙烯醇共聚物
	F	
FAO	Food and Agriculture Organization of the United Nations	联合国粮食及农业组织
FDP	fibrinogen degradation products	纤维蛋白原降解产物
FEV	forced expiratory volume	用力呼气量
FFA	free fatty acid	游离脂肪酸
FFMI	fat free mass index	去脂肪体重指数
FENa	Fractional Excretion of sodium	钠排泄分数
FiO_2	fraction of inspiration O_2	吸入氧浓度分数
FN	fibronectin	纤维连接蛋白
FPS	faces pain scale	面部表情评分表
FRC	functional residual capacity	功能残气量
	G	
GALT	gut-associated lymphoid tissue	肠道相关淋巴组织
GFR	glomerular filtration rate	肾小球滤过率
GLIM	Global Leadership Initiative on Malnutrition	全球领导人营养不良倡议
GI	glycemic index	血糖生成指数
GMP	Good Manufacture Practice	药品生产质量管理规范
GOS	Glasgow Outcome Scale	格拉斯哥预后评分
GT	glutaminase	谷氨酰胺酶
	H	
HE	hepatic encephalopathy	肝性脑病
	I	
IABP	intraaortic balloon counterppulsation	主动脉内球囊反搏
IAH	Intra abdominal hypertension	腹腔内高压，腹腔高压症
IAI	intra-abdominal infection	腹腔感染
IAP	intra-abdominal pressure	腹内压
IBD	inflammation bowel disease	炎性肠病
IBW	ideal body weight	理想体重
IC	inspiratory capacity	深吸气量
ICF	intracellular fluid	细胞内液
ICG	indocyanine green	吲哚菁绿
ICRP	International Commission on Radiological Protection	国际放射防护委员会
ICU	intensive care unit	重症加强护理病房
IEL	intraepithelial lymphocyte	上皮内淋巴细胞
IFN	interferon	干扰素
IL	interleukin	白细胞介素

缩写	英文	中文
IMV	intermittent mandatory ventilation	间歇强制呼吸
INR	international normalized ratio	国际标准化比值
IPPV	intermittent positive pressure ventilation	间歇正压通气
IR	insulin resistance	胰岛素抵抗
IRV	inspiratory reserve volume	补吸气量
ISO	International Organization for Standardization	国际标准化组织
ITP	intrathoracic pressure	胸腔内压力
IVN	intravenous nutrition	静脉营养
	K	
KDIGO	kidney disease：improving global outcomes	改善全球肾脏疾病预后
	L	
L	lumbar vertebrae	腰椎
LBM	lean body mass	瘦组织群
LCT	Long-chain triacylglycerol	长链脂肪酸
LCT	long chain triglyceride	长链脂肪乳
LDH	lactate dehydrogenase	乳酸脱氢酶
LIF	leukemia inhibitory factor	白血病抑制因子
LT	leukotriene	白三烯
LVEDP	left ventricular end diastolic pressure	左心室舒张末压
	M	
MARS	mixed antagonist response syndrome	混合性拮抗反应综合征
MB	myoglobin	肌红蛋白
MBO	malignant bowel obstruction	恶性肠梗阻
MBS	multiple bottle system	多瓶输注系统
Mcal	megacaloric	兆卡
MCB	multi-chamber bag	多腔袋
MCT	medium-chain triacylglycerol	中链脂肪酸
MCT	medium chain triglyceride	中链脂肪乳
MDROs	multidrug-resistant organisms	多药耐药菌
MDS	mean droplet size	平均粒径
MDT	multi-Disciplinary Treatment	多学科会诊
MELD	Model for End-stage Liver Disease	终末期肝病模型
MJ	mega joule	兆焦耳
MHC	major histocompatibility complex	主要组织相容性复合体
MNA	mini nutritional assessment	微型营养评估
MNA-SF	mini nutritional assessment-short form	简版微型营养评估
MODS	multips organ dysfunction syndrome	多器官功能障碍综合征
MOF	multiple organ failure	多脏器/器官衰竭
MPR	multiplanar reconstruction	多平面重建

缩写	英文	中文
MRA	magnetic resonance angiography	磁共振血管造影
MRCP	magnetic resonance cholangio pancreatography	磁共振胆胰管成像
MRI	magnetic resonance imaging	磁共振成像
MRS	magnetic resonance spectroscopy	磁共振波谱分析
MSOF	multiple systemic organ failure	多系统器官功能衰竭
MST	malnutrition screening tool	营养不良筛查工具
MTP	massive transfusion protocol	大量输血策略
MUFA	Monounsaturated fatty acid	单不饱和脂肪酸
MUST	malnutrition universal screening tool	营养不良通用筛查工具
MVV	maximal voluntary ventilation	最大随意通气量
	N	
NB	nitrogen balance	氮平衡
NEAA	non-essential amino acid	非必需氨基酸
NEFA	non-essential fatty acid	非必需脂肪酸
NICE	National Institute for Health and Clinical Excellence	英国国立健康与临床优化研究所
NIV	non invasive ventilation	无创通气
NK	natural killer cell	自然杀伤细胞
NPC	non protein caloric	非蛋白热量
NRS	numerical rating scale	疼痛数字评分表
NRS2002	nutritional risk screening 2002	营养风险筛查 2002
NSAID	Nonsteroidal Antiinflammatory Drugs	非甾体抗炎药
	O	
OA	open abdomen	腹腔开放
ONL	obligatory nitrogen loss	必要氮损失
ONS	oral nutritional supplement	口服营养补充
OSM	Oncostatin M	肿瘤抑制素 M
OTW	over-the-wire	经导丝释放
	P	
PAB	Preallbumin	前白蛋白
PAP	pulmonary artery pressure	肺动脉压
PaCO$_2$	Arterial Partial Pressure of Carbon Dioxide	动脉血二氧化碳分压
PAD	percutaneous abscess drainage	经皮脓肿穿刺引流
PaO$_2$	arterial partial pressure of oxygen	动脉血氧分压
PAF	platelet activating factor	血小板活化因子
PAI-I	Recombinant Plasminogen Activator Inhibitor 1	Ⅰ型纤溶酶原活化抑制因子
PAL	physical activity level	体力活动水平
PC	protein C	蛋白 C
PCM	protein-caloric malnutrition	蛋白质‐热量营养不良
PCR	polymerase chain reaction	聚合酶链反应

续表

缩写	英文	中文
PCT	procalcitonin	降钙素原
PDH	pyruvate dehydrogenase	丙酮酸脱氢酶
PEEP	positive end expiratory pressure	呼气末正压通气
PEG	Percutaneous Endoscopic Gastrostomy	经皮内/胃镜下胃造瘘术
PEJ	Percutaneous Endoscopic Jejunostomy	经皮内镜下空肠造瘘术
PEM	Protein-Energy Malnutrition	蛋白质-能量营养不良
$P_{ET}CO_2$	end-tidal carbon dioxide partial pressure	呼气末CO_2分压
PFAT5	percent of fat > 5μm	粒径大于5μm的百分比
PG-SGA	patient generated subjective global assessment	患者主观全面营养评估法
PIAI	postoperative intra-abdominal infection	术后腹腔感染
PICC	peripherally inserted central catheter	经外周静脉穿刺中心静脉置管
PICCO	pulse indicator continous cadiac output	脉搏指示连续心输出量监测
PIVAS	pharmacy intravenous admixture service	静脉用药调配中心
PLT	blood platelet	血小板
PN	parenteral nutrition	肠外营养
PNALD	parenteral nutrition-associated liver disease	肠外营养相关肝脏疾病
PPI	proton pump inhibitors	质子泵抑制剂
PPN	peripheral parenteral nutrition	经外周静脉肠外营养治疗
PT	prothrombin time	凝血酶原时间
PTH	parathyroid hormone	甲状旁腺素
PTR	prothrombin time ratio	凝血酶原时间比值
PUFA	polyunsaturated fatty acid	多不饱和脂肪酸
PV	pulmonary ventilation	肺通气量
PVC	peripheral venous catheter	外周静脉置管
PVC	Polyvinyl chloride	聚氯乙烯
PVR	pulmonary vascular resistance	肺血管阻力
	R	
RAAS	renin-angiotensin-aldosterone system	肾-血管紧张素-醛固酮系统
RAS	rennin-angiotensin system	肾-血管紧张素系统
RBP	Retinol-binding protein	视黄醇结合蛋白
RCT	randomized controlled trial	随机对照试验/研究
REE	resting energy expenditure	静息能量消耗
RFS	refeedingsyndyome	再喂食综合征
RNI	recommended nutrient intake	推荐摄入量
RQ	respiratory quotient	呼吸商
RTP	rapid-turnovert ransport protein	快速转换蛋白
RV	residual volume	残气量
	S	
SaO_2	arterial saturation of Hb with O_2	动脉血氧饱和度

续表

缩写	英文	中文
SB	standard bicarbonate	标准碳酸氢盐
SBS	short bowel syndrome	短肠综合征
SC	secretory component	分泌成分
Scr	serum creatinine	血肌酐
SDA	specific dynamic action	特殊动力作用
SFA	Saturated Fatty Acid	饱和脂肪酸
SGA	Subjective Global Assessment	主观全面营养评估法
SIRS	systemic inflammatory response syndrome	全身炎症反应综合征
SpO_2	pulse oxygen saturation	脉搏血氧饱和度
STG	structured triglyceride	结构脂肪乳

T

缩写	英文	中文
T	thoracic vertebra	胸椎
TBG	thyroxine-binding globulin	甲状腺素结合球蛋白
TBPA	thyroxinebinding prealbumin	甲状腺素结合前白蛋白
TCB	three-chamber bag	三腔袋
$T-CO_2$	total plasma CO_2 content	血浆 CO_2 总量
TEE	total energy expenditure	总能量消耗
TEF	thermic effect of food	食物热效应
TF	enteral tube feeding	肠内管道喂养
TF	tissue factor	组织因子
TFPI	tissue factor pathway inhibito	组织因子途径抑制物
TG	triacylglycerol	三酰甘油
TISS	Therapeutic Intervention Scoring System	治疗干预评分系统
TIVAP	totally implantable venous access ports	完全植入式静脉输液港
TLC	total lymphocyte count	总淋巴细胞计数
TLC	total lung	肺总量
TNA	total nutrient admixture	全营养混合液
TNF-α	tumor necrosis factor-α	肿瘤坏死因子-α
TPN	total parenteral nutrition	全胃肠外营养
TRF	transferrin	转铁蛋白
TST	triceps skinfold thickness	肱三头肌皮肤褶皱厚度
TT	thrombin time	凝血酶时间
TTR	transthyretin	甲状腺素运载蛋白
TTS	through-the-scope	经内镜钳道释放
TV	tidal volume	潮气量
TVC	timed vital capacity	时间肺活量
TXA2	thromboxane A2	血栓素 A2

U

缩写	英文	中文
UC	ulcerative colitis	溃疡性结肠炎

续表

缩写	英文	中文	
UFA	unsaturated fatty acid	不饱和脂肪酸	
		V	
VC	vital capacity	肺活量	
		W	
WBC	white blood cell count	白细胞计数	
WHO	World Health Organization	世界卫生组织	
WSACS	World Society of Abdominal Compartment Syndrome	世界腹腔间隔室综合征协会	

续表